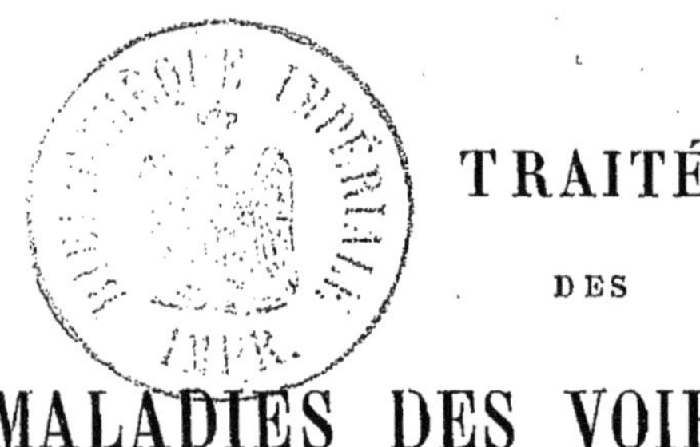

TRAITÉ

DES

MALADIES DES VOIES URINAIRES

I

Paris. — Imprimerie de E. Martinet, rue Mignon, 2.

TRAITÉ

DES

MALADIES DES VOIES URINAIRES

PAR

M. VOILLEMIER

CHIRURGIEN DE L'HÔTEL-DIEU

Professeur agrégé à la Faculté de médecine

Membre de la Société d'observation, de la Société de chirurgie, etc.

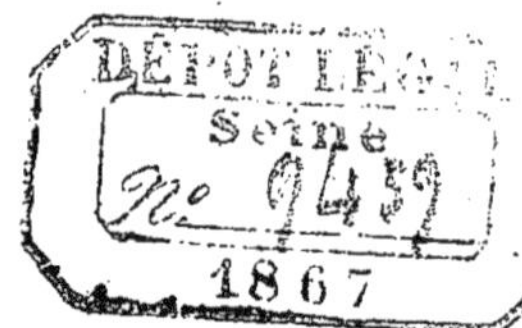

I

MALADIES DE L'URÈTHRE

AVEC 87 FIGURES

PARIS

VICTOR MASSON ET FILS

PLACE DE L'ÉCOLE-DE-MÉDECINE

1868

Tous droits réservés.

A

M. LE DR LOUIS

MÉDECIN HONORAIRE DE L'HÔTEL-DIEU

Membre de l'Académie de médecine, Président de la Société d'observation, etc., etc., etc.

MONSIEUR,

Tous les hommes qui s'occupent de sciences estiment à leur juste valeur vos éminents travaux. Mais ceux-là seuls qui ont eu le bonheur de vous connaître intimement, peuvent apprécier l'élévation de votre caractère et votre vie si dignement remplie. C'est à ce dernier titre, monsieur et cher maître, que je vous prie d'agréer la dédicace de ce livre, comme un témoignage de mon profond respect.

VOILLEMIER.

PRÉFACE [1]

Mon intention, en écrivant ce livre, a été d'offrir au public un traité didactique. Je ne pouvais donc me borner à exposer l'état actuel de la science sur les maladies des voies urinaires ; il me fallait encore, sans entrer dans de trop longs détails, remonter à l'origine de nos connaissances acquises et montrer quelle marche elles avaient suivie dans leur développement. Cet examen rétrospectif, outre l'intérêt qu'il présente en lui-même, était devenu nécessaire par suite de l'oubli dans lequel la plupart des auteurs modernes ont laissé leurs devanciers. Il était temps de remettre en lumière les travaux de Bénévoli, Terraneus, J.-L. Petit, Chopart, et de l'immortel Hunter ; d'établir la part légitime qui revient à ces hommes illustres dans l'étude des maladies de l'appareil urinaire. Cette part, je l'ai faite grande ;

(1) Je remercie MM. Masson d'avoir apporté dans la publication de ce livre des soins éclairés et un intérêt auxquels je n'avais d'autres droits qu'une vieille amitié.

si elle paraît exagérée au premier abord, c'est qu'à force de dépouiller ces premiers maîtres en chirurgie, on a fini par les croire beaucoup moins riches qu'ils ne le sont en réalité. Je n'ai été que juste; mais, pour éviter tout reproche de partialité, je ne leur ai rien attribué sans justifier aussitôt mon dire soit en notant scrupuleusement les passages à consulter, soit en citant des textes.

D'autre part, j'ai voulu conserver à ce livre un caractère essentiellement pratique. Aussi ne doit-on pas s'attendre à y trouver, même sous la forme de simples indications, tout ce qui a été écrit sur la matière. Loin de là; ces cas extraordinaires que la plupart des auteurs se sont crus obligés de reproduire uniquement à cause de leur rareté, je les ai omis à dessein, parce qu'il suffit de les examiner avec quelque soin pour s'assurer qu'ils ont été mal observés. Ces théories bizarres qui ne reposent ni sur des faits, ni sur le raisonnement, ni même sur l'induction, je les ai également écartées; elles n'avaient d'autre titre, pour prendre place dans la science, que leur étrangeté, et ce titre ne m'a pas paru suffisant. J'ai cherché, au contraire, à démontrer que les maladies urinaires ne présentent rien d'exceptionnel, rien qui échappe aux grandes lois dont relève la pathologie tout entière.

Au lieu d'accumuler, comme dans un ouvrage de compilation, une foule de procédés opératoires, j'ai pensé qu'il serait plus utile de mentionner seulement ceux auxquels je reconnaissais une véritable valeur; mais, quant à ceux-ci, je les ai décrits dans leurs moindres détails. Au lieu d'entasser des faits nécessairement écourtés et sans signification, je n'en ai choisi qu'un nombre assez restreint, mais je les ai donnés complets et contenant les meilleurs enseignements.

Je n'ai pas décrit une seule altération pathologique sans avoir la pièce sous les yeux; je n'ai pas émis une seule opinion sans l'étayer d'observations, autant que possible empruntées à d'autres, n'apportant les miennes qu'en seconde ligne, comme un appoint désintéressé.

Quant au droit de critique, je n'en ai usé qu'avec la plus grande modération. Recherchant ce qui était bon, je n'ai point parlé, le plus souvent, de ce que j'ai cru ne l'être pas. Cependant j'ai regardé comme un devoir de mettre le lecteur en garde contre certaines opérations que leurs inventeurs appellent progrès et qui ne sont à mes yeux qu'une chirurgie d'aventures, toute pleine de dangers pour les malades et de regrets pour le praticien honnête. — Si je me suis trompé, je me serai trompé de bonne foi.

Ce droit de critique, je suis le premier à m'y soumettre. Toutefois j'oserai demander au lecteur de vouloir bien ne porter un jugement définitif sur cet ouvrage qu'après s'être assuré, au lit du malade, si ce que j'ai dit est vrai.

TRAITÉ

DES

MALADIES DES VOIES URINAIRES

MALADIES DE L'URÈTHRE

CHAPITRE PREMIER.

DE L'URÊTHRITE.

De toutes les maladies de l'urèthre, la plus fréquente est, sans contredit, son inflammation. Pendant bien longtemps, elle a été connue sous le nom de gonorrhée (γόνος, semence, et ῥέω, je coule). Beaucoup de chirurgiens la désignent encore par cette expression impropre qui ne devrait être appliquée qu'aux pertes séminales.

Quoique Galien n'eût que des connaissances très-imparfaites sur l'anatomie pathologique de l'urèthre, il avait parfaitement distingué l'écoulement fourni par une maladie de la vessie ou de l'urèthre et l'écoulement spermatique provenant des vésicules séminales; à ce dernier seul il donnait le nom de gonorrhée. Après lui, on confondit sous cette dénomination tous les écoulements uréthraux, parce qu'on les croyait de nature spermatique (1).

(1) L'affection du pénis se reconnaît à ces signes ; la douleur qui s'y manifeste indique clairement l'ulcération, outre que les urines entraînent avec elles quelqu'une des matières inhérentes à l'ulcère. Ces matières se distinguent de celles qui viennent de la vessie parce qu'elles apparaissent au premier jet de l'urine, tandis que celles qui arrivent de la vessie sont mêlées aux urines. De plus, pendant qu'on urine, les ulcères de la verge font éprouver constamment une sensation mordicante, surtout lorsqu'ils sont à vif, la croûte de l'ulcère (ἐφελκίς) ou la sanie s'étant détachée.

La gonorrhée est une excrétion involontaire du sperme.

Ainsi la gonorrhée est une affection des organes spermatiques, non du pénis...

(GALIEN, *Des lieux affectés*, traduct. de Daremberg, t. II, p. 698.)

Longtemps encore après que l'erreur fut reconnue, on conserva cette expression vicieuse (1). Swediaur, le premier, voulant donner à l'inflammation du canal un nom plus en harmonie avec les idées qui avaient cours dans la science, et distinguer l'état aigu ou chronique sous lequel elle se présente, proposa de remplacer le mot de *gonorrhée* par ceux de *blennorrhagie* (βλέννα, mucus, et ῥήγνυμι, je chasse avec force) et de *blennorrhée* (βλέννα, mucus, et ῥεω, je coule). Cette double dénomination a été généralement acceptée. Cependant je ne puis l'admettre, parce qu'elle n'indique qu'un des accidents de la maladie et non sa nature. Swediaur la condamne lui-même implicitement, en admettant une blennorrhagie sèche dans laquelle l'*inflammation est si forte que la surface interne de l'urèthre ne rend aucune sécrétion*. (*Traité des mal. vénér.*, t. I, p. 124.)

L'expression d'uréthrite, indiquant seulement que l'urèthre est enflammé, me semble préférable. Que la maladie soit ou non accompagnée d'écoulement, qu'elle revête une forme aiguë ou chronique, qu'elle dépende d'une cause ou d'une autre, qu'elle soit compliquée de syphilis ou de tout autre accident, il n'en existe pas moins une inflammation plus ou moins étendue, plus ou moins intense de la muqueuse de l'urèthre, et le nom d'uréthrite, qui constate l'existence de cet élément principal et constant de la maladie, convient dans tous les cas.

Les auteurs ont décrit de nombreuses variétés d'uréthrite. Astruc en admettait quatre, suivant le degré d'inflammation de la muqueuse : 1° gonorrhée phlegmoneuse ; 2° érysipélateuse ; 3° œdémateuse ; 4° squirrheuse.

Cullen adopte le même nombre et les classe d'après la nature de l'écoulement : 1° gonorrhée pure ; 2° impure ; 3° gonorrhée par relâchement, suite d'excès vénériens ; 4° gonorrhée survenant pendant le sommeil.

(1) L'expression de *gonorrhée* était encore généralement employée quand Swediaur publia, en 1784, son premier ouvrage sur les *Maladies vénériennes invétérées et opiniâtres*. Cependant, plus de deux cents ans auparavant, A. Paré écrivait : « La gonorrhée est un flux de semence involontaire.... Au contraire, la chaude-pisse ou ardeur d'urine est une sanie qui sort par la verge, de couleur jaunastre, quelquefois verdoyante, austresfois sanguinolente, approchant de la qualité du pus non bien cuit. Le flux continue quelques fois deux ou trois ans et plus, qui nous fait croire que la chaude-pisse n'a rien de commun avec la gonorrhée... Avec ce qu'il est impossible que la semence peust sortir hors du corps par un si long tems, qu'elle ne fust cause que le corps devint languide..... » (*De la grosse vérole*, chap. XVI.)

Morgagni a reproduit cette opinion d'A. Paré, tout en disant que du sperme peut se trouver mêlé au pus de la gonorrhée. (Lettre XLIVe, § 16.)

Swediaur compte sept blennorrhagies : 1° syphilitique; 2° herpétique, lépreuse, etc.; 3° goutteuse; 4° rhumatique; 5° blennorrhagie causée par un irritant intérieur; 6° par cause mécanique; 7° blennorrhagie hémorrhoïdale.

Hecker en décrit quinze espèces.

On a encore admis d'autres variétés sous les noms de gonorrhée simple, virulente, sèche, hémorrhagique, cordée, etc., etc. — Toutes ces divisions, qui reposent sur les causes de la maladie, sa marche plus ou moins régulière, ses symptômes ordinaires ou insolites, ou sur ses complications, sont tout à fait arbitraires.

Je décrirai seulement deux formes d'uréthrite : 1° l'une aiguë; 2° l'autre chronique.

§ 1. — Uréthrite aiguë.

Siége et anatomie pathologique. — Lorsqu'il fut démontré que la matière de l'écoulement ne pouvait être du sperme, les médecins en placèrent la source dans la prostate, dont ils firent le siége de la gonorrhée. Cette opinion, professée par Guillaume Rondelet, Jean Paulmier, Forestus et beaucoup d'autres, fut admise pendant tout le xvie siècle et le commencement du xviie. A. Paré raconte qu'il fit l'ouverture d'un homme, sur lequel il trouva les prostates grosses, enflées, ulcérées, et toutes pleines de *pus semblable à celui qu'il jetait pendant sa maladie*. — Thomas Bartholin assure que sur tous les sujets affectés de gonorrhée qu'il a disséqués, il a trouvé des ulcères des prostates ou des callosités provenant d'ulcères anciens (1).

En 1711, Littre présenta à l'Académie royale des sciences un travail (2) dans lequel il reconnaît deux espèces de gonorrhée, l'une simple, sans virus ou malignité, constituée par un écoulement involontaire de semence, l'autre virulente. Celle-ci, dit-il, peut affecter les glandes de Cowper, les vésicules séminaires ou les prostates. Tantôt elle n'occupe que les glandes de Cowper, tantôt les glandes, les vésicules séminaires et les glandes de Cowper, tantôt, enfin, les prostates, les vésicules séminaires et les glandes de Cowper. Ces variétés dépendraient de ce que la matière virulente, quand elle vient des parties les plus reculées, comme les prostates, enflamme nécessairement les vésicules séminaires et les

(1) Certe in omnibus gonorrhœa laborantibus in nosodochia dissectis ulcera reperimus seu callum ulceris præteriti signum. (1654, cent. II, histor. XXXVI.)

(2) Littre avait dit qu'il publierait un autre mémoire sur les altérations qu'il avait trouvées dans les prostates et les vésicules séminaires. Ce mémoire n'a jamais paru.

glandes de Cowper, sur lesquelles elle est forcée de passer. A ces vues toutes théoriques, il joint les résultats d'une autopsie, dans laquelle il trouva les parois de l'urèthre dures et épaisses jusqu'à l'entrée des conduits des glandes de Cowper. — Les embouchures de ces conduits étaient rouges ; celle de gauche était ulcérée. — Les conduits étaient pleins de la même matière purulente, verdâtre, qui tapissait le reste de l'urèthre. — La glande gauche était tuméfiée, rouge et très-dure.

Ainsi, malgré les progrès de l'anatomie pathologique auxquels il avait lui-même coopéré, Littre partage les erreurs de son époque sur la gonorrhée. Il la confond avec les pertes séminales et avec la syphilis. Obéissant à des idées préconçues, il lui trace une marche contraire aux faits et tout arbitraire.

Beaucoup mieux que Littre et que tous les auteurs de son temps, Laurent Terraneus indique le siége de la maladie et en explique la marche. D'après lui, la gonorrhée occupe certainement les glandes qu'il a découvertes dans toute la longueur de la portion libre de la verge, et il en donne les raisons suivantes : 1° Le virus les atteint plus facilement que les prostates, qui sont éloignées. 2° Le liquide que ces glandes sécrètent est assez considérable pour expliquer l'abondance de l'écoulement. 3° Les douleurs éprouvées par le malade n'existent pas seulement près des prostates, mais encore sur tout le trajet du canal. 4° Ces douleurs se montrent surtout là où les glandes sont agglomérées en plus grand nombre, c'est-à-dire dans la fosse naviculaire. 5° Sur quelques cadavres d'individus affectés de gonorrhée, il n'a trouvé aucune altération des prostates. Mais l'urèthre était enflammé; les glandes, disséminées, étaient gonflées et laissaient suinter une liqueur virulente. Le même fait, dit-il, est confirmé par Blancardus, qui n'a pas toujours rencontré les prostates altérées, mais de petites vésicules enflammées dans l'urèthre et fournissant une matière purulente (1).

Cependant Terraneus ne dit pas que les glandes sont le siége exclu-

(1) « .... 1° Quod facilius sit venerea miasmata viciniorem partem, ut pote sunt hæ glandulæ, ingredi, quam, ut prostatæ sunt, remotiorem. 2° Quod satis liqueat ab hisce glandulis provenire liquorem puriformem posse. 3° Dolor ille, qui per totam urethræ longitudinem persentitur, non solum ejusdem fundum per prostatas, sed totum urethræ tractum per glandulas suas affectum esse manifesto commonstrat. 4° Ex eo quod dolor urgeat ubi confertiores sunt glandulæ, nimirum ad urethræ fossulam. 5° Quod in aliquibus gonorrhoicis cadaveribus nullum in prostatis vitium compererim, sed urethram dumtaxat phlogosi affectam, disgregatas turgidas et viroso liquore scatentes. 6° Nostram confirmare sententiam videtur gonorrhæa laborantium duorum cadaverum dissectio habita a Blancardo qua prostatas non semper in vitio esse deprehendit sed vesiculas parvas in interna penis parte excitatas, purulentam que materiam fundentes.» (*De glandulis*, etc., 1729, p. 100.)

sif de la gonorrhée. Il admet que la maladie peut s'étendre au périnée, gagner les prostates, les vésicules séminales, les canaux déférents et les testicules.

Morgagni pense que les grands sinus qu'il a découverts sont le premier siége de la gonorrhée. Il ajoute que Cockburn, Boerhaave et Haller partagent son opinion. Il cite encore Vésale qui a écrit que la fossette de l'intérieur du gland est remplie de beaucoup d'ulcères, et Astruc pour qui il est évident que, dans la gonorrhée, des ulcérations graves sont cachées, la plupart du temps, dans cette fossette. — Pour lui, il n'a pas rencontré ces ulcérations, ce qu'il attribue uniquement à ce qu'il a fait des autopsies à une époque trop éloignée du début de la maladie. Mais il a constaté, sur plusieurs sujets, que presque tous les foramina avaient disparu, et il en conclut que leurs parois fines et membraneuses étaient devenues adhérentes par suite d'inflammation et d'*ulcérations.* — Il admet aussi que la maladie peut gagner les glandes de Cowper, les vésicules séminales et la prostate. Il n'y a pas rencontré d'altérations récentes qui le prouvent. Mais, sur un jeune homme âgé de vingt-cinq ans qui avait eu deux gonorrhées, dont la dernière datait de six mois : 1° il ne restait qu'un seul de ses sinus qui, encore, était étroit et court ; 2° il y avait à peine quelque indice des glandes de Cowper; 3° l'orifice d'un des conduits spermatiques était détruit ou du moins bouché, et l'autre si étroit qu'à peine on le voyait ; 4° les vésicules séminales étaient tellement amaigries qu'en les pressant on n'en faisait rien sortir. — Il a vu dans la partie de l'urèthre entourée par la glande de Littre, des lignes saillantes qu'il regarde comme des cicatrices d'*ulcères;* et son opinion lui semble d'autant plus vraie, que Terraneus a trouvé dans ce point des ulcères après une gonorrhée de longue durée. — Acceptant les observations de Wharton, Bartholin, Séverin, Wirsung, il ne met pas en doute qu'il ne puisse exister sur la prostate des ulcérations qui lui expliquent du reste les altérations anciennes qu'il a vues. (44e lettre.)

Hunter prétend que la maladie s'étend rarement à plus d'un ou deux pouces du méat urinaire. C'est ce qu'il appelle le *siége spécifique* de la gonorrhée ; mais il convient qu'elle peut quelquefois envahir toute la surface du canal. (*Œuvres complètes,* vol. II, p. 216 et 217.)

Swediaur a dit que la blennorrhagie siége le plus souvent dans la fosse naviculaire et les conduits excréteurs d'une ou de deux des glandes muqueuses de Morgagni. Il ajoute que si elle s'avance dans l'urèthre et vient occuper la courbure de la verge, le *veru montanum,* le col de la vessie ou la vessie elle-même, elle est due à un mauvais traitement, à quelque cause qui a supprimé l'écoulement primitif, ou enfin, soit à une cause interne, soit à une matière âcre déposée dans la masse du sang (*Traité des maladies vénériennes*, 1817, t. I, p. 128). Cette manière de voir est d'autant plus étrange, qu'il rapporte lui-même une observation qui lui est entièrement contraire.

Il s'injecta dans l'urèthre un mélange d'eau et d'ammoniaque par parties égales, en ayant soin de comprimer le canal au-dessous du frein pour empêcher le liquide d'aller au delà de la fosse naviculaire. Le lendemain, il eut un écoulement assez considérable de matière puriforme, de la même couleur jaune verdâtre que celle des chaudepisses virulentes. Au bout de cinq jours, il éprouva de nouvelles douleurs plus profondes et une recrudescence de l'écoulement, qui l'avertirent manifestement que l'inflammation s'était étendue dans la partie profonde de l'urèthre. Six jours après, les accidents étaient extrêmement adoucis, lorsqu'il fut sérieusement alarmé en constatant de nouveaux symptômes qui lui montrèrent que l'inflammation avait gagné le col de la vessie. Il ne fut guéri qu'après six semaines (*Traité des maladies vénériennes*, t. I, p. 149). — Évidemment la maladie était ici de nature inflammatoire. Swediaur n'avait pas supprimé l'écoulement développé primitivement dans la fosse naviculaire ; il n'y avait pas de cause interne, de matière âcre déposée dans le sang, et pourtant la maladie s'est étendue jusqu'au col de la vessie !

La divergence d'opinion des chirurgiens sur le siége et les altérations anatomiques de l'uréthrite tient à plusieurs causes. Au XVIe siècle, on ne connaissait qu'imparfaitement la structure de la muqueuse de l'urèthre et, surtout, on ne se rendait pas bien compte de la quantité de liquide que pouvait fournir cette membrane enflammée. Quand il fut démontré que l'écoulement gonorrhéique ne provenait pas des vésicules séminales, il fallut bien lui trouver une autre origine, et, tout naturellement, on pensa à la prostate, le seul organe de sécrétion que l'on connût à cette époque. Il en a été de même pour les glandes de Cowper : elles étaient à peine découvertes depuis quelques années qu'on en fit également une des sources de l'écoulement uréthral. Les lésions fréquentes qu'on rencontrait dans ces organes, telles que les ulcérations profondes, les abcès, etc., confirmèrent encore cette opinion. Il ne venait pas à l'idée que ces désordres pussent être le résultat d'une autre maladie, d'une altération profonde de l'appareil urinaire, et l'on confondait ces lésions consécutives et éloignées avec les caractères anatomiques propres à la gonorrhée.

Morgagni et Terraneus se rapprochèrent beaucoup plus de la vérité en faisant provenir l'écoulement des sinus qu'ils avaient découverts. Ce dernier surtout s'était parfaitement rendu compte du siége de l'uréthrite en se guidant, pour en suivre les progrès, sur la marche même des douleurs éprouvées par les malades.

Cependant on avait quelque peine à renoncer aux anciennes idées. Boerhaave, Astruc, Cowper, Littre et Terraneus avaient rencontré des ulcères dans l'urèthre. Morgagni lui-même qui n'en avait point vu, les admettait, car il ne pouvait s'expliquer autrement les cicatrices qu'il avait plus d'une fois observées. Aussi la plupart des chirurgiens, tout en reconnaissant que les éléments glanduleux du canal fournissaient la plus grande partie de l'écoulement, admettaient encore la présence d'ulcères dans l'urèthre. Lorsqu'on eut mieux connu jusqu'où pouvait aller la puissance de sécrétion des membranes enflammées, on contesta, on nia même l'existence des ulcérations dans le canal, et, en cela, on commettait une nouvelle erreur. Cependant il est nécessaire de préciser les faits. Si l'on ne donne le nom d'ulcération qu'à une plaie plus ou moins excavée, intéressant profondément les parois du canal, je conviens que je n'ai jamais rencontré cette altération dans l'uréthrite simple sans complication de syphilis. Mais si l'on comprend aussi sous cette dénomination, comme cela doit être, les plaies superficielles semblables à celles qu'on trouve sur le prépuce ou le gland dans la balanite, il faut bien dire que les ulcérations sont beaucoup moins rares qu'on ne l'a prétendu.

Pendant treize ans, je n'ai eu que neuf fois l'occasion d'examiner le canal d'individus ayant succombé dans le cours d'une uréthrite aiguë, et voici le résumé de mes observations :

Sur *quatre* sujets qui avaient eu plusieurs uréthrites, les traces de la maladie étaient peu appréciables. La muqueuse était légèrement rouge au niveau du gland, et encore cette rougeur pouvait dépendre, en partie, de la position déclive de la verge après la mort. Dans le reste du canal elle était plutôt pâle et d'un blanc sale. Il y avait un peu de muco-pus dans la fosse naviculaire. Mais presque tous les foramina avaient disparu. La valvule de M. Guérin elle-même était oblitérée dans sa plus grande étendue, et sur un des sujets on n'en trouvait d'autre vestige qu'un pertuis qui pouvait à peine loger l'extrémité d'un stylet.

Cinquième cas. — Jeune homme âgé de vingt-quatre ans, mort à la suite d'un écrasement des deux cuisses par un wagon. Il avait une uréthrite pour la première fois, et la maladie datait de douze jours. Dans toute la longueur du canal, il y a un pus verdâtre, épais, peu adhérent. L'urèthre semble généralement revenu sur lui-même : dans ses points les plus larges il n'a que 1 centimètre et demi, qu'on peut porter à 2 centimètres en le tiraillant en travers. La muqueuse est rouge jusqu'à 7 centimètres à partir du méat. Les foramina de Morgagni sont très-apparents jusqu'à 8 centimètres. Ils sont très-nombreux, et le canal est comme criblé de petites ouvertures. Dans la partie antérieure de l'urèthre, ils forment trois lignes régulières, une dorsale et deux latérales. Beaucoup de foramina sont disséminés. A 4 centimètres du méat et sur la ligne médiane, un de ces foramina est fortement déprimé; son orifice singulièrement agrandi et sa cavité sont dépourvus d'épithélium, et l'on constate une ulcération superficielle irrégulière, ayant 3 millimètres dans un sens et 2 dans l'autre. En pressant les parois du canal, on fait sortir de ce foramina du pus verdâtre. Dans la région membraneuse, l'urèthre est fortement revenu sur lui-même, et présente un aspect strié remarquable.

Sixième cas. — Jeune homme âgé de vingt ans, mort d'une pneumonie. Il avait pour la première fois une uréthrite qui datait de quinze à dix-sept jours. Le canal est sensiblement revenu sur lui-même dans l'espace de 6 centimètres, en arrière de la fosse naviculaire. Il contient très-peu de muco-pus. La muqueuse est dépolie. Les foramina sont très-nombreux, irrégulièrement disséminés. Leurs orifices sont très-petits. L'examen avec la loupe permet de constater que deux de ces orifices sont dépouillés d'épithélium à leur pourtour. Vers le milieu de la partie libre de la verge et dans l'étendue de 3 centimètres, il y a des plaques d'un rouge jaune, irrégulières, formées par du sang infiltré dans le tissu cellulaire sous-muqueux et dans l'épaisseur même de la muqueuse.

Septième cas. — Homme âgé de cinquante-quatre ans, mort d'une néphrite calculeuse. Il a eu quatre à cinq uréthrites. La dernière date d'un mois environ ; elle était très-aiguë. En arrière de la fosse naviculaire, on trouve les orifices très-étroits de deux foramina. Dans toute la longueur du canal, la muqueuse est dépolie au point de paraître pointillée ; elle est parsemée de plaques rouges provenant d'un épanchement de sang dans le tissu cellulaire sous-jacent. Plusieurs coupes transversales permettent de voir, dans deux points du tissu spongieux, de petits noyaux de lymphe plastique ayant de 1 à 2 millimètres de diamètre. Ils sont d'un blanc sale qui tranche sur la couleur brune des tissus voisins. Les orifices des conduits des glandes de Cowper présentent une ouverture légèrement ovalaire d'avant en arrière, ayant près de 3 millimètres de diamètre. On ne trouve sur leurs bords aucune trace d'ulcération. Ces conduits ne contiennent qu'un peu de muco-pus. Cette dernière altération semble ancienne. Il existe dans la prostate un abcès qu'on ouvre en fendant le canal.

Huitième cas. — Homme de trente-huit ans, ayant eu plusieurs uréthrites. La dernière datait de dix jours ; elle était cordée, très-douloureuse, et la verge se courbait en bas. Le malade se brisa la corde. Il y eut écoulement de sang considérable pendant vingt-quatre heures. Mort dans mon service d'infection purulente. — A 4 centimètres et demi du méat on constate une rupture complète du canal ; les corps caverneux sont presque complétement détruits par la suppuration. La muqueuse est blanchâtre et ne présente point d'orifices de foramina. Le tissu spongieux de l'urèthre est infiltré de pus au niveau de la déchirure.

Neuvième cas. — Homme de quarante-six ans, mort trente-quatre heures après son entrée à l'hôpital. Il avait pour la première fois une uréthrite datant de treize jours. Il s'était fait plusieurs injections avec un liquide dont il a été impossible de savoir la composition. — Inflammation violente de tout l'appareil urinaire; petits abcès phlegmoneux dans la prostate. La muqueuse de l'urèthre et le tissu cellulaire sous-jacent sont désorganisés par le sang infiltré dans leur épaisseur et déchiquetés par places.

Il serait impossible de donner une description générale de l'anatomie pathologique de l'uréthrite d'après un si petit nombre de cas. Cependant il est quelques points sur lesquels il est nécessaire d'insister. Chez les sujets qui ont eu plusieurs uréthrites, les traces de l'inflammation de la muqueuse ne sont pas très-apparentes. Il y a peu de rougeur ; on ne voit pas les orifices des foramina ; c'est à peine si l'on trouve quelques restes des grands sinus. Au contraire, chez les sujets affectés pour la première fois, les traces de l'inflammation sont manifestes ; les foramina sont très-apparents et très-nombreux. Ces faits viendraient à l'appui de l'opinion de Morgagni, qui attribuait leur oblitération à une phlegmasie ancienne. Ils expliqueraient encore pourquoi la première uréthrite est en général plus aiguë que les autres parce que l'élément glanduleux n'étant pas atrophié par un travail phlegmasique antérieur, prend une plus grande part à la maladie. Un autre fait non moins important est le resserrement manifeste du canal. Ses parois tuméfiées ont perdu, en grande partie, leur souplesse et leur extensibilité. Elles sont infiltrées d'un liquide louche et par places par du sang épanché en plaques irrégulières. Les cloisons celluleuses ou fibreuses, examinées à la loupe, semblent hypertrophiées. Il y a là évidemment toutes les altérations propres à une inflammation qui n'est pas bornée à la surface de la muqueuse. Cette inflammation peut même dépasser le tissu cellulaire sous-muqueux, et, dans la septième observation on constate des épanchements plastiques jusque dans le tissu spongieux.

Quant aux ulcérations ou érosions notées dans la sixième observation, bien qu'elles soient évidentes, elles sont si superficielles qu'il est permis de croire, qu'à l'exemple des érosions du gland et des aphthes, elles pourront guérir sans laisser de cicatrice. Mais celle que j'ai décrite dans la cinquième observation était plus profonde, plus enfoncée, et, à en juger par ce qui se passe dans d'autres parties du corps faciles à étudier, il est très-probable que la guérison ne peut avoir lieu sans laisser après elle une véritable cicatrice.

Causes. — Les causes de l'uréthrite sont celles des phlegmasies en général. Tantôt elles échappent complétement à l'observation, comme dans les épidémies de gonorrhées étudiées à Magdebourg, en 1730, par Heinrich Blassius (*Obs. chir. méd.*, Magdeburg, 1751), et par Noël en 1769 (*Hist. méd. des mal. épid.*, t. IV, p. 129, Ozanam). Tantôt on parvient à établir un rapport entre l'existence assez fréquente de certains faits et l'apparition de la maladie, sans pouvoir saisir le mécanisme de la cause, comme dans les uréthrites observées soit chez des personnes ayant la goutte, des affections cutanées, des catarrhes chroniques, soit chez des enfants pendant le travail de la dentition (Hunter, *Traité des dents*, t. II, p. 143), soit enfin chez quelques individus après l'ingestion dans l'estomac de substances balsamiques, d'essences, de vin doux, de bière ou de cidre en assez grande quantité. Toutes ces causes, dont il serait facile d'augmenter la nomenclature, peuvent, à la rigueur, déterminer un écoulement aigu, mais ordinairement il n'est pas accompagné de douleur, et plutôt muqueux que purulent. Tel qu'il est, cependant, cet écoulement suffit pour permettre d'affirmer que l'urèthre est enflammé à un certain degré. C'est à cette espèce d'uréthrite que Swediaur et presque tous les médecins, depuis lui, ont donné le nom de blennorrhée.

Il y a d'autres causes plus fréquentes et moins contestées dont l'action s'exerce directement sur la muqueuse de l'urèthre. Ce sont les ruptures du canal par un coup ou une chute, la déchirure de ses parois à la suite du cathétérisme ou de l'opération de la lithotritie, le séjour prolongé de sondes placées à demeure dans la vessie.

Mais il ne faut pas oublier que, dans ces cas, l'inflammation qui se développe et la suppuration qui lui succède ont pour objet la cicatrisation de la plaie ou l'élimination d'un corps étranger. Aussi l'uréthrite n'est-elle pas très-intense, et l'écoulement, pour être abondant, est rarement accompagné de douleurs. Dès que la plaie est cicatrisée ou le corps étranger enlevé, l'inflammation s'apaise rapidement et la suppuration se tarit d'elle-même, parce que ces phénomènes ne constituaient pas à proprement parler une maladie et n'avaient à remplir qu'un rôle réparateur.

En dehors des causes dont je viens de parler, il est nécessaire de faire une place à part au liquide sécrété par la muqueuse de l'urèthre ou du vagin lorsque ces organes sont le siége d'une inflammation aiguë. Il présente, dans son mode d'action, des particularités si tranchées qu'on s'explique aisément pourquoi la plupart des médecins, au lieu de le considérer comme un simple agent irritant, l'ont confondu avec le virus syphilitique.

De tous ceux qui ont soutenu cette opinion, nul ne l'a fait avec plus de talent que Hunter. Pour lui, la gonorrhée et le chancre ont pour origine un seul et même virus : c'est le virus syphilitique. — Si celui-ci produit tantôt une gonorrhée et tantôt un chancre, cela dépend uniquement de la structure des parties. Appliqué sur une surface sécrétante, il déterminera un écoulement, tandis que déposé sur une surface non sécrétante, il donnera naissance à une ulcération.

En parlant ainsi, Hunter s'appuyait sur des faits mal observés. Car il devait avoir trouvé plus d'une fois des chancres à la base du gland. Or, sans assimiler complétement la muqueuse qui recouvre cet organe à celle de l'urèthre, on ne peut nier qu'elle ne soit une surface sécrétante, surtout à l'endroit où elle se réfléchit sur le prépuce. Des observations nombreuses sont encore venues infirmer sa théorie. On verra plus loin des cas cités par Bell où du pus syphilitique introduit dans l'urèthre a déterminé de véritables chancres suivis d'une infection constitutionnelle. Enfin, depuis qu'on examine avec le spéculum les organes génitaux de la femme, on ne compte plus les cas où l'on a rencontré des chancres sur la muqueuse qui les tapisse; or cette membrane, n'est-elle pas essentiellement une surface de sécrétion?

Hunter ajoute encore : « J'ai vu des cas où une gonorrhée s'était montrée primitivement et où des chancres se sont ensuite formés, tantôt au bout de quelques jours et tantôt au bout de quelques semaines. J'ai vu de même des cas où des chancres s'étaient manifestés d'abord, et où, dans le cours du traitement, il est survenu un écoulement accompagné de douleurs en urinant. On peut admettre que les deux maladies avaient leur origine dans l'affection primitive et que seulement elles s'étaient manifestées à des époques différentes. Et l'on est presque forcément amené à expliquer ainsi pourquoi elles ne se présentent pas plus souvent ensemble, puisque la matière morbide est la même dans les deux et peut produire indifféremment l'une ou l'autre. Je soupçonne que l'existence de l'une de ces deux irritations a pour effet général de prévenir le développement de l'autre. » (*Œuvres complètes*, 1839, t. II, p. 172.)

Cette dernière considération n'est qu'une manière ingénieuse d'expliquer le fait assez étrange de ces deux manifestations d'une même maladie survenant à une époque différente et dans un ordre irrégulier. Si la gonorrhée et le chancre se présentaient fréquemment ensemble et dans un ordre de succession toujours le même, je comprendrais encore qu'on voulût les rattacher à une même cause. Mais souvent ces accidents existent isolément, et, quand ils se montrent ensemble, tantôt c'est la gonorrhée qui précède le chancre, tantôt c'est le chancre qui précède la gonorrhée. Si l'on s'en tient à des présomptions, n'est-il pas plus naturel d'admettre que ces deux accidents, dont l'existence est si souvent indépendante, dont la forme, la marche et les suites sont si différentes, dépendent de deux causes distinctes? Et alors, si les deux causes ont agi simultanément, on s'explique très-bien comment elles se manifestent au dehors à des époques variables, puisque l'apparition des accidents qu'elles déterminent est également variable quand elles ont agi seules, indépendamment l'une de l'autre. Et dans les cas rapportés par Hunter, est-on bien certain que les individus affectés d'une première maladie ne se sont pas exposés à en contracter une seconde (1)? Lui-même rapporte qu'il a vu survenir une gonorrhée au milieu d'un traitement mercuriel suffisant pour guérir un chancre; qu'il ne saurait dire si la gonorrhée provenait de l'infection qui avait produit le chancre; *ce qui est très-difficile à déterminer dans de tels cas* (t. II, p. 245).

Enfin Hunter cite avec détails un cas où, après avoir inoculé du pus provenant d'une gonorrhée sur le gland et sur le prépuce, il vit se développer deux chancres, suivis plus tard de bubons, d'ulcères des amygdales et de syphilides (t. II, p. 560) (2).

(1) M. Bassereau, dans son excellent *Traité des maladies syphilitiques de la peau*, a noté que, toutes les fois qu'il a pu avoir des renseignements exacts sur les individus affectés d'un chancre et d'une blennorrhagie, il s'était assuré que les malades avaient contracté cette double affection avec des femmes ayant également un chancre et une blennorrhagie, ou, tout au moins, qu'ils avaient eu commerce avec plusieurs femmes. Il a encore remarqué que la blennorrhagie paraissait en général la première, tandis que le chancre ne se montrait que huit, quinze et même trente jours plus tard, ce qu'il attribue à ce que l'incubation du chancre exige un certain temps, et à ce que sa manifestation peut être retardée par l'acuité même de la blennorrhagie.

(2) Cette observation est d'autant plus intéressante que Babington nous apprend que le sujet sur lequel l'expérience avait été faite est Hunter lui-même.

Si cette expérience avait été plusieurs fois répétée avec du pus de gonorrhée pris d'une femme, après qu'on se serait assuré avec soin qu'elle n'avait point de chancre, elle serait une très-forte preuve. Mais Hunter ne dit pas s'il avait pris ce pus sur un homme ou sur une femme, ni s'il s'était assuré que le malade n'était pas lui-même affecté de syphilis. Or, on sait aujourd'hui qu'un chancre peut passer inaperçu s'il existe dans le fond du vagin ou sur le col de l'utérus. On n'ignore pas aussi qu'il peut exister des chancres chez l'homme au delà du méat urinaire, et qu'alors il est difficile, sinon impossible de les reconnaître. Ces cas sont rares, il est vrai, mais ils sont incontestables, et j'ai dans ma collection d'anatomie pathologique, deux pièces qui ne me laissent aucun doute à cet égard.

Swediaur assure qu'il a vu plus d'une fois la blennorrhagie produire la vérole, surtout quand elle affecte une grande étendue de l'urèthre. Si cela n'arrive pas plus fréquemment, c'est, dit-il, que le virus ne produit qu'une inflammation superficielle, et qu'étant délayé par la grande quantité de mucus qui s'échappe du canal, il ne peut y produire d'ulcère. Dans toutes les blennorrhagies accompagnées d'ulcère de l'urèthre, il a vu la vérole se manifester à la gorge et même dans les os. (*Traité des mal. vénér.*, t. Ier, p. 136.)

Mais si la blennorrhagie est syphilitique, qu'importe qu'elle soit plus ou moins étendue pour produire des accidents généraux? L'infection existe ou n'existe point, indépendamment de l'étendue de la manifestation locale. Que dire encore de cette sorte de lavage opéré par le mucus? Swediaur semble oublier qu'une sécrétion de quelque abondance ne s'établit qu'assez longtemps après l'inoculation du virus. Et quand il ajoute que, si la sécrétion vient à être diminuée par la violence de l'inflammation ou par des injections, neuf fois sur dix l'urèthre s'ulcérera, et que des accidents généraux de syphilis se manifesteront, est-il possible d'ajouter quelque foi à de pareilles assertions? Mais il est dans le vrai quand il convient que la blennorrhagie avec ulcères de l'urèthre produit la vérole. C'est qu'alors ces ulcères sont des chancres et la syphilis existe déjà en même temps que la blennorrhagie.

La plupart des auteurs n'ont fait que reproduire les raisons données par Hunter et Swediaur. Ils affirment avoir observé des blennorrhagies simples qui avaient donné lieu à des accidents constitutionnels et dont la guérison, à l'aide des mercuriaux, doit ne laisser aucun doute sur l'identité de l'écoulement uréthral et du virus syphilitique. M. Bartholi prétend même avoir produit des chancres en inoculant le pus d'une balanite (*Thèses de Paris*, 1845); mais il suffit de lire les observations qu'il a rapportées, pour douter de leur valeur. Vidal (de Cassis) ne se donne pas même la peine de répéter ces expériences, parce que, dit-il, la nature syphilitique de la balanite n'a jamais été douteuse pour lui (*Traité des mal. vénér.*, 1855, p. 164). Quant à moi, je dois dire que j'ai plusieurs fois inoculé le pus de balanite, après m'être assuré qu'il n'existait pas de chancre, et ce fut toujours sans résultat.

Les chirurgiens qui prétendent que le pus de la gonorrhée est un simple agent d'irritation bien différent du virus syphilitique, ont procédé avec plus de rigueur que les partisans de l'opinion contraire. Ils ont demandé d'abord pourquoi le pus qui s'échappait du canal ne produisait pas de chancre sur le gland et le prépuce, quand ces parties étaient excoriées; pourquoi ce pus pouvait couler impunément sur le scrotum, sans déterminer autre chose qu'une inflammation plus ou moins vive de la peau. Et, à ces demandes, il n'avait pas été fait de réponse. Ensuite, au lieu de se borner à examiner des malades, dont l'observation est si difficile et souvent contestable, ils ont eu recours à l'expérimentation.

Voici quelques-uns des faits les plus intéressants rapportés par Bell : Un jeune homme se mit du pus gonorrhéique entre le prépuce et le gland, et le laissa en place sans le troubler dans son action. Le deuxième jour, il y eut une légère inflammation avec écoulement purulent. Mais ces accidents légers disparurent au bout de deux ou trois jours. — La même personne répéta cette expérience, après avoir préalablement irrité les parties sur lesquelles il appliqua le pus, et dans aucun cas, il ne se développa de chancre. — Deux jeunes élèves en médecine, qui n'avaient jamais eu de maladies des voies urinaires, firent des expériences semblables : ils placèrent, pendant vingt-quatre heures, entre le prépuce et le gland, de la charpie imbibée de pus gonorrhéique. Chez l'un, il se manifesta une inflammation très-vive suivie d'un écoulement abondant de pus fétide, mais sans production de chancre. Chez l'autre, l'inflammation fut moins vive, mais du pus s'étant introduit dans le canal, il y eut une uréthrite qui dura plus d'un an, sans complication d'ulcération syphilitique.

Hernandez inocula trois forçats, en faisant, sur la verge, une incision dans laquelle il plaça des fils imbibés de pus gonorrhéique, et les plaies guérirent très-facilement. Ces inoculations ont été répétées souvent par M. Ricord et par beaucoup d'autres chirurgiens avec les mêmes résultats. J'ai pu moi-même m'assurer plus d'une fois de la vérité de ces faits.

Des expériences, pratiquées dans un autre ordre d'idées, sont venues donner encore une nouvelle valeur à celles que j'ai citées. L'une des plus remarquables est rapportée par Bell. Un jeune homme s'introduisit à l'entrée de l'urèthre une sonde dont l'extrémité avait été trempée dans du pus fourni par un chancre. Il ne survint point de gonorrhée ; mais, au bout de cinq à six jours, il se développa, à l'entrée du canal, un chancre enflammé et douloureux. Il se forma ensuite un bubon, qui suppura malgré l'emploi du mercure ; enfin des ulcères se montrèrent dans la gorge, et le malade ne fut guéri qu'après trois mois d'un traitement mercuriel.

Tous ces faits, auxquels il me serait facile d'en ajouter beaucoup d'autres, ne suffisent-ils pas pour montrer qu'il n'y a aucune identité entre l'écoulement gonorrhéique et le virus syphilitique?

Mais j'apporterai encore à l'appui de cette opinion une autre raison. Quelques virus sont absorbés à la manière des poisons, sans se manifester par aucun accident dans le point par où ils ont pénétré dans l'économie. Tel est le virus rabique. D'autres, au contraire, se traduisent, sur le point même où ils ont été inoculés, par des accidents qui précèdent ou accompagnent l'infection générale. Ce sont les virus vaccinal et variolique. Leurs manifestations locales et générales peuvent varier dans l'époque de leur apparition, la rapidité de leur développement et leur intensité ; ces différences résultent de la structure des tissus sur lesquels on a pratiqué l'inoculation, et de la constitution particulière des sujets. Il n'est pas moins vrai que tout virus a un mode unique de manifestation, et que ce mode est constamment le même. Toujours aussi son évolution a pour résultat la sécrétion d'un liquide semblable au virus inoculé, et propre à être inoculé lui-même. Il en est de même pour le virus syphilitique. Sa manifestation locale, c'est le chancre, et il ne saurait en avoir d'autre. Admettre qu'il peut se traduire tantôt par une ulcération, tantôt par une gonorrhée, c'est-à-dire qu'il a deux modes de manifestation locale, c'est émettre une opinion contraire aux faits, et c'est nier la grande loi qui régit la reproduction des virus.

Cependant, de ce que le liquide produit par la gonorrhée n'est point le virus syphilitique, il ne faut pas non plus l'assimiler complétement au pus ordinaire, bien que la chimie et le microscope ne puissent établir entre eux aucune différence. Il n'est pas rare de voir du pus venant d'un abcès des reins, de la vessie ou de la prostate, s'échapper en quantité notable par l'urèthre sans l'enflammer. Sur deux malades qui avaient consenti à permettre l'expérience, j'introduisis dans l'urèthre une bougie trempée dans le pus d'un abcès chaud de la cuisse et dans celui d'un abcès ganglionnaire du cou ; la bougie resta en place, sur chacun des sujets, pendant plus de deux heures, sans déterminer ni douleur ni écoulement. Évidemment le pus, sécrété par la muqueuse de l'urèthre enflammé, possède des propriétés irritantes toutes particulières qui le distinguent du pus des abcès. C'est ce qui avait fait admettre, par quelques médecins, mais sans preuves sufisantes, un virus blennorrhagique. —Aux propriétés de ce liquide, il faut encore ajouter le mode de sensibilité propre à la muqueuse de l'urèthre et variable suivant les individus.

Symptômes et marche. — Les premiers symptômes de l'uréthrite contractée dans le coït apparaissent du deuxième au septième jour, quelquefois le huitième ou le neuvième, rarement plus tard. Le malade éprouve à l'extrémité de la verge, au-dessous du frein, une légère titillation ou de petits élancements. Bientôt cette sensation désagréable se transforme en une véritable douleur. Celle-ci n'est pas continue; elle est seulement provoquée, au début de la miction, par le passage des premières gouttes d'urine. Dans les vingt-quatre heures qui suivent l'apparition de ce premier symptôme, il sort par l'urèthre un peu de liquide séreux qui, en se desséchant, colle les deux lèvres du méat. Cet écoulement devient successivement louche, d'un blanc sale, jaune et verdâtre, alors il est puriforme et très-abondant.

En même temps, les douleurs provoquées par la miction sont plus vives ; le jet de l'urine est petit et aplati; le sommeil est troublé par des érections fréquentes et douloureuses. Tous ces symptômes vont en augmentant jusque vers le quinzième jour. Alors les douleurs s'affaiblissent; l'écoulement diminue de quantité ; il perd peu à peu sa coloration verdâtre, devient moins épais, moins purulent, et enfin entièrement muqueux vers le trentième jour, et cesse complétement vers le quarantième. Telle est la marche ordinaire de l'uréthrite la plus commune, lorsqu'elle est abandonnée à elle-même. Si la maladie est convenablement traitée, sa durée est beaucoup plus courte. Elle est ordinairement de vingt à vingt-cinq jours.

D'un autre côté, l'uréthrite ne suit pas toujours la marche simple et régulière que je viens de décrire; elle se présente sous des formes qui varient avec la constitution des individus, la nature de la cause qui l'a déterminée, la violence de l'inflammation et les accidents qui la compliquent. Aussi est-il nécessaire de revenir sur chacun des symptômes, d'en noter les caractères assez variables, et de chercher dans leurs modifications les moyens de reconnaître le siége de la maladie, son intensité, son étendue, et le traitement qu'elle réclame.

Prodromes. — Dans la grande majorité des cas, il n'y a pas de prodromes; mais chez quelques sujets, surtout quand ils sont jeunes et affectés d'uréthrite pour la première fois, on observe un malaise général et une sorte de courbature accompagnée de fièvre. Ces accidents légers cessent assez promptement; il faut pourtant en tenir compte, car ils sont souvent le prélude d'une inflammation assez vive.

Douleurs. — Dans l'uréthrite aiguë la douleur est un symptôme constant. Ce sont d'abord des titillations et une sorte de prurit au bout de la verge. On a dit que les malades ne les éprouvaient pas sans quelque plaisir, mais la plupart de ceux que j'ai observés accusaient plutôt une sensation désagréable. Ces premiers chatouillements se transforment rapidement en de véritables douleurs qui, en général, sont en rapport avec le degré d'inflammation. Lorsque celle-ci est très-vive, les souffrances, pendant la miction, peuvent devenir si atroces, qu'il semble aux malades qu'on leur passe un fer brûlant dans l'urèthre. Ordinairement elles commencent à diminuer vers le huitième jour et même plutôt quand la maladie est traitée convenablement; elles cessent complétement vers le quinzième jour.

Un des points les plus importants dans l'étude des douleurs, est la marche qu'elles suivent. Si, dès les premiers jours, elles se font sentir dans toute la verge, s'irradient dans les aines, au-dessus des pubis, vers l'anus, du côté des testicules et jusque vers les lombes, on doit les regarder comme sympathiques, et ne pas en tirer un pronostic trop fâcheux. Mais, quand après avoir occupé la fosse naviculaire pendant plusieurs jours, elles se font sentir dans toute la longueur de la portion libre de la verge et jusqu'au périnée; quand on sent en même temps, en arrière des bourses, une ou deux petites tumeurs dures et douloureuses, on est presque certain que l'inflammation s'est prolongée jusqu'aux glandes de Cowper. Si elles s'irradient du côté des aines, on doit craindre que l'inflammation, parvenue à la caroncule séminale, ne pénètre dans les cordons, et que la chaudepisse, ainsi qu'on le dit vulgairement, ne tombe dans les bourses. Des douleurs sourdes et profondes au périnée, accompagnées d'envies fréquentes d'uriner, annonceront que la maladie a franchi les limites de l'urèthre et qu'elle envahit la prostate et le col de la vessie.

Ainsi, les douleurs ne montrent pas seulement l'intensité de l'inflammation; elles indiquent ses progrès vers les parties profondes du canal. Elles sont donc un symptôme très-important, non-seulement au point de vue du diagnostic de la maladie, mais encore pour son traitement, comme on le verra plus tard.

Écoulement. — Pour les chirurgiens qui admettaient deux sortes de gonorrhées, l'une simple et l'autre virulente, la composition de la matière sécrétée par l'urèthre devait naturellement être d'une grande importance. Ils espéraient trouver, dans les caractères de l'écoulement, le moyen de distinguer les deux formes de la maladie. Sénac dit avoir trouvé les globules du pus gonorrhéique plus volumineux et d'un volume plus uniforme que ceux du pus ordinaire (*Traité des maladies du cœur*, suppl., chap. VIII). D'après Hunter, le pus de la gonorrhée, étant le produit d'une inflammation spécifique, a plus de tendance à se putréfier que celui qui se forme à la surface d'une plaie saine, et il exhale souvent une odeur qui paraît lui être propre (*Œuvr. compl.*, vol. II, p. 212). M. Ricord a conservé pendant longtemps du pus fourni par des chancres, des blennorrhagies et des plaies non vénériennes, et il dit n'avoir observé aucune différence notable entre eux. Le pus des chancres est seulement resté plus longtemps liquide. Quant à la différence d'odeur, elle lui semble dépendre du siége de la sécrétion. De mon côté j'ai plus d'une fois placé dans des conditions semblables du pus de blennorrhagie et du pus provenant d'un abcès, et ils se sont comportés de la même manière. Examinés au microscope, ils ne présentaient aucune différence.

La matière qui s'écoule de l'urèthre n'est qu'un mélange de pus et de mucus en proportions variables. Si elle diffère en quelque chose de celles que sécrètent les autres muqueuses enflammées, cela tient uniquement à la structure de la muqueuse de l'urèthre qui n'est pas semblable à celle de l'intestin ou des fosses nasales, et non à la présence d'un virus que rien n'a démontré. Je ne dois donc l'étudier ici qu'au point de vue symptomatologique, parce qu'il peut, comme la douleur, fournir des renseignements utiles sur l'intensité et la marche de l'inflammation.

L'apparition de l'écoulement peut varier de quelques heures à un jour ou deux après le début des douleurs, mais il est un symptôme constant de l'uréthrite. Il semble d'abord composé de mucus, quoiqu'il soit plus liquide et moins gluant. Il devient graduellement blanc, jaune et verdâtre. Quoique cette coloration suive d'ordinaire le développement de la maladie, on ne doit pas lui donner une trop grande importance. Quelquefois il est blanc dès les premières heures, quoique l'uréthrite soit peu violente. Assez fréquemment je l'ai vu rester verdâtre, alors même qu'il n'y avait plus de douleurs depuis longtemps, et conserver cette coloration jusqu'à la fin de la maladie.

Sa consistance n'a rien de constant. Séreux au commencement de l'uréthrite, il est plus épais à mesure qu'il prend les caractères du pus et devient à la fin d'apparence muqueuse. Mais on peut dire, d'une manière générale, qu'il arrive, vers le milieu de la maladie, un moment où, sans cesser d'être abondant, il est beaucoup plus liquide et ce changement annonce un amendement presque certain.

L'abondance de l'écoulement indique moins le degré d'inflammation que l'étendue des surfaces enflammées. Ce n'était pas l'opinion de Hunter. Croyant que dans la grande majorité des cas l'uréthrite était bornée à la fosse naviculaire, il ne pouvait admettre que la matière sécrétée provînt des autres parties qui entrent dans la composition de l'urèthre, telles que les glandes de Cowper, la prostate, etc., etc. La raison qu'il donne de cette manière de voir est assez singulière. « Si, dit-il, le pus provenait de toute la surface de l'urèthre et des glandes qui sont dans le voisinage de la vessie, il serait chassé par jet de la cavité de l'urèthre ; car on sait qu'aucune substance ne peut être introduite dans la partie bulbeuse du canal sans la stimuler à agir, c'est-à-dire à se contracter, surtout quand elle est dans un état d'irritation et d'inflammation. Dans un tel état, en effet, nous voyons qu'il ne peut pas même y rester une goutte d'urine ; si l'on injecte seulement de l'eau chaude dans l'urèthre jusqu'au bulbe, les muscles accélérateurs sont dans un état de malaise jusqu'à ce qu'ils puissent agir et la rejeter. » — Cette observation physiologique serait juste si, comme le dit Hunter, le liquide se rassemblait dans la partie profonde du canal ; mais il n'en est pas ainsi. La matière de l'écoulement ne s'accumule pas dans l'urèthre. Elle suinte lentement, se trouve expulsée par les contractions insensibles du canal, à mesure qu'elle est sécrétée, et cette expulsion est encore favorisée par la position déclive de la verge.

Déjà les recherches d'anatomie pathologique que j'ai rapportées plus haut, prouvent suffisamment que le pus peut provenir des parties reculées de l'urèthre. Mais l'examen des malades ne laisse aucun doute sur ce fait. Souvent après avoir pressé inutilement l'extrémité de la verge pour constater la présence d'un écoulement, il suffit de promener les doigts sur toute la longueur du canal pour faire sortir plusieurs gouttes de liquide.

Généralement la matière de l'écoulement est sans action marquée sur les parties qu'elle touche. Cependant il est des cas où elle détermine des excoriations sur les lèvres du méat, le gland, le prépuce et même sur le scrotum. Cette âcreté, dont il n'est pas facile de constater la cause, peut dépendre de la nature du pus qui a déterminé l'uréthrite, de la constitution particulière du malade ; mais elle indique toujours une inflammation très-vive. On doit craindre aussi que le pus, exerçant ultérieurement sur la muqueuse de l'urèthre la même action que sur le gland, ne produise des érosions qui peuvent avoir les conséquences les plus sérieuses au point de vue du calibre du canal.

Chez quelques malades le pus est mélangé d'une petite quantité de sang qu'il est facile de reconnaître en examinant les taches qui souillent leur linge. J'en ai vu plusieurs fois qui, à la fin de la miction, rendaient quelques gouttes de sang avec grande douleur, et ce fut généralement quand l'uréthrite très-aiguë s'était étendue aux parties profondes du canal. Dans ces cas, on ne saurait dire si le sang provient d'une simple exsudation, ou s'il existe des ulcérations superficielles du canal; mais cette dernière supposition me semble très-probable.

La douleur et l'écoulement qui sont les principaux symptômes de l'uréthrite, doivent donc être étudiés avec soin, car leurs modifications serviront singulièrement à éclairer le chirurgien sur la marche de la maladie. Je dois noter ici une particularité que j'ai observée assez souvent, c'est que l'inflammation, au lieu de s'étendre d'une manière continue, s'avance quelquefois par saccade et s'y prend à plusieurs fois pour gagner tout l'urèthre. En la voyant d'abord limitée à la fosse naviculaire pendant cinq à six jours, en même temps que la douleur et l'écoulement diminuent, on s'imagine qu'elle n'ira pas plus loin, quand tout à coup, et sans cause appréciable, elle envahit les parties profondes du canal. Il semble que l'inflammation, fixée par son intensité même, ne peut se déplacer et s'étendre qu'après avoir accompli un certain travail d'évolution dans le point qu'elle a d'abord occupé. Ce travail terminé, elle s'avance et quand la douleur et l'écoulement qui avaient sensiblement diminué, viennent à augmenter, il ne faut pas se hâter de croire à une recrudescence des premiers symptômes; ce sont des symptômes nouveaux annonçant que l'inflammation s'est étendue à une nouvelle portion de la muqueuse uréthrale.

Érections. — Chez les jeunes gens et les adultes, les érections sont assez fréquentes. Dans quelques cas, elles sont presque continuelles et très-douloureuses. Elles constituent un accident sérieux quand la verge, au lieu de garder sa direction ordinaire, se courbe en bas ou sur un des côtés. Ces courbures particulières de la verge sont dues à ce que l'urèthre ayant perdu sa souplesse, par suite de l'inflammation, ne peut se prêter au développement des corps caverneux, et forme au-dessous d'eux une corde qui les force à s'infléchir. Cette variété d'uréthrite a reçu le nom de *chaudepisse cordée*.

Hunter dit que, dans ces cas, l'inflammation, ne se limitant pas à la surface de l'urèthre et à ses glandes, se propage plus profondément et affecte le tissu réticulaire dans lequel elle détermine une extravasation de lymphe coagulable, comme cela a lieu dans l'inflammation adhésive. Cette lymphe fait adhérer ensemble les cellules de ce tissu, enlève au corps spongieux sa faculté d'expansion et le rend incapable de suivre l'expansion de la verge (vol. II, p. 214). Quoiqu'il n'appuie cette opinion sur aucun fait d'anatomie pathologique, et que je n'en aie aucun moi-même, je ne suis pas éloigné de la partager. En voici les raisons : C'est que les épanchements de lymphe plastique dans le tissu spongieux de l'urèthre ne sont pas rares quand l'inflammation est portée à un haut degré, et que chez tous les malades affectés de chaudepisse cordée, j'ai constaté, au niveau de la courbure de la verge et dans le point le plus douloureux, une induration manifeste du canal. Ordinairement la courbure siége à la base de la verge, en avant du bulbe ; chez un malade où elle occupait le milieu de la portion libre du pénis, on sentait sur l'urèthre une petite tumeur aplatie, du volume d'un pois, et qui finit par abcéder. A la rigueur, on pourrait expliquer la courbure de la verge, en disant qu'une inflammation violente, fixée sur un point du canal, suffit pour ôter aux tissus la souplesse nécessaire pour se prêter à l'érection, sans qu'il y soit besoin d'un épanchement de lymphe plastique Mais que les parties deviennent inextensibles par le seul fait de l'inflammation ou par une inflammation accompagnée d'un épanchement de lymphe dans le tissu spongieux, le mécanisme de la courbure de la verge n'en reste pas moins le même.

Hunter admet encore une chaudepisse cordée spasmodique, qui, tantôt ne se montre pas au moment de l'érection, tantôt existe avec une grande violence, et souvent se reproduit à de courts intervalles (vol. II, p. 215). — Je n'ai jamais rencontré cette variété d'uréthrite cordée. Si elle existe, peut-être en trouverait-on la cause dans les contractions irrégulières et spasmodiques de quelques-uns des muscles érecteurs.

Quelques malades, pour faire cesser leurs douleurs, placent leur verge sur une table ou tout autre corps dur, et la frappent violemment avec le poing pour briser la *corde*. Ils la brisent en effet; le sang sort abondamment par l'urèthre, et ils sont soulagés. Mais le canal est déchiré ou même entièrement rompu, et, tôt ou tard, un rétrécissement grave succède à la cicatrisation de la plaie de l'urèthre. Quelquefois cette manœuvre est suivie immédiatement d'accidents sérieux. Plusieurs malades m'ont dit avoir eu des hémorrhagies abondantes qui avaient duré plusieurs jours, et qu'on avait eu la plus grande peine à arrêter. D'autres avaient eu un gonflement considérable de la verge et étaient restés toute une journée sans pouvoir uriner. — J'ai traité dans mon service un sergent de ville dont la verge avait pris un volume énorme, parce que l'urine s'était infiltrée sous la peau. Quelques points de celle-ci étaient gangrenés, et, malgré de grandes incisions, il perdit une grande partie du fourreau de la verge. — J'ai fait l'autopsie d'un ouvrier boulanger, qui succomba à une infection purulente après s'être rompu la corde (voir page 9).

Symptômes anormaux. — En dehors des formes ordinaires de l'uréthrite et des symptômes habituels dont je viens de parler, on en rencontre d'autres dont il est important de dire quelques mots.

Absence d'écoulement. — Cette forme de la maladie a été décrite sous le nom de *blennorrhagie sèche*. Elle est caractérisée par l'existence de douleurs très-vives, qui ne laissent aucun doute sur l'existence d'une uréthrite, et en même temps par l'absence de tout écoulement. Mais cet état de choses est toujours de courte durée. Si l'écoulement se fait attendre un peu plus de temps que d'ordinaire, son retard tient à la violence même de l'inflammation. C'est ce qu'on observe dans les fosses nasales, les bronches et sur toutes les muqueuses, quand la congestion vasculaire inflammatoire est exagérée. Ce n'est que lorsque la détente commence à s'opérer que la sécrétion se manifeste. Dans l'apparition tardive de l'écoulement, il n'y a donc rien d'anormal ou de particulier à la muqueuse de l'urèthre, mais seulement l'annonce d'une phlegmasie violente et une indication pour l'emploi d'un traitement antiphlogistique énergique.

On rencontre d'autres cas qui mériteraient bien plutôt le nom d'uréthrite sèche. Ce sont ceux dans lesquels les douleurs persistent dans le canal avec une certaine ténacité, quand il n'y a plus aucun écoulement. Hunter les a confondus avec ceux où les douleurs, tout en se faisant sentir le long de la verge et du gland, sont sympathiques d'une cystite du col vésical. C'est ce qu'il est facile de voir par les deux observations qu'il a rapportées (vol. II, p. 278). Dans les cas que j'ai observés, il n'y avait aucun symptôme qui indiquât une phlegmasie de la vessie ou même de la prostate. Les douleurs avaient leur siége au périnée et s'irradiaient jusqu'à l'extrémité du gland; elles se manifestaient surtout au commencement de la miction et à la fin. Les malades indiquaient parfaitement qu'ils sentaient les urines sortir de la vessie, mais qu'elles étaient ensuite comme arrêtées, et que, dans ce moment d'arrêt, ils éprouvaient de la douleur; que celle-ci diminuait beaucoup dès qu'ils avaient commencé à uriner, et qu'elle reparaissait dans les derniers efforts nécessaires pour expulser les dernières gouttes d'urine. — Mais, évidemment, il ne s'agit ici que de contractions spasmodiques. Ce spasme des muscles de l'urèthre est-il le simple résultat d'une inflammation complétement éteinte? Est-il entretenu par une inflammation chronique bornée à une petite portion du canal? Existe-t-i sur quelque point de la muqueuse une légère excoriation, une sorte de fissure? C'est ce qu'il est impossible d'assurer. Toutefois, ce dernier accident, pas plus que le premier, ne saurait légitimer la dénomination vicieuse d'uréthrite sèche.

Hyperesthésie et anesthésie de l'urèthre. — La plupart des auteurs ont décrit, sous le nom de sensations extraordinaires des organes génito-urinaires succédant à la gonorrhée, des accidents qui tantôt se rattachent à une phlegmasie de la vessie, de la prostate et des testicules, tantôt sont entièrement névralgiques. Ceux dont je veux parler se manifestent dans le cours même de l'uréthrite. Chez un malade, âgé de trente-deux ans, entré à l'hôpital Saint-Louis pour être traité d'une uréthrite aiguë, la sensibilité du gland était si exagérée, que le toucher, le contact du drap suffisaient pour éveiller des douleurs très-vives. Cependant l'écoulement ne présentait rien de particulier, les urines, en s'échappant, n'éveillaient qu'une cuisson modérée dans la fosse naviculaire, et il n'y avait aucune excoriation ni sur le gland ni à l'entrée du canal. Cette hyperesthésie continua malgré l'application de compresses imbibées de laudanum, l'emploi de l'eau froide, des bains généraux et et locaux. Pendant une dizaine de jours, elle exista au même degré. Tout traitement local fut suspendu. La douleur diminua peu à peu et disparut entièrement, avant même que l'uréthrite ne fût complétement guérie.

Deux autres malades de mon service présentèrent, dans la même année (1864), des phénomènes entièrement opposés. L'un d'eux, jeune homme de vingt-trois ans, affecté d'une uréthrite, qui, sans être très-aiguë, s'étendait jusqu'au périnée, nous raconta qu'il ne sentait pas ses urines s'échapper. Il n'avait pas d'incontinence. Quand il éprouvait le besoin d'uriner, il prenait son vase de nuit et urinait; mais il n'éprouvait pas la sensation que produisent les urines en parcourant le canal. Son urèthre, disait-il, était comme mort, excepté au niveau du gland. Cette anesthésie se prolongea pendant près de vingt jours; elle diminua graduellement, mais n'avait pas encore entièrement disparu huit jours après la cessation de l'écoulement. — Très-peu de temps après la sortie de ce malade, je reçus un autre jeune homme également affecté d'uréthrite et qui présentait des accidents analogues, mais moins prononcés. L'anesthésie n'existait qu'au périnée et cessait un peu en avant des bourses. Elle ne dura pas plus d'une douzaine de jours. Malgré le soin avec lequel j'ai examiné ces malades, je n'ai trouvé ni dans le siége ni dans la marche de la maladie, rien à quoi il me fût possible de rattacher ces accidents étranges.

§ 2. — Uréthrite chronique.

Cette maladie a été décrite sous les noms de blennorrhée, suintement habituel, etc. Elle consiste dans une inflammation chronique de l'urèthre. Mais, tandis que dans l'uréthrite aiguë, l'inflammation constitue, à elle seule, toute la maladie, ici elle est souvent le résultat et le signe d'autres affections très-distinctes. De là une assez grande variété de formes d'uréthrites chroniques, ayant pour symptôme commun un écoulement muqueux, et dont chacune est caractérisée par un ensemble de symptômes qui appartiennent à d'autres lésions ; de là aussi des indications thérapeutiques toutes particulières. Ainsi on chercherait inutilement par tous les moyens à calmer l'inflammation et à tarir l'écoulement si, en même temps, on n'attaquait pas la maladie qui a causé et qui entretient l'uréthrite.

La forme la plus fréquente est celle qui succède à une uréthrite aiguë qui n'a pas été convenablement traitée. Tantôt on a voulu supprimer l'écoulement par des balsamiques pris à trop haute dose, ou des injecjections trop fortes avant que l'inflammation ait été suffisamment combattue; tantôt le malade s'est cru guéri dès que l'écoulement a disparu, et s'est livré trop tôt à des excès de table ou de coït. Quelquefois encore, malgré les soins les mieux entendus, on voit l'uréthrite reparaître dès qu'on suspend le traitement. Cet accident est surtout à craindre quand l'inflammation, ayant gagné les parties profondes du canal, s'est étendue à la prostate, aux glandes de Cowper et aux vésicules séminales, sans doute parce qu'il est impossible d'agir directement sur les parties malades. L'écoulement est visqueux, blanc, et quelquefois verdâtre ; il est peu abondant et souvent n'existe pas pendant le jour, ou plutôt il n'est pas appréciable, parce qu'il est balayé par les urines. Mais après le repos de la nuit, il suffit de presser l'extrémité de la verge pour en faire sortir une ou deux gouttes de liquide amassées dans la fosse naviculaire. C'est ce qu'on appelle vulgairement la *goutte militaire*. Dans ces conditions, le moindre écart de régime, une marche prolongée, le coït, peuvent ramener très-facilement l'uréthrite à l'état aigu.

Dans une autre forme beaucoup plus rare, l'urèthre est encore libre et sans lésion appréciable ; sa muqueuse est le siége d'une inflammation légère dont il est impossible de préciser le siége et l'étendue ; car ni la pression sur le canal, ni le passage des urines ne déterminent de douleurs. L'écoulement est franchement muqueux, transparent ou opalin, d'une abondance très-variable et plus grande le jour que la nuit. Il augmente par la marche, les veilles prolongées, les pensées lascives et le coït. Sa durée n'a rien de précis : tantôt il cesse au bout de peu de temps et de lui-même, comme il s'était montré ; tantôt il se prolonge pendant des mois. Rarement il prend un caractère aigu, mais les malades s'inquiètent et croient avoir des pertes séminales. La maladie n'a pas succédé à des rapports suspects, et il est souvent difficile d'en trouver la cause. On est réduit à chercher celle-ci dans le tempérament lymphatique ou scrofuleux des malades, dans une affection générale, herpétique ou arthritique, dans un état morbide accidentel ou encore dans l'usage de médicaments balsamiques et de certaines boissons. Alors, il y a une double indication thérapeutique à remplir ; c'est de s'adresser à la maladie qui a déterminé l'écoulement, en même temps qu'on cherche à combattre l'uréthrite.

D'autres uréthrites sont liées, comme je l'ai déjà dit, à des altérations profondes du canal, dont les plus fréquentes sont un rétrécissement ou une maladie de la prostate.

Chez tout individu affecté d'un rétrécissement arrivé à un certain degré, l'inflammation de l'urèthre est une conséquence forcée de la difficulté de la miction. Lorsque les urines ne peuvent s'échapper librement, elles tendent à dilater l'urèthre en arrière de l'obstacle qui les arrête ; elles distendent la muqueuse, l'éraillent, et souvent à ce premier effet mécanique se joint l'action irritante de l'urine, dont une petite quantité séjourne plus ou moins longtemps en arrière du rétrécissement à la fin de la miction. Car le canal, par suite de la dilatation qu'il a subie, a perdu une partie de son ressort, et se débarrasse difficilement. Sous l'influence de ces deux causes, la muqueuse s'enflamme, s'ulcère et sécrète le liquide séro-purulent qui constitue le suintement habituel. Cette matière concourt elle-même à entretenir l'inflammation de l'urèthre, parce qu'étant plus épaisse que l'urine, elle a aussi plus de peine à passer à travers le rétrécissement et séjourne derrière lui.

Dans beaucoup de cas l'uréthrite existe, sans qu'il y ait un écoulement par le méat urinaire ; c'est que le pus sécrété en petite quantité s'arrête derrière le rétrécissement et est emporté chaque fois que le malade urine. Mais si, après avoir recueilli les urines on les laisse déposer, on trouve toujours au fond du vase une couche de pus plus ou moins épaisse. J'ai constaté ce fait si souvent, que je puis le donner comme constant.

Avec un peu de soin, il est aisé de reconnaître l'uréthrite qui dépend d'un rétrécissement. Le malade a presque toujours eu une ou plusieurs uréthrites aiguës; il urine fréquemment; le jet de l'urine est petit et plus ou moins déformé. Enfin rien n'est plus facile que de constater par un examen direct que le canal est rétréci. Dans ces cas, il est inutile de rien faire pour arrêter l'écoulement. Il cesse ordinairement de lui-même, quand on a rétabli le calibre de l'urèthre; s'il persistait, il serait temps de recourir aux moyens dont je parlerai plus loin.

Plus rarement l'uréthrite est limitée à la région prostatique. L'écoulement provient d'une inflammation de la glande et d'une altération profonde de la muqueuse. J'ai trouvé chez quelques sujets cette membrane ramollie, tomenteuse, se détachant par petits lambeaux. Le tissu cellulaire sous-muqueux, lui-même, avait été enlevé par cette sorte d'exfoliation, et les points dénudés présentaient une surface lisse, blanche, ayant l'aspect des séreuses. L'inflammation est le plus souvent bornée aux couches superficielles et uréthrales de la prostate. Les orifices des conduits de la glande sont visibles à l'œil nu, ainsi que ceux des canaux séminifères. Évidemment ils sont la source de l'écoulement assez abondant qui se fait par le canal. Il n'est pas facile de reconnaître ces lésions; car les urines coulent librement, l'introduction de la sonde ne rencontre aucun obstacle, et par le toucher rectal on ne constate aucune augmentation de volume de la prostate. Mais ces faits eux-mêmes sont déjà un indice, et si le malade a eu une uréthrite aiguë, compliquée de dysurie ou d'épididymite, si, en pratiquant le cathétérisme avec précaution, on provoque quelques douleurs à l'entrée de la vessie, le diagnostic devient à peu près certain.

Traitement. — Avant d'exposer le traitement de l'uréthrite, il est une première question qu'il est important d'examiner. Existe-t-il un spécifique contre cette maladie? Les médecins qui avaient admis une gonorrhée virulente ou syphilitique devaient le croire; aussi beaucoup d'entre eux ont-ils recommandé l'emploi du mercure. Cependant il leur a fallu céder à l'évidence des faits. Non-seulement cet agent thérapeutique est inefficace contre la gonorrhée, mais souvent il l'aggrave. Hunter lui-même reconnaît qu'il est au moins inutile, et il trouve heureux que le temps suffise pour guérir la maladie (*Œuvr. compl.*, vol. II, p. 241). Cette impuissance du mercure, dont l'efficacité est si grande dans toutes les affections syphilitiques, n'est-elle pas encore une preuve de plus pour démontrer que la gonorrhée n'est pas de même nature.

Quelques praticiens, laissant de côté la question de la syphilis, ont cru trouver un spécifique dans le baume de copahu. Cette opinion n'est pas plus juste. Si ce médicament est utile pour supprimer l'écoulement, il peut être remplacé, à la rigueur, par le baume du Pérou ou de la Mecque. En outre, dans certains cas où ce médicament a échoué, on a employé avec succès le poivre de cubèbe et d'autres substances. Enfin, pour beaucoup de médecins, c'est une question de savoir si le copahu exerce sur les voies urinaires une action particulière, ou s'il agit seulement comme un révulsif puissant sur le tube intestinal.

Pour moi, qui considère l'uréthrite comme une inflammation simple de l'urèthre, son traitement doit se rapprocher beaucoup de celui de toutes les phlegmasies. Il consiste : 1° à faire avorter l'inflammation quand on peut l'attaquer à son début ; 2° à la combattre quand elle s'est développée ; 3° à tarir l'écoulement, soit en modifiant la surface sécrétante par des topiques, soit en opérant une révulsion énergique sur les intestins ou sur la peau, soit enfin en modifiant l'état général des malades.

Méthode abortive. — Cette méthode est déjà ancienne. Vers le milieu du XVIIe siècle, le Calabrais Musitano reprochait aux vulgaires (1) de son temps de laisser s'établir dans l'urèthre une sécrétion morbide qui finissait par envahir l'économie et déterminait une syphilis générale ; et il se vantait de pouvoir guérir la gonorrhée virulente en trois jours, en faisant dans le canal des injections avec le liquide suivant :

Eau de plantain........	1 demi-setier.
Mercure doux réduit en poudre impalpable........	2 drach.

Le mercure pouvait être remplacé par une drach. de sel de saturne. Il recommandait d'employer cette injection au début de la maladie, et même quand elle n'existe pas encore, s'il y a lieu de soupçonner qu'elle va se développer (Musitano, *Traité de la maladie vénérienne*, t. I, liv. III, p. 355 et 356). Astruc dit que l'expérience et la raison ont démontré la fausseté de cette méthode ; mais il parlait ainsi sous l'influence des idées de son époque sur les dangers qu'il y avait à supprimer trop tôt l'écoulement. Cette opinion régna longtemps encore après Astruc ; car, malgré les travaux de Hunter elle est professée par Swediaur à la fin du XVIIIe siècle (1784).

(1) C'est ainsi que Musitano appelait les médecins qui suivaient la pratique commune.

M. Debenay a reproduit la méthode abortive, en généralisant son emploi. Il ne l'applique pas seulement au début de la maladie, mais à toutes ses périodes, et préfère aux injections astringentes une solution caustique de nitrate d'argent. Il commence par débarrasser le canal du muco-pus qui le tapisse avec une injection au trentième. Immédiatement après, il fait, avec la même solution, une autre injection qu'il retient dans le canal pendant une minute et qu'il refoule avec les doigts jusque vers les parties profondes de l'urèthre. Dans quelques cas il porte la dose de nitrate d'argent jusqu'à 4 grammes pour 30 grammes d'eau distillée. . . . . .

En parlant de la pratique de Musitano, Astruc fait remarquer qu'il est rare d'avoir à traiter une gonorrhée dès son début, et que les malades ne viennent réclamer des soins qu'à une époque plus avancée de la maladie. Cette observation est juste; mais elle ne touche en rien à l'utilité de la méthode. Il importe peu qu'on ait plus ou moins souvent l'occasion de l'employer; il s'agit de savoir si elle est bonne. Or, tout en admettant que dans beaucoup de cas on n'a eu affaire qu'à des uréthrites chroniques, on ne peut nier que cette méthode n'ait quelquefois réussi. Je m'en suis bien trouvé dans plus d'une occasion, tantôt en cautérisant l'urèthre dans l'étendue de 2 centimètres avec un porte-nitrate, tantôt en faisant une injection à la dose de 5 décigrammes d'azotate d'argent sur 30 grammes d'eau. En employant ce dernier moyen, j'avais soin de comprimer le canal à 3 ou 4 centimètres du méat urinaire, car l'uréthrite n'occupant, à son début, que la fosse naviculaire, il serait au moins inutile d'étendre l'action du caustique aux parties saines de la muqueuse. . . . .

La cautérisation réussit ici, comme on la voit réussir dans quelques cas de conjonctivite. Abandonnée à elle-même, la maladie aurait parcouru ses périodes régulières, toujours assez longues; la cautérisation en modifie la marche et peut-être aussi la nature; car si l'inflammation est un instant plus vive, elle cesse plus rapidement, ce qui tient sans doute à l'oblitération des vaisseaux capillaires produite par le caustique.

Lorsque ce traitement n'entrave pas la marche de l'uréthrite, il faut le discontinuer; à plus forte raison ne doit-on pas imiter la pratique de M. Debenay qui préconise son emploi dans toutes les périodes de la maladie. On parviendrait quelquefois à modérer et même à suspendre l'écoulement, mais il reparaîtrait bientôt. Le plus souvent on ne ferait qu'exaspérer l'inflammation au point de produire une hémorrhagie, une cystite et même une rétention d'urine, à laquelle il est d'autant moins aisé de remédier que l'urèthre se trouve alors dans des conditions qui rendent le cathétérisme difficile et dangereux. Avec un traitement énergique on peut encore avoir raison de ces accidents; mais il en est d'autres beaucoup plus graves : c'est l'ulcération superficielle de la muqueuse, c'est l'épanchement de lymphe plastique dans l'épaisseur des tissus, conséquence presque certaine d'une inflammation très-violente et, plus tard, la formation d'un rétrécissement. Sur 174 malades affectés de rétrécissements sérieux, 81 m'ont dit s'être servis d'injections au nitrate d'argent, alors qu'ils avaient encore un écoulement abondant. On m'objectera, je le sais, que les autres malades avaient également des rétrécissements et n'avaient pas fait usage de ces injections, que je ne puis connaître le nombre de ceux qui, les ayant employées, n'ont éprouvé aucun accident. Aussi je ne veux pas attacher trop d'importance à cette statistique nécessairement imparfaite; je me borne à dire que l'opinion bien arrêtée qui m'est restée de mes observations, c'est que les injections de nitrate d'argent employées dans la période aiguë de l'uréthrite deviennent, *en exaspérant l'inflammation*, une cause fréquente de rétrécissement.

Antiphlogistiques. — Si, comme je ne saurais trop le répéter, l'uréthrite n'est qu'une inflammation de la muqueuse de l'urèthre, son traitement doit surtout consister dans l'emploi des antiphlogistiques. C'était l'opinion des anciens. Hunter, malgré ses idées sur la nature spécifique de la gonorrhée, après avoir examiné les diverses médications qui peuvent lui convenir, finit pas dire : « *Cependant je crois qu'au début de la maladie la méthode adoucissante est la meilleure* (*Œuvr. compl.*, 1839, vol. II, p. 243). Ce fut la pratique de Desault, Boyer, Broussais, Chomel; c'est encore celle de MM. Lagneau, Ricord, Cullerier et de la plupart des médecins qui se sont occupés de ce sujet; et qu'il me soit permis de dire que c'est aussi la mienne.

La première indication qui se présente est d'écarter du malade toute cause qui pourrait augmenter l'inflammation déjà existante. On proscrira le coït, l'équitation, la fatigue, les liqueurs, le vin pur, le café, les excès de table et les aliments épicés, etc., etc. On cherchera à diminuer l'acreté des urines en prescrivant des boissons émollientes à la dose de 1 litre et demi à 2 litres par jour. Quelquefois on y ajoute 1 ou 2 grammes de sel de nitre dans le but d'augmenter la quantité des urines; mais on ne fait que rendre la boisson moins agréable. Hunter a dit avec raison que le meilleur moyen pour rendre l'urine abondante, était l'eau simple ou l'eau sucrée avec du sirop de capillaire, ou toute autre substance capable d'encourager les malades à boire beaucoup. C'est, en effet, ce qui convient le mieux. Il ne faut pas toutefois user des boissons à l'excès. Broussais parle d'un jeune soldat affecté d'une uréthrite légère et qui devint hydropique pour avoir bu la ration de tisane de douze de ses camarades. Sans attacher à ce fait étrange plus d'importance qu'il n'en mérite, on comprend facilement que l'ingestion d'une trop grande quantité de liquide dans l'estomac peut exercer sur les fonctions digestives une fâcheuse influence. On ordonnera chaque jour ou tous les deux jours un bain général d'une heure ou deux.

Ces moyens simples suffisent ordinairement pour faire tomber l'inflammation au bout d'une quinzaine de jours. Mais si la maladie se présente sous une forme très-aiguë, ce qu'on reconnaîtra à la réaction générale, à la violence et à l'étendue des douleurs (p. 17), il est nécessaire d'employer une médication plus énergique. Quelques chirurgiens recommandent de faire une ou deux saignées générales. Je n'y ai jamais eu recours que pour combattre une complication sérieuse survenant du côté des reins ou de la vessie. Autrement je préfère appliquer des sangsues en plus ou moins grand nombre au périnée. Il est facile de porter la perte de sang aussi loin qu'on le juge convenable. Le résultat général est le même et il est tout à l'avantage de la phlegmasie locale. Dans les cas d'uréthrite violente ayant pour siége la portion antérieure de la verge, M. Lagneau n'hésite pas à appliquer les sangsues en avant du scrotum sur le canal lui-même. Il est vrai, dit-il, que souvent il survient un œdème considérable qui inquiète les malades, mais cet accident disparaît en vingt-quatre heures environ et l'on doit le compter pour peu de chose en le comparant aux avantages de cette émission sanguine pratiquée sur le lieu même de la maladie. Ces moyens sont rarement employés, parce qu'ils sont d'une pratique difficile pour le chirurgien et douloureuse pour le malade. Cependant il est des cas dans lesquels ils pourraient être d'une véritable utilité.

Cullerier conseillait même d'appliquer les sangsues sur l'extrémité du gland et assurait en avoir retiré de grands avantages.

Balsamiques (baume de copahu, de la Mecque, du Pérou, etc., etc.). — Lorsqu'on a calmé l'inflammation et fait cesser les douleurs, la maladie n'est point encore guérie. La sécrétion uréthrale a diminué de quantité ; elle est devenue moins colorée et moins épaisse; mais souvent elle se prolonge et l'uréthrite passe à l'état chronique. C'est pour prévenir cette fâcheuse terminaison que la plupart des chirurgiens conseillent d'arrêter l'écoulement aussitôt que la cessation des accidents aigus le permet. Alors, ils interrompent le traitement antiphlogistique et administrent à l'intérieur le copahu. Cette pratique était celle des anciens et c'est encore celle qui est le plus généralement suivie.

En 1787, Jacquin qui fit connaître l'arbre qui fournissait le copahu, et un autre voyageur, Pison, avaient écrit qu'en Amérique on employait ce baume à dose assez élevée dans la période aiguë de la gonorrhée. Mais ces faits avaient passé inaperçus, lorsqu'en 1812, M. Ansiaux envoya, à l'Athénée de médecine de Paris, un mémoire dans lequel il préconise l'emploi du copahu dès le début de la maladie. Il convient cependant qu'on n'obtient pas les mêmes succès quand la blennorrhagie est arrivé à sa période d'*état*. Ribes suit une pratique plus exclusive. Il donne le copahu dans toutes les périodes, sans tenir compte de la violence de l'inflammation et à la dose de 30 et même de 60 grammes en vingt-quatre heures. Non-seulement il prétend guérir par ce traitement la maladie de l'urèthre, mais encore les bubons, les orchites, les ophthalmies blennorrhagiques (*Bulletin d'émulation*, septembre 1822). Delpech rapporte un très-grand nombre d'observations de guérisons obtenues par ce moyen, tout en reconnaissant qu'il ne convient pas dans les cas où l'inflammation est très-vive. — Par contre, Lallemand, Cullerier, M. Lagneau et beaucoup d'autres prétendent que le copahu, administré dans la période aiguë de la blennorrhagie, augmente les accidents et compromet la guérison.

En présence de ces opinions contradictoires, j'ai eu recours à l'expérimentation, et voici le résultat de mes observations : Je ne puis dire ce que produirait le copahu sur des malades affectés d'une uréthrite violente. La croyance où j'étais que je risquerais de déterminer des accidents sérieux m'ôtait le droit de l'employer dans ces conditions.— Dans les cas ordinaires d'uréthrite aiguë où j'ai donné le copahu à la dose de 15 à 20 grammes par jour, j'ai toujours vu l'écoulement diminuer assez vite, mais, cette amélioration une fois obtenue, il se prolongeait et ne cessait pas complétement. Il fallait, pour l'arrêter, porter les doses jusqu'à 30, 40 et 50 grammes en vingt-quatre heures et en continuer l'emploi pendant huit ou dix jours au moins; encore l'écoulement reparaissait-il quelquefois au moment où l'on s'y attendait le moins. Il semblait qu'on n'avait réussi qu'à réprimer la sécrétion uréthrale sans attaquer directement l'inflammation de la muqueuse. En fin de compte la durée de la maladie n'était pas abrégée. Souvent même elle était plus longue, tantôt parce que le copahu donné à des doses élevées déterminait des accidents du côté des voies digestives, des reins ou de la vessie; tantôt parce que l'écoulement reparaissait inopinément à plusieurs reprises et avec une ténacité qu'on désespérait de vaincre. Il fallait bien, alors, revenir au traitement ordinaire, aux antiphlogistiques, qui ne manquaient pas de réussir.

Cependant quand la maladie affectait, dès le début, une forme chronique ou se présentait avec les signes d'une inflammation très-modérée, je dois dire que le copahu administré, sans avoir été précédé d'un traitement antiphlogistique, en abrégeait singulièrement la durée. Or, comme ces uréthrites se présentent très-fréquemment, peut-être deux fois sur trois, c'est là, je crois, le secret des succès rapportés par Ansiaux et Delpech. Il ne faut donc point repousser d'une manière absolue cette manière de donner le copahu. La difficulté consiste seulement à reconnaître les cas où elle convient. Mais l'appliquer indistinctement à toutes les uréthrites, sans tenir compte du degré d'inflammation, ne me paraît pas d'une pratique prudente.

Quant aux guérisons de bubons, d'orchite, d'ophthalmies blennorhagiques que Ribes dit avoir obtenues par le copahu, elles me paraissent bien extraordinaires. Elles sont en contradiction complète avec mes propres observations.

Tous les chirurgiens reconnaissent au copahu une très-grande efficacité pour supprimer le flux uréthral, mais ils sont loin d'être d'accord sur son mode d'action. Les uns le regardent comme un purgatif, tandis que les autres lui attribuent une vertu qui lui est propre. Ces deux opinions me semblent également justifiées par les faits.

On ne peut nier qu'un purgatif énergique ne puisse, en produisant une forte révulsion sur le tube intestinal, arrêter un écoulement. Or, le copahu opère aussi de cette façon, puisqu'il détermine fréquemment des selles abondantes. D'un autre côté, il n'agit pas seulement comme purgatif, puisqu'il exerce sur la muqueuse uréthrale une action plus marquée que d'autres substances beaucoup plus purgatives que lui; souvent même il n'a pas besoin, pour arrêter l'écoulement, de provoquer de la diarrhée. L'odeur forte et *sui generis* qu'il communique aux urines est aussi une présomption en faveur de cette dernière opinion.

Enfin, plusieurs observations intéressantes rapportées par M. Ricord laissent peu de doutes à cet égard. Chez des malades affectés d'uréthrites et portant un hypospadias assez grand pour livrer un passage facile aux urines, le copahu fit cesser l'écoulement dans les parties profondes de l'urèthre sans le modifier dans la portion située en avant de l'ouverture anormale du canal. D'un autre côté, des injections qu'il fit dans des urèthres malades, avec mélange de copahu et d'urine, n'ont pas donné de bons résultats.

Le copahu agit donc comme dérivatif et comme topique. Mais quel changement apporte-t-il dans la sécrétion urinaire? quelle altération subit-il lui-même? Il est impossible de le dire.

Le copahu agit d'autant mieux qu'il est plus pur. Si l'on a lieu de supposer qu'il est falsifié avec de l'huile de ricin, ce qui arrive assez souvent, on peut s'en assurer en le mêlant à une certaine quantité d'alcool dans lequel il est entièrement soluble. C'est d'après cette donnée que Chopart avait composé sa fameuse potion dont voici la formule :

℞ Baume de copahu.............	de chaque 60 grammes.
Alcool rectifié....................	
Sirop de baume de Tolu	
Eau de menthe poivrée...........	
Eau de fleur d'oranger	
Alcool nitrique..............................	8 —

On en donne deux cuillerées au moins, en vingt-quatre heures, et six au plus. Elle a une odeur et un goût si affreux, que beaucoup de malades refusent de la prendre.

M. Lagneau trouve beaucoup plus simple de donner le copahu liquide, à la dose de vingt à trente gouttes sur un morceau de sucre, dans un verre de lait, de tisane amère, ou dans un peu de vin de Bordeaux, de Madère ou de quinquina.

Souvent on l'associe à la magnésie pour en faire des bols. Ce mélange ne l'altère pas, comme on l'a prétendu, mais la magnésie augmente encore ses propriétés purgatives, et fait qu'il est moins facilement toléré par l'intestin.

Ces différents modes d'administrer le copahu ne sont plus employés que dans les hôpitaux, depuis qu'on a trouvé le moyen de le renfermer dans des capsules de gélatine. On a prétendu qu'il était difficile d'en donner une dose un peu élevée sous cette forme, parce que le malade devait prendre un trop grand nombre de capsules et que la gélatine était mal tolérée par l'estomac; mais cet inconvénient est largement compensé par les avantages qu'il y a à donner le copahu pur sans provoquer de dégoûts.

Quand les malades éprouvent pour le copahu une répugnance invincible, ou quand les voies digestives, en mauvais état, ne peuvent le tolérer, M. Velpeau conseille de le faire prendre par le rectum. On le suspend dans un jaune d'œuf ou dans un mucilage quelconque, à la dose de 15 à 20 grammes; le lavement doit avoir le plus petit volume possible et être gardé assez de temps pour être absorbé. Malgré toutes ces précautions, les malades le rendent souvent trop tôt. Cependant ce moyen peut être d'une certaine utilité.

On peut, à la rigueur, remplacer le copahu par les baumes de la Mecque ou du Pérou; mais ceux-ci sont beaucoup moins efficaces. Leur principe actif n'est pas la partie résineuse, c'est l'huile essentielle qui est plus considérable dans le copahu que dans les autres baumes.

On prescrit généralement 15 à 20 grammes de copahu par jour. Cette quantité est divisée en deux parties égales, dont l'une est prise le matin et l'autre le soir, à une heure éloignée du repas. Quand l'écoulement est arrêté, on continue encore ce médicament pendant sept à huit jours, en ayant soin d'en diminuer progressivement la dose; autrement on risquerait de voir reparaître la maladie.

La plupart des individus supportent parfaitement le copahu; c'est à peine s'ils éprouvent de la soif, un peu de chaleur dans la région épigastrique, des rapports et quelques selles. Dans ces cas, les urines ont une odeur très-forte, qui annonce que le copahu est en grande partie expulsé par les voies urinaires. C'est une circonstance favorable. Quelfois il provoque des vomissements ou une diarrhée abondante. On peut atténuer ces accidents en associant au copahu de 5 à 10 centigrammes d'extrait gommeux d'opium, mais on n'y réussit pas toujours. Quand il y a des vertiges, des syncopes, des symptômes de congestion vers le cerveau ou la moelle, des troubles sérieux du côté des reins ou de la vessie, le mieux est encore d'en suspendre l'emploi. On revient au traitement émollient, et ce n'est qu'après avoir usé pour ainsi dire la maladie, qu'on peut essayer de nouveau les balsamiques à petite dose, ou les remplacer par un des moyens dont il sera question plus loin.

On a dit qu'au printemps et en automne le copahu produisait quelquefois une éruption qui se rapproche de la roséole ou de l'urticaire. Je l'ai observée le plus souvent en été. Elle n'a, du reste, rien de grave. Au bout de sept à huit jours, elle cesse d'elle-même. Cependant il faut suspendre le traitement, parce que cette éruption, loin d'exercer une action dérivative, comme on l'a prétendu, et de diminuer l'écoulement, l'augmente plutôt.

Quoiqu'en général on puisse se rendre maître assez facilement des accidents causés par le copahu, je crois qu'il ne faut l'administrer qu'avec une grande prudence. A plus forte raison ne doit-on pas le donner à la dose de 50 et 60 grammes, comme Ribes et Delpech assurent l'avoir fait plus d'une fois impunément. Il ne s'agit pas d'une maladie si grave, et le copahu n'est pas un moyen de guérison si indispensable qu'on risque, en le donnant à doses exagérées, de produire une entérite, une néphrite, une cystite, affections bien autrement sérieuses qu'une uréthrite.

Poivre cubèbe. — Ce médicament, très-usité dans l'Inde contre la gonorrhée, a été connu en Angleterre par un travail de Barclay (1816), et en France par un mémoire de Delpech (*Revue méd.*, 1818). Il est d'un goût désagréable, mais beaucoup moins que le copahu. Ordinairement bien supporté, il peut cependant déterminer de la chaleur au creux de l'estomac, quelquefois des coliques et de la diarrhée, très-rarement une éruption à la peau. D'après Crawford, médecin au Bengale, on voit, au bout de quarante-huit heures et même plus tôt, cesser les douleurs en urinant, la rougeur et le gonflement du canal; en même temps l'écoulement devient moins épais et ne tarde pas à s'arrêter; enfin, le cubèbe réussit mieux dans les gonorrhées aiguës que dans les chroniques (*Biblioth. méd.*, fév. 1820).—Le docteur Broughton, sur 50 malades traités par le cubèbe, en a vu 10 guéris du deuxième au septième jour; 17, du huitième au quatorzième; 18, du quinzième au vingt et unième; 1, le cinquante-cinquième jour; chez 4, on n'obtint aucun succès. — Ces résultats, apportés à l'appui de l'efficacité du cubèbe, ne diffèrent pas notablement de ceux que donne le copahu, surtout si l'on songe que sur ces 50 cas, il devait y avoir un assez grand nombre d'uréthrites présentant dès le début une forme chronique ou peu aiguë.

J'ai souvent donné le cubèbe, et je dois dire que son action irritante sur les voies digestives, les reins et la vessie, est beaucoup moindre que celle du copahu. Cependant, je l'ai vu plus d'une fois produire des coliques, de la diarrhée et des ardeurs d'urine telles qu'il était prudent d'en suspendre l'emploi. Administré au début d'une uréthrite très-aiguë, il est impuissant à arrêter l'inflammation, si même il ne l'augmente pas. Comme le copahu, il diminue la sécrétion uréthrale, mais il la supprime difficilement, et souvent on voit reparaître l'écoulement sept ou huit jours après sa disparition. Dans ces cas, je crois qu'il est toujours utile de commencer par un traitement antiphlogistique.

Le cubèbe se donne en poudre, à la dose de 20 à 30 grammes en vingt-quatre heures, dans un verre de tisane amère ou enveloppé dans du pain azyme. Quelques chirurgiens le prescrivent sous forme d'opiat, associé au copahu par parties égales. On l'administre aussi en extrait, renfermé, comme le copahu, dans des capsules. Sous cette forme, il est facile à prendre et ne provoque point de dégoûts. On donne six ou huit capsules matin et soir, ou trois de deux heures en deux heures.

Purgatifs. — Les praticiens, qui n'accordaient au copahu et au cubèbe qu'une action révulsive sur l'intestin, ont essayé de les remplacer par des purgatifs salins ou drastiques. Hunter n'avait dans ces médicaments qu'une médiocre confiance, bien qu'il cite l'observation d'un homme qui fut guéri d'une gonorrhée immédiatement après avoir été purgé violemment par 5 décigrammes de calomel (vol. II, p. 244). Il ajoute même que chez certains individus, les purgatifs peuvent diminuer les forces, accroître l'irritabilité et exaspérer les symptômes. — Swediaur dit qu'il n'a jamais vu ces remèdes faire aucun bien, mais souvent beaucoup de mal. Il leur attribue bon nombre d'orchites, de prostatites et de rétentions d'urine (vol. Ier, p. 179). Cette dernière opinion n'est peut-être pas très-fondée. Mais ce qui doit faire rejeter les purgatifs, c'est, d'une part, que leur efficacité est loin d'être démontrée, et que, d'autre part, on possède, dans le copahu et le cubèbe, d'excellents remèdes.

Injections. — J'ai déjà parlé des injections abortives. Il ne sera question ici que de celles dont on se sert dans le cours d'une uréthrite ou vers sa fin. A une époque assez rapprochée de nous, on a fait abus de ce moyen thérapeutique ; aujourd'hui on l'emploie avec plus de réserve et de discernement.

Il y a plusieurs sortes d'injections : 1° injections émollientes et sédatives ; 2° caustiques ; 3° astringentes ; 4° spécifiques.

A. — Les *injections émollientes* composées d'une décoction de racine de guimauve ou de graine de lin, d'une solution de gomme arabique, d'un mélange d'eau et de lait, d'huile d'amandes douces, sont de quelque utilité pour calmer des douleurs vives existant dans l'urèthre. Elles agissent surtout en lavant le canal et en le débarrassant du pus irritant qui tapisse ses parois. Dans une uréthrite très-aiguë elles sont de peu de secours, comparées aux boissons délayantes, aux grands bains et aux émissions sanguines locales ; aussi en fait-on rarement usage. On peut les rendre sédatives par l'addition d'une petite quantité d'opium ; mais cette substance est très-variable dans son action : tandis qu'elle apaise les douleurs chez quelques malades, elles les augmentent chez d'autres ; si l'on croit nécessaire de donner de l'opium, il vaut mieux l'administrer en lavement par le rectum. Elles ne peuvent rien contre les érections. Le camphre émulsionné à la dose de 1 gramme et porté dans le rectum, ou le lupulin pris par la bouche, à la quantité de 2 ou 3 grammes en vingt-quatre heures, réussissent mieux.

B. — De toutes les *injections caustiques*, les plus employées sont celles au nitrate d'argent. Pour empêcher tout précipité, on dissout ce sel cristallisé dans de l'eau distillée. M. Debenay le prescrivait communément à la dose de 1 gramme dans 30 grammes de liquide. Cette injection est beaucoup plus active et peut, dans les cas d'inflammation vive, déterminer des accidents sérieux. La formule la plus générale est celle-ci :

Nitrate d'argent cristallisé	0,1
Eau distillée	30

Cette quantité de nitrate d'argent serait encore trop forte chez quelques individus très-irritables, comme elle serait un peu faible pour vaincre certains écoulements invétérés. Le praticien doit rendre l'injection plus ou moins caustique suivant les cas.

On a aussi employé en injection le sulfate de cuivre (Cullerier), la pierre à cautère (Girtanner) et bien d'autres sels plus ou moins caustiques.

C. — Hunter et Bell se servaient généralement d'*injections astringentes.* C'est la pratique à laquelle on semble revenir aujourd'hui. MM. Lagneau, Ricord, Cullerier, Denis, les préfèrent aux injections caustiques dont il est difficile de mesurer l'action irritante. On a conseillé une décoction de ratanhia ou son extrait dissout dans l'eau, de l'eau blanche, de l'eau alumineuse, du gros vin, etc. De toutes les injections de ce genre, celle qui m'a le mieux réussi est une solution de sulfate de zinc. En voici la formule la plus ordinaire :

Sulfate de zinc	1 gramme.
Eau	100 —

D. — *Spécifiques.* Je ne dirai qu'un mot de ces injections. Tous les chirurgiens, même ceux qui admettent encore des gonorrhées virulentes, sont unanimes pour reconnaître que la syphilis ne peut être efficacement combattue que par un traitement général. Par l'expression impropre d'injections spécifiques, on veut seulement désigner celles qui contiennent des substances dont l'action mal connue semble convenir particulièrement à la guérison de la blennorrhagie. Hunter conseillait le deutochlorure de mercure à la dose de 1 décigramme pour 240 grammes d'eau. On a aussi employé le protochlorure de mercure à quantité beaucoup plus élevée. Le copahu mélangé à une quantité double d'huile d'amandes douces a été injecté dans l'urèthre. Le docteur Will composa une injection en faisant bouillir 32 grammes de graines de cubèbe dans 500 grammes d'eau, et en ajoutant à cette décoction 1 gramme environ d'extrait de belladone. Dans ces dernières années, on a dit avoir obtenu des succès avec un mélange de sous-nitrate de bismuth dans une décoction narcotique. Toutes ces injections sont abandonnées avec juste raison.

Les injections émollientes peuvent être répétées très-souvent; celles qui sont astringentes ou caustiques ne doivent être faites qu'avec mesure. Deux ou trois par jour sont suffisantes. Voici comment on a conseillé de les pratiquer : le malade doit avoir une petite seringue de verre, afin qu'elle ne soit pas attaquée par le liquide de l'injection. Il s'assied sur le bord d'une chaise en ayant soin de placer en arrière des bourses un tampon de linge qui opérera une certaine compression sur le canal et empêchera l'injection de pénétrer trop profondément; cela fait, il saisit sa verge au-dessous du gland, entre le médius et l'annulaire de la main gauche, et écarte les lèvres du méat urinaire avec le pouce et l'index. Il prend la seringue avec la main droite dont l'index passe dans l'anneau du piston, et il introduit le bout de l'instrument dans l'urèthre. Il pousse graduellement l'injection, et, au moment où il retire la seringue, il pince l'extrémité de la verge pour retenir dans le canal le liquide qu'il doit retenir pendant une minute ou deux.

Cette manière de faire les injections a des inconvénients sérieux qui me l'ont fait abandonner depuis longtemps. Les malades négligent quelquefois de se placer un tampon de linge sur le périnée, et souvent se tiennent debout. Alors même qu'ils prennent cette précaution, le canal n'est pas si bien comprimé qu'il ne puisse être traversé par l'injection. Et qu'arrive-t-il ? L'urèthre se contracte spasmodiquement pour chasser le liquide qui le dilate, et celui-ci ne pouvant s'échapper par le méat urinaire que le malade tient fermé reflue dans la région prostatique et jusqu'à la vessie. J'ai observé plus d'une fois des prostatites et des cystites du col qui n'avaient pas d'autre cause. Aussi je recommande aux malades de ne pas trop enfoncer le bec de la seringue dans l'urèthre afin de ne pas boucher le méat, de pousser le piston brusquement et avec assez de force pour que l'injection pénètre assez loin. Le canal se contracte, au contact du liquide, mais celui s'échappe facilement par le méat urinaire. Ainsi l'injection ne séjourne pas dans l'urèthre; pourtant son passage rapide suffit pour modifier la surface de la muqueuse.

Swediaur et beaucoup de chirurgiens avec lui, ont prétendu que les njections, en faisant cesser l'écoulement, rejetaient dans l'économie un virus dont la présence ne tardait pas à se traduire par des ulcères à la gorge, des syphilides ou autres accidents généraux. Des faits nombreux ont montré combien était vaine cette doctrine. Elle ne pouvait avoir une apparence de raison qu'aux yeux de ceux qui croyaient à la spécificité de l'uréthrite. Mais encore, en admettant que la maladie fût de nature syphilitique, pourquoi le traitement local de l'uréthrite aurait-il causé des accidents constitutionnels? Est-ce parce qu'on a cautérisé un chancre, modifié sa surface et arrêté la suppuration qu'on produit une infection générale? Il serait inutile d'insister davantage sur une opinion qui est trop en désaccord avec l'observation et les lois de la physiologie pathologique.

A un autre point de vue, la suppression intempestive de l'écoulement peut avoir des inconvénients. Chez les malades qui se sont servis d'injections astringentes ou caustiques, ou même d'eau froide dans la période aiguë de la maladie, il n'est pas rare de voir, en même temps que la sécrétion uréthrale cesse ou diminue, l'inflammation envahir tout à coup le col de la vessie, les testicules ou quelque articulation éloignée.

On a dit aussi que le liquide des injections pouvait entraîner la matière de l'écoulement dans les parties profondes de l'urèthre et y porter l'inflammation. Cette observation aurait quelque valeur si l'on ne prenait pas la précaution de faire uriner le malade avant de pratiquer l'injection. Mais quand le canal vient d'être lavé par l'urine, cet accident n'est pas à craindre.

Le reproche le plus sérieux qui ait été adressé aux injections et surtout aux injections caustiques, c'est de causer des rétrécissements. On a répondu que cette assertion n'était nullement prouvée, et qu'il arrivait souvent de rencontrer des rétrécissements chez des individus qui ne s'étaient jamais servi d'injections. Le fait est incontestable. Mais que prouve-t-il? Que les rétrécissements peuvent, comme beaucoup d'autres maladies, avoir plusieurs causes et nullement qu'ils ne peuvent être produits par des injections. Il est nécessaire ici de s'entendre : si l'on prétend, comme Vidal, que les injections brûlent la muqueuse, l'ulcèrent, et produisent une plaie dont la cicatrisation rétrécit le canal, je ne puis partager cette opinion. Mais j'ai la ferme conviction que dans les uréthrites aiguës, les injections irritantes peuvent exaspérer l'inflammation et donner lieu à un épanchement de matière plastique qui n'aurait peut-être pas eu lieu; ainsi, elles ne font pas des rétrécissements par elles-mêmes et immédiatement, mais elles peuvent en devenir la cause indirecte et éloignée.

Les injections n'en restent pas moins un moyen thérapeutique précieux, mais elles demandent à être employées avec discernement. Comme le copahu et le cubèbe, elles sont impuissantes ou dangereuses, quand l'inflammation est intense et s'est étendue aux tissus sous-muqueux. Mais si l'inflammation est superficielle, elles modifient heureusement la surface sécrétante de la muqueuse et peuvent faire disparaître en même temps l'écoulement et sa cause. Aussi doit-on les réserver pour terminer les uréthrites chroniques.

Bougies médicamenteuses. — Aldereto fut le premier qui, dans le commencement du XVIe siècle, fit usage de bougies médicamenteuses. Lacuna attribue à tort l'emploi de ce moyen à un nommé Philippe; car Amatus Lusitanus affirme que c'est lui-même qui avait communiqué à Philippe le remède d'Alderéto. On ne peut nier que les médecins de cette époque n'aient retiré de grands avantages de ces bougies, mais c'était surtout quand il s'agissait d'embarras du canal, parce que, sans se rendre parfaitement compte de ce qu'ils faisaient, ils pratiquaient la dilatation de l'urèthre.

Vers la fin du siècle dernier, on fit un usage fréquent de bougies emplastiques auxquelles on incorporait des substances narcotiques, astringentes ou caustiques; elles sont généralement abandonnées. Les bougies narcotiques employées dans la première période de l'uréthrite sont d'une introduction difficile et douloureuse. Leur action sédative est presque nulle et largement compensée par l'irritation que produit nécessairement la présence continue d'un corps étranger dans un canal enflammé. Le plus souvent les malades ne peuvent les supporter. Les autres bougies destinées à supprimer l'écoulement, l'augmentent plutôt. Elles pourraient servir peut-être pour ramener à l'état aigu une uréthrite chronique qui résisterait à tous les moyens ordinaires de traitement. Dans ces cas, l'introduction d'une bougie ordinaire donnerait le même résultat; mais je dois dire que je n'en ai jamais rencontré. Quand la maladie résiste outre mesure, c'est qu'elle dépend d'une cause générale qui n'a pas été bien saisie ou d'une altération locale assez limitée; alors il faut recourir à un traitement général ou attaquer directement le point malade de l'urèthre, plutôt que d'employer une bougie, dont l'action est insuffisante sur les parties altérées et nuisible pour les portions saines du canal.

Mercure. — Les médecins qui admettent encore des méthrites spécifiques sans chancres, soumettent les malades à un traitement antisyphilitique. Ils ne pensent pas, en agissant ainsi, guérir ou abréger l'uréthrite, mais prévenir des accidents constitutionnels. Quoique ce traitement, suivi avec prudence, ne présente pas de grands inconvénients, je crois qu'il ne doit être prescrit que dans les cas où l'on s'est assuré que la maladie est compliquée d'une ulcération syphilitique ou tout au moins quand on a de fortes raisons pour la soupçonner.

Les frictions avec l'onguent mercuriel sont quelquefois pratiquées sur la face inférieure de la verge pour amener la résolution de glandes indurées ou de petites tumeurs formées par de la matière plastique épanchée dans le tissu spongieux du canal. Hunter ne leur accordait pas une grande confiance; cependant j'ai eu plus d'une fois à m'en louer.

Vésicatoires. — Ce moyen thérapeutique est rarement employé parce que les malades ne l'acceptent qu'avec une grande répugnance. Cependant on a vu quelques uréthrites chroniques et très-tenaces, être supprimées par l'application d'un vésicatoire sur le périnée, la face interne des cuisses ou la région sacrée.

Les vésicatoires sont plutôt utiles pour combattre les douleurs qui persistent quelquefois dans l'urèthre, longtemps après qu'il n'existe plus d'écoulement. Dans plusieurs cas, j'ai vu des douleurs qui avaient résisté pendant des mois à l'emploi des narcotiques, des injections et des cautérisations, disparaître au bout de huit ou dix jours, mais il faut bien distinguer ces douleurs de celles qui tiennent à une inflammation du col de la vessie, car ces dernières sont beaucoup plus rebelles.

Quand on a recours aux vésicatoires, il est nécessaire de les saupoudrer de camphre. Appliqués dans un point si rapproché de la vessie, ils risqueraient, sans cette précaution, de produire une cystite.

Modificateurs généraux. — Il n'est pas rare de voir des uréthrites chroniques résister à tous les moyens locaux chez des individus lymphatiques, affaiblis par la misère ou par tout autre cause. Il faut, pour quelque temps, abandonner la maladie à elle-même et s'occuper exclusivement de relever les forces du malade et de refaire, pour ainsi dire, sa constitution. Un bon régime composé de viandes noires et de vin généreux, l'air de la campagne, les bains froids et surtout les bains de mer sont le traitement qui convient le mieux. On peut y joindre quelques tisanes amères, les préparations de quinquina et du fer à dose assez forte, si l'estomac les tolère. La teinture d'iode a été préconisée par M. Richond qui en donne jusqu'à trente, quarante et même cinquante gouttes par jour (*Archives générales de médecine*, 1824, t. IV, p. 321). Ce médicament est mal supporté par les malades. Il ne m'a jamais réussi. La limonade oxygénée composée de 4 grammes d'acide nitrique et de 2 grammes d'éther dans 500 grammes d'eau a été beaucoup vantée par quelques auteurs anglais, c'est un remède insignifiant. Quant à la teinture de cantharides qu'on a dit avoir été employée avec quelques succès, je n'ai jamais osé faire usage de cette substance dont l'action énergique sur les voies génito-urinaires a trop souvent des inconvénients.

Quelquefois, sous l'influence d'un régime tonique, l'écoulement devient plus abondant et plus épais. Il semble que l'uréthrite tend à prendre une forme aiguë. C'est alors qu'il faut recourir au copahu ou au cubèbe donné, de suite, à dose assez élevée et souvent la maladie cesse complétement en quelques jours.

En résumé, l'uréthrite est une inflammation de la muqueuse uréthrale. Sans être grave par elle-même elle peut le devenir en se propageant aux autres parties de l'appareil urinaire, ou en produisant dans les parois du canal des altérations, dont la conséquence est un rétrécissement. Tout en soignant la maladie pour elle-même, c'est surtout en vue de ses suites qu'il faut agir, et son traitement, comme celui de toutes les phlegmasies aiguës, doit être essentiellement antiphlogistique.

Au début de l'uréthrite, on peut essayer de la faire avorter au moyen des caustiques employés avec réserve. Mais si ce moyen ne réussit pas promptement, il faut revenir de suite aux antiphlogistiques. On prescrira le repos, un régime sévère, les boissons adoucissantes, les bains généraux et locaux, des sangsues sur le périnée ou sur la verge, en nombre proportionné à l'intensité de l'inflammation. Suivant les indications on aura aussi recours au camphre, au lupulin et aux opiacés. — Lorsque les accidents aigus seront suffisamment calmés et qu'il ne restera plus qu'un flux catarrhal, ce sera le moment d'employer les balsamiques et, au besoin, les injections, d'après les règles que j'ai données.

Quand l'uréthrite est peu aiguë ou si elle se présente d'emblée sous une forme chronique, ce qui est fréquent surtout chez les malades qui en ont eu plusieurs, il est évident que les antiphlogistiques sont inutiles. En employant les balsamiques, à dose assez forte, dès le début de la maladie, on réussira très-souvent à abréger sa durée. Dans un très-grand nombre de cas, l'indication de ce dernier traitement n'est point douteuse.

Mais il n'est pas toujours facile, au commencement d'une uréthrite, de prévoir quel sera son degré d'acuité. Avec quelque soin qu'on étudie les premières sensations du malade, les caractères de l'écoulement et des douleurs, on peut ne pas apprécier au juste l'intensité de l'inflammation; mais à la marche des accidents, on reconnaît bien vite son erreur et, alors, il ne faut pas hésiter à laisser de côté les balsamiques, pour recourir aux antiphlogistiques.

L'action de ces deux modes de traitement est assez différente. Quand l'uréthrite est bénigne ou chronique, l'inflammation n'occupe que les parties les plus superficielles du canal; le flux catarrhal constitue, presqu'à lui seul, toute la maladie. En modifiant la surface sécrétante on fait disparaître, du même coup, l'écoulement et la maladie. Mais si l'inflammation est intense, si elle envahit les tissus sous-muqueux et présente les caractères de la forme phlegmoneuse, tout moyen qui n'aura pour résultat que de modifier la surface de la muqueuse sera inutile ou nuisible. On parviendra à diminuer ou à arrêter l'écoulement, mais l'inflammation poursuivra sa marche. Dès qu'on susprendra le traitement, l'écoulement reparaîtra, parce qu'on n'aura combattu que le symptôme et non la maladie. Dans beaucoup de cas même, on aura aggravé l'inflammation par l'emploi d'agents plus ou moins irritants. Ce fait important avait été observé par la plupart des praticiens; mais, imbus d'idées erronées sur la nature de l'uréthrite, ils l'interprétaient mal, en disant que la suppresion prématurée de l'écoulement donnait naissance à des accidents ultérieurs et graves.

Je suis bien loin, comme on le voit, de partager les idées de Delpech, de Ribes et de M. Ansiaux, sur l'efficacité du copahu ou du cubèbe dans tous les cas d'uréthrite aiguë. Mais ce n'est qu'après avoir expérimenté leur méthode et en avoir constaté plus d'une fois les inconvénients, que je l'ai abandonnée. Tout en reconnaissant que nos anciens maîtres, tels que Hunter, Desault, Chopart, Royer, Cullerier, Lagneau, employaient peut-être les antiphlogistiques d'une manière trop exclusive, leur pratique est encore la plus rationnelle et la meilleure; car, plus que tout autre, elle prévient les accidents graves qui compliquent ou suivent l'uréthrite. L'emploi fréquent et heureux que j'ai fait des antiphlogistiques, les altérations anatomiques que j'ai constatées dans l'uréthrite aiguë, et mes recherches nombreuses sur l'anatomie pathologique des rétrécissements m'ont formé sur ce point de thérapeutique une conviction bien arrêtée.

COMPLICATIONS. — *Abcès de l'urèthre.* — L'uréthrite occasionne fréquemment d'autres phlegmasies, dans des points plus ou moins éloignés de l'économie. Ce sont l'arthrite blennorrhagique, la conjonctivite purulente, la cystite, la néphrite, l'orchite et l'inflammation des glandes qui environnent le canal. La description de toutes ces maladies m'entraînerait trop loin de mon sujet. Je ne m'occuperai ici que de cette dernière, parce qu'elle a trait plus directement aux affections de l'urèthre.

Nous avons déjà vu que l'inflammation de la muqueuse uréthrale pouvait intéresser les follicules sous-muqueux, gagner les conduits et les glandes de Cowper. De cette extension de la maladie résultent quelquefois des abcès qui deviennent une complication assez sérieuse. J'en décrirai deux espèces : 1° les abcès des glandes de Cowper; 2° les abcès des follicules.

A. — *Abcès des glandes de Cowper.* — L'inflammation de ces glandes n'a jamais lieu par métastase, comme l'ont prétendu quelques chirurgiens. On ne l'observe que dans les cas où l'uréthrite a gagné la région membraneuse du canal. Or, comme cette dernière maladie est presque toujours limitée à la partie antérieure de la verge, ou ne gagne le reste de l'urèthre qu'après un certain temps, les glandes de Cowper s'enflamment rarement, et, quand elles sont envahies, ce n'est que du vingtième au trentième jour après les premiers accidents.

Au début, la maladie reste souvent inaperçue. Mais, si l'on examine avec soin le périnée, on constate un engorgement manifeste, immédiatement en arrière des bourses et sur la ligne médiane. On sent très-distinctement l'urèthre, sous la forme d'un cordon assez gros et douloureux au toucher. Plus tard, le malade accuse, de lui-même, une sensation de gêne en arrière du scrotum, et, par instants, des douleurs lancinantes. Le palper permet de reconnaître, sur un des côtés de l'urèthre, plus souvent à gauche qu'à droite, une petite tumeur dure, du volume d'une amande, mieux limitée en arrière qu'en avant et adhérente au canal. Les téguments sont mobiles et ont gardé leur coloration habituelle. Cette tumeur peut rester un jour ou deux sans éprouver de changements très-apparents. Bientôt elle est plus douloureuse au toucher et devient résistante ; si, en même temps, le malade a éprouvé un malaise général et quelques légers frissons, la suppuration n'est plus douteuse.

Le pus est d'abord renfermé dans la loge aponévrotique de la glande ; mais il parvient promptement à rompre son enveloppe fibreuse, s'échappe dans le tissu cellulaire et forme, sur un des côtés de l'urèthre, une tumeur oblongue d'avant en arrière, assez bien limitée, et qui semble faire corps avec le canal. D'autres fois, il s'infiltre dans l'épaisseur du périnée qu'il envahit tout entier. Alors, la tumeur est large, assez bien limitée en arrière, mal circonscrite en avant et sur les côtés, tendue et très-douloureuse. Si l'art n'intervient pas, la peau ne tarde pas à rougir ; elle s'amincit, s'ulcère et livre passage à un pus épais, verdâtre et mélangé de sang. On pourrait croire que la maladie est terminée et qu'on doit craindre, tout au plus, la formation d'une fistule borgne. Mais ce serait une erreur. Plus d'une fois le travail de suppuration a tellement aminci les parois de l'urèthre qu'elles se perforent ; au bout de quelques jours, on est tout surpris de trouver les linges du pansement imbibés d'urine, et l'on ne peut conserver le moindre doute sur l'existence d'une fistule urinaire complète. — J. L. Petit rapporte un fait de ce genre : « Après avoir fait l'ouverture de quelques-uns de ces abcès, dit-il, et les avoir guéris sans aucune difficulté, j'en ouvris un autre qui, au bout de sept ou huit jours de pansement, me parut jeter plus de matières qu'il n'avait fait dans les premiers jours. Les chairs me parurent moins vermeilles ; ne sachant à quoi en attribuer la cause, je le pansai comme à l'ordinaire; j'examinai l'appareil que j'avais levé; je le flairai, et, comme il sentait l'urine, je crus qu'il était possible que ce malade, en urinant, en eût laissé couler quelques gouttes dans son appareil. Je lui recommandai d'y prendre garde. Le lendemain, l'appareil se trouva plus mouillé; j'essuyai bien la plaie; je fis pisser le malade et je reconnus que l'urine sortait du fond de la plaie et que par conséquent l'urèthre était percé. (*Œuv. posth.*, vol. III, p. 45.)

Plus rarement le pus se porte du côté de l'urèthre et se fait jour dans sa cavité. Si le foyer est peu considérable et se vide facilement, il peut revenir sur lui-même et se cicatriser sans qu'il survienne d'autre accident. C'est la terminaison la plus heureuse. Mais tantôt le pus, ne sortant pas librement par l'urèthre, continue à ulcérer les tissus du côté de la peau ; tantôt l'urine pénètre dans le foyer, s'infiltre dans l'épaisseur du périnée, et, dans les deux cas, il s'établit une fistule urinaire complète.

La terminaison par suppuration est difficile à éviter. Cependant, je l'ai plusieurs fois prévenue, à l'aide d'un traitement antiphlogistique énergique. Mais les glandes restent tuméfiées et dures longtemps après que l'uréthrite est terminée. Sous ce rapport, je ne puis mieux comparer l'inflammation des glandes de Cowper qu'à celle de l'épididyme. Chez un jeune Brésilien, que j'ai traité avec M. Ricord, j'ai vu l'engorgement des glandes encore très-facilement appréciable après la cessation de l'uréthrite.

Parmi les symptômes de l'inflammation des glandes de Cowper, ou les accidents qui peuvent la compliquer, il en est un sur lequel les auteurs sont loin d'être d'accord, c'est la rétention d'urine. J. L. Petit dit que les glandes se gonflent si considérablement qu'elles compriment l'urèthre, et il regarde la rétention comme un symptôme si constant, qu'il le donne comme un caractère pouvant servir à distinguer les abcès des glandes de Cowper, des abcès simples du périnée (*Œuv. posth.*, vol. III, p. 42 et 44). — M. Ricord, au contraire, regarde la rétention comme une complication et l'attribue à une prostatite, à une cystite du col, ou à toute autre cause. — M. Gübler approuve l'explication donnée par M. Ricord, et rapporte à l'appui trois observations, dans lesquelles les malades n'éprouvaient pas une grande difficulté à uriner. Mais, tenant compte de quelques lésions anatomiques constatées par Littre et Morgagni, il admet que le gonflement de la muqueuse, la dilatation des conduits excréteurs dont les orifices sont oblitérés par la tuméfaction de leurs bords, les contractions spasmodiques du muscle ischio-uréthral, peuvent apporter un obstacle momentané au cours des urines. (*Thèse sur les glandes de Méry et leurs maladies*, 1849, p. 35.)

Je ne puis admettre l'opinion de MM. Ricord et Gübler que dans une certaine mesure. Comme on a vu des abcès des glandes de Cowper sans rétention, et des cystites blennorrhagiques avec rétention, et comme ces deux maladies existent assez souvent en même temps, il est souvent fort difficile de savoir à laquelle des deux il faut attribuer l'arrêt des urines. Cependant, quelques faits cliniques examinés avec soin peuvent servir à résoudre la question.

J'ai recueilli neuf observations d'abcès des glandes de Cowper. Dans trois cas, il n'y avait ni rétention ni même dysurie. Dans quatre, les malades urinaient goutte à goutte, et, très-probablement, il y aurait eu une rétention si les abcès n'avaient été promptement ouverts. Dans les deux derniers, la rétention était complète. Chez l'un des malades, voulant pratiquer le cathétérisme, j'entrai dans l'abcès presque sans rencontrer de résistance. Je laissai le pus sortir librement, et j'attendis. Deux heures après, le malade avait commencé à uriner seul. Chez l'autre, j'ouvris largement l'abcès par le périnée. Le malade fut mis au bain, et, quatre heures après l'opération, il urina seul au moment où l'interne de service se préparait à le sonder. De ces faits il me semble ressortir que J. L. Petit a eu raison en disant que la tuméfaction des glandes de Cowper pouvait occasionner une rétention en comprimant l'urèthre. Mais il a été trop absolu en présentant cet accident comme constant.

Ce qui est vrai, c'est que la rétention d'urine, qui complique les abcès des glandes de Cowper, ne dépend pas toujours de la même cause. Tantôt elle est produite par la compression que l'abcès exerce sur l'urèthre, tantôt par une cystite du col vésical, tantôt, enfin, par l'inflammation que détermine, dans les tissus voisins du canal, toute collection purulente de la région périnéale. N'ai-je pas vu, nombre de fois, une rétention survenir à la suite d'une opération de fistule à l'anus? et pourtant le cathétérisme, pratiqué avec la plus grande facilité, permettait de constater qu'il n'existait aucun obstacle dans le canal, aucune inflammation de la prostate ou du col de la vessie.

J'ai déjà dit que l'inflammation des glandes de Cowper pouvait être enrayée à son début. Mais il ne faut pas hésiter à employer les émissions sanguines locales, les topiques émollients, les grands bains, le repos et même un régime très-sévère. Si la terminaison par résolution est cependant si rare, c'est que les malades ne s'adressent aux chirurgiens que lorsqu'il est déjà trop tard ; c'est aussi parce que la plupart des chirurgiens ont une sorte de répugnance à recourir aux antiphlogistiques dans une période de l'uréthrite où il leur semble que l'époque des accidents aigus est passée. En cela, ils se trompent ; car c'est le meilleur et presque le seul moyen de prévenir la formation d'un abcès.

Quand l'acuité des douleurs, le gonflement et la rénitence des parties font soupçonner que le travail de suppuration est commencé, on ne doit plus songer aux antiphlogistiques. Il faut se hâter d'ouvrir la tumeur, en faisant sur le côté du canal, d'avant en arrière, une incision profonde. Autrement on s'exposera à voir le pus perforer l'urèthre. Aussi J. L. Petit conseille-t-il avec raison d'ouvrir l'abcès avant son *entière maturité*.

Desault est d'une opinion très-différente. Sans s'occuper particulièrement des glandes de Cowper, il dit, en parlant des tumeurs formées dans les parois de l'urèthre : « Quelques auteurs recommandent d'ouvrir entièrement ces dépôts dès qu'on a la certitude de leur existence, dans la crainte que le pus ne se porte vers le canal et ne s'y fasse jour. Nous pensons au contraire qu'il faut n'avoir recours à cette opération que le plus tard possible. Nous sommes même persuadé, qu'à moins que le dépôt ne soit très-considérable et ne tende à s'ouvrir à l'extérieur, il est toujours plus avantageux de ne pas l'attaquer avec l'instrument, et de l'abandonner aux soins de la nature. Cette opinion, appuyée sur l'expérience, est confirmée par une foule d'observations. — Nous avons vu fréquemment des dépôts assez considérables où nous avions manifestement senti la fluctuation se terminer à la longue par résorption, et les malades guérir parfaitement sans autre secours que la sonde. Souvent ces dépôts s'ouvrent dans le canal ; mais, loin de regarder cet événement comme fâcheux, nous en avons bien auguré pour la guérison. — Si quelquefois il est arrivé que le pus n'ayant pas une issue assez libre, séjourne en trop grande quantité dans la cavité du dépôt pour permettre à ses parois de se déterger et de revenir sur elles-mêmes, les suites n'en ont jamais été dangereuses. Alors le pus se porte vers la peau, la perce et se forme une nouvelle issue en dehors, ou l'on est obligé de venir au secours de la nature et d'ouvrir extérieurement le dépôt. Dans l'une et l'autre circonstance, on n'a perdu que du temps. — Cette vérité est encore le fruit de l'expérience. » (*Œuvr. chirurg.*, t. III, p. 250-251.)

Malgré la grande autorité de Desault, il m'est impossible d'ajouter une foi entière à ses assertions et à ses conseils. Ces abcès, dont il dit avoir constaté la résorption, ne s'étaient-ils pas, simplement et à son insu, ouverts dans le canal? Pour considérer comme un accident heureux leur ouverture dans l'urèthre, s'était-il assuré que la cicatrice qui s'en était suivie n'avait pas produit, plus tard, de rétrécissement? La confiance exagérée qu'il avait dans l'efficacité des sondes élastiques nouvellement découvertes par Bernard, pour empêcher l'urine de pénétrer dans le foyer de l'abcès et guérir les fistules urinaires, lui avaient fait oublier les graves désordres que pouvait amener le pus en fusant dans le périnée et jusque vers le pubis, en détruisant une partie plus ou moins considérable de l'urèthre. Sans doute, quand le pus s'est fait jour dans le canal, on n'ira pas, en incisant le périnée, établir une fistule urinaire complète. Il est plus prudent de surveiller la cicatrisation de l'abcès et de la favoriser au besoin, au moyen d'une sonde. Mais, quand l'abcès est encore circonscrit, il ne faut pas hésiter à l'ouvrir par l'extérieur. C'était la pratique de J. L. Petit; dans mon opinion, c'est la plus sage.

L'incision doit être pratiquée parallèlement au raphé, et en rapport avec l'étendue de la tumeur. Si elle est suffisamment grande, la détersion du foyer aura lieu assez promptement. Quelques chirurgiens ont recommandé d'imprimer à la pointe du bistouri de petits mouvements de va-et-vient pour détruire les lamelles de la glande qui auraient résisté à la fonte purulente. Cette précaution serait au moins inutile.

Quand on s'aperçoit, plusieurs jours après l'ouverture de l'abcès, qu'il sort de l'urine par la plaie, la première idée qui se présente est de placer une sonde à demeure dans la vessie pour prévenir une infiltration urineuse et la formation d'une fistule. Cette conduite est celle que J. L. Petit a suivie avec succès, et ce serait la meilleure dans un cas d'abcès simple. Mais il ne faut pas oublier que la présence prolongée d'un corps étranger dans un urèthre enflammé n'est pas sans inconvénients. Il est plus prudent d'attendre. Assez souvent, s'il n'existe pas de rétrécissement du canal, la fistule se ferme d'elle-même. Dans le cas contraire, il serait toujours temps, quand l'uréthrite serait terminée, de recourir à l'emploi des sondes.

B. — *Abcès des follicules.* — L'inflammation des follicules est fréquente dans l'uréthrite. Quand elle est modérée, le liquide sécrété, quoique altéré dans sa nature, peut encore passer par leurs conduits excréteurs; il se mêle à l'écoulement uréthral, et rien ne trahit l'inflammation des grains glanduleux. Mais s'il devient trop épais, en même temps que les conduits excréteurs se rétrécissent, par suite du gonflement de la muqueuse qui les tapisse, il s'accumule dans la cavité de la glande, la distend, et il se forme un abcès. Ce mode de formation explique assez bien le début indolent, la marche essentiellement chronique de la tumeur et l'état muqueux du pus qu'elle contient. C'est qu'à vrai dire, il s'agit plutôt d'un kyste purulent que d'un véritable abcès.

Les abcès des follicules se développent généralement dans la première période d'une uréthrite aiguë. On les rencontre à la partie inférieure du canal, presque toujours sur les côtés du frein, et quelquefois un peu en avant du scrotum. Dans le premier cas, la tumeur occupe le petit angle qui existe à la rencontre du frein avec la couronne du gland. A son début, elle est petite, de la grosseur d'un pois, légèrement allongée, dure et peu douloureuse. Elle est recouverte par la muqueuse et cachée par le prépuce, qu'elle refoulera en arrière. A mesure qu'elle augmente de volume, elle est plus arrondie, plus molle et assez rénitente pour ne laisser aucun doute sur la présence d'un liquide. Il est rare qu'elle atteigne le volume d'un gros pois sans s'ouvrir d'elle-même, et donne issue à une matière filante composée de mucus et de pus. Quand la tumeur est vidée, il reste une ouverture très-étroite dans laquelle on ne peut introduire qu'un stylet très-fin, et qui reste fistuleuse pendant longtemps. Quelquefois ce pertuis se ferme, et il se forme une nouvelle tumeur, qui ne tarde pas à s'ouvrir avant d'avoir pris le volume de la première.

Dans le second cas, quand la tumeur occupe un point plus reculé sur la verge, il serait facile de la confondre avec une de ces indurations qu'on rencontre si fréquemment le long de l'urèthre. Mais peu à peu elle grossit et se détache du canal, auquel on ne la sent plus adhérente que par un petit cordon dur, qui n'est probablement que le conduit excréteur de la glande. Elle reste très-longtemps indolente et dure. M. Hardy, ancien interne des hôpitaux, dit en avoir observé trois chez un malade qui les portait depuis plus de quatre mois. Mais quand la tumeur vient à s'enflammer sous l'influence d'une cause quelconque, elle augmente rapidement de volume, devient fluctuante et ne tarde pas à s'ouvrir en laissant une petite fistule.

On chercherait inutilement à obtenir la résolution de ces tumeurs. Il vaut mieux les inciser dès qu'elles ont acquis un certain volume, et toucher l'intérieur de la poche avec un crayon de nitrate d'argent. Ce moyen simple amène une guérison assez prompte.

Ces abcès diffèrent essentiellement de ceux qui résultent d'une angioleucite. Ces derniers occupent la partie dorsale de la verge sur laquelle ils forment une ou plusieurs petites tumeurs. Ordinairement ils s'ouvrent directement en dehors. Quand ils occupent la cavité d'un vaisseau lymphatique, ils viennent quelquefois se vider sous le prépuce à la base du gland. Il existe alors un long trajet dans lequel on peut faire pénétrer un stylet jusqu'au pubis. Si l'inflammation s'est étendue dans le tissu cellulaire voisin, la suppuration est diffuse; elle décolle la peau de la verge, s'ulcère et s'ouvre souvent dans plusieurs points à la fois. Mais l'urèthre reste étranger à ces altérations.

CHAPITRE II

DES SONDES.

Les sondes sont des instruments qu'il est important de bien connaître, car il est peu de maladies de l'urèthre dans lesquelles on ne soit obligé d'en faire usage. Leur composition, leur forme, leur calibre, le degré de leur courbure, la disposition des ouvertures, etc., etc., rien ne doit être négligé par le chirurgien. J'indiquerai les principales formes de sondes, et, en les décrivant, j'entrerai dans les moindres détails, parce que les difficultés du cathétérisme sont si fréquentes et si variées, que je ne saurais trop insister sur les moyens à l'aide desquels on peut les surmonter.

§ 1. — Des sondes métalliques.

Celse et les chirurgiens de son époque donnaient aux sondes le nom de *fistula;* les Grecs, celui de *cathéter*, et les écrivains des premiers siècles de la barbarie, celui de *syringa.* Les Français se sont servi pendant longtemps du mot *algalie* emprunté aux Arabes. Aujourd'hui, le mot sonde est généralement adopté pour désigner un instrument creux, portant, à l'une de ses extrémités, une ou plusieurs ouvertures, et employé pour vider la vessie : celui de cathéter est réservé à un instrument plein, ayant la forme d'une sonde et portant, sur sa convexité ou sa concavité, une cannelure servant à conduire un autre instrument dans la vessie. Par extension, on appelle encore cathéter une sonde pleine servant à l'exploration de ce viscère.

L'usage des sondes remonte à la plus haute antiquité. Celse en parle comme d'instruments usuels pour remédier à la rétention d'urine. De son temps, elles étaient en airain. Il y en avait trois pour les hommes : la plus grande était longue de quinze travers de doigt, la moyenne de douze et la plus petite de neuf. Celles des femmes étaient au nombre de deux: la plus longue avait neuf travers de doigt et la plus courte six. Elles étaient légèrement courbes. Celles des hommes plus que celles des femmes. Elles devaient être lisses et avoir des parois ni trop épaisses ni trop minces (1).

Rhasès, dans son *Continent*, dit qu'on avait perfectionné ces sondes en les perçant, à leurs extrémités, de trous assez nombreux pour qu'ils ne puissent être tous bouchés par des mucosités ou des caillots de sang; il ajoute que, dans les cas ou cette obstruction avait lieu, on se servait d'un stylet pour déboucher la sonde. Il raconte encore qu'il avait imaginé une sonde de plomb, que sa souplesse permettait de contourner, d'adapter à l'urèthre, de manière à produire moins de douleur qu'avec les sondes ordinaires (2). Comme on le voit, c'est à tort qu'Astruc attribuait l'invention de ces dernières sondes à un médecin de Nîmes, vivant en 1565.

Du temps d'Albucasis, on se servait de sondes d'argent ou de laiton (*orichalcum*). Cet auteur décrit très-clairement la manière dont on les employait, et reproduit les règles de cathétérisme déjà données par Celse. La sonde était ouverte par les deux bouts. Avant de s'en servir, on commençait par fermer son ouverture antérieure avec un petit bourdonnet de laine fortement lié avec un fil, dont les deux chefs introduits dans la cavité de la sonde, venaient sortir par son pavillon. On avait soin de couper, avec des ciseaux, les parties du bourdonnet qui dépassaient la sonde. Après avoir enduit l'instrument d'huile ou de blanc d'œuf, on l'introduisait doucement dans l'urèthre. Lorsqu'il était parvenu dans la vessie, on retirait le bouchon de laine en tirant sur les fils et l'urine s'échappait (3).

(1) « Ergo æneæ fistulæ fiunt; quæ, ut omni corpori, ampliori minorique sufficiant, ad mares, tres; ad feminas, duæ medico habendæ sunt. Ex virilibus maxima, decem et quinque digitorum; media duodecim; minima novem. Ex mulieribus major, novem; minor sex. Incurvas vero esse eas paululum, sed magis viriles oportet, lævesque admodum; ac neque nimis plenas, neque nimis tenues. » (Celse, cap. XXIV, *De urinæ reddendæ difficultate.*)

(2) « Quod ego confeci magis conveniens est hoc toto. Quum est instrumentum urinativum confectum de plumbo ut torqueatur et involvatur ad foramen foraminis, cum evitandus est dolor : cum instrumentum urinativum multotiens inferat ulcerationem et dolores inde. » (Rhazès, lib. X, cap. III.)

(3) « Ex argenteo conficitur; sit vero tenue, glabrum, concavum uti pennæ avis canula, radii gracilitate, longum quasi spithama et dimidia, in cujus capite est infundibulum parvum. » — « Modus autem urinam per illud attrahendi est, ut sumas filum duplicatum, cujus extremitati lanam vel gossypium alligabis, ligatura valida; immittasque fili extremitatem in catheteris inferius orificium; et si quid lanæ superfluum sit, forfice abscindes, adeo ut in canulam intrata lana, eam sicut fibula obturet... » Quand la sonde est parvenue dans la

Franco, dans son traité très-ample *Des hernies* a représenté des sondes assez différentes les unes des autres pour montrer que, de son temps, on en avait de plusieurs modèles. Les unes sont fermées et arrondies à leur extrémité comme les sondes d'aujourd'hui; les autres sont ouvertes par le bout et on les ferme avec un bourdonnet de laine comme celles d'Albucasis; d'autres, enfin, sont percées vers le bout par des fentes étroites. Leur courbure varie, parce que, dit Franco, *le pliement des sondes qui est requis aux grandes ne peult convenir aux petites.* (*Traité des hernies*, 1561, p. 113.)

A. Paré ne fait que reproduire les sondes de Franco. Mais, déjà, les connaissances anatomiques étaient assez répandues pour que chaque chirurgien s'ingéniât à donner aux sondes la forme qu'il regardait comme la mieux appropriée à celle de l'urèthre.

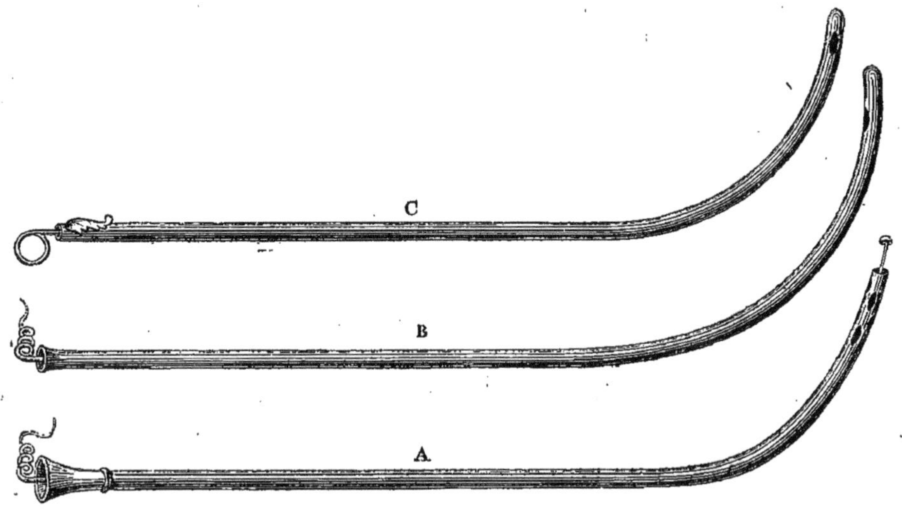

FIG. 1. — A. Sonde de Franco avec plusieurs yeux. Elle est ouverte par le bout et garnie d'un opercule, dont le texte de Franco ne dit rien. — B. Autre sonde de Franco fermée par le bout. — C. Sonde d'A. Paré, ayant une courbure semblable à celle de Franco.

Tolet nous en fournit un exemple dans son *Traité de la lithotomie*, p. 113, où il dit : « Je ne désapprouve pas l'usage d'une sonde qui, depuis son bec jusqu'aux anneaux, formerait comme un demi-cercle. Me Tardi, ancien procureur au Châtelet de Paris, se sonde lui-même avec un cathéter de cette figure, et je lui ai ouï dire que cette sonde

vessie, il ajoute : « Deinde filum cum lana paulisper extende, urina etenim lanam sequetur; tunc extrahe illam et urina effundetur, nec desines facere, catheterem repetens donec cum illo vesica evacuetur et æger juvamen invenerit. Si Deus voluerit. » (Albucasis, *De chirurgia*, sectio LVIII.)

avait été faite par le conseil de M. Maréchal, chirurgien du Roy. » — C'est à tort, comme on le voit, que plusieurs écrivains modernes ont attribué cette sonde à Récamier.

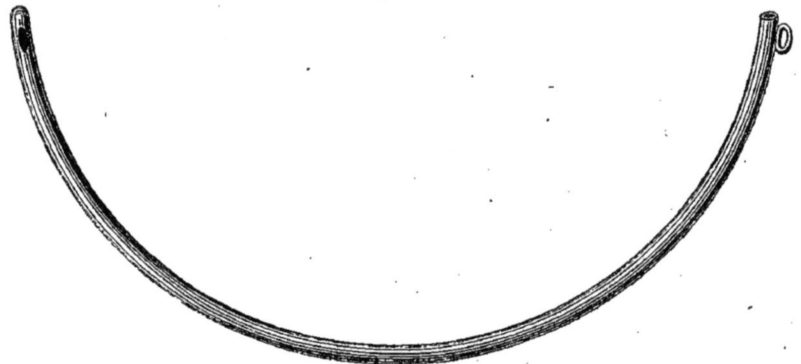

Fig. 2. — Sonde de Maréchal représentant la moitié d'un cercle.

J. L. Petit apporta aux sondes quelques modifications importantes, moins dans le but de rendre le cathétérisme plus facile que pour ménager les organes. Ainsi, il imagina la sonde en S, dont le principal mérite, à ses yeux, était de s'adapter si bien à la forme de l'urèthre, qu'elle permettait aux malades de changer de place dans leur lit, de se lever et de marcher dans leur chambre, sans éprouver de gêne. La sonde reste d'elle-même dans la vessie, sans avoir besoin d'être attachée ; mais il faut, pour cela, que la branche de l'S, qui n'est pas dans la vessie, soit un peu plus longue que l'autre et un peu plus pesante. Car, si les deux branches étaient de même poids, elles seraient en équilibre et la sonde pourrait sortir de la vessie à la moindre contraction de cet organe, tandis que la branche extérieure, étant plus pesante, s'abaisse et, relevant dans une proportion égale celle qui est dans la vessie, l'empêche d'en sortir. Mais ces conditions sont rarement observées, et la sonde que la plupart des fabricants vendent comme étant celle de J. L. Petit en diffère sensiblement. Cet instrument est rarement employé depuis l'invention des sondes de gomme élastique; cependant, dans le cas où l'on serait forcé d'employer une sonde d'argent pour vaincre un obstacle et de la laisser à demeure, celle de J. L. Petit est préférable à toute autre (1).

(1) Deschamps rapporte que Lassus lui dit avoir vu en Italie une sonde d'airain semblable à celle de J. L. Petit. Elle avait été trouvée dans les ruines d'Herculanum. L'ouverture oblongue pratiquée près du bec de l'instrument était située du côté de sa concavité.

D'abord cette sonde était-elle en tout semblable à celle de J. L. Petit? Mais le fût-elle, que l'honneur de son invention n'en reviendrait pas moins à notre célèbre chirurgien.

Il avait encore observé que les yeux des sondes pouvaient blesser la muqueuse de l'urèthre et, peut-être inspiré par la connaissance qu'il avait des instruments arabes, il avait inventé des sondes percées par le bout, dont l'ouverture était libre ou fermée à volonté par un petit bouton piriforme que soutenait un stylet. Cette sonde ne fut adoptée en France que par quelques chirurgiens et, entre autres, par Garengeot. Aussi disait-il, non sans quelque amertume : *Cette sonde, qui est usitée par toute l'Europe, n'a point encore fait fortune dans son pays natal.* (*Œuvr. posthumes*, vol. III, p. 55).

L'inconvénient que J. L. Petit signalait dans les sondes ordinaires est incontestable, mais cette dernière en avait de plus grands encore. On reprochait au stylet qui soutient l'obturateur de diminuer le calibre de la sonde : ce reproche est puéril. Le seul qui soit juste, à mon sens, ne lui a point été fait : c'est que l'obturateur piriforme, ne faisant point corps avec la sonde, peut s'incliner légèrement, d'un côté ou d'un autre, et le chirurgien a moins conscience de la marche de l'instrument que si celui-ci était d'une seule pièce.

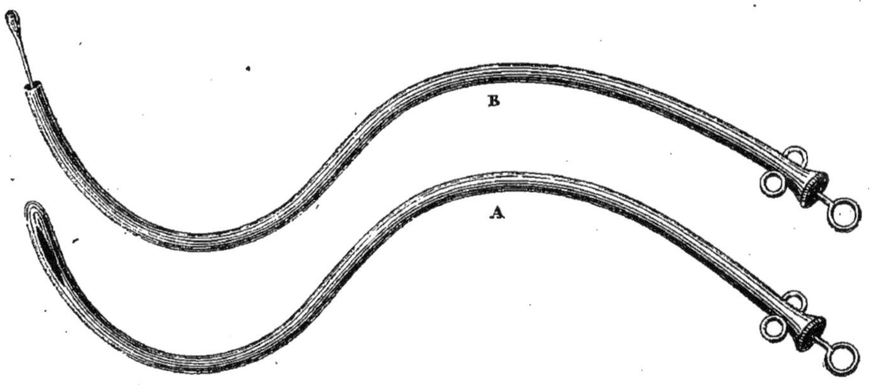

Fig. 3. — A. Sonde de J. L. Petit, en S, fermée par le bout. — B. Autre sonde de J. L. Petit, ouverte par le bout et munie d'un opercule piriforme.

La sonde de Heister et de quelques autres chirurgiens, au lieu de présenter une tige droite, qui se courbe à une certaine distance de son extrémité, commence par s'infléchir en arrière, avant de se courber en avant. Cette sorte de courbure a reçu le nom de panse. Elle peut être utile dans les cathéters qui servent dans l'opération de la taille, parce qu'elle fait, mieux qu'une sonde ordinaire, bomber le périnée; autrement, cette forme ne présente aucun avantage; aussi a-t-elle été abandonnée.

Toutes les sondes dont je viens de parler sont rigides. On ne pouvait les placer à demeure dans la vessie sans exercer une pression nuisible sur quelque point de cet organe.

Solingen, pour éviter cet inconvénient, imagina une sonde très-ingénieuse. Elle est faite d'un ruban d'argent roulé en spirale de manière à former une sorte de tire-bouchon. Son extrémité vésicale, longue de 2 centimètres environ, est rigide et percée d'yeux comme une sonde ordinaire. Pour l'introduire dans la vessie, on plaçait dans sa cavité un mandrin auquel on donnait une courbure convenable. — Cette sonde atteignait le but que son auteur s'était proposé, mais, si bien fabriquée qu'elle fût, ses spirales n'étaient jamais assez exactement jointes pour ne pas s'écarter les unes des autres et ne pas léser la muqueuse de l'urèthre. Aussi Solingen voulait qu'au moment de la retirer, on replaçât le mandrin dans sa cavité afin d'empêcher les spirales de s'écarter et de se dévider, pour ainsi dire. (Solingen, *Manuel opératoire*, Amsterdam, 1684, page 244.)

Roncalli remplaça le ruban d'argent assez large de Solingen, par une bandelette de même métal beaucoup plus étroite. Pour rendre la sonde plus unie, il la recouvrait encore d'un ruban de soie enduit de cire ou de résine. Il avait donné à cet instrument le nom de *sonde vermiculaire* et assurait comme le chirurgien hollandais, avoir retiré de grands avan-

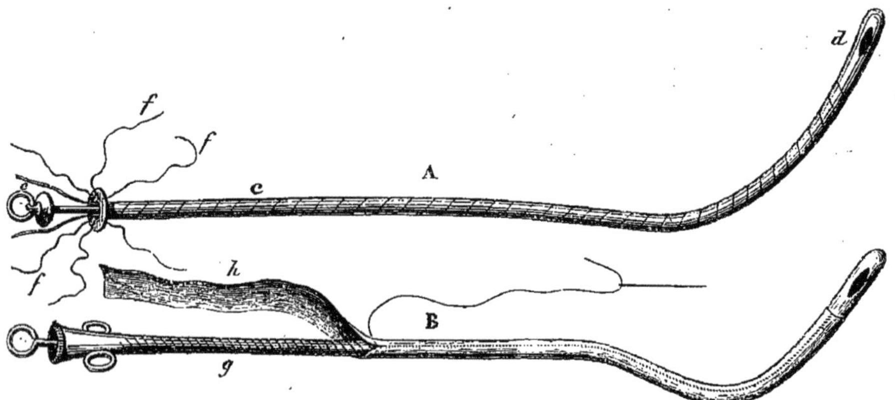

Fig. 4. — A. Sonde de Solingen ; *c*. Lame étroite d'argent roulée en spirale ; *d*. Bout rigide ; *e*. Mandrin ; *f*. Liens pour fixer la sonde sur la verge. — B. Sonde vermiculaire de Roncalli ; *g*. Lamelle d'argent plus étroite que celle de Solingen ; *h*. Bandelette de peau destinée à recouvrir la sonde ; *o*. Pavillon évasé pour permettre de faire des injections dans la vessie.

tages de sa flexibilité : « *Inflexam meatus tendentiam obsecundat, labenti peni obtemperat* (Roncalli, *Historiæ morborum*, 1741, *Bixia*, p. 59). Tolet assure que de son temps quelques chirurgiens avaient encore de ces instruments.

Les sondes dont on se sert généralement aujourd'hui sont d'argent. Elles ne sont point fabriquées d'après un type unique. La plus ordinairement employée a 30 centimètres de longueur et 5 millimètres de diamètre. Elle est formée d'un tube droit, cylindrique, courbé vers son extrémité de manière à représenter le quart d'un cercle de neuf centimètres de diamètre. Son pavillon est évasé et porte sur ses côtés deux petits anneaux placés transversalement. Elle est percée près de son bec et sur les côtés de deux trous légèrement ovalaires à bords mousses et placés un peu l'un au-dessus de l'autre. Cette sonde se rapproche beaucoup de celles de Franco et d'A. Paré.

Pour la commodité des chirurgiens, on a fabriqué des sondes composées de plusieurs pièces qui peuvent se démonter et se placer dans une trousse. Elles ont des inconvénients assez sérieux pour être signalés :— Il y en a qui sont formées de deux pièces à peu près d'égale longueur (voy. fig. 5). La première *c*, est droite et porte à son extrémité un pas de vis *d*, qui sert à l'unir à la seconde pièce *e*. Dans cet instrument le pas de vis est bientôt forcé par l'usage et les anneaux, ne se trouvant plus placés transversalement à la courbure de la sonde, peuvent induire en erreur sur la position de son bec; en outre, les deux pièces de la sonde peuvent se dévisser dans les mouvements qu'on lui imprime pour explorer la vessie. Mais le défaut le plus important, c'est que la partie *d* qui porte le pas de vis est simplement soudée; or, il peut arriver, surtout quand on visse la sonde avec un peu de force, que cette petite pièce se détache et le chirurgien est exposé, au moment où il retire la sonde, à en voir une moitié rester dans la vessie.

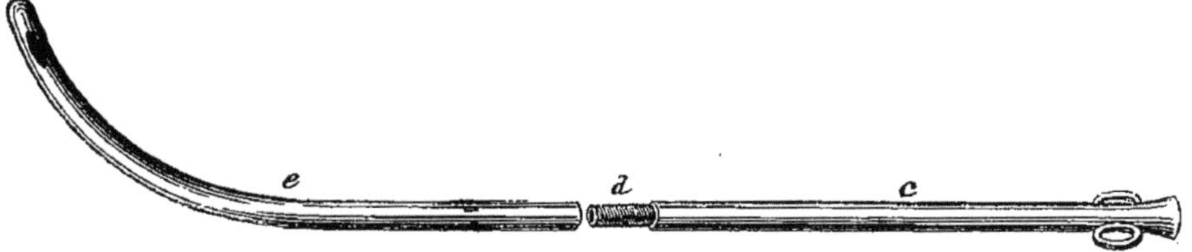

Fig. 5. — Sonde de trousse, à deux pièces.

Les nouvelles sondes se composent de trois pièces (voy. fig. 6) : deux *a* et *b* forment la sonde et s'engrènent l'une dans l'autre. Pour les maintenir ainsi engrenées on a une troisième pièce *c*, portant un pas de vis à son extrémité *d*. Introduite dans la sonde à la manière d'un mandrin, cette dernière rencontre un autre pas de vis dans l'intérieur de la sonde en *e* et unit très-solidement les deux parties de l'instrument.

Cette sonde n'a qu'un inconvénient, c'est que la pièce qui sert de moyen d'union entre les deux moitiés de l'instrument en diminue singulièrement le calibre. Ainsi, dans une sonde de 6 millimètres de diamètre, la cavité se trouve réduite à 2 millimètres et demi. Une diminution si grande du calibre deviendrait un obstacle sérieux à la sortie de mucosités épaisses ou de caillots de sang contenus dans la vessie. Ces sondes parfaitement fabriquées par M. Charrière suffisent dans le plus grand nombre des cas, mais elles ne sont pas convenables pour une exploration de la vessie.

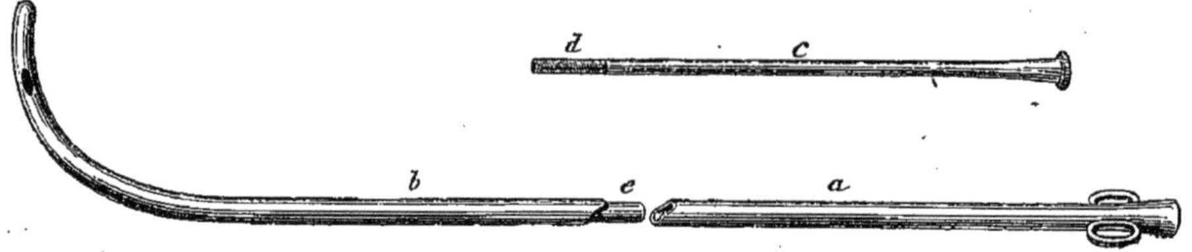

Fig. 6. — Sonde ordinaire de trousse, à trois pièces.

Une sonde bien faite doit être d'une seule pièce, afin de transmettre à la main du chirurgien des impressions plus nettes. Ses parois doivent être minces et cependant assez solides pour ne pas se plier devant un obstacle un peu résistant. Le pavillon sera légèrement évasé afin de permettre facilement l'introduction du bout d'une seringue dans le cas où l'on jugerait nécessaire de faire une injection dans la vessie. Il portera deux petits anneaux, un sur chacun de ses côtés, pour recevoir les liens qu'on emploie pour fixer la sonde dans la vessie. Leur position transversale à la courbure de la sonde servira à indiquer si son bec caché dans la profondeur de l'urèthre se dévie d'un côté ou d'un autre.

Le bec de la sonde est mousse et du même volume que son corps. Il est percé sur les côtés de deux yeux. Autrefois ces ouvertures étaient de véritables fentes ayant 10 à 15 millimètres de long sur 3 de large dans le point de leur plus grand écartement; elles présentaient à leurs deux bouts des angles très-aigus, dans lesquels la muqueuse de l'urèthre pouvait s'engager. On les a remplacées avec raison par des trous légèrement ovalaires en rapport avec le volume de la sonde; trop grands, ils permettraient à la muqueuse de s'engager dans la sonde et trop petits, ils seraient bouchés facilement par les mucosités. Malgré le soin qu'on prend d'arrondir leurs bords, ils éraillent quelquefois la muqueuse, quand celle-ci est fongueuse. Alors on peut remplacer les ouvertures latérales par un seul trou pratiqué à l'extrémité de la sonde.

La courbure qu'il convient de donner à la sonde n'est pas toujours la même. A toutes les époques on a cherché à la rapprocher, autant que possible, de celle de l'urèthre; mais la divergence des opinions sur la direction normale de ce canal devait nécessairement entraîner des différences dans la forme des sondes. — La courbe de la sonde ancienne, trouvée à Herculanum, représente un peu plus du sixième de la circonférence d'un cercle ayant 16 centimètres de diamètre. Elle est presque entièrement semblable à celle dont se servaient Desault et Boyer.

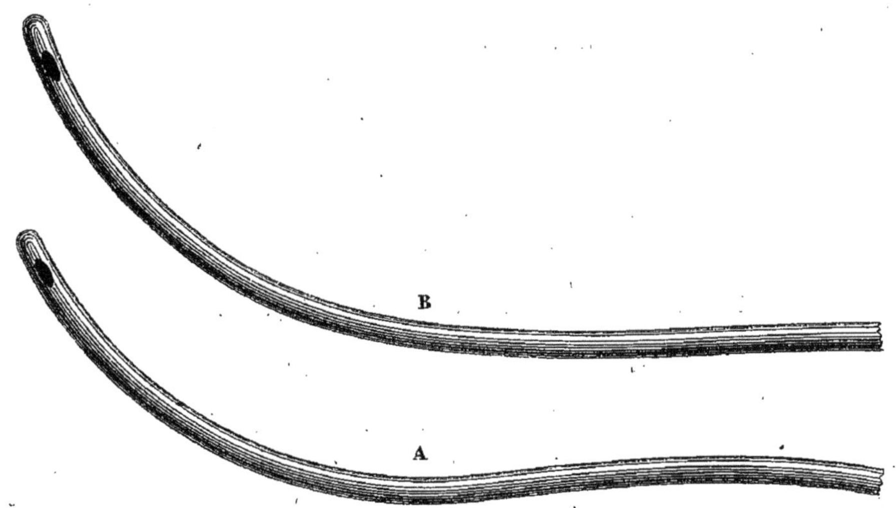

FIG. 7. — A. Sonde trouvée à Pompeia, avec double courbure moins marquée que celle de J. L. Petit. — B. Sonde de Chopart. La courbe est semblable à celle des anciens.

Les sondes de Franco et d'A. Paré ont le bec plus élevé, et leur courbure représente à peu près le quart de la circonférence d'un cercle ayant 9 centimètres de diamètre.

Celle de M. Leroy (d'Étiolles) tient le milieu entre celle des anciens et celles de Franco et d'A. Paré.

FIG. 8. — Sonde de Leroy (d'Étiolles), plus courbe que celle des anciens. Sa courbure embrasse presque le quart d'un cercle de 12 centimètres de diamètre.

La sonde d'Heurteloup a une courbure représentant le quart de la circonférence d'un cercle ayant 8 centimètres de diamètre. Elle ressemble beaucoup aux précédentes; seulement, sa courbe est plus prononcée.

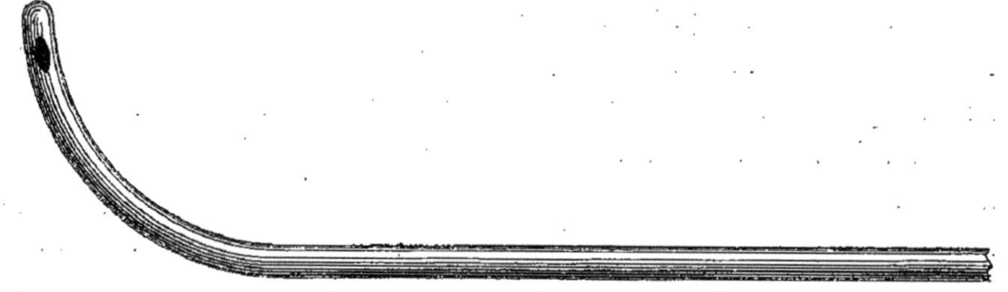

Fig. 9. — Sonde d'Heurteloup, représentant le quart d'un cercle de 8 centimètres de diamètre.

Celle qu'a proposée Gély (de Nantes), comme la plus convenable pour les vieillards, est entièrement semblable à celle d'Amussat. Sa courbure présente le tiers de la circonférence d'un cercle ayant 12 centimètres de diamètre.

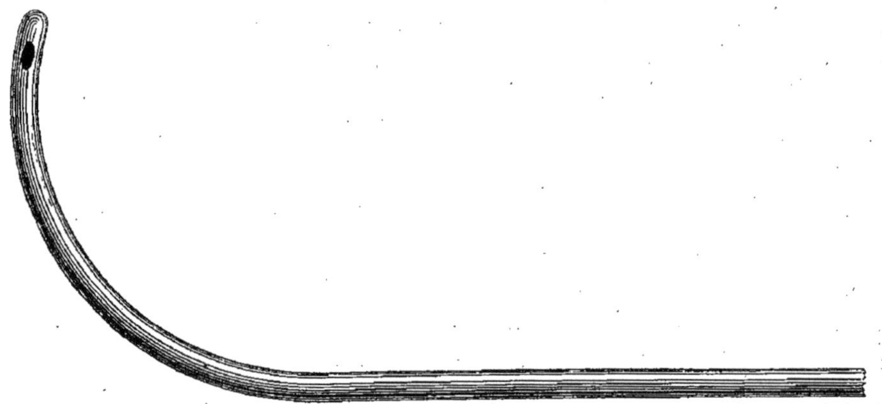

Fig. 10. — Sonde d'Amussat, représentant le tiers d'un cercle de 12 centimètres de diamètre.

Cette diversité dans la courbure des sondes et la supériorité que chaque chirurgien attribuait à celle qu'il préférait ou qu'il avait imaginée, avaient sans doute conduit Deschamps à n'attacher qu'une importance secondaire à la forme des instruments. « C'est une erreur de croire, dit-il, qu'il faut différentes courbures pour les différents cas; l'urèthre, chez tous les sujets, en a une déterminée et qui varie très-peu. Ce n'est que dans le cas d'une grande extension de la vessie que le col, plus allongé, donne une direction plus droite à la partie du canal qui se trouve sous la voûte du pubis; c'est alors qu'il est indispensable d'avoir recours à une courbure légère, laquelle convient dans tous les cas. Plusieurs fois, j'ai sondé avec des algalies presque droites, et il n'est aucun praticien qui ne l'ait fait avec succès.» (*Traité de l'opération de la taille*, t. I, p. 211.)

Après avoir fait la part de ce que cette opinion a d'exagéré, il faut bien dire qu'elle n'est pas aussi déraisonnable que l'ont prétendu quelques écrivains. On ne peut nier qu'un chirurgien habile parviendra toujours à introduire assez facilement dans la vessie une sonde quelconque, quand le canal sera libre. Si la sonde est très-courbe, il tiendra son pavillon légèrement élevé; si elle l'est peu, il abaissera fortement le pavillon. Cependant, il est incontestable que le cathétérisme sera d'autant plus facile que la courbure de la sonde se rapprochera plus de celle du canal et, comme cette dernière varie suivant les âges, la hauteur du pubis, le volume de la prostate et d'autres circonstances dont j'aurai occasion de parler plus tard, il est bon d'avoir à sa disposition des sondes de différentes formes. Pour le praticien qui n'aurait qu'une sonde, il vaut mieux que la courbure de l'instrument soit peu marquée, parce qu'il est plus facile de remédier par la manœuvre à une trop faible courbure qu'à une trop forte.

Mais il est un principe que je crois devoir formuler de la façon la plus absolue : c'est que la courbure ne doit jamais dépasser le quart du cercle auquel elle appartient. Autrement, elle revient sur elle-même, et le bec de la sonde forme une sorte de crochet qui rend son passage dans l'urèthre très-difficile.

Quelques sondes, d'invention assez récente, sont droites dans presque toute leur longueur, jusqu'à 2 ou 3 centimètres de leur extrémité. Elles se coudent dans ce point, de manière à former un angle obtus de 120, 110 et même de 100 degrés, presque un angle droit. Heurteloup avait déjà montré, par l'emploi de ses instruments de lithotritie, qu'une sonde ainsi coudée pouvait assez facilement passer dans l'urèthre; Leroy mit cette donnée à profit, en se servant, dans quelques cas particuliers, d'une sonde dont la courbure appartînt à un cercle assez grand, mais dont le bec est très-court. M. Mercier imagina une sonde dont le bec est également court, mais dont la disposition est assez différente. Dans la première, l'extrémité de la sonde est *courbée* et représente une fraction de cercle; dans la seconde elle est *pliée* et, à partir du point où elle se coude, représente presque une ligne droite. La sonde de Leroy passe assez facilement dans le canal; car, malgré le peu de longueur du bec, sa courbure appartient à un cercle assez grand. Celle de M. Mercier, dont la flexion est brusque et très-différente de la courbure de l'urèthre, ne peut traverser celui-ci sans exercer un frottement plus ou moins grand sur sa paroi supérieure par son bec et sur la paroi inférieure par son talon. L'emploi de cette sonde exige, de la part du chirurgien, une certaine habileté et une grande prudence. D'un autre côté, elle présente, dans l'exploration de la vessie et surtout de la prostate, quelques avantages que j'aurai occasion d'examiner plus tard.

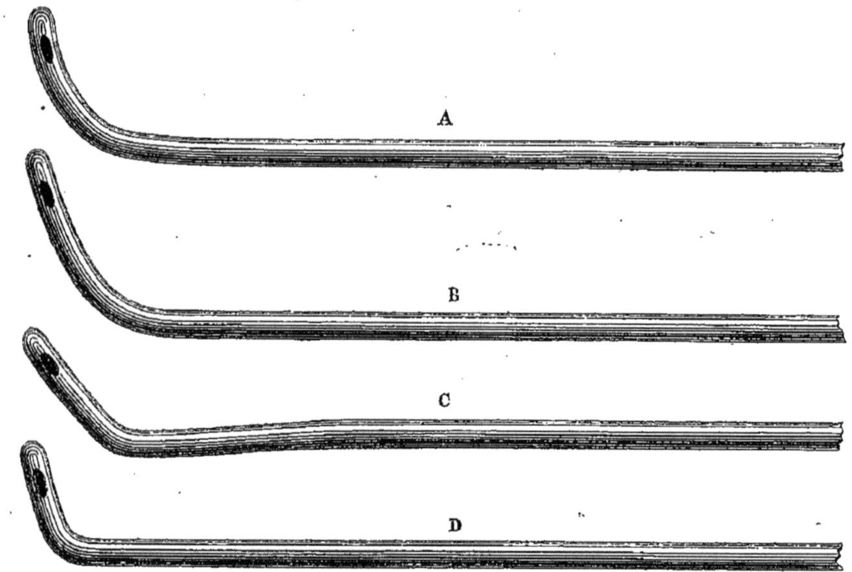

Fig. 11. — A. Sonde à courbure brusque de Leroy (d'Étiolles). — B. Même sonde avec bec plus long. — C. Sonde coudée formée de deux tiges droites. — D. Sonde de M. Mercier.

§ 2. — **Sondes composées de matières végétales ou animales.**

Les sondes flexibles, composées de matières animales ou végétales, semblent n'avoir été connues que longtemps après les sondes rigides. Celse n'en dit rien. Avicenne, le premier, parle, comme étant déjà connues avant lui, de sondes faites avec la peau de divers animaux (1). Sans doute on préféra les sondes d'argent à ces instruments, naturellement très-imparfaits; car il n'en est plus question pendant plusieurs siècles. Cependant l'idée des sondes flexibles ne fut pas abandonnée.

Vers le milieu du XVIe siècle, Fabrice d'Acquapendente inventa des sondes de corne (2). Il imagina également un instrument tenant le

(1) Syringarum melior est illa quæ conficitur ex levioribus corporibus et magis susceptibilibus flexionis; et jam inveniuntur ad hoc pelles quorumdam animalium. (*Canon*, lib. III, fasc. 19, tract. 2, cap. IX.)

(2) At ego imaginatus sum magis flexibile corpus et illam ex cornu paravi. (Hieronymi Fabricii ab Acquapendente, *Op. chir.*, p. 249.)

milieu entre la bougie et la sonde : on le faisait avec une bandelette de linge enduite de cire et roulée sur un moule, de manière à former un tube long d'un travers de doigt. Après avoir enduit cette sorte de canule de substances médicamenteuses destinées à détruire les carnosités, on l'introduisait dans l'urèthre et jusque sur le point affecté, *de manière que le malade pût uriner sans qu'on fût obligé de la retirer*. Cet instrument est très-ingénieux, mais il doit être surtout remarqué au point de vue du résultat que Fabrice en attendait (1).

Plus tard, Van Helmont fit des sondes avec de la peau de chamois et les couvrit, en dedans et en dehors, d'un enduit propre à les protéger contre l'action des liquides (2). Troja substitua la peau de chien à celle de chamois. Il couvrit la sonde de plusieurs couches d'huile de copal et la lissait avec la pierre ponce (3). Heister critiqua ces instruments, disant que les sondes d'argent, ayant toute la force nécessaire et étant susceptibles de la figure la plus convenable et du poli le plus parfait, devaient être préférées (4) : il semble, en parlant ainsi, ignorer pour quel usage ces sondes avaient été inventées. Elles pouvaient servir à vider la vessie, mais elles étaient surtout destinées à rester à demeure dans cet organe. Aujourd'hui, elles nous paraissent assez imparfaites ; pourtant, si l'on se reporte à l'époque où elles furent imaginées, on comprend qu'elles ont pu rendre de grands services.

Ce qui manquait à tous ces instruments c'était principalement un enduit assez souple pour que la sonde pût facilement être pliée, assez résistant pour n'être pas rapidement altérée par l'urine, et n'ayant aucune des propriétés irritantes des vernis. Cet enduit fut trouvé le jour où Macquer et Hérissant découvrirent que le caoutchouc pouvait être dissout dans l'éther sans perdre aucune de ses propriétés. Ce dernier même

(1) Fit cannula ex lineo cera alba oblinito, longitudinis quantus est digitus transversus, latitudinis, ut æquet argenteam fistulam usurpandam, quæ filum longum habeat appensum, hæc in extremitate styli argentei, qui ingrediatur fistulam argenteam, aptatur, ita ut cannula stylum intret, qui extra argenteam fistulam nudus ut sese ostendat, quanto est cerea cannula, quæ hoc modo aptata, jam una cum argentea fistula ac stylo, immittitur fistula argentea in urinæ canalem, usque dum occurrat carunculæ et volumus cannulam ceream ingredi in carunculam, deinde cum est in loco carunculæ, argenteam fistulam retrahimus, et cannulam ceream relinquimus, et per ipsam urinam emittimus, absque eo, quod medicamentum circa cannulam ceream oblinitam positum eluatur. Hic modus rarus est, ubi pertransit fistula argentea carunculam : filum autem appensum trahitur, cum volumus, ut cannula cerea foras trahatur et medicamentum renovetur... (*Loc. cit.*, p. 277.)

(2) *Lib. de lithiasi*, cap. III.

(3) *Memor. sulla costruzione dei cateteri flessili*, etc., p. 263.

(4) *Institut. de chirur.*, t. III, p, 513.

indiqua, en 1763, que cette substance pourrait être utilisée pour la fabrication des bougies et des sondes. Plusieurs hommes ingénieux, Troja et l'orfévre Bernard en France, Thedn en Prusse, se mirent à l'œuvre et imaginèrent des sondes de beaucoup supérieures à celles qu'on connaissait jusqu'alors. MM. Féburier et Lassère ont encore perfectionné la fabrication de ces instruments, qui, aujourd'hui, laissent peu de chose à désirer.

Une sonde convenablement faite doit réunir les conditions suivantes : 1° Le tube qui sert de support à l'enduit de coutchouc a des parois assez résistantes pour que son calibre ne puisse être effacé par les contractions de l'urèthre. 2° L'enduit est assez épais pour protéger le tube contre l'action altérante des liquides et, en même temps, assez souple pour ne pas s'écailler. 3° La sonde la plus grosse doit rester assez molle pour se plier aux courbures du canal, et la plus mince être assez forte pour ne pas se briser.

Toutes ces conditions ont été remplies. Au moyen d'une mécanique, on tisse la charpente de la sonde avec une soie très-solide. Par la manière dont on dispose les fils, on peut laisser des vides qui forment les yeux de l'instrument. En diminuant le nombre des fils ou en l'augmentant on modifie le volume de la sonde, mais nulle part il n'y a de solution de continuité et le tube est tout d'une pièce. Cela fait, on le couvre d'un mélange d'huile de lin et de caoutchouc liquéfié. Cette opération est longue, car, pour empêcher que l'enduit ne s'écaille, on est obligé de superposer les unes aux autres une trentaine de couches, et chacune d'elles ne peut être appliquée que lorsque la précédente est suffisamment sèche. Aussi faut-il de quatre à cinq mois pour faire une bonne sonde.

On fabrique des sondes de formes très-variées ; je parlerai seulement des principales.

Sondes cylindriques. — Elles sont droites ou courbes. On emploie rarement les premières sans mandrin ; autrement, celles de moyenne grosseur risqueraient de s'arrêter dans le cul-de-sac du bulbe et, malgré leur souplesse, ne pourraient s'engager dans la courbe de l'urèthre. Les plus

Fig. 12. — Sonde de gomme élastique cylindrique droite.

fines ont également cet inconvénient, outre qu'elles sont trop peu résistantes pour vaincre le moindre obstacle.

Les sondes courbes sont préférables sous tous les rapports : on peut s'en servir sans mandrin, ce qui est très-important pour les malades obligés de se sonder eux-mêmes, parce qu'ils risquent moins

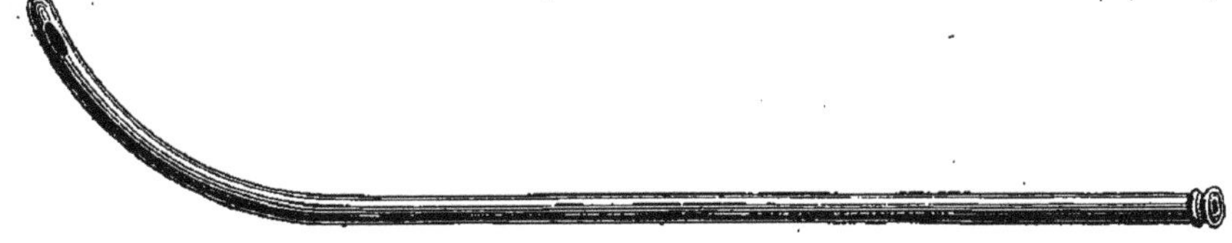

Fig. 13. — Sonde de gomme élastique cylindrique courbe.

de se blesser. De plus, quand elles sont placées à demeure dans la vessie, elles s'accommodent mieux à la courbure de l'urèthre et leur bec porte moins directement sur la paroi postérieure de la vessie.

On a désigné sous le nom assez impropre de *sondes à béquille*, celles dont l'extrémité, au lieu de présenter une large courbe, est brusquement coudée. Elles sont rarement employées ; mais elles peuvent être de quelque utilité dans certaines maladies de la prostate.

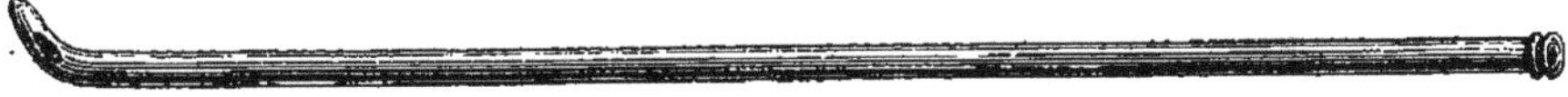

Fig. 14. — Sondes de gomme élastique cylindriques coudées.

Sondes coniques. — Elles sont droites ou courbes. Leur bout est pointu ou terminé par une petite olive ; quand on est obligé de les laisser à

Fig. 15. — Sonde de gomme élastique droite à pointe conique.

demeure, elles sont encore mieux supportées que les sondes courbes cylindriques à cause de leur extrémité flexible.

Fig. 16. — Sonde de gomme élastique, courbe, à pointe conique.

On les emploie ordinairement sans mandrin, parce que celui-ci, ne pouvant pénétrer dans la partie effilée de la sonde, serait inutile. Cependant, quand elles sont très-fines, elles n'ont point la résistance suffisante pour traverser un urèthre qui présenterait quelque obstacle;

FIG 16. — Sonde de gomme élastique droite, à pointe olivaire.

alors il convient de passer dans leur cavité un mandrin très-délié, uniquement pour les soutenir.

Ces sondes sont d'un très-grand secours dans le traitement des rétré-

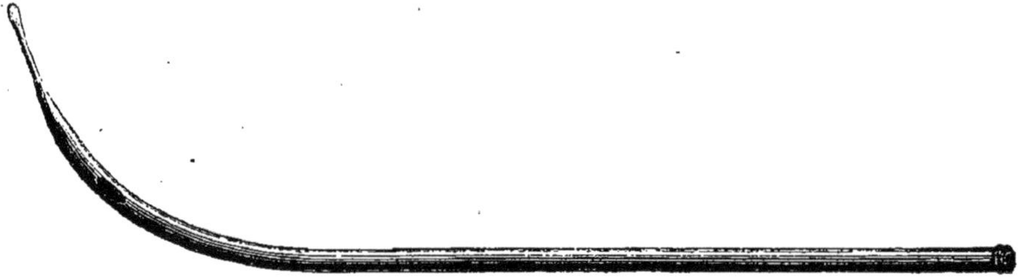

FIG. 17. — Sonde de gomme élastique courbe, à pointe olivaire.

cissements par la dilatation. Leur forme conique en fait de véritables bougies, et elles ont, sur ces dernières, l'avantage de permettre la sortie des urines, tout en restant à demeure.

Sondes ouvertes par les deux bouts. — Elles conviennent dans quelques cas de cathétérisme difficile. Quand on est parvenu, avec beaucoup de peine, à introduire dans la vessie une sonde métallique très-petite, qui ne laisse pas les urines s'échapper facilement, il est quelquefois nécessaire de la remplacer par une plus grosse; mais, si l'on craint de rencontrer de nouvelles difficultés, on visse sur la sonde métallique un long stylet, et sur ce conducteur rigide on peut faire glisser une sonde de gomme élastique percée par les deux bouts, jusque dans la vessie.

Ces sondes demandent à être fabriquées avec un très-grand soin : leur cavité doit être lisse et aussi large que possible, relativement à leur volume, pour glisser facilement sur le conducteur. Il faut même, au moment de les employer, les enduire d'huile en dedans et en dehors, pour éviter les frottements, autant que possible. On doit veiller surtout à ce que les bords de leur extrémité vésicale soient bien arrondis; autrement, la sonde étant nécessairement beaucoup plus volumineuse que celle qu'elle remplace, et la portion du canal qu'elle doit traverser étant toujours assez étroite, on risquerait d'accrocher et de déchirer les tissus.

Il y a quelques années, on a fabriqué des sondes qui étaient sans trame de soie et entièrement de caoutchouc, afin d'éviter la rigidité que présente toujours la sonde la plus flexible. Leur mollesse en rendait l'introduction difficile, et leurs parois souples, que ramollissait encore la chaleur du corps, ne pouvaient se maintenir écartées dans le canal ; aussi les urines avaient la plus grande peine à sortir.

Dans ces derniers temps, on les a remplacées par des sondes de caoutchouc vulcanisé. Bien supérieures aux premières, celles-ci ne sont pas exemptes d'inconvénients. Pour éviter que les parois ne se rapprochent sous la moindre pression, on est obligé de leur donner une grande épaisseur, ce qui ne peut avoir lieu qu'au détriment du calibre. Ainsi dans une sonde assez forte de 7 millimètres 2/3, le calibre n'est que de 3 millimètres de diamètre, tandis qu'il est de 5 millimètres dans une sonde ordinaire de même volume. Elle n'a qu'un œil en rapport avec son calibre, c'est-à-dire très-petit. Il résulte de là que ces sondes se prêtent difficilement au passage de mucosités épaisses et de caillots sanguins ; c'est ce que j'ai constaté nombre de fois.

Leur introduction exige encore que l'urèthre soit parfaitement libre, parce que leur souplesse les rend incapables de surmonter le moindre obstacle. Quand, pour leur donner plus de résistance, on se sert d'un mandrin, on s'expose à d'autres accidents. Si les parois qui forment le cul-de-sac du bout de la sonde sont peu épaisses, le mandrin les traversera, pour peu qu'on le pousse avec force. Si pour prévenir cet inconvénient, on laisse, comme on le fait ordinairement, le bout de la sonde plein dans l'étendue de 6 à 10 millimètres, le mandrin ne va plus jusqu'à l'extrémité de l'instrument ; il ne fait plus corps avec la sonde, et il est précédé par une sorte d'appendice flexible en tout sens, qui se plie devant les obstacles, sans que le chirurgien puisse le diriger.

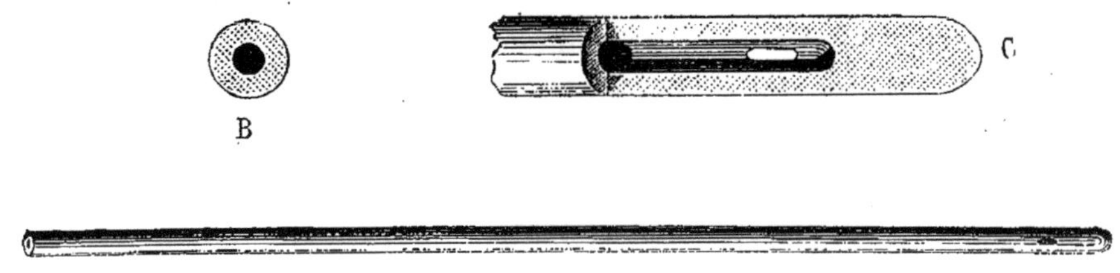

FIG. 18. — Sonde de caoutchouc vulcanisé. — B. Coupe transversale de la sonde, grandeur naturelle. — C. Coupe longitudinale de la sonde, grandeur naturelle.

Ces sondes ont pourtant quelques qualités. Beaucoup plus souples que les sondes ordinaires, elles risquent moins d'ulcérer les parois de la vessie ou de l'urèthre; elles sont mieux supportées par les malades, qui peuvent se mouvoir et se promener presque sans s'apercevoir qu'ils portent une sonde; enfin, sans être inaltérables, comme on l'a dit à tort, elles résistent longtemps à l'action des urines. Tous ces avantages ne sont point à dédaigner, et, comme nous le verrons plus tard, il se présente des cas assez fréquents où ces sondes peuvent être très-utiles.

Je me borne à mentionner les sondes de gutta-percha et de balata, qui, sous tous les rapports, sont inférieures à celles dont je viens de parler. Elles sont dures, cassantes, et leur emploi n'est pas même exempt de tout danger.

CHAPITRE III.

DU CATHÉTÉRISME.

On a admis plusieurs sortes de cathétérisme : 1° cathétérisme ordinaire, dit par-dessus le ventre; 2° cathétérisme par-dessous le ventre, ou tour de maître; 3° cathétérisme par-dessus l'aine, tenant le milieu entre les deux autres procédés.

D'autres chirurgiens ont divisé le cathétérisme en deux espèces, d'après l'objet pour lequel on le pratiquait :

1° Cathétérisme évacuatif, quand il s'agissait de vider la vessie;

2° Cathétérisme exploratif, quand on se proposait de constater la présence d'une pierre dans la vessie.

On a encore divisé le cathétérisme d'après l'instrument dont on se servait :

1° Cathétérisme curviligne, pratiqué avec une sonde courbe;

2° Cathétérisme rectiligne, pratiqué avec une sonde droite.

Ces distinctions sont peu importantes. Bien que chaque procédé exige quelques modifications dans le manuel opératoire, le but qu'on se propose est toujours de porter une sonde dans la vessie, et les principales règles du cathétérisme restent les mêmes.

Le cathétérisme est une opération assez facile quand le canal de l'urèthre est libre; mais le plus petit obstacle au passage de la sonde ou la moindre faute opératoire peuvent donner lieu aux accidents les plus graves. Comme, d'un autre côté, cette opération est une de celles que le chirurgien est le plus souvent appelé à pratiquer, je la décrirai dans ses moindres détails. Quelques-uns pourront sembler minutieux au premier abord, mais rien n'est à négliger dans cette opération délicate. Ce n'est qu'après s'être astreint pendant longtemps à observer scrupuleusement toutes les règles d'une bonne manœuvre, qu'on peut arriver à les modifier ou à s'en affranchir avec quelque sécurité, lorsque des circonstances particulières l'exigent.

La manière de pratiquer le cathétérisme varie suivant la position du malade, le but qu'on se propose, l'instrument dont on se sert et l'état de l'urèthre.

A. *Cathétérisme par-dessus le ventre.* — C'est le plus souvent employé. Dans un cas des plus simples, le canal est libre; il y a une rétention d'urine, et il s'agit de vider la vessie. Le lit doit être de hauteur ordinaire; on le garnit d'un drap tout plié, pour qu'il ne soit pas souillé par l'urine, et surtout pour combler le creux qu'il présente ordinairement dans son milieu. Un vase est préparé pour recevoir l'urine; sans être plat, il faut que ses bords ne soient pas trop élevés, afin de pouvoir être placé facilement sous le pavillon de la sonde, quand elle sera dans la vessie. Le chirurgien choisit une sonde d'argent, de longueur, de calibre et de courbure convenables. Si elle est froide, il la trempe dans l'eau tiède ou l'échauffe entre ses mains, avant de l'enduire d'huile ou de cérat. Cette précaution est utile quand on a affaire à un sujet irritable, chez lequel l'impression du froid pourrait amener des contractions spasmodiques de l'urèthre. Ces préparatifs terminés, on procède au cathétérisme. L'opération se compose de deux temps.

Premier temps. — Le malade est couché sur le dos, la tête et la poitrine légèrement fléchies, le bassin dans une position horizontale, les cuisses écartées et les jambes un peu pliées. Le chirurgien se tient debout à sa gauche. Il saisit la verge au-dessous du gland et sur les côtés, entre l'annulaire et le médius de la main gauche tournée en supination, tandis qu'avec l'index et le pouce il refoule le prépuce en arrière et entr'ouvre les lèvres du méat urinaire. Avec les trois premiers doigts de la main droite il prend la sonde près de son talon, le pouce placé en travers, du côté de la convexité de l'instrument, et les deux autres doigts appliqués sur le côté opposé, de manière que le pavillon de la sonde repose sur l'articulation de la première phalange de l'index avec la seconde. La sonde ainsi tenue, il la porte au-devant de l'abdomen, parallèlement à la ligne blanche, dont elle doit être distante d'environ trois travers de doigt; il abaisse un peu son extrémité et l'introduit dans l'urèthre, pendant qu'avec la main gauche il pousse doucement la verge sur la sonde.

Second temps. — Lorsque la sonde, dont la concavité embrasse le pubis, est arrivée au niveau du bulbe, le chirurgien, faisant décrire à son pavillon un grand arc de cercle, la renverse entre les cuisses du malade, en même temps qu'il l'enfonce dans l'urèthre. Par suite de ce double mouvement de bascule et de progression, le bec de la sonde, un instant arrêté dans le cul-de-sac du bulbe, se relève et s'engage dans la portion courbe du canal, qu'elle suit jusqu'à la vessie (1).

Revenons maintenant sur quelques points de ce manuel opératoire. J'ai dit qu'au moment d'introduire la sonde dans l'urèthre, il fallait allonger la verge; mais cet allongement doit être fait dans une juste mesure. Porté trop loin, il rétrécirait le canal et rendrait le passage de la sonde moins facile et plus douloureux. D'un autre côté, si la verge n'était pas assez tendue, la muqueuse de l'urèthre, refoulée par la sonde, se plisserait devant elle et pourrait s'opposer à sa marche. — J'ai dit encore qu'en même temps qu'on poussait la sonde dans l'urèthre, il fallait, par un mouvement opposé, faire glisser la verge sur la sonde. En cela, je n'ait fait que reproduire le conseil donné par nos grands maîtres en chirurgie. Ledran assurait qu'en sondant, il poussait plus la verge sur l'algalie qu'il ne poussait l'algalie sur la verge (*Tr. des opér. de chir.*, p. 290). Chopart recommande également d'étendre et d'allonger la verge sur la sonde (*Tr. des malad. des voies urin.*, t. II, p. 226). Boyer est encore plus précis : « Il doit y avoir, dit-il, entre les mains de l'opérateur, un accord tel que, dans le même moment, la verge soit autant poussée sur la sonde que la sonde l'est dans la verge. » (*Tr. des malad. chir.*, vol. IX, p. 137.) Quelques praticiens rejettent cette règle comme de peu d'importance, sans apporter aucune raison à l'appui de leur opinion. Cependant il est de toute évidence qu'en inclinant modérément la verge vers le ventre, on lui donne une courbure qui s'accommode à celle de la sonde, et qu'en même temps on déplisse mieux la paroi inférieure du canal. Cette considération a sa valeur; car c'est surtout vers cette paroi

(1) *Celse indique assez bien quelques-uns des temps de cette opération :* « Medicus autem » a dextro latere, sinistra quidem manu colem masculi continere, dextra vero fistulam » demittere in iter urinæ debet : atque ubi ad cervicem vesicæ ventum est, simul cum cole » fistulam inclinatam in ipsam vesicam compellere, eamque, urina reddita, recipere. » (Cap. XXVI, *De urin. red.*, etc.)

Albucasis précise le manuel opératoire mieux que Celse ; il indique le moment où il faut abaisser la sonde, et la raison qui exige ce mouvement :

« Cum catheterem in urethram leniter immittas donec ad urethræ radicem pervenerit. » Cum caput virgæ sursum versus umbilicum flecte. Cum catheterem trudas introrsum, donec » intraverit, et prope sedem pervenerit. Et tum inferne virgam vertas et catheterem in illa ; » tum trudas illum donec in vesicam advenerit, sentieritque infirmus jam in locum vacuum » pervenisse. Hoc modo equidem fiat operatio, quoniam meatus per quem emittitur urin » inflectitur. » (*De chirurgia*, sectio LVIII.)

que le bec de la sonde tend à se porter et qu'il rencontre le plus souvent des obstacles.

Quand la sonde est arrivée dans le cul-de-sac du bulbe, son bec se

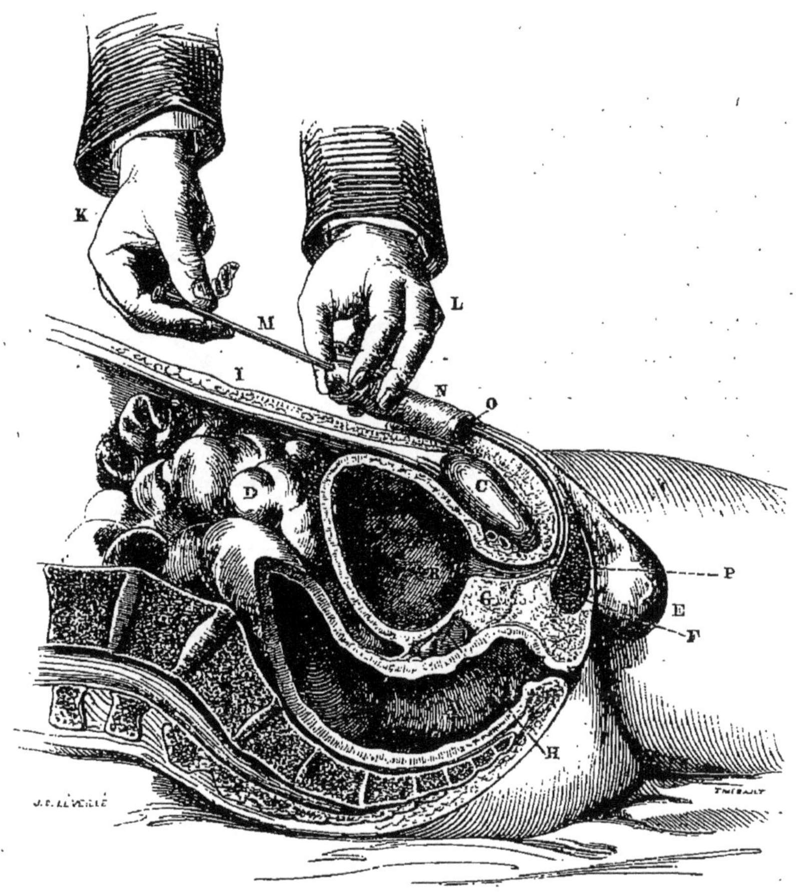

FIG. 19. — Cathétérisme, 1er temps.

A. Rectum ouvert dans sa longueur.
B. Vessie et urèthre coupés sur leur partie médiane.
C. Pubis gauche.
D. Masse intestinale.
E. Testicule gauche.
F. Bulbe.
G. Prostate.
H. Vésicule séminale.
I. Paroi abdominale antérieure.
K. Main droite du chirurgien tenant la sonde.
L. Main gauche soutenant la verge et ouvrant le méat urinaire.
m. Corps de la sonde.
n. Verge.
o. Corps caverneux droit dont la partie postérieure a été enlevée pour laisser voir l'urèthre.
P. Bec de la sonde arrivé dans le cul-de-sac du bulbe.

trouve un peu en arrière de l'ouverture de la portion courbe du canal, surtout quand ce cul-de-sac est très-prononcé, comme on le rencontre chez quelques vieillards. Si l'on continuait à enfoncer la sonde sans changer sa direction, on produirait presque sûrement une fausse route en arrière. C'est alors qu'il faut renverser entre les cuisses du malade le pavillon de l'instrument, dont le bec, par suite de ce mouvement de bascule, se trouve naturellement relevé, et porté au niveau de

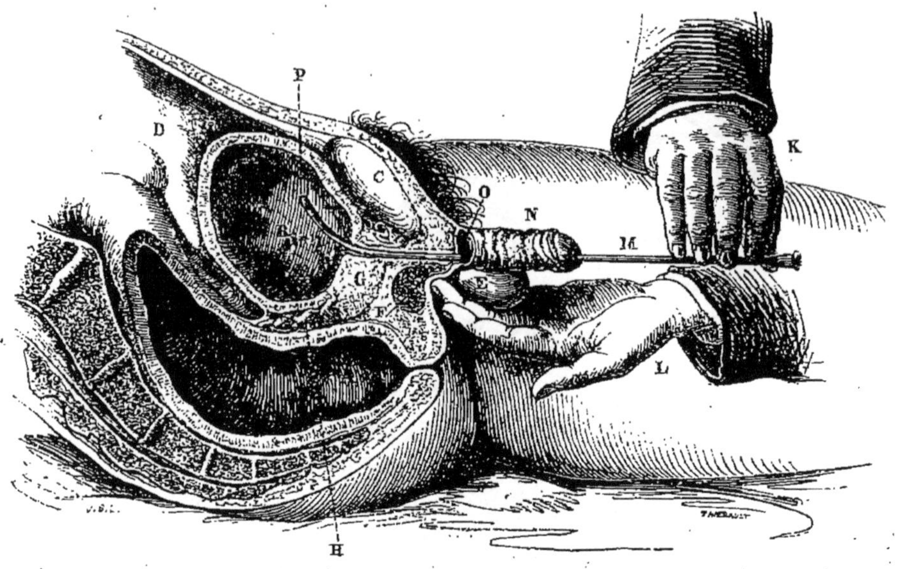

FIG. 20. — Cathétérisme, 2e temps.

A. Rectum.
B. Vessie et urèthre ouverts sur leur partie médiane.
C. Pubis.
D. Masse intestinale.
E. Testicule gauche.
F. Bulbe.
G. Prostate.
H. Vésicule séminale.
K. Main droite du chirurgien abaissant le pavillon de la sonde.
L. Main gauche pressant sur le périnée pour favoriser le passage de la sonde dans la portion courbe de l'urèthre.
m. Corps de la sonde parallèle à la cuisse.
n. Verge.
o. Corps caverneux droit.
P. Bec de la sonde.

l'entrée de la courbure de l'urèthre. Mais, quand la sonde a trop déprimé le bulbe, il peut arriver que son bec, en se relevant, soulève les tissus, qui, en formant une sorte de pli au-devant de la courbure du canal, lui en fermeront l'entrée. Il faut alors retirer un peu la sonde et recommencer le mouvement de bascule. On peut, en même temps, se servir de la main gauche, dont on n'a plus besoin pour soutenir la verge (1). On la passe sous le scrotum, et les doigts appliqués contre le

(1) Ce conseil a été donné, pour la première fois, par J. L. Petit : « Je cesse, dit-il, de tenir la verge quand le bout de la sonde a passé au delà du scrotum, et qu'il est parvenu au périnée. Car, quand, pour faire entrer la sonde, il y aurait quelque avantage à allonger la verge, il serait inutile de la tirer pour l'allonger, parce que l'allongement ne se peut faire que depuis le gland jusqu'au ligament suspenseur qui attache la verge au pubis. La sonde parvenue au périnée, je la pousse doucement, et dirigeant son bout vers le col de la vessie, je baisse la sonde avec douceur, et je passe la main qui tenait la verge sous le scrotum et le périnée, pour aider à la faire passer. » (*Tr. des malad. chir.*, t. III, p. 60.)

périnée, sur la convexité de la sonde, lui fournissent un point d'appui sur lequel elle pivote à la manière d'un levier du premier genre, et son pavillon ne peut s'abaisser sans que son bec se relève.

J'indiquerai encore un autre moyen pour franchir le cul-de-sac du bulbe. Lorsque, dans le mouvement de bascule de la sonde, celle-ci se trouve dans une direction perpendiculaire à l'axe du corps, on l'élève légèrement, comme si l'on voulait rapprocher sa concavité de l'arcade du pubis. Par suite de ce mouvement, le bec de la sonde est élevé au niveau de l'ouverture de la portion courbe du canal, et il ne reste plus à la main gauche, placée sur le périnée, qu'à presser sur la convexité de la sonde pour la faire pénétrer dans l'urèthre.

Il arrive quelquefois, surtout chez les individus pourvus d'un grand embonpoint, que la sonde, convenablement abaissée, vient arc-bouter contre la paroi supérieure du canal, et ne peut s'engager dans la région membraneuse. L'obstacle qu'elle rencontre provient de ce qu'une petite portion de l'urèthre, placée en avant de l'aponévrose moyenne, est fortement portée en haut par le ligament suspenseur de la verge, et forme une sorte de coude à convexité supérieure, dans lequel l'instrument s'arrête. Si, avec la main appliquée sur le pubis, on refoule en bas les parties molles, on relâche les trousseaux fibreux du ligament suspenseur qui, au lieu de s'attacher à l'os, se perdent dans les tissus mous. Par suite de ce relâchement, la base de la verge est abaissée; la courbure dont je viens de parler est moins prononcée, et la sonde peut cheminer librement. — Quand le chirurgien est à la droite du malade, il se sert de la main gauche pour appuyer sur le pubis; s'il est de l'autre côté, il change la sonde de main, appuie sur le pubis avec la main droite, pendant qu'avec la gauche il enfonce l'instrument dans l'urèthre.

Une des fautes les plus communes consiste à négliger de faire avancer la sonde en même temps qu'on abaisse son pavillon vers les cuisses du malade. Lorsque cet accident arrive avant que l'instrument ait traversé l'aponévrose moyenne, son bec passe en avant du pubis, et il n'en résulte pas grand inconvénient, parce que dans ce point, le canal, assez mobile, ne présente pas de résistance (1). Mais si la sonde a déjà franchi cette aponévrose, elle jouera le rôle d'un levier du premier genre, dont le point d'appui est au niveau du collet du bulbe : à mesure que son pavillon sera abaissé, son bec se relèvera d'autant plus brusquement que la cour-

(1) « Ceux qui ne sont pas instruits s'imaginent alors qu'ils ont fait entrer la sonde dans la vessie, quoiqu'il n'en sorte pas d'urine, et quoique les mouvements de l'instrument ne soient pas aussi libres que lorsqu'il a réellement pénétré dans ce viscère. Leur illusion les porte même à assurer qu'il n'y a pas d'urine dans la vessie, qui cependant en est excessi-

bure de l'instrument sera plus prononcée, et, pressant avec force contre la paroi supérieure du canal, pourra la déchirer et produire une fausse route en arrière du pubis.

Ledran a dit que le grand art de sonder consiste à ce qu'il y ait une sorte de concert entre la main qui tient la verge et celle qui tient la sonde. Je dirais plutôt qu'il consiste *à combiner dans une juste mesure le double mouvement de renversement et de progression qu'on imprime à la sonde.*

Lorsqu'on veut sonder le malade debout, il faut qu'il soit appuyé contre un meuble. Le chirurgien doit être assis en face de lui et un peu à sa gauche. Le manuel opératoire ne diffère pas de celui qui vient d'être décrit; cependant, au moment où l'on va pénétrer dans la portion courbe du canal, il faut changer la position de la main droite, qui est assez gênante. On saisit la sonde derrière ses anneaux, entre le médius et l'index, pendant qu'avec le pouce on bouche son orifice. De cette façon, on la tient plus solidement, et l'on s'oppose à la sortie trop prompte de l'urine. Ici je dois mettre le praticien en garde contre une erreur très-commune. Généralement, on ne tient pas assez compte des changements que la station debout apporte dans la position du bassin. On oublie que la face antérieure du pubis est presque horizontale, et l'on n'abaisse pas assez la sonde. Il faut, pour arriver dans la vessie, que l'instrument soit parallèle aux cuisses du malade et que son pavillon regarde directement en bas.

B. *Cathétérisme par-dessous le ventre* (*tour de maître*). — Ce procédé peut être employé, le malade étant couché sur son lit, ou placé en travers, comme pour subir l'opération de la taille périnéale. Ces positions différentes exigent quelques changements dans le manuel opératoire.

Dans le premier cas, le chirurgien se tient à la droite du malade. Il prend la verge par sa face dorsale, au-dessous du gland et sur les côtés, entre le médius et l'annulaire de la main gauche. Il ne la porte plus vers, le pubis et l'incline plutôt un peu du côté des pieds. Avec la main droite il tient la sonde comme il a été dit plus haut, et la présente entre les cuisses du malade, son pavillon regardant le pied du lit et sa convexité tournée du côté du pubis. Il l'introduit dans l'urèthre avec toutes les précautions que j'ai déjà conseillées. Quand il l'a poussée jusqu'au cul-de-sac du bulbe, il fait décrire à son pavillon un demi-cercle qui le porte vers l'aine gauche du malade, puis au devant de l'abdomen. La

vement remplie; mais la durée et l'accroissement des symptômes de la rétention obligent de la reconnaître et de recommencer à sonder. » (Chopart, *Tr. des malad. des voies urin.*, t. II, p. 228.) — J'ai été plus d'une fois témoin de cette erreur sur des malades ayant un grand embonpoint. Le volume de l'abdomen et l'abaissement du bassin faisaient croire aux élèves qu'ils avaient enfoncé la sonde jusqu'au bulbe, bien qu'elle en fût encore assez éloignée.

sonde se trouve alors dans la même position où elle est après le premier temps du cathétérisme pratiqué par-dessus le ventre. Il ne reste plus, pour achever l'opération, qu'à abaisser la sonde entre les cuisses du malade en même temps qu'on l'enfonce dans l'urèthre.

Dans le second cas, le malade est placé comme pour être taillé par le périnée. Le chirurgien se tient debout entre ses cuisses; dans cette position, il est obligé de plier fortement le poignet gauche pour saisir la verge comme précédemment. Il prend la sonde avec la main droite, le pouce placé sur le pavillon, parallèlement au corps de l'instrument, le médius et l'index appliqués en dessous, sur le côté opposé. La sonde ainsi tenue, il l'introduit dans l'urèthre et jusque dans la vessie, en exécutant la manœuvre qui vient d'être décrite.

Ainsi le tour de maître ne diffère du cathétérisme par-dessus le ventre que par son premier temps, qui est d'une exécution assez difficile. Chopart dit que le bec de la sonde devient le centre du mouvement imprimé au pavillon, et qu'il ne fait que tourner sur lui-même (*Traité des malad. des voies urin.*, t. II, p. 227). Cela n'est pas exact, du moins pour les chirurgiens qui ont la prétention d'exécuter brillamment ce procédé. Combinant le double mouvement de rotation et d'abaissement de la sonde, ils font décrire à son bec une sorte de spirale qui l'engage dans la portion courbe de l'urèthre et jusque dans la vessie. Les deux temps de l'opération sont ainsi confondus et exécutés avec une grande rapidité.

C'est ce qui explique ces paroles de J. L. Petit : « Si je suivais, dit-il, leur méthode, je voudrais au moins laisser une distance entre ces deux mouvements; de sorte qu'après avoir tourné la sonde, je tenterais de la pousser avec douceur vers le col de la vessie pour l'y faire entrer. » (*Œuvres posth.*, vol. III, p. 59.)

Dans le cathétérisme par-dessus le ventre, lorsque la verge est relevée vers le pubis, le canal présente un seul segment de cercle auquel s'accommode parfaitement la courbure de la sonde. Avec le tour de maître, le canal est plié en deux sens opposés, et la sonde ne peut passer d'une courbure à l'autre qu'à l'aide d'un mouvement de rotation, qui ne peut avoir lieu sans violenter plus ou moins les parois de l'urèthre. Ce procédé, dont on ne connaît pas l'auteur, était presque exclusivement en usage parmi les lithotomistes du XVIIIe siècle. Aujourd'hui il est rarement employé. Les praticiens qui n'ont pas une grande habitude du cathétérisme ne s'en servent pas, parce qu'il est d'une exécution difficile, et les chirurgiens habiles, parce qu'ils se rendent parfaitement compte de ses inconvénients.

C. *Cathétérisme par-dessus l'aine.* — Dans ces dernières années, on a voulu faire de ce cathétérisme un procédé nouveau. Il date pourtant d'assez longtemps (1). Voici comment Chopart en parle à propos du tour de maître : «.... Quelques chirurgiens préfèrent de conduire d'abord la sonde de côté ou de manière que sa concavité regarde l'aine de la cuisse gauche ; puis, à mesure qu'ils enfoncent l'instrument dans l'urèthre, ils le tournent insensiblement dans la direction où l'on sonde par-dessus le ventre. » (*Traité des malad. des voies urin.*, t. II, p. 228.) Mais Chopart a soin de dire qu'il en est de ce procédé comme du tour de maître, qui ne doit être employé que si le malade a un ventre très-gros et se trouve dans une position qui rende l'introduction de la sonde incommode, ou si l'on n'a pu sonder par-dessus le ventre. Il se garde bien de le conseiller comme méthode générale.

Ce procédé mixte tient du tour de maître et se rapproche encore plus du cathétérisme par-dessus le ventre. Dans les cas exceptionnels dont parle Chopart, il peut être de quelque utilité ; encore serait-il préférable de changer la position du malade en relevant son bassin au moyen d'un coussin épais, afin d'employer le cathétérisme ordinaire. Il ne mérite pas des reproches aussi grands que le tour de maître ; mais, comme dans ce dernier procédé, il faut, avant d'engager la sonde dans la portion courbe du canal, lui imprimer un mouvement de rotation qui la ramène vers l'axe du corps. Ce mouvement, si peu difficile qu'il soit à exécuter, si peu étendu qu'il soit, n'en est pas moins une complication dans la manœuvre et un inconvénient pour l'urèthre. Pourquoi ne pas placer tout de suite la sonde dans la direction du canal ? Et je dirai ce que J. L. Petit disait du tour de maître : Qu'il me soit permis de demander à ceux qui suivent cette méthode quelles raisons ils peuvent avoir pour la préférer à l'autre ?

D. *Cathétérisme avec une sonde droite.* — Longtemps avant Amussat on avait introduit des instruments droits dans la vessie, mais c'est à lui que revient l'honneur d'avoir fait passer dans la pratique ce mode de cathétérisme.

Voici comment il le pratiquait : « On fera, dit-il, asseoir le malade sur le bord de son lit, le tronc fléchi en avant, les cuisses fléchies sur le tronc et les pieds appuyés sur deux chaises. Le chirurgien, assis devant lui, saisit la verge entre le pouce, l'indicateur et le médius de la main

(1) Franco indique ce procédé : « Premierement la fault mettre par-dessus l'eine dedans » le conduit de la verge, la poussant tout doucement jusques à tant qu'on trouve résistance, » lors on abessera la verge contre bas, poussant tout bellement l'algalie... » (1561, p. 111.)

gauche placés derrière le gland, sur les côtés des corps caverneux, et la ramène dans une position presque perpendiculaire à l'axe du corps. Il introduit ensuite directement en avant la sonde qu'il tient entre l'indicateur et le pouce de la main droite, ayant soin de suivre la paroi supérieure du canal, tandis qu'avec la main gauche il la tire vers lui. On arrive sans obstacle jusqu'à la prostate : pour franchir la portion transverse de cette glande, qui s'oppose à l'introduction de la sonde, on retire celle-ci de quelques lignes, on abaisse son pavillon en lâchant la verge jusqu'à ce que l'instrument soit presque parallèle à l'axe du corps. Par cette manœuvre, le bec de la sonde se trouvant élevé, il suffit alors du plus léger mouvement imprimé de bas en haut pour le faire entrer dans la vessie. » (*Leçons d'Amussat*, 1832, p. 57.)

Il n'y a aucun avantage à placer le malade dans la position gênante que conseille Amussat. On peut le laisser couché, en ayant soin de soulever son bassin avec des coussins assez épais, car le pavillon de la sonde, ayant besoin d'être abaissé beaucoup plus que lorsqu'on se sert d'un instrument courbe, rencontrerait le lit avant que son bec fût arrivé dans la vessie. Le chirurgien doit être debout, à la droite du lit, pour plusieurs raisons. D'abord il aura sa main gauche libre pour appuyer sur le pubis et relâcher le ligament suspenseur de la verge, ce qui est ici très-important, afin de diminuer autant que possible les courbures de la verge. De plus, il ne sera pas obligé de changer la sonde de main. — Lorsque le malade est debout, on le sonde encore de la même manière; mais il faut être prévenu qu'on ne doit pas craindre d'abaisser fortement la sonde, qui, après avoir été introduite perpendiculairement à l'axe du corps, doit être amenée dans une direction parallèle aux membres inférieurs. Quelquefois même, chez des vieillards ayant une grosse prostate, l'instrument dépasse la verticale et se porte un peu en arrière.

Ce cathétérisme est rarement employé. Il est hors de doute, aujourd'hui, que l'urèthre permet sans trop de difficulté l'introduction d'une sonde droite; mais il tombe sous le sens que ses courbures ne peuvent être ainsi redressées, sans qu'il supporte une pression qui n'est pas sans inconvénients. En outre, ce procédé est d'une exécution plus difficile que le cathétérisme pratiqué avec une sonde courbe. Cependant il doit rester dans la pratique, parce qu'il se rencontre des cas assez fréquents, que j'examinerai ailleurs, où le chirurgien trouvera utilité à savoir introduire un instrument droit dans la vessie.

E. *Cathétérisme avec des sondes de gomme élastique.* — Les sondes de gomme élastique sont si souples, qu'elles pénètrent ordinairement avec la plus grande facilité dans l'urèthre, lorsqu'il est libre. Aussi, dans beaucoup de cas, les malades, après avoir reçu quelques conseils, se sondent eux-mêmes. Mais, quand la sonde vient à s'arrêter dans le cul-de-sac du bulbe ou à butter contre tout autre obstacle, il est très-difficile de la faire avancer, car on ne peut la diriger à son gré comme un instrument de métal. Il faut la retirer, et, au moyen d'un mandrin, lui donner, en partie du moins, la rigidité qui lui manque. On pratique alors le cathétérisme d'après les règles ordinaires; mais la manœuvre est d'une exécution plus difficile et demande quelques précautions particulières. On choisit pour mandrin une tige de laiton, à laquelle on donne la courbure qu'on juge convenable; son volume doit être en rapport avec le calibre de la sonde : trop gros, il entrerait à frottement, et l'on aurait beaucoup de peine à le retirer quand la sonde serait arrivée dans la vessie; trop petit, il ne présenterait pas assez de résistance, ne ferait pas corps avec la sonde. Celle-ci ballotterait sur le mandrin, se dévierait d'un côté ou d'un autre, et serait très-difficilement dirigée. Il faut surtout se tenir en garde contre un accident qui arrive assez fréquemment. Quand le mandrin est un peu trop court, ou quand il est assez libre pour reculer pendant les tâtonnements qu'exige le cathétérisme, son extrémité pointue vient quelquefois à sortir par les yeux de la sonde, dont elle arrête la marche, et elle déchire le canal. On peut prévenir cet accident en s'assurant que le mandrin va jusqu'au bout de la sonde, et en le maintenant dans sa place avec l'index de la main droite. Mais cette nécessité de tenir la sonde par son extrémité est assez gênante, parce qu'il est des cas où, pour agir avec plus de force, on voudrait la saisir au-dessous de son pavillon. Pour cette raison, j'ai l'habitude de me servir de mandrins dont le talon a une forme conique dans l'étendue de 3 centimètres, et

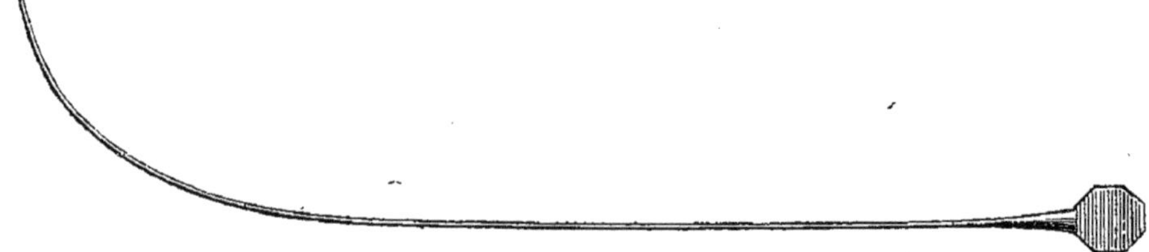

FIG. 21. — Mandrin à talon conique et à plaque.

se termine par une petite plaque. Ces mandrins, entrant à frottement dans la sonde, ne peuvent s'en échapper ; leur plaque permet de tenir l'instrument plus solidement, et sert aussi à indiquer, comme les anneaux des sondes métalliques ou les plaques des cathéters, si la pointe de la sonde dévie d'un côté ou d'un autre.

En dehors des règles que je viens de poser, j'ajouterai que la disposition des parties n'est pas assez constante pour que l'on puisse, sans danger, introduire rapidement une sonde dans l'urèthre, et faire, pour ainsi dire, du cathétérisme un tour d'adresse. Dans les cas les plus simples, il faut encore procéder avec la plus grande lenteur, afin de donner à l'urèthre le temps d'obéir à la sonde, et à la sonde le temps d'obéir à l'urèthre. Avec de l'habitude, la main s'arrête devant la moindre résistance; elle reconnaît, dans une certaine mesure, la nature de l'obstacle, la place qu'il occupe, et dirige la sonde de façon à l'éviter. Sans doute, il est indispensable de connaître parfaitement l'anatomie normale de l'urèthre et les altérations pathologiques qui peuvent modifier sa disposition; mais, si approfondie que soit cette connaissance, elle ne saurait remplacer l'habitude.

Il me resterait, pour compléter cette description du cathétérisme, à dire les changements qu'apportent, dans son manuel opératoire, le spasme de l'urèthre, les rétrécissements, les fausses routes, les maladies de la prostate, etc., etc.; mais j'ai pensé qu'il serait plus utile de les indiquer à propos de chacune de ces maladies.

F. *Cathétérisme chez la femme.* — Chez la femme, la direction presque droite de l'urèthre, son peu de longueur, l'élasticité de ses parois, rendent ce cathétérisme très-facile. Voici comment on le pratique : La malade est couchée horizontalement, le bassin soulevé par un drap plié en plusieurs doubles, les cuisses un peu écartées et fléchies. Le chirurgien se place à sa droite. Avec le pouce et l'indicateur de la main gauche portée en pronation au devant du pubis, il écarte les petites lèvres, afin de découvrir le méat urinaire, qui est situé un peu au-dessus de l'orifice du vagin et au-dessous du clitoris, dans l'espace triangulaire qui sépare les petites lèvres. Tenant la sonde entre le pouce, l'index et le médius de l'autre main, de manière que la concavité de l'instrument regarde le pubis, il l'introduit doucement dans l'urèthre, en faisant décrire une courbe à son bec.

Quand le cathétérisme n'est que le premier temps d'une opération plus sérieuse, on peut placer la malade en travers, sur le bord du lit, les cuisses écartées et fléchies. Mais, en général, cette position, qui répugne à la pudeur des femmes, n'est pas nécessaire.

Quelquefois on rencontre des malades qui refusent de se laisser découvrir, et il est utile, pour les jeunes praticiens, d'apprendre à pratiquer le cathétérisme sans avoir les parties sous les yeux. La malade étant couchée horizontalement, comme je l'ai dit plus haut, le chirurgien place sa main gauche tournée en pronation au devant de la vulve. Avec le pouce et le médius, il écarte les grandes et les petites lèvres.

puis il porte l'index à l'entrée du vagin, et le ramène doucement en avant jusqu'à ce qu'il sente, sur la ligne médiane, une petite dépression qui n'est autre chose que l'entrée de l'urèthre. Il arrête l'index en ce point, et, avec la main droite, il passe doucement sous sa pulpe le bec de la sonde qu'il introduit dans le canal. Avec un peu d'habitude, on parvient à pratiquer assez facilement le cathétérisme de cette façon. Si l'on ne réussit point, on en est quitte pour revenir au moyen ordinaire.

Dans le procédé généralement décrit, le chirurgien, placé à la gauche de la malade, commence par reconnaître avec l'indicateur de la main droite la position du clitoris. Avec la main gauche, il tient la sonde de manière que le bec de l'instrument repose, par la convexité, sur la pulpe de l'indicateur, et le pavillon dans la paume de la main. Tandis qu'avec le médius il sent le bourrelet formé par le sphincter du vagin, il porte en avant l'index, sur lequel repose le bec de la sonde, et, rencontrant à 5 millimètres environ le méat urinaire, il y fait pénétrer l'instrument.

Le procédé précédent est d'une exécution plus facile, et, pour des raisons qu'il est aisé de comprendre, sans les expliquer, il est préférable, surtout chez les jeunes femmes.

Il ne faut pas oublier que la place occupée par le méat urinaire varie avec l'âge. Chez les filles et les jeunes femmes, il est en avant, tandis que chez les femmes âgées il est porté en arrière et n'est presque plus séparé de l'orifice du vagin. Quelques états pathologiques de la matrice et de la vessie peuvent aussi changer la direction du canal et la place du méat urinaire. Chez quelques femmes touchant au terme de leur grossesse, on est obligé d'aller chercher le canal derrière la symphyse du pubis, et de diriger la sonde en haut et en avant.

Quelquefois, enfin, les lacunes muqueuses situées sur les côtés du méat urinaire sont larges et béantes, au point qu'on les prend pour l'entrée du canal. Mais l'impossibilité de faire pénétrer la sonde et les douleurs que la femme éprouve font bientôt reconnaître l'erreur.

Bandages pour fixer les sondes. — Dans quelques circonstances que j'examinerai ailleurs, il est nécessaire de laisser dans la vessie une sonde à demeure. On a imaginé, pour la maintenir en place, divers appareils assez ingénieux, qui sont presque tous tombés dans l'oubli. Les seuls qui soient restés dans la pratique sont les bandages, que le chirurgien peut faire avec quelques liens de coton ou de laine, qu'il est toujours facile de se procurer. Ce sont les plus simples et les meilleurs.

Depuis l'invention des sondes de gomme élastique, il est rare qu'on place à demeure une sonde de métal, à cause des accidents qu'elle peut déterminer. Cependant il arrive quelquefois qu'après avoir éprouvé de la difficulté à pratiquer le cathétérisme avec une sonde d'argent, on hésite à la retirer, dans la crainte de ne pouvoir lui substituer une sonde flexible, et l'on préfère la laisser en place pendant un jour ou deux. Dans ces cas, voici ce que conseille Boyer : «Deux rubans, dit-il, sont attachés aux anneaux de la sonde, conduits sous les cuisses, l'un à droite, l'autre à gauche, aux parties latérales d'une ceinture ou d'un bandage de corps qui doit être retenu en haut au moyen d'un scapulaire. Cette précaution est nécessaire pour empêcher la ceinture de remonter, et la sonde de s'échapper de la vessie. Il est inutile d'employer d'autres rubans pour fixer la sonde au devant, car ce n'est qu'en remontant dans cette direction qu'elle peut sortir de la vessie; mais il faut avoir soin que les rubans inférieurs ne soient pas trop courts et ne maintiennent pas la sonde trop baissée et trop appliquée contre le scrotum; autrement, son bec, relevé vers la paroi antérieure de la vessie, l'irriterait et pourrait causer des accidents, tandis que la partie droite de l'instrument, appuyant fortement et constamment sur la partie de l'urèthre qui répond au pli de la verge, du côté des bourses, y occasionnerait de l'inflammation et peut-être la gangrène.» (*Traité des malad. chir.*, t. X, p. 141.) — Ce bandage, que j'ai vu souvent employer, présente d'assez grands inconvénients : avec quelque soin qu'on l'applique, on ne peut empêcher que les liens qui retiennent la sonde ne soient trop tendus ou trop relâchés, suivant que le malade tient les membres inférieurs allongés ou fléchis, suivant aussi qu'il se couche sur un côté ou sur un autre. Tous les mouvements imprimés au pavillon de la sonde par la tension inégale des deux cordons changent la direction de son bec, qui frotte douloureusement sur les parois de la vessie, surtout quand elle est vide. Pour toutes ces raisons, il est préférable de fixer les sondes d'argent comme celles de gomme élastique.

On prend deux cordons, longs d'environ un mètre, composés de plusieurs brins de fils de coton. On noue la partie moyenne de l'un de ces cordons sur la sonde, à 3 centimètres du méat urinaire, en faisant un double nœud. Les deux chefs de ce cordon sont conduits sur un des côtés de la verge, jusqu'à la partie moyenne, passés l'un sur l'autre, comme si l'on voulait faire un nœud simple, tournés autour de la verge, et enfin arrêtés par un nœud en forme de rosette. Le second cordon est appliqué de la même façon, sur le côté opposé de la verge. La sonde, ainsi maintenue de quatre côtés, ne peut, ni s'échapper de la vessie, ni dévier dans un sens ou dans un autre. — Ce bandage est très-simple, et suffit, le plus souvent, pour bien assujettir la sonde; mais son application exige encore quelques précautions. Si les cordons ne sont pas assez serrés, ils glissent sur la verge et la sonde sort de l'urèthre. Pour prévenir cet inconvénient, quelques praticiens enveloppent la verge d'une bandelette de linge; mais cette bandelette glisse avec plus de facilité que les cordons et les entraîne avec elle. Si les cordons sont trop serrés, ils produisent un gonflement œdémateux du prépuce, excorient la peau, et empêchent l'écoulement de mucus, provoqué par la sonde de sortir librement. Lorsque ces accidents arrivent, il faut délier les cordons et les fixer à un suspensoire, tout près de l'ouverture qui donne passage à la verge.

Quelques malades sont tourmentés par des érections qui, outre la douleur qu'elles déterminent, relâchent le bandage. Boyer avait imaginé de remplacer les cordons de coton par des lanières de caoutchouc qui se prêtaient, par leur élasticité, aux alternatives de mollesse et de gonflement de la verge. Le bandage qu'il décrit est trop compliqué, mais le principe en est bon. Voici, dans ces cas, l'appareil que j'emploie. Après avoir noué, sur la sonde, les cordons de coton, je les passe avec une forte aiguille à travers le bord d'un anneau de caoutchouc, préalablement appliqué sur la partie moyenne de la verge. Cet anneau doit avoir 2 centimètres de large, être souple, mince et assez large pour ne pas étrangler les parties; il adhère si bien à la peau que, sans avoir besoin de serrer la verge, il ne glisse point.

Plusieurs praticiens ont conseillé de lier les cordons au-dessous du gland, découvert, et de ramener sur eux le prépuce. Ce bandage est peu solide et très-incommode; il irrite le prépuce et le gland et peut même les ulcérer.

Quand la sonde est fixée, on la bouche avec un fausset d'ivoire ou de bois dur. Pour les sondes d'argent, un bouchon de liége est préférable. Chez les femmes, il est rare qu'on soit obligé de laisser une sonde à demeure. Comme la présence de cet instrument est très-incommode et que, d'un autre côté, un cathétérisme, répété fréquemment, n'a pas les mêmes inconvénients que chez l'homme, il vaut mieux réintroduire la sonde toutes les fois que la malade a besoin d'uriner. La présence du chirurgien n'est pas nécessaire; une femme de chambre peut se charger de cette besogne. J'ai vu plus d'une malade se sonder elle-même très-facilement. Si, cependant, il était indispensable qu'une sonde restât dans la vessie, il faudrait qu'elle fût de gomme élastique. Boyer conseille de la fixer en attachant ces cordons aux sous-cuisses d'un bandage en T double. On peut encore se servir du bandage imaginé par M. le professeur Bouisson. On attache sur le pavillon de la sonde, par leur partie moyenne, deux longs rubans de coton, dont les chefs, contournant les cuisses, sont noués en dehors. Ces anses glisseraient en bas, mais elles sont soutenues par des espèces de bretelles qui s'attachent elles-mêmes à une ceinture.

CHAPITRE IV

DES BOUGIES

Historique. — Si l'on ne consulte que les documents écrits, on ne peut faire remonter au delà du xve siècle l'origine des bougies. D'une utilité moins grande que les sondes, qui peuvent les remplacer au besoin, et qui servent, en outre, à vider la vessie, on s'explique comment elles n'ont pas fixé au même degré l'attention des chirurgiens, et pourquoi il en est si peu question dans leurs livres. Cependant, il est probable qu'elles étaient connues à la même époque. Ainsi que les sondes, elles dateraient des premiers temps de la chirurgie. Guaynerius, dont l'ouvrage fut publié en 1440, parle des bougies sans se les attribuer, et comme étant de pratique commune. Voici le passage : il s'agit de repousser dans la vessie un calcul engagé dans l'urèthre... «*Ad si hoc » iterum non contulerit, foramini virgæ candelam subtilem vel virgulam » stanneam aut argenteam immite.*» (*Anton. Guaynerii opus*, 1534, cap. xv, page 203.).

Ferri décrit plusieurs espèces de bougies : les unes sont faites avec des tiges de mauve, de persil, de fenouil, avec de la cire blanche ou jaune; d'autres sont fabriquées avec de la cire rendue verte par le mélange d'une petite quantité de vert-de-gris en poudre, qui est un puissant détersif; d'autres enfin sont de plomb, arrondies, flexibles, de la grosseur et de la longueur convenables pour être introduites dans l'urèthre ou retirées facilement. Elles doivent être plus ou moins grosses selon l'étroitesse du canal. Pour rompre les caroncules, il faut qu'elles soient plus fortes que lorsqu'elles doivent tenir lieu de bougies de cire. On peut aussi en faire d'or, d'argent, ou avec tout autre métal semblable. (*De caruncula sive callo*, cap. v.)

Lacuna parle également des bougies avec quelques détails, à propos du traitement des caroncules. Il recommande d'employer d'abord les tiges de mauve et de persil trempées dans de l'huile, parce qu'il faut toujours commencer par les moyens les plus doux. On devra ne pas agir avec violence; autrement, on déterminerait des frissons, de la fièvre, des écoulements de sang, et beaucoup d'autres accidents très-graves. Si ces tiges se plient ou se brisent, on a recours à des bougies de cire. Pour empêcher qu'elles ne cassent, ce qui arrive surtout en hiver, à cause de la dureté de la cire, et qu'un morceau ne reste dans la vessie, il faut les préparer avec de la cire et de la résine de térébenthine appliquées sur un fil solide qui en occupe le centre. Après avoir un peu courbé la bougie vers sa partie la plus mince, on la trempe dans l'huile, et on l'introduit dans l'urèthre. Quand on ne peut arriver dans la vessie, on se sert d'une tige de plomb de même grosseur et de même longueur que la bougie de cire. Outre que le plomb est doux, c'est un bon siccatif, et, de plus, il affaisse par son poids les caroncules et les comprime au point de les effacer.

On voit, dans ce court résumé, que les anciens avaient des idées assez avancées sur la manière de fabriquer les bougies, les précautions qu'exigeait leur introduction dans l'urèthre et les accidents qui pouvaient suivre leur emploi. Cependant, jusqu'au milieu du dernier siècle, ces instruments étaient trop imparfaits pour rendre de grands services. Mais, en 1770, elles profitèrent des améliorations apportées dans la fabrication des sondes, et, aujourd'hui, elles laissent peu de chose à désirer. On en fait de matières animales ou végétales et de métal. Leur volume et leurs formes sont très-variés, suivant l'usage auquel on les destine. On s'en sert : 1° pour dilater les rétrécissements; 2° pour porter dans le canal des substances médicamenteuses ou caustiques; 3° pour explorer l'urèthre.

A. Bougies dilatantes. — 1° *Bougies de cire.* — Elles sont faites avec des bandelettes de vieux linge d'un tissu fin et serré, ayant une longueur de 25 centimètres, et une largeur de quelques millimètres à 2 centimètres, suivant le volume qu'on veut leur donner. Ces bandelettes sont d'abord trempées dans de la cire fondue, blanche ou jaune, puis roulées entre les doigts dans le sens de leur longueur, et enfin roulées de nouveau avec un plateau de bois sur un marbre poli. De cette façon, on n'obtient que des bougies cylindriques, se terminant par une pointe très-arrondie. Pour leur donner une forme conique, il faut diminuer la largeur de la bandelette dans la longueur de 6 ou 7 millimètres vers l'extrémité qui doit former la pointe. On doit veiller à ce qu'il n'y ait pas une grande différence de volume entre cette pointe et le talon de la bougie qui, s'il était trop gros, dilaterait outre mesure le méat urinaire.

Avec quelque soin que ces bougies soient préparées, il est impossible de leur donner une surface polie et douce; aussi ne sont-elles pas toujours bien supportées par les malades dont le canal est très-irritable. Les grosses ne se prêtent pas facilement aux inflexions de l'urèthre, bien qu'avant de les introduire dans le canal on puisse leur donner la courbure qu'on juge convenable. Les fines pêchent par défaut de résistance. Dès qu'elles sont ramollies par la chaleur de l'urèthre, elles cèdent devant le moindre obstacle, et il arrive assez souvent qu'on croit avoir franchi un rétrécissement quand on voit sortir par le méat la pointe de la bougie qui s'est repliée sur elle-même.

2° *Bougies de gomme élastique.* — On les fabrique de la même façon que les sondes (voy. page 63). Leurs formes sont très-variées; elles sont droites ou courbes, pleines ou creuses, cylindriques ou coniques, terminées par une pointe très-effilée ou par une petite olive.

Il y des bougies droites de toutes les grosseurs. Mais, au-dessus de 5 millimètres, elles ont un double inconvénient. Malgré leur grande souplesse, elles exercent, par la tendance qu'elles ont à se redresser, une pression nuisible sur la paroi inférieure de la portion courbe de l'urèthre. En outre, plus elles sont volumineuses, plus elles sont disposées à s'écailler en se pliant. Aussi doit-on leur préférer les bougies courbes qui se prêtent mieux à la forme du canal. Au-dessous de 4 millimètres, au contraire, il vaut mieux se servir de bougies droites, parce qu'on n'a plus à craindre les inconvénients dont je viens de parler, et que, d'autre part, le chirurgien se rend mieux compte de ce qu'il fait avec une tige droite qu'avec une courbe, surtout quand cette tige est très-molle. C'est pourquoi les fabricants n'ont des bougies courbes que dans les numéros moyens et gros.

On est parvenu à faire des bougies très-petites, presque filiformes, ayant un tiers de millimètre. Malgré leur finesse, elles ne sont point exposées à se briser, parce que leur trame de soie est très-solide. Ces petits numéros sont ordinairement de la même grosseur dans toute leur étendue; c'est un inconvénient, parce qu'ils se plient trop facilement. Je préfère les bougies, dont le corps a 1 ou 2 millimètres de diamètre, et dont l'extrémité va s'amincissant dans l'étendue de 3 ou 4 centimètres, et se termine par une pointe très-effilée. Comme elles présentent plus de résistance, la pression exercée sur leur talon est transmise plus directement à la pointe. Le chirurgien est plus maître de son instrument, et il a mieux conscience de la route qu'il lui fait suivre. Il est vrai que si le rétrécissement est étroit, la forme conique de la bougie empêche de l'introduire jusque dans la vessie, mais cela est inutile. Le point important est de pénétrer dans le rétrécissement, et lorsqu'on y parvient, on ne tarde pas à le franchir tout entier.

Les bougies à pointe fine ont le défaut de s'engager fréquemment dans les lacunes et les moindres replis de la muqueuse. Pour remédier à cet accident, on retire un peu la bougie, dès qu'on la sent arrêtée, et l'on cherche à lui faire suivre une autre route en l'inclinant dans différents sens. On peut encore changer la direction de sa pointe en tortillant son extrémité, et, presque toujours, on parvient, après quelques tâtonnements, à franchir l'obstacle.

Les bougies, dites olivaires, qui sont des bougies coniques dont le bout est légèrement renflé et de forme oblongue, n'ont point cet inconvénient. Aussi sont-elles préférables dès que le rétrécissement est assez élargi pour permettre leur passage. L'olive qui les termine glisse sans rencontrer d'obstacles sur les parois inégales du canal, et, viendrait-elle à s'engager dans ces culs-de-sac que l'on rencontre quelquefois dans la région prostatique, la souplesse de la bougie ne permettrait pas encore de produire une véritable fausse route. Ces bougies sont d'un grand secours, et très-généralement employées.

Les bougies de gomme élastique sont préférables à celles de cire sous plusieurs rapports. Leur surface étant plus lisse, elles sont facilement supportées par les malades; beaucoup plus souples, elles suivent mieux les sinuosités d'un canal rétréci; on peut leur donner une pointe très-effilée, capable de pénétrer dans les ouvertures les plus étroites, et, en même temps, il est facile de remédier à leur défaut de résistance, en les faisant creuses de manière à recevoir un petit mandrin; enfin, leur mode de fabrication permet de leur donner les formes les plus variées.

C'est ainsi qu'on a imaginé de faire des bougies connues sous le nom de *bougies à ventre*. Ce sont des bougies ordinaires portant, à quelque distance de leur extrémité, un renflement fusiforme de 4 à 5 millimètres de long sur 7 à 8 millimètres de diamètre. Elles ont été inventées par Ducamp (*Traité des rétent. d'urine*, page 181) pour dilater seulement une partie rétrécie de l'urèthre, sans fatiguer le méat urinaire et les autres portions du canal, ce qui aurait lieu avec une bougie volumineuse dans toute sa longueur. Mais le ventre de la bougie tend toujours, par sa forme ovoïde, à rester en deçà ou à passer au delà de la partie étroite de l'urèthre. Il est impossible de le maintenir en rapport avec le rétrécissement. De plus, la portion renflée de la bougie, manquant de souplesse à cause de son gros volume, se prête difficilement à la courbure du canal, et exerce sur ses parois une pression douloureuse. Enfin, pour porter le ventre de la bougie jusqu'au rétrécissement, il faut nécessairement lui faire franchir le méat urinaire dont la dilatation est assez douloureuse. Quelquefois même, il se développe dans ce point une inflammation assez vive pour empêcher l'introduction des bougies dont on s'était déjà servi quelques jours auparavant.

3° *Bougies de baleine.* — Quoique connues depuis longtemps, elles n'ont jamais été très-employées. Dans ces dernières années on a voulu les remettre en honneur, mais elles ont des inconvénients trop évidents pour être préférées aux autres bougies. Boyer les trouve trop dures et leur reproche, avec raison, la tendance qu'elles ont à se redresser, de telle sorte que la pression qu'elles exercent sur l'urèthre est très-incommode (*Trait. des malad. chir.*, vol. IX, p. 215). Elles ont pourtant certaines propriétés qu'on peut utiliser dans quelques cas exceptionnels.

La ténacité de la baleine permet d'en faire des bougies, qui, tout en étant très-fines, présentent une résistance assez grande. Pour éviter l'inconvénient signalé par Boyer on peut leur imprimer une légère courbure. Elles m'ont été utiles, plus d'une fois, pour traverser des rétrécissements très-étroits dans lesquels je n'avais pu introduire une bougie de gomme élastique. Mais il ne faut les employer qu'avec une extrême prudence. Leur pointe déliée et résistante s'engage avec la plus grande facilité dans les lacunes de l'urèthre, déchire la muqueuse et chemine si aisément dans les tissus sous-jacents qu'on peut croire avoir franchi le rétrécissement alors qu'on a fait une fausse route. Pour prévenir cet accident ou, au moins, pour l'atténuer, on doit s'arrêter dès qu'on présume que la pointe de la bougie est entrée de quelques millimètres dans le rétrécissement. Il est inutile d'aller plus loin. On la laisse en place, et par suite du travail qui s'opère dans les tissus, on parvient, le plus souvent et après un temps très-court, à remplacer la baleine par une bougie de gomme élastique qui n'expose pas aux mêmes dangers.

On fabrique aussi des bougies de baleine dont la pointe est terminée par une petite olive. Elles sont moins dangereuses, mais elles n'ont plus les avantages des bougies à pointe conique. En tout cas, je conseillerai de n'employer ni les unes ni les autres pour traiter des rétrécissements profonds, parce qu'elles se plient mal à la courbure de l'urèthre et risquent trop de s'égarer hors du canal. Quand il s'agit d'un rétrécissement très-étroit, situé dans la portion droite de la verge, il est plus facile de les guider. Alors elles peuvent être de quelque utilité.

4° *Bougies de corde à boyaux.* — Ces bougies ont eu quelques partisans à cause de la propriété qu'elles possèdent d'absorber les liquides, de se gonfler et de dilater rapidement le rétrécissement, une fois qu'elles l'ont franchi. Lallemand et Bégin, exagérant encore leurs avantages, ont prétendu qu'on pouvait rendre leur surface unie et leur pointe mousse avec la pierre ponce, qu'elles glissent facilement dans le canal, qu'elles ne sont pas plus roides que les autres bougies et se replient devant les obstacles de manière à ne pas exposer aux fausses routes, qu'elles produisent une dilatation plus rapide et moins douloureuse. Enfin Lallemand va jusqu'à s'en servir comme de bougies à empreintes. (*Obs. sur les malad. des organ. génit. urin.* p. 31.)

L'expérience a fait justice de ces exagérations. Avec quelque soin que l'on fabrique les bougies de corde à boyaux, il est impossible de leur donner le poli des bougies de cire et surtout de gomme élastique. Leur pointe aiguë et leur rigidité qui ne persiste pas longtemps, il est vrai, empêchent qu'elles ne se plient aux courbures du canal et exposent aux fausses routes. Lorsqu'elles sont fines, elles se ramollissent avec tant de rapidité qu'après quelques tâtonnements, le plus souvent nécessaires pour traverser un rétrécissement, on est obligé de les retirer, car elles ont perdu toute consistance. Enfin la propriété qu'elles ont de se gonfler et dont on a fait leur principal mérite est à mes yeux leur plus grand inconvénient. C'est qu'en effet, elles se gonflent dans toute leur longueur et plus encore en arrière du rétrécissement qu'à son niveau où elles éprouvent une certaine résistance. Elles présentent alors une sorte de bourrelet en arrière de l'obstacle et l'on ne peut les retirer sans déterminer de la douleur et sans s'exposer à déchirer la muqueuse de l'urèthre. J'ai rarement employé ces bougies, mais assez souvent pour ne pas hésiter à en déconseiller l'usage.

On fabrique aussi des bougies de parchemin, d'ivoire ramolli par l'acide hydrochlorique, de gutta-percha. Mais il suffit de mentionner ces bougies qui sont de beaucoup inférieures à celles dont je viens de parler.

5° *Bougies métalliques.* — Autrefois on se servait de tiges de plomb droites et minces pour détruire ou traverser des caroncules indurées. Quoique trop faibles, elles étaient de quelque utilité à cette époque où l'on n'avait que les bougies de cire que vendaient les ciriers. Col-de-Villars et Astruc en mirent à profit la flexibilité pour leur donner une certaine courbure. Ils recommandaient, quand la bougie avait pénétré profondément dans l'urèthre, de presser le périnée avec les doigts, afin de la courber et de l'accommoder à la forme du canal. Plus tard, on remplaça le plomb par l'étain qui a plus de consistance. Ce métal est encore trop mou pour les bougies d'un petit volume, car, pour peu qu'elles rencontrent de résistance, elles se plient dans un sens ou dans un autre et la main du chirurgien ne peut plus les guider avec sûreté. Au-dessous de 5 millimètres, elles doivent être de maillechort ou d'argent.

Les bougies métalliques, étant fabriquées à la filière et pouvant être graduées avec une grande précision, permettent de dilater les rétrécissements d'une façon presque insensible ; elles sont parfaitement polies et très-résistantes. Ces qualités les font préférer aux bougies de cire et de gomme élastique, dans quelques cas de rétrécissements tenaces ou pour calibrer le canal après l'opération de l'uréthrotomie interne.

B. Bougies médicamenteuses. — Les bougies qui servent à porter des topiques dans l'urèthre sont connues sous le nom de bougies *médicamenteuses*. On les fabrique comme celles de cire, en ajoutant à cette dernière matière soit des narcotiques, soit des préparations de plomb, de cuivre, de fer ou de mercure. Les fameuses bougies de Daran avaient pour principal agent la litharge et celles de Goulard l'extrait de Saturne. Les plus simples et les plus souvent employées se faisaient avec de l'emplâtre de diachylum ou de Vigo. Au lieu de mêler la substance médicamenteuse à la cire fondue, on peut l'étendre sur la bougie, si c'est un onguent, ou la fixer par la pression, si c'est une poudre. Quand on se servait des bougies de plomb, on les frottait quelquefois de mercure cru pour leur communiquer une propriété antisyphilitique, mais on ne faisait que les rendre plus cassantes.

Les bougies médicamenteuses sont généralement délaissées. Leur action est à peu près nulle et souvent elles déterminent dans l'urèthre une inflammation des plus sérieuses.

C. Bougies armées. — On donne ce nom à des bougies de cire qui portent sur un point de leur longueur un agent destiné à cautériser l'urèthre. Les anciens les préparaient de deux façons : tantôt ils pratiquaient, vers l'extrémité de la bougie, une gouttière circulaire dans laquelle ils plaçaient la substance escharotique, tantôt ils en *emboutissaient* la bougie. Lacuna dit que cette manière de faire était employée par quelques chirurgiens de son temps et il la blâme. Vers la fin du siècle dernier, les bougies armées ont été mises en grande vogue par Hunter et surtout par Everard Home. Ils se servaient d'une simple bougie de cire dans l'extrémité de laquelle ils enchâssaient un petit morceau de nitrate d'argent. Watheley préférait la potasse caustique au nitrate d'argent et la plaçait, non plus à l'extrémité de la bougie, mais sur le côté dans un petit trou fait avec une grosse épingle. Cette substance étant très-déliquescente, il la recouvrait d'un peu de suif pour protéger les parties saines de l'urèthre, pendant le passage de la bougie jusqu'au rétrécissement.

Dans les cas rares où l'on juge à propos de pratiquer la cautérisation de l'urèthre, on a remplacé les bougies armées par des instruments beaucoup plus parfaits connus sous le nom de *porte-caustique*.

D. Bougies exploratrices. — Il y en a plusieurs espèces. Ce sont : 1° les bougies de cire ; 2° les bougies emplastiques ; 3° les bougies à boule conique ; 4° les bougies ou stylets à boule sphérique.

1° *Bougies de cire.* — Les bougies qui servent à l'exploration de l'urèthre diffèrent de celles dont j'ai parlé plus haut en cela seulement que la couche de cire qui les recouvre doit être plus molle et plus épaisse, afin que le rétrécissement puisse y laisser une empreinte. Je les ai souvent employées et, je dois le dire, sans grand profit. Ce résultat était du reste facile à prévoir. La bougie passe dans le rétrécissement comme dans une filière et, après l'avoir franchi, elle ne reprend pas son volume, bien qu'elle se trouve dans une partie assez large du canal ; le reprendrait-elle, qu'elle s'amincirait de nouveau en repassant par le rétrécissement. Or cette diminution de volume dans une certaine longueur de la bougie n'indique qu'une seule chose, c'est l'étroitesse de la voie que la bougie a traversée. Quant à la longueur du rétrécissement, à sa direction, au siége de son orifice, elle ne peut rien apprendre. On objectera peut-être que l'urèthre n'est pas un conduit inerte et que le rétrécissement, en se contractant, devra marquer son empreinte sur la bougie. Mais cela fût-il, que l'empreinte n'en serait pas moins effacée parce que la portion de bougie qui est au delà du rétrécissement est obligée de le franchir de nouveau quand on la retire. Des expériences nombreuses ne me laissent aucun doute à cet égard. Quelquefois j'ai constaté sur des bougies, laissées dans l'urèthre pendant douze heures, de légers sillons ; mais ils n'étaient jamais assez déterminés pour servir à reconnaître la disposition particulière d'un rétrécissement.

2° *Bougies emplastiques.* — Cet explorateur a été imaginé par Ducamp qui lui a donné, à tort, le nom de sonde à empreinte. C'est une bougie creuse, terminée par un pinceau de soie empâté d'un mélange par parties égales de cire jaune, de diachylum, de poix de cordonnier et de résine. On l'introduit dans l'urèthre jusqu'au point rétréci contre lequel on la presse pendant quelques instants. La matière emplastique, ramollie par la chaleur du canal, se moule sur lui, se tasse au-devant du rétrécissement et pénètre dans sa cavité. Lorsque la bougie est retirée, elle présente à son extrémité une masse irrégulièrement arrondie, surmontée d'un petit appendice de longueur et de grosseur variables. Ducamp attachait une grande importance à la position de cet appendice qui devait indiquer d'une manière certaine si l'ouverture du rétrécissement occupait le centre de l'urèthre ou si elle était rapprochée d'un de ses côtés. Il se trompait étrangement. Quand la cire à mouler vient à rencontrer l'obstacle formé par le rétrécissement, elle commence par se tasser au-devant de lui et se porte du côté où elle trouve le moins de résistance. C'est ce qui arrive particulièrement au commencement de la courbure de l'urèthre où la forme et la mollesse des parois du canal, jointes à la direction imprimée à la bougie, font que la masse emplastique se porte dans le cul-de-sac du bulbe et le déprime en arrière. Sur le moule que l'on obtient, on trouve l'appendice placé en avant de la masse de cire et l'on s'imaginerait que l'ouverture du rétrécissement est très-rapprochée de la paroi supérieure du canal, tandis que, en réalité, elle en occupe le centre.

On a dit encore en faveur de ce mode d'exploration qu'en répétant l'examen à plusieurs reprises on rapportait toujours la même empreinte. Je puis assurer que cela n'est pas. Il suffit pour changer l'empreinte que la verge soit un peu plus ou un peu moins tiraillée et que la bougie soit poussée avec un peu plus ou un peu moins de force. Mais il en serait autrement qu'il n'y aurait pas lieu de s'étonner si les empreintes sont semblables, quand les conditions anatomiques de résistance ou de souplesse du canal ne sont point changées; et de ce que les empreintes sont les mêmes on ne peut en conclure qu'elles soient fidèles.

L'exploration de l'urèthre, pratiquée avec ces bougies, est assez mal supportée par les malades. La pression qu'on est obligé d'exercer sur le rétrécissement pour faire pénétrer la cire dans sa cavité est douloureuse et détermine quelquefois un léger écoulement de sang. On a vu aussi des débris de cire rester dans le rétrécissement et arrêter, pendant plusieurs heures, l'écoulement de l'urine. Ces accidents méritent quelque attention. Cependant c'est plutôt à cause de son insuffisance que la bougie à empreinte de Ducamp est chaque jour moins employée.

3° *Bougies à boule.* — Ces bougies sont de gomme élastique et terminées par un petit cône. Leur grande flexibilité leur permet de se plier facilement aux courbures de l'urèthre. Quand elles sont trop minces, on peut leur donner quelque résistance en glissant un mandrin dans leur cavité. On les introduit dans le canal comme une bougie ordinaire.

Le cône, pénétrant par sa pointe dans le rétrécissement, le dilate et le traverse sans peine, tandis qu'au moment où l'on retire la bougie, la base du cône est arrêtée par le même obstacle qui avait été franchi facilement. Cet instrument demande à être employé avec prudence; il présente quelques inconvénients qui seront examinés plus loin.

Les stylets de Ch. Bell ne sont plus employés depuis assez longtemps. La boule sphérique qui les termine et la rigidité de leur tige métallique les ont fait abandonner. Mais je devais les mentionner, car ils ont servi à trouver les bougies à boule de gomme élastique.

J'ai cru nécessaire de faire connaître tous ces instruments avant de parler des rétrécissements, mais je n'en ai donné qu'une description très-sommaire. Je ne pouvais insister, ici, sur la manière de les employer, sur leur mode d'action, sur leurs avantages et leurs inconvénients. C'eût été m'exposer à des redites, ayant ultérieurement l'occasion d'en parler plus longuement.

CHAPITRE V

DES RÉTRÉCISSEMENTS

Anatomie pathologique. — L'anatomie pathologique des rétrécissements de l'urèthre était complétement inconnue des anciens. Ils semblent même avoir ignoré qu'il peut exister dans le canal un état morbide capable de gêner la miction. C'est au col de la vessie qu'ils placent toutes les altérations qui amènent la rétention d'urine et ils regardent comme une des plus fréquentes la naissance de chairs exubérantes qu'ils désignent sous le nom de caroncules ou carnosités. Cette croyance se continua pendant une longue suite d'années.

Ferri, qui écrivait vers le milieu du XVIe siècle, dit également, en parlant de ces caroncules, qu'elles siégent au col de la vessie. Il leur reconnaît différentes causes, telles qu'un vice des quatre humeurs et surtout de l'humeur pituiteuse, la goutte, les abcès, etc., mais il croit que le plus souvent il se fait une ulcération, une plaie d'où s'élève la caroncule. « *Caro ex præcedenti solutione continui incrementum suscipit.* (*De caruncula*, etc. cap. III.) »

Lacuna partage cette manière de voir, mais, plus avancé que Ferri, il pense que les caroncules peuvent aussi exister dans l'urèthre. « *Porro ulcus in vesicæ collo aut in penis cavitate constructum nisi cito curetur in caruncula præter naturam attollitur* (cap. XXI).

Ces idées ont cours jusqu'au XVIIIe siècle. Dans tous les ouvrages de cette époque on parle encore des caroncules comme d'une maladie fréquente. Cependant depuis cent cinquante ans des chirurgiens instruits, éclairés par des autopsies bien faites, commençaient à révoquer en doute leur existence; quelques-uns même les niaient complétement. Le premier en date, J. Girault, écrivait dans une note au sixième livre de Paul d'Égine : « Il n'y a rien de plus véritable que ces jours passés, à Paris, il s'est rencontré un homme d'honneur qui, ayant créance à un certain opérateur fort estimé qui lui assurait de la carnosité et de la guérison, après avoir porté les bougies six semaines durant, n'en ayant reçu aucun allégement, sinon que la bougie passait plus librement par le canal qu'elle n'avait de coutume auparavant, étant décédé et ouvert, on ne trouva aucune apparence de carnosité, mais bien un ulcère en la vessie, qui lui causait la douleur et fréquence d'urine. Je prie les chirurgiens de considérer cet avertissement et *de ne pas croire de léger aux carnosités.* » (*Chir. franç.*, recueillie par Jacques Daléchamps, p. 240. Paris, 1610.)— Brunner, dans ses nombreuses autopsies, n'avait jamais trouvé de caroncules ; il les regarde comme une fiction inventée par les chirurgiens. (*Éphém. des cur. de la nat.* cent. I, obs. 97.)

Dionis assure n'en avoir jamais rencontré, quelque diligence qu'il ait faite.

La difficulté d'uriner résulte, pour lui, de ce qu'une ou plusieurs chaudepisses ont ulcéré et corrodé l'urèthre en plusieurs endroits. Or les cicatrices qui se font à ces ulcères, étant dures et tenant de la nature de la callosité, rétrécissent le conduit de l'urine. Ce sont ces mêmes cicatrices qui empêchent le passage de la sonde qu'on croyait arrêtée par la carnosité. (*Cours d'opér.*, 1782, p. 272.)

Benevoli a cherché vainement des caroncules sur les cadavres d'individus qui avaient une très-grande peine à uriner. Il a trouvé sur l'un d'eux une vaste cicatrice rétrécissant tout l'urèthre au voisinage du muscle de la vessie. (*Nuova proposizione interno alla caruncola*, 1724, chap. III, p. 19.)

Morgagni a rencontré, sur un homme, l'urèthre creusé, au niveau du gland, par des cicatrices profondes.—Il a fait l'autopsie d'un jeune homme dont le canal présentait des cicatrices larges qui déformaient le gland. L'urèthre était rétréci jusqu'au tiers de sa longueur (*Lettr.* 42, § 40); il pense que certaines érosions peuvent être remplacées par des excroissances légères (*loc. cit.*, § 41); cependant, ajoute-t-il, vous serez étonné si, ayant examiné une si grande quantité d'urèthres et en examinant encore tous les jours, je dis que j'ai *à peine* une observation certaine d'une excroissance charnue située dans le canal.

Hunter n'a vu que deux fois, dans le grand nombre d'autopsies qu'il a faites, de petits corps qui naissaient de la surface de l'urèthre comme des granulations ou des espèces de poireaux; c'était sur des individus affectés de rétrécissements très-anciens dont l'urèthre avait considérablement souffert. (*Œuvr. compl.*, t. II, p. 366.)

M. Mercier a trouvé l'urèthre d'un vieillard parsemé de petites excroissances au nombre d'une douzaine, présentant l'aspect des bourgeons charnus des plaies et situées, à l'exception d'une seule, sur la paroi inférieure du canal. (*Rech. anat. sur les malad. des organ. génit. urin.*, p. 120.)

J'ai rencontré, deux fois au niveau du bulbe et quatre fois dans la région prostatique, de petites tumeurs dures de la grosseur d'un grain de chènevis. Dans aucun cas elles ne reposaient sur une muqueuse saine. Autour d'elles l'urèthre était dur, inégal, comme déchiqueté et présentait des côtes saillantes de 1 millimètre environ, semblables à celles des cicatrices de la peau. Tous les malades qui offraient ces altérations avaient été sondés fréquemment, et je crois que ces petites tumeurs n'étaient autre chose que des débris de ces sortes de brides rompues, dont la portion adhérente s'était rétractée.

Une des pièces de ma collection présente une altération plus curieuse. Le pourtour du col de la vessie est ocupé par une vingtaine de végétations. Disséminées en avant, elles sont très-rapprochées en arrière. Plusieurs même sont réunies et séparées seulement par des fentes plus ou moins profondes comme celles des choux-fleurs. Les plus grosses sont pédiculées avec une tête aplatie mesurant 5 millimètres de diamètre; les plus petites sont de forme irrégulière, non pédiculées. Au toucher, elles sont dures et, à la coupe, elles présentent l'aspect blanc sale et strié du tissu fibreux. Cette vessie est celle d'un homme de soixante-deux ans qui n'avait aucune peine à uriner.

Ainsi il est incontestable que des carnosités peuvent exister sur le col de la vessie et dans l'urèthre. Là n'est pas la question. Mais les anciens les regardaient comme très-communes et en faisaient la cause la plus ordinaire de la dysurie, tandis qu'il est surabondamment prouvé qu'elles sont très-rares, qu'elles gênent peu le cours des urines et enfin qu'elles n'ont rien de commun avec les véritables rétrécissements.

Les auteurs et surtout ceux qui se sont occupés particulièrement des maladies des voies urinaires ont admis de nombreuses variétés de rétrécissements.

Hunter dit qu'il y a cinq modes d'obstruction du canal : 1° rétrécissements avec altération de structure du canal; 2° rétrécissements mixtes avec altération de structure et spasme; 3° spasmodiques; 4° avec végétations; 5° rétrécissements causés par une tumeur siégeant en dehors du canal.

C. Bell les distingue en : 1° dilatables; 2° non dilatables.

Béclard les divise en deux classes : 1° inflammatoires; 2° organiques. Cette dernière comprend six variétés : 1° brides; 2° callosités; 3° indurations sous-muqueuses; 4° ulcérations; 5° végétations; 6° varices.

Cruveilhier pense qu'on a multiplié gratuitement les altérations organiques dans les rétrécissements. Il n'en a jamais rencontré qu'une seule espèce, savoir : le rétrécissement fibreux ou mieux la transformation fibreuse des parois du canal, transformation qui occupe tantôt la muqueuse, tantôt les tissus placés au-dessous d'elle. (*Annales de chirurgie*, 1842, p. 130.)

Leroy décrit neuf variétés : 1° rétrécissements inflammatoires; 2° fongueux; 3° valvulaires; 4° fibreux; 5° turgescents ou érectiles; 6° ulcérés; 7° végétants; 8° variqueux; 9° cartilagineux.

Beaucoup d'autres classifications ont encore été proposées; la plupart établies sur la forme de l'altération, la marche de la maladie et les accidents qui la compliquent, sont tout à fait arbitraires. Elles ont le tort encore plus grand de confondre avec les rétrécissements des altérations qui en sont essentiellement distinctes. Ainsi l'inflammation aiguë et la tuméfaction de la muqueuse de l'urèthre, les fausses membranes déposées à sa surface, les végétations, le développement des vaisseaux, les contractions spasmodiques du canal, son aplatissement par la prostate ou par toute autre tumeur développée dans le corps de la verge, peuvent apporter un obstacle passager ou permanent au cours des urines, mais ce ne sont pas de véritables rétrécissements. Il n'arriverait à l'esprit de personne de décrire comme rétrécissements du larynx l'inflammation aiguë de sa muqueuse, ses polypes, le croup, l'œdème et le spasme de la glotte. On ne dit pas qu'il existe un rétrécissement du rectum quand ses sphincters se contractent spasmodiquement, ou quand il est obstrué par des veines variqueuses. Un des effets de ces maladies est, sans contredit, de diminuer le calibre des organes dans lesquels elles se développent; mais de ce qu'un accident est commun à plusieurs états morbides essentiellement différents, ce n'est pas une raison pour les confondre. On dira peut-être que l'obstacle apporté au cours des urines est le fait dominant devant lequel les autres disparaissent; mais l'obstacle au passage de l'air par le larynx ou des matières fécales par le rectum est-il moins important? C'est ainsi que raisonnaient les anciens quand, ne songeant qu'à la rétention d'urine dans la vessie, ils ne s'occupaient en aucune façon des altérations de l'urèthre. Depuis eux un pas a été fait en avant; il en reste encore un autre à faire.

Quand la maladie du canal est parfaitement indépendante du rétrécissement comme les varices, les polypes, etc., etc., etc., elle doit être décrite à part. Si elle existe en même temps que le canal est rétréci, ou quand elle est la conséquence de cette dernière affection, elle ne doit encore être envisagée que comme une complication ou un accident du rétrécissement. . . . . .

Pour moi, les rétrécissements sont constitués par une altération des tissus normaux ou par la production d'un tissu nouveau qui, en privant les parois de l'urèthre de leur souplesse, et cela d'une manière permanente, les empêche de céder à l'impulsion de l'urine et de s'écarter pendant la miction. L'un de ces états morbides est dû à une lésion du canal, l'autre à son inflammation. De là deux sortes de rétrécissements : 1° celui-ci inflammatoire; 2° celui-là cicatriciel.

Dans la première forme, les éléments anatomiques de l'urèthre sont les mêmes et gardent leurs rapports; ils sont seulement modifiés à un degré variable par l'inflammation. Si ces modifications sont légères, elles peuvent, comme cela arrive dans beaucoup de phlegmasies, disparaître avec la maladie qui les a causées, ou ne laisser, après elles, que des traces peu appréciables. Plus profondes, elles survivent à l'inflammation qui les a produites ou, plutôt, celle-ci ne s'éteint pas complétement. Elle passe à l'état chronique, altère les propriétés physiologiques des tissus et leur communique un nouveau mode de vitalité dont la rétractilité est le principal caractère. De là une induration des parois de l'urèthre, une diminution du calibre du canal dans une étendue plus ou moins grande et un véritable rétrécissement de nature inflammatoire. . . . . . .

Dans la seconde forme, les parois de l'urèthre ont été divisées par un agent physique ou détruites par une ulcération. Il y a eu une simple solution de continuité ou une perte de substance. Dans les deux cas la guérison ne pourra avoir lieu que par l'interposition entre les lèvres de la plaie d'un tissu nouveau. Celui-ci, une fois formé, ne disparaîtra jamais. . . . . . .

L'inflammation nécessaire à la formation de ce tissu cicatriciel pourra déterminer dans les parties voisines des modifications semblables à celles dont je viens de parler et, alors, on rencontrerait les deux formes d'altérations des rétrécissements. Mais, en supposant que ces dernières modifications propres à tout travail phlegmasique vinssent à disparaître, il resterait toujours le tissu de nouvelle formation. L'urèthre pourrait, à la rigueur, retrouver sa souplesse première dans toute sa longueur, mais non dans le point où ce tissu existe. Celui-ci est composé d'une trame fibreuse irrégulière et infiltrée de matière amorphe; il ne contient pas de glandes et est peu riche en vaisseaux; c'est, en un mot, le tissu des cicatrices. Doué d'une grande rétractilité, il tend incessamment à diminuer le calibre de l'urèthre et produit les rétrécissements les plus rebelles.

La distinction que je viens d'établir entre les rétrécissements qui sont le résultat d'un travail phlegmasique et ceux qui sont constitués par un tissu nouveau est très-importante, car elle seule permet d'expliquer leur marche quelquefois si différente, leurs formes si variées et surtout leur résistance à certains moyens thérapeutiques.

Rétrécissements inflammatoires.

J'ai dit, en parlant de l'uréthrite, qu'elle était la cause la plus fréquente des rétrécissements. Or, pour bien comprendre son mode d'action, il est nécessaire de la suivre dans sa marche et d'en étudier les diverses phases.

1° Quand l'inflammation n'affecte que la muqueuse et se présente sous la forme catarrhale à laquelle les anciens ont donné le nom d'érysipélateuse, elle ne laisse pas des traces bien profondes de son passage. Les glandes, dont la sécrétion a d'abord été singulièrement augmentée, s'indurent et s'atrophient; leurs conduits excréteurs s'oblitèrent. Lorsqu'on examine un canal qui a été le siége de plusieurs uréthrites, on trouve à peine quelques restes des grands sinus et les orifices de quelques foramina. C'est ce que Morgagni avait parfaitement remarqué et j'ai vérifié, nombre de fois, la justesse de ses observations. En étudiant les parties avec plus de soin, on découvre encore d'autres altérations : la muqueuse a perdu de sa finesse et de sa transparence; elle ne présente plus les riches arborisations vasculaires qu'on rencontre ordinairement et semble plus adhérente au tissu cellulaire sous-muqueux. Elle est pâle, d'un blanc jaunâtre et légèrement rouillé par places. Sa surface est tantôt lisse et tantôt chagrinée. On ne peut en détacher que des lambeaux courts et épais, parce qu'ils entraînent un peu du tissu cellulaire sous-jacent. Si l'on a divisé l'urèthre dans la longueur, on ne remarque d'abord rien de particulier quant à son calibre. Cependant le canal est revenu sur lui-même, et, si l'on veut l'étaler, on constate qu'il cède difficilement à une traction transversale, qu'il a perdu de sa souplesse, et qu'il ne peut reprendre sa largeur normale. Cette diminution de calibre, due à une légère induration de la muqueuse et du tissu cellulaire sous-muqueux, est limitée le plus souvent au tiers antérieur de l'urèthre ; quelquefois elle s'étend jusqu'à la région bulbeuse. Jamais je ne l'ai rencontrée dans un point plus éloigné.

A ce degré, l'induration des tissus n'apporte pas de troubles appréciables dans la miction, d'abord parce que toute la dilatation dont l'urèthre est susceptible n'est pas indispensable à cette fonction, et aussi parce que, le calibre du canal étant diminué d'une façon assez uniforme, l'urine ne rencontre pas d'obstacle brusque contre lequel elle puisse butter.

Quelquefois l'induration est plus bornée, et se présente sous une forme qui se rapproche davantage de l'idée qu'on se fait d'un rétrécissement. Elle ne porte que sur une très-petite portion de l'urèthre, occupe le plus souvent sa paroi inférieure et rarement toute sa circonférence. Dans le point affecté la muqueuse est lisse et paraît saine; elle est seulement plus pâle et peu extensible, mais ce défaut d'extensibilité peut tenir à la rétraction du tissu cellulaire sous-jacent. Celui-ci, en effet, a perdu sa souplesse; il est comme tassé, et se présente sous l'aspect d'une bande jaunâtre ou grise qui unit intimement la muqueuse au corps spongieux. Ce dernier est lui-même légèrement attiré vers le centre du canal; mais il a conservé sa vascularité et ne semble pas avoir subi les atteintes de l'inflammation.

L'altération peut encore être plus limitée. En sondant des cadavres avec une bougie à boule, il m'était arrivé de rencontrer des rétrécissements que je ne retrouvais plus, après avoir ouvert l'urèthre dans sa longueur. Mon attention une fois éveillée sur ce fait, je fixai la sonde dans le point du canal où elle se trouvait arrêtée, et je disséquai celui-ci de dehors en dedans. Alors il me fut aisé de voir que l'instrument était arrêté par une bride fibreuse très-étroite, appartenant au tissu cellulaire sous-muqueux et formant un cercle plus ou moins complet. On comprend qu'il soit difficile d'en constater la présence quand on l'a relâchée en la coupant en travers. Cependant, si elle est très-prononcée, elle se dessine au-dessous de la muqueuse sous la forme d'une ligne blanchâtre étroite et très-apparente. Elle n'occupe qu'une partie de la circonférence du canal, ou décrit un cercle complet, obliquement dirigé de la face dorsale à la face inférieure de la verge et d'arrière en avant, de telle sorte que si l'on étale l'urèthre après l'avoir fendu en dessus, elle forme une anse très-prononcée à convexité antérieure.

Ces brides se rencontrent le plus souvent dans le premier tiers de la verge; elles sont ordinairement au nombre de deux ou trois et séparées les unes des autres par un espace de 1 ou 2 centimètres. Tantôt la muqueuse qui les recouvre est libre et mobile; tantôt elle leur est adhérente sur une longueur plus ou moins grande. Dans ces points elle est blanchâtre, un peu déprimée et légèremeut froncée. Mais ces changements ne sont bien visibles qu'à la loupe. Dans les intervalles des brides, l'urèthre semble parfaitement sain (voy. page 100, fig. 22).

J'ai rencontré fréquemment cette variété de rétrécissement sur des cadavres, et j'en ai conservé plusieurs exemples très-remarquables. Elle est assez commune, et, pour s'en convaincre, il suffit de sonder un grand nombre de malades avec une bougie à boule de 5 à 6 millimètres de diamètre. Chez beaucoup d'entre eux on sentira l'instrument arrêté par un obstacle très-court, mais très-évident; et cependant aucun d'eux n'accusera la moindre difficulté à uriner. Je ne prétends pas dire que ces brides fibreuses ne puissent, dans un temps donné, apporter un obstacle sérieux à la miction. Pourtant il n'en est pas ainsi dans le plus grand nombre des cas.

2° Quand l'uréthrite est phlegmoneuse, elle n'affecte plus seulement la muqueuse, les glandes et le tissu cellulaire sous-muqueux. Elle produit un gonflement œdémateux qui comprend tous les éléments anatomiques du canal. J'ai déjà dit que la congestion pouvait être assez grande pour que le sang sortît de ses vaisseaux et s'épanchât dans le tissu cellulaire sous-muqueux en plaques irrégulières, le plus souvent allongées et faisant un relief très-appréciable. Lorsque le sang n'est qu'infiltré en petite quantité, il est résorbé, et, au bout de quelque temps, on ne trouve plus que des taches couleur de rouille. Mais s'il y a un véritable épanchement sous la muqueuse, celle-ci s'exfolie. Le caillot, bien qu'adhérent parce qu'il est retenu dans les mailles du tissu cellulaire sous-muqueux, se ramollit et finit par être entraîné peu à peu par les urines. Mais, avant d'être expulsé, il prend un aspect grisâtre, et il faut y regarder avec beaucoup de soin pour ne pas le confondre avec une fausse membrane déposée à la surface interne de l'urèthre. Je soupçonne, sans oser l'affirmer, que cette confusion a été faite par Laennec. Quelques chirurgiens spécialistes, sans apporter de nouveaux cas à l'appui de leur opinion, se sont appuyés sur cette erreur pour admettre une variété singulière de rétrécissements formés par des fausses membranes.

Mais un autre phénomène peut se produire, en même temps, dans l'épaisseur des tissus : c'est une sécrétion plus ou moins abondante de lymphe plastique. Quand elle a lieu dans le tissu cellulaire sous-muqueux, elle occupe généralement une assez grande surface. Chez les individus qui ont eu plusieurs uréthrites, il n'est pas rare qu'elle comprenne la moitié et même la totalité de la portion libre de l'urèthre (voy. page 108, fig. 25). La matière plastique, disséminée très-inégalement, se présente sous la forme de bandes ou de plaques irrégulières de différentes grandeurs. La muqueuse, soulevée par places, a un aspect mamelonné. D'autres fois elle est sillonnée transversalement par des rides nombreuses, irrégulièrement disposées (voy. fig. 26). Elle est d'un jaune pâle, mais cette coloration ne lui est pas propre, et appartient à la lymphe épanchée dans le tissu cellulaire; à la coupe, elle semble épaissie; comme elle est adhérente aux parties sous-jacentes qui sont rétractées, elle a perdu également sa mobilité et sa souplesse.

La sécrétion qui s'opère dans le tissu spongieux est ordinairement plus bornée. Abondante dans l'espace d'un centimètre ou deux, là où se fera le rétrécissement, elle est discrète en avant de ce point et surtout en arrière. Presque toujours elle envahit le corps spongieux dans toute son épaisseur; mais elle peut aussi n'intéresser que les couches les plus rapprochées du canal.

J'ai conservé deux pièces qui présentent cette disposition. Sur la première, la lymphe plastique, au lieu d'être disséminée, forme des noyaux parfaitement circonscrits. L'un deux, examiné par l'intérieur du canal, avait l'apparence d'une plaque mince placée sous la muqueuse; quand il fut incisé, on vit qu'il formait une petite masse arrondie, parfaitement circonscrite, faisant une saillie de plusieurs millimètres dans le tissu spongieux (voy. fig. 23, lettre D). Sur la seconde pièce, l'épanchement, mal circonscrit, n'occupait que le tissu cellulaire sous-muqueux et les mailles spongieuses les plus rapprochées du canal (voy. fig. 23, lettre C). Dans les deux cas, l'altération siégeait un peu en avant du bulbe, sur la paroi inférieure de l'urèthre.

S'il est permis de raisonner par analogie et d'après ce qui se passe dans les phlegmasies en général, on comprend qu'avec la cessation de l'inflammation, le sang coagulé et la lymphe plastique soient résorbés, et que les tissus cellulaire et spongieux puissent recouvrer leur perméabilité dans une certaine mesure. Mais pour que cette terminaison heureuse ait lieu, il faut que l'inflammation ne soit ni trop intense, ni surtout trop prolongée. Autrement les produits morbides s'organisent, et de leur permanence résultent des changements profonds dans la forme et les rapports des organes. M. Robin pense qu'il s'établit alors un travail semblable à

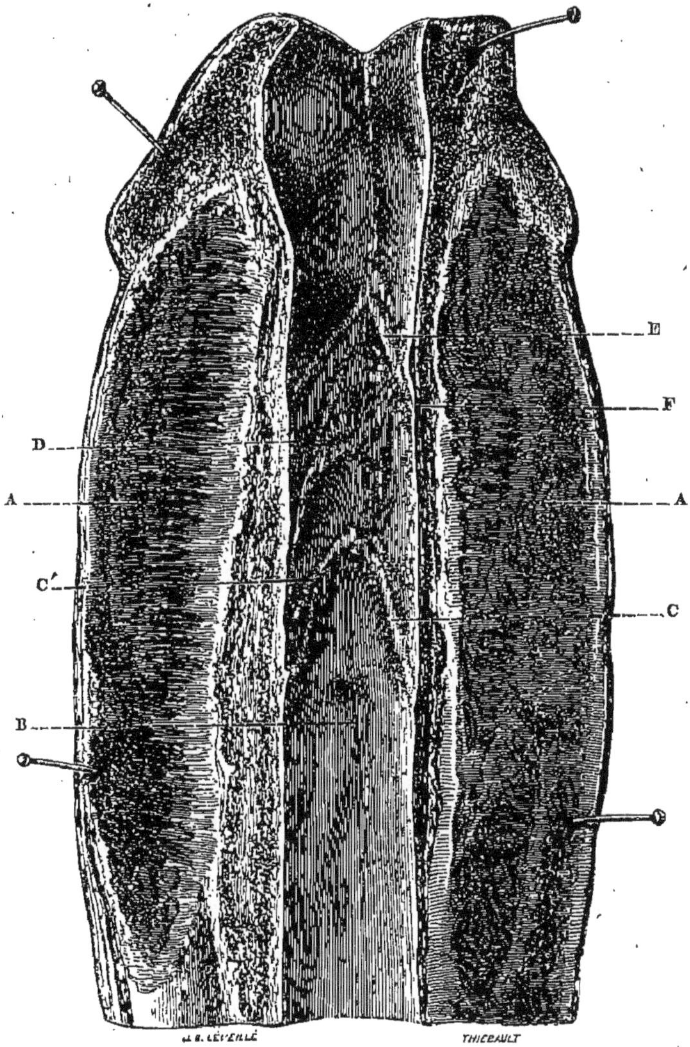

FIG. 22. — Urèthre d'un homme de quarante-trois ans, qui avait eu deux uréthrites aiguës sans troubles consécutifs dans la miction. Il est représenté de grandeur naturelle. — Rétrécissement inflammatoire.

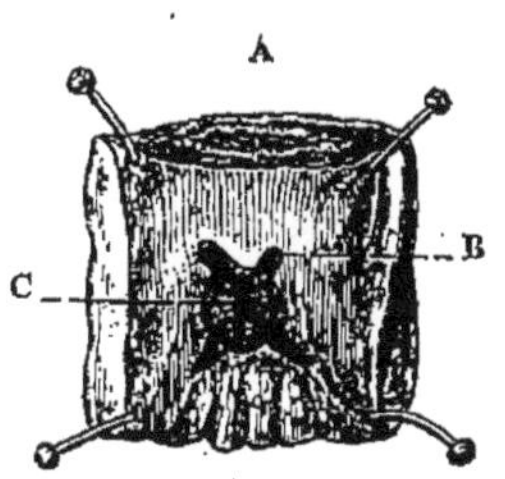

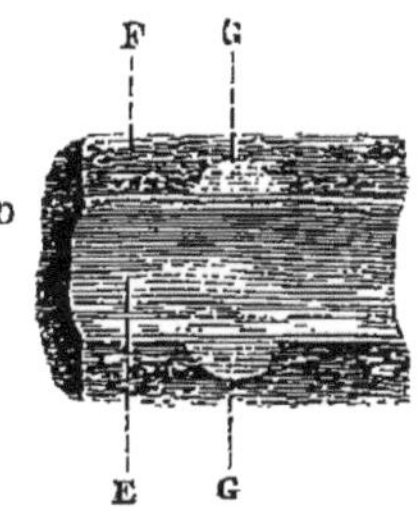

FIG. 23.

EXPLICATION DE LA FIGURE 22.

A, A. Corps caverneux à l'état sain.

B. Canal ayant sa largeur normale.

C, C'. Bride cellulo-fibreuse blanchâtre. Avant que l'urèthre fût ouvert, elle formait un cercle complet, obliquement dirigé d'arrière en avant, de la face dorsale de la verge à sa face inférieure. Quand le canal est divisé, elle ne présente plus qu'une anse assez régulière, à convexité antérieure. — En C, la muqueuse est encore mobile et on la fait glisser facilement sur la bride. — En C', elle fait corps avec la bride ; dans ce point, elle est légèrement déprimée et froncée. Cette disposition n'est bien visible qu'à la loupe. Si, après avoir cerné une petite portion de la muqueuse avec le bistouri, on veut la détacher, le lambeau se déchire au niveau de la bride cellulo-fibreuse à laquelle il est très-adhérent.

D. Bride cellulo-fibreuse incomplète. Elle occupe la paroi gauche du canal et se termine en avant par trois petits prolongements. La muqueuse est mobile sur cette bride.

E. Bride cellulo-fibreuse complète formée par deux lignes presque droites se réunissant en angle en avant. La muqueuse n'est adhérente à la bride qu'au sommet de cet angle ; elle est légèrement froncée, et ne présente pourtant rien qui puisse faire supposer qu'il y a eu dans ce point une ulcération.

F. Tissu spongieux de l'urèthre à l'état sain.

Le cathétérisme pratiqué sur le cadavre avec une bougie à boule de 6 millimètres avait permis de reconnaître la présence de ces brides.

EXPLICATION DE LA FIGURE 23.

A. Portion du canal de l'urèthre coupé en travers à 3 centimètres en avant de la région membraneuse.

A l'état frais, l'épanchement plastique de couleur blanchâtre se présentait sous une forme ronde tout à fait semblable à une cataracte. La pièce ayant été plongée dans de l'eau étendue d'alcool, la tache devint rougeâtre et prit la forme ci-dessus.

B. Petits prolongements et cercle extérieur non visible à l'état frais.

C. Tache blanchâtre avec noyau plus foncé à l'état frais.

E. Portion du même canal.

D. Tissu spongieux.

F. Coupe longitudinale du tissu spongieux.

G. Noyau blanchâtre dans le tissu spongieux.

La matière de cet épanchement se compose de lymphe plastique dans laquelle se trouvent quelques globules sanguins déformés.

celui des cicatrices, et que la lymphe plastique est le seul agent de la formation des rétrécissements. Cette matière, intimement unie aux parties dans lesquelles elle est épanchée et se résorbant avec l'énergie propre à l'attraction moléculaire, rapprocherait les tissus et les condenserait. Ceux-ci ne se rétracteraient donc point par eux-mêmes et leur resserrement serait entièrement passif.

Je ne serais pas éloigné d'admettre cette opinion, tout exclusive qu'elle est. Cependant nul ne peut dire quels phénomènes intimes se passent dans les tissus blancs et musculaires, ni quels changements s'opèrent dans leurs propriétés sous l'influence de l'inflammation. Mais le fait important, au point de vue chirurgical, c'est la rétraction ; et celle-ci est incontestable.

Quand le rétrécissement est arrivé à un certain degré, voici les altérations anatomiques que l'on rencontre, après avoir ouvert l'urèthre suivant sa longueur : Dans un point qui correspond le plus souvent à la région bulbeuse, le canal étalé n'a pas plus de 3 à 4 millimètres de large sur une longueur à peu près égale. On pourrait croire au premier abord, et j'ai souvent vu commettre cette erreur, que telles sont les limites réelles du rétrécissement; mais un examen plus attentif montre que l'altération des parois s'étend beaucoup plus loin. Ce n'est qu'à 1 centimètre environ en avant et en arrière de l'endroit le plus resserré que l'urèthre reprend sa largeur normale, de telle sorte que le rétrécissement est formé par deux cônes dont les sommets se confondent ou sont réunis par un goulot de quelques millimètres. Ordinairement le cône postérieur est plus large que l'antérieur, et son sommet est plus tronqué, par suite des efforts que fait l'urine contre les parois de l'urèthre; quelquefois même il est transformé en une espèce de poche plus ou moins grande.

Dans le point le plus rétréci, la muqueuse est blanchâtre, uniformément lisse, sans traces de cicatrice, mais très-adhérente aux parties sous-jacentes dont il est impossible de la détacher. En avant, elle reprend ses caractères normaux, à mesure qu'elle se rapproche du méat; en arrière, elle est souvent rouge, quelquefois molle, tomenteuse, et même ulcérée par l'urine. Quelques auteurs ont prétendu qu'au-dessus et au-dessous du point rétréci, la muqueuse présentait des plis longitudinaux. Je n'ai jamais rencontré cette disposition.

Le corps spongieux est fortement dévié vers le centre du canal. Ses mailles sont infiltrées d'une matière jaune ou grisâtre dans laquelle on peut souvent distinguer quelques restes des cloisons épaissies. Quand l'altération est ancienne, il est comme transformé en une bande ligamenteuse étroite. Cependant, en avant et en arrière des points envahis par la lymphe plastique, il reprend graduellement son épaisseur et sa coloration rouge. Les érections du gland peuvent être gênées, mais non supprimées; tant sont riches les anastomoses vasculaires de la verge.

Lallemand raconte qu'il trouva, à la courbure sous-pubienne, un rétrécissement qui admettait avec peine une sonde cannelée. Le canal, fendu dans toute sa longueur, présenta, dans le point rétréci, un épaississement circulaire de la membrane muqueuse, commençant et finissant d'une manière insensible; en sorte que la tranche ressemblait, de chaque côté, à un fuseau divisé suivant son grand diamètre. *Le bord externe n'était pas moins bombé que celui qui correspondait à la surface du canal*. Ainsi le cylindre qui formait l'obstacle, aminci à ses deux extrémités, renflé au milieu, ne faisait pas moins de saillie en dehors qu'en dedans..... Je ne puis, dit-il, donner une idée plus exacte de ce cylindre qu'en le comparant à celui qui se forme par l'ossification du périoste, autour d'un os long fracturé. (*Obs. sur les mal. des organ. génit.-urin.*, p. 133.)

Jamais je n'ai observé cette singulière altération. Lorsque le rétrécissement est très-étroit, et c'est ordinairement quand l'inflammation a intéressé profondément le tissu spongieux, celui-ci est fortement attiré vers le centre du canal et fait dans sa cavité un relief prononcé; mais, en même temps, il est courbé, et présente, en dehors, une concavité. Voilà ce que j'ai toujours vu. Que par suite de la rétraction concentrique qui tend à effacer le calibre de l'urèthre, le corps spongieux soit bombé en dedans, rien n'est plus simple. Mais comment expliquer une saillie en dehors? Je ne puis nier le fait avancé par Lallemand. Cependant je suis très-porté à croire qu'il ne s'agissait point ici d'un rétrécissement produit par une simple inflammation, comme il le pense. En tout cas, ce fait serait très-exceptionnel.

A côté de ces altérations, qui sont comme des types de rétrécissements inflammatoires, on en rencontre beaucoup d'autres dont la disposition varie avec l'intensité de l'inflammation, l'abondance et le siége de la sécrétion plastique. Assez souvent l'infiltration de lymphe n'occupe qu'une des parois de l'urèthre, et c'est ordinairement la paroi inférieure, en avant de la région membraneuse, là où le tissu spongieux est plus abondant que dans le reste de la verge. Dans ces cas, l'induration est généralement peu étendue; elle existe sous forme de plaques irrégulières et légèrement saillantes dans le canal. La rétraction des tissus, quoique très-circonscrite, n'en produit pas moins un véritable rétrécissement; seulement la miction n'est pas notablement entravée par cet obstacle, parce que la paroi saine de l'urèthre est assez dilatable pour livrer un passage suffisant aux urines.

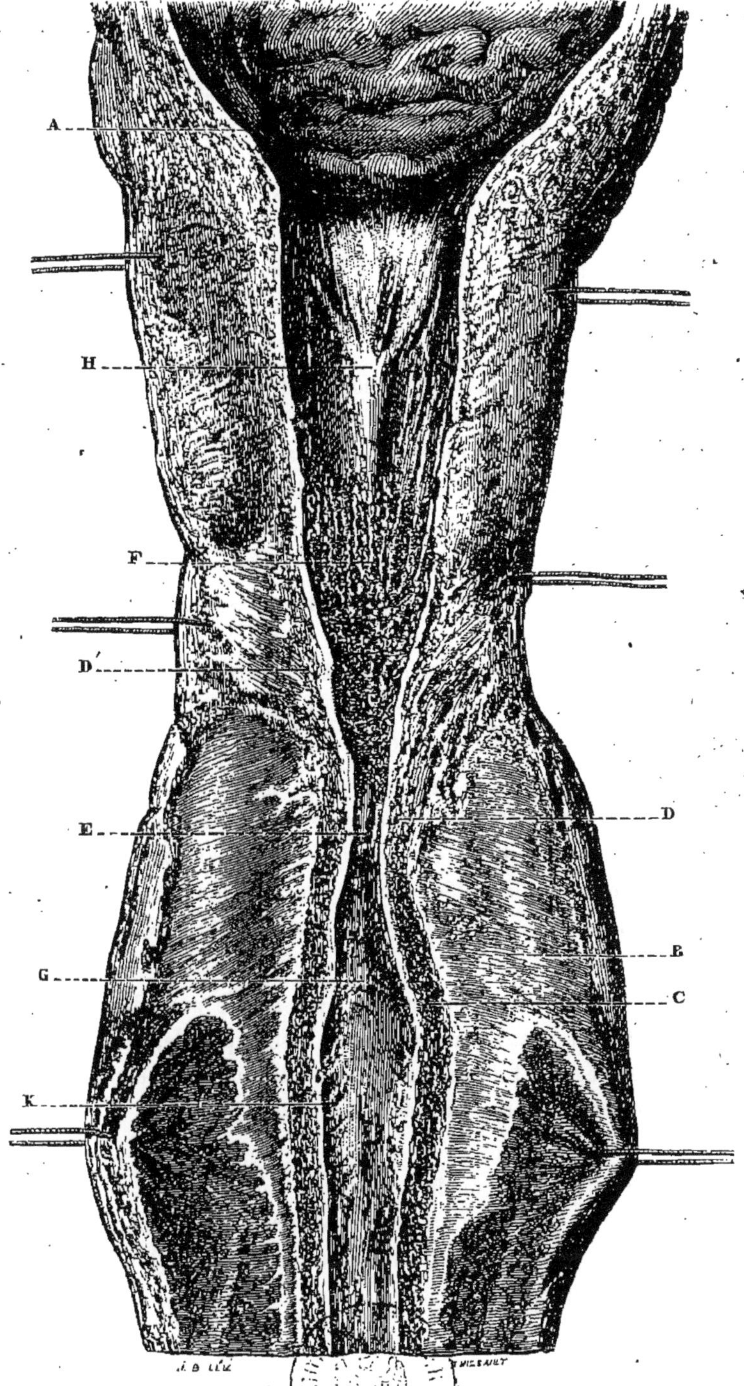

FIG. 24. — Urèthre d'un homme de quarante et un ans, ayant eu plusieurs uréthrites. — Le canal, ouvert par sa face dorsale, est représenté de grandeur naturelle. — Rétrécissement inflammatoire.

EXPLICATION DE LA FIGURE 24.

A. Bas-fond de la vessie.

B. Corps caverneux à l'état sain.

C. A partir de ce point jusqu'au gland, le tissu spongieux est presque à l'état normal ; en arrière, il commence à diminuer d'épaisseur et ses mailles sont infiltrées de matière plastique.

D. Le tissu spongieux, à ce niveau, est fortement attiré vers le centre du canal ; il est peu épais et se présente sous l'aspect d'une bande jaunâtre étroite. En D', l'infiltration plastique est telle que, même avec une loupe, il est impossible de reconnaître la structure primitive des tissus.

E. Rétrécissement dans sa partie la plus étroite. Dans ce point le canal étalé a 3 millimètres de large. Le rétrécissement n'est pas brusque ; il présente une sorte de goulot formé par la réunion des sommets allongés de deux cônes. Il va en s'évasant insensiblement en avant et en arrière, de telle sorte qu'il est impossible d'en déterminer exactement les limites. — Dans la partie la plus resserrée du canal, la muqueuse est d'un blanc jaunâtre, polie, et très-adhérente au tissu cellulaire sous-jacent.

F. Cône postérieur. A sa base, le canal, simplement étalé, a 3 centimètres. — Le verumontanum, déformé, se termine en pointe en avant, tandis qu'en arrière il est comme divisé en quatre côtes saillantes d'un aspect jaunâtre. — Dans toute la moitié antérieure du cône, la muqueuse est rouge, tomenteuse, assez molle pour qu'il soit impossible d'en détacher de petits lambeaux.

G. Cône antérieur. Il est beaucoup moins large que le précédent ; à sa base, il a un centimètre au plus. La muqueuse est lisse, épaissie, jaunâtre, et présente une surface inégale. Elle est très-adhérente au tissu cellulaire sous-jacent. Jusqu'au méat urinaire, elle offre des traces évidentes d'une inflammation ancienne.

K. Pertuis occupant le sillon médian dorsal de l'urèthre. Ils sont séparés par de petites brides. — En avant du rétrécissement, tout le canal est irrégulièrement étroit, et, même en le tiraillant, on ne peut lui donner qu'une largeur de 10 à 11 millimètres.

D'autres fois l'induration comprend tout le pourtour de l'urèthre et forme une sorte d'anneau. Dans ces cas, la rétraction est concentrique; mais si elle n'agit pas également sur tous les points de la circonférence du canal, elle le dévie en même temps qu'elle en diminue le calibre. De là ces rétrécissements dont le trajet sinueux et l'orifice placé en dehors du centre de l'urèthre opposent de si grandes difficultés à l'introduction des bougies.

Lorsque la lymphe plastique est irrégulièrement répandue, l'induration des tissus n'a lieu que par places de grandeur et de forme très-variables. Cette disposition rend parfaitement compte des rétrécissements multiples. Cependant je dois signaler ici une erreur assez fréquente. Il n'est pas rare de rencontrer l'urèthre rétréci dans une étendue de 3 à 5 centimètres; mais comme la rétraction est plus prononcée sur quelques points que sur d'autres, on croit avoir affaire à plusieurs rétrécissements, bien qu'il n'y en ait en réalité qu'un seul.

Chez les individus qui ont eu plusieurs uréthrites violentes, le canal peut être rétréci dans presque toute sa longueur, c'est-à-dire depuis le méat urinaire jusqu'au bulbe. Dans aucun point l'urèthre étalé n'a plus de 4 à 5 millimètres de largeur. Sa surface est mamelonnée, ce qui tient à ce que la couche de lymphe plastique placée sous la muqueuse n'a point partout la même épaisseur. Le tissu spongieux, revenu sur lui-même, est transformé en une bandelette jaunâtre très-étroite; ce n'est que dans le gland et le bulbe qu'on reconnaît quelques parties saines et encore perméables au sang (voy. fig. 25).

Rarement l'inflammation s'étend plus profondément. Cependant j'ai plusieurs pièces sur lesquelles, outre le rétrécissement de l'urèthre, on trouve de la matière plastique disséminée dans les corps caverneux sous la forme de bandes irrégulières ou de petits noyaux, dont le volume varie depuis celui d'un grain de riz jusqu'à celui d'un gros pois.

Quelques chirurgiens ont prétendu que la muqueuse de l'urèthre ne participait point aux altérations que je viens de décrire. « Les inflammations aiguës ou chroniques des membranes muqueuses, dit Lallemand, sont peut-être les seules qui ne soient pas susceptibles de se terminer par induration, quelles que soient leur durée et leur intensité. C'est ce qu'il serait facile de démontrer, en examinant successivement toutes les affections des membranes muqueuses depuis l'ophthalmie, le coryza, le catarrhe pulmonaire, le croup, etc., jusqu'au catarrhe vésical. On peut trouver la surface villeuse, rouge, turgescente, ulcérée, mais jamais couverte d'indurations. Si l'on observe des endurcissements des membranes muqueuses, c'est toujours dans leur surface adhérente qu'ils ont leur siége. Lors donc que la membrane muqueuse de l'urèthre présente cette altération, c'est que l'inflammation s'est étendue à toute son épaisseur et au tissu cellulaire sous-jacent. » (*Observ. sur les malad. des organes génito-urin.*, p. 134.)

Ce fait, vrai en général, l'est encore plus particulièrement pour la muqueuse de l'urèthre, dont on connaît l'extrême ténuité. Mais cette membrane n'en est pas moins profondément modifiée par l'inflammation : elle perd sa coloration, son poli et sa souplesse dans une certaine mesure. Elle revient sur elle-même, et en cela elle n'obéit pas seulement à la rétraction des tissus sous-jacents ; autrement, se comportant à la façon d'une doublure trop lâche, elle présenterait des plis ou tout au moins des rides, ce qui n'est pas. Enfin elle devient si adhérente au tissu cellulaire, dont elle est doublée, qu'elle se confond avec lui, et qu'au niveau des rétrécissements anciens il est impossible de l'en séparer.

D'après ce que je viens de dire, on voit que la sécrétion d'une lymphe plastique organisable et pouvant devenir un agent de rétraction, est le fait capital à noter dans la formation des *rétrécissements inflammatoires.* Il en est encore un autre non moins important, c'est une modification vitale des éléments élastiques et musculaires de l'urèthre. Dans leur état normal et habituel, ces tissus sont contractés de façon à effacer complétement le calibre du canal ; mais, pendant l'acte de la miction, ils se laissent facilement dilater par les urines. Il en est tout autrement, quand ils ont subi l'atteinte d'une inflammation profonde : à leur contraction physiologique et intermittente succède une rétraction pathologique et permanente. Les changements intimes apportés dans leur structure doivent être identiques avec ceux qu'éprouvent les tissus fibreux et musculaires dans certaines rétractions des membres ; cependant il est impossible de dire au juste en quoi ils consistent. On sait seulement qu'ils se manifestent à la suite d'une phlegmasie, et l'on est réduit à noter leurs effets, qui sont incontestables. Ainsi, quand un rétrécissement, après avoir été dilaté au point de laisser passer une bougie de 5 à 6 millimètres, revient à son premier état dans l'espace de quarante-huit heures, on ne peut attribuer cette prompte récidive à la lymphe plastique dont les modifications sont toujours lentes à se produire. Il faut admettre un autre agent plus puissant et surtout plus rapide : or ce ne peut être que la rétraction des tissus élastiques et musculaires de l'urèthre dont le mode de vitalité est altéré.

J'insiste beaucoup sur ce point, parce qu'il servira à expliquer plus tard le mécanisme de la dilatation.

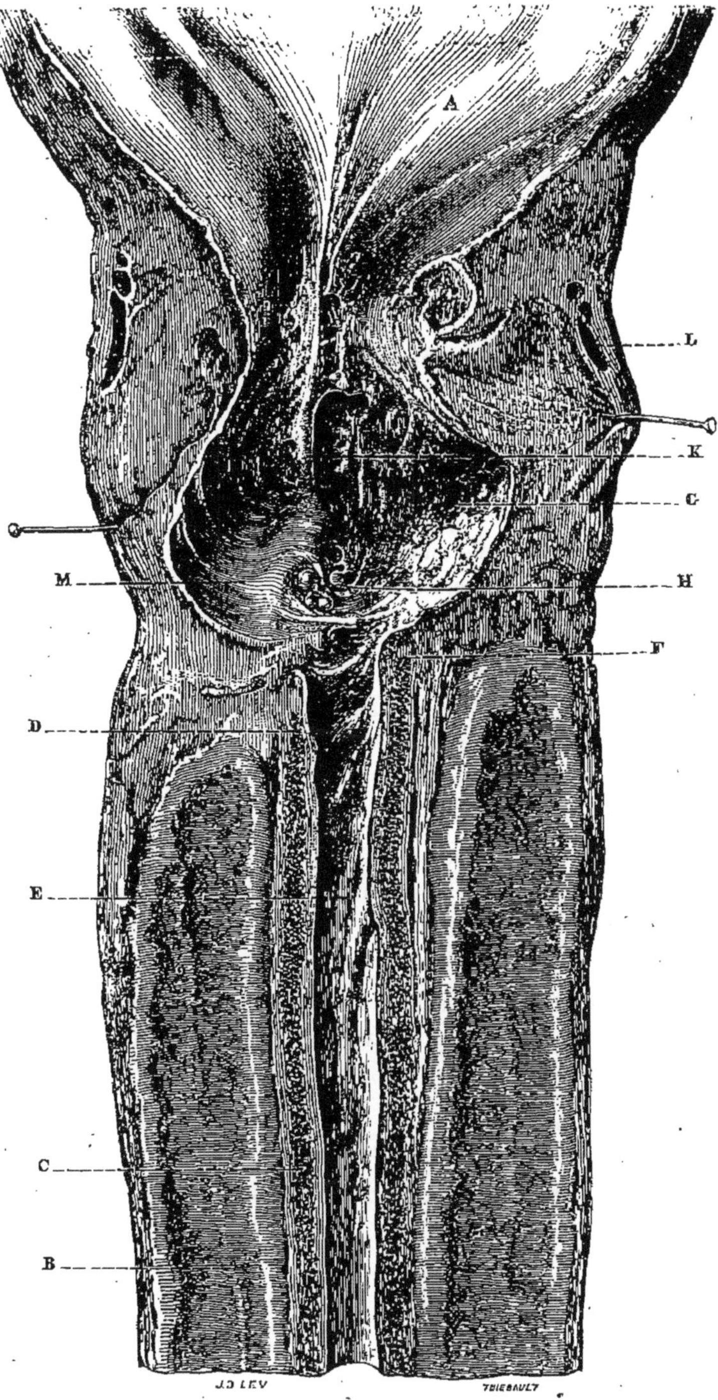

FIG. 25. — Urèthre d'un homme de soixante et un ans qui a eu plusieurs uréthrites, dont la dernière a duré plus de six mois. — Il est ouvert par sa face dorsale et représenté de grandeur naturelle. — Rétrécissement inflammatoire de toute la partie antérieure du canal.

EXPLICATION DE LA FIGURE 25.

A. Vessie à l'état normal; les parois sont même un peu minces.

B. Corps caverneux sains.

C. Tissu spongieux. Dans toute son étendue il est infiltré de matière plastique inégalement disséminée.

D. Tissu spongieux transformé en une bandelette jaunâtre ; un peu plus en arrière on n'en trouve plus de traces.

E. Le canal est rétréci dans toute sa longueur. La muqueuse est épaissie, d'un blanc sale, intimement unie au tissu cellulaire sous-jacent. Elle présente une surface inégale, surtout en arrière.

F. Point où le rétrécissement était très-prononcé et le canal en partie fermé par des faisceaux fibreux irrégulièrement disposés.

G. Poche placée derrière le rétrécissement. Elle est anfractueuse : à gauche, elle présente des faisceaux fibreux assez régulièrement courbes, et à droite, un aspect mamelonné.

H. Petites tumeurs de la grosseur d'une tête d'épingle. Elles sont formées par des débris de brides fibreuses rompues. En avant, on trouve plusieurs brides adhérentes par leurs extrémités et libres dans leur milieu. Au-dessous d'elles existent quelques petites cavités; la plus grande a 3 millimètres de profondeur.

K. Verumontanum déformé et transformé en un cordon fibreux dur. En arrière et à gauche, existe une cavité dirigée d'avant en arrière, profonde d'un centimètre et demi. Son entrée est assez large pour permettre le passage du bec d'une sonde ordinaire.

L. Cavités irrégulières qui contenaient du pus.

M. Toute la poche est tapissée par une membrane très-fine faisant corps avec les tissus sous-jacents.

RÉTRÉCISSEMENTS CICATRICIELS.

Ces rétrécissements succèdent à une ulcération ou à une plaie de l'urèthre. Ils sont beaucoup moins rares que ne le prétendent la plupart des auteurs.

a. Les rétrécissements qui résultent d'une *ulcération* n'intéressent généralement que la muqueuse et le tissu cellulaire sous-muqueux. C'est seulement dans des cas exceptionnels qu'ils s'étendent jusqu'aux corps spongieux de l'urèthre. Ils sont très-différents, suivant la place qu'ils occupent dans la longueur du canal, et suivant la nature de l'ulcération. J'en décrirai trois formes principales, dont se rapprochent plus ou moins toutes les autres variétés.

1° En exposant l'anatomie pathologique de l'uréthrite aiguë, j'ai dit qu'on rencontrait quelquefois de petites ulcérations; que, le plus souvent, elles occupaient les orifices et la cavité des foramina situés dans le sillon médian et dorsal de la verge, à 3 ou 4 centimètres du méat urinaire. Quand ces ulcérations sont très-superficielles, je présume que leur guérison peut avoir lieu comme celle des aphthes, sans laisser de traces. Mais, si elles viennent à dépasser la muqueuse, et à intéresser le tissu cellulaire sous-muqueux, voici ce qui arrive : Dans le point où ce dernier a été détruit, il s'établit une petite cicatrice assez régulière, légèrement enfoncée, ayant 1 ou 2 millimètres de diamètre; en se rétractant, elle attire la muqueuse voisine. Celle-ci se fronce à la manière d'une étoffe; mais, tandis qu'elle cède facilement dans le sens de la longueur de l'urèthre, elle est tiraillée en travers, et forme plusieurs plis radiés, qui aboutissent à la cicatrice comme vers un centre. Quelquefois il n'y a qu'un seul pli de chaque côté de la cicatrice; plus ordinairement, on en rencontre deux ou trois.

Il ne peut exister le moindre doute sur la manière dont se forment ces rétrécissements. En examinant les parties à la loupe, on distingue un point blanchâtre, sans relief et adhérent, tandis que les plis radiés sont au contraire très-mobiles, parce qu'ils sont doublés de tissu cellulaire (voy. fig. 26).

Formés par l'adossement de la muqueuse à elle-même, ces plis sont transparents comme cette fine membrane. Leur relief est d'abord peu marqué; mais, étant placés en travers, ils offrent toujours une certaine prise à l'urine qui les distend, et en fait des sortes de valvules. Il peut s'écouler un très-long temps sans que la miction soit gênée, et la plupart des pièces de ce genre que j'ai observées me venaient d'individus qui n'avaient aucune difficulté à uriner. Cependant, quand la cicatrice est un peu étendue, les plis radiés de la muqueuse peuvent être assez saillants pour former un véritable diaphragme percé dans son centre d'une ouverture étroite. Même, dans ces cas, l'obstacle apporté au cours des urines n'est pas très-grand, parce que ces sortes de valvules sont assez molles et se couchent en avant pendant la miction. Il est probable que ces rétrécissements n'appartiennent pas exclusivement à la portion antérieure de l'urèthre. Pourtant je n'en ai pas rencontré à plus de 2 centimètres du méat urinaire. Il est assez rare qu'ils ne soient pas accompagnés d'une altération plus étendue intéressant les parties voisines ; de telle sorte qu'avec le rétrécissement cicatriciel assez limité, il existe aussi un rétrécissement inflammatoire plus ou moins long. Sur la pièce qui est représentée à la page 112, le canal est rétréci uniformément dans l'étendue de plus de 4 centimètres à partir du méat urinaire. Dans cette longueur, il a 1 centimètre de large, tandis qu'il en a 2 en arrière ; la muqueuse est dépolie, ridée transversalement et adhérente aux tissus sous-jacents ; le corps spongieux est moins rouge qu'à l'état normal, et présente quelques traces d'infiltration de matière plastique.

2° Les rétrécissements produits par la cicatrisation d'une ulcération syphilitique se comportent tout différemment. Ils peuvent siéger plus ou moins profondément dans l'urèthre, mais, le plus souvent, ils occupent le méat urinaire ou la fosse naviculaire. Alors même qu'ils ne comprennent pas toute la circonférence du canal, ils en intéressent toujours une assez grande partie pour diminuer notablement son calibre. Comme, d'autre part, ils sont peu étendus, ils étranglent brusquement l'urèthre. Quand on divise celui-ci dans sa longueur, la cicatrice se présente sous la forme d'un petit triangle dont le sommet est saillant dans le canal, et dont la base se confond avec le tissu spongieux. Car c'est le propre de l'ulcération syphilitique de gagner les parties profondes, et l'altération n'est plus limitée, comme dans les rétrécissements précédents, au tissu sous-muqueux (voy. fig. 27).

Lorsque le malade n'est plus sur le coup de l'infection syphilitique, le rétrécissement est assez court. Son tissu est fibreux, et présente tous les caractères des cicatrices. A son niveau, le tissu spongieux est dévié vers le centre du canal ; il est peu vasculaire, blanchâtre, et participe à la cicatrice par ses couches les plus internes, mais dans une petite étendue. Il ne présente pas cette infiltration diffuse de lymphe plastique que j'ai indiquée dans les rétrécissements inflammatoires en forme de sablier. Aussi, en avant et en arrière de l'obstacle, l'urèthre reprend rapidement son calibre normal.

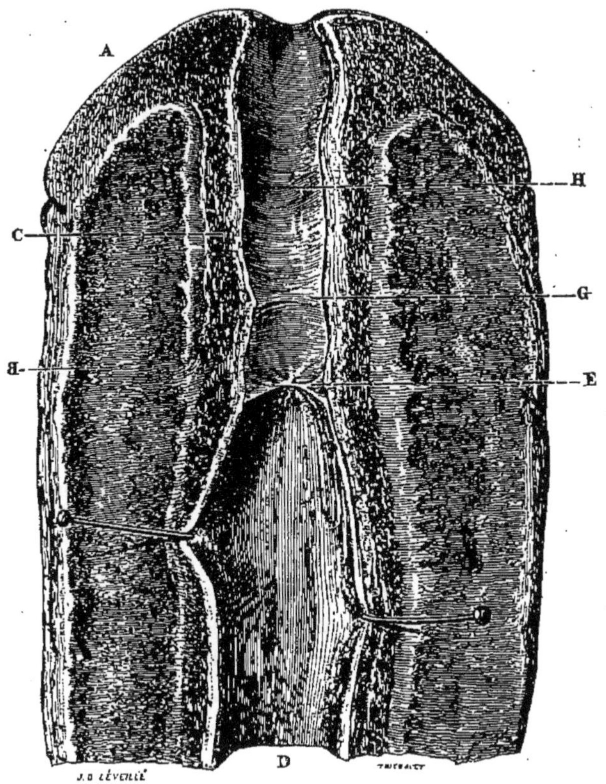

FIG. 26. — Urèthre de grandeur naturelle ouvert dans le sens de sa longueur et par sa face dorsale. — Rétrécissement cicatriciel.

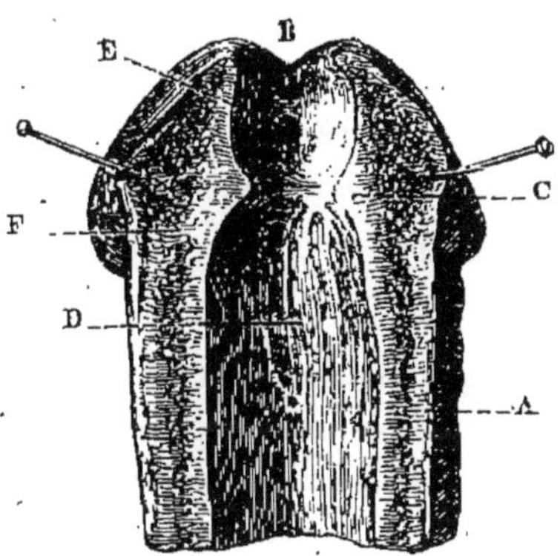

FIG. 27. — Urèthre de grandeur naturelle ouvert par la face inférieure. Rétrécissement cicatriciel ayant succédé à un chancre.

EXPLICATION DE LA FIGURE 26.

A. Gland.

B. Corps caverneux.

C. Tissu spongieux infiltré de matière plastique.

D. Canal ayant sa largeur et son aspect habituels.

E. Au milieu du canal existe une petite cicatrice blanchâtre, déprimée et adhérente. De ce point cicatriciel partent des plis transversaux et radiés de la muqueuse. Formés par l'adossement de cette membrane à elle-même, ils sont peu saillants et mobiles.

G. H. Au devant du point E, le canal est assez uniformément rétréci. Il a 1 centimètre de large, tandis qu'il en a 2 en arrière, dans le point D. La muqueuse, épaisse, peu polie, adhérente au tissu cellulo-fibreux, présente des rides transversales nombreuses ; l'une d'elles est très-marquée en G. Dans l'étendue de 4 centimètres à partir du méat urinaire, il existe un long rétrécissement de nature inflammatoire. — Sur cette pièce on trouve donc réunies deux formes de rétrécissements, l'un inflammatoire, l'autre cicatriciel.

EXPLICATION DE LA FIGURE 27.

A. Tissu spongieux à l'état normal.

B. Méat urinaire.

C. Rétrécissement cicatriciel ayant succédé à un chancre. — Le malade avait eu des accidents syphilitiques constitutionnels. Ce rétrécissement est composé d'un tissu fibreux, blanchâtre, très-dur. A sa base, beaucoup de cellules du tissu spongieux sont plus ou moins oblitérées par de la matière plastique.

D. Canal avec sa largeur normale.

E. Restes de sinus.

F. Traînée de lymphe plastique oblitérant des cellules du tissu spongieux. — Ici l'ulcération était évidemment de nature spécifique ; bien différente d'une simple ulcération, elle avait détruit la muqueuse, le tissu cellulaire sous-muqueux et pénétré jusqu'au tissu spongieux.

Sur le vivant, le rétrécissement paraît plus étendu, quand il existe en même temps une induration syphilitique des parties voisines. Au-dessous du gland, qui est lui-même de consistance lardacée, on sent l'urèthre, sous la forme d'un cordon dur, dans l'espace d'un centimètre ou deux, et l'on pourrait croire que le rétrécissement a la même longueur. L'exploration du canal avec une bougie à boule ne ferait que confirmer cette erreur. Mais, en réalité, l'obstacle est formé de deux éléments très-distincts : l'un est permanent, c'est la cicatrice de l'ulcération; l'autre passager, c'est la matière infiltrée dans le tissu spongieux. J'ai étudié cette dernière avec soin; M. Ranvier a bien voulu l'examiner de son côté, et elle nous a paru en tout semblable à la lymphe plastique récemment sécrétée. Cependant elle en diffère notablement. Soit parce qu'elle n'est pas susceptible d'organisation, soit parce que les tissus fibreux qu'elle imprègne ne sont pas enflammés, il ne se produit aucun phénomène de rétraction. Sous l'influence d'un traitement spécifique, la lymphe est résorbée, les parties reprennent leur souplesse, et il ne reste plus que le rétrécissement cicatriciel et limité que j'ai décrit.

3° Une troisième variété, beaucoup plus rare, du rétrécissement cicatriciel est particulière à la prostate. Je ne veux point parler des brides, des filaments déliés ou des replis de muqueuse qu'on rencontre assez fréquemment sur les côtés du verumontanum, mais d'une altération plus profonde, constituant un véritable rétrécissement, et capable d'apporter un obstacle sérieux à la miction.

On sait que, chez les vieillards, la prostate acquiert souvent un volume considérable. Ce sont surtout les lobes latéraux qui s'hypertrophient. Contenus en dehors par l'enveloppe aponévrotique de la glande, ils s'appliquent l'un contre l'autre, et présentent, du côté de l'urèthre, deux surfaces larges, dirigées verticalement. Le calibre du canal n'est pas diminué ; il est plutôt agrandi par le développement exagéré de ses parois latérales, mais celles-ci sont adossées l'une à l'autre assez fortement pour opposer un certain obstacle au passage d'une sonde. Si, dans cet état de choses, et sous l'influence d'une cause quelconque, la muqueuse s'enflamme et vient à s'ulcérer, des adhérences s'établissent entre les deux lobes de la prostate; ceux-ci sont, pour ainsi dire, soudés ensemble, et il ne reste plus, vers la paroi inférieure du canal, qu'un étroit passage à peine suffisant pour la sortie des urines.

J'ai rencontré ces altérations sur trois prostates de vieillards. La première pièce fut sacrifiée pour étudier complétement la disposition des parties. Après l'avoir divisée en travers dans sa portion moyenne, on voyait les deux lobes accolés, et le point de leur réunion n'était indiqué que par une ligne verticale plus blanche que le reste de la glande. Si l'on faisait effort pour les séparer, la muqueuse se déchirait facilement, et ses débris restaient adhérents à l'un ou à l'autre lobe, sous forme de petits filaments. Dans les points où cette membrane était enlevée, le tissu grisâtre de la glande restait à nu. La prostate n'était pas ramollie ; elle était même un peu indurée. Ainsi les parois du canal étaient entièrement confondues, excepté inférieurement, où il était encore possible de faire passer une sonde de 3 millimètres de diamètre.

Les deux autres pièces ont été conservées. Sur l'une, les deux lobes ont été séparés complétement, et leur face interne est hérissée de nombreux filaments. Sur l'autre, les lobes n'ont été qu'écartés vers la base de la prostate, et l'on voit la muqueuse qui les réunit tiraillée en travers, former des plis nombreux très-fins, et semblables aux adhérences qu'on rencontre quelquefois dans les plèvres. Par suite de la réunion des deux lobes, il ne reste plus vers la paroi inférieure qu'un petit conduit, permettant à peine le passage d'une bougie de 2 millimètres (voy. fig. 28).

Dans le premier et le troisième cas dont je viens de parler, les adhérences occupaient presque toute la surface des lobes prostatiques; dans le second, elles étaient moins étendues et moins solides.

Sur les trois pièces, la muqueuse et le tissu cellulaire extrêmement fin qui la double étaient seuls intéressés. Le tissu même de la prostate ne présentait aucune trace d'inflammation : les couches qui avoisinaient l'urèthre n'étaient ni plus ni moins consistantes que le reste de la glande.

Nous avons vu, en traitant de l'uréthrite aiguë (voy. page 5 et suiv.), que cette maladie s'étend quelquefois jusqu'aux parties les plus reculées de l'urèthre. Cependant on n'observe pas, chez les jeunes gens et les adultes, des rétrécissements de la portion du canal qui traverse la prostate, à cause du peu de volume de cet organe. Chez les vieillards, on ne rencontre guère d'uréthrite contractée dans le coït; mais quand la prostate est notablement hypertrophiée, les causes qui peuvent amener une inflammation de la muqueuse sont assez fréquentes. Tantôt c'est une cystite chronique qui s'étend à la partie postérieure de l'urèthre, tantôt c'est un cathétérisme mal fait qui déchire la muqueuse. Plus souvent encore la vessie ne pouvant se vider d'elle-même et complétement, les malades sont obligés de se sonder fréquemment ou de garder une sonde à demeure, et il est facile de comprendre que des cathétérismes répétés si fréquemment, ou la présence continue d'un corps étranger, doivent finir par enflammer et même détruire la muqueuse dans les points les plus comprimés. Aussi n'est-il pas rare de voir la muqueuse de la

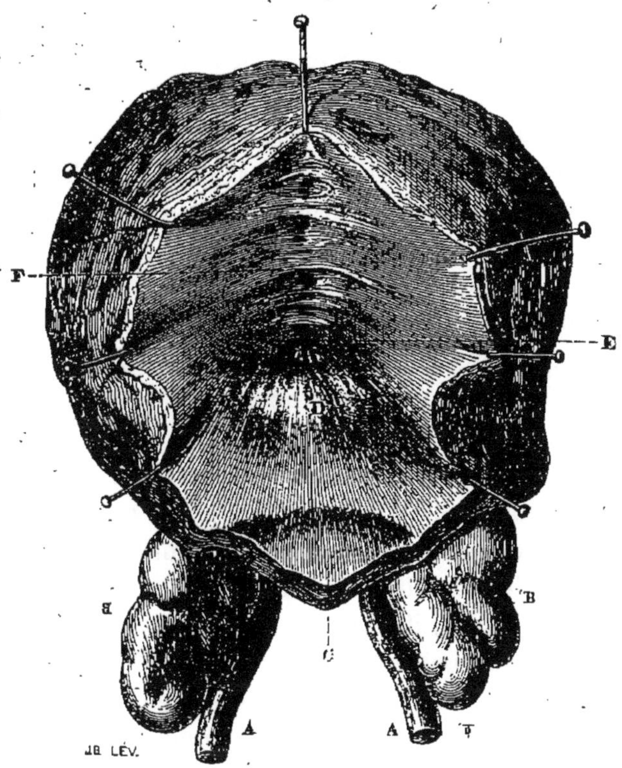

Fig. 28. — Prostate de grandeur naturelle vue du côté de la vessie. Elle est hypertrophiée ; ses deux lobes latéraux sont écartés transversalement.

A. Canaux déférents.

B. Vésicules séminales.

C. Petite portion du bas-fond de la vessie.

D. Bougie de 2 millimètres introduite dans l'urèthre.

E. Ouverture de l'urèthre du côté de la vessie.

F. Sillon antéro-postérieur séparant les deux lobes de la prostate. Le canal est complétement oblitéré par l'adhérence des feuillets de muqueuse qui tapissent les lobes prostatiques. Par suite de l'écartement de ces lobes, la muqueuse est tiraillée et forme des brides transversales nombreuses.

prostate des vieillards rouge, tomenteuse et s'en allant par lambeaux. J'ai vu plus d'une fois cette glande entièrement dépouillée de sa muqueuse, qui était remplacée par une membrane lisse, très-adhérente aux tissus sous-jacents, et entièrement semblable à celle qui tapisse certains trajets fistuleux.

Malgré l'état inflammatoire de la muqueuse, il est probable que des adhérences ne pourraient s'établir, si les parois de l'urèthre étaient écartées, à chaque miction, par les urines. Mais, celles-ci ne s'écoulent qu'avec lenteur et par un petit filet, en suivant la rigole que présente la paroi inférieure du canal, et rien ne s'oppose à ce que les lobes de la prostate ne se soudent dans la partie supérieure de leur face interne.

Le mécanisme, d'après lequel s'établissent les rétrécissements de la prostate, est bien différent de ce que nous avons observé dans les autres portions de l'urèthre. Le canal ne revient pas sur lui-même ; son calibre n'est pas diminué par une rétraction des parois de la circonférence vers centre ; il est seulement effacé par adossement de ses parois. C'est que les conditions anatomiques ne sont plus les mêmes. Au lieu d'un canal rétractile, susceptible de dilatation et de resserrement dans tous les points de sa circonférence, il y a deux surfaces planes qui ne peuvent être qu'écartées ou rapprochées tout d'une pièce. L'abolition du calibre du canal ne peut avoir lieu que par l'adossement permanent de ces surfaces, et c'est ce qui arrive quand la muqueuse qui les tapisse s'ulcère et se confond. Il n'en existe pas moins un véritable rétrécissement, et ce rétrécissement est cicatriciel.

b. Les rétrécissements qui sont la suite de lésions traumatiques présentent, comme celles-ci, des variétés très-nombreuses.

Ils peuvent occuper tous les points de la longueur de l'urèthre ; toutefois ils affectent pour siége de prédilection les régions bulbeuse et membraneuse. La raison en est simple : c'est, en effet, dans cette portion du canal que l'introduction des instruments rencontre le plus d'obstacles, et c'est sur le périnée que portent plus particulièrement les violences extérieures.

En général, le rétrécissement du canal et la diffficulté d'uriner sont d'autant plus grands, que la cicatrice est plus considérable. Cependant il existe des exceptions assez fréquentes. Elles dépendent, surtout, de la direction et du siége de la cicatrice. Quand celle-ci est étroite et longitudinale, elle n'apporte aucun obstacle à la sortie de l'urine. Si, dans toute l'étendue qu'elle occupe, les tissus ont perdu leur souplesse, l'urèthre n'en demeure pas moins intact dans la plus grande partie de sa circonférence, et pourra fournir une dilatation suffisante à la miction. Ce fait s'observe journellement après l'opération de la taille médiane ou latéralisée.

Mais il faut établir une distinction importante, suivant que la plaie intéresse les régions prostatique et membraneuse, ou la région spongieuse, à cause de la différence de leur structure. Dans les deux premières, les tissus glanduleux et musculaires qui les constituent, se prêtent peu à l'extension de l'inflammation, et la cicatrice qui succède à une plaie longitudinale et régulière est le plus souvent linéaire. Dans la troisième, au contraire, l'inflammation s'étend très-facilement au tissu spongieux; autour de la cicatrice, il s'établit une induration plus ou moins étendue des parties; de telle sorte qu'il existe un rétrécissement compliqué, moitié cicatriciel, moitié inflammatoire. C'est ce qui arrive assez souvent après une déchirure profonde produite par l'extraction d'un fragment de calcul dans l'opération de la lithotritie, ou quand on a pratiqué sur la portion libre de la verge une incision pour extraire un corps étranger, si la plaie n'a pas été réunie par première intention.

On doit également, pour les plaies larges, mais superficielles de l'intérieur de l'urèthre, tenir un très-grand compte de la place qu'elles occupent. J'ai examiné plusieurs pièces sur lesquelles les régions membraneuse et prostatique avaient été le siége d'une lésion assez étendue: La membrane muqueuse et le tissu cellulaire lâche qui la double n'existaient plus; ils avaient été remplacés par une membrane très-fine, si adhérente aux tissus sous-jacents, qu'il était impossible d'en détacher de petits lambeaux. Au-dessous d'elle, on distinguait des fibres blanchâtres, irrégulièrement disposées. Le verumontanum était détruit dans son tiers ou sa moitié antérieure. Évidemment, il existait là une cicatrice large, mais superficielle. Je pouvais d'autant moins en douter, que plus d'une fois j'avais rencontré des plaies récentes de cette partie de l'urèthre qui me rappelaient exactement ce que j'avais sous les yeux; que deux des malades sur lesquels j'avais trouvé ces cicatrices m'avaient dit avoir été soumis à un cathétérisme difficile et suivi d'écoulement de sang, pour une rétention d'urine passagère. Pourtant le canal avait, à très-peu de chose près, conservé sa largeur normale.

Je ne possède pas de pièce qui me permette d'avoir une opinion arrêtée à cet égard, mais je doute qu'une plaie aussi étendue puisse exister dans la portion spongieuse de l'urèthre, sans laisser après elle des altérations plus profondes.

Quand la cicatrice comprend une certaine épaisseur de tissus, elle n'a pas besoin d'intéresser une grande partie de la circonférence de l'urèthre pour gêner notablement la miction. Mais il est évident que plus elle sera étendue, plus le rétrécissement sera considérable. A la suite d'une blessure produite dans l'urèthre par un corps étranger, tel qu'une sonde ou un instrument de lithotritie, la cicatrice est limitée, et elle siége ordinairement sur la paroi inférieure du canal. Après une chute faite d'un lieu élevé, ou un choc violent porté sur le périnée, il y a plutôt rupture complète de l'urèthre. La cicatrice occupe alors toute sa circonférence; mais, ici encore, elle est plus épaisse sur la paroi inférieure du canal que sur la supérieure. Cette circonstance est importante à noter, car elle peut fournir une indication utile sur le point qu'il est nécessaire d'inciser, dans certains cas d'uréthrotomie interne.

Lorsque la solution de continuité est très-nette, la cicatrice peut être assez étroite. Ces cas sont rares. Plus souvent elle est accompagnée d'une contusion profonde et de déchirure. Alors le travail de cicatrisation n'est pas borné à la surface de la plaie; il s'étend aux tissus voisins, et l'urèthre est enveloppé par une masse fibreuse plus ou moins volumineuse. C'est ce qui a lieu, surtout dans la région bulbeuse, là où le tissu spongieux se déchire très-facilement, et offre des conditions toutes particulières à la propagation de l'inflammation. J'ai disséqué plusieurs de ces tumeurs: à leur niveau, on ne retrouvait plus aucun des éléments normaux de l'urèthre; du côté du canal, il existait une cicatrice large, difforme, traversée par des brides dures, saillantes et irrégulièrement disposées. En dehors, la masse fibreuse s'étendait inférieurement jusque sous la peau, et supérieurement, elle intéressait les parties les plus rapprochées des corps caverneux. Dans quelques cas, l'altération était si étendue et la rétraction des tissus fibreux si prononcée, que la verge était coudée, raccourcie, et, pour ainsi dire, réduite au gland qui formait une sorte de moignon au devant du pubis.

Je viens de dire que la cicatrice examinée par l'intérieur de l'urèthre présentait une surface très-inégale; il est nécessaire d'insister sur ce point, parce qu'il est un caractère tout particulier des rétrécissements déterminés par une lésion traumatique. Cette difformité de la cicatrice est due à plusieurs causes : ce sont d'abord la forme et l'étendue de la déchirure, le degré de contusion, l'existence d'une perte de substance; mais c'est aussi le contact des urines dont le passage fréquent s'oppose à la cicatrisation régulière de la plaie. J'ai donné (page 120) un très-bel exemple de ce genre de rétrécissement. La pièce a été prise sur un homme de cinquante-huit ans, qui était tombé de la hauteur d'un mètre. Il y avait eu une déchirure de l'urèthre, avec épanchement considérable de sang dans l'épaisseur du périnée, et uréthrorrhagie pendant deux jours. Pendant les six années que le blessé vécut après

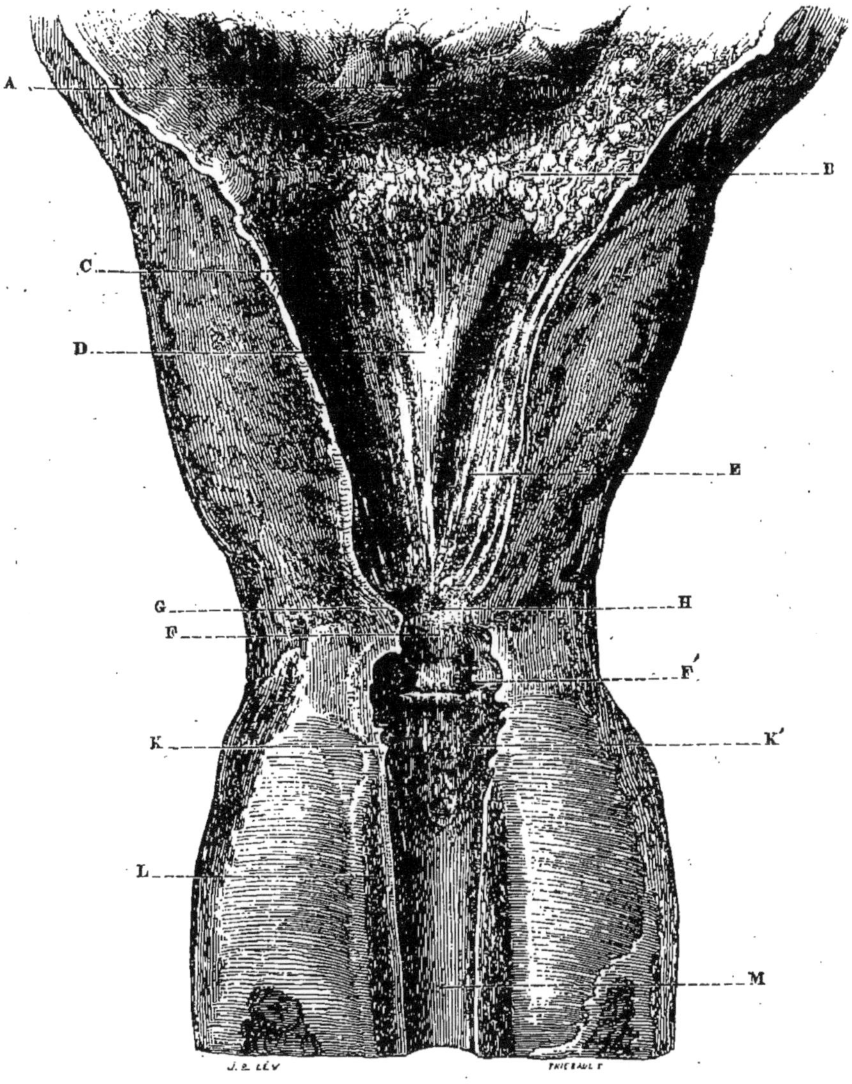

FIG. 29. — Urèthre, de grandeur naturelle, d'un homme de cinquante-huit ans, mort à la suite d'une inflammation violente des reins et de la vessie. — Pas d'uréthrite dans les antécédents. — Chute d'un mètre environ sur une barre de bois : contusion énorme du périnée; rupture de l'urèthre suivie d'une hémorrhagie. — Accident remontant à six ans ; depuis cette époque, difficulté d'uriner de plus en plus grande. — Rétrécissement cicatriciel.

EXPLICATION DE LA FIGURE 29.

A. Bas-fond de la vessie.

B. Ecchymoses considérables de la muqueuse du col vésical.

C. Portion prostatique du canal. Elle est très-élargie, et forme un cône qui s'étend jusqu'au rétrécissement. Ce cône est long de 5 centimètres ; à sa base, il a une largeur de 4 centimètres 3 millimètres.

D. Verumontanum. Il est déformé, aplati dans son milieu, terminé en pointe en avant et divisé en plusieurs prolongements en arrière.

E. Lacunes nombreuses, profondes de 1 à 4 millimètres, placées entre les faisceaux fibro-musculaires qui font saillie sous la muqueuse.

F. Dans ce point, la muqueuse n'existe plus. Elle est remplacée par une pellicule mince, lisse, très-adhérente au tissu fibreux sous-jacent.

F'. Cavités placées dans l'épaisseur du tissu cicatriciel. Elles sont profondes de 3 millimètres environ, à bords irréguliers.

G. Masse de tissu cicatriciel blanchâtre, dur.

H. Petite cavité arrondie, profonde de 4 millimètres.

K. Tissu spongieux complétement détruit.

K'. La muqueuse reparaît en avant du rétrécissement, mais elle est épaissie et offre une surface inégale et chagrinée.

L. Point dans lequel le tissu spongieux commence à reprendre son aspect normal ; plus en arrière, il est infiltré de matière plastique.

M. Le canal, quoique étroit, a repris son aspect normal.

son accident, il urina avec une difficulté toujours croissante. Il n'avait subi aucun traitement pour cette infirmité. A l'autopsie, on trouva que le rétrécissement était formé par une masse fibreuse du volume d'une petite noisette aplatie. Il était impossible d'en préciser les limites au milieu des tissus environnants. Du côté de l'intérieur de l'urèthre, la cicatrice est des plus difformes. La masse fibreuse forme un anneau épais de 4 à 5 millimètres, qui efface presque complétement le calibre du canal. Dans l'étendue de près de 3 centimètres, la muqueuse a été détruite; elle est remplacée par une membrane très-fine, lisse et si adhérente, qu'il est impossible d'en détacher de petits lambeaux. Au-dessous d'elle, existe un réseau de fibres blanchâtres, entrecroisées de la façon la plus irrégulière. Sur la paroi inférieure de l'urèthre, au milieu même de la cicatrice, sont trois cavités : l'une, très-petite, permet l'introduction d'un stylet qui pénètre à la profondeur de 4 millimètres; les deux autres, un peu moins profondes, ont une ouverture plus large; leur cavité est anfractueuse et leurs bords sont déchiquetés.

En arrière du rétrécissement, l'urèthre est très-dilaté, ce qui est assez ordinaire. Mais il est également dilaté en avant, dans l'étendue de 2 centimètres, quoique à un moindre degré. Cet élargissement tient à ce que, dans ce point, le corps spongieux a été complétement détruit. Il résulte de là que l'urèthre est comme étranglé, et qu'il existe deux ampoules, l'une plus grande, en arrière de l'étranglement, l'autre plus petite, en avant. Cette disposition, comme on le voit, est bien différente de celle que présentent les deux cônes réguliers que l'on rencontre dans la plupart des rétrécissements inflammatoires.

Si l'on ajoute à ces lésions, déjà très-variées, les altérations secondaires qui résultent des troubles apportés dans la miction, telles que les abcès, les dilatations du canal, les fistules urinaires, on comprendra que les rétrécissements anciens et compliqués, surtout ceux qui sont cicatriciels, échappent à toute classification méthodique. Chacun d'eux présente une physionomie particulière : mais, en les examinant avec soin, on retrouvera toujours, quoique combinés de diverses façons, les caractères anatomiques que j'ai décrits.

Oblitération complète de l'urèthre. — Si prononcé que soit un rétrécissement, jamais il n'oblitère complétement l'urèthre. Si le cours des urines est interrompu, c'est qu'un gonflement de la muqueuse, des mucosités épaisses, un gravier, ou tout autre obstacle, sont venus fermer la voie étroite qui leur restait. Mais s'il s'est formé des fistules par lesquelles les urines trouvent une issue facile, le canal peut s'oblitérer. Ce fait d'anatomie pathologique a été nié à tort par quelques chirurgiens.

Je ne parlerai pas des cas d'oblitération que j'ai rencontrés sur le vivant, car l'erreur est alors trop facile. Il peut se faire qu'on ne puisse traverser un rétrécissement avec la plus fine bougie introduite d'avant en arrière par le méat urinaire, ou d'arrière en avant par une fistule, sans que, pour cela, l'urèthre soit complétement fermé. Mais, outre deux pièces que j'ai disséquées avec le plus grand soin, j'en conserve encore quatre autres sur lesquelles l'oblitération est incontestable. Sur toutes il existait des fistules périnéales; l'oblitération commence immédiatement en avant des fistules, et se prolonge dans l'étendue d'un à trois centimètres. L'une de ces pièces présente une particularité très-remarquable : un abcès urineux a détruit les tissus qui entourent le canal, et celui-ci, isolé dans la longueur de plus de 2 centimètres, traverse le foyer purulent sous la forme d'un cordon dur et imperméable (voy. fig. 30).

Félix Pascal, Ch. Bell, Bérard, M. Thompson, et quelques autres chirurgiens, ont rapporté des observations d'oblitération de l'urèthre, mais aucun d'eux ne s'est expliqué nettement sur le mécanisme de cette altération.

La rétraction incessante d'un rétrécissement, si loin portée qu'elle fût, ne serait pas suffisante pour oblitérer l'urèthre. Elle en rapprochera les parois, elle en diminuera le calibre à un très-haut degré, mais sans l'effacer complétement. Qu'on me permette une comparaison : comme dans ces tiges de verre creuses qu'on étire à la lampe, il restera toujours un passage capillaire. Mais si des fistules, suffisantes pour la sortie de l'urine, viennent à s'établir en arrière du rétrécissement, il en sera tout autrement. La formation des fistules sera nécessairement accompagnée d'un travail inflammatoire et ulcératif, quelquefois assez considérable pour atteindre et détruire le rétrécissement lui-même. Brodie en a cité des exemples, et j'en ai moi-même observé plusieurs cas. Or, quand l'inflammation vient à se propager à une certaine distance dans l'urèthre, elle le dépouille de son épithélium, et les parois du canal, se trouvant, pour ainsi dire, dans les conditions d'une plaie récente, contractent des adhérences et se soudent. C'est ce que nous avons déjà vu à propos des rétrécissements de la prostate.

Ce qui vient encore à l'appui de cette opinion, c'est que l'oblitération ne s'étend jamais très-loin au delà des fistules. Le reste du canal, bien que n'étant plus traversé par les urines, non-seulement ne s'oblitère pas, mais garde à très-peu de chose près son calibre normal. Chez des malades qui n'urinaient plus que par le périnée depuis des années, il m'a toujours été facile de passer des bougies assez volumineuses jusqu'au point oblitéré ; et le fait que je signale est en outre surabondamment

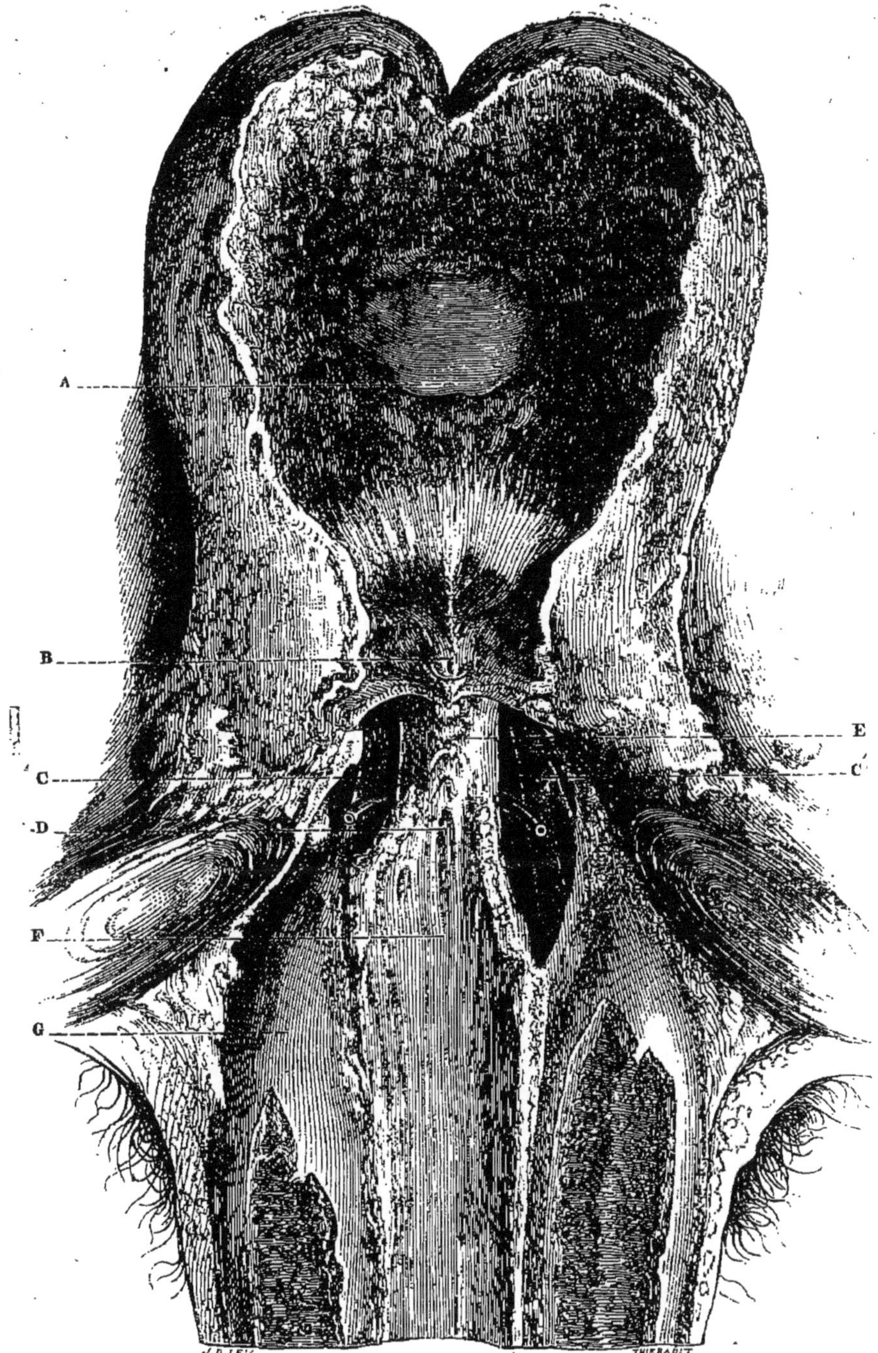

FIG. 30. — Vessie et portion de l'urèthre d'un homme de soixante-dix ans, représentées de grandeur naturelle. — Plusieurs uréthrites dans la jeunesse. — Dysurie remontant à une vingtaine d'années et non traitée. — Vaste abcès du périnée à soixante-deux ans. — Depuis quatre ans, la miction se fait entièrement par les fistules du périnée. La vessie et l'urèthre sont ouverts par leur face supérieure.

EXPLICATION DE LA FIGURE 30.

A. La vessie est petite; ses parois hypertrophiées ont, par places, 1 centimètre d'épaisseur; la muqueuse est très-enflammée.

B. Restes déformés du verumontanum. Dans ce point, un petit pertuis ayant 2 millimètres de profondeur indique l'endroit où commence l'oblitération du canal.

C. C'. Ces deux cavités étaient réunies et formaient une vaste poche urineuse enveloppant l'urèthre dans toute sa circonférence. Au moment de la miction, l'urine, après avoir rempli cette poche, s'échappait en arrière par plusieurs ouvertures fistuleuses.

D. Petit cul-de-sac indiquant le point où l'urèthre est oblitéré en avant.

E. Cordon volumineux et dur, long de 15 millimètres, formé par l'urèthre complétement oblitéré. Une sonde passée derrière lui montre que ce cordon est libre en arrière et isolé de la face profonde de l'abcès. L'oblitération porte sur la partie antérieure de la région prostatique, et principalement sur la région membraneuse.

F. En avant de la partie oblitérée, le canal prend rapidement une largeur d'environ 2 centimètres. Dans toute l'étendue du canal la muqueuse est épaissie et très-adhérente au tissu cellulaire sous-jacent. Le tissu spongieux, en partie atrophié, est infiltré de matière plastique et présente un aspect jaunâtre. En un mot, tout l'urèthre offre les traces d'une inflammation chronique.

G. Corps caverneux à l'état sain.

démontré par l'examen des pièces que j'ai conservées. Cependant, sur l'une d'elles, le canal est notablement diminué de largeur; mais il est loin d'être oblitéré, et les altérations qu'il présente dans toute son étendue montrent évidemment que son étroitesse est due à des maladies anciennes, et non au défaut de passage de l'urine.

Là où l'oblitération est complète, l'urèthre est transformé en un cordon fibreux. On n'en retrouve qu'avec beaucoup de peine quelques restes de sa structure première, surtout à mesure qu'on se rapproche du point où siégent les fistules.

Les considérations générales qui précèdent répondent déjà, en partie, à quelques autres questions secondaires dont il me reste à compléter l'examen.

Nombre des rétrécissements.— Le nombre des rétrécissements qui peuvent se trouver dans un urèthre a été fixé très-différemment par les chirurgiens. D'après Ducamp, il est ordinairement d'un ou de deux, et rarement de quatre ou cinq (*Traité des rétréc. d'ur.*, p. 13). Hunter dit en avoir vu jusqu'à six, parmi lesquels quelques-uns étaient plus prononcés que les autres (*Œuvr. compl.*, tome II, p. 297). Lallemand assure en avoir rencontré sept, qu'il a successivement détruits par la cautérisation (*Malad. des org. génito-urin.*, p. 60). Leroy en a compté onze sur un jeune Brésilien (*Traité des angust.*, p. 83). Mais les observations de ces deux derniers chirurgiens ont été faites sur le vivant, et il suffit de les lire avec quelque soin pour ne leur accorder qu'une confiance très-limitée. En pareille matière, les faits recueillis dans des autopsies sont seuls concluants. Je n'ai rencontré le plus souvent qu'un seul rétrécissement, quelquefois deux et jamais plus de trois. Dans quelques cas, j'aurais pu croire qu'il y en avait un plus grand nombre : c'est quand l'urèthre entier était malade et rétréci dans presque toute son étendue. Il n'y avait, à proprement parler, qu'un long rétrécissement, mais il était plus prononcé dans certains points que dans d'autres.

Siége. — Les opinions sur le siége le plus fréquent des rétrécissements ont également beaucoup varié. Ici encore la plupart des recherches avaient été faites au lit des malades, et l'on déterminait la place occupée par la maladie d'après la distance où elle se trouvait du méat urinaire. Mais il était impossible de s'entendre, puisqu'on n'était pas même d'accord sur la longueur normale de l'urèthre. Home et Brodie plaçaient le plus grand nombre des rétrécissements derrière le bulbe; Lallemand, à la courbure de l'urèthre; Leroy, au commencement de la région membraneuse. Hunter regarde la région bulbeuse comme la plus disposée aux rétrécissements : on en trouve quelquefois, dit-il, entre le bulbe et le col de la vessie, mais très-rarement au delà du bulbe; il n'en a jamais vu dans la partie de l'urèthre qui traverse la prostate tome II, p. 298).

Pour moi, et je ne parle que d'après ce que m'ont appris de nombreuses autopsies, les rétrécissements peuvent occuper tous les points de l'urèthre, depuis le méat urinaire jusqu'au col de la vessie exclusivement. Leur siége est ordinairement en rapport avec la cause qui les a produits. Ceux du méat urinaire ou de la fosse naviculaire sont souvent la suite d'une ulcération syphilitique; ceux de la région spongieuse succèdent plutôt à une uréthrite; enfin ceux de la région membraneuse sont presque toujours le résultat d'une lésion traumatique. On comprend qu'il doit y avoir à cette règle des exceptions assez nombreuses. J'ai moi-même décrit des rétrécissements de la portion antérieure de la verge et de la prostate produits par une uréthrite; un chancre peut se développer assez avant dans l'urèthre, et une violence extérieure peut intéresser toutes les portions du canal, mais la règle que j'indique n'en reste pas moins vraie d'une manière générale.

Si maintenant je fais abstraction de la cause, je dirai que les rétrécissements existent surtout un peu en avant de la région membraneuse, ensuite dans la région spongieuse. Bien moins souvent on en rencontre dans la région membraneuse. Ceux de la région passalique sont extrêmement rares.

Longueur. — A part les cas où l'urèthre est altéré et rétréci dans presque toute sa longueur, on peut dire que les rétrécissements sont assez courts. Formés par une petite cicatrice et des replis de la muqueuse, ils n'ont pas plus de 1 ou 2 millimètres. Ceux qui sont constitués par une induration du tissu spongieux, ou une cicatrice résultant d'une lésion traumatique, ont de 5 millimètres à 1, 2 ou 3 centimètres. On comprend qu'il ne peut y avoir rien de bien fixe à cet égard. Les traces d'une inflammation chronique et les bords même d'une cicatrice ne s'arrêtent pas brusquement. Bien souvent il m'est arrivé, avec la pièce pathologique sous les yeux et le scalpel à la main, de ne pouvoir déterminer exactement les limites d'un rétrécissement. Après cela, on peut juger du degré de confiance qu'il faut accorder aux assertions de ceux qui prétendent reconnaître sur le vivant l'étendue précise de l'altération, et pratiquer la cautérisation ou l'uréthrotomie, de manière à détruire ou à couper avec certitude tout le rétrécissement, et rien que le rétrécissement.

Orifices et cavité. — Le seul des orifices qu'il soit important de bien connaître est l'antérieur, puisque sa disposition particulière peut permettre ou empêcher le passage d'une bougie. Or, sa disposition est très-variable. Le plus souvent cet orifice est placé au centre du canal; mais, dans quelques cas, il est sur le côté, beaucoup plus rapproché d'une des parois que de l'autre. Tantôt il est large, se trouve dans le centre même de l'urèthre, et présente la forme d'un entonnoir; tantôt il est très-étroit, et en partie caché par une bride fibreuse ou par un repli de muqueuse qui, tout en laissant sortir facilement les urines, gêne notablement l'introduction d'une bougie.

La cavité est ordinairement régulière, avec des parois unies, et la bougie n'est arrêtée que par l'étroitesse du rétrécissement. Mais, quand il existe une cicatrice difforme, le trajet du rétrécissement est plus ou moins sinueux. Les brides fibreuses qui tapissent ses parois, et les petits enfoncements qui se trouvent entre ces brides, sont autant d'obstacles contre lesquels la pointe de la bougie peut butter.

Quelquefois on trouve, dans le trajet même du rétrécissement, et plus souvent à côté de son orifice et sur la paroi inférieure du canal, des cavités profondes de quelques millimètres et assez larges pour recevoir le bec d'une petite sonde. Dans ces cas, le cathétérisme peut être très-difficile. Ce n'est qu'au moyen de tâtonnements et d'une grande prudence qu'on parvient à trouver la vraie voie et à éviter une fausse route.

Mobilité. — Un repli congénital de la muqueuse ou une petite bride participent, sans contredit, à la mobilité de la muqueuse elle-même. Mais les véritables rétrécissements ne sont pas mobiles. Je me suis souvent assuré de ce fait, au lit des malades, et surtout en examinant des pièces pathologiques. Ce qui, sans doute, a donné lieu à cette erreur, c'est la facilité avec laquelle on déplace le fourreau de la verge, tandis qu'on refoule celle-ci sur elle-même. Mais, si l'on tient solidement la verge entre ses doigts, tandis qu'on pousse une grosse sonde contre le rétrécissement, on constate que l'obstacle est des plus fixes. Ce fait est de toute évidence sur une pièce pathologique. L'urèthre étant ouvert dans sa longueur, si, après l'avoir tendu et fixé par ses deux extrémités, on saisit le rétrécissement avec une pince à griffes, on voit qu'il est impossible de le déplacer, soit en avant, soit en arrière. Je ne sais par qui cette opinion sur la mobilité des rétrécissements a été émise pour la première fois; mais elle ne supporte pas le plus simple examen, et je ne m'y serais pas arrêté, si elle n'avait été reproduite dans plusieurs ouvrages modernes.

Pour compléter l'anatomie pathologique des rétrécissements, il me resterait à parler des altérations voisines de l'urèthre qui en sont la suite, mais leur description trouvera mieux sa place à propos des abcès, des fistules et des autres maladies dont je dois traiter plus loin.

CAUSES DES RÉTRÉCISSEMENTS.

Les causes des rétrécissements sont intimement liées à leur nature. A part quelques cas rares qui rentrent dans les vices de conformation, ils sont tous dus à une inflammation simple ou spécifique et à des violences mécaniques.

L'inflammation modifie les tissus en les privant de leur souplesse et en leur communiquant une singulière propriété de rétraction. Quelquefois elle les ulcère, et produit une perte de substance qui entraîne nécessairement la formation d'une cicatrice. Cette terminaison exceptionnelle dans l'inflammation est la règle, après les violences mécaniques. Quand les parties ont été divisées, profondément contuses et détruites, il est évident que la solution de continuité ne peut être comblée autrement. Ainsi, tantôt il y a production d'un tissu nouveau de nature fibreuse, essentiellement cicatriciel, tantôt les tissus normaux subissent une altération particulière qui les rapproche, sous plus d'un rapport, de l'organisation des cicatrices; mais, dans tous les cas, le rétrécissement a pour cause une rétraction des tissus morbides.

1° *Inflammation simple.* — La grande majorité des rétrécissements sont le résultat d'un travail phlegmasique simple. Aussi l'uréthrite, qui est elle-même si commune, en est-elle la cause la plus fréquente.

Les écoulements séro-purulents que provoquent, chez quelques personnes, les excès de table, l'usage immodéré du vin blanc et de la bière, l'abus du coït ou de la masturbation, sont en général indolents et passagers. J'en dirai autant de ceux qui surviennent chez quelques enfants au moment du travail de la dentition (1), et, chez les adultes, dans le cours d'un rhumatisme articulaire aigu ou de toute autre phlegmasie. Cependant ces écoulements prennent quelquefois un caractère aigu, sous l'influence d'une cause le plus souvent inconnue, et ils peuvent avoir les conséquences d'une uréthrite ordinaire. Un malade âgé de quarante ans, qui était depuis plus de deux mois dans mon service à l'hôpital Saint-Louis, pour une fracture grave de la cuisse, fut pris d'une pneumonie. Dans le cours de cette dernière affection, il eut un

(1) Hunter raconte qu'un garçon d'environ deux ans fut pris de douleurs et de difficulté pour uriner, et il s'écoula du pus par l'urèthre. « Il soupçonnait, dit-il, chez cet enfant l'existence du virus vénérien, et le soupçon tomba naturellement sur la nourrice. Les symptômes diminuaient, disparaissaient entièrement, et revenaient ensuite. On observa enfin qu'ils ne se reproduisaient que lorsque l'enfant faisait une nouvelle dent. Ce phénomène se montra si souvent, si régulièrement, et avec tant de constance, que l'on ne put douter de la réalité de cette cause. » (Vol. II, p. 143.)

écoulement abondant, verdâtre et douloureux, qui dura plus de vingt jours, et ne céda qu'à l'emploi des antiphlogistiques et des balsamiques.

Ces faits sont rares, mais il est important de les noter parce qu'ils expliquent assez bien certains cas de rétrécissements observés sur des enfants ou des adultes, qui assurent n'avoir jamais eu de rapports avec des femmes.

Quant à l'uréthrite aiguë contractée dans le coït, elle me semble une cause de rétrécissements incontestable. Quelques chirurgiens ont prétendu que la plupart des individus ayant eu cette maladie, il était impossible de déterminer ses rapports avec les altérations de structure de l'urèthre, d'autant plus que la grande majorité des uréthrites n'est pas suivie de rétrécissement. Mais il n'en est pas moins vrai qu'on rencontre très-rarement un malade affecté de rétrécissement, qui n'ait pas eu une ou plusieurs uréthrites. En outre, de ce que l'uréthrite ne produit pas toujours un rétrécissement, on ne serait pas autorisé à prétendre qu'elle n'en produit jamais.

On a encore apporté beaucoup d'autres raisons qui ne me paraissent pas plus solides. Mais elles ont été données par Hunter, et la grande autorité du chirurgien anglais ainsi que l'insistance avec laquelle ces raisons ont été reproduites me font un devoir d'en examiner la valeur.

« Je doute, dit Hunter, en parlant de la gonorrhée, que l'altération de structure qui amène la diminution du canal de l'urèthre soit communément produite par de telles causes, si même elle en est jamais un effet... Les rétrécissements s'observent fréquemment dans la plupart des canaux du corps humain : on les rencontre dans l'œsophage, dans les intestins et surtout dans le rectum, à l'anus, au prépuce et dans le conduit lacrymal, bien qu'aucune maladie vénérienne n'ait existé préalablement dans ces organes. » (Vol. II, p. 299.) — Rien n'est plus vrai, et l'objection serait sans réplique, si l'on prétendait que l'uréthrite est l'unique cause des rétrécissements. Mais on ne conteste point que l'urèthre ne puisse être altéré dans sa structure par les mêmes causes qui agissent sur l'œsophage, l'intestin, le rectum, etc., etc. Seulement il a, de plus que ces conduits, une cause toute particulière et très-commune d'altération : c'est l'uréthrite contractée dans le coït. Voilà pour quelle raison ses rétrécissements sont beaucoup plus fréquents que ceux des autres organes.

Hunter ajoute : « On ne voit jamais les rétrécissements se former pendant la durée d'une inflammation vénérienne, ni même dans les premiers temps qui suivent sa cessation. » — Cette observation n'est pas absolument exacte. Si l'on ne constate généralement l'existence d'un rétrécissement que longtemps après l'uréthrite qui a pu le déterminer, c'est que les malades ne s'aperçoivent pas tout de suite de leur infirmité. Ils ne viennent demander les secours du chirurgien que s'ils ont de la difficulté à uriner, c'est-à-dire quand le rétrécissement est déjà ancien. Mais si l'on a soin, comme je l'ai fait bien souvent, d'explorer le canal très-peu de temps après la disparition de l'uréthrite, il n'est pas rare de le trouver plus étroit et de constater des altérations commençantes. En admettant même le fait invoqué par Hunter, que prouverait-il? Sinon que la maladie n'est pas toujours terminée parce que l'écoulement a cessé, qu'il peut encore exister quelques noyaux d'inflammation chronique dans la profondeur des tissus, dont la rétraction, analogue à celle des cicatrices, ne se manifeste qu'après un temps plus ou moins éloigné. Le rétrécissement n'en aurait pas moins l'uréthrite pour cause.

« Enfin, dit-il encore, les rétrécissements devraient se rencontrer plus fréquemment dans la fosse naviculaire, partie de l'urèthre qui est le plus ordinairement le siége de la maladie vénérienne. » — Déjà on peut répondre que les rétrécissements de l'entrée du canal ne sont pas aussi rares qu'on le croit généralement. De plus, s'il est vrai que l'uréthrite débute dans la fosse naviculaire, elle s'étend aussi fréquemment au reste de l'urèthre. Hunter est, sur ce fait, en contradiction avec lui-même; car il a écrit dans d'autres endroits de son livre : que *la gonorrhée se développe rarement à l'orifice de l'urèthre, sans se propager plus ou moins loin dans le canal* (vol. II, p. 205)...; que *l'inflammation passe quelquefois de l'état adhésif à la suppuration, principalement au périnée* (p. 208). Pourquoi donc s'étonne-t-il de ce que les rétrécissements n'occupent pas plus souvent la fosse naviculaire, puisqu'il reconnaît que l'uréthrite s'étend souvent aux portions profondes du canal et jusqu'au périnée?

Si, dans quelques cas, il est impossible de démontrer la liaison qui existe entre les altérations organiques de l'urèthre et l'inflammation qui les a produites, n'est-il pas naturel, en l'absence de preuves contraires, de consulter l'analogie et d'admettre les probabilités que fournit le simple bon sens? Malgré ce que l'uréthrite présente de particulier dans son origine et dans sa marche, elle se rapproche beaucoup de l'inflammation des autres muqueuses. Le plus souvent elle disparaît sans être suivie d'aucun trouble dans la miction. Quand elle se présente sous une forme très-aiguë, nous avons vu l'inflammation gagner le tissu cellulaire sous-muqueux, les glandes et le tissu spongieux, produire des épanchements de sang et de lymphe plastique dans l'épaisseur des parties, et quelquefois déterminer des abcès dans les parios de l'urèthre. N'est-on pas autorisé à trouver un lien intime entre ces altérations et la formation des rétrécissements?

Je ne reviens avec autant d'insistance sur ce sujet que dans un but pratique; car s'il est vrai que l'uréthrite soit la cause la plus fréquente des rétrécissements, qu'elle agit à la manière de toutes les phlegmasies, que les modifications qu'elle apporte dans les tissus sont en raison de son acuité, il est évident que le meilleur moyen de prévenir les rétrécissements ne consiste pas seulement à supprimer l'écoulement, mais surtout à combattre l'inflammation.

Quelques chirurgiens ont prétendu que l'acuité de l'écoulement avait moins d'influence que sa durée sur la formation des rétrécissements. Cette opinion a été émise sans preuves suffisantes; elle ne doit pourtant pas être complétement rejetée. Quand un écoulement dure beaucoup plus de temps que d'ordinaire, on doit croire qu'il est entretenu par une inflammation chronique existant sur quelque point du canal; or, plus cette inflammation elle-même se prolonge, plus il y a de chances pour qu'elle s'étende à toute l'épaisseur des parois de l'urèthre et y détermine des altérations profondes. Dans ce sens, mais dans ce sens seulement, on doit tenir compte de la durée de l'écoulement comme cause de rétrécissements.

J'ajouterai que, dans beaucoup de cas, on ne tient pas suffisamment compte des maladies antérieures, et l'on attribue le rétrécissement à la prolongation de l'écoulement, quand ce dernier est entretenu lui-même par un rétrécissement qui existait déjà.

Il faut rapprocher de l'uréthrite les causes qui peuvent augmenter son intensité. Telles sont les bougies médicamenteuses que certains praticiens introduisent dans le canal pendant la première période de la maladie: non-seulement elles exaspèrent l'inflammation par les substances dont elles sont recouvertes, mais elles peuvent aussi, par leur simple pression, léser la muqueuse déjà tuméfiée et singulièrement disposée à s'ulcérer. Ce sont encore les injections caustiques employées dans la méthode abortive. Quelquefois elles modifient heureusement la muqueuse; plus souvent, elles déterminent des écoulements de sang et même une rétention d'urine. Si alors on est obligé de pratiquer le cathétérisme, on peut juger, par la difficulté qu'on éprouve à introduire la sonde la plus fine et par les douleurs atroces du malade, jusqu'à quel point l'inflammation a été exaspérée.

Chancres. — J'ai montré plus haut que l'uréthrite simple pouvait amener des ulcérations superficielles. Mais comme la perte de substance est toujours très-limitée, la cicatrice et le rétrécissement qui en sont la conséquence sont généralement peu prononcés. Le contraire a lieu quand l'ulcération est syphilitique, parce qu'il est dans sa nature de détruire largement les tissus, et de provoquer autour d'elle un œdème dur qui concourt, avec la cicatrice, à rétrécir le calibre de l'urèthre.

Tous les chirurgiens ont vu des chancres du méat urinaire et de la fosse naviculaire, et ils admettent des rétrécissements dus à cette cause. Mais beaucoup contestent que des ulcérations spécifiques puissent se montrer assez loin dans l'urèthre, comme on en observe dans la gorge, sous l'influence d'une syphilis constitutionnelle. Ces ulcérations sont évidemment très-rares. Pourtant elles existent, et voici un fait qui ne permet pas le moindre doute à cet égard : — Il y a neuf ans, je reçus dans mon service un jeune homme de quatorze ans qui avait été victime de la brutalité de son père. Il portait plusieurs chancres à la marge de l'anus. Malgré un traitement mercuriel suivi avec le plus grand soin, des chancres se montrèrent dans la gorge ; il survint une paraplégie et le malade succomba. Jamais il n'avait eu de rapports avec les femmes ; il urinait facilement et n'avait aucun écoulement appréciable par l'urèthre. A l'autopsie, on trouva le cerveau et la moitié supérieure de la moelle parfaitement sains ; mais ce dernier organe était comprimé dans le reste de son étendue par des tumeurs oblongues d'un rose vif, irrégulièrement disposées et situées dans le tissu cellulaire sous-arachnoïdien. A la coupe, elles présentaient un aspect gélatiniforme. La matière, assez résistante sous le doigt, ressemblait à de la lymphe plastique infiltrée dans des mailles de tissu cellulaire ; dans quelques points elle était d'un jaune pâle, tandis que la plus grande partie avait une couleur rose qui tenait à du sang infiltré en petite quantité. L'urèthre ayant été ouvert dans sa longueur par la face dorsale, on trouva sur sa paroi inférieure, et à 5 centimètres du méat urinaire, une ulcération évidemment de nature syphilitique. Elle est large d'un centimètre à 1 centimètre et demi, suivant les points où on l'examine. Son bord antérieur est arrondi et très-nettement découpé ; le postérieur est très-irrégulier, et, de son milieu, qui a la forme d'un croissant, se détache un prolongement de près d'un centimètre. La muqueuse et le tissu cellulaire sous-jacent sont transformés en une matière jaunâtre et pultacée, se détachent assez facilement sous le manche du scalpel ; ils manquent dans quelques points et laissent voir à nu la membrane fibreuse du corps spongieux. En arrière, là où l'altération semble moins avancée, les tissus sont encore assez consistants ; ils forment de petites tumeurs aplaties, confondues entre elles et qui semblent dues à l'infiltration du tissu cellulaire par la matière jaunâtre dont j'ai parlé. En avant et au niveau même de l'ulcération, l'urèthre a son calibre normal. La vessie est petite et revenue sur elle-même. Dans son bas-fond et à droite sont agglomérées une quinzaine de petites tumeurs irrégulièrement arrondies, de volume variable, depuis celui d'une tête d'épingle jusqu'à celui d'une grosse lentille, d'aspect jaunâtre, et présentant exactement les mêmes caractères que celles de l'urèthre. Si ce malade avait guéri, il aurait eu certainement un rétrécissement cicatriciel des plus prononcés, puisque l'ulcération occupait presque toute la circonférence de l'urèthre. Quoique l'altération eût été assez éloignée du méat-urinaire, sa nature spécifique n'aurait pu être mise en doute.

Lésions traumatiques. — La plupart des rétrécissements rebelles ont pour cause une lésion traumatique de l'urèthre. Qu'il s'agisse d'une plaie simple et parfaitement nette, ou d'une plaie contuse avec ou sans perte de substance; qu'elle ait eu lieu de dehors en dedans, comme dans une chute sur le périnée, ou de dedans en dehors à la suite d'une opération chirurgicale, telle que la lithotritie et le cathétérisme, etc., la guérison ne pourra s'effectuer que par l'interposition d'un tissu fibreux entre les bords de la plaie, et il en résultera un rétrécissement qui sera en rapport avec la direction, l'épaisseur, l'étendue et la difformité de la cicatrice. Je ne m'étends pas davantage sur ce sujet que je traiterai ultérieurement avec plus de développements (voy. *Lésions traumatiques de l'urèthre*).

Si ce que j'ai dit est vrai, l'étude des causes des rétrécissements est importante au double point de vue de la prophylaxie et du traitement. Dans l'uréthrite, on ne croira plus qu'il ne s'agit uniquement que de supprimer l'écoulement, et l'on s'attachera plutôt à prévenir les altérations que peut déterminer dans les parois de l'urèthre une inflammation qui ne serait pas combattue avec une énergie suffisante. Chez les individus affectés de syphilis, on comprendra que, pour traiter avec succès un rétrécissement, il faut d'abord le ramener à son état de simplicité, en le débarrassant, par une médication convenable, de l'induration qui le complique. Enfin, lorsqu'en consultant les antécédents du malade, on sera certain que le rétrécissement provient d'une lésion traumatique et qu'il est de nature cicatricielle, on aura acquis une indication précieuse pour ne pas multiplier les efforts de dilatation et pour recourir à d'autres moyens.

SIGNES DES RÉTRÉCISSEMENTS.

Le diagnostic des rétrécissements se tire des antécédents du malade, des troubles fonctionnels de l'appareil urinaire, et surtout de l'examen direct de l'urèthre.

Lorsqu'un malade se plaint de mal uriner, et raconte qu'il a eu une ou plusieurs uréthrites douloureuses et tenaces, une contusion ou une plaie du périnée, des accidents syphilitiques, une hémorrhagie provoquée par le passage d'un petit calcul, par l'introduction d'un corps étranger dans l'urèthre, ou par un cathétérisme laborieux, on a tout lieu de croire à l'existence d'un rétrécissement (voy. *Causes*, p. 120).

Quant aux troubles fonctionnels, ils varient surtout avec le degré et l'ancienneté de la maladie. Un individu affecté de rétrécissement peut rester assez longtemps sans le savoir, mais tôt ou tard son attention est éveillée par un incident quelconque, et alors il constate un ensemble de faits qui lui font soupçonner la nature de son mal. Il remarque d'abord qu'il met plus de temps à uriner, et que le jet de son urine est moins gros que d'habitude. Comme ces changements ne l'incommodent point, il s'en inquiète peu. Cependant la miction devient de plus en plus lente. Le jet de l'urine est plus délié : tantôt il se bifurque et se partage en deux filets, dont l'un, plus gros, jaillit en avant, tandis que l'autre, plus mince, tombe perpendiculairement sur le sol; tantôt il s'échappe en spirale et s'éparpille à peu de distance du méat, comme l'eau en sortant de la pomme d'un arrosoir. Quand le malade a fini d'uriner, il éprouve encore une sorte de besoin, une sensation de pesanteur qui l'avertissent de la présence d'une certaine quantité de liquide dans le canal, et, pour l'expulser, il se comprime le périnée avec les doigts. Cette précaution prise, il rentre sa verge; mais, après quelques instants, il se sent mouillé par l'urine qui suinte peu à peu et souille ses vêtements.

Quelquefois il s'aperçoit que, dans l'intervalle des mictions, le méat urinaire est mouillé par un liquide séro-purulent, et il croit au retour d'une ancienne uréthrite. Assez souvent c'est pour remédier à cette dernière infirmité qu'il réclame les conseils d'un chirurgien. Celui-ci ne doit pas se laisser tromper par les taches qu'il trouve sur le linge du malade et la présence même d'un écoulement. En consultant les antécédents, et surtout en examinant comment s'opère la miction, il reconnaîtra facilement que cet écoulement, peu abondant, indolore, est dû à un rétrécissement, qui, en gênant le cours des urines, entretient une inflammation chronique de la muqueuse dans la portion de l'urèthre située derrière lui.

Si l'on se reporte à ce que j'ai dit des caractères anatomiques des rétrécissements, il est facile de comprendre que la difficulté d'uriner est en raison de la nature et de l'étendue de l'altération. Il est évident qu'un simple froncement de la muqueuse apportera à la sortie de l'urine un obstacle moins sérieux qu'une induration du corps spongieux, et qu'un rétrécissement inflammatoire affectera une marche moins rapide qu'un rétrécissement cicatriciel causé par une lésion traumatique grave. Cependant on peut dire d'une manière générale que, si la maladie est abandonnée à elle-même, elle fait des progrès plus ou moins lents, mais continus, et qu'elle finit par compromettre sérieusement la miction.

Voici alors ce qu'on observe : Le malade éprouve de violents besoins d'uriner qu'il ne peut satisfaire ; il sent bien que l'urine s'engage dans le canal, il lui semble qu'elle va s'échapper, et rien ne sort. Il redouble d'efforts, et l'urine coule goutte à goutte. Il se tiraille la verge ; il s'accoude sur un meuble ou s'accroupit comme pour aller à la selle, et contracte ses muscles avec violence. La verge entre en demi-érection ; il rend des gaz et des matières fécales par le rectum ; sa face se congestionne et se couvre de sueur ; tout son corps tremble. Tant d'efforts n'aboutissent qu'à expulser une petite quantité d'urine, et il retombe sur son lit épuisé de fatigue et de douleur. Il est soulagé pendant un peu de temps, mais la quantité de liquide qu'il a rendue est loin d'être suffisante pour avoir débarrassé la vessie. Bientôt le besoin d'uriner se fait de nouveau sentir, et alors se renouvelle la triste scène que je viens de décrire. J'ai vu des malheureux uriner jusqu'à cent fois en vingt-quatre heures et ne pouvoir goûter un instant de repos.

De cette nécessité d'uriner à tout instant résulte quelquefois une incontinence. Les urines suintent nuit et jour et souillent les vêtements du malade, à moins qu'il ne porte un appareil particulier connu sous le nom d'urinal. C'est que sous l'influence d'efforts énergiques et souvent répétés, le col vésical a perdu son ressort et se trouve constamment ouvert. Il n'existe, pour ainsi dire, plus de limites entre la vessie et les portions prostatique et membraneuse, qui sont notablement dilatées, de telle sorte que cet organe semble se prolonger jusqu'au rétrécissement. L'urine ne trouvant plus d'autre obstacle que l'étroitesse du canal, coule goutte à goutte et continuellement. Cependant la vessie ne se vide pas entièrement, et ne se débarrasse que de son trop-plein.

Lorsqu'on se trouve en présence de cet ensemble d'accidents, et quand le malade raconte avec quelque précision comment ils se sont succédé, le diagnostic est facile. Pourtant il faut savoir que la plupart des symptômes des rétrécissements se rencontrent dans d'autres maladies qui entravent également la miction. Ainsi, le jet de l'urine peut être altéré dans sa forme par une végétation située au méat ou dans la fosse naviculaire ; la difficulté d'uriner peut provenir d'un spasme de l'urèthre ou du col de la vessie, d'une hypertrophie de la prostate, etc. Il est donc nécessaire, dans tous les cas, de recourir à l'examen direct du canal, non-seulement pour s'assurer qu'on n'a pas affaire à une maladie de la prostate ou de la vessie, mais encore pour avoir quelques notions précises sur la disposition du rétrécissement.

Les instruments imaginés pour pratiquer cette exploration sont nombreux. Autrefois on se servait des bougies communes que vendaient les marchands ciriers. Elles ont été avantageusement remplacées par nos bougies ordinaires, qui sont mieux calibrées, plus fermes, et dont la pointe conique est mieux disposée pour s'engager dans une voie étroite, tortueuse et à parois résistantes. Celles qu'on emploie généralement pour dilater l'urèthre ont une consistance trop grande. Il faut qu'elles soient recouvertes d'une couche de cire épaisse ou d'une matière emplastique assez molle, afin que le rétrécissement puisse y laisser une empreinte. On commence par choisir une petite bougie en rapport avec l'étroitesse présumée du rétrécissement; après l'avoir graissée avec de l'huile ou du cérat, on la pousse doucement dans le canal jusqu'à ce qu'elle refuse d'avancer, et on la laisse en place. Au bout de quelques heures, on la retire avec précaution, après l'avoir marquée préalablement avec une coche au niveau du méat urinaire. En l'examinant attentivement, on trouve, à quelque distance de sa pointe, une dépression peu marquée, ordinairement transversale et presque toujours irrégulière. Un cercle complet indique que le rétrécissement occupe toute la circonférence de l'urèthre; s'il est incomplet, c'est que l'altération est également bornée à une partie des parois et au côté qui lui correspond. Le volume de la bougie au niveau du sillon montrera l'étroitesse du rétrécissement. La distance qui sépare ce sillon de la coche faite sur le talon de la bougie au niveau du méat marquera le siége de l'obstacle.

Rien n'est plus simple, au premier abord, que ce moyen d'avoir des renseignements exacts sur l'état d'un rétrécissement qui a été pour ainsi dire moulé. Mais cette précision dans l'examen n'est qu'apparente. Ainsi que je l'ai dit précédemment (page 89), la bougie, passant dans le rétrécissement comme dans une filière, nous fera connaître son étroitesse, et ne pourra rien nous apprendre sur son étendue. L'empreinte qu'elle rapporte est toujours assez confuse : quelquefois elle présente de légers sillons dirigés dans différents sens : mais vouloir juger, d'après leur disposition, de la forme du rétrécissement, ce serait s'exposer à de fréquentes erreurs. Arnott, présumant que cette empreinte pouvait être déformée par son frottement contre les parois du canal, avait imaginé de protéger la bougie en la passant à travers une canule préalablement introduite jusque sur le rétrécissement. Lorsqu'il croyait l'empreinte suffisamment prise, il retirait les deux instruments en même temps. Ce moyen a été abandonné avec juste raison. Il est incommode pour le malade et tout au moins inutile pour le chirurgien. La canule, en refoulant la muqueuse au devant du rétrécissement, ne peut que gêner le passage de la bougie.

L'exploration de l'urèthre avec une bougie de cire est encore employée par quelques praticiens. Si elle ne donne pas des renseignements très-utiles, elle est du moins sans inconvénients; elle a, de plus, l'avantage de commencer la dilatation du rétrécissement.

La sonde emplastique de Ducamp fournit des renseignements encore plus infidèles que la bougie de cire. J'ai déjà dit (page 89) qu'en explorant à plusieurs reprises un rétrécissement, on obtenait, avec cet instrument, des empreintes sensiblement différentes les unes des autres; que ces différences tenaient à la consistance plus ou moins grande de la matière emplastique, à la tension de la verge et à son inclinaison dans tel ou tel sens; que la position, sur la masse emplastique, de l'appendice qui avait pénétré dans le rétrécissement, n'indiquait point la situation de son orifice. J'ajouterai que le volume de cet appendice n'est pas toujours en rapport avec l'étroitesse du rétrécissement, parce qu'éprouvant une certaine difficulté à sortir du conduit resserré dans lequel il est engagé, il est singulièrement étiré au moment où l'on enlève la sonde. Ce qui le prouve de la manière la plus évidente, c'est qu'il se brise quelquefois et reste engagé dans le rétrécissement.

Lallemand a constaté cet accident chez un malade dont il avait exploré l'urèthre avec la sonde emplastique. Il survint, au moment où l'on s'y attendait le moins, une rétention d'urine complète. « Le malade, dit-il, était en proie aux plus violents accidents : faiblesse extrême, contractions spasmodiques des membres, anxiété inexprimable, désespoir... Avant d'employer la ponction de la vessie, je pratiquai le cathétérisme avec une sonde n° 2, et, à mon grand étonnement, j'arrivai dans la vessie sans causer la plus légère douleur. A peine le malade avait-il commencé d'uriner, qu'il s'écria, comme s'il eût deviné ma pensée : « *C'est un morceau de cire qui est resté dans le canal* ». Neuf jours après, le malade rendit par la verge deux boulettes de cire à mouler. Ainsi, plus de doute sur la cause de la rétention. » (Lallemand, *Rétréc. de l'urèthre*, p. 79.)

De pareils cas doivent être rares. Mais ce qui est très-commun et presque la règle, ce sont les douleurs qu'éprouvent les malades et le petit écoulement de sang qui a lieu au moment où l'on retire la sonde. Sans attacher trop d'importance à ces accidents, il faut néanmoins en tenir compte, surtout quand il s'agit d'un moyen d'exploration auquel on ne peut accorder aucune confiance.

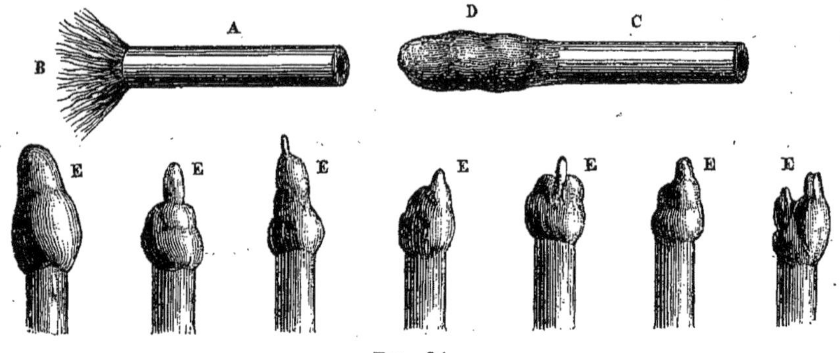

Fig. 31.

A. Sonde à empreinte de Ducamp.
B. Pinceau de soie débordant la sonde de 1 centimètre et demi à 2 centimètres.
C. Corps de la sonde.
D. Pinceau empâté de matière emplastique.
E, E. Figure du livre de Ducamp ; empreintes fournies par des rétrécissements.

Ducamp, pour compléter l'examen commencé avec la sonde à empreinte et reconnaître la longueur du rétrécissement, a imaginé un autre instrument composé d'une canule ouverte par les deux bouts, et portant à son extrémité antérieure un petit appareil qui, à l'aide d'un mécanisme assez simple, pouvait être développé à la manière d'un parapluie, une fois qu'il avait franchi l'obstacle. Quand l'appareil est ouvert, on retire à soi l'instrument, et le point où il est arrêté marque la limite du rétrécissement en arrière. La distance qui sépare ce point de celui où l'on a reconnu que le rétrécissement commence, indique sa longueur. Cet explorateur est compliqué, d'un emploi difficile et infidèle; aussi est-il tombé dans l'oubli.

Amussat proposa, dans le même but, un instrument qui eut une assez grande vogue pendant quelques années. Il est formé : 1° d'une canule d'argent dont les parois sont plus épaisses d'un côté que de l'autre, afin que sa cavité soit placée latéralement; 2° d'un mandrin portant à son extrémité une lentille à laquelle il est soudé sur un des points de sa circonférence. Par suite de cette disposition, la lentille, qui est du même diamètre que la canule, recouvre exactement son extrémité; mais si l'on imprime un léger mouvement de rotation au mandrin, la lentille déborde la canule sur un de ses côtés, et forme une sorte d'onglet. En promenant dans le canal l'instrument ainsi disposé, *la plus légère bride se trouve accrochée.* (Amussat, *Leçons sur les rétent. d'urine*, 1832, p. 32.)

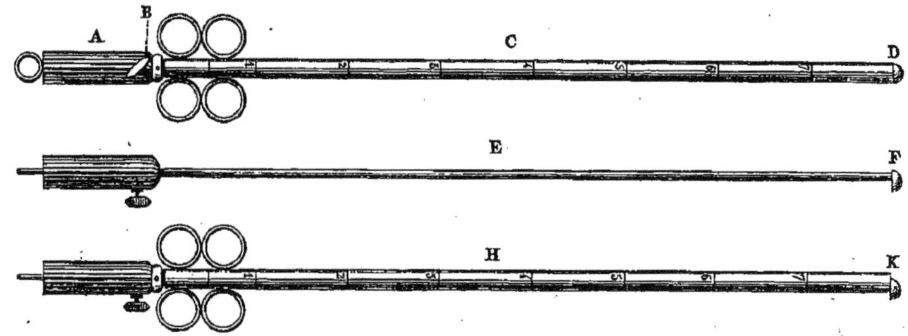

Fig. 32. — Explorateur d'Amussat.

A. Manche du mandrin.
B. Petite vis fixant le mandrin.
C. Canule d'argent graduée.
D. L'extrémité du mandrin ferme complétement la canule.
E. Mandrin hors de la canule.
F. Lentille soudée au mandrin par un point de sa circonférence.
H. Explorateur armé.
K. Par un mouvement de rotation du mandrin, la lentille déborde la canule et forme un petit onglet.

Outre que je ne regarde pas comme une manœuvre inoffensive de promener dans l'urèthre cette espèce de curette, je dirai que le grand défaut de cet instrument est précisément ce qui en faisait le principal mérite aux yeux d'Amussat. Je m'en suis servi quelquefois, et je puis assurer que, quand il est d'un volume ordinaire et suffisant pour que la plus légère bride se trouve accrochée, il est peu d'urèthres dans lesquels on ne rencontrerait pas de rétrécissement. Le moindre repli de muqueuse suffit pour arrêter la lentille, surtout dans les parties profondes du canal.

Les stylets métalliques de Ch. Bell, terminés parune petite boule sphérique, ne peuvent être d'aucune utilité.

Les bougies connues sous le nom de *bougies à boule* sont de beaucoup préférables. Elles sont de gomme élastique, et portent à leur extrémité un cône plus ou moins allongé et de volume variable. Les grosses sont pleines; les plus minces, n'ayant pas assez de solidité pour franchir le rétrécissement, doivent être creuses, afin qu'on puisse les soutenir avec un petit mandrin. Maniées avec précaution, elles fourniront quelques renseignements utiles. Après avoir introduit jusque dans la vessie une bougie dont la boule est en rapport avec l'étroitesse du canal, on constate, en la retirant doucement, un ou plusieurs soubresauts qui indiquent autant de points rétrécis de l'urèthre. On sent encore si, après avoir éprouvé de la résistance, la boule parcourt un long espace avant de redevenir libre, et l'on apprécie de cette façon la longueur du rétrécissement. Mais cette appréciation n'est jamais qu'approximative. En effet, la boule n'est arrêtée que dans la partie la plus étroite du rétrécissement, et si celui-ci a la forme d'un sablier, elle ne pourra indiquer ni le point où le rétrécissement commence, ni celui où il finit. Aussi l'exploration avec la bougie à boule fait-elle croire que les rétrécissements sont beaucoup plus courts qu'ils ne le sont en réalité. C'est un fait que j'ai plus d'une fois constaté sur le cadavre.

Ces bougies, ayant toujours un certain volume, ne peuvent être employées dans les cas où le rétrécissement est très-étroit. Leur introduction dans l'urèthre est assez facile, à cause de la forme légèrement conique de la boule; mais, quand on les retire, la base du cône, venant à rencontrer le rétrécissement, détermine un peu de douleur et provoque très-souvent un léger écoulement de sang. Il est donc nécessaire de n'employer aucune violence pour faire passer ces bougies dans le canal, et d'en choisir une dont la boule soit dans un rapport tel avec le rétrécissement, qu'elle le franchisse facilement.

Quoique les bougies à boule aient quelques inconvénients et ne puissent fournir que des renseignements incomplets sur l'état de l'urèthre, elles n'en restent pas moins le meilleur instrument d'exploration que nous possédions.

Pour les cas où l'on a lieu de croire que l'obstacle n'occupe qu'une partie de la circonférence de l'urèthre, je me sers d'une bougie terminée par la moitié d'un cône coupé dans sa longueur. On la tourne entre les doigts de manière à mettre successivement tous les côtés du canal en rapport avec l'arête de la boule, et il est facile de constater la paroi sur laquelle siége le rétrécissement (voy. p. 142).

Quel que soit l'instrument dont on se serve, et avec quelque habileté qu'on le manie, on ne peut avoir que des renseignements approximatifs sur la disposition d'un rétrécissement. La longueur variable de la verge, son élasticité qui la fait céder au tiraillement qu'exerce sur elle la main du chirurgien au moment où il introduit un instrument dans l'urèthre, empêchent de constater d'une manière précise le siége de l'obstacle. C'est en vain qu'on graduera les instruments avec lesquels on mesure, si la partie à mesurer varie de longueur à chaque exploration.

L'étroitesse du rétrécissement s'apprécie assez bien, moins par l'empreinte que l'on peut obtenir avec les bougies emplastiques, comme je l'ai démontré, que par le volume des bougies dont il permet le passage. Des contractions spasmodiques pourraient faire croire à une étroitesse plus grande qu'elle ne serait en réalité. Mais on a singulièrement exagéré cette cause d'erreur. Les contractions spasmodiques sont ordinairement passagères, et, en renouvelant les tentatives avec prudence, on parvient bien vite à savoir quel est le volume de la bougie qui est en rapport avec l'étroitesse du canal.

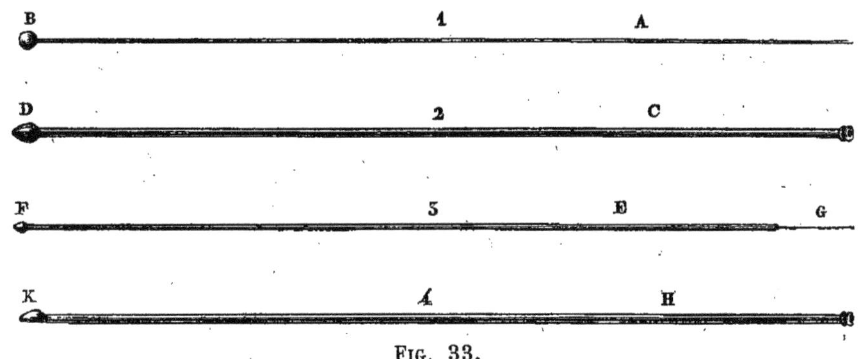

FIG. 33.

1.

Stylet de Ch. Bell.

A. Tige métallique.
B. Boule sphérique.

2.

Bougie à boule conique.

C. Corps de la bougie.
D. Boule conique dont la base n'est pas taillée à pic.

3.

Bougie creuse à boule conique.

E. Petite bougie creuse.
F. Boule conique.
G. Mandrin métallique introduit dans la bougie pour lui donner plus de résistance.

4.

Bougie avec demi-boule conique.

H. Corps de la bougie.
K. Saillie de la boule n'existant que sur un côté.

Il est bien plus difficile de déterminer la longueur d'un rétrécissement. Les bougies emplastiques ou à boule, les explorateurs métalliques, peuvent encore fournir quelques notions sur le point où le rétrécissement est porté à son plus haut degré, mais ils ne sauraient rien apprendre sur l'altération des parois de l'urèthre en avant et en arrière de ce point. Ils suffisent, à la rigueur, quand il s'agit d'une simple bride; il en sera autrement, si le rétrécissement occupe une certaine surface du canal, s'il a une forme de sablier, par exemple: car les explorateurs permettront de reconnaître quelle est l'étroitesse du rétrécissement à l'union des deux portions évasées; mais on ne pourra savoir le point où le calibre du canal commence à diminuer et celui où il reprend son ampleur; en un mot, là où le rétrécissement commence et là où il finit.

Dans ces dernières années, en 1855, M. Désormaux a inventé un instrument avec lequel, éclairant les parties les plus profondes de l'urèthre, il peut l'examiner directement. Des tentatives de même genre avaient été faites, avant lui, par MM. Ségalas, Every (de Londres) et Hacken (de Riga), mais avec moins de succès. D'après l'auteur, avec cet instrument, auquel il a donné le nom d'*endoscope*, on reconnaît qu'un rétrécissement est circulaire et dur, quand les bords ne reviennent pas sur eux-mêmes et forment une petite ouverture béante. On aperçoit cette ouverture tantôt au centre, tantôt sur un des côtés du diaphragme membraneux sur lequel s'applique l'extrémité de la sonde. Si le rétrécissement est moins dur, les parois de l'urèthre sont assez souples pour s'accoler comme à l'état normal, mais leur rapprochement a lieu suivant des lignes constantes. Souvent encore le rétrécissement se présente sous la forme d'une saillie arrondie.

Au moyen d'une fente longitudinale pratiquée vers le talon de la sonde, on peut faire passer un stylet ou une bougie très-fine pour traverser le rétrécissement, et même un stylet terminé par une petite lame boutonnée pour pratiquer l'uréthrotomie.

Cet instrument est certainement ingénieux, mais il est très-compliqué, d'un maniement difficile, et il faut en avoir une grande habitude pour en tirer quelque profit. Les renseignements qu'il peut donner sont nécessairement très-bornés, puisqu'il ne permet d'examiner que la partie antérieure du rétrécissement, et n'apprendra rien sur son étroitesse, sa résistance et son étendue. Il n'aurait une véritable utilité que s'il permettait de découvrir d'une manière certaine l'entrée des rétrécissements infranchissables. Mais déjà ces cas sont très-rares, et, de plus, l'obstacle qui s'oppose au passage de la bougie se trouve quelquefois dans le trajet même du rétrécissement et dépend de sa direction tortueuse.

Mettons de côté, un instant, tous ces explorateurs dont on a si singulièrement exagéré l'importance, et revenons à la question pratique. Après avoir interrogé le malade avec le plus grand soin sur ses antécédents et l'avoir fait uriner devant soi, si l'on soupçonne l'existence d'un rétrécissement, il faut procéder à l'examen direct des parties de la façon suivante. Avec la main gauche on allonge modérément la verge, en la relevant vers l'abdomen, tandis qu'avec la main droite on examine l'urèthre dans toute sa longueur. Quelquefois on rencontre sur son trajet une ou plusieurs tumeurs irrégulièrement arrondies, peu volumineuses, dans lesquelles il semble enchâssé. Plus ordinairement on ne constate qu'un défaut de souplesse et une suite de petites nodosités circulaires et peu saillantes. Ces altérations correspondent le plus souvent à un rétrécissement, mais elles n'en sont pas un signe infaillible. D'un autre côté, l'examen le plus minutieux peut ne rencontrer aucune induration, bien qu'il existe un rétrécissement. Tout en regardant le toucher comme un moyen d'examen utile, on doit donc ne pas lui accorder une trop grande confiance.

Aussi est-il indispensable de recourir au cathétérisme. Si l'on a une grande habitude de cette opération, on peut se servir d'une sonde ordinaire de trousse ; autrement il serait plus prudent d'employer une sonde de gomme élastique cylindrique de même volume. On introduit l'instrument dans l'urèthre avec la plus grande douceur, jusqu'à ce qu'il rencontre un obstacle; il faut s'abstenir alors de toute tentative pour le faire avancer plus loin, dans la crainte de produire des déchirures et des fausses routes. On le retire, et on le remplace par une bougie olivaire ou conique, dont on diminue le volume jusqu'à ce qu'on puisse traverser le rétrécissement ou pénétrer dans son ouverture.

A l'aide de ces deux manœuvres très-simples, on connaît déjà approximativement le siége et l'étroitesse du rétrécissement. Pour l'instant, il ne faut pas chercher à en savoir davantage. Ce qu'on se propose, c'est de rétablir la miction. Pour y arriver, on continuera la dilatation d'après les règles que je poserai plus loin. Si, plus tard, on avait besoin d'autres renseignements et d'un diagnostic plus précis pour pratiquer la cautérisation, l'uréthrotomie ou toute autre opération, il serait temps d'employer les divers explorateurs dont j'ai parlé, et on le ferait avec d'autant plus de facilité, que la dilatation aurait été portée plus loin.

Lorsque le rétrécissement est assez étroit pour apporter des obstacles sérieux à la miction, deux ordres d'accidents peuvent se produire : les uns, malgré la durée de la maladie, conservent un caractère aigu et inflammatoire; les autres affectent une marche lente et insidieuse.

Dans la première forme, la vessie se contracte avec d'autant plus d'énergie, que les urines ont plus de difficulté à passer par l'urèthre; ses parois acquièrent une épaisseur quelquefois considérable; les trousseaux musculaires les plus rapprochés de sa cavité s'hypertrophient et forment des colonnes plus ou moins volumineuses; la muqueuse est le siége d'une congestion sanguine continuelle. Malgré ses efforts, elle ne parvient à se vider qu'incomplétement; l'urine, accumulée dans son bas-fond, s'altère, et le malade est sous le coup des accidents les plus graves. Tantôt le cours des urines est interrompu brusquement; tantôt la portion de l'urèthre qui précède le rétrécissement, dilatée outre mesure et ulcérée, finit par se rompre: l'urine, épanchée dans les tissus, se fraye une voie nouvelle, et le malade est soustrait pour un temps aux dangers qui le menaçaient. Tantôt enfin l'inflammation, bornée d'abord à la vessie, s'étend du côté des reins, et la mort ne se fait pas longtemps attendre.

Dans la seconde forme, qu'on rencontre le plus souvent chez des sujets affaiblis et d'un certain âge, la vessie résiste beaucoup moins. Elle se laisse distendre par l'urine; c'est à peine si elle se contracte assez pour se débarrasser d'un trop-plein, et les malades urinent, comme on dit, par regorgement. Ses parois, au lieu de s'hypertrophier, s'amincissent; sa muqueuse est décolorée. Les uretères, les reins, participent à la dilatation de la vessie, et tout l'appareil urinaire est gorgé d'urine. Alors on observe un dépérissement général, une dyspepsie profonde, de la faiblesse dans les membres, quelquefois de la paraplégie et les accidents terribles de la résorption urineuse.

La marche des rétrécissements n'est pas toujours la même. Quand l'altération consiste dans un simple plissement de la muqueuse, elle peut rester indéfiniment stationnaire, et elle apporte si peu de gêne dans la miction, que les malades viennent rarement demander les secours de la chirurgie. Il en est de même pour les indurations qui n'occupent qu'un point assez limité sur un des côtés de l'urèthre. La souplesse du canal est telle que, s'il n'est pas malade dans presque toute sa circonférence, le point induré pourra continuer à se rétracter sans diminuer notablement le calibre de l'urèthre ; car la paroi restée saine se dilatera suffisamment pour permettre aux urines de sortir librement. Aussi ai-je rencontré bon nombre de malades chez lesquels l'exploration directe avec une bougie à boule m'avait permis de reconnaître un de ces rétrécissements partiels et que je n'ai soumis à aucun traitement, parce que la miction n'a jamais été notablement gênée. J'ai vu encore, chez des vieillards, et je dois le dire à mon grand étonnement, des rétrécissements étendus, durs, très-étroits, ne faire aucun progrès pendant des années et ne déterminer aucun accident appréciable. En ce moment même, j'en ai un exemple chez un homme de quatre-vingt-quatre ans, auquel M. Gendrin donne des soins. Son urèthre, rétréci dans toute sa longueur, forme un tuyau dur qu'il est facile de suivre, à travers les téguments, depuis le périnée jusqu'au méat urinaire. Il urine par un jet extrêmement fin. Quelquefois la miction est interrompue par un petit gravier arrêté dans l'urèthre ; alors il s'introduit avec peine jusque dans la vessie une bougie ou une sonde de 2 à 3 millimètres, la garde quelques heures et la retire. Cet état dure depuis plus de six ans, sans le moindre changement.

Cependant ces cas sont exceptionnels. Les rétrécissements ne sont guère stationnaires. Leurs progrès sont ordinairement lents, mais continus, et ils déterminent tôt ou tard, par les seuls obstacles qu'ils apportent à la sortie des urines, des désordres plus ou moins éloignés qui constituent la véritable gravité de cette maladie.

A l'état normal, les forces qui servent à l'impulsion de l'urine sont dans un juste rapport avec celles qui s'opposent à sa sortie, et, dans le jeu régulier des organes, la résistance des uns n'exige pas un effort exagéré de la part des autres. Mais du moment que cet équilibre n'existe plus, les fonctions de chacun des organes sont perverties, et tout l'appareil urinaire, dont les différentes pièces sont solidaires, marche à une destruction certaine.

TRAITEMENT DES RÉTRÉCISSEMENTS.

Les principales méthodes employées pour guérir les rétrécissements sont : 1° la *dilatation*, 2° la *cautérisation*, 3° l'*uréthrotomie*.

DILATATION.

A l'époque où l'on regardait comme une maladie fréquente l'obstruction de l'urèthre par des carnosités, les chirurgiens croyaient que le seul moyen de rétablir le cours de l'urine était d'enlever ces végétations avec l'instrument tranchant ou de les détruire avec des caustiques. Mais si l'on examine avec soin leur pratique, on s'aperçoit bientôt qu'ils faisaient, en réalité, tout autre chose que ce qu'ils pensaient faire. Ainsi, les injections émollientes et les bougies graissées d'huile douce avec lesquelles ils commençaient par amollir les carnosités, les bougies enduites de pommade irritante ou escharotique qu'ils employaient pour les corroder, les tiges de plomb qu'ils introduisaient encore, pendant un certain temps, dans le canal pour lui conserver son calibre et amener la cicatrisation des ulcères produits par la cautérisation, tous ces moyens n'agissaient qu'en dilatant l'urèthre ou en développant dans les tissus une phlogose légère favorable à leur distension.

Après que les anatomo-pathologistes de la fin du XVIIe siècle eurent montré que les carnosités de l'urèthre étaient extrêmement rares, et qu'en tout cas, elles ne pouvaient apporter un obstacle sérieux à la miction, il semblerait que la conséquence immédiate de ce fait important dût être une modification de la thérapeutique des rétrécissements, ou tout au moins une meilleure interprétation du traitement généralement employé. Il n'en fut rien, et, pendant près d'un siècle, on s'en tint encore aux bougies escharotiques et médicamenteuses.

Cependant quelques chirurgiens commençaient à s'affranchir des anciennes idées et laissaient de côté les formules bizarres dont sont encombrés les ouvrages de Ferri, Lacuna, Christophe de Vega, et revenaient peu à peu à une thérapeutique plus simple et plus saine.

Benevoli, dès le commencement du XVIIIe siècle, conteste l'existence des carnosités. Il a le tort de rapporter les embarras de l'urèthre à un état morbide du grain hordéacé (caroncule séminale); mais, quoique partant d'une donnée fausse, il institue des règles de conduite toutes nouvelles, dont voici un court résumé :

Il n'adopte pas les injections émollientes, dont il ne s'est pas bien trouvé, et leur préfère les fomentations et les bains généraux... Lorsque les parties ne sont plus enflammées, il faut recourir aux bougies, en ayant soin de commencer par les plus fines pour arriver, avec beaucoup de précautions, à des calibres supérieurs... Quand des bougies d'un volume suffisant passent avec facilité, on doit encore continuer leur usage pendant quinze à vingt jours... Et il est bon de se servir des bougies de plomb proposées par Seacchi.

Il ne serait pas prudent de laisser les bougies en place plus de trois ou quatre heures; autrement elles pourraient nuire aux parties malades. Il doit en être ainsi pendant tout le traitement.

Il faut éviter tous les corrosifs et les choses irritantes (1).

Dans ces quelques lignes on ne voit pas seulement la dilatation posée en principe comme le véritable traitement des rétrécissements. Benevoli rejette encore les escharotiques comme dangereux ; il indique

(1) « Vengono parimente in questo stato di cose commendate le iniezioni attemperanti ed ammollienti dalle quali io però poc' utile ho ricavato..... E percio consiglierei, per mitigare isuddetti accidenti, il valersi semplicemente delle fomente, del bagno universale.

» Sgravata dall' avvisata incalescenza, e dagli accidenti la parte conviene certamente ricorrere alle candelette, avvertendo di cominciare dalle assai sottili, ingrossandole poco per volta.....

» Dopo che le candelette passeranno francamente d'una competente grossezza, le dobbiamo ancora continuare per altri quindici, o venti giorni..... A questo fine è lodevole il servirsi d'una candeletta di piombo proposta dallo Seacchi.....

» In tutto il corso della cura, io non giudico prudente il tenerle introdotte più di tre o quattr' ore il giorno.....

» In somma, purchè si fuggano tutti i corrosivi, e le cose fortemente irritanti... » (Benevoli, *Nuova proposizione intorno alla caruncala*, etc., 1724, chap. VIII, p. 147 et suiv.)

la manière de se servir des bougies, signale les dangers d'une dilatation mal faite, et enfin il n'est pas jusqu'aux bougies de plomb, si usitées aujourd'hui, dont il ne recommande l'usage.

Col de Villars, sans nier l'existence des carnosités dans l'urèthre, dit que ce n'est ni la seule, ni la plus fréquente cause de dysurie. Il reproche aux remèdes anciens d'enflammer, de ronger et d'ulcérer les parties. Le traitement qu'il emploie consiste à introduire dans l'urèthre des bougies de cire qui, par leur fermeté et leur volume, puissent écarter peu à peu les parois du canal et en même temps ramollir et relâcher ses fibres. Il en avait de longueur et de grosseur différentes. Les plus longues étaient d'environ neuf à dix pouces (25 à 30 centimètres). La plus petite avait le volume d'un stylet et la plus grosse celui d'une plume à écrire. Après avoir enduit la bougie d'huile d'amandes douces, il l'introduisait doucement jusqu'à l'obstacle, et plus loin si c'était possible. « Généralement, dit-il, on n'arrive pas d'emblée dans la vessie ; mais on enfonce la bougie peu à peu ; on la laisse à demeure, et on ne la retire que pour laisser uriner le malade. Quand l'urine sort à plein canal, il faut encore continuer l'usage des bougies, tous les jours, pendant quelques heures, ensuite toutes les semaines, et enfin tous les mois, car l'urèthre a toujours de la disposition à se rétrécir. » (*Cours de chirurgie*, 1741, vol IV, p. 225.)

Astruc, à peu près à la même époque, conseille d'avoir dix à douze baguettes de plomb passées par la filière, extrêmement rondes et de plusieurs calibres; la plus grosse est du volume d'une plume à écrire. « Après avoir enduit d'huile la plus menue de ces baguettes, on l'introduit aussi avant que possible dans l'urèthre, sans causer trop de douleur. Lorsqu'elle est parvenue dans la vessie, on la laisse en place trois ou quatre heures par jour. Quand elle passe librement, on la remplace par une plus forte, jusqu'à ce qu'on arrive à la plus grosse. Alors le canal est assez dilaté; mais il se rétrécira de nouveau. C'est pourquoi il faut continuer l'usage des baguettes, d'abord tous les jours pendant une heure ou deux, ensuite deux ou trois fois la semaine, enfin trois ou quatre fois le mois ; car on n'obtient jamais une cure radicale, mais seulement une cure palliative. » (*Traité des maladies vénériennes*, t. III, p. 245 et suiv.)

On retrouve, dans ces deux passages, la pratique de Benevoli exposée avec plus de précision et complétée. Comme lui, Astruc fait la dilatation temporaire; Col de Villars préfère la dilatation permanente. Mais tous les deux signalent un fait nouveau pour leur époque : c'est que l'urèthre a une grande tendance à se rétrécir, et ils recommandent de prolonger la dilatation pendant longtemps. Astruc va même jusqu'à dire qu'on n'obtient jamais *une cure radicale*. J'insiste d'autant plus sur cette manière de voir, qu'après bien des débats, c'est à elle que semblent se rallier aujourd'hui la plupart des chirurgiens.

Certes on avait déjà accompli un grand progrès en renversant la théorie des caroncules et en substituant les bougies de cire ou de plomb aux escharotiques de toute espèce. Desault et Chopart, ayant à leur disposition les sondes élastiques inventées par Bernard, qui pouvaient rester dans l'urèthre tout en permettant aux malades d'uriner, généralisèrent l'emploi de la dilatation par les succès nombreux qu'ils en obtinrent. Mais c'est à Hunter que revient l'honneur d'avoir élevé ce traitement à la hauteur d'une véritable méthode, en faisant connaître mieux qu'on ne l'avait fait avant lui les caractères anatomiques des rétrécissements et le mode d'action des bougies.

Obéissant aux idées reçues de son temps, il avait employé, dans le commencement de sa pratique, des bougies enduites de pommade au précipité rouge. Plus tard, dans un cas de rétrécissement infranchissable, il s'était servi d'un stylet armé d'un petit morceau de nitrate d'argent. Mais il condamne le premier moyen, et il a soin de dire que le second est exceptionnel, justifié seulement par les circonstances et momentané. Aussi, ajoute-t-il, « *dès qu'on peut passer une bougie, on doit continuer le traitement comme pour les cas de rétrécissement ordinaire* », — c'est-à-dire par la dilatation (vol. II, p. 317).

Si, ne pouvant traverser un rétrécissement, il a été obligé de le détruire par ulcération, en engageant avec force une bougie dans son orifice, il recommande, aussitôt que le rétrécissement a été suffisamment détruit pour admettre une petite bougie, « *d'opérer la dilatation comme dans les cas où une bougie a été introduite tout d'abord* » (vol. II, p. 311).

Déjà, en parlant de la dilatation rapide, qui, suivant lui, ne donne qu'un succès temporaire, il avait écrit : « *J'ai toujours donné la préférence au mode de traitement le plus doux, dans les cas où il était possible de passer une bougie.* » (Vol. II, p. 307.)

Ainsi le doute n'est point possible. Hunter avait adopté la dilatation comme méthode générale de traitement ; il préférait la dilatation lente à la dilatation rapide ; si, dans quelques cas de rétrécissements infranchissables, il commençait par employer l'ulcération ou la cautérisation pour ouvrir une voie à la bougie, il n'en restait pas moins le plus ferme partisan de la dilatation simple. — Cependant Desault, Chopart, Boyer, et tous les autres chirurgiens qui se sont occupés de ce sujet, passent sous silence ses opinions si nettement exprimées. Confondant sa pratique avec celle d'Éverard Home, ils ne parlent de lui qu'à propos des abus de la cautérisation, comme s'il était responsable des exagérations auxquelles ses idées ont servi de point de départ.

Hunter, le premier, émit cette idée que la dilatation n'était pas seulement un moyen mécanique propre à élargir un conduit trop étroit; Il lui reconnaît un mode d'action plus complexe, quand il dit, en parlant des bougies : « Si elles agissent en général à la manière d'un coin, leur » effet définitif n'est pas toujours aussi simple que celui d'un coin sur la » matière inanimée. Leur pression détermine une action du principe vital » ayant pour objet d'adapter les parties à leur nouvelle position ou de les » faire disparaître par ulcération; d'où il résulte que les bougies produisent deux effets très-distincts, et qu'on peut se proposer deux buts très- » différents dans leur application, l'un qui consiste à produire la dilatation, l'autre à déterminer l'ulcération. » (Vol. II, p. 304.)

Ainsi, il avait parfaitement compris que si un corps étranger, tel qu'une bougie, ne peut exercer qu'une action mécanique, cette action doit être, dans certains cas, autrement ressentie par des tissus organisés dont la manière d'être peut être à chaque instant modifiée par la vie. De cette façon il explique comment un rétrécissement, contre lequel on presse une bougie assez fortement et assez longtemps, n'est pas seulement refoulé comme le serait une matière inanimée, mais qu'il s'enflamme, s'ulcère et finit par être détruit. Jusqu'ici rien n'est plus d'accord avec les faits, ni plus facile à comprendre.

Hunter est moins heureux quand il dit, sans autres développements, que la pression des bougies a pour objet d'adapter les parties à leur nouvelle position. Il est d'autant plus difficile de saisir sa pensée, qu'il présente ce dernier moyen comme étant tout mécanique, très-propre à produire la *dilatation*, et qu'il semble l'opposer à celui qui détruit le rétrécissement par ulcération.

Bichat, qui connaissait les travaux du chirurgien anglais, puisqu'il le cite à plusieurs reprises, dit, en parlant des bougies, que « *la compression qu'elles exercent et l'inflammation qu'elles excitent dans l'endroit comprimé produisent une forte adhérence de la portion du canal qui fournit le rétrécissement avec les parties adjacentes; adhésion qui empêche la récidive de la maladie.* » (Desault, *Œuvr. chir.*, vol. III, p. 265.) Et plus loin : « *L'inflammation, en s'étendant jusque dans les tuniques de l'urèthre, produit l'adhésion des feuillets du tissu cellulaire affaissé par la compression, et par là prévient la récidive de la maladie.* » (*Loc. cit.*, p. 312.) — Si Bichat, en s'exprimant ainsi, a cru interpréter la pensée de Hunter, l'interprétation n'est pas heureuse. On comprendrait qu'il fût possible de guérir un rétrécissement en le refoulant en dehors et en le faisant adhérer aux parties adjacentes, c'est-à-dire aux parois externes du canal, si ces parois formaient un tube solide qui ne pût revenir sur lui-même. Mais celles-ci sont essentiellement molles et susceptibles d'être déplacées; plus les tissus qui forment le rétrécissement seront adhérents à ces parois, plus fortement ils les attireront vers le centre du canal, et plus le rétrécissement sera prononcé.

Dupuytren adopta les idées de Hunter, sans le nommer. Comme lui, il reconnaît que les bougies agissent de deux manières, et il admet une dilatation mécanique et une dilatation vitale. Mais il ne peut se rendre compte de ce qu'il faut entendre par cette dernière dénomination dont, en effet, le sens échappe. « La dilatation vitale, dit-il, opère soit en ex- » citant une sorte de force d'expansion, soit en déterminant une sécrétion » de mucosités, et, par suite, le dégorgement des parties... Je suis con- » vaincu qu'il faut admettre quelque chose de vital. Mais est-ce par une » sorte de force expansive opposée à la force contractile et provoquée » par la présence d'un corps étranger, ou par une sécrétion qui opère » une sorte de résolution et qui diminue l'épaisseur des parois de l'ob- » stacle, que la chose a lieu? *C'est ce que nous n'oserions décider.* » (*Leçons oralesde clin. chir.*, t. IV, p. 179 et 180.)

Comme Hunter, Dupuytren sentait que, dans la dilatation d'un rétrécissement par une bougie, dans cette lutte d'un corps inanimé contre des tissus vivants, il n'y avait pas seulement une action mécanique. Mais que se passe-t-il? Il l'ignore et fait intervenir *quelque chose de vital.* — Est-ce *une force expansive opposée à la force contractile?* — Est-ce *une sécrétion de mucosités amenant le dégorgement des parties?* (et cela quand il s'agit d'un tissu induré, cicatriciel)?—Est-ce encore *une sorte de résolution qui diminue l'épaisseur des parois de l'obstacle?* Il ne peut le dire.—J'aime à croire, pour l'honneur du grand chirurgien de l'Hôtel-Dieu, que sa pensée n'a pas été fidèlement reproduite. Non, il n'y a pas pour l'urèthre une physiologie à part, et ce qui s'y passe ne diffère pas de ce qu'on observe dans les autres parties du corps. Pour expliquer des faits assez simples au fond, il n'était pas besoin d'invoquer un principe vital mal défini, une force mystérieuse.

§ Ier. — DILATATION INFLAMMATOIRE.

Pour bien comprendre la dilatation, il est important de se rappeler ce que j'ai dit plus haut sur les causes et les altérations anatomiques des rétrécissements. Ces premières données étant admises, j'espère démontrer que son mécanisme ne s'écarte en rien des lois ordinaires de la physiologie pathologique.

Je décrirai deux modes de dilatation : 1° l'une, *inflammatoire;* 2° l'autre, *mécanique.*

La première comprend la dilatation *atrophique* et la dilatation *ulcérative.*

La seconde comprend le cathétérisme forcé et tous les procédés de la dilatation plus ou moins brusque.

Je donne le nom de *dilatation inflammatoire* à un ensemble de phénomènes organiques provoqués dans les parois de l'urèthre par la présence d'un corps étranger, et qui ont pour résultat la résorption et l'atrophie des parties qui constituent les rétrécissements.

Pour mieux faire comprendre ma pensée, qu'il me soit permis de la rattacher à quelques faits empruntés à la pathologie générale.

Lorsqu'un corps étranger est introduit au milieu de tissus vivants, sa présence y détermine une suite d'actes qui tous ont pour but son élimination. C'est d'abord une irritation qui se manifeste, suivant la nature des parties, par un resserrement, ou par des contractions qui arrivent quelquefois jusqu'au spasme. Cette révolte des tissus, résultat de l'action réflexe, n'est que passagère; elle s'apaise d'elle-même peu à peu, et un autre ordre de phénomènes plus lents, plus continus et surtout plus profonds lui succède. Le sang afflue dans les vaisseaux déjà existants; de nouveaux vaisseaux se développent, envahissent et raréfient les tissus. La couche de parties molles qui avoisine le corps étranger, transformée en une surface pyogénique, recule, pour ainsi dire, devant lui pour faire place au liquide purulent qu'elle exhale et dont elle l'enveloppe de toutes parts.

Tels sont les premiers phénomènes organiques que nous retrouvons dans le traitement des rétrécissements par la dilatation inflammatoire.

Lorsqu'on a placé une bougie dans un rétrécissement de manière à le remplir sans le forcer, on éprouve, après quelques instants, plus de peine à l'en retirer qu'on n'en a eu à l'y mettre. C'est qu'elle a provoqué, par sa présence dans l'urèthre, un spasme qui est d'autant plus marqué que les parties sont plus irritables et plus contractiles. Au bout de quelques heures, souvent plus tôt, ce spasme n'existera plus. Il sera facile d'enlever la bougie; pourtant on ne pourrait encore la remplacer par une autre sensiblement plus grosse. Mais si on laisse la bougie en place pendant plusieurs jours et jusqu'à ce qu'un écoulement muco-purulent se soit établi dans le canal, on est tout surpris de pouvoir la remplacer par une autre beaucoup plus volumineuse, sans même se servir des numéros intermédiaires.

Que s'est-il donc passé? On ne peut attribuer la facilité avec laquelle le rétrécissement se laisse traverser à la pression mécanique de la bougie, puisque celle-ci n'était nullement serrée. Mais au contact de ce corps étranger, le rétrécissement s'est enflammé; il est devenu plus vasculaire et plus mou, en même temps qu'une suppuration abondante s'est établie dans l'urèthre. S'il s'est élargi autour de la bougie, ce n'est pas en vertu d'une force expansive, comme le disait Dupuytren, mais par suite de la destruction, ou mieux de la résorption interstitielle d'une partie de ses éléments.

Ne retrouve-t-on pas ici tous les phénomènes phlegmasiques que j'ai exposés plus haut? Il ne manque que la membrane chargée de sécréter le pus qui doit servir à l'élimination du corps étranger; mais ici sa présence était inutile, puisqu'il existait déjà, dans la muqueuse, une membrane de sécrétion pouvant remplir le même rôle.

Si l'on interrompait l'usage des bougies à cette époque du traitement, l'inflammation s'apaiserait d'elle-même, un travail organique inverse à celui que j'ai décrit s'établirait, et les choses reviendraient à leur premier état. Mais si l'on poursuit la dilatation, il se produit un fait nouveau et important, qui résulte moins du contact du corps étranger avec les tissus vivants que de l'augmentation progressive de son volume.

Les tissus musculaires ou élastiques que nous avons vus se contracter par suite de l'action réflexe, qui est toujours de courte durée, tombent dans une inertie apparente. Ils n'ont point perdu leur faculté de contraction; celle-ci se réveillerait même avec une nouvelle énergie, si l'on voulait introduire une bougie trop grosse. Mais quand on laisse à l'inflammation le temps de se développer, les tissus, une fois envahis par le travail moléculaire dont j'ai parlé, sont frappés d'une sorte de paralysie inflammatoire, et n'opposent plus une résistance active au corps étranger qui les comprime et les distend. Alors on peut augmenter, quoique avec prudence, le volume des bougies. Le travail de résorption poursuit sa marche, les éléments contractiles du rétrécissement de plus en plus comprimés s'*atrophient*, et l'urèthre finit par reprendre son calibre normal.

Cette *atrophie*, qui constitue le dernier terme de la dilatation, est, selon moi, le point le plus important au point de vue de la guérison radicale de la maladie. Aussi, quand le canal semble suffisamment élargi, est-il encore nécessaire d'entretenir la dilatation pendant longtemps; autrement les tissus dont l'atrophie n'aura pas été portée assez loin se régénéreront, et le rétrécissement reparaîtra. Cela est si vrai, que les récidives sont plus fréquentes et plus rapides sur les jeunes sujets que sur les vieillards, parce que chez les premiers l'énergie vitale est beaucoup plus active.

Si, au lieu de procéder avec lenteur, comme je viens de le dire, on emploie tout d'abord une bougie d'un certain volume qu'on fait pénétrer de force dans le rétrécissement, on obtient des résultats très-différents. Dans le premier cas, l'inflammation, se développant au simple contact d'un corps étranger, était modérée; la résorption et l'atrophie des éléments constitutifs du rétrécissement s'opéraient peu à peu sans que la muqueuse, dont le mode de sécrétion était seulement modifié, fût intéressée dans sa continuité. Dans le second cas, la pression exercée par la bougie détermine une inflammation intense qui ulcère la muqueuse et détruit le rétrécissement.

Aussi devrai-je décrire deux modes de dilatation inflammatoire, l'une *atrophique*, l'autre *ulcérative*.

La *dilatation mécanique* est bien différente de la précédente. Avec elle on se propose d'écarter plus ou moins brusquement les parois de l'urèthre, et de déchirer le rétrécissement, sans avoir provoqué préalablement un travail organique dans les parties malades. Ce travail se produit néanmoins, mais il est consécutif, et je montrerai plus loin que, dans certains procédés dits mécaniques, l'inflammation joue encore un rôle très-important.

Si, pour mieux faire comprendre la dilatation, j'ai cru devoir en décomposer le mécanisme, je dirai cependant que, dans la pratique, ses deux modes d'action procèdent presque toujours simultanément et se prêtent un mutuel appui. Ainsi, quand on est parvenu, par l'introduction d'un corps étranger dans l'urèthre, à développer une inflammation qui, en vascularisant les tissus, a modifié leur consistance et résorbé une partie de la lymphe plastique épanchée, il reste encore à distendre, à atrophier les liens fibreux et les éléments contractiles qui forment la trame du rétrécissement. Alors il est nécessaire de recourir, dans une certaine mesure, à l'emploi des moyens mécaniques. — De même on n'a pas tout fait quand on a distendu brusquement et déchiré un rétrécissement. Il faut recommencer plusieurs fois l'opération. Or, dans les intervalles de ces manœuvres, il se développe au milieu des parties déchirées une inflammation vive, qui, en modifiant les tissus, vient singulièrement en aide aux moyens mécaniques. Si l'inflammation qui succède à la contusion ou à la dilacération des parois du canal, produites par le passage forcé d'un corps volumineux dans l'urèthre, diffère, sur plus d'un point du travail organique lent que j'ai décrit plus haut, elle s'en rapproche par sa nature. Mais on dit qu'on a pratiqué la dilatation inflammatoire ou mécanique, suivant que l'un des deux modes d'action a pris une plus grande part dans le traitement d'un rétrécissement.

A. — DILATATION INFLAMMATOIRE ATROPHIQUE.

Pour opérer la dilatation inflammatoire atrophique, le chirurgien se munira de sondes et de bougies de plusieurs espèces, de différentes formes et de toutes les grosseurs, pour en avoir une convenable, quel que soit le cas qui se présente. Afin d'éviter des tentatives inutiles de cathétérisme, il se guidera sur les antécédents fournis par le malade, sur le volume du jet de l'urine, et pourra choisir approximativement une bougie appropriée à l'étroitesse présumée du rétrécissement.

Supposons d'abord un cas exempt de complications, et dans lequel l'obstacle permet encore l'introduction d'une petite bougie. Si le malade est debout, le chirurgien s'assied devant lui; s'il est couché, ce qui vaut mieux, le chirurgien se tient debout et à sa gauche. Il saisit la verge d'après les règles que j'ai données en parlant du cathétérisme (p. 68), la place dans une direction perpendiculaire à l'axe du corps, et la tire modérément de manière à déplisser la muqueuse. Cette précaution est d'autant plus importante, qu'on se sert d'un instrument dont la pointe effilée s'arrête presque toujours devant le moindre obstacle. Avec les trois premiers doigts de la main droite il prend la bougie dont il a fait choix, et, après l'avoir enduite de cérat ou d'huile, il l'introduit doucement dans l'urèthre. S'il parvient à l'engager dans le rétrécissement sans pouvoir le traverser, il en essaye de plus petites, jusqu'à ce qu'il en ait trouvé une qui passe assez facilement. Il laisse cette dernière en place, en ayant soin de la fixer au moyen d'un des bandages que j'ai indiqués (page 79).

Ordinairement le malade reste un certain temps sans pouvoir uriner, soit parce que la bougie remplit exactement la cavité du rétrécissement, soit parce qu'elle provoque, par sa présence, des contractions spasmodiques de l'urèthre. Il faut le prévenir qu'il ne doit pas se décourager, lui promettre qu'il urinera par-dessus la bougie, et enfin que s'il ne pouvait y parvenir, il sera toujours libre de la retirer. Une fois tranquillisé sur ce point, il attend avec beaucoup plus de patience. Au bout d'une heure ou deux, et souvent plus tôt, le spasme du canal a cessé;

quelques gouttes d'urine s'échappent d'abord avec peine, et bientôt la miction s'opère assez librement. Ce passage des urines entre les parois de l'urèthre et la bougie ne concourt pas médiocrement à la dilatation du rétrécissement. Les anciens ne l'ignoraient pas. Lacuna le premier a signalé ce fait, et il insiste avec raison sur son utilité (1).

Quand la bougie est très-fine, et par conséquent peu résistante, elle peut être chassée du canal par les efforts que le malade fait pour uriner. Cet accident est sans importance; on en est quitte pour la remettre en place, ou lui en substituer une autre dont le calibre moindre permettra la miction, ou dont la résistance sera plus grande.

Vers le troisième ou quatrième jour, un écoulement composé de mucus et de pus commence à se faire par l'urèthre. Il est un indice certain du travail inflammatoire indispensable à la dilatation. Cependant on ne doit pas oublier qu'il peut être fourni en grande partie par les portions saines de la muqueuse. Aussi, bien que la bougie joue librement dans le canal, il ne faut pas se hâter de la remplacer par une plus grosse. Il vaut mieux attendre que l'écoulement soit assez abondant. Alors on est assuré que le rétrécissement lui-même participe à l'inflammation, et qu'il a subi dans sa structure des modifications profondes. J'ai l'habitude de n'augmenter le volume des bougies qu'à partir du sixième ou septième jour. En agissant ainsi, non-seulement j'évite bien des accidents dont je parlerai tout à l'heure, mais encore je n'allonge pas pour cela la durée du traitement. Car une fois que les tissus indurés sont suffisamment ramollis, la dilatation marche ordinairement sans interruption et avec une rapidité qui compense largement les premiers retards.

Je rapporterai, comme exemple, une observation prise parmi beaucoup d'autres du même genre que j'ai recueillies. — Le nommé Denise, cambreur, âgé de soixante-deux ans, vint réclamer mes soins le 17 mars 1864. Il raconte qu'il a eu deux uréthrites dont il ne peut préciser ni l'époque ni la durée, et qu'il fut traité, il y a dix ans, par M. Laugier, d'un rétrécissement peu prononcé. Après deux mois, trouvant qu'il urinait assez bien, il quitta l'hôpital. Malgré le soin qu'il prit de se passer des bougies de temps en temps, il s'aperçut, au bout de deux années, qu'il avait de nouveau de la peine à uriner. La miction devint de jour en jour plus dif-

(1) « Superatis ita carunculis, penetratoque usque ad vesicam toto urinario meatus, instrumentum quo peractum id opus fuerit, sive sit candela, sive ferula plumbea, sive denique καθετὴρ, per totum diem intus est relinquendum, cogendusque æger sic lotium reddere, nisi nimium sit impatiens laboris. Sic namque fiet tum ab urina, tum ab organo inserto aquæductus ille quam maxime dilatetur. » (Lacuna.)

ficile, et maintenant elle est des plus pénibles. Il urine goutte à goutte, et très-rarement avec un jet presque filiforme. L'exploration de l'urèthre pratiquée avec une petite bougie à boule montre qu'il existe, à 15 centimètres du méat urinaire, un rétrécissement dans lequel on parvient, après quelques tâtonnements, à introduire une bougie très-fine, d'un millimètre et demi environ. Chaque fois que le malade a besoin d'uriner, il la retire un peu et la remet en place aussitôt.

Pendant quatorze jours on tente, sans grand succès, d'augmenter le volume des bougies, et la plus forte que l'on soit parvenu à introduire n'a pas 3 millimètres. Le 1er avril, pour la première fois, il se fait par l'urèthre un léger écoulement ; il augmente assez vite, et le quatrième jour il est très-abondant. Alors on essaye des bougies plus grosses, et l'on arrive à en faire passer très-facilement une de 5 millimètres. Cette dernière reste à demeure jusqu'au 7, et on la remplace par une autre de 6 millimètres, qui n'est point serrée. Le 10, une sonde courbe de 8 millimètres est introduite sans peine. Le 13, on commence à pratiquer, chaque matin, le cathétérisme avec des bougies d'étain dont le volume est porté, le 17 avril, jusqu'à 10 millimètres. Le malade, qui a quitté l'hôpital, y revient le 14 juin, et l'on constate qu'on peut encore y passer le même numéro.

Ainsi, pendant les quatorze jours où il ne s'était pas produit d'écoulement, on n'avait pu augmenter le volume des bougies que d'un millimètre et demi, et pendant les dix-sept jours qui suivirent son apparition, la dilatation fut poussée jusqu'à 10 millimètres.

Lorsqu'on est parvenu à introduire dans le rétrécissement des bougies de 5 à 6 millimètres, le malade urine difficilement par-dessus, et il est obligé de les retirer. Alors il vaut mieux se servir de sondes courbes qui, tout en restant à demeure, permettent la miction. Mais il faut avoir soin de ne pas les enfoncer trop avant, dans la crainte que la pression exercée par leur bec ne détermine une inflammation et même une gangrène de la vessie.

Pour éviter ces accidents, quelques praticiens ont conseillé de ne porter la sonde que juste au delà du rétrécissement ; mais elle est moins bien supportée que si elle va jusque dans la vessie. La raison en est assez simple. Dans le premier cas, la sonde, ne faisant que dépasser le bulbe, qui est le siége le plus ordinaire des rétrécissements, porte par son extrémité sur la région membraneuse, l'irrite, et provoque des envies d'uriner. Cette portion du canal, pourvue de fibres musculaires abondantes, se contracte sur le bout de la sonde qu'elle tend à expulser, et ces contractions, qui se renouvellent fréquemment, fatiguent beaucoup les malades. Dans le second cas, au contraire, l'urèthre, distendu dans toute sa longueur, est sans force pour se contracter; ses contractions mêmes, rencontrant la sonde dans tous les points, tendraient plutôt à la maintenir en place qu'à la chasser en dehors. Aussi le spasme de l'urèthre cesse-t-il de lui-même assez rapidement.

Quand le rétrécissement est assez élargi pour livrer passage à des sondes de 7 à 8 millimètres, le séjour d'instruments aussi volumineux dans l'urèthre ne serait pas sans inconvénients. Il est préférable d'achever le traitement par l'introduction répétée chaque jour de plusieurs bougies d'étain. Ces cathéters métalliques conviennent mieux que les sondes de gomme élastique pour vaincre la résistance des tissus fibreux. Quand même que la dilatation est jugée suffisante, il faut encore prolonger leur emploi. Déjà Lacuna, Col de Villars, et surtout Astruc, insistant sur la tendance que les rétrécissements ont à se reproduire, avaient recommandé de passer des tiges de plomb dans le canal pendant un mois ou deux. Dans beaucoup de cas, cette précaution ne suffirait pas pour prévenir une récidive. Le malade doit faire usage des cathéters d'étain pendant des mois et des années, à des intervalles d'autant plus grands, qu'il urine mieux; c'est le seul moyen de produire l'*atrophie* des tissus rétractiles du rétrécissement, et d'obtenir sinon une cure radicale, du moins une guérison de longue durée.

La dilatation d'un rétrécissement n'est pas toujours aussi simple que je viens de le décrire. Des circonstances nombreuses peuvent se présenter qui forcent le chirurgien à modifier sa conduite.

a. Dans certains cas, l'introduction de la bougie n'a présenté aucune difficulté. Mais, après une heure ou deux, le malade commence à éprouver, dans toute la longueur de la verge, et surtout au périnée, des douleurs sourdes qui vont en augmentant et finissent par devenir insupportables. Quoique sa vessie soit vide, il a des envies fréquentes d'uriner, et, dans les efforts qu'il fait pour les satisfaire, il pisse quelquefois du sang. Bientôt il est pris d'un violent frisson et de troubles nerveux assez graves. Il se hâte de retirer la bougie; mais le ténesme vésical se prolonge encore pendant longtemps.

Dans d'autres cas, l'intolérance de l'urèthre est portée à un tel degré, qu'aussitôt que l'extrémité de la bougie approche du rétrécissement, le malade pousse des cris de douleur, et, sans attendre qu'on la retire, il saisit le bras du chirurgien et le repousse par un mouvement involontaire.

Cette extrême sensibilité se rencontre ordinairement chez des individus d'un tempérament nerveux et affaiblis par de longues souffrances.

Elle est due à deux causes : d'abord à une inflammation de la muqueuse au niveau et dans le voisinage du rétrécissement, et ensuite à une contracture du canal, qui est elle-même le résultat de cette inflammation. Aussi les antiphlogistiques et les narcotiques ne réussissent pas beaucoup mieux que dans la fissure de l'anus. Les bains généraux, les tisanes et les injections émollientes, un régime sévère, les pommades et les suppositoires belladonés, ne procurent qu'une amélioration momentanée et insuffisante pour permettre de reprendre la dilatation.

De tous les moyens que j'ai employés, la cautérisation est celui qui m'a le mieux réussi. Quand le rétrécissement est très-étroit, je me sers d'une petite bougie de cire que je ramollis entre les doigts ou au feu, et que je recouvre, dans une courte étendue, de nitrate d'argent réduit en poudre très-fine. S'il est assez large pour donner passage à un instrument de 3 à 4 millimètres, je préfère me servir d'un porte-caustique. Au lieu de laisser le nitrate d'argent en contact avec la muqueuse pendant une ou deux minutes, ainsi qu'on le fait généralement dans le traitement des rétrécissements par la cautérisation, je me contente d'effleurer les parties malades comme on touche la surface d'une plaie, car il s'agit seulement de modifier la sensibilité de la muqueuse, et non de détruire un obstacle; d'un autre côté, il y aurait un grand danger, en provoquant une vive inflammation, d'amener une rétention d'urines.

Quand l'intolérance de l'urèthre ne se manifeste qu'un certain temps après l'introduction de la bougie, la cautérisation est facile à pratiquer. Mais si le malade est dans un état d'irritabilité tel qu'il ne puisse supporter le contact d'aucun instrument, il est nécessaire de l'endormir avec le chloroforme. L'anesthésie sera prolongée pendant cinq à six minutes, si l'on emploie une bougie couverte de nitrate d'argent, parce que celle-ci devra rester en place un instant; elle est beaucoup plus courte, s'il est possible de se servir d'un porte-caustique que l'on ne fait que passer dans le canal.

Après deux ou trois cautérisations, il s'établit une suppuration qui modifie singulièrement l'irritabilité de l'urèthre. Il faut profiter de ce moment pour essayer de nouveau la dilatation.

En me rappelant la manière dont on traitait autrefois la fissure de l'anus, j'avais eu l'idée de recourir à l'uréthrotomie. Cette opération aurait eu le double avantage de faire cesser le spasme et de combattre en même temps le rétrécissement. J'avoue que dans l'incertitude où j'étais sur l'efficacité de ce moyen énergique, j'ai préféré m'en tenir à la cautérisation, dont je m'étais bien trouvé et qui n'offre pas les mêmes dangers.

b. D'autres fois la bougie entre jusqu'à une certaine distance dans le rétrécissement, sans pouvoir le franchir. Sa pointe n'est pas arrêtée brusquement par un obstacle, mais par l'étroitesse du canal; aussi est-elle assez serrée pour qu'on éprouve de la résistance quand on veut la retirer. La plupart des chirurgiens conseillent alors de la laisser en place, et recommandent au malade d'essayer, plusieurs fois par jour, de la pousser jusque dans la vessie. Ce moyen réussit assez souvent, et je l'ai moi-même employé avec succès. Pourtant il n'est pas sans inconvénients. Lorsque la bougie pénètre ainsi de force dans un rétrécissement, la pression qu'elle exerce sur les parois de l'urèthre provoque fréquemment des douleurs vives et des troubles généraux. Il n'est pas rare que les parties enflammées se gonflent au point de causer une rétention d'urines; quelquefois même le rétrécissement est détruit par une ulcération qui s'étend aux corps nerveux et amène la mort (voy. page 178). Depuis longtemps je n'ai plus recours à cette pratique, à moins d'y être absolument forcé, et je ne l'emploie qu'avec les plus grandes précautions. Au lieu d'enfoncer la bougie aussi loin que possible, je me borne à l'engager dans le rétrécissement de manière qu'elle n'y soit pas serrée. Je ne confie pas au malade le soin de la pousser dans la vessie, et je lui recommande au contraire de la retirer après trois ou quatre heures, et même plus tôt, s'il éprouve de la douleur. Le lendemain et les jours suivants, je fais de nouvelles tentatives, et il est très-rare que je ne parvienne pas à traverser le rétrécissement sans avoir violenté l'urèthre. Il ne se passe ici rien que nous n'ayons déjà observé dans la dilatation la plus simple. La bougie n'agit d'abord, il est vrai, que sur une portion du rétrécissement, mais elle s'avance insensiblement, et finit par le franchir tout entier.

Cette manière de procéder diffère complétement d'une autre pratique dont on a fait grand bruit, et dans laquelle il suffirait de porter une bougie jusqu'au rétrécissement, sans l'engager dans sa cavité, pour que ce dernier s'élargît de lui-même, en vertu d'une force expansive inexplicable. Il fallait, pour émettre une opinion si contraire aux faits et si étrange, avoir des notions bien imparfaites sur l'anatomie pathologique des rétrécissements. On l'avait attribuée à Dupuytren, dont peut-être on avait mal interprété la pensée. Je crois plutôt que ce grand chirurgien ne faisait pas autre chose que ce que je viens de dire.

c. On trouve aussi des rétrécissements qui ne sont pas seulement impossibles à franchir, mais dans lesquels on ne parvient pas même à engager l'extrémité effilée d'une bougie. Celle-ci, au lieu de rencontrer la résistance que présenterait un conduit dont le calibre va en diminuant, s'avance facilement jusqu'à l'obstacle. Là elle est arrêtée brusquement, et si on lui imprime de légers mouvements de va-et-vient, on sent que sa pointe est parfaitement libre. Cet arrêt subit d'un instrument très-délié ne tient pas à une étroitesse extrême du canal, puisque le malade peut encore uriner et que le jet de l'urine est quelquefois assez fort; il dépend plutôt d'une disposition particulière du rétrécissement dont l'orifice est déjeté vers une des parois de l'urèthre.

C'est alors que le chirurgien devra déployer toutes ses ressources et n'agir en même temps qu'avec la plus grande circonspection. Sa principale préoccupation sera de ne pas compromettre le cours des urines déjà si peu assuré, et de ne pas causer par une manœuvre imprudente une rétention complète. Il s'abstiendra de rechercher l'entrée du rétrécissement au moyen des divers explorateurs dont j'ai parlé. La bougie de cire et les explorateurs métalliques ne serviraient à rien, puisque la voie leur est fermée; la sonde emplastique de Ducamp non-seulement serait inutile, mais elle pourrait encore être dangereuse; l'endoscope de M. Désormeaux aurait moins d'inconvénients, mais je dois dire qu'il ne m'a pas rendu de véritables services, peut-être à cause du peu d'habitude que j'ai de m'en servir. On devra encore moins recourir d'emblée au cathétérisme forcé, dont je signalerai plus loin les dangers.

Voici la pratique que je conseille comme étant celle qui m'a le mieux réussi. Il faut, dans tous les cas, procéder avec beaucoup de douceur, essayer alternativement les divers modes de cathétérisme en changeant la position du malade, employer des bougies de toutes sortes, et enfin renouveler ses tentatives chaque jour et avec la plus grande patience.

Les bougies de cire ne conviennent guère. Si elles ont un certain volume, elles ne peuvent s'engager dans le rétrécissement; quand elles sont très-fines, leur pointe, ramollie par la chaleur du canal, se plie devant le moindre obstacle, et leur corps se courbant dans l'urèthre, le chirurgien n'a plus conscience des difficultés qu'il rencontre. Les bougies olivaires de gomme élastique ont le bout trop gros et trop peu flexible pour pénétrer dans un passage très-étroit. Celles dont la pointe est conique et assez effilée sont préférables; si elles s'arrêtent trop facilement dans les sinus de l'urèthre, c'est un petit accident auquel il est aisé de remédier en les retirant un peu dès qu'on éprouve de la résistance et en changeant leur direction. D'un autre côté, leur souplesse met à l'abri des fausses routes, et permet de traverser les trajets les plus sinueux.

Leroy (d'Étiolles) a imaginé de courber en différents sens l'extrémité de ces bougies. « Cette forme, dit-il, peut leur être donnée au moment de les introduire; cependant, comme elle n'a pas alors assez de persistance, je la leur imprime à l'avance en les enlaçant autour de deux rangées de pointes implantées dans une planche... Ces bougies tortillées réussissent dans les cas de brusques déviations de l'urèthre produites par une succession de saillies latérales alternes. » (*Traité des angust.*, 1845, p. 200.)

Je n'ai jamais vu de rétrécissement avec ces saillies latérales alternes, et je suis disposé à croire qu'elles ont été admises théoriquement pour expliquer les avantages des bougies tortillées. Mais je reconnais très-volontiers que la pointe déviée en dehors de l'axe de l'instrument est parfaitement disposée pour s'engager dans un rétrécissement dont l'entrée est placée latéralement ou légèrement déviée.

Du reste, ce procédé était depuis longtemps dans la pratique. Benjamin Bell s'explique très-catégoriquement à ce sujet. « Dans le cas, dit-il, où l'on soupçonne que le rétrécissement est fixé d'un seul côté de l'urèthre et change la direction du passage, il faut recourber légèrement l'extrémité de la bougie avant de l'introduire, et en diriger le bout vers le côté où l'on croit que se trouve le passage : on réussit quelquefois en poussant la bougie dans cette direction, lorsque toutes les tentatives que l'on a faites, en suivant la méthode ordinaire, ont été infructueuses. » (*Des embarras de l'urèthre causés par la gonorrh. virul.*) — Ce changement dans la forme de la bougie est bien peu important en apparence; pourtant il est d'une utilité incontestable et que pourront seuls comprendre les praticiens qui ont eu souvent occasion de rencontrer les cas difficiles dont je parle.

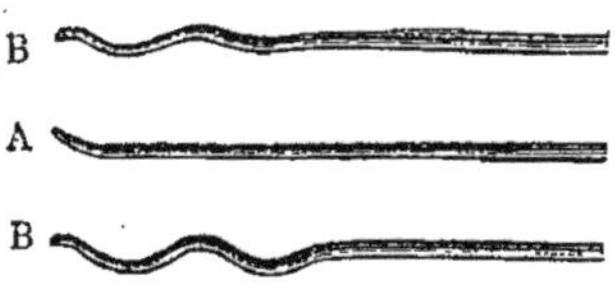

FIG. 34.
A. Bougie à pointe courbée de Benjamin Bell.
B. Bougie à pointe tortillée de Leroy (d'Étiolles).

Dans le même but, Ducamp avait imaginé un instrument assez ingénieux pour diriger la bougie sur le point où, d'après l'empreinte apportée par son explorateur emplastique, il croyait trouver l'orifice du rétrécissement. C'est une sonde de gomme élastique, ouverte par les deux bouts, longue de 20 centimètres et d'un diamètre de 7 millimètres. On l'introduit dans l'urèthre jusqu'à l'obstacle. Si l'orifice du rétrécissement occupe le centre du canal, il correspondra à l'ouverture de la sonde, et la bougie qu'on fera glisser dans la cavité de cette dernière le rencontrera nécessairement. Quand on suppose que cet orifice est dévié vers une des parois de l'urèthre, on emploie une sonde semblable à la précédente, mais portant à son extrémité antérieure et latéralement une éminence olivaire plus ou moins forte. Par suite de cette disposition, son ouverture ne correspond plus au centre du canal et se trouve portée de côté. Alors, si l'entrée du rétrécissement est à droite, on place la sonde de manière que l'éminence réponde à la paroi gauche de l'urèthre ; en changeant la position du conducteur, on peut toujours mettre son orifice en rapport avec celui du rétrécissement. (*Trait. des rétent. d'urine*, 1822, p. 150.)

Le volume et la forme de l'extrémité antérieure de cet instrument en rendent l'introduction dans l'urèthre difficile et douloureuse. — Je crois l'avoir remplacé avec avantage par une canule d'argent cylindrique, dont l'ouverture antérieure est placée en dehors de son axe. Sa cavité a des parois très-lisses, et présente, vers son extrémité, un petit plan incliné sur lequel la pointe de la bougie glisse et se porte sur le côté.

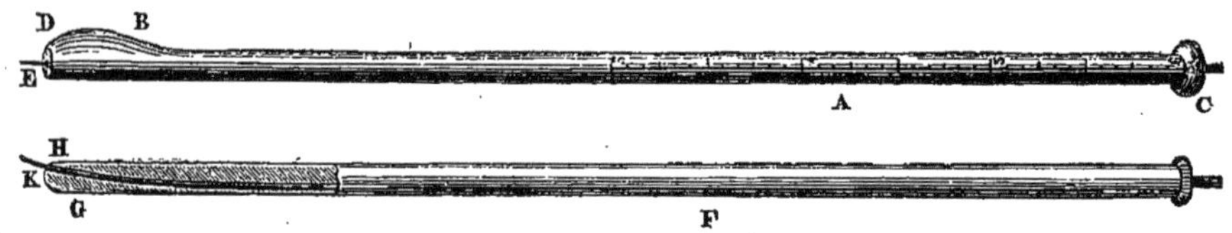

FIG. 35.

A. Sonde conductrice de caoutchouc de Ducamp.
B. Renflement destiné à repousser l'ouverture de la sonde vers la paroi opposée du canal.
C. Ouverture postérieure de la sonde conductrice.
D. Ouverture antérieure destinée au passage de la bougie.
E. Extrémité conique de la bougie.
F. Canule conductrice cylindrique d'argent.
G. Plan incliné servant à dévier la bougie.
H. Ouverture placée de côté au bout de la canule.
R. Extrémité de la bougie.

Béniqué se servait d'une canule d'argent, garnie d'un embout pour faciliter son introduction dans le canal. Après l'avoir poussée jusqu'à l'obstacle, il remplaçait l'embout par un faisceau de bougies très-fines ; puis, maintenant immobiles la verge et la canule ainsi armée, il poussait en avant chacune des bougies, et, comme l'une d'elles devait se trouver en face de l'orifice du rétrécissement, elle y pénétrait.

J'ai essayé cet instrument, et je puis assurer qu'il est d'un emploi difficile et sans aucune utilité.

Lorsqu'on a lieu de présumer, d'après la difficulté avec laquelle s'échappent les urines, que l'impossibilité où l'on se trouve de franchir le rétrécissement tient uniquement à son extrême étroitesse, il faut renoncer aux bougies de gomme élastique. Arrivées à un certain degré de finesse, elles sont si flexibles, qu'elles se plient en deux, et souvent il arrive qu'au moment où l'on croit avoir introduit l'instrument jusque dans la vessie, on voit sa pointe sortir par le méat urinaire. Alors on peut essayer des bougies de baleine, qui, tout en ayant une extrémité presque filiforme, conservent encore assez de force pour n'être pas arrêtées par la moindre résistance. Mais il ne faut pas oublier que cette rigidité est elle-même un danger. Leur pointe très-aiguë perce facilement la muqueuse, et l'on peut croire qu'elle est engagée dans le rétrécissement, tandis qu'elle chemine dans le tissu cellulaire sous-muqueux. Cet accident est surtout à craindre aux environs du bulbe, parce que les bougies de baleine se plient difficilement aux courbures du canal. Aussi doivent-elles être maniées avec la plus grande prudence. Pour moi, je ne les emploie que dans les rétrécissements qui occupent la portion droite de l'urèthre.

Quelle que soit la bougie dont on a fait choix, il faut l'introduire très-doucement dans le canal, afin de bien se rendre compte des obstacles qu'elle rencontre. Si elle est arrêtée dans la portion libre de l'urèthre, c'est qu'elle a pénétré dans un sinus; on la retire un peu et on la pousse en avant de nouveau, en ayant soin de la tourner légèrement entre les doigts pour changer sa direction. Quand elle est arrivée sur le rétrécissement, on lui imprime de petits mouvements de va-et-vient pour l'y engager. On a conseillé, pour faciliter son passage, de tirer un peu plus ou un peu moins sur la verge, de l'incliner à droite ou à gauche, ou de l'abaisser vers les cuisses. Hunter recommande, quand le rétrécissement siége au niveau du bulbe ou dans la région membraneuse, de presser avec les doigts sur le périnée. Ce moyen réussit assez souvent, sans doute parce qu'il change la direction de la pointe de la bougie ou celle de l'entrée du rétrécissement. Ducamp veut même qu'on introduise l'index de la main gauche dans le rectum pour comprimer le point sur lequel la bougie est arrêtée. Ce procédé peut être bon quand il s'agit de relever le bec d'une grosse sonde venant butter contre un obstacle siégeant dans la région prostatique ou au col de la vessie; mais il ne me semble pas d'une grande utilité dans les cas dont il est ici question.

J'indiquerai un autre moyen qui m'a beaucoup plus souvent réussi : il consiste à introduire la bougie au moment même où s'opère la miction. —Le malade se place debout ou agenouillé sur son lit. Le chirurgien est debout en face de lui. Avec la main gauche il tient la verge horizontalement, tandis qu'avec la main droite il porte la bougie dans l'urèthre jusqu'au point rétréci. Alors il dit au malade d'uriner, et dès que les urines jaillissent, il profite de ce moment pour enfoncer la bougie et l'engager dans le rétrécissement. Cette manœuvre assez simple et sans inconvénients exige l'emploi d'une bougie dont la pointe ne soit pas trop molle, afin qu'elle puisse résister à l'impulsion de l'urine.

Tant que la miction n'est pas compromise et que le malade n'est pas sous le coup d'accidents imminents, il n'est pas nécessaire de se hâter. On fera chaque jour de nouvelles tentatives, et il vaut mieux les renouveler plus souvent que de trop les prolonger. Il est même prudent de les suspendre pendant deux ou trois jours, quand le rétrécissement devient douloureux ou quand il s'échappe une certaine quantité de sang. Quelques chirurgiens ont prétendu que cet écoulement était plutôt favorable que nuisible, parce qu'il dégorgeait les tissus. Je ne saurais partager cette opinion. Ce n'est pas que je croie, comme Boyer, qu'en insistant, on s'exposerait à faire une fausse route. Un pareil accident n'est guère à craindre quand on se sert de bougies fines et très-souples. Mais la présence de sang indique toujours une lésion du canal, et cette lésion est ordinairement suivie d'une inflammation qui pourrait, si elle était portée trop loin, amener une rétention d'urine. Si, au contraire, on sait attendre, il est rare qu'on ne finisse pas par franchir le rétrécissement. Il m'est souvent arrivé de n'y parvenir qu'après huit ou quinze jours d'essais infructueux; mais je crois qu'on doit regarder ces succès comme bien préférables à ceux qu'on obtient plus rapidement en exposant les malades à des périls dont il n'est jamais possible de mesurer d'avance toute la portée.

Lorsqu'on a pu engager une bougie dans le rétrécissement, et, à plus forte raison, quand on a été assez heureux pour le franchir, il faut la laisser à demeure pendant plusieurs jours. On recommande au malade de la soutenir pendant la miction, afin qu'elle ne soit pas chassée de l'urèthre, et d'uriner par-dessus. Ses premiers efforts sont souvent impuissants, mais presque toujours il en vient à bout. Si pourtant il était obligé de l'enlever, on devrait la replacer aussitôt que possible, afin de ne pas rencontrer de nouvelles difficultés. La dilatation une fois commencée, il faut la continuer d'après les règles que j'ai indiquées, et le plus souvent elle marche sans interruption.

Cependant il est des cas dans lesquels échouent tous les moyens employés pour introduire une bougie dans le rétrécissement. Alors il est nécessaire de recourir, suivant les circonstances, à la cautérisation d'avant en arrière, au cathétérisme forcé ou à l'uréthrotomie, procédés que j'examinerai plus loin.

d. Quelquefois le rétrécissement se laisse traverser sans peine, et semble céder très-facilement à l'action des bougies. La dilatation marche assez vite et sans encombre; mais, arrivée à un certain degré, il est impossible de la porter plus loin. Si l'on s'obstine à augmenter le volume des bougies, on provoque de la douleur, des spasmes de l'urèthre, des hématuries, une orchite, et des troubles sérieux sur d'autres points de l'appareil urinaire.

Cet accident est dû, le plus souvent, à une dilatation trop rapide. Dans ces cas, l'absence ou le peu d'abondance de l'écoulement montre que les phénomènes inflammatoires nécessaires au ramollissement du rétrécissement ne se sont pas produits dans une mesure suffisante. Les tissus ont cédé surtout à l'action mécanique de la bougie, mais bientôt ils se révoltent et se trouvent dans un état d'éréthisme contre lequel il y aurait danger à lutter. On est obligé de suspendre le traitement, et l'on perd en peu de temps tout le terrain qu'on avait gagné. Parfois même, le rétrécissement devient plus considérable qu'il n'était avant le traitement. J'ai observé des faits de ce genre chez des malades qui, pressés de reprendre leurs travaux, m'avaient forcé de pratiquer la dilatation plus vite que je ne l'aurais désiré.

Dans ces cas, il faut d'abord calmer l'irritabilité du canal par l'emploi modéré des antiphlogistiques et surtout des narcotiques. Ensuite on reprend le traitement en introduisant dans l'urèthre une bougie assez petite pour ne pas gêner la miction. On la laisse à demeure jusqu'à ce qu'elle détermine un écoulement abondant, et alors on peut recommencer la dilatation, à la condition toutefois de la pratiquer lentement.

Si, malgré cette précaution, les mêmes accidents se présentaient, on serait obligé de recourir à des moyens plus énergiques et le plus souvent à l'uréthrotomie.

e. Il existe une autre variété de rétrécissements dans lesquels on n'obtient pas des résultats plus heureux. La dilatation marche régulièrement et ne rencontre qu'une résistance modérée; on arrive assez vite à passer des bougies assez grosses pour permettre à la miction de se faire librement; mais si l'on suspend le traitement pendant quelque temps, la maladie revient avec une rapidité incroyable. Au bout de cinq ou six jours, il est quelquefois impossible d'introduire des bougies beaucoup moindres que celles dont on s'était servi la dernière fois. D'où peut dépendre une récidive si prompte? Si je m'en rapporte à quelques faits que j'ai étudiés avec le plus grand soin, elle tiendrait à la nature du rétrécissement, qui est presque toujours de nature cicatricielle, et surtout à l'épaisseur des parties malades. Il résulte de cette dernière circonstance que les couches de tissu les plus rapprochées de la bougie subissent seules les modifications nécessaires à l'élargissement du canal, tandis qu'en dehors d'elles il reste des couches fibreuses qui, n'ayant cédé qu'à une dilatation mécanique, reviennent rapidement sur elles-mêmes en vertu de leur élasticité naturelle, augmentée encore par l'action irritante d'une inflammation voisine. Ici la dilatation est impuissante, et l'on est forcé d'employer des moyens capables d'intéresser les tissus plus profondément.

f. J'ai vu dans quelques cas l'induration occuper une grande partie de la longueur de l'urèthre et toute l'épaisseur de ses parois, s'étendre même jusque dans les corps caverneux. Quoiqu'on pût pratiquer le cathétérisme avec une bougie d'étain de 4 à 5 millimètres, le canal se resserrait immédiatement à la manière d'un tube élastique ; les malades n'urinaient qu'avec peine et avec un jet presque filiforme. Contre une pareille altération, toute opération serait inutile. La dilatation seule peut encore rendre quelques services, mais uniquement comme moyen palliatif pour s'opposer aux progrès de la maladie.

g. Lorsqu'il existe plusieurs rétrécissements, il est souvent impossible de s'en rendre compte, parce que l'étroitesse de celui qui est le plus rapproché du méat urinaire ne permet pas le passage des instruments explorateurs. Au point de vue pratique et surtout au commencement du traitement par la dilatation, il ne faut pas trop s'en inquiéter. Si la bougie qu'on introduit dans l'urèthre peut arriver jusque dans la vessie, son action portera en même temps sur tous les points rétrécis; dans le cas où elle ne pourrait franchir que le rétrécissement le plus antérieur, on se bornera à traiter celui-là, et quand il sera suffisamment dilaté, on attaquera les autres. Le traitement, pour être plus long, ne différera en rien de celui qu'on emploierait s'il n'y en avait qu'un seul.

La dilatation a été attaquée avec violence par Éverard Home, Ducamp, Reybard, et tous ceux qui ont voulu la remplacer par un autre mode de traitement. Comme toutes les méthodes thérapeutiques, elle a ses avantages, ses inconvénients et même ses dangers. Elle convient dans beaucoup de cas, tandis qu'elle est impuissante dans d'autres. Tantôt elle suffit à elle seule pour donner la guérison, tantôt elle a besoin d'être complétée par une autre méthode à laquelle, dans des circonstances différentes, elle devra également venir en aide.

Les accidents qu'on observe au début de la dilatation, quand on n'emploie encore que des bougies très-petites, diffèrent notablement de ceux qu'on rencontre plus tard. Ce sont ordinairement des troubles nerveux tels que des spasmes du canal, des douleurs s'irradiant vers les bourses, le périnée, les aines et jusque dans les lombes, des accès de fièvre à forme pernicieuse, une céphalalgie frontale très-violente, des envies de vomir, des terreurs vagues, de la gêne dans la vision et l'audition, des rêvasseries et une privation presque complète de sommeil.

Quelques malades ont un malaise général; ils perdent l'appétit, leur langue se charge d'un enduit jaunâtre; ils éprouvent enfin tous les symptômes d'un état saburral aigu. D'autres qui avaient eu antérieurement des douleurs rhumatismales les voient reparaître dans un point plus ou moins éloigné. J'ai eu dans mon service un jeune homme de vingt-quatre ans, qui avait été traité, six ans auparavant, d'un rhumatisme articulaire aigu, être pris d'un frisson violent trois heures après le passage d'une première bougie, et, au bout de deux jours, il avait une pleurésie. Du reste, c'est un fait avéré pour moi depuis longtemps, que la sympathie toute particulière des membranes séreuses et synoviales avec la muqueuse uréthrale.

On a reproché à la dilatation de donner lieu à des hémorrhagies. En effet, nous avons vu que les manœuvres employées pour introduire une bougie dans un rétrécissement étroit étaient quelquefois suivies de la sortie d'un peu de sang. Mais cet écoulement mérite à peine le nom d'hémorrhagie; comme il provient d'une petite érosion de la muqueuse et non d'une véritable plaie, il s'arrête toujours de lui-même. J'ajouterai que, de toutes les méthodes de traitement, c'est la dilatation dans laquelle cet accident est le plus rare et le moins grave.

On a dit aussi qu'elle exposait à des fausses routes. Ce reproche est encore moins mérité que le précédent. Quand le canal est assez large pour laisser passer des bougies de 4 à 5 millimètres, il n'est guère possible qu'elles s'égarent, et s'il existe un rétrécissement très-étroit, les bougies de cire ou de gomme élastique dont on se sert pour le traverser sont trop fines et trop souples pour pénétrer dans l'épaisseur des tissus. Cet accident ne serait à craindre qu'avec des bougies de baleine, et encore est-il facile à éviter.

Les accidents qui arrivent dans le cours du traitement, quand la dilatation est déjà assez avancée, sont généralement bornés à l'appareil urinaire, et se présentent sous une forme franchement inflammatoire.

Si, comme je l'ai dit, il est indispensable de provoquer, dans les tissus qui constituent le rétrécissement, un travail phlegmasique, il faut aussi se garder de l'exagérer en imprimant une marche trop rapide à la dilatation, et surtout ne pas oublier que les bougies employées pour élargir le point rétréci du canal portent également sur toute la longueur de l'urèthre, sur le col de la vessie et sur la vessie elle-même.

Lorsqu'on est parvenu à introduire des bougies d'un certain volume, il peut arriver qu'elles aient de la peine à passer par le méat urinaire, dont l'étroitesse congénitale est assez commune. Alors cet orifice s'enflamme, devient très-douloureux, et l'on est obligé de le débrider, si l'on veut continuer la dilatation. Sans attacher trop d'importance à cette complication, il faut pourtant en tenir compte.

Les accidents sérieux se montrent de préférence dans les parties profondes de l'urèthre. La présence, dans cette région, de glandes nombreuses dont les conduits offrent une voie facile à l'inflammation, la disposition courbe du canal, par suite de laquelle les bougies appuient principalement sur la paroi inférieure de l'urèthre, là où existent les orifices des conduits glanduleux, sont autant de prédispositions fâcheuses. Rarement l'inflammation pénètre dans les glandes de Cowper et y détermine des abcès semblables à ceux que j'ai décrits dans l'uréthrite (voy. p. 44 et suiv.). Beaucoup plus souvent elle envahit la région prostatique, et tantôt elle s'étend aux canaux éjaculateurs et produit une épididymite ou une orchite, tantôt elle se propage aux conduits de la prostate et amène des abcès de cette glande. D'autres fois elle détermine une cystite partielle ou générale, et peut remonter jusqu'aux reins.

Tous ces accidents ont été observés, et s'il est vrai de dire qu'ils peuvent compliquer le traitement le mieux entendu, il faut avouer aussi qu'ils sont presque toujours le résultat d'une dilatation mal faite ou d'imprudences commises par le malade.

L'inconvénient le plus positif de la dilatation, c'est sa durée. Je le dissimulerai d'autant moins que, dans ma conviction, elle n'est efficace et sans dangers qu'autant qu'elle est conduite lentement et avec une extrême prudence. Le rétrécissement le plus simple a besoin d'être traité pendant un mois environ, et encore on est forcé de passer une bougie de temps en temps pendant plusieurs mois, si l'on veut prévenir une récidive. Quand l'urèthre est très-irritable, on est obligé d'émousser la sensibilité peu à peu et à l'aide de précautions infinies. Ce n'est qu'après une quinzaine de jours qu'il est possible de laisser une bougie à demeure et de commencer la dilatation. Lorsque le tissu du rétrécissement est très-dur, on ne fait que des progrès presque insensibles, et ce n'est qu'au bout de deux mois qu'on parvient à passer une bougie de 5 à 6 millimètres. D'autres fois la dilatation a des effets peu durables; il faut y revenir sans cesse et l'on n'en a jamais fini. Et encore j'admets que le traitement n'ait été entravé par aucun des accidents dont il vient d'être question.

Si quelques malades peuvent consacrer à leur guérison un temps aussi long, il en est beaucoup qui en sont empêchés par les nécessités de la vie.

On a signalé comme un défaut de la dilatation de ne pas convenir à tous les cas. Mais ce défaut est commun aux meilleures méthodes thérapeutiques. Il n'en existe pas une seule qui soit toujours applicable et toujours bonne. J'ai moi-même indiqué certains rétrécissements cicatriciels si épais, que la dilatation ne peut rien contre eux, ou du moins très-peu de chose; d'autres qui sont tellement élastiques, qu'une fois la dilatation interrompue, ils se reproduisent facilement. Pourtant je montrerai plus loin que dans le cas même où d'autres méthodes sont nécessaires, la dilatation est encore d'un grand secours.

Le reproche qu'on a adressé le plus souvent et avec le plus d'insistance à la dilatation, c'est d'être un moyen palliatif, et de ne point donner une guérison radicale. Si l'on envisage la question d'une manière absolue, rien n'est plus vrai. Jamais cette méthode ne pourra rendre à un urèthre rétréci son ampleur, sa souplesse et sa rétractilité normales. Mais il en est autrement si l'on se place à un point de vue clinique; car la question véritablement pratique est celle-ci : Etant donné un rétrécissement qui, par son étroitesse, compromet les fonctions de l'appareil urinaire et l'état général de la santé, la dilatation peut-elle rendre à l'urèthre un calibre suffisant pour assurer la miction et mettre le malade à l'abri des graves accidents auxquels il était exposé? La réponse n'est pas douteuse. Il n'est pas de chirurgien qui ne compte un plus ou moins grand nombre de ces guérisons. J'ai rencontré beaucoup de malades que Dupuytren, Boyer, Marjolin, Blandin, Bérard, Leroy (d'Étiolles) père, M. Civiale, etc., etc., avaient traités par la dilatation, et qui urinaient parfaitement bien.

Dans ces derniers temps j'ai eu l'occasion d'examiner avec mon collègue M. Guéniot un homme de soixante-treize ans qui, après avoir subi la ponction de la vessie à la suite d'une rupture de l'urèthre, avait eu plusieurs fistules périnéales par lesquelles il perdait ses urines. Pendant des mois il resta sans en rendre une seule goutte par la verge.

En 1832, il vint à Paris se faire traiter par Sanson, qui le guérit par la dilatation. Aujourd'hui il urine lentement, parce qu'il a une grosse prostate, mais j'ai pu pratiquer facilement le cathétérisme avec une sonde de 4 millimètres. Les faits de ce genre ne sont pas rares. Il est même à remarquer que des rétrécissements rebelles, qui avaient été traités à plusieurs reprises par la dilatation, finissent quelquefois par guérir d'eux-mêmes au moment où l'on désespérait de leur guérison. Ces cas s'observent surtout chez les vieillards.

Si la dilatation ne donne bien souvent qu'un résultat palliatif et de courte durée, c'est que la plupart des malades se refusent à la continuer dès qu'ils urinent sans trop de difficulté. C'est encore, il faut le dire, que beaucoup de chirurgiens croient avoir tout fait quand ils sont parvenus à introduire dans l'urèthre des bougies de 7 à 8 millimètres. Ils se bornent tout au plus à recommander aux malades de se passer de loin en loin une bougie de gomme élastique. Cependant la guérison n'est qu'apparente. Quand on veut obtenir une cure radicale, il est nécessaire de continuer la dilatation avec des bougies métalliques pendant un temps plus ou moins long, suivant les cas, et l'on ne doit y renoncer que si l'on a lieu de supposer qu'on a porté aussi loin que possible l'*atrophie* des tissus contractiles du rétrécissement.

B. — DILATATION INFLAMMATOIRE ULCÉRATIVE.

Ce traitement, tel qu'il a été institué par Hunter, consiste à exercer sur le rétrécissement une pression assez forte pour l'ulcérer et le détruire. On peut l'employer dans deux circonstances très-différentes l'une de l'autre : 1° quand le rétrécissement permet encore le passage d'une petite bougie ; 2° quand il est trop étroit pour être franchi.

Dans le premier cas, la bougie, qu'on fait entrer de force, exerce une compression latérale sur les parois du rétrécissement et les ulcère; dans le second, elle agit par sa pointe, ulcère le rétrécissement d'avant en arrière, et finit par le traverser. Les bougies doivent avoir une forme conique; elles n'ont besoin d'être ni fines ni très-souples, puisqu'on ne cherche pas à les faire passer d'emblée au delà de l'obstacle; quand elles sont consistantes et d'une certaine grosseur, on est plus sûr d'appliquer exactement leur pointe contre le rétrécissement et de pouvoir exercer une compression plus énergique.

Pour expliquer l'action limitée de la bougie, Hunter fait observer que le tissu du rétrécissement, étant un produit accidentel, présente moins de résistance que les parties saines qui l'avoisinent et offre plus de prise à l'absorption. Pourtant il ne se dissimule pas que cette condition de structure ne suffit pas toujours pour empêcher la pointe de la bougie de glisser sur le côté de l'obstacle et de faire une fausse route. Cet accident, dit-il, est à craindre, surtout dans la portion courbe de l'urèthre, où il est difficile de porter exactement la pointe de la bougie contre le rétrécissement.

Tout en indiquant l'ulcération comme une ressource thérapeutique, il ne s'en montre pas très-partisan. Dès que le rétrécissement est détruit, il veut qu'on revienne à la dilatation simple, parce qu'il préfère les moyens doux aux moyens violents et douloureux. (*Œuvr. compl.*, vol. II, p. 310 et suiv.)

La manière dont agissent les bougies quand elles sont introduites de force dans l'urèthre est parfaitement exposée par Hunter. Inflammation violente des parties comprimées, résorption des tissus enflammés, ulcération et destruction du rétrécissement, telle est, en effet, la succession des phénomènes dont l'ensemble constitue, pour moi, la *dilatation inflammatoire ulcérative.* Mais je ne saurais partager son opinion sur les indications et l'utilité de ce mode de traitement.

Quand le rétrécissement permet le passage d'une bougie, pourquoi chercher à ulcérer ses parois? En laissant, comme je l'ai conseillé, une bougie à demeure jusqu'à ce qu'il s'établisse un écoulement purulent, on est presque toujours certain de vaincre la résistance des tissus. On aurait peut-être un motif pour agir ainsi dans les cas où les tissus fibreux ont une telle épaisseur, qu'on croit ne pouvoir les modifier assez profondément pour les faire céder à l'action de la bougie. Mais encore il serait préférable de recourir, soit à la cautérisation, que Hunter connaissait, soit à l'uréthrotomie.

Et s'il est impossible d'engager une bougie dans le rétrécissement, comment espérer le détruire et le traverser sans s'écarter de la direction de l'urèthre? La mobilité de la verge empêche de fixer solidement la bougie. Bien que Hunter prétende avec raison que les parties saines résistent plus que le tissu accidentel du rétrécissement, c'est sur elles que portera la pointe de la bougie, si elle vient à se déplacer. Elles s'ulcéreront, et il y aura une fausse route. Il ne l'ignore pas. Plus d'une fois il a observé ce résultat fâcheux, et il dit avoir vu la bougie s'égarer dans le tissu spongieux de l'urèthre, et pénétrer assez avant pour perforer le rectum.

Mais ce que Hunter ne mentionne pas, ce sont les accidents nombreux et graves qui, en dehors des fausses routes, peuvent se manifester par le seul fait de l'ulcération.

Que de fois ai-je vu des chirurgiens qui, après avoir engagé une bougie conique dans un rétrécissement, la poussaient aussi loin que possible et recommandaient encore aux malades de faire de nouveaux efforts pour l'enfoncer davantage ! Cette manœuvre réussit quelquefois, et si le rétrécissement n'est pas trop résistant, la bougie pourra le traverser sans ulcérer ses parois. Mais souvent le malade, qui d'abord avait supporté assez bien la bougie, est pris de souffrances atroces qui l'obligent à la retirer. S'il la garde malgré ses douleurs et ne l'enlève que le lendemain, on constate qu'il existe déjà un écoulement composé de mucus, de pus et de sang. La miction est accompagnée de vives cuissons dans l'endroit occupé par le rétrécissement; sur le même point, on reconnaît par le toucher que le canal est tuméfié et douloureux. Le chirurgien ne sait souvent à quelle cause il doit attribuer ces accidents, parce qu'il croit avoir employé la dilatation simple, tandis qu'en réalité il a procédé par l'ulcération.

Il n'est pas toujours nécessaire que la bougie soit très-serrée pour produire cette lésion. Sur un malade de l'Hôtel-Dieu, qui succomba à une maladie du cœur dans le cours d'un traitement par la dilatation, j'ai trouvé, à 3 centimètres du méat urinaire, un rétrécissement en grande partie détruit par de petites ulcérations, dont quelques-unes étaient encore séparées par des lambeaux de muqueuse. L'élève interne qui me remit cette pièce m'assura que les bougies coniques dont on s'était servi avaient été placées de façon à remplir le rétrécissement, sans être poussées avec force. — Je suis si convaincu de ce fait que, dans les cas de rétrécissement très-étroit, où la bougie est toujours plus ou moins serrée, je me contente de la laisser en place pendant quelques heures ; je recommande même aux malades de la retirer plus tôt, s'ils éprouvent des douleurs un peu vives. On l'introduit de nouveau, le lendemain, et il est rare qu'après quelques jours elle ne soit pas très-bien supportée.

Quand l'ulcération est bornée à la muqueuse et au tissu cellulaire sous-muqueux, elle n'entraîne pas de grands désordres ; cependant la conséquence presque nécessaire sera une cicatrice plus ou moins étendue en rapport avec la perte de substance et la production d'un rétrécissement souvent plus sérieux que le précédent.

Quand l'ulcération détruit les tissus plus profondément, elle peut intéresser le corps spongieux. Sur une de mes pièces (voy. fig. 36), j'ai trouvé les mailles infiltrées de pus, dans une grande étendue. J'en conserve une autre sur laquelle le corps spongieux a été également détruit, et l'urine, s'étant infiltrée dans son épaisseur, avait été jusque sous la peau, qu'elle avait décollée dans toute la longueur de la verge.

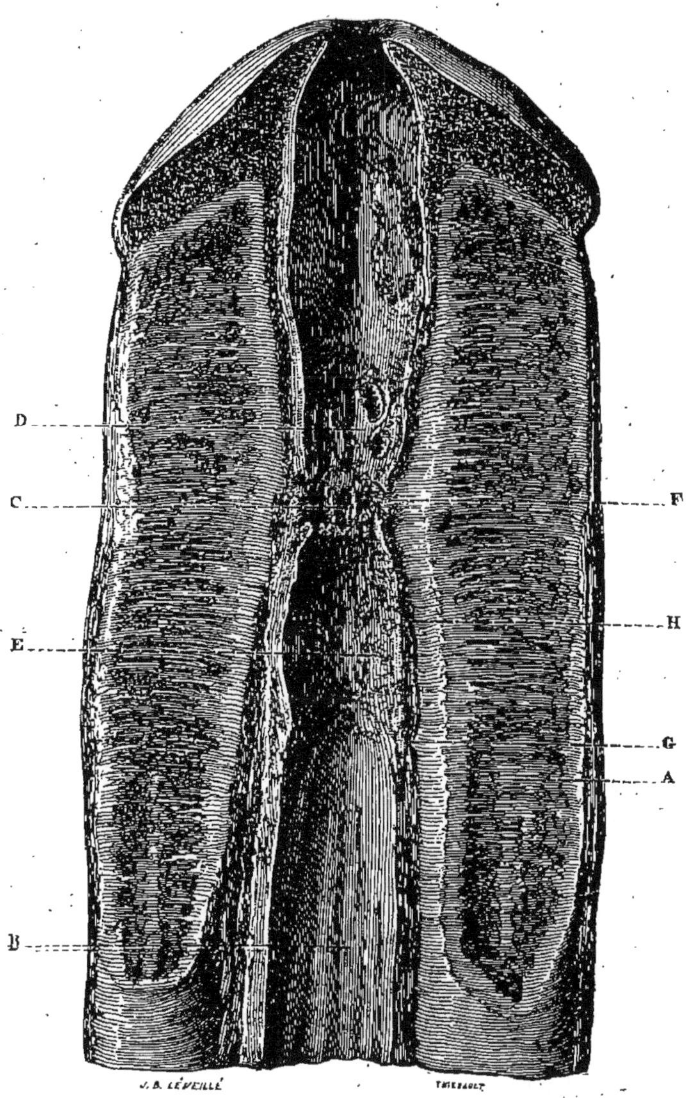

Fig. 36. — Urèthre d'un homme de quarante-quatre ans, ayant eu plusieurs uréthrites. Rétrécissement traité à l'Hôtel-Dieu par les bougies à demeure. — Mort à la suite d'une affection pulmonaire aiguë. — Le canal est ouvert par sa face supérieure et représenté de grandeur naturelle.

EXPLICATION DE LA FIGURE 36.

A. Corps caverneux. L'un et l'autre sont à l'état normal.

B. Muqueuse. Elle est saine dans toute la partie postérieure du canal; mais, à partir de la base du gland et dans la longueur de 6 centimètres, elle est notablement altérée.

C. C'est dans ce point que le rétrécissement était le plus marqué; on le voit à la déviation du corps spongieux vers le centre du canal. Sur la paroi inférieure de l'urèthre, il existe plusieurs ulcérations dont la principale, ovalaire d'avant en arrière, a 4 millimètres de long sur 2 ou 3 de large. Elles ont détruit la muqueuse, mais ne s'étendent pas au delà du tissu cellulaire sous-jacent. Celles qui occupent les parois supérieure et latérale du canal ont pénétré jusque dans le corps spongieux.

D. Quatre ulcérations occupent le pourtour du canal. Elles ont détruit la muqueuse et pénètrent plus ou moins dans le tissu cellulaire, sans aller au delà. Elles sont d'inégale grandeur et de forme très-irrégulière.

E. En arrière du rétrécissement, là où le canal était plus large, il n'existe qu'une petite ulcération à gauche ; mais dans l'espace de 2 centimètres la muqueuse dépolie présente des taches assez nombreuses très-injectées.

F. Corps spongieux. Il est dévié vers le centre du canal et complétement détruit au niveau de l'ulcération principale.

G. Point où le corps spongieux reprend sa coloration normale.

H. Le corps spongieux a ses mailles remplies de pus. L'infiltration purulente est surtout marquée en cet endroit. On trouve des globules de pus jusque vers la couronne du gland.

J'ai vu l'ulcération s'étendre jusqu'aux corps caverneux, dont la disposition vasculaire est excessivement propre au développement d'une phlébite. Alors les accidents les plus graves sont à craindre. Si, par bonheur, il s'établit une inflammation adhésive qui limite le travail ulcératif, le malade en sera quitte pour une déformation de la verge, résultant d'une cicatrice vicieuse inévitable; si, au contraire, l'inflammation est diffuse, une fonte purulente s'emparera du tissu spongieux des corps caverneux, qui tomberont en gangrène, et le malade succombera à une phlébite suppurée.

J'ai conservé trois pièces sur lesquelles ces altérations anatomiques sont très-manifestes. Je rapporterai, comme exemple de cette terminaison funeste, une observation prise sous mes yeux par un de mes anciens internes et ami M. Duplay fils.

Chibourg (Adolphe), employé, âgé de trente-quatre ans, est entré à Lariboisière, dans la salle Saint-Honoré du service de M. Voillemier, le 19 octobre 1859.

Il a eu deux blennorrhagies. La dernière, qui remonte à deux ans, était accompagnée d'incurvation de la verge. Pour redresser le pénis, il s'est livré au coït, et cet acte a été suivi d'un écoulement de sang assez abondant. Il s'est traité avec des injections d'eau blanche.

Depuis cette blennorrhagie, il urinait difficilement, et, un mois après, il fut pris d'une rétention complète. On lui passa quelques bougies dans l'urèthre, et un mieux sensible suivit ce traitement. Mais, deux mois après, les difficultés d'uriner reparurent. Il entra dans le service de M. Ricord, qui lui fit des scarifications dans le canal.

Quand il sortit de l'hôpital du Midi, il y a huit mois, il urinait bien. Mais, trois mois après sa sortie, les accidents reparurent; aujourd'hui, il n'urine qu'avec un jet très-fin et souvent même goutte à goutte.

En explorant le canal extérieurement, on constate, à 7 centimètres environ du méat urinaire, une petite tumeur dure du volume d'un pois aplati. Une bougie à boule de 3 millimètres, introduite dans l'urèthre, est arrêtée au même niveau par un obstacle très-résistant.

23. On place à demeure une bougie élastique d'un millimètre. — 24. Le malade, se plaignant d'éprouver des douleurs assez vives, la bougie est retirée. — 25. On introduit la même bougie qu'on laisse en place jusqu'au 28, le malade pouvant uriner par-dessus.

On augmente graduellement le volume des bougies, et, le 10 novembre, on se sert d'une bougie ayant 4 millimètres. Chaque matin, on l'introduit dans l'urèthre, et le malade ne la garde que deux ou trois heures. — Le 14, on passe une bougie de 5 millimètres, qui entre avec quelque peine. On est obligé de la retirer dans la soirée. Le malade a éprouvé dans le canal des douleurs très-supportables; mais il a été pris d'un accès de fièvre très-intense. — 15. La fièvre est très-forte. Depuis longtemps le malade présente les symptômes d'une bronchite chronique ; aujourd'hui, l'oppression est beaucoup plus forte que d'habitude. — 16. Même état général; plus de faiblesse ; anxiété très-grande; plus de dyspnée. L'auscultation ne donne aucun signe de pneumonie ou de pleurésie. La verge est très-augmentée de volume. Au niveau du rétrécissement, elle a 12 centimètres et demi de circonférence, tandis qu'en avant elle n'en mesure que 9. La peau est rouge et chaude. On constate une induration profonde, non œdémateuse, circonscrite, s'arrêtant brusquement en avant du rétrécissement, et en arrière, au niveau de la racine de la verge. Douleurs vives au toucher et pendant la miction. Au reste, ce qui est remarquable, le malade urine très-facilement. (Douze sangsues au périnée, — cataplasmes sur le périnée et la verge. — Tisane gommée, — looch kermétisé.)

15 et 16. Même état avec augmentation de la dyspnée ; fièvre continue avec sueurs abondantes; extrême faiblesse.

17. On constate, à la racine de la verge, de la mollesse et une crépitation manifeste très-fine. Il s'écoule par le méat une petite quantité de sérosité purulente, fétide. En l'absence de M. Voillemier, craignant une infiltration urineuse, je fais, sur les parties latérales de la verge, deux petites incisions par lesquelles il ne s'échappe que quelques gouttes de sang. L'état du malade s'aggrave de plus en plus, et la mort arrive le jour suivant.

Autopsie. — La vessie est revenue sur elle-même et la muqueuse est fortement injectée. On fend l'urèthre sur la partie dorsale, et alors on constate, à 6 centimètres du méat, une ulcération ayant 5 millimètres d'avant en arrière et 8 millimètres transversalement, le canal étant étalé. Ses bords, taillés à pic et déchiquetés, ont 2 millimètres environ de hauteur. Elle a détruit le tissu spongieux de l'urèthre et perforé les corps caverneux. Il semblerait qu'on a enlevé une virole du canal avec un emporte-pièce.

Le tissu spongieux de l'urèthre présente une teinte d'un gris jaunâtre qui s'étend en avant jusqu'à la couronne du gland, et en arrière jusqu'au bulbe. Cette coloration est due à une infiltration purulente assez épaisse pour n'être pas emportée par le lavage.

Les corps caverneux, au voisinage de l'ulcération, sont convertis en une matière pultacée grisâtre et diffluente. Plus loin, leur trame fibreuse n'est pas entièrement détruite.

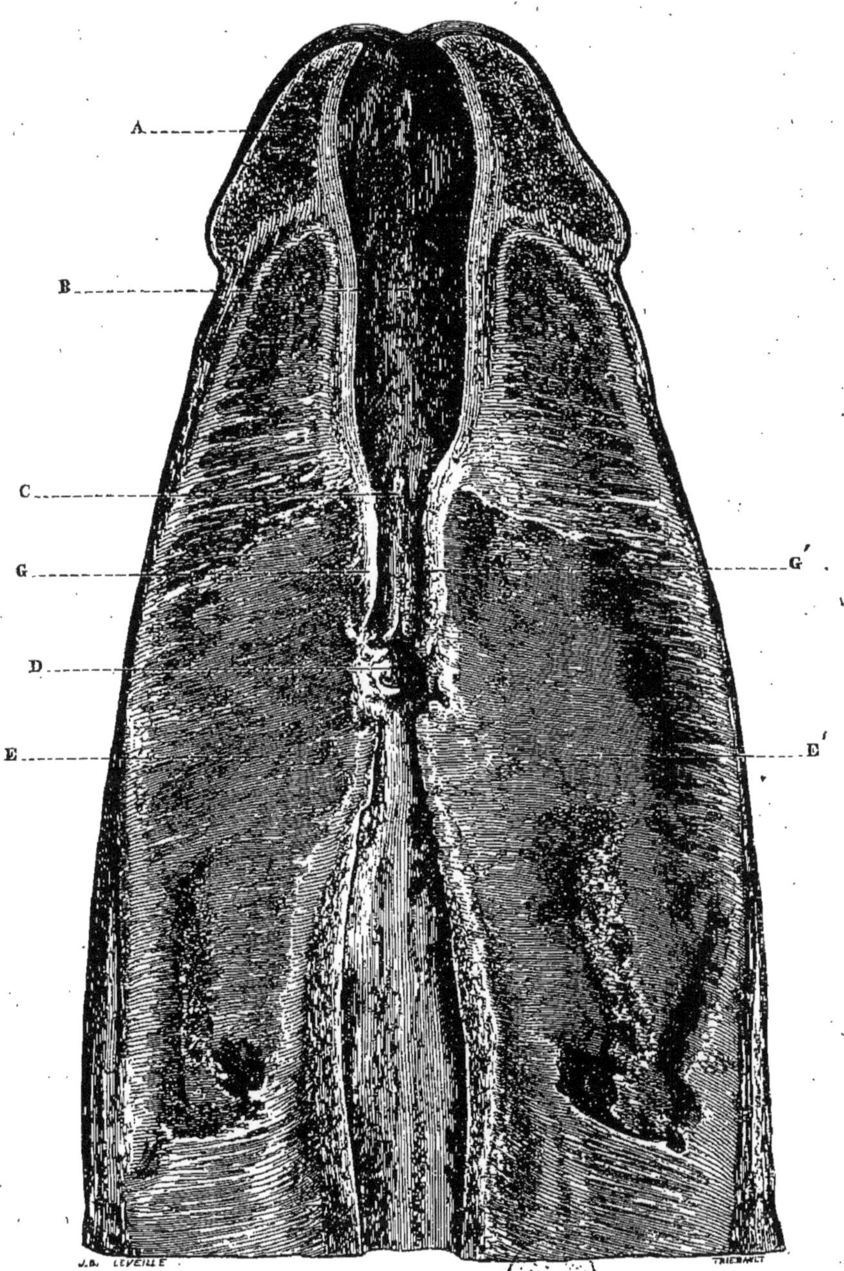

Fig. 37. — Urèthre ouvert par sa face dorsale et représenté de grandeur naturelle. (Voy. observ. page 177.)

EXPLICATION DE LA FIGURE 37.

A. Gland à l'état sain.

B. Muqueuse. De la partie postérieure de la fosse naviculaire jusqu'à l'ulcération, c'est-à-dire dans la longueur de 5 centimètres, la muqueuse a perdu son poli; elle présente des taches grisâtres nombreuses dues au pus infiltré dans le tissu cellulaire sous-jacent; à 2 centimètres en arrière de l'ulcération, on trouve une rougeur assez vive et quelques ecchymoses.

C. Rétrécissement. Il a environ 4 centimètres de long. L'urèthre, étalé sans être tiraillé, n'a que 5 millimètres de large. Le point occupé par l'ulcération était sans doute le plus rétréci.

D. Ulcération. Elle est irrégulièrement arrondie et mesure 5 millimètres d'avant en arrière, 8 en travers. Ses bords sont taillés à pic, comme si la perte de substance avait été faite par un emporte-pièce; ils sont déchiquetés. En avant et en arrière, la muqueuse est décollée dans l'étendue de 2 à 3 millimètres. Le corps spongieux est entièrement détruit dans tout le pourtour du canal.

E,E'. Corps caverneux. Leur enveloppe fibreuse est détruite au niveau de l'ulcération. Dans l'étendue de 7 centimètres, et surtout vers le point qui correspond à l'ulcération, ils sont convertis en une sorte de putrilage grisâtre. Placés sous un filet d'eau, et légèrement pressés entre les doigts, ils sont débarrassés d'une partie du pus qui les imbibe, et les restes de leur trame détruite flottent en filaments nombreux. — En avant, dans l'espace de 3 centimètres, ils ont conservé leur coloration rouge et leur consistance; en arrière ils sont infiltrés de pus, sans que la trame soit détruite.

G,G'. Corps spongieux. Au niveau de l'ulcération il est entièrement détruit. Depuis la couronne du gland jusqu'au bulbe, il est infiltré de pus en quantité d'autant plus grande, qu'on se rapproche davantage de l'ulcération.

En avant, ils ont conservé leur aspect rouge dans l'espace de 2 à 3 centimètres.

En arrière, ils sont infiltrés de pus et désorganisés.

Il y a du pus dans les veines du bassin. Le poumon droit présentait au sommet quelques petits tubercules ramollis, et à la base, de véritables abcès métastatiques. Il n'y en avait pas dans le foie.

En présence de pareils dangers, quelles compensations nous offre la dilatation par ulcération? Le seul avantage que lui trouve Hunter, c'est de donner une guérison plus durable. Sur ce point encore, je ne puis partager son opinion. Sans doute, en détruisant profondément le rétrécissement, on aura ouvert aux urines une large voie, mais ce sera au prix d'une perte de substance. Le travail de réparation sera plus ou moins long à se faire, et pendant un temps on pourra se faire illusion sur le résultat obtenu. Cependant il se formera une cicatrice, et le rétrécissement reviendra. Non-seulement la guérison ne sera pas plus durable que celle qu'aurait donnée la dilatation inflammatoire lente, mais encore on aura bien souvent aggravé l'état du canal. Car le rétrécissement primitif pouvait tenir à une induration phlegmasique susceptible d'être heureusement modifiée, et on l'aura remplacé par un rétrécissement cicatriciel des plus rebelles.

Dans mon opinion, la *dilatation inflammatoire ulcérative* doit être complétement abandonnée.

§ II. — DILATATION MÉCANIQUE.

Avec ce mode de dilatation, le chirurgien agit comme s'il opérait sur une matière inanimée. Il ne cherche pas à provoquer dans des tissus vivants un travail physiologique qui change leur manière d'être. Le rétrécissement n'est plus qu'un obstacle matériel à vaincre, et, au moyen d'agents mécaniques, il distend les tissus, les éraille ou les déchire. Ces différentes manœuvres ont été désignées sous les noms de *cathétérisme forcé*, *dilatation brusque*, *injections forcées*, *dilatation mécanique lente*. Nous verrons cependant que, dans tous ces procédés, l'inflammation remplit encore un rôle important, soit pour aider à la dilatation, soit pour la consolider.

A. — CATHÉTÉRISME FORCÉ.

Il a dû arriver, à toutes les époques, qu'un chirurgien appelé pour pratiquer le cathétérisme dans un cas de rétention d'urine, et rencontrant un obstacle au passage de la sonde, ait employé la force pour le surmonter. — Benevoli parle de cette pratique comme étant connue de son temps. Pour lui, il trouve préférable de temporiser quand les difficultés sont trop grandes, quoique, dit-il, certains auteurs *conseillent la force* : « *Nel che sebbene gli autori consigliano ad usare violenza.* » (Benevoli, 1724, chap. VIII, p. 147.)

Saviard, qui mourut en 1702, raconte l'histoire d'un malade qu'il ne pouvait sonder qu'en faisant des efforts très-considérables et en poussant le doigt indicateur de la main gauche dans le fondement, pour soutenir l'extrémité de la sonde, de peur que la violence avec laquelle il était obligé d'enfoncer la sonde ne le mît en danger de percer la vessie et le rectum, *comme il était arrivé à d'autres opérateurs.* (Saviard, *Observ. chirurg.*, 1784, p. 256.)

Mais Desault s'appropria, pour ainsi dire, le cathétérisme forcé, par l'emploi fréquent qu'il en fit et par l'insistance qu'il mit à le conseiller comme préférable à la ponction de la vessie. Chopart partageait entièrement cette manière de voir. Boyer et Roux l'acceptèrent, en faisant quelques réserves. Cependant la plupart des chirurgiens s'élevèrent avec force contre cette opération, qu'ils déclarèrent aveugle et barbare. Enfin, elle tomba dans un tel discrédit, que les écrivains modernes ne se donnent pas même la peine de la discuter, et presque tous se bornent à la mentionner comme un procédé à jamais abandonné.

Desault s'était montré trop exclusif ; ses adversaires ne l'ont pas été moins que lui. Que l'on discutât les raisons sur lesquelles il établissait la supériorité du cathétérisme forcé et la manière dont il le pratiquait, rien de plus simple. Mais devait-on rejeter d'une manière absolue une opération qui avait donné entre ses mains des résultats heureux, et que Boyer déclare avoir employée pendant plus de vingt ans avec le plus grand succès? (*Traité des malad. chirurg.*, vol. IX, p. 237.) N'eût-on pas mieux fait de se demander quelle était la cause de ces succès, d'étudier l'opération en elle-même, et de rechercher les cas où elle pouvait être utile ?

Chopart, qui, sur ce sujet, n'a fait qu'exposer la pratique de Desault, dit qu'il faut se servir d'une algalie très-solide, de la grosseur des algalies d'enfant ; que, malgré la petitesse de cette sonde, on ne peut la faire pénétrer qu'en la tournant doucement sur son axe, comme une vrille, en même temps qu'on la pousse contre la résistance ; enfin que, dans ce mouvement, il est essentiel de ne pas perdre de vue la direction du canal, à laquelle doit toujours répondre le bec de la sonde. (*Trait. des malad. des voies urin.*, vol. II, p. 312.)

Boyer régularisa, autant qu'une pareille opération pouvait l'être, le cathétérisme forcé, non-seulement en imaginant un instrument beaucoup plus propre qu'une algalie d'enfant à vaincre une forte résistance, mais encore en exposant avec détail la manière de s'en servir. Sa sonde, à laquelle il a donné le nom de *sonde conique*, est d'un calibre moyen, à parois très-épaisses, afin de ne pas plier contre les obstacles qu'elle doit surmonter. Le volume doit aller en diminuant insensiblement, depuis le pavillon jusqu'à l'extrémité opposée, qui se termine par une pointe mousse. Les yeux sont placés à 5 millimètres de distance l'un de l'autre, pour que la partie de l'instrument à laquelle ils répondent ne soit pas trop affaiblie. L'extrémité de la sonde est pleine dans la longueur de 12 à 15 millimètres, et plus ou moins pointue, suivant la dureté et la résistance de l'obstacle à surmonter. Le stylet ou mandrin doit être assez gros pour remplir la cavité de la sonde, afin de la rendre plus solide et de l'empêcher de plier.

Quoique cet instrument présente toutes les conditions de force désirables, Boyer dit encore qu'il a rencontré des cas dans lesquels il lui a été impossible de surmonter les obstacles, même avec les sondes les plus pointues. (*Loc. cit.*, vol. IX, p. 238.)

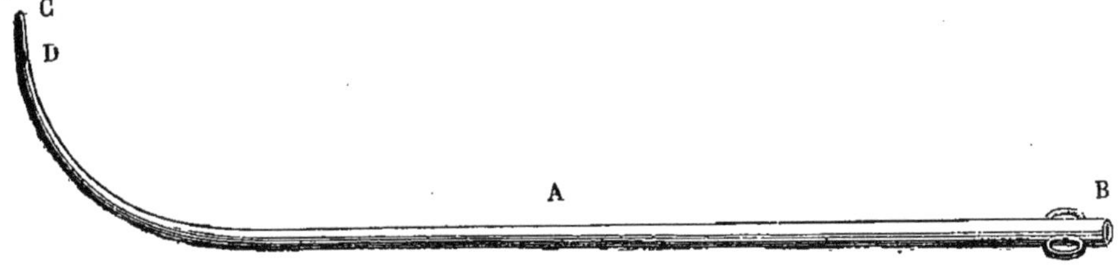

FIG. 38. — Sonde conique de Boyer.

A. Corps conique de la sonde.
B. Pavillon.
C. Extrémité pointue et pleine.
D. Yeux de la sonde.

Voici le procédé de Boyer : Le malade étant couché sur le bord gauche du lit, le chirurgien se tient debout du même côté. Il place la sonde dans l'urèthre et la pousse jusque sur le rétrécissement. Après avoir introduit aussi loin que possible dans le rectum le doigt indicateur de la main gauche, il saisit solidement la sonde entre le pouce et l'index demi-fléchi de la main droite, l'enfonce lentement, mais avec force, dans la direction du canal, sans l'incliner ni à droite ni à gauche. L'indicateur, placé dans l'anus, règle les mouvements de la main droite de l'opérateur, suit et dirige l'instrument, sent si le bec s'écarte de la ligne médiane, s'il tend à s'égarer entre le pubis et la vessie, s'il se rapproche trop du rectum. La forme conique de la sonde empêche de constater un défaut de résistance au moment où elle pénètre dans la vessie ; mais, dès qu'on retire le mandrin, l'urine qui s'écoule par son pavillon ne laisse aucun doute à cet égard.

Lorsque la sonde est arrivée dans la vessie, on la fixe et on la laisse à demeure pendant trois ou quatre jours, suivant qu'elle est plus ou moins serrée dans l'urèthre. En la retirant trop tôt, on risquerait de ne pouvoir introduire à sa place une sonde de gomme élastique, même quand celle-ci serait d'un moindre volume. Mais si elle est assez mobile pour qu'on soit assuré que sa voie est suffisamment tracée, on la remplace par une sonde de gomme élastique, qui est beaucoup mieux supportée, et qu'on change tous les huit ou dix jours, en ayant soin d'en augmenter la grosseur. Le traitement dure trois ou quatre mois et même plus longtemps.

Le premier reproche qu'on peut adresser à Desault et à Boyer, c'est de ne pas s'être bien rendu compte de la route suivie par la sonde. Ils s'imaginaient qu'avec des connaissances anatomiques précises et l'habitude du cathétérisme, on devait presque sûrement traverser le rétrécissement et retrouver l'urèthre derrière lui pour arriver dans la vessie. Desault disait qu'on pouvait enfoncer la sonde avec force, sans trop craindre de faire une fausse route ; car il était certain que la sonde dilaterait plutôt un conduit déjà existant et dans la direction duquel elle était poussée, que de se frayer un nouveau chemin (*Journ. de chirurg.*, vol. II, p. 189). C'est la même pensée que Boyer exprimait en disant : « Avec les sondes coniques, on se fraye comme une route artificielle dans la route même de la nature ; en d'autres termes, on fait une sorte de ponction dans l'urèthre même. » (*Traité des malad. chirurg.*, vol. IX, p. 238.)

Là était leur erreur. Il est probable que dans certains cas les choses se sont passées ainsi. Mais si l'on songe qu'ils se servaient, l'un d'une sonde conique presque pointue, et l'autre d'une sonde de très-petit calibre ; qu'ils employaient une si grande force, qu'ils avaient besoin d'instruments d'une solidité exceptionnelle ; que la direction du canal est très-variable suivant les sujets, n'est-il pas permis de croire que bien souvent, au lieu de suivre l'urèthre, ils se frayaient une voie nouvelle au milieu des tissus ? Sans doute ils pénétraient dans la vessie, puisque l'urine s'écoulait par la sonde, mais on sait, par de nombreux exemples, qu'on peut arriver dans cet organe tout en faisant une fausse route.

Lerouge cite le cas d'un homme qui mourut à la suite d'un cathétérisme forcé, et chez lequel la sonde avait traversé le bulbe et déchiré la portion membraneuse de l'urèthre avant d'entrer dans la vessie (Saviard,

Observ., p. 256). Gasse raconte qu'en 1795, appelé par un malade qui avait une grande difficulté d'uriner, il fut surpris de le voir se servir de deux pots de chambre pour recevoir, l'un les urines qui coulaient par la voie ordinaire, l'autre celles qui sortaient par l'anus. Desault avait pratiqué sur ce malade le cathétérisme forcé, et sans doute il n'était arrivé dans la vessie qu'après avoir traversé le rectum (Deschamps, *Traité de la taille*, vol. I, p. 239). M. Velpeau a fait l'autopsie d'un homme qui succomba à la suite d'abcès urineux causés par une fausse route qu'avait faite Roux en pratiquant le cathétérisme forcé (Velpeau, *Méd. opér.*, t. IV, p. 691). J'ai conservé deux pièces qui m'ont été données par mon ancien interne M. Ledentu, et sur lesquelles on voit que la sonde, après être sortie de l'urèthre bien en avant du bulbe, s'est frayé une route sur le côté droit de la portion membraneuse, et est entrée dans la vessie en perforant son bas-fond.

Desault avait encore eu le tort de vouloir substituer le cathétérisme forcé, opération difficile et dangereuse dans beaucoup de cas, à la ponction de la vessie, que J. L. Petit, frère Côme, Noël et beaucoup d'autres chirurgiens cherchaient à vulgariser. « Cette dernière opération, dit-il, sans parler des dangers auxquels elle expose le malade, est en pure perte pour la guérison de la maladie de l'urèthre. Il faudra toujours revenir à l'introduction de la sonde, et les difficultés que l'on a rencontrées dans les premiers essais ne diminueront pas par la ponction de la vessie. » (*Journ. de chirurg.*, vol. II, p. 353.)

Ici Desault oubliait le double but qu'on se propose en faisant la ponction. C'est d'abord de remédier aux accidents graves et pressants de la rétention d'urine ; c'est ensuite de donner au chirurgien tout le temps nécessaire pour combattre le rétrécissement. Une fois le cours des urines assuré, la congestion du canal cesse souvent d'elle-même. S'il le faut, on a recours aux antiphlogistiques, et il est très-rare que, dans un temps donné, on ne parvienne pas à introduire une bougie dans un rétrécissement qui avait d'abord résisté à toutes les tentatives du cathétérisme.

Boyer, de son côté, avait le tort non moins grand d'employer le cathétérisme forcé dans des cas où, si l'on s'en rapporte à ce qu'il dit lui-même, rien ne le commandait. Voici comment il s'exprime : «.... Il faut choisir le moment où la vessie contient une certaine quantité d'urine... Cette précaution est nécessaire, parce que la sonde étant conique, ce n'est pas par le défaut de résistance, mais bien par la sortie de l'urine que l'on juge qu'elle est parvenue dans la vessie : d'ailleurs, comme la sonde est terminée par une pointe émoussée, si on l'introduisait dans une vessie vide, il serait à craindre qu'elle n'en blessât les parois. » (*Loc. cit.*, vol. IX, p. 239.)

Quand il existe une rétention d'urine, les accidents sont tellement sérieux et pressants, qu'ils justifient toute tentative ayant pour but de les conjurer. Mais si, comme le dit Boyer, il faut attendre qu'il y ait de l'urine dans la vessie, c'est-à-dire si le malade peut encore uriner, pourquoi se presser d'opérer? On a du temps devant soi. En renouvelant les essais, on finira le plus souvent par introduire une bougie dans le rétrécissement. N'y parviendrait-on pas, qu'on devrait encore tenter d'autres moyens avant de recourir à une opération aussi grave.

Comme on le voit, je n'ai dissimulé ni les dangers du cathétérisme forcé, ni la faiblesse des raisons dont l'ont appuyé ses deux plus grands promoteurs. Cependant on ne peut nier les heureux résultats obtenus par Desault et par Boyer. Des succès incontestables et assez nombreux ont été rapportés également par d'autres chirurgiens. Deschamps, qui n'était point partisan du cathétérisme forcé, raconte qu'en 1787 il fut appelé avec Sabatier pour donner des soins à M. de Saint-Aignan, vice-amiral de France, affecté d'abcès du périnée et d'un rétrécissement qui opposait un obstacle invincible au passage de la plus petite bougie. Avec une sonde très-mince et très-solide il entra de force dans la vessie. L'instrument était tellement serré, qu'il était difficile de lui imprimer quelques mouvements. Quand il fut plus lâche, on lui substitua des sondes élastiques, dont on augmenta graduellement le volume. Les abcès qui se succédaient les uns aux autres n'eurent plus lieu, et le malade guérit parfaitement. — Il cite encore le cas d'un homme de trente-deux ans, ayant une rétention complète d'urine causée par un long rétrécissement qu'on ne pouvait franchir. Avec une sonde très-déliée il surmonta deux obstacles situés, l'un à 3 centimètres, l'autre à 6 centimètres et demi du méat urinaire. Arrivé près du bulbe, il fut arrêté de manière à ne pouvoir passer sans forcer l'obstacle. Après une bonne demi-heure de travail, il finit par entrer dans la vessie. Le malade guérit. (*Opér. de la taille*, t. I, p. 235 et 236.)

Moi-même, en neuf ans, j'ai pratiqué trois fois cette opération avec succès. Voici un court résumé de ces faits :

Première observation. — En 1856, je fus appelé chez un grènetier âgé de soixante et un ans, ayant une rétention d'urine produite par un rétrécissement ancien situé au niveau du bulbe. Ce malade n'urinait depuis longtemps qu'avec la plus grande peine, goutte à goutte et toujours en se pressant fortement le périnée. Son médecin n'avait pu faire passer la moindre bougie; je ne fus pas plus heureux. Comme j'avais constaté que, pendant la miction, il se formait, en arrière du rétrécissement, une poche rénitente très-appréciable, je me décidai à faire le cathétérisme forcé. Avec la main gauche, je saisis la verge au niveau du rétrécissement pour la tenir plus solidement, et avec la main droite, armée d'une sonde de trousse ordinaire, je forçai l'obstacle. Je sentis les tissus se déchirer dans l'espace d'un centimètre environ; j'éprouvai la sensation d'un défaut de résistance, et à l'instant même l'urine s'écoula. Cependant la sonde était loin d'être dans la vessie; je l'aurais enfoncée davantage si elle eût été moins serrée. J'attendis au lendemain. Alors elle était devenue assez mobile pour me permettre de la remplacer par une sonde de gomme élastique que je fis entrer jusque dans la vessie. Il n'y eut aucun accident, pas même un accès de fièvre.

Deuxième observation. — Dans la seconde observation, recueillie par mon interne M. Lebouc, il s'agit d'un garçon de café âgé de vingt-trois ans. Il arriva à l'hôpital de Lariboisière pendant la nuit, et l'interne de garde essaya vainement de le sonder. Le lendemain, je trouvai la vessie remontant jusqu'à l'ombilic. Les douleurs étaient atroces. Je voulus le sonder, mais tous les instruments étaient arrêtés à 5 centimètres du méat urinaire par un rétrécissement qui se traduisait au dehors par un noyau fibreux gros comme un très-fort pois. Je pratiquai le cathétérisme forcé avec une sonde ordinaire, et j'arrivai d'emblée dans la vessie. Il ne survint aucun accident, et le malade sortit après quelques jours. N'ayant tenu aucun compte de la recommandation que je lui avais faite de se servir de sondes, il revint, au bout de deux mois, à la consultation demander à être traité de nouveau. La dilatation lente fut employée, mais avec assez peu de succès, pour exiger l'uréthrotomie. Après un mois, il portait une sonde de 7 millimètres. J'ai vu ce malade sept mois après, et il urinait bien, mais à la condition de se servir de la sonde de temps en temps.

Troisième observation. — Debroy, Belge, est entré à l'hôpital Saint-Louis le 23 juillet 1864. Il est âgé de trente-neuf ans. Il a eu deux uréthrites, l'une à l'âge de dix-sept ans, l'autre à vingt-neuf.—Depuis quatre ans à peu près, il n'urine qu'avec la plus grande peine. A la visite du matin, la vessie, dilatée, remonte à trois travers de doigt de l'ombilic. Environ à 3 centimètres en avant du bulbe, on sent à travers la peau l'urèthre transformé en un cordon dur dans l'espace de près d'un centimètre. Les tentatives de cathétérisme faites en ville, ensuite par l'interne de garde, et en dernier lieu par M. Voillemier, ont été inutiles. Le malade éprouvant d'atroces douleurs, on pratiqua le cathétérisme forcé avec la sonde que je décris plus loin (page 190). L'opération est faite en moins d'une minute ; la sonde arrive dans la vessie, et les urines s'échappent. Il n'y a pas eu d'écoulement de sang et le malade a peu souffert. — La sonde est laissée en place, sans déterminer autre chose qu'un peu de malaise. Le 27, la sonde, étant très-mobile, est remplacée facilement par une autre de gomme élastique. Le malade sort le 18 août, urinant bien et pouvant passer une sonde de 8 millimètres. Il a été revu le 30 décembre suivant, et il se sert du même numéro, qu'il introduit chaque soir en se couchant et qu'il garde de dix minutes à un quart d'heure. (Observ. recueillie par l'interne M. Nepveu.)

A ces observations il serait facile d'en ajouter beaucoup d'autres. D'où vient donc que le cathétérisme forcé soit devenu l'objet d'une réprobation générale ? Uniquement de ce qu'on a négligé d'en poser les indications et de préciser les cas où, malgré ses inconvénients incontestables, il est encore préférable à toute autre opération. Quoiqu'il puisse toujours se présenter, au lit du malade, quelque circonstance particulière qui doive modifier la conduite du chirurgien, voici, d'une manière générale, les règles à suivre :

La première condition pour pratiquer le cathétérisme forcé, c'est qu'il y ait une rétention complète. Alors même qu'une petite quantité de liquide suinterait par l'urèthre, il ne faudrait pas en tenir compte, si la vessie était très-dilatée et les accidents assez graves pour qu'il y eût urgence de rétablir le cours des urines.

Ainsi, je ne saurais partager l'opinion de Boyer, qui croyait devoir forcer le rétrécissement quand il ne pouvait le franchir avec une bougie, et qui conseillait de choisir le moment où il se trouve assez d'urine dans la vessie. Tant que le malade peut uriner de façon que la vessie ne soit pas trop distendue, il n'y a pas péril en la demeure. Il faut chercher, par tous les moyens, à introduire une petite bougie ; si fine qu'elle soit, elle servira de conducteur à l'urine, et elle aura encore l'avantage de commencer la dilatation. Souvent même, quand elle ne peut passer, la titillation qu'elle exerce sur l'orifice du rétrécissement provoque, de la part de la vessie, des contractions énergiques qui expulsent une certaine quantité d'urine. Si la rétention est survenue brusquement, après des excès de boisson, on peut encore prescrire des sangsues au périnée, les grands bains, des narcotiques, etc., et il n'est pas rare que ce traitement, employé avec énergie, rétablisse la miction ou permette l'introduction d'une bougie. Mais dans les cas où toutes les ressources auraient été épuisées, il serait permis de recourir au cathétérisme forcé.

Une autre condition également très-importante, c'est que le rétrécissement soit situé à 2 ou 3 centimètres environ en avant de la région membraneuse. Plus il sera rapproché du méat urinaire, plus grandes seront les chances de succès ; car le chirurgien pouvant, avec une de ses mains, fixer la portion du canal où se trouve l'obstacle, et guider en même temps le bec de la sonde, agira avec plus de précision.

Je ne prétends pas dire qu'il serait absolument impossible de forcer un rétrécissement placé plus profondément, sans faire une fausse route. Mais la direction variable de la courbure de l'urèthre, le peu de résistance que présentent les tissus dans la région membraneuse, et le défaut de guide, rendent cette opération très-dangereuse. Le doigt, introduit dans le rectum, avertira que la sonde se rapproche de l'intestin, qu'elle s'écarte à droite et à gauche de la ligne médiane, mais il sera déjà trop tard, et la fausse route est commencée. Si je consulte les faits dont j'ai été témoin, mes expériences sur le cadavre et les pièces pathologiques que je possède, j'ai la conviction que, dans la grande majorité des cas, on n'arrive dans la vessie qu'en se frayant une voie nouvelle dans l'épaisseur du périnée.

Une seule circonstance peut permettre de pratiquer le cathétérisme forcé avec quelque sécurité, même si le rétrécissement siége au niveau du bulbe. C'est quand la portion du canal placée en arrière de l'obstacle est notablement dilatée et forme une poche urineuse reconnaissable par le toucher. En portant le doigt indicateur de la main gauche dans le rectum et en appuyant le pouce sur le périnée, on pourra conduire la sonde avec quelque précision dans la poche, et l'urine qui s'écoulera par l'instrument bien avant qu'il soit arrivé dans la vessie avertira qu'il est dans la véritable voie. Si même la sonde était trop serrée pour qu'on la manœuvrât facilement, il ne serait pas nécessaire de la pousser plus loin, puisque les urines pourraient s'écouler librement; on remettrait au lendemain pour achever de l'enfoncer jusque dans la vessie. — C'est ainsi que j'ai procédé sur le premier malade dont l'observation est rapportée page 185. Bien que cette circonstance heureuse doive se présenter rarement, il ne faut pas négliger de la rechercher.

Il est évident que tout ce que je viens de dire s'applique seulement aux rétrécissements de l'urèthre, et non aux maladies de la prostate, pour lesquelles le cathétérisme forcé, pratiqué dans des conditions très-différentes, peut être d'une grande utilité.

Je rapprocherai du cathétérisme forcé ordinaire une opération à laquelle on a quelquefois recours dans les cas où il existe des fistules au périnée, en même temps qu'une petite portion de l'urèthre placée au devant d'elles est oblitérée ou infranchissable. Lorsqu'on a débridé largement les trajets fistuleux, il est nécessaire de rétablir le calibre et la continuité du canal. Le chirurgien, plaçant l'index de la main gauche dans la plaie, introduit une sonde dans l'urèthre avec la main droite, et, tandis qu'un aide soutient la verge, il traverse de force la partie rétrécie ou oblitérée du canal. Dans cette manœuvre, on n'a guère à craindre de voir la sonde s'égarer, parce qu'elle n'a qu'un espace très-court à parcourir et qu'elle trouve un point de repère assuré dans le doigt que le chirurgien a placé dans la plaie du périnée. Ici le cathétérisme forcé n'est qu'un des temps d'une autre opération, l'uréthrotomie externe.

Quand on s'est décidé à faire le cathétérisme forcé dans les conditions que j'ai indiquées plus haut, voici les règles à suivre et l'instrument que je conseille : — On se munira d'une sonde d'argent de moyenne grosseur et à parois épaisses. Son extrémité sera légèrement conique dans l'étendue d'un centimètre seulement, pour attaquer moins carrément le rétrécissement. Elle n'aura pas, comme les sondes ordinaires, des yeux, qui amoindriraient sa force et ne serviraient qu'à léser les parois de l'urèthre, mais elle portera à son extrémité une ouverture de 2 millimètres de diamètre, par laquelle les urines pourront s'échapper dès qu'elle sera parvenue dans la vessie ou dans une poche urineuse.

Cet instrument me semble préférable à celui de Boyer. Sa sonde conique, augmentant de volume depuis la pointe jusqu'au pavillon, se trouve d'autant plus serrée, qu'on l'enfonce plus avant dans l'urèthre. Sa marche est ainsi très-difficile, et le chirurgien ne peut reconnaître si la résistance qu'il rencontre existe à l'extrémité de la sonde ou au niveau du rétrécissement. Quand Boyer raconte qu'il a trouvé des cas où il lui avait été impossible de forcer l'obstacle avec une de ses sondes les plus pointues, ce n'est certainement pas que la pointe ne pût entamer les tissus, mais la forme conique de l'instrument s'opposait à sa progression. Enfin, le but qu'on se propose avant tout est de rétablir la miction bien plutôt que de dilater le canal ; or, quand la sonde est arrivée dans la vessie, la partie de son corps qui correspond au rétrécissement est déjà assez volumineuse pour que celui-ci soit distendu, déchiré outre mesure, ce qui n'est pas sans inconvénients.

Le malade doit être couché de manière que son bassin soit un peu élevé. Le chirurgien se tient debout à sa gauche. Il commence par introduire la sonde dans l'urèthre, aussi loin que possible ; ensuite, avec l'index et le pouce, il saisit fortement la verge sur les côtés, un peu en avant du rétrécissement, en même temps qu'il applique en arrière du rétrécissement lui-même le médius et l'annulaire, dont la réunion forme

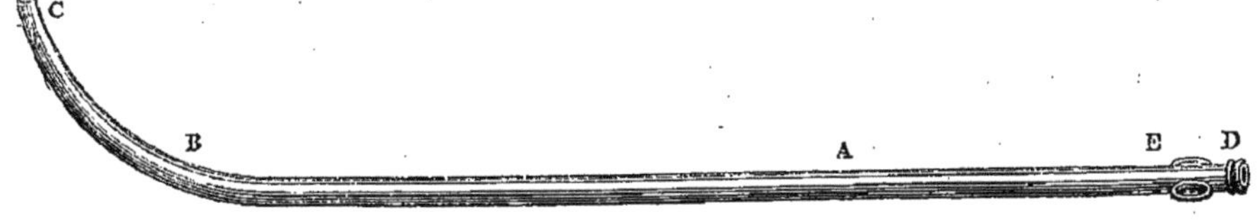

Fig. 39.

A. Sonde d'argent de 5 millimètres.
B. Point où la sonde diminue de volume de manière à présenter une extrémité conique.
C. Extrémité arrondie de la sonde, percée d'une ouverture de 2 millimètres.
D. Talon de la sonde.
E. Anneaux de la sonde placés transversalement à sa courbure.

une gouttière dans laquelle l'urèthre se trouve logé. Les parties étant ainsi fixées solidement, il enfonce la sonde lentement, mais avec force, dans l'espace de 3 centimètres à 4 centimètres au plus. Si, dans ce mouvement, il a traversé le rétrécissement sans sortir de la vraie voie, il pourra faire avancer la sonde sans trop de difficulté. Mais s'il rencontre encore de la résistance et s'il sent qu'il déchire les tissus, il devra s'arrêter, car il sera sorti du canal. La fausse route n'aura pas, du reste, une grande importance, vu son siége et son peu d'étendue. Toutefois il faudra se hâter d'ouvrir une nouvelle voie à l'urine, en pratiquant soit la ponction de la vessie, soit l'uréthrotomie externe.

Dans les cas où l'on serait autorisé par des circonstances particulières à forcer un rétrécissement situé au niveau du bulbe, il faudrait, comme je l'ai dit, introduire l'index dans le rectum et soutenir le périnée avec le pouce.

Vers le troisième jour, quand la sonde est devenue mobile, il faut la retirer et la remplacer par une autre de gomme élastique qui, à cause de sa mollesse, sera beaucoup mieux supportée par le malade. Ce changement est ordinairement assez simple. Cependant, pour éviter tout mécompte, il est plus prudent, avant de retirer la sonde d'argent, de passer dans sa cavité un long stylet ou une bougie olivaire de baleine, qui servira de conducteur pour introduire facilement la sonde de gomme élastique, qui devra être ouverte par les deux bouts. Plus tard, cette précaution ne sera plus nécessaire.

Le cathétérisme forcé est une opération d'urgence destinée à rétablir provisoirement la miction. Mais, au point de vue du rétrécissement, ce n'est qu'un moyen palliatif et comme le premier temps d'un traitement long et difficile. Boyer, qui s'en est montré grand partisan, reconnaît lui-même qu'il est nécessaire de dilater l'urèthre beaucoup plus longtemps que dans les cas ordinaires de rétrécissement, et il va jusqu'à recommander aux malades de garder une bougie pendant la nuit. Toutes ces précautions sont quelquefois impuissantes pour empêcher une récidive, et l'on est obligé de recourir à un moyen plus énergique que la dilatation, tel que l'uréthrotomie interne.

La tendance des parties à se resserrer est bien plus grande encore, quand la sonde, après avoir traversé le rétrécissement, n'est pas rentrée dans le canal et s'est tracé une voie nouvelle pour arriver dans la vessie. C'est qu'on n'a plus affaire à un urèthre plus ou moins altéré, mais à un long trajet fistuleux, qui tend incessamment à revenir sur lui-même. Aussi, malgré les soins qu'on prend de le dilater avec des bougies, il est rare que, dans un temps donné, la miction ne soit pas de nouveau compromise.

Dans quelques cas difficiles, Boyer s'y prenait à plusieurs fois pour pratiquer le cathétérisme forcé. Lorsqu'il ne pouvait enfoncer la sonde qu'à une petite distance dans le canal, il s'arrêtait et s'occupait à calmer les douleurs et l'irritation causées par ses premières manœuvres; puis il renouvelait ses tentatives, jusqu'à ce qu'il arrivât dans la vessie.

« Les efforts que l'on fait, dit-il, ne sont pas perdus quand on ne pra-
» tique pas une fausse route; chez certains malades, je ne suis parvenu
» à introduire une sonde qu'après un mois d'efforts méthodiques et
» répétés. » (*Traité des malad. chir.*, t. IX, p. 241.) — Roux, qui suivait la pratique de Boyer, rapporte l'observation d'un prélat dont la verge et le scrotum étaient transformés en une énorme tumeur criblée de trajets fistuleux, par où les urines s'échappaient en totalité. Il ne parvint dans la vessie qu'après *trois longues séances employées successivement à creuser une sorte de canal artificiel*.

Ce procédé doit être complétement rejeté. Quand on a jugé à propos d'employer le cathétérisme forcé, il faut le pratiquer sans désemparer. Lorsqu'on a déchiré les tissus dans une certaine étendue, pourquoi attendre, pour continuer l'opération, que les parois de la voie nouvelle qu'on en a ouverte s'enflamment et se tuméfient? Sous prétexte de prudence, on ne fait que créer des obstacles et multiplier les chances d'accidents. — Du reste, dans les cas semblables à ceux dont parle Roux, il est évident que le cathétérisme forcé ne serait pas indiqué.

B. — DILATATION FORCÉE (PROCÉDÉ DE MAYOR).

C'est un fait admis depuis longtemps, que, dans certains cas de dysurie, il est plus facile de pratiquer le cathétérisme avec une grosse sonde qu'avec une petite. Fabrice de Hilden l'attribue à ce qu'une sonde grêle s'engage dans les vides et les replis de l'urèthre, tandis qu'une grosse dilate le canal et l'ouvre en avant. — Pour Ledran, une sonde grosse laisse toujours devant elle un petit vide où elle fait sa route, au lieu qu'une petite trouve les parois de l'urèthre rapprochées l'une de l'autre à mesure qu'on la pousse. D'ailleurs, dit-il, dans les gens difficiles à sonder, une petite algalie peut percer la tunique interne de l'urèthre, faire des fausses routes, ce que ne peut faire une plus grosse (*Traité des opér. chir.*, 1745, p. 187). — Chopart trouve également que les sondes volumineuses entrent plus facilement, exposent moins à faire des fausses routes, et causent moins de douleur que celles d'un petit diamètre (*Malad. des voies urin.*, t. II, p. 209). Cette opinion est aussi celle de Desault, de Boyer et de beaucoup d'autres.

Mais il est important de noter que tous ces auteurs ne conseillent d'employer les grosses sondes de préférence aux petites que dans les cas où le canal a conservé son calibre, et où l'obstacle qui s'oppose au passage de la sonde n'est pas formé par un rétrécissement.

Je ne partage pas les craintes de Ledran et de Chopart sur la possibilité de faire des fausses routes avec un instrument de petit diamètre, quand il est mené avec prudence. Mais il est vrai qu'une petite sonde ou une bougie fine peut être arrêtée par un repli de la muqueuse, par un sinus dans lequel la pointe s'engage, ou par les lobes d'une prostate hypertrophiée. Au contraire, un instrument un peu gros et cylindrique déplissera la muqueuse en écartant les parois de l'urèthre; son extrémité volumineuse et arrondie glissera sur les ouvertures étroites sans y pénétrer, et sa solidité lui permettra de vaincre facilement la résistance élastique de la prostate. C'est ce qu'on observe journellement quand on pratique le cathétérisme sur des vieillards.

Mais quelques chirurgiens, sans tenir compte de la nature des obstacles, ont voulu généraliser ce fait, et en cela ils se sont trompés. Rust, dans son *Dictionnaire de chirurgie*, s'exprime ainsi : « Même dans les *rétré-*
» *cissements organiques*, l'introduction d'un cathéter de médiocre volume
» est souvent plus facile que celle d'une algalie plus petite, ou d'une
» sonde flexible et fine. Le premier distend le canal uniformément en
» avant de l'endroit rétréci, ce qui dilate également ce dernier, et le

» bout du cathéter peut y passer. Tout cela n'aura pas lieu avec un » petit tube qui, en place d'écarter les parois saines de l'urèthre, ne fait » que les irriter, et les expose bien plutôt aux chances d'une fausse » route» (t. XV, p. 399). — En émettant une pareille opinion, l'auteur allemand montre qu'il n'avait qu'une connaissance bien imparfaite de la structure des rétrécissements et de la diversité des obstacles qui peuvent s'opposer au passage d'une sonde.

Mayor de Lausanne est tombé dans une erreur bien plus grande en admettant la supériorité des grosses sondes dans tous les cas, et surtout en recommandant de ne pas reculer devant la violence pour les introduire dans l'urèthre. « *Quelque considérables*, dit-il, *que soient les rétrécissements, jamais je ne les attaque avec un corps de petit calibre... Plus le rétrécissement est prononcé et opiniâtre, plus l'urèthre offre de difficultés au cathétérisme et à la libre excrétion des urines, plus aussi j'ai besoin de m'armer de cathéters de plus en plus volumineux.* » (*Cathét. simple et forcé*, 1838, p. 509 et suiv.)

Pour appliquer son procédé, le chirurgien suisse se sert de sept cathéters d'étain : le n° 1, qui est le plus petit, a 4 millimètres de diamètre, et le n° 6, qui est le plus gros, en a 9. Ainsi il y a, entre chaque numéro, un millimètre de différence. Leur forme est cylindrique. Le septième qui complète la série est conique, et, comme le n° 1, il a 4 millimètres.

Peu conséquent avec ses propres principes, il commençait par attaquer le rétrécissement avec le plus petit cathéter, et même avec la sonde conique, s'il rencontrait une grande résistance; puis il introduisait successivement les autres numéros. J'ai vu Mayor opérer plusieurs malades, et je puis dire qu'à moins d'en avoir été témoin on ne peut se faire une juste idée de la force avec laquelle il maniait ses cathéters. Cependant il lui est arrivé plus d'une fois de ne pouvoir franchir le rétrécissement, alors même que ce dernier permettait déjà le passage d'une petite bougie.

M. Boinet raconte que sur un malade de l'Hôtel-Dieu dont le rétrécissement pouvait être traversé avec une bougie fine, Mayor essaya vainement d'introduire ses quatre premiers cathéters, malgré des tentatives réitérées et des efforts prolongés; que le lendemain il se servit des n°s 1 et 2, puis du cathéter conique, sans plus de succès. — Il cite encore un autre malade qui fut sondé avec tous ses cathéters, excepté le dernier, sans qu'on pût arriver dans la vessie. — Enfin, on a constaté des hémorrhagies graves, des fausses routes, des déchirures circulaires de l'urèthre et même des cas de mort. — Cependant Mayor affirme que pendant trente-cinq ans, il n'a jamais eu d'accidents ! Devant une pareille assertion, on comprendra que je m'abstienne de toute réflexion.

Le procédé de Mayor souleva, dès son apparition, une polémique violente; et il est juste de dire que la plupart des chirurgiens le repoussèrent. Mais, chose singulière, l'un de ceux qui l'avaient attaqué avec le plus d'énergie, Gerdy, conclut en disant qu'on «*peut y recourir si le rétrécissement n'est pas très-étroit, s'il est peu résistant, surtout si le malade désire accélérer sa guérison.*» (Gerdy, *Trait. des pans.*, 1839, t. II, p. 504.)

La dilatation forcée repose sur une donnée fausse : c'est qu'en écartant les parois uréthrales au-devant d'un rétrécissement, on élargit son entrée de manière à permettre au cathéter de s'y engager. Cela peut être, à la rigueur, si l'instrument n'est pas trop gros, si, en même temps, le rétrécissement est peu prononcé et très-dilatable. Mais, dans ces cas, il serait insensé de pratiquer la dilatation forcée. Quand, au contraire, le rétrécissement est étroit et résistant, son ouverture n'est point modifiée; elle se trouve au centre d'une sorte de cupule formée aux dépens des parois de l'urèthre par l'extrémité arrondie et volumineuse de la sonde. Il résulte de cette disposition que, si l'on enfonce l'instrument avec force, on refoule en arrière le rétrécissement tout entier, en déterminant, au-devant de lui, une déchirure circulaire de l'urèthre.

Plus fréquemment le bout arrondi de la sonde, ne pouvant entamer le rétrécissement, glisse sur ses côtés et produit une fausse route. Tous ces accidents sont arrivés à Mayor.

La *dilatation forcée* de ce chirurgien est une mauvaise opération; elle doit être rejetée complétement. Je crois ne pouvoir mieux la caractériser qu'en disant qu'elle a tous les inconvénients du cathétérisme forcé sans avoir aucun de ses avantages.

C. — DILATATION RAPIDE (PROCÉDÉ DE M. PERRÈVE).

Avec le cathétérisme forcé et le procédé de Mayor, j'ai montré qu'on attaquait le rétrécissement d'avant en arrière, et que l'instrument agissait à la manière d'un coin. Avec la dilatation rapide, c'est après avoir traversé le rétrécissement qu'on le distend, et l'instrument agit à la manière d'une pince dont on écarterait les branches.

Dans ce dernier but, M. Michéléna (*Thèses de Paris*, 1847) et M. Rigaud (*Gaz. de Strasb.*, 1849) ont imaginé chacun un dilatateur dont les principales dispositions sont les mêmes. C'est un cathéter creux divisé, dans toute sa longueur, en deux moitiés qui sont reliées entre elles par leur surface concave, au moyen de petites lames métalliques articulées. Une vis, placée sur le manche de l'instrument, permet de faire glisser les deux valves l'une sur l'autre dans le sens de leur longueur. Par suite de ce mouvement, les petites lames qui sont couchées dans la cavité du cathéter, quand celui-ci est fermé, se redressent et en écartent les deux moitiés. Mais pour s'éloigner l'une et l'autre, les valves sont forcées de glisser en sens inverse. Or, ce glissement est le côté défectueux de ces dilatateurs, car il ne peut s'effectuer sans opérer sur les parois de l'urèthre un frottement douloureux et d'autant plus rude que le rétrécissement est plus étroit et l'instrument plus serré.

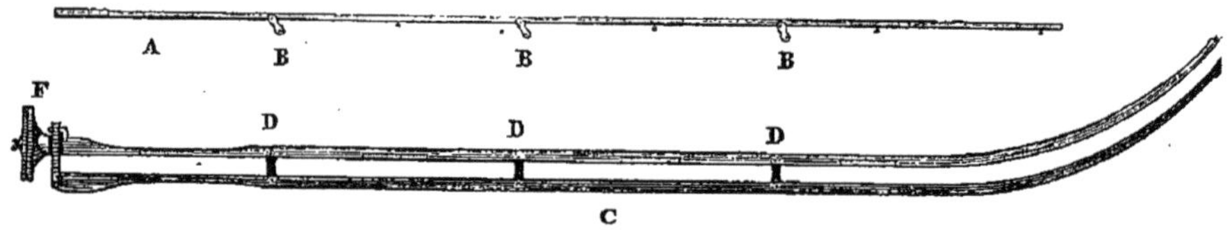

FIG. 40. — Dilatateur de M. Michéléna.

A. Tige de métal placée dans une coulisse de la branche F de l'instrument.

B,B,B. Petites plaques de métal articulées.

C. Dilatateur dont les branches sont écartées à l'aide de la vis placée à son talon.

D. Les petites plaques articulées sur les deux branches de l'instrument sont dans une direction perpendiculaire à ces dernières.

F. Vis destinée à écarter et à rapprocher les branches du dilatateur.

Le dilatateur de M. Perrève est construit d'après un autre principe. C'est également un cathéter divisé dans sa longueur, mais dont les deux moitiés, au lieu de glisser l'une sur l'autre, s'écartent directement.

Il serait inutile de l'examiner dans tous ses détails; j'en décrirai seulement les parties les plus importantes. Cet instrument se compose de plusieurs pièces; ce sont : 1° un cathéter creux, d'acier, fendu dans le sens de sa longueur, de manière à former deux valves réunies à 3 centimètres de leur extrémité et assez flexibles pour qu'elles puissent être écartées l'une de l'autre dans une certaine mesure; 2° un anneau placé près du talon du cathéter pour limiter l'écartement des valves; 3° un fil d'acier anglais, non trempé, soudé au bout de l'instrument et libre entre les deux valves; 4° un mandrin creux ou tube métallique cylindrique ouvert par les deux bouts.

Il est nécessaire d'avoir des dilatateurs de différents volumes. La série se compose de sept numéros.

N° 1. Droit, ayant.......................... 2 mill. de diamètre.
N° 2. Un peu courbe vers son extrémité........ 2 mill.
N° 3. Courbé de même....................... 2 mill. 1/2.
N° 4. Plus courbe.......................... 2 mill. 1/2.
N° 5. Même courbe.......................... 3 mill.
N° 6. Même courbe.......................... 4 mill.
N° 7. Même courbe.......................... 5 mill.

Les mandrins sont au nombre de trois.

N° 1. ayant................................ 2 millimètres.
N° 2. .... 3 —
N° 3. .... 4 —

Le manuel opératoire est très-simple. Le malade est placé debout, le dos appuyé contre un mur ou un meuble. Le chirurgien, assis devant lui, introduit le cathéter fermé jusque dans la vessie. Cela fait, il soutient l'instrument avec la main gauche, tandis qu'avec la droite il glisse le mandrin creux sur la tige métallique placée entre les deux valves. Quand il a poussé ce dernier à une certaine distance, il embrasse le dilatateur, au-dessous de son anneau, entre le médius et l'index de chaque main, pendant qu'il appuie ses deux pouces sur la tête du mandrin pour l'enfoncer tout entier. Après avoir laissé l'instrument en place pendant quelques instants, on retire d'abord le mandrin et ensuite le cathéter.

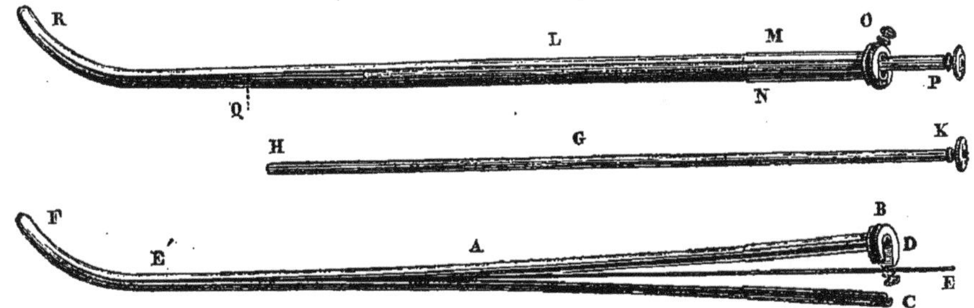

Fig. 41. — Dilatateur de M. Perrève.

A. Branche supérieure du dilatateur.
B. Anneau mobile destiné à réunir les deux branches du dilatateur et à limiter leur écartement.
C. Branche inférieure.
D. L'anneau est ouvert de manière à écarter fortement les branches.
E. Tige métallique servant de conducteur à la canule qui sera poussée entre les deux branches du dilatateur.
E'. Point où la tige conductrice est soudée.
F. Extrémité du dilatateur formée par la réunion des deux branches du dilatateur.
G. Canule d'argent qui, introduite sur le stylet conducteur, servira à écarter les deux branches du dilatateur.
H. Extrémité antérieure.
K. Talon de la canule.
L. Dilatateur armé.
M. Branche supérieure.
N. Branche inférieure.
O. Cercle fermé limitant l'écartement des branches.
P. Canule glissée sur le stylet conducteur écartant les branches du dilatateur.
P' Extrémité de la canule.
Q. Stylet conducteur.
R. Extrémité du dilatateur.

Quand le petit dilatateur peut traverser facilement le rétrécissement, il suffit de le graisser avec du cérat ou de l'huile. Mais s'il ne passe qu'avec peine, il serait pour ainsi dire essuyé en traversant le rétrécissement et n'avancerait plus qu'avec peine. Alors, M. Perrève introduit jusqu'à l'obstacle une petite sonde percée par les deux bouts, qui lui sert à faire une injection d'huile. Ce liquide passe jusque dans la vessie. Le canal étant ainsi lubrifié dans toute son étendue, on procède à l'opération.

L'introduction du mandrin se fait en une seule fois ou à plusieurs reprises. En une seule fois, si le malade ne souffre pas; mais dès que le mandrin cause de la douleur, il faut en suspendre la progression pendant quelques minutes.

Quelquefois le mandrin est serré comme dans un étau et il est très-difficile de le retirer. Quand il s'agit d'un petit dilatateur, M. Perrève, craignant que ses valves peu résistantes ne se courbent et ne s'écartent dans leur milieu, conseille d'enlever du même coup le cathéter et le mandrin. Il attribue cet accident à la contraction des muscles, au sang coagulé sur l'instrument, à l'albumine qui agit comme matière agglutinative... (p. 178).

Si le rétrécissement est trop prononcé pour laisser passer un dilatateur, M. Perrève l'élargit avec des bougies dont il augmente successivement le volume; mais il ne les laisse à demeure qu'autant qu'il ne peut faire autrement (*Traité des rétréc. organ.*, 1847, p. 167). Aussitôt qu'il peut introduire un cathéter, il porte toujours, séance tenante, la dilatation à 6 millimètres, afin de prévenir une rétention complète des urines qui pourrait résulter de l'inflammation produite par la distension de la partie rétrécie. — Dans les séances suivantes, on doit toujours faire les dilatations aussi larges que possible, afin de hâter la délivrance du malade (p. 178). — Il m'est arrivé, dit-il, de procéder tous les jours à la dilatation du même rétrécissement; cependant, comme cette marche rapide comporte la compression des parties actuellement enflammées, il convient de mettre au moins trois ou quatre jours d'intervalle entre chacune des séances dilatatrices (p. 179). — Il ne porte le maximum de dilatation qu'à 7 ou 8 millimètres, et, de cette façon, il croit qu'une rupture du canal sera impossible, car il n'a pas rencontré un seul urèthre qui ne fût plus large (p. 182).

M. Perrève n'hésite pas à dire que son procédé est innocent (p. 214). S'il s'écoule une certaine quantité de sang, il répond que tous les efforts de la distension portent uniquement sur les points rétrécis et que les vaisseaux de ces parties étant capillaires, ils s'oblitèrent presque aussitôt après avoir été ouverts (p. 187). Si un accès de fièvre se produit, il assure qu'il ne mérite jamais de fixer l'attention, quelles que soient sa durée et son intensité (p. 108).

L'instrument de M. Perrève est très-ingénieux. En mettant à l'abri des fausses routes, et en donnant le moyen d'exercer sur le rétrécissement une dilatation latérale, il constitue un procédé bien supérieur au procédé aveugle de Mayor.

Il n'est pourtant pas à l'abri de toute critique. Le premier reproche que je lui adresserai, c'est de ne pas avoir une forme appropriée à celle de l'urèthre. Il est cylindrique quand ses valves sont réunies; mais quand celles-ci sont écartées par un mandrin, il prend la forme d'un ovale, dont le grand diamètre est antéro-postérieur et le petit transversal. Ainsi le gros dilatateur qui, avant d'être armé, a 5 millimètres, conserve le même diamètre transversal après avoir reçu son mandrin, tandis que l'autre diamètre est de 7 millimètres 2/3. Par suite de ce changement, l'instrument n'agit plus que dans une direction, et la dilatation ne porte que sur les parois latérales de l'urèthre.

Un autre inconvénient, c'est que le dilatateur, une fois armé, il est souvent très-difficile de retirer le mandrin, qui *semble retenu*, comme le dit lui-même M. Perrève *par les mâchoires d'une tenaille* (*loc. cit.*, p. 176). — Sans doute, les contractions spasmodiques de l'urèthre ont leur part dans cet accident, mais il doit être attribué surtout à la forme du mandrin. Celui-ci, étant cylindrique dans toute sa longueur, se trouve nécessairement très-serré quand il arrive dans l'angle que forment les deux valves en se réunissant. Cela est si vrai que, sans avoir besoin d'introduire l'instrument dans l'urèthre et en le tenant à la main, les doigts faiblement appuyés sur les valves, on a encore quelque peine à retirer le mandrin.

Ces défauts étaient trop évidents pour qu'on ne cherchât point à les corriger. Il y a plus de quinze ans, M. Charrière en construisit un qui avait quatre valves, et dont le diamètre antéro-postérieur se trouvait égal au diamètre transversal. Mais ces valves, appliquées sur un mandrin cylindrique, formaient autant de côtes saillantes séparées par des rainures profondes. Avec un pareil instrument, on ne pouvait dilater régulièrement le canal, et l'on devait craindre qu'au moment où on le désarmerait, les valves, en se rapprochant, ne vinssent à pincer la muqueuse.

M. Holt, de l'hôpital de Westminster, imagina deux changements plus heureux : il amincit le mandrin à son extrémité pour qu'il pût être facilement retiré; en outre, il lui donna plus de volume, de façon que, débordant les valves de chaque côté, il opérât une certaine dilatation sur les parois latérales du canal. Mais son instrument ne satisfait qu'incomplétement à cette dernière indication; car, une fois armé, il a son diamètre antéro-postérieur de 7 millimètres, tandis que le diamètre transversal est de 5 millimètres. (Thompson, 1854, *the Path. and Treat. of strict. of the urethra,* p. 201.)

Divulsion. — Le problème à résoudre était celui-ci : construire un instrument dont on pût augmenter le volume tout en lui conservant sa forme cylindrique, afin que son action fût répartie également sur tous les points de la circonférence de l'urèthre. — Or, après plusieurs essais infructueux et grâce à l'habileté de M. Mathieu, notre ingénieux fabricant, je crois être parvenu à le résoudre.

Cet instrument que j'appellerai *divulseur cylindrique,* se compose : 1° d'un conducteur formé de deux petites lames d'acier, soudées à leur extrémité vésicale, dans l'étendue de 4 centimètres, et courbées, dans cette partie, comme une sonde. Ces lames sont très-minces, planes en dedans et convexes au dehors, de façon que, réunies, elles forment un petit cathéter fendu dans sa longueur, et dont le diamètre n'est que de 2 millimètres; — 2° d'un mandrin se terminant par une extrémité conique et portant, sur son talon, un bouton plat. Ce mandrin est plein et cylindrique dans presque toute sa longueur; deux de ses côtés opposés sont creusés d'une gouttière longitudinale, plate, peu profonde, destinée à recevoir les lames du conducteur qui la remplissent entièrement. Les bords de la gouttière étant légèrement rapprochés, la transforment en une véritable rainure, en queue d'aronde, d'où les lames du conducteur ne peuvent s'échapper une fois qu'elles y sont engagées. — Quand l'instrument est armé, il est parfaitement cylindrique.

Le conducteur ne varie pas de volume : on peut lui adapter des mandrins de toute grosseur; mais celui dont je me sers généralement a 7 millimètres 2/3 de diamètre.

La manœuvre opératoire est des plus faciles : on commence par introduire le conducteur jusque dans la vessie ; cela fait, on écarte un peu ses deux branches et on les engage dans les rainures du mandrin, qu'on enfonce d'un seul coup dans l'urèthre. Alors on retire l'instrument tout armé où, si l'on rencontre un peu de résistance, on enlève d'abord le mandrin et, ensuite, le conducteur.

L'opération terminée, on place dans l'urèthre une sonde qu'on laisse à demeure pendant vingt-quatre heures.

Vers le dixième ou le quinzième jour, on peut commencer à faire usage des bougies d'étain, pour calibrer le canal, et l'on en prolonge l'emploi suivant les résultats qu'on a obtenus.

Le conducteur, n'ayant que 2 millimètres de diamètre, son introduction dans l'urèthre est ordinairement très-facile. Pour plus de sécurité, on peut ajouter, à son extrémité, une petite bougie. — Quand on a largement ouvert le rétrécissement avec un gros mandrin, on y fait passer très-aisément une sonde de moyenne grosseur, pour peu qu'on ait l'habitude du cathétérisme. Mais si l'on craint de rencontrer quelque difficulté, comme le talon du conducteur porte un pas de vis, on peut y ajouter un long stylet, qui servira à faire glisser, jusque dans la vessie, une sonde percée par les deux bouts. Une sonde toute de gomme élastique suffirait à la rigueur, mais il vaut mieux que son extrémité vésicale soit munie d'un ajutage d'argent de 2 centimètres. Ce bout de métal s'ajuste plus exactement sur le stylet, et ses bords convexes risquent beaucoup moins d'érailler le canal; il est, en outre, percé, sur les côtés, de trous nombreux pour assurer la sortie des urines.

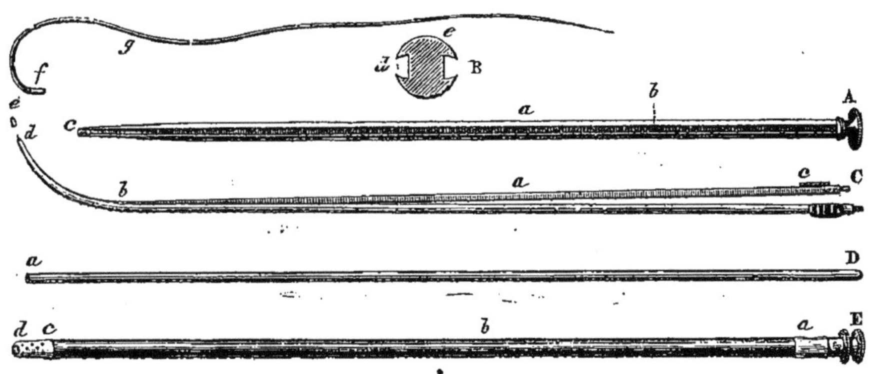

Fig. 42. — *Divulseur cylindrique.*

A. *Mandrin plein avec bouton au talon.*
- *a.* Corps cylindrique du mandrin.
- *b.* Rainure longitudinale.
- *c.* Extrémité conique du mandrin.

B. *Coupe du mandrin dans son milieu.*
- *c.* Côtés arrondis.
- *d.* Rainure en queue d'aronde.

C. *Conducteur d'acier.*
- *a.* Lames du conducteur légèrement écartées.
- *b.* Point où elles sont soudées.
- *c.* Petite plaque servant à saisir le talon de l'instrument.
- *d.* Pas de vis s'ajustant à la bougie.
- *e.* Petit ajutage se vissant au bout du conducteur.
- *f.* Ajutage de la bougie se vissant sur le conducteur.
- *g.* Petite bougie.

D. *Long stylet.*
- *a.* Extrémité creuse pouvant s'ajuster par un pas de vis sur le talon du conducteur.

E. *Sonde un peu moins grosse que le mandrin.*
- *a.* Ajutage métallique.
- *b.* Corps de la sonde.
- *c.* Ajutage métallique percé de trous.
- *d.* Trou assez grand pour laisser passer le stylet et le conducteur.

M. Perrève, en prouvant par des observations nombreuses qu'on avait exagéré les dangers d'une violence exercée passagèrement dans l'urèthre, a fait faire un véritable progrès au traitement mécanique des rétrécissements. Toutefois, je suis loin de partager son opinion sur la manière dont il convient d'employer cette méthode.

Lorsqu'on applique son procédé, en suivant rigoureusement les règles qu'il a données, on constate presque toujours que la première introduction du dilatateur est moins douloureuse et moins souvent suivie d'accidents que les autres. La raison en est facile à comprendre. On n'a d'abord affaire qu'à des tissus indurés ou cicatriciels dont la vitalité est obscure; plus tard, ces mêmes tissus, quand ils ont été violentés par l'instrument, s'enflamment et acquièrent une sensibilité très-grande. Sans doute, ce fait n'avait pas échappé à M. Perrève, car il recommande de mettre deux ou trois jours entre chaque opération, afin de laisser tomber l'inflammation. Dans ce but, il est évident qu'un intervalle de temps aussi court est insuffisant. — Mais M. Perrève, après avoir dit que son procédé consistait à opérer une *dilatation rapide*, tenait à rester conséquent avec son principe. Tandis que, pour en finir vite avec le rétrécissement, il passe successivement dans l'urèthre plusieurs dilatateurs, renouvelle leur introduction à des intervalles rapprochés et quelquefois plusieurs jours de suite, il recommande en même temps d'avoir des mandrins de diverses grosseurs, de n'augmenter leur volume qu'avec prudence et de suspendre leur progression dans le canal dès que les malades éprouvent de la douleur (p. 200). — Il craint d'encourir le reproche d'avoir lésé l'urèthre et, tout en procédant rapidement, il a la prétention de ne faire que de la dilatation.

Là commence l'erreur de M. Perrève : il croit *dilater* le rétrécissement; mais, en réalité, il le *déchire*. Comment pourrait-il en être autrement quand, aussitôt qu'il peut introduire son dilatateur droit, qui n'a que 2 millimètres, il porte, dès la première séance, la dilatation à 6 millimètres? quand, dans les séances suivantes, il pousse encore la dilatation aussi loin que possible (p. 178). — Si le doute était possible un instant, il ne serait plus permis en présence des altérations qu'ont fournies quelques autopsies.

M. Sédillot a vu, dans une même année, trois malades opérés par ce procédé, périr d'infiltration urineuse après une rupture considérable de l'urèthre. (*Gaz. médic.*, janvier 1854.)

M. Thibault, ancien interne de l'hôpital de la Pitié, rapporte l'observation d'un malade qui, après avoir été opéré par M. Bérard, fut pris d'accidents graves et succomba cinq heures après l'opération. A l'autopsie, voici les lésions qui furent trouvées dans le canal. — L'urèthre et la vessie ayant été préalablement séparés du corps, une incision est faite avec soin le long de la paroi supérieure jusque dans la vessie. La surface de l'urèthre ainsi mise à nu, on constate, au niveau du bulbe, une *déchirure de 3 centimètres de long* environ, partant de la face inférieure de l'urèthre et allant aboutir, obliquement à gauche, au bord de l'incision. Le prolongement de cette solution de continuité se trouve sur le côté droit de l'urèthre, mais ne revient pas tout à fait au point de départ; le fond de cette déchirure est irrégulier et traversé d'un grand nombre de petites brides qui n'ont pas *complétement cédé* à l'action de l'instrument. La muqueuse uréthrale est lisse et polie dans le voisinage de la déchirure; sa coloration n'offre rien de particulier. En coupant l'urèthre en travers, au niveau du point où se trouvait le rétrécissement, on constate une induration très-marquée. (*Gaz. méd. chirur.*, 1851.)

M. Cusco, qui applique souvent les dilatateurs de M. Perrève, mais en graduant avec soin le volume des mandrins et en procédant avec la plus grande prudence, a observé des lésions semblables. Voici les notes qu'il a bien voulu me faire remettre par M. Auvray, interne de son service.

Un homme âgé de trente-cinq ans est entré à l'hôpital Lariboisière le 15 mai 1863 pour être traité d'un rétrécissement. La dilatation est faite une première fois avec un dilatateur de M. Perrève, sans déterminer d'accidents. Le 24 mai, nouvelle opération. Le malade a pris un bain et peu de temps après il a eu un violent frisson qui a duré trente minutes environ. Le soir, somnolence profonde dont il est difficile de le tirer. Le lendemain, le pouls qui était très-faible la veille s'est relevé. Sans qu'il y ait eu de nouveau frisson, le malade retombe dans sa somnolence; le pouls devient de plus en plus petit, et le malade succombe. On avait employé des toniques, le sulfate de quinine et des révulsifs dès le début des accidents.

A l'autopsie on constate des *ecchymoses assez nombreuses dans la région bulbeuse; de petits foyers purulents au commencement de la région prostatique.* Il n'y a pas d'infiltration d'urine.

Le second malade a cinquante ans. Il a déjà été traité en ville d'un rétrécissement par la dilatation simple, et son canal laisse passer assez facilement une bougie du n° 17 (5 mill. 2/3). Opéré une première fois et le même jour que le précédent malade, il n'a pas éprouvé d'accident. Soumis à une nouvelle dilatation le 23 mai, il est porté au bain. Dans le bain même il est pris d'un frisson violent qui s'est continué pendant trois quarts d'heure. Le soir, il est dans un état comateux très-prononcé; la face est rouge, la respiration stertoreuse, le pouls imperceptible. Il y a eu deux vomissements de matière bilieuse; les extrémités sont presque froides. (Sinapismes renouvelés sur les membres, potion avec sulf. de quinine, 0,75.) Mort à une heure du matin. — A l'autopsie on trouve les reins très-congestionnés. La vessie est hypertrophiée et revenue sur elle-même. *L'urèthre est étroit dans presque toute sa longueur;* il existe *au niveau du bulbe quelques ecchymoses et une déchirure de la muqueuse.*

Ces dernières observations montrent qu'il est très-difficile de mesurer l'action des dilatateurs mécaniques, parce qu'elle ne dépend pas seulement de l'écartement des branches de l'instrument, mais encore de l'état de l'urèthre. Chez ces deux malades, la première opération ne présente rien de particulier, tandis que la seconde fut suivie immédiatement d'accidents graves qui amenèrent la mort. C'est qu'alors et par suite des premières manœuvres il s'était développé dans les tissus un commencement d'inflammation qui les avait rendus plus faciles à déchirer.

Au nombre des désordres trouvés à l'autopsie on a noté des ecchymoses nombreuses dans l'urèthre. Ces lésions indiquent suffisamment que les dilatateurs peuvent, sans intéresser la muqueuse, produire dans les tissus sous-jacents des déchirures des vaisseaux et des tissus fibreux.

Les faits précédents montrent de la façon la plus évidente que M. Perrève déchire les rétrécissements plutôt qu'il ne les dilate. Alors, pourquoi s'y prendre à plusieurs reprises et attendre pour continuer l'opération que les parties soient enflammées? Ne vaut-il pas mieux déchirer le rétrécissement d'emblée et en une seule fois?

Quand je commençai à essayer le procédé de M. Perrève, j'avais été frappé de la douleur vive que déterminaient la seconde et la troisième application du dilatateur. Presque toujours elles étaient suivies d'un nouvel écoulement de sang, d'un accès de fièvre et d'une augmentation de la sécrétion purulente. Je ne pouvais me dissimuler que je déchirais le rétrécissement, et la répugnance que j'avais à tourmenter, par des applications successives d'instruments, une plaie suppurée, fit que je préférais me servir d'emblée du plus gros numéro de la série de M. Perrève, ce que je ne pouvais faire dans tous les cas à cause de son volume. L'écoulement de sang n'était pas plus grand, et les autres accidents étaient certainement moindres.

M. Holt, dont l'instrument est pourvu de deux mandrins, dont le plus petit a 4 millimètres et demi et le plus gros 5 millimètres, doit procéder nécessairement par déchirure.

Avec mon divulseur, bien qu'on puisse lui adapter des mandrins de toute grosseur, je ne me sers ordinairement que de celui qui a 7 millimètres deux tiers de diamètre. La douleur éprouvée par les malades est très-modérée à cause de la rapidité avec laquelle on enfonce le mandrin. La quantité de sang qui s'échappe est d'une demi-cuillerée à café; quelquefois plus et souvent moins; du reste, la petite hémorrhagie est arrêtée bien vite par la sonde qu'on place à demeure dans le canal. Celle-ci qui doit être de 1 millimètre à 1 millimètre et demi moins grosse que l'instrument armé, est assez bien supportée. Quand on la retire au bout de vingt-quatre heures, sa sortie est suivie d'une très-petite quantité de muco-pus; mais cet écoulement diminue rapidement, et il cesse vers le troisième ou le quatrième jour. J'ai dit qu'il ne fallait commencer à calibrer l'urèthre avec les sondes d'étain que vers le dixième ou le quinzième jour, et n'augmenter leur volume que très-lentement. Autrement on ramènerait la suppuration, et l'on compromettrait le succès de l'opération en déterminant une inflammation chronique.

Je comprends qu'on éprouve la répugnance que j'ai eue moi-même à rompre violemment un obstacle situé dans un organe aussi délicat que l'urèthre dont les sympathies sont si vives, surtout quand on songe aux ménagements qu'exige la simple dilatation; mais des faits assez nombreux aujourd'hui montrent qu'il n'y a pas de parité entre ces deux procédés. Ce n'est pas que je croie la *déchirure* d'un rétrécissement complétement exempte de dangers. J'ai cité des faits qui prouvent le contraire, mais la véritable question n'est pas là. Comme, dans mon opinion, ce procédé ne doit être employé que dans certains cas de rétrécissements, il s'agit de savoir s'il est plus ou moins dangereux, s'il donne des résultats meilleurs ou moins bons que telle autre opération, l'uréthrotomie, par exemple, à laquelle on serait obligé de recourir. C'est ce que j'examinerai plus loin en comparant entre elles les différentes méthodes de traitement.

D. — DILATATION BRUSQUE SUR CONDUCTEUR.

Ce procédé n'est qu'une application de la manœuvre ingénieuse imaginée par Amussat pour substituer à une sonde déjà placée dans la vessie une autre sonde plus grosse. Il demande : 1° un cathéter assez mince d'argent ou d'acier dont le pavillon se démonte à volonté ; 2° un long stylet muni d'un pas de vis ; 3° six sondes de gomme élastique de diverses grosseurs et ouvertes par les deux bouts.

Le chirurgien, après avoir choisi un cathéter dont le volume est en rapport avec l'étroitesse présumée du rétrécissement, l'introduit dans l'urèthre et jusque dans la vessie. Alors il enlève le pavillon du cathéter et visse le stylet à sa place. De cette façon il a un long conducteur rigide, dont une des extrémités est dans la vessie, tandis que l'autre dépasse le méat urinaire de plus de 30 centimètres. Avec la main gauche il tend la verge, pendant qu'avec la droite il fait glisser sur le conducteur, qu'un aide est chargé de soutenir, la plus petite des six sondes, qui a été préalablement enduite d'huile en dedans et en dehors et la pousse de force jusque au delà du rétrécissement. Après quelques instants il la retire et la remplace par une plus grosse et répète cette manœuvre jusqu'à ce qu'il ait introduit dans l'urèthre une sonde de la grosseur qu'il a jugée convenable.

Dans le procédé de MM. Perrève, Michéléna, Rigaud, on ne pouvait commencer à forcer le rétrécissement que lorsqu'il avait été suffisamment élargi pour laisser passer le dilatateur, qui a toujours un certain volume. Dans celui-ci, on peut opérer dès qu'on est parvenu à franchir l'obstacle avec un cathéter de 2 à 3 millimètres de diamètre. Mais ce léger avantage est largement compensé par des inconvénients très-sérieux. Lorsque le rétrécissement est étroit et situé dans la portion courbe du canal, il faut employer une très-grande force pour faire glisser la sonde sur le conducteur; souvent même celle-ci se plie, quand elle est fine, et l'on ne peut la faire avancer. Si elle est assez grosse pour présenter une certaine résistance, son extrémité peut déchirer le canal. Elle ne fera pas fausse route, puisqu'elle est maintenue par le conducteur, mais elle produira des lésions étendues et graves.

On peut éviter, en partie, ces inconvénients en remplaçant les sondes de gomme élastique par des canules d'argent de diverses grosseurs, droites ou légèrement courbes. Comme le but qu'on se propose est d'écarter violemment les parois de l'urèthre, il vaudrait mieux, pour ne pas multiplier les cathétérismes, se servir d'une canule de forme conique. Son extrémité antérieure mince et parfaitement ajustée sur le conducteur pénétrera avec facilité dans le rétrécissement; son corps augmentant insensiblement de volume, il suffira de l'enfoncer plus ou moins profondément dans l'urèthre pour obtenir la dilatation qu'on jugera convenable.

Ce procédé est, dit-on, fréquemment employé par plusieurs chirurgiens anglais. Mais j'avoue que ce moyen mécanique défecteux m'inspire la plus grande défiance.

E. — INJECTIONS FORCÉES.

Je n'aurais point parlé ici des injections forcées si deux chirurgiens, qui se sont beaucoup occupés des maladies de l'urèthre, ne les avaient pas conseillées comme un moyen de dilater les rétrécissements.

« Je n'oublierai pas, dit Soemmerring, un procédé que je mis en usage sans savoir que Trye l'avait aussi employé (*On morbid retentions of urine*, Glocester, 1784). Lorsque le rétrécissement est si fort que la bougie la plus fine ne peut le franchir, j'injecte dans le canal de l'huile d'olive et de l'huile opiacée; je ferme l'orifice extérieur de celui-ci et je cherche, en pressant avec le doigt, à faire passer le liquide plus avant; je répète cette manœuvre jusqu'à ce que la bougie puisse être introduite. — Brunighausen guérit trois rétrécissements de l'urèthre en comprimant avec force ce canal derrière le gland, au moment où le malade voulait uriner. » (*Traité des maladies de la vessie et de l'urèthre*, 1824, p. 192.)

Ces lignes ont été reproduites partout sans être critiquées. Que Soemmerring ait pu traverser des rétrécissements après avoir injecté de l'huile dans l'urèthre, le fait n'est pas à contester. Mais il est moins facile de savoir en quoi lui ont servi les injections. Il est très-probable que dans les cas où il est parvenu à introduire une bougie, il aurait réussi de même sans les injections. On peut dire seulement que ce moyen est inoffensif.

Quant aux trois succès de Brunighausen, je ne les aurais pas même mentionnés, si ce n'eût été pour blâmer son procédé étrange et dangereux. En comprimant la verge en arrière du gland, au moment de la miction, on ne dilaterait certainement pas le rétrécissement, mais on s'exposerait à voir la vessie ou l'urèthre se déchirer et donner lieu aux accidents les plus graves.

Plus tard, Amussat avait eu une idée heureuse en imaginant de désobstruer par des injections forcées un rétrécissement bouché par des mucosités ou des graviers. Mais il a eu tort de vouloir en faire un moyen de dilatation. Sans se rendre exactement compte de leur inefficacité et de leurs dangers, il reconnaît cependant qu'elles doivent être employées avec ménagement, parce qu'elles déterminent une disposition fébrile chez les sujets nerveux. (Amussat, *Leçons sur la rétention d'urine*, 1828, p. 72.)

Reybard accordait à ces injections une assez grande confiance, et il avait inventé, pour les pratiquer, deux procédés. Le premier consiste à introduire jusque sur l'obstacle une canule dont le pavillon, assez large, est fermé par un couvercle qui présente deux ouvertures, l'une pour le passage de la bougie qui doit pénétrer dans le rétrécissement, l'autre pour l'ajustement d'une seringue remplie d'eau. Quand il croyait avoir suffisamment dilaté le rétrécissement par l'injection, il poussait la bougie en avant sans déranger l'appareil.

Le second se pratique en versant simplement une certaine quantité de mercure dans la canule. Celui-ci dilate le canal en exerçant par son propre poids une compression excentrique très-forte et très-soutenue. La dilatation est continuée pendant une heure ou deux, suivant que le malade la supporte plus ou moins bien. (*Traité prat. des rétréc.*, 1855, p. 250.) Il convient pourtant que ce procédé cause quelquefois de vives douleurs.

Je n'insiste pas sur les injections forcées. Elles ne sont plus employées et avec juste raison.

F. — DILATATION MÉCANIQUE LENTE (PROCÉDÉ DE BÉNIQUÉ).

Ce mode de traitement consiste à passer dans l'urèthre, sans les laisser à demeure, des cathéters de métal, dont on augmente progressivement le volume. — A la rigueur, on pourrait se servir, pour pratiquer cette dilatation, de bougies de cire, de gomme élastique, de gutta-percha, etc.; mais elles sont trop peu consistantes pour vaincre la résistance de certains rétrécissements et difficiles à graduer exactement. Les instruments d'étain, de maillechort ou d'argent sont préférables.

Le procédé de Béniqué n'est pas entièrement nouveau. Nous avons déjà vu que Col-de-Villars et Astruc se servaient de baguettes de plomb passées à la filière et de plusieurs grosseurs pour achever la dilatation des rétrécissements. Mais ils n'avaient qu'un très-petit nombre de baguettes, et la différence de volume entre chaque numéro était assez grande; de plus, ils les laissaient à demeure dans le canal pendant un temps variable, comme les bougies de cire. Béniqué, au contraire, ne fait que les passer dans le rétrécissement et les retire immédiatement; en outre, ses cathéters sont nombreux et parfaitement gradués, de manière que l'augmentation de leur volume est presque insensible.

La série complète de ses cathéters se compose de trente-cinq, quarante et même soixante numéros. Leur forme rappelle la sonde à *panse* de Heister, c'est-à-dire que la courbure se porte en arrière de l'axe du corps de l'instrument. Ils sont d'étain, cylindriques, très-polis et gradués par cinquième ou sixième de millimètre.

Le n° 1 a 4 millimètres. — Plus mince, il plierait devant le moindre obstacle et se déformerait très-facilement. Il est même bon que les faibles numéros soient de maillechort ou d'argent.

Le dernier numéro, qui est le plus gros, a 10 millimètres de diamètre. — Pour les gros numéros, il vaut mieux qu'ils soient d'étain, parce que ce métal est assez mou pour permettre au chirurgien de leur donner instantanément et avec la main la forme et la courbure qu'il juge les plus convenables.

L'introduction de ces bougies métalliques se fait d'après les règles ordinaires du cathétérisme. Leur emploi seul exige quelques précautions particulières. Au début du traitement, on n'en passera qu'une ou deux chaque fois, jusqu'à ce que la sensibilité de l'urèthre soit émoussée; plus tard, on pourra en porter le nombre à quatre ou cinq. Mais on aura soin de ne jamais commencer une séance par l'introduction d'une bougie plus grosse que la dernière dont on s'est servi. Il est même plus prudent de revenir aux trois derniers numéros employés dans la séance précédente, afin de préparer le canal à mieux supporter un numéro supérieur.

Le traitement dure, en général, de un à deux mois. Mais lorsque le malade a l'urèthre suffisamment dilaté, il doit encore introduire une bougie dans le canal tous les huit jours, puis tous les mois et en prolonger l'usage suivant que le rétrécissement a plus ou moins de tendance à se reproduire.

Ce procédé est certainement très-simple et d'une pratique facile. Mais Béniqué, comme la plupart des inventeurs, en exagérait singulièrement les résultats et surtout l'innocuité. Il a soigné quelques malades dans mon service et sous mes yeux; il a eu l'obligeance de m'en montrer beaucoup d'autres à sa consultation et, nombre de fois, je l'ai vu déterminer des spasmes de l'urèthre, des hémorrhagies, des cystites du col et des abcès de la prostate. Rarement le traitement s'achevait sans être entravé par quelqu'une de ces complications.

C'est que Béniqué ne voyait dans les rétrécissements que des obstacles mécaniques qui ne pouvaient être surmontés que par la force. Il s'inquiétait peu de leur nature ou de leur forme et il les traitait indistinctement de la même façon. S'il était forcé de se servir de sondes élastiques et de les placer à demeure, il les mettait de côté aussitôt qu'il avait ouvert une route à ses instruments et avant d'en avoir retiré quelque avantage sérieux, tant il craignait, en employant, même accessoirement, la dilatation inflammatoire, d'enlever à son procédé son caractère essentiellement mécanique. Aussi je dois dire que les accidents dont j'ai été témoin m'ont semblé tenir beaucoup moins au procédé lui-même qu'à la manière dont son auteur l'appliquait.

J'ai souvent fait usage des cathéters de Béniqué, et, d'après mon expérience, voici les règles à suivre pour s'en servir avec fruit.

Quand le rétrécissement est très-étroit, il faut nécessairement le dilater, afin de pouvoir introduire le plus petit des cathéters, qui a 4 millimètres de diamètre. Mais, alors même que la voie est assez large, on doit encore laisser des bougies à demeure dans le canal pendant quelque temps, comme si l'on voulait pratiquer la dilatation inflammatoire lente. Car, si l'on emploie d'emblée les cathéters, on est à peu près certain de provoquer des spasmes de l'urèthre et des hémorrhagies.

Lorsqu'on juge, par l'abondance de l'écoulement, que le tissu du rétrécissement est suffisamment ramolli, on peut faire usage des cathéters. On aura soin, toutefois, de commencer par les plus petits, de les introduire avec douceur, de n'en passer que deux ou trois dans chaque séance. A chaque nouvelle opération, on reprendra les deux derniers numéros dont on s'est servi, en n'y ajoutant qu'un autre numéro plus gros que les précédents d'un sixième de millimètre seulement. Si, pour accélérer la guérison, on se laissait aller à multiplier les cathétérismes ou à augmenter rapidement le volume des instruments, on provoquerait presque sûrement une révolte de l'urèthre et des écoulements de sang.

Quelquefois la dilatation, qui semblait marcher régulièrement, ne fait plus aucun progrès. Non-seulement le canal se refuse à l'introduction des plus gros cathéters, mais encore il se prête à peine au passage de ceux dont on s'était déjà servi. A ces signes, on reconnaîtra que les tissus n'ont subi qu'une modification incomplète. Il faudra développer dans leur épaisseur une nouvelle inflammation à l'aide de bougies à demeure, avant de revenir aux cathéters; car se sera le seul moyen de vaincre la résistance du rétrécissement.

J'appellerai tout particulièrement l'attention sur un point de la manœuvre opératoire auquel j'attache la plus grande importance : quand on pratique la dilatation avec des bougies coniques, il est nécessaire de les introduire jusque dans la vessie pour que leur corps se trouve en rapport avec la portion rétrécie de l'urèthre. Mais, les cathéters étant cylindriques, c'est-à-dire ayant le même volume dans toute leur longueur, on n'obtiendrait pas une dilatation plus grande du rétrécissement en les poussant jusque dans la vessie. — D'un autre côté, on ne peut méconnaître que des cathétérismes répétés tous les deux ou trois jours, et pendant un mois ou deux, ne sont pas sans inconvénients. L'introduction fréquente de corps durs et volumineux dans l'urèthre finit par fatiguer le col de la vessie et contondre la prostate.

Depuis longtemps j'ai renoncé à cette pratique. Après m'être assuré du siége du rétrécissement, je me borne à le dépasser de 1 ou 2 centimètres avec les cathéters. De cette façon, j'évite les abcès de la prostate et les cystites que j'avais si souvent observées dans ce mode de traitement.

J'ai dit, en parlant de la dilatation mécanique, que ses promoteurs, sans doute pour lui conserver son caractère propre, la présentaient comme pouvant suffire à la guérison de tous les rétrécissements; qu'ils assuraient n'avoir aucun besoin de faire intervenir l'inflammation pour modifier les tissus; qu'ils s'appuyaient même sur ce fait important, pour établir la supériorité de leurs procédés sur la dilatation inflammatoire; et j'ajoutais que leurs prétentions me paraissaient mal fondées. Le procédé de Béniqué, dans lequel l'action mécanique des instruments est plus lente et plus facile à suivre que dans les autres, m'en fournira de nouvelles preuves.

Nous avons déjà vu que dans les cas où la résistance des tissus forçait à suspendre l'emploi des cathéters, il fallait se servir des bougies à demeure pendant quelques jours. Mais choisissons un rétrécissement traité avec succès et exclusivement par les cathéters; puis voyons ce qui se passe. Avant le traitement, le rétrécissement est indolent; les premières introductions de cathéters sont facilement supportées. Au bout de six ou huit jours, le rétrécissement commence à devenir douloureux au toucher à travers les téguments, le cathétérisme provoque des souffrances et assez souvent un léger écoulement de muco-pus et quelquefois de sang. A quelle cause attribuer ces changements, si ce n'est à l'inflammation?

Dans le moment où les cathéters traversent l'urèthre, ils n'exercent, il est vrai, qu'une action mécanique, mais le passage répété d'instruments de plus en plus volumineux finit par l'enflammer. Les premiers cathéters luttaient contre un rétrécissement fibreux et résistant; les autres n'ont plus affaire qu'à un rétrécissement ramolli par l'inflammation et qui se prête plus facilement à la dilatation. Le travail inflammatoire est moins régulier qu'avec les bougies à demeure, mais il existe.

Pour montrer combien l'inflammation produite par l'introduction répétée des cathéters peut être profonde, je citerai en résumé deux faits pris parmi beaucoup d'autres. — Mathey-Doret, âgé de cinquante ans, entra dans mon service le 5 mai 1854. Il a eu deux uréthrites dont la première fut très-aiguë et accompagnée d'une cystite produite par des injections au nitrate d'argent. Depuis deux ans il a une assez grande difficulté d'uriner. L'exploration avec une sonde montre qu'il existe un rétrécissement à 8 centimètres du méat urinaire. En suivant l'urèthre avec les doigts, on trouve au même point une petite tumeur dure, aplatie, oblongue, du volume d'une demi-noisette et dans laquelle le canal se trouve enchâssé. —Le 6, introduction de deux bougies de cire et d'un cathéter de 4 millimètres.—Jusqu'au 12, on passe chaque matin trois cathéters dont le volume va en augmentant par cinquième de millimètre. Pour la première fois le malade accuse de la douleur pendant l'opération. Un grand bain est ordonné; on ne pratique plus le cathétérisme que tous les deux jours. — Le 28, on passe facilement un cathéter de 8 millimètres. Le malade continue à venir de temps en temps à la consultation. —Le 14 juillet, il a été revu. La miction s'opérait largement. *La tumeur qui existait au niveau du rétrécissement a disparu,* et c'est à peine si l'on trouve un peu d'induration dans le point qu'elle occupait.

Charbonnière fut reçu à Lariboisière, le 18 mai 1855, pour une rétention d'urine, produite par des excès de boissons. Il est sondé avec une petite sonde de 3 millimètres. Les accidents inflammatoires dissipés, on peut constater un rétrécissement à 13 centimètres du méat urinaire. En arrière des bourses, on reconnaît par le toucher qu'il existe une nodosité dure, aplatie, large et du volume d'un gros pois. L'étroitesse du rétrécissement n'était pas très-prononcée, car on put introduire un cathéter de 4 millimètres 2/6. Le traitement fut le même que dans le cas précédent, et il ne présente rien de particulier qu'un léger écoulement qui revint plusieurs fois. Le 23 juillet, le malade qui venait tous les six jours à la consultation pouvait se passer un cathéter de 7 millimètres 2/3. *Il restait à peine quelques traces de la nodosité située en arrière des bourses.*

Évidemment, chez ces deux malades, la disparition des petites tumeurs ne peut être attribuée uniquement à l'élargissement du canal. Il faut bien admettre que l'action mécanique des cathéters a déterminé dans leur épaisseur une inflammation profonde dont la conséquence a été la résorption d'une partie des tissus indurés.

En résumé : 1° La *dilatation inflammatoire atrophique* est de tous les procédés dont j'ai parlé le moins dangereux. Il convient aux rétrécissements simples.

2° La *dilatation inflammatoire ulcérative* doit être regardée, moins comme un moyen de traitement que comme un accident du procédé précédent.

3° Le *cathétérisme forcé*, malgré ses dangers, doit être conservé comme une opération de nécessité qui peut être très-utile dans certaines conditions que j'ai déterminées.

4° La *dilatation forcée* de Mayor est dangereuse, sans utilité, et doit être rejetée de la pratique.

5° La *dilatation rapide* de M. Perrève peut être utile dans le traitement des rétrécissements, mais c'est un procédé incomplet. La *divulsion* lui est très-supérieure.

6° La *dilatation brusque sur conducteur* est un procédé très-inférieur au précédent.

7° Les *injections forcées* sont un moyen impuissant.

8° La *dilatation mécanique lente* de Béniqué est un procédé insuffisant à lui seul, mais il est d'une très-grande utilité pour achever le traitement du rétrécissement et assurer leur guérison en produisant l'*atrophie* lente de leurs éléments contractiles.

CAUTÉRISATION.

J'ai déjà dit que les anciens attribuaient la plupart des dysuries à des caroncules ou carnosités développées sur le col de la vessie. Conséquents avec cette manière de voir, ils croyaient que le meilleur moyen de rétablir le cours des urines devait être de détruire ces végétations avec des caustiques. Tout ce que nous connaissons de leur pratique, à cet égard, ne remonte pas au delà du XVIe siècle.

Jean Rodriguez, juif portugais, plus connu sous le nom d'Amatus Lusitanus, est le premier médecin dont les écrits contiennent des renseignements détaillés sur le traitement des carnosités. En voici un aperçu : — Le malade était d'abord préparé à l'opération par des tisanes émollientes, des laxatifs et un régime sévère. Le chirurgien devait avoir à sa disposition une vingtaine de bougies de cire blanche, que l'on rendait plus solide par l'addition de résine de térébenthine et trois ou quatre bougies de plomb pour les cas où les premières seraient trop peu résistantes pour pénétrer dans l'urèthre. — Après avoir pratiqué, à quelque distance de l'extrémité de la bougie, une gouttière circulaire semblable à celle que présentent les fuseaux ordinaires pour recevoir le fil, il la remplit avec un onguent escharotique assez consistant pour ne point se détacher quand même on le tirerait avec les doigts. L'instrument, ainsi armé, est introduit dans le canal de façon que l'onguent se trouve en contact avec la carnosité. — Le malade garde la bougie à demeure; il ne la retire que pour uriner et la remet en place aussitôt après.

Au bout de sept ou huit jours de ce traitement, les carnosités doivent être détruites; on s'en aperçoit à l'expulsion de leurs débris, à l'écoulement d'un pus épais et à la sortie facile des urines. Pendant sept autres jours, il faut encore se servir, pour élargir le canal, d'une bougie simple, un peu plus grosse que celles qu'on a employées précédemment. Après ce laps de temps, on peut faire quelques injections détersives et l'on introduit dans l'urèthre une tige de plomb. Ce traitement demande un mois. — S'il y a des accidents tels que frissons, fièvre, etc., il est convenable de suspendre l'usage des bougies et de revenir, pour quelque temps, aux émollients (1). — (Amatus Lusitanus, *Curationum medicin. centuriæ*, 1620, p. 385 et suiv.)

Amatus rapporte en grande partie ce traitement à son maître Aldereto de Salamanque. Il l'avait seulement modifié en proscrivant les injections cicatrisantes faites prématurément, et il cite, à l'appui de son opinion, l'histoire d'un marchand nommé Hélius, qui était venu de Calabre à Ancône, où il s'était établi en 1549 pour se faire soigner. Il l'avait mis en très-bon état, lorsque, pendant une de ses absences, un

(1) C'est le même onguent que recommande Lacuna en l'attribuant à un nommé Philipe. Amatus relève cette erreur : il raconte qu'étant à Lisbonne il fut appelé par Philipe pour voir un de ses malades revenu d'Afrique en 1535, année où Charles-Quint s'empara de Tunis. C'était un jeune homme ayant des carnosités dans l'urèthre. Il le guérit, et à cette occasion il fit connaître son onguent à Philipe, qui, plus tard, s'en fit grand honneur à Rome et gagna beaucoup d'argent.

Francisco Diaz, contrairement à l'opinion d'Amatus Lusinatus, auquel il reproche de s'être grossièrement trompé, assure que ce traitement des carnosités appartient à Philipe. Celui-ci l'aurait inventé pour guérir Charles-Quint qui, guerroyant en Allemagne, souffrait cruellement d'une dysurie qui le mettait chaque jour en danger de mort.

« Es cierto por autenticos testigos, fue vn grande cirujano, Hamado Felipe, del inuictissimo » Rey de España, y Emperador Carlos-Quinto de buena memoria, estando en Alemania sirui- » endo a su Magestad en el dicho oficio de cirujano. Este pues padecia esta enfermedad ; y » era tan mal tratado della, que cada dia le traia al punto de la muerte...... Al fin como » inuentor y primer descubridor desta cura, al buen Felipe. » (*De las carnosidades de la verga*, libro tercero, p. 150.)

Il est souvent difficile de décider les questions de priorité, surtout quand elles appartiennent à des temps éloignés. Cependant si l'on songe qu'Amatus Lusitanus dit avoir fait part de ses connaissances à Philipe, en 1535, c'est-à-dire longtemps avant que Charles-Quint fît la guerre en Allemagne, qu'il ne réclame pas la priorité pour lui, mais pour en faire honneur à son maître Aldereto, on est très-porté à croire que la vérité est de son côté.

médecin théoricien (*medicus ex libro*) employa l'injection de Lacuna et le malade mourut.

L'onguent dont il se servait était ainsi composé : Prenez vert-de-gris, orpiment, vitriol de cuivre, alun de roche, de chaque 2 onces ; arrosez le tout avec du très-fort vinaigre ; porphyrisez-le ensuite et réduisez-le en une poudre très-fine : exposez-le un jour d'été au soleil ; arrosez ensuite la poudre de nouveau avec du vinaigre ; porphyrisez-la et exposez-la de même au soleil huit à neuf jours de suite, jusqu'à ce que le tout, étant réduit à la plus grande finesse, ait entièrement perdu son acrimonie et son mordant. La poudre ainsi préparée, prenez 2 onces de litharge et 4 onces d'huile rosat que vous ferez cuire jusqu'à consistance d'onguent. Prenez 2 onces de cet onguent et mêlez-le de manière à en faire un médicament un peu dur qui reste attaché à la bougie ou à la tige de plomb, et ne coule pas quand même on tirerait dessus avec les doigts. — Cet onguent se rapproche beaucoup de la poudre dont se servait Alexandre le Grec pour détruire les anciens polypes. (Bâle, 1556, liv. III, chap. VIII, p. 206.)

Ferri suivait une pratique presque en tout semblable à celle d'Amatus Lusitanus. Il indique une foule de médicaments pouvant servir à détruire les carnosités, et, parmi tous les onguents dont il donne la formule, il place en première ligne celui d'Alexandre le Grec. Mais, dit-il, quelque soit le caustique que l'on choisisse, il ne doit être ni liquide, ni trop mou, parce qu'il lèserait les parties saines de l'urèthre. — Au lieu de placer l'onguent dans une gouttière circulaire, il se borne à l'étendre sur l'extrémité de la bougie, dans la longueur d'un travers de doigt. — Comme la destruction des carnosités laisse les parties excoriées et ulcérées, les malades éprouvent souvent des douleurs aussi vives qu'avant l'opération ; alors, il est utile de faire des injections dans l'urèthre avec du lait d'ânesse, de vache, de femme, etc. ; enfin, des liquides émollients de toute sorte. — Pour empêcher la récidive des carnosités, un médecin prudent devra, dit-il, conserver le passage des urines en introduisant dans le canal des bougies enduites de beurre, d'huile de rose ou des tiges de plomb frottées de mercure cru. (*De caruncula sive callo*, chap. XII.)

Ainsi Ferri est beaucoup moins précis qu'Amatus Lusitanus. En ne plaçant plus l'onguent escharotique dans une gouttière creusée sur la bougie, il s'expose davantage à cautériser les portions saines de la muqueuse. Il se sert de bougies pour commencer et terminer le traitement, mais il n'en règle pas l'emploi.

Lacuna, qui fut surtout un compilateur, reproduit presque textuellement les écrits d'Amatus Lusitanus et de Ferri. Cependant il signale un fait de pratique assez curieux. Quelques médecins, que du reste il blâme, ne pouvant, dit-il, arriver jusque dans la vessie, placent l'onguent escharotique sur la pointe de la bougie, dont le contact prolongé doit rapidement détruire les carnosités. (C'est la cautérisation d'avant en arrière que nous retrouverons plus tard.) « *Sunt qui nequeuntes usque ad vesicam trajicere prædictum medicamen candelæ mucroni adaptant, sperantes assiduo contactu illius tumorem præter naturam se brevi demolituros.* »

Ambroise Paré, quoiqu'il n'en fasse aucune mention, connaissait évidemment les travaux des chirurgiens dont je viens de parler, puisqu'il leur a emprunté une partie des formules et des préceptes qu'il a donnés. Il avait seulement modifié leur pratique dans quelques parties : comme eux, il se servait de bougies escharotiques, mais, le plus souvent, il commençait par déchirer et *comminuer* les carnosités avec une sonde, avant de les cautériser. En agissant ainsi il avait pour but de *décharger les parties* et de permettre au caustique de faire plus librement son opération.

Ferri, avant lui, avait conseillé ce moyen, mais seulement dans les cas où les carnosités étaient très-dures; et, loin de redouter l'écoulement de sang, il le regardait comme une bonne chose, pourvu qu'il provînt des carnosités. « *Nec est cur sanguinis effusionem per hæc instrumenta timeamus, saluberrima enim ea est, dum modo ex carunculâ ipsâ (nec aliter) effundatur.* » *Loc. cit.*, cap. IX.)

Lacuna, au contraire, considère ce moyen comme dangereux; il ne peut, dit-il, qu'effrayer le médecin et le malade. « *Catheter solet excitare graves hæmorrhagias et quæ medicis juxta et ægrotis maximum terrorem incutiunt.* » *Method. cogn. et extic.*, etc., page 42.)

Mais deux points distinguent la pratique d'Ambroise Paré : c'est d'abord qu'au lieu de bougies enduites d'onguents escharotiques, il introduisait dans l'urèthre une canule de métal percée sur le côté d'une ouverture par laquelle il portait le caustique directement sur les carnosités. De cette façon, il pratiquait une cautérisation latérale et risquait moins d'intéresser les parties saines du canal.

Ensuite, comme Amatus Lusitanus et Ferri, il se sert de bougies enduites d'un onguent dessiccatif et de verges de plomb pour guérir les ulcères qui résultent de la destruction des carnosités, mais il recommande d'employer *les plus grosses que le patient pourra endurer.* — Ce fait est très-important à noter, car il montre que si A. Paré partageait l'erreur de ses contemporains sur l'existence de carnosités dans le canal et la néçessité de les cautériser, il avait été conduit par l'expérience à pratiquer la dilatation pour achever la guérison (1).

Huit ans après la mort d'A. Paré, en 1598, Loyseau, chirurgien de Bergerac, ayant été appelé par Henri IV, qui souffrait depuis longtemps d'une dysurie, le traita par la cautérisation. Le soulagement qu'il apporta aux souffrances de son illustre malade eut un retentissement d'autant plus grand qu'on avait fait un secret des moyens qui avaient été employés.

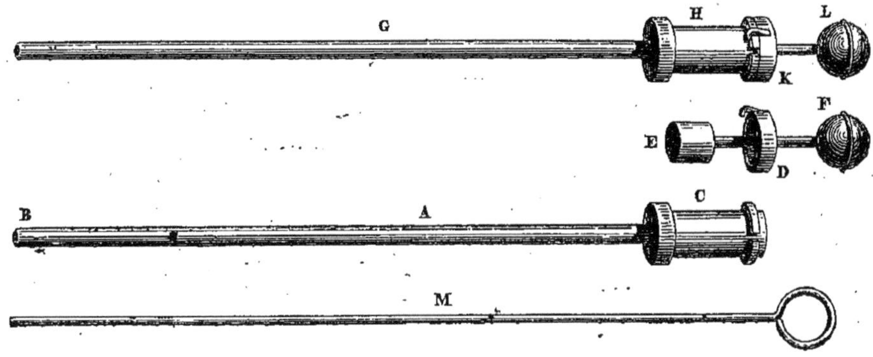

FIG. 43.

A. Corps de la canule.
B. Extrémité antérieure de la canule.
C. (*Pyxis*) Petite boîte destinée à recevoir l'onguent escharotique.
D. (*Impulsorium*) Couvercle de la petite boîte.
E. Piston qui, introduit dans la boîte, chasse l'onguent dans la canule.
F. Manche du piston.
G. Instrument chargé.
H. Petite boîte remplie d'onguent.
K. Couvercle fermant la boîte.
L. Piston.
M. (*Virgula*) Stylet qui, introduit dans la canule quand elle est remplie d'onguent, sert à pousser le médicament sur la caroncule.

Pourtant ils différaient bien peu de ceux dont se servaient tous les chirurgiens de cette époque. — Loyseau, après avoir détruit les carnosités avec une pommade composée de beurre frais et de poudre de feuilles de sabine séchées à l'ombre, lavait le canal avec des injections émol-

(1) Pour mesme effect, on usera de verges ou sondes de plomb, les plus grosses que le patient pourra endurer, et icelles mettre dans la verge iusques sus les dits ulcères, les ayant premièrement frottées de vif-argent, et les y tenir jour et nuict le plus long temps que le patient pourra. Elles ont vertu de deseicher, cicatriser et dilater le conduit de l'urine, sans aucune douleur, et gardent que les parois des ulcères ne se touchent (liv. XIXe, chap. XXVIII de *La grosse vérolle*).

lientes. Il cicatrisait ensuite les parties avec des préparations de tuthie et d'antimoine. Enfin, il terminait la guérison en passant dans l'urèthre des cathéters de plomb frottés de mercure cru et purifié.

Cette pratique se rapproche beaucoup de celle d'Amatus Lusitanus, de Ferri, de Lacuna et d'Ambroise Paré, mais elle s'en distingue en cela, que la cautérisation était opérée d'avant en arrière et avec assez de précision, à l'aide d'un instrument particulier. Celui-ci se compose d'une canule de métal dans laquelle on faisait pénétrer le médicament escharotique au moyen d'un petit appareil entièrement semblable à celui d'une seringue. La canule une fois remplie, on l'introduisait dans l'urèthre jusqu'à l'obstacle et avec un stylet d'argent on poussait le médicament sur la carnosité (1).

Nous avons vu que du temps de Lacuna on pratiquait déjà la cautérisation d'avant en arrière avec une bougie emboutie d'un caustique. Mais l'instrument de Loyseau était beaucoup plus sûr que ces bougies armées et même que la canule fenêtrée d'Ambroise Paré.

La guérison de Henri IV ne pouvait qu'augmenter la faveur dont jouissaient les escharotiques. Cependant quelques médecins instruits en avaient déjà compris les dangers.

Théodore Turquet de Mayerne raconte, dans ses lettres, qu'il a vu mourir en peu de jours et dans d'affreuses douleurs un malade dans l'urèthre duquel on avait introduit un médicament irritant. — Il recommande l'emploi des cathérétiques doux portés dans le canal avec une bougie, car il a parfaitement guéri de cette façon un homme qui n'urinait que goutte à goutte et avec les plus grands efforts. — Quand l'ulcère a été irrité par des onguents, on peut, en quelques jours, faire cesser le gonflement de ses bords avec des médicaments émollients.

Enfin, ajoute-t-il, *le vrai secret pour guérir les caroncules consiste à aller lentement plutôt qu'à se hâter* (2).

(1) « In pyxidem immittitur unguentum, quod mediante impulsorio in canalem impelli » et intrusi debet. E canali foras et super tuberculum effundi debet unguentum, styli in cana- » lem immissi ope. Debet autem canalis in urethram immitti et carunculam extremitate sua » peforata attingere. » (*Loselli medici de internorum morborum curatione*, 1617, p. 213.)

(2) Théodore Turquet de Mayerne avait été déclaré indigne par la Faculté de Paris (*propter temeritatem et ignorantiam*), pour avoir introduit dans l'urèthre de Henri IV un instrument pointu afin d'ouvrir une voie aux urines. Le roi qui avait été soulagé, malgré la décision de la Faculté, l'aurait gardé pour médecin, s'il n'eût été huguenot. — Turquet se retira à Londres, où il fut pris pour médecin par Jacques Ier, roi d'Angleterre. On trouve dans une de ses lettres écrite à Fabrice Guillaume de Hilden, dans les premiers mois de 1616, les passages suivants : « Nobili cuidam Parisiensi caruncula laboranti cum chirurgus » medicamentum acre siphone in ductum urinarium infudisset, protinus dolor ingens exortus

Dans ce court résumé historique, il est curieux de retrouver les principaux procédés de la cautérisation. Les instruments mêmes, dont on se servait pour l'appliquer, étaient sans doute très-imparfaits, et pourtant ils ont plus d'un point de ressemblance avec ceux qu'on emploie aujourd'hui.

Amatus Lusitanus, avec sa bougie creusée circulairement, comme un fuseau, par un sillon dans lequel on mettait un onguent escharotique, et Ambroise Paré, avec sa canule fenêtrée, avaient trouvé la *cautérisation latérale*. — Les chirurgiens qui, au dire de Lacuna, plaçaient les médicaments à l'extrémité de la bougie, opéraient la *cautérisation d'avant en arrière*. C'est aussi ce que faisait Loyseau avec sa canule droite servant à pousser de la poudre de sabine jusque sur le rétrécissement, tout en protégeant les parois saines de l'urèthre.

Sous le rapport du *Manuel opératoire*, les chirurgiens de cette époque étaient assez avancés, mais ils ne se servaient pas d'escharotiques assez énergiques. Avec l'alun de roche, le minium, la tuthie, la sabine, etc., etc., ils auraient eu peine à réprimer des végétations fongueuses de l'urèthre et, à plus forte raison, ils ne pouvaient détruire les tissus durs qui constituent les vrais rétrécissements. Ces substances irritantes provoquaient fréquemment une inflammation des plus graves dont la mort pouvait être la suite, comme l'ont constaté Turquet de Mayerne, Giraud et beaucoup d'autres. Cependant on ne peut nier que cette pratique, toute dangereuse qu'elle était, n'améliorât quelquefois l'état des malades; mais ces résultats heureux n'étaient pas dus aux escharotiques qui étaient évidemment insuffisants. Ils ne peuvent être attribués qu'à l'action des bougies employées pour introduire les matières médicamenteuses dans l'urèthre, à ces verges de plomb que Paré *voulait aussi grosses que le patient pouvait les endurer* et dont la vertu était de *sécher, cicatriser et dilater le conduit de l'urine.*

Ce que je dis des caustiques est, à plus forte raison, applicable aux bougies médicamenteuses. Impuissantes à détruire les rétrécissements elles ne pouvaient que les dilater, et cela aux prix de dangers assez

» est. Sequuta deinde inflammatio et febris, urinaque plane suppressa fuit, et intra paucos » dies maximo cum cruciatu vivere desiit..... Sæpius iterata cathæretici per cereolum » applicatione, totam absumpsi carunculam...... Ita contigit Generoso nostro ægro, qui nunc » Dei optimi maximi beneficio tam immunis est à chronico et jam pene in habitum converso » morbo, quam fuit unquam; patet regia seminis et urinæ via atque amplo, continuo, recto » filo redditur lotium quod nuperrime stillatim magno etiam conamine exprimebatur.

» Verum, mi Fabrici, hoc tibi sit a me in carunculæ curatione secretum, plus cunctando » quam festinando promoveri. »

grands. Saviard avait vu un malade périr vingt-quatre heures après l'introduction d'une de ces bougies, et il s'était élevé avec force contre leur usage (*Rec. d'observ. de chirurg.*, 1784, p. 262). — La plupart des chirurgiens instruits les condamnaient et, vers la fin du dernier siècle, Desault et Chopart n'employaient plus que des bougies de cire ou de gomme élastique. Il est probable que les caustiques allaient être complétement abandonnés si Hunter et Everard Home, à l'exemple de Roncalli et de Richard Wiseman, n'eussent remplacé les escharotiques des anciens par le nitrate d'argent et fait de la cautérisation une véritable méthode.

Mécanisme. — A cette époque on ne croyait plus à l'existence de carnosités dans l'urèthre. Mais, pour mieux connaître la structure des rétrécissements, on ne les considérait pas moins comme des obstacles qu'il était nécessaire de dilater ou de détruire. Pour obtenir ce dernier résultat qui paraissait le plus radical à quelques chirurgiens, il fallait un caustique assez énergique et qui pût être manié avec sécurité; or, le nitrate d'argent présentait à un haut degré toutes ces conditions. Sa ténacité permet de le tailler comme un crayon; il est fusible et, en prenant quelques précautions, on peut le couler dans la cuvette ou la rainure d'un instrument. Il est soluble dans l'eau et le mucus, mais il se dissout assez lentement pour qu'il soit facile de limiter ou d'étendre son action; enfin, il est assez puissant pour mortifier, au besoin, une couche épaisse de parties molles.

Quelques chirurgiens lui ont contesté cette dernière propriété, mais les faits cliniques leur donnent tort. Lorsqu'on a laissé un crayon de nitrate d'argent dans l'urèthre pendant plusieurs minutes, les malades rendent, en urinant, des eschares plus ou moins grandes, dont quelques-unes ont plus d'un millimètre d'épaisseur. On pourrait les prendre, au premier abord, pour des fausses membranes, mais leur ténacité montre évidemment qu'elles sont formées par des tissus sphacélés. D'un autre côté, nous verrons plus tard qu'Everard Home, avec sa bougie armée, est parvenu à traverser des rétrécissements durs et très-longs; qu'il lui est même arrivé, plus d'une fois, de perforer le canal et de creuser des fausses routes profondes dans l'épaisseur du périnée.

On est donc forcé d'admettre que le nitrate d'argent mis en contact, pendant un temps suffisant, avec un rétrécissement, peut le détruire. Il est vrai, comme je le montrerai plus loin, qu'il aura détruit, en même temps, les parois du canal, que, dans le point où siégeait le rétrécissement, l'urèthre n'existera plus, et sera remplacé par un tuyau fibreux. Nous verrons ce que devient par la suite ce nouveau canal, mais, du moins pour un temps, l'obstacle qui s'opposait au cours des urines aura été levé.

Voilà le fait capital qui a frappé tout d'abord et sur lequel s'appuyaient les partisans exclusifs de la cautérisation. On vit plus tard qu'elle pouvait encore agir d'une autre façon, et qu'en ne prenant qu'une part dans le traitement des rétrécissements, elle pourrait, peut-être, rendre de plus grands services.

Lorsque la cautérisation est de courte durée, elle ne produit plus qu'une perte de substance superficielle et tout à fait insignifiante. Mais, si mince que soit l'eschare, son élimination ne peut avoir lieu sans qu'il ne s'établisse, dans les tissus sous-jacents, des phénomènes inflammatoires. Ce travail, analogue à celui que provoquent les bougies laissées à demeure dans l'urèthre, est sans doute moins profond et moins durable. Cependant il existe; il est suffisant pour modifier le mode de vitalité des parties, et il sera d'autant plus marqué que les cautérisations auront été plus répétées et plus fortes. Employé de cette façon, le nitrate d'argent ne détruit plus le rétrécissement; il en augmente à peine le calibre; mais il provoque une inflammation qui paralyse les tissus contractiles de l'urèthre, diminue momentanément leur résistance et les rend accessibles à une autre force; en un mot il rend le rétrécissement plus facilement dilatable.

Tels sont les effets très-différents obtenus par les caustiques. Il est important de ne pas les perdre de vue, si l'on veut bien se rendre compte des divers procédés dont je vais parler.

Procédés opératoires. — Il existe plusieurs manières de pratiquer la cautérisation. Elles peuvent toutes être rattachées à deux procédés. — 1° Avec l'un, on attaque directement le rétrécissement; c'est la *cautérisation d'avant en arrière.* — 2° Avec l'autre on pénètre dans le rétrécissement pour agir latéralement sur ses parois; c'est la *cautérisation latérale.* — Leroy avait proposé un troisième procédé qui consistait à cautériser le rétrécissement d'arrière en avant; je n'en dirai que peu de mots parce qu'il ne doit pas trouver place dans la pratique.

A. — CAUTÉRISATION D'AVANT EN ARRIÈRE.

Procédé de Hunter. — Nous avons déjà vu que cette façon d'appliquer la cautérisation avait été mise en usage par quelques chirurgiens vers le milieu du XVIe siècle, et par Loyseau, en 1598. Roncalli et Wiseman furent les premiers qui se servirent du nitrate d'argent, sans toutefois se rendre parfaitement compte du profit qu'on pouvait en tirer, et sans régler la manière dont il fallait l'employer. Ce dernier se bornait à porter un petit morceau de caustique à l'entrée du rétrécissement et l'y abandonnait sans trop s'inquiéter des désordres qu'il pouvait produire sur les parties voisines.

Hunter agissait tout autrement, et il s'est approprié le procédé de la cautérisation antéro-postérieure en réglant la manœuvre de l'opération, en précisant les circonstances dans lesquelles on devait l'appliquer, et enfin, en déterminant les avantages qui s'y trouvait attachés. Il l'employa, pour la première fois, en 1752. — Depuis six mois, il soignait un jeune ramoneur d'un rétrécissement dans lequel il n'avait pu faire pénétrer la bougie la plus fine. Alors, il imagina de se servir de cire à cacheter pour fixer, au bout d'un fil d'archal, un petit morceau de nitrate d'argent qu'il porta, au moyen d'une canule d'argent, jusque sur le point rétréci de l'urèthre. Il ne laisse le caustique en contact avec le rétrécissement que pendant une minute. Trois fois il renouvelle cette opération, à deux jours d'intervalle, et, après chacune d'elles, le malade urine mieux. Il va faire une quatrième cautérisation quand, sans le vouloir, il franchit le rétrécissement avec la canule ; à partir de ce moment, il revient aux bougies avec lesquelles il achève la guérison. — Dans ce cas, la cautérisation n'avait été pour Hunter qu'une opération accessoire, un moyen utile pour préparer et permettre l'introduction des bougies ; mais, dès qu'il le put, il reprit la dilatation qu'il avait adoptée comme méthode générale du traitement des rétrécissements.

Malgré le succès qu'il avait obtenu, Hunter comprit combien son porte-caustique était défectueux. Il en fit un autre moins imparfait composé d'une canule ouverte par les deux bouts, et d'un mandrin, dont l'une des extrémités arrondie peut servir d'embout, et dont l'autre est façonnée en manière de porte-crayon pour recevoir un morceau de nitrate d'argent. Pour pratiquer la cautérisation, on commence par introduire dans l'urèthre la canule garnie de l'obturateur, afin de ménager les parois du canal, et on la pousse jusque sur le rétrécissement. On retire alors le mandrin et on le retourne de façon à remplacer son bout arrondi par celui qui est armé du caustique. — Avec cet instrument, on ne pouvait cautériser que les rétrécissements de la portion droite de l'urèthre. Hunter imagina de remplacer sa canule par la sonde de Solingen après en avoir percé d'un trou et courbé légèrement l'extrémité rigide. Au moyen de cette modification, il eut un instrument flexible qui lui permettait d'arriver jusque dans les parties les plus reculées de l'urèthre.

Outre les inconvénients propres aux sondes de Solingen et de Roncalli (voy. page 55), ce porte-caustique en a encore un autre plus sérieux. C'est que dans le temps de l'opération où l'on pousse le mandrin en avant, le coulant du porte-crayon peut, en frottant contre les spirales de la sonde, être ramené en arrière, et le nitrate d'argent, n'étant plus suffisamment maintenu, risque de rester dans le canal. Aussi, ne suis-je pas étonné de lire dans une note de Babington, que Hunter, dans les dernières années de sa vie, ne se servait plus que de la *bougie armée*. (*Œuvr. compl. de Hunter*, tome II, page 318.)

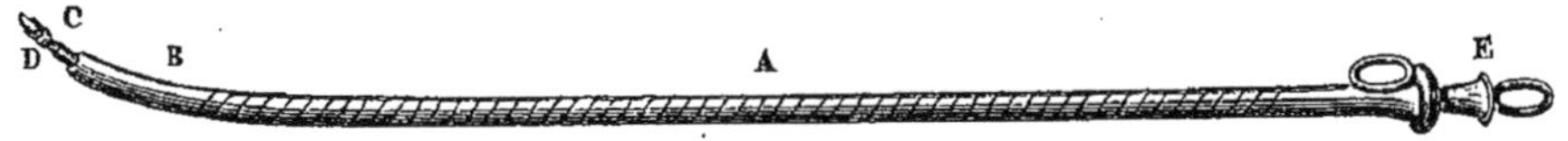

FIG. 44. — Porte-caustique de Hunter.

A. Canule de Solingen formée d'une lamelle d'argent roulée en spirale.
B. Extrémité antérieure légèrement recourbée et ouverte.
C. Porte-crayon.
D. Crayon de nitrate d'argent taillé en pointe.
E. Talon du mandrin porte-caustique.

A cette époque, où la cautérisation jouissait d'une grande faveur en Angleterre, les fabricants préparaient ces instruments avec le plus grand soin. Au moyen d'un petit moule approprié à cet usage, ils ménageaient dans le bout de la bougie un vide assez grand pour loger un crayon ordinaire de nitrate d'argent. Celui-ci, une fois enchâssé dans l'épaisseur de la bougie, se trouvait recouvert de cire de tous les côtés, excepté en avant. Ce porte-caustique est très-simple et facile à se procurer. Tout chirurgien peut le préparer en quelques instants avec une bougie de cire et un fragment de nitrate d'argent. Mais ces légers avantages sont largement atténués par de graves défauts.

Avec quelque soin qu'on enveloppe le caustique et avec quelque rapidité qu'on introduise la bougie, il est difficile de ne toucher que le rétrécissement. Lorsque le nitrate est taillé comme un crayon, il ne peut être recouvert de cire jusqu'à son extrémité; sa pointe, alors, en écartant les parois du canal, les intéresse nécessairement, et si, dans son chemin, elle rencontre le moindre obstacle, elle est exposée à se briser. Quand il est coupé carrément et parfaitement garni de cire sur les côtés, ces accidents sont moins à craindre. Mais encore, dès que le canal commencera à diminuer de calibre, la bougie se trouvera arrêtée, et la surface plane du caustique portera sur les parties qui bordent l'entrée du rétrécissement sans pénétrer dans sa cavité.

Si l'obstacle siége dans la région membraneuse, il est impossible d'arriver sur lui avec quelque précision. On aura beau donner une courbure convenable à la bougie, celle-ci se redressera dans la portion droite de la verge; en arrivant au-dessous du pubis son extrémité tendra à se porter en arrière, et l'action du caustique s'exercera principalement sur la paroi inférieure du canal. Enfin, quand il existe un spasme de l'urèthre, et que la bougie chemine difficilement, la cire, ramollie par la chaleur du corps, peut être refoulée en arrière, et le nitrate d'argent, dépourvu de soutien, tombera dans le canal.

Procédé d'Everard Home. — Everard Home, parent et contemporain de Hunter, lui emprunta la bougie armée et la cautérisation d'avant en arrière, mais il en fit un tout autre usage. Au lieu d'employer ce procédé avec réserve pour faciliter le passage des bougies ordinaires, il l'appliquait dans tous les cas, et voulut le transformer en une méthode exclusive de traitement.

Pour s'assurer du siége du rétrécissement et préciser le point sur lequel devait porter la cautérisation, il commençait par introduire dans l'urèthre une bougie emplastique du même volume que la bougie armée dont il devait se servir. Après l'avoir enfoncée aussi loin que possible, il la marquait d'une coche avec l'ongle, au niveau du méat urinaire, et la retirait. Une marque semblable était faite à la même hauteur sur la bougie armée qui, à son tour, devait être poussée jusque sur l'obstacle contre lequel on la pressait doucement pendant une minute ou deux. Cette opération était répétée tous les deux jours, aussi fréquemment qu'il était nécessaire pour que la bougie armée, ayant détruit le rétrécissement, pénétrât librement jusque dans la vessie. Afin d'achever la guérison, il fallait encore, pendant quelque temps, passer des bougies emplastiques dans l'urèthre. (*Home's treat.*, t. I, p. 136, etc.)

Voilà donc en présence deux modes très-différents de cautérisation d'avant en arrière. Avec l'un on détruit le rétrécissement et tout est dû à l'action du caustique. Avec l'autre le caustique ne remplit qu'un rôle secondaire : il modifie l'entrée du rétrécissement, prépare la voie aux bougies et n'est qu'un moyen accessoire de la dilatation.

Tout chirurgien instruit peut juger à l'avance des dangers auxquels doit exposer une cautérisation opérée avec une bougie molle, armée d'un fort morceau de nitrate d'argent, cheminant sans guide dans un canal aussi difficile à traverser que celui de l'urèthre et détruisant, sans distinction, les tissus sains et les parties malades. Mais pour s'en faire une juste idée, il faut lire les faits rapportés par Everard Home lui-même.

Le plus souvent, il faisait de dix à vingt cautérisations, quelquefois deux cents, cinq cents, et sur un malade il en porta le nombre à douze cent cinquante-huit. (*Loc. cit.*, t. III, p. 119.) Quels désordres devaient résulter de pareilles manœuvres ! C'était tantôt des fausses routes profondes et incurables, tantôt des hémorragies abondantes qui mettaient les malades à deux doigts de leur perte. Dans un cas, l'écoulement du sang fut si considérable, qu'il résista à une compression énergique exercée sur le périnée et se porta du côté de la vessie qu'il remplit entièrement. (*Loc. cit.*, t. III, p. 257.) — Assez fréquemment, l'inflammation était si forte que le cours des urines était complétement arrêté. Home raconte qu'à la suite de cet accident, il fut obligé, cinq fois, de pratiquer la ponction de la vessie. Deux des opérés succombèrent et les trois autres n'échappèrent à la mort qu'après avoir couru les plus grands dangers.

Si, malgré ces cautérisations profondes et répétées, la maladie venait à se reproduire, il l'attribuait à ce que, la bougie armée dont on s'était servi étant de trop petit calibre, la totalité du rétrécissement n'avait pas été détruite ; aussi recommande-t-il que le crayon de nitrate d'argent soit assez gros pour remplir, à peu de chose près, le canal. — Quand le nitrate d'argent venait à se briser ou à se détacher de la bougie, Home ne faisait aucune tentative pour le retirer de l'urèthre ; il se contentait de le pousser contre le rétrécissement et ne voyait, dans cet accident, que le moyen d'avoir une guérison plus prompte et plus radicale.

Ce court résumé suffira, je pense, à prouver combien le procédé de Home est aveugle et dangereux. Aujourd'hui, il est abandonné. Cependant je devais en parler, non-seulement dans un intérêt historique, mais encore parce que les rares succès qu'il a fournis me serviront à montrer, plus loin, quel parti on peut tirer de la cautérisation pour détruire les rétrécissements, dans quelques cas exceptionnels.

La cautérisation d'avant en arrière, pratiquée avec prudence et uniquement dans le but de modifier quelque disposition particulière des rétrécissements, pourra, au contraire, rendre de véritables services.

Quelquefois, chez un malade affecté de rétrécissement, le jet de l'urine est encore assez fort pour permettre de croire que le calibre de l'urèthre n'est pas considérablement diminué et pourtant il est impossible d'y faire pénétrer la bougie la plus fine. On sent que la pointe de l'instrument s'embarrasse dans un lacis de petites brides où elle se trouve arrêtée. Évidemment ce n'est pas l'étroitesse du canal, mais la disposition des parties qui s'oppose à son passage. Du moment où, au moyen de quelques cautérisations légères, on sera parvenu à régulariser l'entrée du rétrécissement, le cathétérisme deviendra possible. C'est ce qui est arrivé à Hunter pour le petit ramoneur qu'il traitait inutilement depuis six mois. Tandis qu'il s'occupait à détruire le rétrécissement, il le franchit tout à coup, et au moment où il s'y attendait le moins, avec la canule du porte-caustique.

Chez d'autres malades, dès que la bougie pénètre dans le rétrécissement, elle provoque de très-vives souffrances, et il est impossible de la faire avancer. Elle était entrée avec facilité et, en la retirant, on sent qu'elle est fortement serrée. C'est que la muqueuse est enflammée au voisinage du rétrécissement, et le moindre contact d'un corps étranger avec les parties malades éveille des contractions spasmodiques du canal. Ici, quelques cautérisations légères suffiront pour modifier la surface de la muqueuse, et pour apaiser son extrême sensibilité. En même temps l'inflammation qu'elles auront développée, paralysant, dans une certaine mesure, les contractions de l'urèthre, il sera facile de traverser le rétrécissement.

Dans ce dernier cas on peut se servir d'une bougie de cire dont l'extrémité a été roulée dans une poudre très-fine de nitrate d'argent, car la cautérisation doit être très-superficielle et porter en même temps sur une certaine étendue. Mais quand il s'agit de détruire quelques brides fibreuses et de régulariser l'entrée d'un rétrécissement, il faut employer un porte-caustique dont l'action sera plus énergique et plus limitée.

Leroy avait imaginé un instrument qui pourrait servir assez bien à cet usage. Il se compose : 1° d'une canule de gomme élastique à courbure fixe, garnie à ses deux bouts d'une virole métallique ; 2° d'un mandrin obturateur; 3° d'un second mandrin terminé par une chaîne de Vaucanson portant à son extrémité une petite cupule de platine destinée à recevoir le nitrate d'argent. — Ce porte-caustique est plus sûr que le porte-crayon de Hunter; il a pourtant ses inconvénients. La chaîne de Vaucanson n'ajoute pas beaucoup à la flexibilité du mandrin; comme, pour être solide, elle doit toujours avoir un certain volume, elle ne glisse pas facilement dans la canule de gomme dont la surface intérieure n'est jamais très-polie. — Quoique Leroy recommande de s'assurer, avant de faire l'opération, que le nitrate d'argent est bien adhérent à la cupule, celui-ci peut s'en détacher quand il est mouillé par les mucosités de l'urèthre. — Enfin, le caustique présentant, comme dans la bougie armée, une coupe plane, agit sur une surface trop large, tandis que s'il était taillé en pointe il ne toucherait que l'entrée du rétrécissement.

Je me sers, depuis longtemps, d'un instrument plus simple et beaucoup plus sûr. Il est composé : 1° d'une canule ; 2° d'un mandrin.

La canule est d'argent, cylindrique, droite ou courbe suivant que l'on veut porter la cautérisation dans la portion droite ou courbe de l'urèthre. Son volume doit être de 6 ou 7 millimètres afin de bien écarter les parois du canal, et de permettre au mandrin de glisser facilement dans sa cavité. — Le mandrin est formé d'une tige d'argent de la grosseur d'un stylet ordinaire, assez flexible pour qu'on puisse, au besoin, lui donner aisément une courbure semblable à celle de la canule. L'une de ses extrémités, plus volumineuse que l'autre, forme une sorte de cylindre qui sert d'obturateur; l'autre est terminée par un petit renflement olivaire présentant, à sa surface, de légères aspérités. — Pour armer l'instrument, on trempe l'olive dans du nitrate d'argent fondu, et on la retire couverte d'une couche de caustique. Cette sorte de coque est mince et très-adhérente : elle suffit pour cautériser le rétrécissement et l'on n'aura aucune crainte de la voir se détacher.

Voici comment on pratique la cautérisation : le malade étant couché et placé comme pour subir l'opération du cathétérisme, le chirurgien se tient debout et à sa gauche. Avec la main droite il prend la canule, garnie de son obturateur, et l'introduit dans l'urèthre jusque sur le rétrécissement. Soutenant le gland à sa base, entre l'annulaire et le médius de la main gauche, il étend légèrement la verge sur la canule qu'il saisit entre le pouce et l'index. La canule et la verge, étant ainsi maintenues immobiles, le chirurgien, avec sa main droite devenue libre, retire le stylet, le retourne et porte son olive couverte de caustique jusque sur le rétrécissement, contre lequel il la presse doucement pendant vingt ou trente secondes. Après cette courte cautérisation, il retire de nouveau le stylet, et, prenant une petite seringue qu'un aide lui présente toute chargée, il fait, dans la canule, une injection d'eau pour laver les parties cautérisées et entraîner les parcelles de nitrate d'argent et les mucosités concrètes qui pourraient rester dans le canal.

L'opération est répétée tous les deux ou trois jours; mais, avant de la pratiquer, il faut, à chaque fois, chercher à introduire une petite bougie, car on y parviendra souvent au moment où l'on s'y attendait le moins. Avec cette cautérisation légère, on n'a, comme je l'ai dit, d'autre but que de faire cesser un spasme de l'urèthre, ou de détruire des brides cicatricielles qui cachent ou dévient l'entrée du rétrécissement. Il n'est donc pas nécessaire de la prolonger. On peut y revenir, au besoin, plusieurs fois; ce qui vaudrait beaucoup mieux que de développer une inflammation trop forte et d'exposer le malade à une rétention d'urine.

B. — CAUTÉRISATION LATÉRALE.

De tous les procédés employés par les chirurgiens qui se sont occupés de guérir les carnosités de l'urèthre, la cautérisation latérale est le plus ancien. Presque entièrement oublié à l'époque où Everard Home mit en vogue la cautérisation d'avant en arrière, il fut repris par Arnott, en 1819, et, trois ans plus tard, par Ducamp. Celui-ci comprit, beaucoup mieux que ses devanciers, les difficultés de cette opération délicate, et il imagina des instruments très-ingénieux, qui lui permirent de la pratiquer avec plus de sécurité qu'on ne l'avait fait jusqu'alors. Comme la plupart des novateurs, il s'exagéra les mérites et les résultats de son invention, mais sa pratique n'en mérite pas moins d'être examinée avec soin.

Procédé de Ducamp. — Tous les instruments dont se servait Ducamp étaient gradués, car il affichait une grande prétention à la précision dans sa manœuvre opératoire.

Un rétrécissement étant donné, voici comment il procédait à son traitement. : Il commence par introduire dans l'urèthre une sonde de gomme élastique, cylindrique, ayant 6 millimètres de diamètre; il l'enfonce aussi loin que possible, et le point où elle est arrêtée indique le siége de l'obstacle. Cette première notion acquise, il lui faut rechercher où se trouve l'ouverture du rétrécissement et quelle est son étroitesse. Pour cela, il se sert d'une *sonde exploratrice*, plus connue sous le nom de *porte-empreinte*. C'est encore une sonde de gomme élastique, du même volume que la première, légèrement conique, portant, à son extrémité antérieure, un pinceau de duvet de soie qu'on trempe dans un mélange, par parties égales, de cire jaune, de diachylon, de poix de cordonnier et de résine: on a, de cette façon, une petite masse emplastique, tenace et malléable tout à la fois, que l'on pétrit entre les doigts pour lui donner un volume égal à celui de la sonde. On introduit dans le canal l'instrument ainsi préparé, après l'avoir préalablement enduit d'un corps gras, et on le pousse avec douceur contre le rétrécissement. Une pression de quelques instants, modérée mais bien soutenue, suffit pour que le pinceau, imprégné de matière emplastique, se moule sur l'obstacle. Alors, on retire le porte-empreinte avec précaution, et l'on doit trouver, à son extrémité, une saillie ou appendice, dont la grosseur et la position indiqueront l'étroitesse du rétrécissement et le côté du canal où se trouve son entrée. — Quand le rétrécissement est situé dans les parties reculées de l'urèthre, il est indispensable d'avoir une sonde à empreinte courbe, ou de mettre dans la cavité de la sonde droite de gomme élastique une tige de plomb à laquelle on donne la courbure qu'on juge convenable.

Dans cet examen préparatoire, on n'a pour objet que d'étudier la disposition des parties. Maintenant, il faut pénétrer dans le rétrécissement, l'élargir et frayer une voie suffisante au porte-caustique. A cet effet, on a recours à la dilatation simple par les bougies.

Ici Ducamp se sert de conducteurs, dont la forme varie suivant la place où se trouve l'entrée du rétrécissement. Quand celle-ci occupe le centre du canal, une sonde ordinaire de gomme élastique, ouverte par les deux bouts, suffira pour guider la bougie; mais, quand elle est déviée vers une des parois de l'urèthre, il emploie des sondes ayant à leur extrémité un renflement latéral qui en porte l'ouverture du côté opposé (voy. p. 163). La bougie, renfermée dans la sonde, suit nécessairement la direction de son conduit; elle ne peut, ni se plier, ni vaciller, et l'on dirige à volonté sa pointe à droite ou à gauche, en haut ou en bas, vers l'orifice qu'elle doit traverser. Lorsqu'on est parvenu à franchir le rétrécissement, on laisse la bougie en place ainsi que la sonde conductrice pendant une demi-heure. Cette manœuvre est répétée, les jours suivants, jusqu'à ce qu'on ait obtenu une certaine dilatation. Alors on peut rechercher quelle est l'étendue du rétrécissement, soit avec une bougie de cire sur laquelle il laissera son empreinte, soit avec un petit appareil en forme d'ombrelle.

Arrivé à ce point du traitement, on doit connaître le siége du rétrécissement, la direction de son orifice, son étroitesse et son étendue. Reste à pratiquer la cautérisation.

L'instrument employé par Ducamp pour cet usage, se compose :

1° D'une sonde de gomme élastique ou canule conductrice de 6 à 8 millimètres de diamètre. Elle porte, à son extrémité antérieure, une douille de platine percée d'un trou proportionné au volume du porte-caustique qui doit le traverser;

2° D'un mandrin formé d'une tige d'argent terminée par un petit cylindre de platine. Celui-ci est creusé, dans sa longueur, par une gouttière ou cuvette destinée à recevoir du nitrate d'argent fondu. Son bout arrondi sert d'obturateur à la canule.

L'instrument est fermé quand on l'introduit dans l'urèthre; c'est seulement lorsqu'il est arrivé contre l'obstacle qu'on fait sortir le porte-caustique de la douille et qu'on le pousse dans le rétrécissement. — Comme la cuvette chargée de nitrate d'argent n'occupe qu'un des côtés du mandrin, on ne peut cautériser qu'une des parois du canal. Si, cependant, il est nécessaire d'opérer une cautérisation plus étendue, il suffit de faire tourner le mandrin dans la sonde, et l'on touche successivement tous les points du rétrécissement. — Au bout d'une minute, on ramène le porte-caustique dans la douille et l'on retire l'instrument fermé. — L'opération est répétée, d'ordinaire, tous les deux jours, et il est rare qu'après la troisième cautérisation on ne puisse introduire dans l'urèthre une sonde de 6 millimètres.

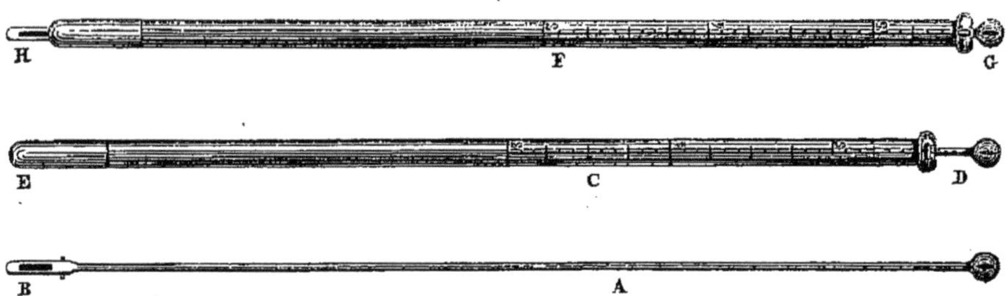

Fig. 45. — Porte-caustique de Ducamp.

A. Mandrin formé d'une tige d'argent.
B. Extrémité antérieure, de platine, creusée d'une petite cuvette pour recevoir du nitrate d'argent fondu.
C. Canule de caoutchouc graduée.
D. Mandrin placé dans la canule.
E. Douille de platine percée à l'extrémité de la canule; la cuvette du mandrin est renfermée dans la douille.
F. Canule.
G. Mandrin enfoncé dans la canule.
H. Cuvette faisant saillie hors de la canule.

Le rétrécissement est censé détruit; mais il faut encore rendre au canal son ampleur. Pour cela, il est nécessaire d'employer divers dilatateurs : le premier se compose d'une canule d'argent portant, à son extrémité, un appendice cæcal légèrement tordu et soutenu par un mandrin, au moment de son introduction dans le canal. Une fois l'appendice placé dans le rétrécissement, on le dilate, après avoir retiré le mandrin, avec de l'eau que l'on pousse dans la canule avec une seringue.

Le second est une bougie à ventre, dont on alterne l'emploi avec le dilatateur à eau, en ayant soin de lui donner un volume un peu moindre. La grosseur de ces bougies est peu à peu augmentée et portée jusqu'à 9 millimètres. Matin et soir, on place une bougie à demeure pendant vingt minutes. Au bout d'une semaine, la bougie n'est passée qu'une fois par jour et gardée quelques minutes. Quatre ou cinq jours après, le malade se contente de l'introduire et la retire tout de suite. Au bout de très-peu de temps, *la cicatrice est bien consolidée et a* 9 *millimètres de largeur comme le reste du canal.*

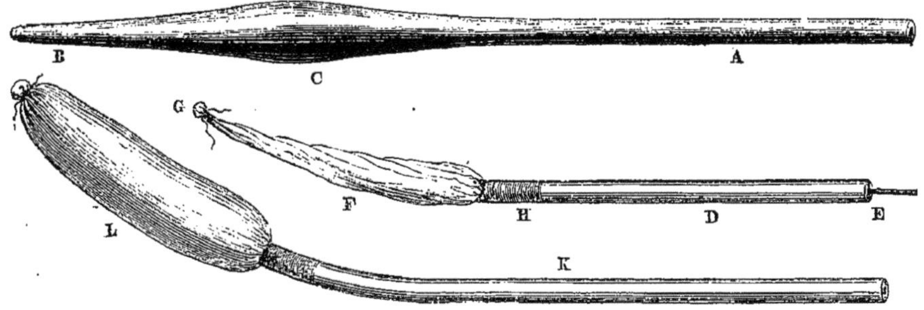

FIG. 46. — Dilatateurs de Ducamp.

A. Bougie à ventre ; corps de la bougie.
B. Extrémité conique.
C. Partie destinée à dilater le rétrécissement.
D. Dilatateur à eau ; tube creux de gomme élastique.
E. Mandrin de métal destiné à soutenir l'appendice cæcal.
F. Appendice cæcal tordu et fixé sur le tube de gomme creux.
G. Ligature fixant l'extrémité de l'appendice sur le mandrin.
K. Corps du tube de gomme élastique dont on a retiré le mandrin.
L. Appendice cæcal dilaté par de l'eau après avoir été introduit dans le rétrécissement.

Le procédé de Ducamp est très-compliqué : il exige un grand nombre d'instruments et des manœuvres opératoires dont la plupart sont au moins inutiles. — La sonde à empreinte fournit des renseignements incomplets, souvent infidèles, et sa pression contre le rétrécissement est douloureuse (voy. p. 139). — Le petit instrument métallique, qui se développe à la façon d'une ombrelle, est difficile à manier et fragile; il ne peut être appliqué que s'il existe déjà une dilatation assez grande, et encore ne donne-t-il que des notions assez peu certaines sur l'étendue du rétrécissement. — Les sondes conductrices, avec renflement latéral, ont une extrémité volumineuse et tronquée, qui rend assez difficile leur introduction dans l'urèthre; elles sont bien rarement utiles (voy. p. 163). — Les dilatateurs à eau sont, pour ainsi dire, sans action. — Les bougies à ventre seraient assez bonnes, s'il n'était pas impossible, ou au moins très-difficile de maintenir leur partie renflée en rapport avec le rétrécissement (1).

(1) Bien avant Ducamp, on avait songé à faire porter la dilatation uniquement sur le point rétréci du canal, pour ne fatiguer ni le méat urinaire, ni le reste de l'urèthre. Col de Villars dit que plusieurs chirurgiens de son temps se servaient de petites bougies

Reste le porte-caustique. Ce fut une idée heureuse que celle de couler, dans une petite cuvette de platine, le nitrate d'argent fondu. Avec cet instrument, on ne risquait plus de voir le caustique se briser ou se détacher du mandrin; il devenait facile de limiter son action, et l'on pouvait pénétrer avec sécurité dans la cavité même du rétrécissement. Il constitue, à lui seul, le véritable mérite du procédé de Ducamp.

Cependant, il était loin d'être parfait : sa forme droite rendait son passage difficile dans la portion courbe du canal et l'empêchait d'arriver jusqu'aux rétrécissements situés dans la région membraneuse.

Il avait encore un autre inconvénient : lorsque la sonde armée était arrivée contre l'obstacle, il n'était pas toujours facile de faire entrer d'emblée la petite cuvette dans le rétrécissement, à moins que celui-ci ne fût déjà notablement élargi. Les légers efforts auxquels on était obligé, joints à l'extrême laxité de la verge, qu'il est impossible de fixer solidement sur l'instrument, rendaient la manœuvre très-incertaine; et tandis que le chirurgien, en poussant le mandrin, croyait l'avoir chassé en avant, il n'avait fait souvent que ramener la canule en arrière. Alors, le nitrate d'argent mis à nu, cautérisait les parties saines du canal placées en avant du rétrécissement.

Lallemand remplaça la sonde droite de gomme élastique par une canule de métal légèrement courbe dans son tiers antérieur. En même temps, il imagina un mandrin, dont la partie la plus rapprochée de la cuvette était formée d'une chaîne de Vaucanson. Celle-ci, étant flexible dans tous les sens, se plie sans peine à la courbure de la canule, soit qu'on pousse le mandrin directement en avant, soit qu'on le fasse tourner sur son axe pour toucher toute la circonférence du canal.

Il comprit surtout que, pour agir avec quelque précision, il fallait introduire l'instrument fermé jusque dans la cavité du rétrécissement, et ne démasquer le nitrate d'argent que lorsqu'il serait en rapport avec les parties malades. Cette manœuvre était impossible avec la sonde molle et volumineuse de Ducamp; elle devint assez facile avec un porte-caustique de métal, tout à la fois plus mince et plus solide. — Lallemand commençait par mesurer, avec une grosse sonde de gomme élastique graduée,

courtes attachées avec un fil, et qu'ils introduisaient dans l'urèthre au moyen d'une canule d'argent. Avec un stylet, ils poussaient la bougie jusque dans le rétrécissement, et, celle-ci une fois placée, ils retiraient la canule qui avait servi à la conduire. Quand le malade avait besoin d'uriner, on ramenait la bougie en tirant sur le fil, et on la changeait contre une plus grosse. (Col de Villars, 1741, *Cours de chir.*, t. IV, p. 225.)

à quelle distance du méat urinaire se trouvait l'entrée du rétrécissement. Puis, introduisant son porte-caustique dans l'urèthre, il le poussait à 2 ou 3 centimètres au delà du point qu'il avait préalablement noté. Il tirait alors la canule en arrière et laissait le caustique à découvert. Lorsqu'il jugeait avoir produit une cautérisation suffisante, il ramenait le mandrin dans la canule et retirait du canal l'instrument fermé.

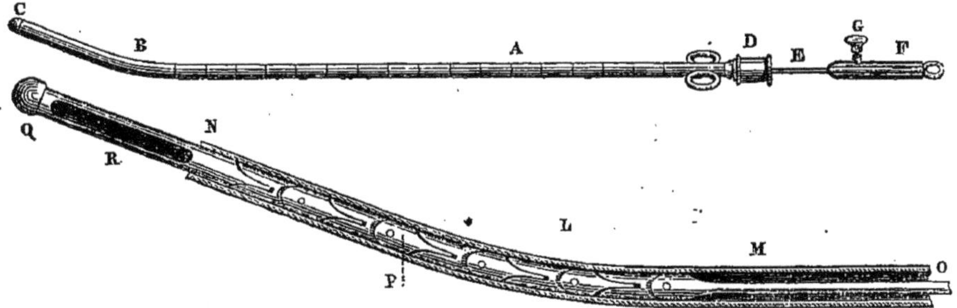

Fig. 47. — Porte-caustique de Lallemand.

A. Canule d'argent graduée.
B. Courbure légère de la canule.
C. Extrémité du mandrin porte-caustique formant embout.
D. Tambour garni de liége dans lequel le mandrin passe à frottement pour ne pas vaciller.
E. Tige du mandrin.
F. Manche mobile sur le mandrin, servant à en limiter la course.
G. Vis fixant le manche sur le mandrin.
L. Portion antérieure du porte-caustique, ouverte dans le sens de sa longueur et représentée de grandeur naturelle.
M. Canule.
N. Ouverture antérieure de la canule.
O. Tige d'argent formant le mandrin.
P. Chaîne de Vaucanson de platine, pouvant se plier à la courbure de la canule.
Q. Extrémité renflée du mandrin, formant embout.
R. Cuvette de platine destinée à recevoir le caustique.

Le porte-caustique de M. Ségalas est construit d'après les mêmes données : il est composé d'un mandrin recouvert de deux canules s'emboîtant l'une dans l'autre. Avant de se servir de cet instrument, on n'a plus besoin de constater le siége du rétrécissement. Lorsqu'on l'introduit dans l'urèthre, la première canule, dont l'extrémité antérieure présente un léger renflement, se trouve arrêtée dès que le canal commence à diminuer de calibre. Alors, avec la main gauche, on la maintient pressée contre l'obstacle, tandis qu'avec la main droite on fait avancer le mandrin recouvert de la seconde canule jusque dans le rétrécissement. Quand on est assuré que la cuvette, chargée de nitrate d'argent, est en rapport avec les parties qu'on doit cautériser, on la découvre en ramenant en arrière la seconde canule. L'opération terminée, on fait rentrer toutes les pièces les unes dans les autres, comme les tubes d'une lorgnette, en commençant par le mandrin, et l'on retire l'instrument.

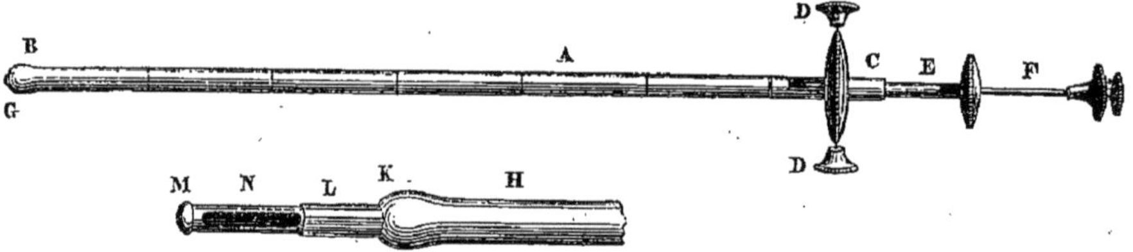

Fig. 48. — Porte-caustique de M. Ségalas.

A. Première canule graduée.
B. Renflement destiné à s'arrêter devant le rétrécissement.
C. Disque à travers lequel passent toutes les pièces de l'instrument.
D, D. Petites vis dont l'une fixe la première canule sur la seconde, et dont l'autre fixe toutes les pièces du porte-caustique.
E. Seconde canule.
F. Mandrin porte-caustique.
G. Extrémité du mandrin formant embout.

Portion antérieure du porte-caustique vu de grandeur naturelle.

H. Première canule.
K. Renflement de cette canule.
L. Secende canule chassée en avant de la première.
M. Extrémité légèrement renflée du mandrin.
N. Cuvette du mandrin.

Ce porte-caustique diffère peu de celui de Lallemand : il permet d'agir avec plus de précision, parce que la première canule, en s'arrêtant à l'entrée du rétrécissement, indique sûrement le point où doit commencer la cautérisation. Mais il ne peut être utilisé que dans la portion droite du canal ; car ses deux gaînes, devant glisser l'une sur l'autre, il est impossible de leur donner la courbure indispensable pour traverser les portions profondes de l'urèthre. M. Ségalas en a fait construire qui ont une légère courbure, mais ils sont moins faciles à manier; à la rigueur, on peut attaquer un rétrécissement de la portion courbe de l'urèthre avec la porte-caustique droit.

Tanchou modifia le porte-caustique de Ducamp en lui ajoutant un stylet très-fin, qui glisse dans la cuvette et peut lui servir de conducteur. Quand la sonde arrive sur le rétrécissement où elle est arrêtée à cause de son volume, on pousse le stylet au delà de l'obstacle, et il sert de guide à la cuvette. Celle-ci est enveloppée par un petit curseur, en forme de gaîne, pour limiter la cautérisation; mais il est inutile et ne fait que compliquer l'instrument.

M. Ricord s'est contenté d'ajouter, à l'extrémité de la cuvette, un bout de bougie de gomme élastique, long de 2 centimètres.

Dubouchet inventa un porte-caustique dans lequel on démasque le nitrate en imprimant à la canule un mouvement de rotation.

Whately emploie un instrument qui rappelle celui d'Amatus Lusitanus: Avec une grosse épingle, il fait, près de l'extrémité d'une bougie emplastique, un trou de 3 millimètres, dans lequel on loge un petit morceau de potasse caustique. Il fixe celle-ci en ramenant sur ses bords un peu de la cire de la bougie. Le reste du trou est rempli avec de l'axonge pour protéger les parois saines du canal contre l'action du caustique. — Quand on a introduit la bougie jusqu'à la partie antérieure du rétrécissement, on la laisse en place pendant quelques secondes, afin que la potasse commence à se dissoudre. Ensuite, on la fait avancer de quelques millimètres; on l'arrête encore pendant un instant, et enfin on l'engage dans le rétrécissement. Lorsque la bougie a franchi l'obstacle on doit, dit Whately, la retirer doucement jusqu'au-devant du rétrécissement, l'introduire dans ce dernier une seconde fois, très-doucement et sans s'arrêter. On répète cette manœuvre une ou deux fois pour terminer l'opération, qui doit durer deux minutes environ. La cautérisation est recommencée tous les sept jours, jusqu'à ce que la guérison soit obtenue. (*Whately's Work*, p. 41 et suiv.)

Le procédé de Whately est imparfait et dangereux. La potasse est un caustique énergique capable de produire des lésions profondes; elle se liquéfie rapidement, et, s'il est difficile de limiter son action sur la peau, il en sera de même, à plus forte raison, dans un canal humide comme est l'urèthre. Pendant les hésitations que nécessite assez souvent la difficulté d'introduire la bougie dans le rétrécissement, la potasse peut se dissoudre et se répandre sur les tissus sains qui précèdent l'obstacle. — Il y a loin de cette sorte de bougie armée et de cette manœuvre incertaine aux procédés dont j'ai parlé plus haut.

M. Berton a voulu pratiquer la cautérisation avec un cautère actuel formé d'une éponge de platine rougie à l'aide d'un courant de gaz hydrogène.

Leroy a proposé de toucher le rétrécissement avec un cathéter de fer isolé des parois de l'urèthre par une sonde de gomme élastique mise en communication avec le pôle zinc d'une pile galvanique et appliquant le pôle cuivre, terminé par une plaque, sur le périnée. — C'était l'inverse de ce qu'avait fait Werthimber dans l'intention de produire la dilatation.

Je ne crois pas devoir critiquer de pareils moyens; c'est déjà trop que de les mentionner.

Leroy conseillait, dans certains cas, d'attaquer le rétrécissement *d'arrière en avant*. Pour exécuter cette opération, il se servait d'une canule fenêtrée près de son extrémité et terminée par une olive ou demi-sphère. Après l'avoir portée au delà de l'obstacle, il la ramenait doucement à lui ; lorsqu'il sentait, à la nature de la résistance, que l'olive était arrêtée derrière le rétrécissement, il introduisait un mandrin porte-caustique dans la canule, de manière que le nitrate d'argent, se trouvant en rapport avec son ouverture latérale, touchât directement les parties rétrécies. — Il suffit de citer ce procédé qui est sans application.

On a encore imaginé beaucoup d'autres porte-caustiques; mais ceux de Lallemand et de M. Ségalas sont à peu près les seuls qui soient restés dans la pratique.

Quand on pratique la cautérisation latérale avec le nitrate d'argent, les malades n'accusent, généralement, qu'une très-légère douleur, au moment où l'on touche le rétrécissement. Quelques instants après qu'on a retiré l'instrument, ils souffrent un peu plus, sans doute parce qu'une petite quantité de caustique dissout par les mucosités du canal se répand sur les parties saines voisines. Ils ont des envies fréquentes d'uriner, auxquelles ils n'osent céder ; dès que l'urine vient à s'échapper, ils éprouvent d'abord une douleur aiguë, mais très-courte, et, ensuite, de la chaleur et de la cuisson plutôt qu'une véritable souffrance. Quelquefois, les douleurs sont très-vives et accompagnées de contractions spasmodiques, qui interrompent le cours de l'urine à plusieurs reprises.

La première émission d'urine entraîne de petits flocons d'un jaune verdâtre, qui ne sont autre chose que du mucus coagulé par le nitrate d'argent. Au bout de vingt-quatre, quarante-huit heures et souvent plus tard, il sort par le canal des lambeaux grisâtres, irréguliers, peu épais, semblables à des fausses membranes. Ce sont des débris d'eschares produites par le caustique. Quelques chirurgiens disent en avoir rencontré qui avaient la forme de tubes; mais je n'en ai jamais vu.

La sortie de ces eschares est souvent accompagnée d'un peu de sang. Presque en même temps il s'établit, dans le canal, un écoulement de muco-pus, non douloureux, peu abondant, et qui cesse ordinairement de lui-même après quelques jours, à moins qu'il ne soit entretenu par la présence des bougies.

Les suites de la cautérisation ne sont pas toujours aussi simples : ce sont, tantôt des douleurs extrêmement vives, accompagnées de troubles nerveux, tantôt un accès de fièvre des plus violents. Quelquefois, il se fait une véritable hémorrhagie qui dure plusieurs heures. Dans ces cas, elle se produit quand le malade vient à uriner; à chaque fois, elle est moins abondante et finit par s'arrêter d'elle-même. Il est rare qu'elle soit assez considérable pour entraîner de véritables dangers; mais ces écoulements de sang répétés ne sont pas sans inconvénients chez des malades affaiblis.

Si l'inflammation, qui suit nécessairement la cautérisation, vient à dépasser les bornes ordinaires, la tuméfaction des parties peut être assez considérable pour causer une rétention d'urine complète. Cet accident est fréquent lorsque la cautérisation a été appliquée avec une certaine énergie, et pour un rétrécissement très-prononcé.

Lallemand raconte que la plupart de ses malades restaient de dix à douze heures sans pouvoir uriner, mais que la miction finissait par se rétablir d'elle-même. Dans ces cas, la conduite à tenir est délicate. En ne faisant rien pour rétablir le cours des urines, on laisse les malades en proie à de vives souffrances, et on les expose à des accidents graves. D'un autre côté, il n'est pas facile de pratiquer le cathétérisme dans un urèthre enflammé, bridé par un rétrécissement, et rendu plus étroit encore par des contractions spasmodiques. La première chose à faire est de recourir aux antiphlogistiques : une application de dix ou quinze sangsues au périnée, un bain prolongé, suffisent très-souvent pour rétablir la miction. Si ce traitement ne réussit pas, il faut chercher à introduire, dans la vessie, une petite sonde de gomme élastique ou tout au moins une petite bougie. Quand cette dernière sera restée en place pendant une heure ou deux, on la retirera, et il est rare que la voie étroite qu'elle a ouverte ne suffise pas à l'écoulement de l'urine. — Tous ces moyens avaient échoué sur un malade près duquel j'avais été appelé. A la suite d'une cautérisation, il avait été pris d'une rétention complète qui datait de dix-huit heures. Les tentatives qu'on avait faites inutilement pour le sonder avaient provoqué des contractions spasmodiques si douloureuses, que la sonde, à peine introduite dans la fosse naviculaire, devenait insupportable. Le malade ayant été chloroformisé, le cathétérisme fut pratiqué très-facilement. C'est un moyen simple, que je ne saurais trop recommander.

Les résultats qu'on peut obtenir de la cautérisation latérale sont très-différents, suivant la manière dont on l'applique et les moyens thérapeutiques qu'on emploie concurremment avec elle.

Lorsqu'un rétrécissement est ancien, la muqueuse est, assez souvent, enflammée à son niveau et surtout en arrière. Cet état morbide entretient dans l'urèthre une sensibilité extrême qui devient un obstacle sérieux à l'introduction des bougies et à leur séjour prolongé dans le canal. La première indication à remplir, avant tout autre traitement, est de modifier la surface de la muqueuse; or, avec les instruments de petit volume que nous possédons aujourd'hui, il est facile de pénétrer dans la cavité du rétrécissement, de le franchir au besoin, et de porter l'action du caustique aussi loin qu'on le juge convenable.

A ce premier avantage s'en rattache un autre non moins important : Ducamp, Arnott, Amussat, Lallemand et presque tous les chirurgiens qui ont employé fréquemment ce procédé, ont observé que, vingt-quatre heures après une première cautérisation, beaucoup de malades urinaient sensiblement mieux; et ils attribuaient cette amélioration à la destruction d'une partie du rétrécissement. Ce fait est exact; j'ai eu plus d'une fois l'occasion de m'en assurer, mais l'explication qu'ils en ont donnée ne me semble pas juste.

Quand on a étudié avec soin l'action du nitrate d'argent sur les muqueuses, il est difficile d'admettre qu'une cautérisation d'une demi-minute à une minute au plus puisse produire une destruction du rétrécissement suffisante pour que le jet de l'urine augmente notablement de volume. — En outre, j'ai rencontré des malades chez lesquels cette amélioration s'était montrée bien avant que des débris d'eschares fussent sortis de l'urèthre. — Enfin, si l'on abandonne les opérés à eux-mêmes, l'amélioration diminue rapidement, et, au bout de quelques jours, la dysurie reparaît telle qu'elle était avant la cautérisation. Or, s'il y avait eu une véritable perte de substance, elle n'aurait pu être réparée dans un temps aussi court.

Cependant j'ai dit que le fait était incontestable; en voici, je crois, la véritable explication : — Dans beaucoup de cas, la dysurie ne dépend pas seulement de l'étroitesse du rétrécissement; elle est encore due au spasme que provoque le passage de l'urine sur la muqueuse enflammée. Or, la cautérisation, en produisant une eschare légère à la surface de cette membrane, a, pour premier résultat, de la rendre insensible au contact de l'urine. — Ensuite elle développe, dans les tissus sous-jacents, une inflammation qui paralyse momentanément les fibres contractiles de l'urèthre. Il n'est donc pas étrange que le jet de l'urine augmente de volume. Mais cette amélioration sera nécessairement passagère; après la chute de l'eschare, l'irritabilité morbide de la muqueuse reviendra quoique à un moindre degré, et, à mesure que l'inflammation s'éteindra, les contractions spasmodiques reparaîtront.

Cette double modification, produite par le nitrate d'argent sur la muqueuse et les tissus contractiles du canal était, assez heureusement, mise à profit par Ducamp, quoiqu'il ne s'en rendît pas exactement compte. Partageant l'erreur des anciens, il croyait *détruire* les rétrécissements; mais, si l'on examine avec soin son procédé, on s'aperçoit bien vite que la cautérisation n'avait qu'une très-petite part dans les succès qu'il a obtenus.

Comme ses porte-caustiques les plus petits avaient encore un certain volume, il était obligé, pour faciliter leur passage, de dilater l'urèthre au moyen de bougies laissées à demeure. La route une fois ouverte, il cautérise le rétrécissement, mais il l'élargit, en même temps, avec ses dilatateurs à eau et ses bougies à ventre; pendant toute la durée du traitement, il ne cesse pas, un instant, d'employer ces instruments; et, quand il abandonne les malades, il leur recommande encore, pour assurer la guérison, de se passer fréquemment une sonde dans l'urèthre. En lisant les observations qu'il a lui-même rapportées, on voit qu'en moyenne, il ne pratiquait que deux ou trois cautérisations d'une minute dans un traitement qui durait plusieurs semaines.

Il est évident que des cautérisations aussi rares et de si courte durée ne pouvaient opérer par *destruction;* mais elles suffisaient pour déterminer, dans l'épaisseur du rétrécissement, une inflammation qui favorisait singulièrement l'action des dilatateurs. Aussi, bien que cette assertion puisse sembler étrange au premier abord, je dirai que ce procédé, tel que Ducamp l'appliquait ordinairement, n'est pas la cautérisation; ce n'est, au fond, que la dilatation aidée par les caustiques.

Lallemand avait adopté, en grande partie, les idées de Ducamp sur la *destruction* des rétrécissements; mais, plus conséquent avec ce principe, il faisait, de la cautérisation, la véritable base de leur traitement. Il prolongeait la durée des cautérisations et les répétait vingt, trente et même soixante fois (*Obs. sur les malad. des org. génito-urin.*, p. 108-188). Et, dans plus d'une occasion, il eut, dit-il, à se repentir d'avoir agi avec trop de timidité (p. 344). — S'il employait quelquefois les bougies, c'était sans leur accorder une grande confiance. — Il affirme qu'il a vu des malades parfaitement guéris par des cautérisations qui remontaient à plusieurs années, bien qu'ils eussent refusé de faire usage de bougies (*loc. cit.*, p. 343). — Dans son opinion, la dilatation combinée avec l'emploi des caustiques détermine souvent des écoulements de sang abondants, de la fièvre, des douleurs vives et même des rétentions d'urine. Enfin elle est ordinairement inutile et quelquefois nuisible (*loc. cit.*, p. 346).

Quoique l'action du nitrate d'argent ne soit pas très-puissante, il est certain qu'elle peut être portée au point de mortifier une assez grande épaisseur de parties molles. On trouve, dans les ouvrages d'Éverard Home, de Lallemand et de Reybard, des faits qui le prouvent surabondamment. L'eschare sera plus considérable encore si, à l'exemple de Wathely, on se sert d'un morceau de potasse caustique un peu gros. Il n'est donc pas douteux qu'un rétrécissement étant donné, il est toujours possible de le *détruire* au moyen d'une cautérisation suffisamment énergique, et, l'eschare une fois tombée, la miction sera largement rétablie.

Mais quelles seront les suites de ce traitement? La perte de substance ne pourra être comblée que par un tissu de cicatrice éminemment rétractile, et il se produira un rétrécissement souvent plus étroit et plus rebelle que celui qu'on aura détruit. C'est ce qui faisait dire à Boyer, en parlant du cathétérisme forcé : « J'ai rencontré des cas dans lesquels il m'a été impossible de surmonter les obstacles avec les sondes les plus pointues, et ça été, presque toujours, sur des malades qui avaient subi plusieurs fois l'application de la pierre infernale. » (*Trait. des mal. chir.*, vol. IX, p, 238.)

Lallemand s'est élevé avec force contre cette opinion, sans nier, toutefois, les faits sur lesquels elle était fondée. «On a eu tort, dit-il, de comparer les effets de la cautérisation à une plaie avec perte de substance. — Dans ce dernier cas, il y a formation d'un tissu fibreux, qu'il est très-difficile de détruire par la cautérisation, quand il est un peu épais. — Dans l'autre cas, il y a épaississement, induration des parois de l'urèthre, obstruction de sa cavité par la saillie de la portion épaissie.... — Il ne s'agit que de détruire une protubérance morbide qui cède, en général, facilement à l'action du caustique; or, si l'on borne son action à ce qui est endurci, saillant dans l'intérieur du canal, si l'on n'attaque pas le tissu sous-jacent, ce qui est en général très-facile, on ne détruit pas réellement les parois du canal.... — Il n'y a pas lieu à réparer, puisqu'il n'y a pas de perte de substance d'un tissu sain (voy. p. 339 et suiv.). — Quand il y a récidive, c'est que le nitrate d'argent a dû agir sur les parties saines du canal et détruire la membrane muqueuse dans toute son épaisseur (*Obs. sur les malad. des org. génito-urin.*, p. 342). »

En lisant ces lignes, on se demande quelle étrange idée Lallemand s'était faite de la structure des rétrécissements. Qu'est-ce donc que cette *protubérance morbide* qu'on peut enlever sans intéresser les parois de l'urèthre, et cette *saillie indurée* qu'on peut mortifier sans léser la muqueuse? Ne croirait-on pas qu'il s'agit encore, comme aux temps anciens, d'une caroncule, d'une végétation qu'il suffit de faire tomber pour rétablir l'urèthre dans son état normal ?

En exposant l'anatomie pathologique des rétrécissements, je crois avoir démontré qu'ils ne sont jamais constitués par une production nouvelle surajoutée et saillante à la surface de la muqueuse; qu'ils sont toujours formés aux dépens des parois de l'urèthre; que ces parois, non-seulement n'ont pas augmenté d'épaisseur, mais encore qu'elles sont indurées, revenues sur elles-mêmes et fortement déviées vers le centre du canal. Il est donc impossible de *détruire* un rétrécissement par les caustiques, sans détruire, en même temps et dans la même mesure, les parois du canal.

Tel est, en effet, le vice radical de ce procédé, c'est de n'agir qu'en produisant une perte de substance. De là résultent deux graves inconvénients qui, sans parler des autres dangers inhérents aux larges cautérisations, suffisent pour le faire proscrire, au moins d'une manière générale.

Quand le rétrécissement est inflammatoire et constitué par une infiltration plastique et une simple induration de tissu, on peut espérer, avec quelque raison, de le voir céder à l'emploi bien entendu de la dilatation. Mais, en le détruisant par les caustiques, on le transformera en un rétrécissement cicatriciel et souvent incurable.

Lorsque l'obstacle est déjà formé par une cicatrice, le résultat n'est pas plus heureux. On pourrait croire qu'on peut impunément le cautériser, puisque le tissu nouveau qui comblera la perte de substance sera de même nature que celui qui aura été détruit. Mais, avec quelques précautions que l'opération soit pratiquée, il est impossible de mesurer exactement l'action du caustique. Pour être assuré de détruire entièrement le rétrécissement, il faudra en dépasser les limites; la perte de substance sera plus étendue que le rétrécissement; la cicatrice qui en résultera sera nécessairement plus considérable que la première et la maladie en sera aggravée d'autant.

Cependant, il faut reconnaître qu'il y a quelques rares exceptions à cette règle. Ducamp, tout en combattant la pratique d'Éverard Home, convient que beaucoup de malades, traités par ce chirurgien, n'ont eu une récidive qu'au bout de six, huit ou dix ans, et qu'un assez bon nombre ont été radicalement guéris. Il connaît, dit-il, un homme qui, après avoir éprouvé plusieurs rechutes, à la suite de divers traitements par les bougies, fut guéri par la cautérisation, en Angleterre. Depuis huit ans, il n'a pas cessé de bien uriner. (*Traité des rétent. d'ur.*, p. 123.) — J'ai vu également plusieurs étrangers qui, après avoir été cautérisés avec la potasse caustique, avaient obtenu une amélioration notable. L'un d'eux, Américain, âgé de cinquante-huit ans, me raconta qu'il n'urinait plus que goutte à goutte et avec de vives douleurs, quand il fut soumis à ce traitement. Il souffrit beaucoup et eut deux hémorrhagies, dont la dernière fut très-abondante; mais il guérit. L'opération remontait déjà à neuf ans quand il me consulta pour une orchite, et cependant je pratiquai assez facilement le cathétérisme avec une bougie de 7 millimètres.

Lallemand, que la plupart des auteurs ont représenté, à tort, comme un partisan exclusif de la cautérisation, avait entrevu les inconvénients que je viens de signaler. « Je pense, dit-il, que la dilatation, employée avec les précautions nécessaires pour éviter l'irritation que tend à produire tout corps étranger introduit dans l'urèthre, est préférable à la cautérisation. Celle-ci peut atteindre d'autant plus facilement les parties saines, que l'altération est peu étendue. Pourquoi, d'ailleurs, commencerait-on par détruire des tissus, qui sont peut-être encore susceptibles de reprendre leur première souplesse? Il faut au moins essayer les moyens qui ne produisent pas de perte de substance. Et, puisqu'on finit par dilater les rétrécissements après les avoir élargis par la cautérisation, pourquoi ne commencerait-on pas par là quand ils sont encore assez larges? » (*Observ. sur les malad. des organ. génito-urin.*, p. 144.)

Mais les convictions de ce chirurgien étaient si peu solides, que, dans les lignes qui suivent, il ajoute : « Quand le rétrécissement, quoique très-étroit, a peu d'étendue en longueur, on peut encore réussir par la dilatation; mais le traitement est beaucoup plus long et la guérison moins solide. Il est plus court et plus sûr d'en venir tout de suite à la cautérisation.... Un petit nombre de cautérisations suffit pour détruire l'espèce de diaphragme qui partage le canal en deux. C'est dans des cas de ce genre qu'elle a produit des effets merveilleux. » (*Loc. cit.*, p. 145.) — Et plus loin : « M. Aumont prétend qu'on doit rejeter la cautérisation toutes les fois que la longueur du rétrécissement dépasse un pouce. La proposition inverse eût été l'expression exacte de la vérité; car ces rétrécissements très-longs ne sont susceptibles de guérir que par la cautérisation. »

Comment concilier des opinions si contradictoires? Chacun aussi comprendra, sans qu'il soit nécessaire d'insister sur ce point, combien il serait difficile de cautériser une simple bride avec assez de précision pour ne pas intéresser les parties voisines, et alors on s'exposerait à transformer un rétrécissement très-court en un rétrécissement beaucoup plus étendu. En voulant détruire avec les caustiques un rétrécissement étroit, dur et long, on ne manquerait pas de déterminer des accidents graves, et peut-être une rétention d'urine complète.

Les seuls cas où ce procédé m'a semblé être d'une utilité incontestable, sont ceux où des fistules anciennes existent derrière un rétrécissement cicatriciel, étendu, irrégulier et formé par un noyau fibreux, comprenant la totalité ou une grande partie de la circonférence de l'urèthre. Ici la dilatation serait impuissante; la présence d'un corps étranger dans le canal, si prolongée qu'elle fût, ne suffirait pas pour enflammer cette masse fibreuse dans toute son épaisseur. — Je montrerai plus loin que les divers procédés d'uréthrotomie seraient également inutiles et dangereux; mais, au moyen de cautérisations répétées et surtout très-énergiques, on peut détruire une grande portion de l'obstacle.

L'opération n'offre pas des dangers aussi grands qu'on le présumerait au premier abord. Comme on ne se propose pas de faire disparaître le noyau fibreux tout entier, il n'est pas nécessaire que le caustique en dépasse les limites; on n'a donc à craindre ni hémorrhagie, ni infection purulente, ni infiltration urineuse. Si forts que soient l'inflammation et le gonflement des parties, il ne peut y avoir de rétention complète, puisque les urines ont, dans les fistules, une issue assurée. Cependant on aura enlevé une partie des tissus indurés et élargi l'urèthre dans une mesure suffisante pour rétablir la miction.

Il est vrai que le rétrécissement n'aura pas été entièrement détruit; si l'on abandonne les choses en cet état, la perte de substance sera comblée, comme je le disais tout à l'heure, par un nouveau tissu de cicatrice, et au bout d'un certain temps il y aura une récidive. Mais si, après la chute de l'eschare et quand la plaie commence à se cicatriser, on emploie avec soin la dilatation; si, par l'usage prolongé des bougies métalliques, on distend et l'on atrophie les tissus, on pourra obtenir une cicatrice plus régulière et plus large que la première. Pour arriver à ce résultat, il faut continuer l'emploi des bougies pendant des mois. L'urèthre sera encore bien loin de ses conditions normales, mais, du moins, son calibre sera assez élargi pour que la miction s'effectue facilement, et c'est le point essentiel.

J'ai pratiqué cette opération, pour la première fois, en 1854. Il s'agissait d'un homme de soixante et un ans, très-affaibli, et qui, depuis longtemps, n'urinait plus que par des fistules périnéales. Pendant trois ans il avait été traité, à plusieurs reprises, par la dilatation; en dernier lieu, il avait subi l'uréthrotomie interne, et n'avait retiré, de tous ces moyens, qu'une amélioration passagère. C'est alors que j'eus recours aux caustiques. Dans l'espace de vingt-quatre jours, je fis cinq cautérisations de trois minutes chacune, et, douze jours après la dernière, j'employai la dilatation par les bougies métalliques. Au bout de trois mois de traitement, le malade était guéri de ses fistules et se passait lui-même, dans l'urèthre, une bougie de 7 millimètres et demi. J'eus occasion de le revoir cinq ans après. Bien qu'il eût gardé l'habitude de se sonder assez régulièrement, le calibre de son canal avait perdu 2 millimètres. Cependant il urinait bien et se considérait comme entièrement guéri.

Je n'avais employé ce moyen énergique qu'en désespoir de cause, et j'avoue que je ne lui accordais qu'une médiocre confiance. Mais, depuis cette époque, j'en ai obtenu des résultats assez heureux pour être assuré de son utilité. Je le recommande d'autant plus, que, dans des cas analogues, Lallemand, qui cependant était grand partisan de la cautérisation, croyait que les malades ne pouvaient être guéris, ni par les caustiques, ni par tout autre moyen. Il conseillait de ne pas les tourmenter, et seulement de les engager à porter constamment une sonde, pour être à l'abri des terribles accidents d'une rétention d'urine. (*Loc. cit.*, p. 340.)

En résumé, la cautérisation ne saurait constituer une méthode générale de traitement.

Réduite à elle-même, elle ne donne que des résultats incomplets; mais elle est un auxiliaire précieux de la dilatation.

Elle est d'une utilité incontestable pour modifier la surface de la muqueuse uréthrale et pour combattre les contractions spasmodiques de l'urèthre.

Considérée comme moyen de *détruire* les rétrécissements, elle est le plus souvent impuissante ou nuisible. Elle ne convient que dans quelques cas rares, et encore son action a-t-elle besoin d'être complétée par la dilatation.

La *cautérisation d'avant en arrière*, appliquée avec réserve, peut favoriser l'introduction des bougies en faisant cesser le spasme de l'urèthre, en régularisant ou en agrandissant l'orifice du rétrécissement.

Employée, d'après le procédé d'Éverard Home, pour détruire les rétrécissements, elle est souvent impuissante et toujours dangereuse.

La *cautérisation latérale* peut servir aux mêmes usages que la précédente. Les instruments ingénieux de Ducamp, Ségalas et Lallemand permettent de l'appliquer avec une précision assez grande.

La *cautérisation d'arrière en avant*, proposée par Leroy (d'Étiolles), n'est jamais employée. Je n'imagine pas de cas où elle pourrait être utile.

Le *nitrate d'argent* fondu est le meilleur caustique.

La *potasse caustique* est un agent infidèle et dangereux.

URÉTHROTOMIE.

On a encore eu recours à l'instrument tranchant pour traiter les rétrécissements. Cette opération a été désignée sous les noms de *boutonnière*, *ponction des rétrécissements*, *stricturotomie*, *uréthrotomie*, etc. De là une confusion inévitable dans le langage et dans les idées, car ces expressions sont loin d'avoir la même signification.

Le mot de *boutonnière*, que la plupart des chirurgiens ont appliqué, dans son acception commune, à toute incision pratiquée de dehors en dedans sur l'urèthre, ne doit servir qu'à désigner une opération particulière et réglée, employée autrefois pour ouvrir le canal dans la région périnéale, afin de placer une canule dans la vessie.

Celui de *ponction* convient seulement à l'introduction dans l'urèthre d'un instrument pointu et coupant, comme un trocart, une sonde à dard, ou une lame en forme de lancette, pour faire, d'arrière en avant et sans guide, une ouverture dans un point oblitéré ou rétréci du canal.

La dénomination de *stricturotomie* est plus restreinte. Elle est exclusivement applicable à une incision qui n'intéresse que le rétrécissement.

L'expression d'*uréthrotomie* est d'une compréhension beaucoup plus large, ainsi que son étymologie l'indique (οὐρήθρα, urèthre, et τέμνειν, couper); mais comme elle convient à tous les procédés opératoires, soit qu'on divise l'urèthre en allant de dedans en dehors ou de dehors en dedans, soit qu'on se borne à faire une scarification superficielle ou une incision profonde, soit enfin qu'on divise seulement les parties saines en avant ou en arrière du rétrécissement, pour l'attaquer lui-même par la dilatation ou tout autre moyen, c'est elle que j'adopterai.

L'uréthrotomie est donc une opération dans laquelle on incise l'urèthre pour obtenir la guérison des rétrécissements.

Cette définition admise, je décrirai deux procédés d'uréthrotomie : 1° celui qu'on pratique dans la cavité du canal : c'est l'*uréthrotomie interne;* 2° et celui qu'on pratique en pénétrant dans le canal à travers les téguments : c'est l'*uréthrotomie externe.*

URÉTHROTOMIE INTERNE.

Historique. — D'après quelques documents historique assez incomplets, il est permis de croire que, vers le milieu du XVIe siècle, on se servait déjà d'instruments pointus ou coupants pour vaincre certains obstacles siégeant dans l'urèthre.

Ferri, après avoir indiqué plusieurs moyens propres à détruire les caroncules, ajoute : — « Plus la caroncule est ancienne, plus elle est difficile à guérir... Aussi, quand les médicaments faibles sont impuissants à user l'excroissance, à cause de sa dureté, il faut, pour la percer et la diviser, avoir recours à des algalies ou sondes bien pointues et bien coupantes, afin qu'elles puissent pénétrer plus facilement (*Itaque cum carni ea minuendæ propter ob calescentem ejus duritiem satis esse non videbuntur, ad eam pungendam ac dissolvendam argalia, vel specillo bene perforantibus et incidentibus, ut facilius penetrare possint, opus peragendum est....*) Il n'y a pas lieu de redouter l'écoulement de sang qui résulte de l'emploi de ces instruments, pourvu qu'il provienne de la caroncule elle-même, et non d'ailleurs, ce que l'on reconnaîtra sans grande difficulté... »

Cependant Ferri avait écrit, au commencement du même chapitre : « Comme la noblesse du membre et l'étroitesse du canal lui-même n'admettent pas l'emploi *du fer soit tranchant, soit cautérisant*, il faut procéder par une habile application des médicaments. » (*De caruncula sive callo quæ cervici vesicæ innascuntur*, 1553, cap. IX.)

La contradiction qui existe entre ces deux passages, et l'absence de toute description de l'instrument que Ferri se contente de désigner par les mots d'*algalie* et de *sonde aiguë et bien coupante*, laissent quelques doutes sur la nature de l'opération qu'il pratiquait. S'agit-il d'une simple ponction ou d'une déchirure du rétrécissement, plutôt que d'une véritable incision? La sonde bien coupante, est-ce celle que nous verrons, plus loin, employée par A. Paré? Mais il n'y a pas un mot, dans le *Traité des caroncules,* qui autorise à dire, comme l'ont écrit plusieurs chirurgiens, que Ferri se servait d'un instrument à gaîne renfermant une lame tranchante.

En tout cas, cette pratique devait être peu répandue, puisque Amatus Lusitanus, et Lacuna, qui a fait de si larges emprunts à l'ouvrage du médecin napolitain, n'en font aucune mention.

Ambroise Paré employait, dans quelques cas, une sonde ou verge de plomb présentant des aspérités nombreuses à son extrémité antérieure. Avec cette sorte de lime, il écorchait et usait les carnosités. Il regardait l'usage de cette sonde comme si peu dangereux, qu'il permettait quelquefois aux malades de s'en servir eux-mêmes (1).

(1) A. Paré n'a pas donné la figure de cet instrument.

Il décrit encore deux autres instruments : le premier est une canule droite percée, vers son extrémité antérieure, de deux ouvertures latérales et oblongues dont les bords sont bien tranchants. Après l'avoir introduite dans l'urèthre, on devait engager les carnosités dans les yeux de la sonde, et les couper, en imprimant à celle-ci de légers mouvements de rotation (1).

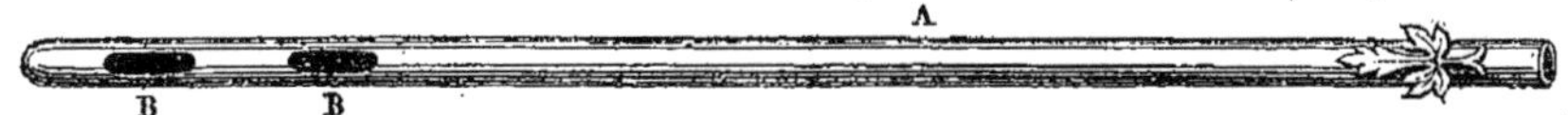

Fig. 49. — Sonde coupante droite d'Ambroise Paré.

A. Corps de la sonde métallique.

B, B. Ouvertures oblongues à bords tranchants.

Le second est une canule courbe de moindre volume, dont le bout mobile, ayant la forme d'une cupule à bords tranchants, peut être éloigné ou rapproché du corps de la sonde au moyen d'un stylet qui passe dans sa cavité. On commence par introduire l'instrument fermé jusqu'à l'obstacle ; cela fait, on pousse la pièce mobile au delà du point obstrué ; puis, en lui imprimant des mouvements de va-et-vient, on cherche à saisir et à exciser les carnosités. Cet instrument rappelle singulièrement une des sondes de Franco (voy. page 52), mais on ne trouve dans l'ouvrage de ce dernier chirurgien aucune description qui en explique l'usage.

L'opération terminée, Paré recommande de laisser *fluer après une bonne quantité de sang, afin de descharger la partie*. Il profite de la présence de la canule dans l'urèthre pour achever de détruire les carnosités en

(1) « Et si on cognoit qu'elles soyent calleuses et ayent pris cicatrice (qui sera aisé à » voir, parce que d'elles ne sortira aucune humidité superflue), alors les conuient escorcher, » et rompre avec vne sonde ou verge de plomb, ayant vn doigt près de son extrémité, plu- » sieurs aspéritez, comme vne lime ronde ; et l'ayant passée dans la verge outre les carno- » sitez, le patient ou le chirurgien la tirera, repoussera et retournera de costé et d'autre » tant de fois qu'il verra à son aduis estre nécessaire pour comminuer les dites carnositez, » laissant fluer assez bonne quantité de sang, à fin de descharger la partie. On pourra » aussi vser de quelques sondes propres pour tel effect, dedans lesquelles y aura vn fil » d'argent, et à l'extrémité d'iceluy vne petite rondeur qui sera trenchante et caue vers » le bout de la sonde, à fin qu'elle se ioigne contre, pour la mettre sans violence dedans la » verge, à l'endroit des carnositez : et lors on poussera la dite verge de contre la sonde, » tant et si peu que l'on voudra : car l'ayant ainsi poussée, on la retire tant de fois qu'on » veut. Ce faisant, on pince et comminue de la dite carnosité tant qu'il semble estre bon » pour vne fois. Ie te puis asseurer que i'en ay faict de belles cures.

» La cannule est semblablement vtile pour tel effect. Son vsage est tel : Il la faut mettre » en la verge et ses ouuertures seruent pour couper et comminuer les carnositez, lors- » qu'elles sont posées dedans, parce qu'elles sont trenchantes : et alors on doit tourner la » cannule, et comprimer des doigts l'endroit de la verge où sont les carnositez. » (*De la grosse vérolle*, liure dixnevfuiesme.)

portant sur elles, au moyen d'une petite verge d'argent, un mélange de poudre de sabine, d'ochre, d'antimoine et de tuthie. Enfin il complétait le traitement avec des bougies enduites de matières dessiccatives.

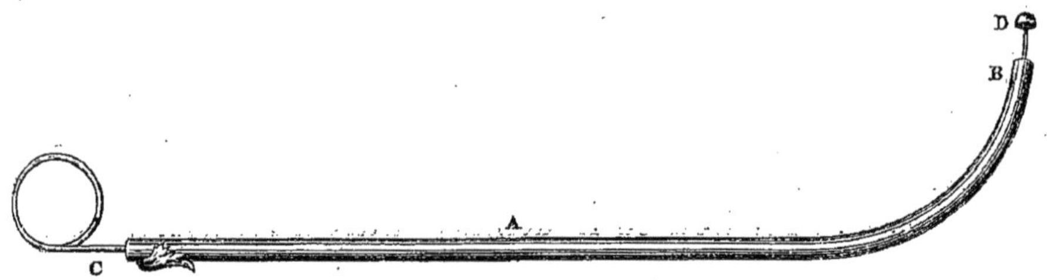

Fig. 50. — Sonde coupante courbe d'Ambroise Paré.

A. Corps de la sonde métallique.
B. Ouverture placée à l'extrémité de la sonde.
C. Mandrin passé dans la sonde.
D. Petite cupule placée à l'extrémité du mandrin ; ses bords sont tranchants.

Francisco Diaz, médecin espagnol, dont le *Compendium de chirurgie* fut imprimé à Madrid en 1576, se servait, pour détruire les carnosités, d'un instrument de son invention. C'est une sonde de métal, courbe et ouverte par les deux bouts. Après l'avoir introduite dans l'urèthre, jusque sur l'obstacle, il passait dans sa cavité une tige d'argent pointue avec laquelle il coupait peu à peu les carnosités. Tout en disant que de cette façon il agissait avec sécurité, il ajoute qu'il ne faut se servir de cet instrument qu'à la dernière extrémité (1).

(1) « ..... la algalia esta abierta por los lados, lo esté instrumento por la punta, de » modo que huuiesse dentro vna verga de plata con su punta, i it cortando la callosidad » poco a poco para mayor seguridad, y este es el mejor que he podido auer.....

Instrumento cissorio de nuestra invencion.

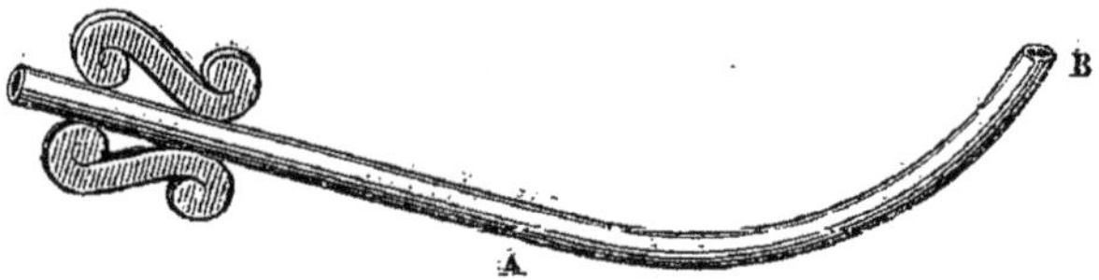

Fig. 51. — Sonde courbe de Francisco Diaz.

A. Corps de la sonde métallique.
B. Ouverture antérieure de la sonde.

Le stylet destiné à traverser la sonde pour couper les carnosités n'est pas représenté dans l'ouvrage de Diaz.

» Hase de vsar desta manera. Meter este instrumento hasta donde estuuiere la carnosidad » o callo, y cortar con mucho espacio, con el mayor zino que ser pudiere, y desta manera » proseguir para acabar de romper la callosidad, bien se que este instrumento es de alguna » manera peligroso :..... deste instrumento tenemos de vsar como de remedio estremo que » no ay otro. » (Francisco Diaz, 1643, *De las carnosidades de la verga*, p. 170.)

Alliès rapporte l'observation d'un malade âgé de trente ans, qui avait une fistule au niveau de la fosse naviculaire et une autre sur le scrotum. Les urines passaient abondamment par cette dernière ; une très-petite partie parvenait avec peine jusqu'à l'extrémité du canal, qui s'était collé et oblitéré de façon qu'il n'en restait plus aucun vestige. « MM. Guérin et Petit, dit-il, furent consultés avec mon père. Il fut décidé qu'il était à propos de perforer le canal pour rétablir aux urines la route naturelle. Mon père se servit d'un trocart avec lequel il perça le gland jusqu'à l'endroit où la dernière fistule était située, c'est-à-dire jusqu'à la fosse naviculaire, afin d'y introduire à l'instant une petite bougie de trois à quatre pouces. Il entra plus tard dans la vessie, et le malade guérit bien de ses fistules. » (*Traité des maladies de l'urèthre*, 1755, p. 72.)

Viguerie (de Toulouse) pratiqua une opération semblable dans des conditions beaucoup moins favorables. « Un homme âgé de cinquante-cinq ans avait le canal de l'urèthre oblitéré depuis deux mois, et rendait, depuis plusieurs années, les urines par dix trous fistuleux situés près de l'anus et aux fesses. L'oblitération du canal existait près du pubis ; le tissu cellulaire qui l'avoisine au périnée formait, avec ce conduit, un cylindre dur et calleux d'un pouce environ de diamètre. Pour remédier au rétrécissement de l'urèthre et aux fistules, on avait employé sans succès différentes espèces de bougies dans les hôpitaux de Lyon, d'Arles, de Montpellier, de Nismes et d'autres villes où le malade avait été successivement soigné. M. Viguerie, regardant les bougies comme un moyen impuissant dans cette circonstance, se détermina à l'application de la pierre infernale, selon le procédé de Hunter. Ce caustique causa beaucoup de douleurs et d'irritation dans le canal, et l'obstacle resta dans le même état. Il ne vit alors d'autre ressource que la perforation de la partie rétrécie et oblitérée, au moyen d'un trois-quarts de très-petit diamètre. Après avoir porté la canule de l'instrument jusqu'à l'obstacle, la verge et la région du périnée étant tendues avec la main gauche, il poussa le trois-quarts et l'enfonça avec la canule, en suivant la direction et l'axe du canal, et assez profondément pour franchir l'obstacle. Il retira ensuite le trois-quarts, et quoiqu'il ne sortît pas d'urine par la canule, il l'assujettit à la verge, après avoir reconnu par le moyen d'un stylet que l'extrémité de cet instrument répondait dans la partie du conduit qui était libre. Une demi-heure après, les urines commencèrent à couler par la canule et continuèrent à sortir par cette voie. Le quatrième jour, M. Viguerie substitua une bougie à cet instrument. Il continua l'usage des bougies pendant longtemps, et parvint par leur moyen à obtenir la guérison et du rétrécissement de l'urèthre et des fistules. » (Chopart, *Traité des malad. des voies urinaires*, t. II, p. 328.)

Jusqu'ici il ne s'agit que de la ponction de l'urèthre, d'une sorte de cathétérisme forcé, pratiqué avec un instrument aigu, pour ouvrir une voie aux bougies ; mais ce n'est pas, à proprement parler, l'uréthrotomie.

La cautérisation et la dilatation restaient toujours les seuls modes de traitement employés pour élargir l'urèthre. Cependant les partisans mêmes de ces méthodes ne s'en dissimulaient ni les accidents ni l'impuissance. De temps en temps quelques nouvelles tentatives étaient faites pour trouver un moyen plus prompt et plus certain de vaincre les rétrécissements rebelles.

En 1795, Physick imagine une sonde qui ressemble beaucoup à celle de F. Diaz. Cet instrument est composé d'une canule droite ou légèrement courbe à son extrémité antérieure, et d'un mandrin terminé par une lame pointue, coupant sur les côtés à la manière d'une lancette. (Dorsey, *Éléments de chirurgie*, 1813, vol. II, p. 140.)

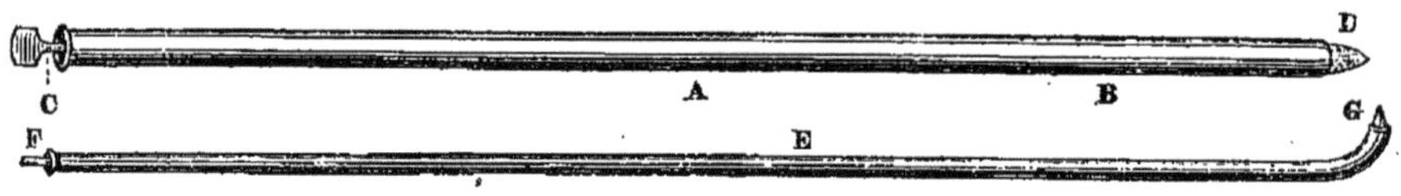

FIG. 52. — Uréthrotomes de Physick.

A. Uréthrotome droit.
B. Canule d'argent ouverte par les deux bouts.
C. Talon du mandrin.
D. Extrémité antérieure du mandrin terminée par une lame ayant la forme d'une lancette.
E. Uréthrotome à courbure brusque.
F. Talon du mandrin.
G. Lame en forme de lancette.

Arnolt, en 1819, invente deux instruments dont l'un est muni d'une lame circulaire, et l'autre de deux lames latérales.

Mac-Ghie, en 1823, propose un uréthrotome qui se rapproche beaucoup de celui de Physick ; mais c'est le premier instrument qui porte, à son extrémité, un petit conducteur destiné à pénétrer dans le rétrécissement pour guider la marche de la lame.

Un an plus tard, en 1824, Amussat, soit qu'il connût ou non les instruments d'Arnolt et de Mac-Ghie, présente à l'Académie de médecine un uréthrotome muni d'un conducteur pour diviser les rétrécissements d'avant en arrière, et, quelque temps après, un scarificateur ayant pour objet de pratiquer la même opération d'arrière en avant.

A partir de cette époque, l'élan était donné. Leroy (d'Etiolles), MM. Guyon, Ricord, et quelques autres chirurgiens, imaginèrent plusieurs instruments de formes très-variées, publièrent des observations de succès, et préconisèrent l'uréthrotomie comme une opération utile. Toutefois ils n'incisaient les rétrécissements qu'avec la plus grande réserve et avec une sorte de peur; ils ne faisaient que scarifier le canal, et l'uréthrotomie n'était, entre leurs mains, qu'une opération préliminaire qui avait besoin d'être complétée par la cautérisation ou la dilatation, et souvent par ces deux moyens. Ainsi Amussat croyait qu'il était nécessaire d'associer ces trois méthodes, et il ne voyait, dans la scarification des rétrécissements, qu'une manière d'obtenir une guérison plus prompte (Amussat, *Leçons* recueillies par Petit, 1832). Leroy (d'Etiolles) écrivait également qu'il était indispensable, ou du moins beaucoup plus sûr de faire suivre les scarifications par la cautérisation ou par une dilatation de quelques jours, afin de prévenir la réunion des lambeaux de la plaie (Leroy, *Traité des angusties*, 1845, p. 346).

La plupart des chirurgiens se montrèrent opposés à la méthode nouvelle. Ils lui objectaient : 1° qu'elle déterminait assez souvent des accidents graves qui, plus d'une fois, avaient été suivis de mort; 2° que son utilité était très-contestable, puisqu'on était obligé d'employer, concurremment avec elle, soit la cautérisation, soit la dilatation; 3° qu'en examinant les faits avec soin, on voyait que ces deux méthodes avaient eu la plus grande part dans les succès obtenus. Enfin, on arrivait à cette conclusion, qu'il était prudent de s'en tenir aux moyens connus et sanctionnés par l'expérience plutôt que de leur adjoindre, sans grand profit, une méthode nouvelle qui n'était pas exempte de dangers.

Il y avait beaucoup de vrai dans ces objections. Aussi, malgré les efforts de ses promoteurs, l'uréthrotomie tombait dans un discrédit de plus en plus grand chaque jour, lorsque parurent, en 1833, les travaux de Reybard. Ce chirurgien, loin de contester les inconvénients de l'uréthrotomie, en exagéra la gravité, mais il prétendit qu'ils devaient être attribués à la manière dont elle était pratiquée plutôt qu'à la méthode elle-même; que les scarifications étaient, en effet, impuissantes et dangereuses, tandis que les grandes incisions étaient inoffensives et pouvaient seules guérir radicalement les rétrécissements. Il apporta plusieurs observations à l'appui de cette opinion, et l'Académie de médecine, en couronnant son travail, donna à ses idées une approbation peut-être trop absolue.

A partir de ce moment, les partisans de l'uréthrotomie reprirent courage. On modifia les instruments anciens de manière à pratiquer des incisions plus grandes; on en imagina de nouveaux, et de tous les côtés, à l'étranger et en France, on entra dans la voie ouverte par Reybard. Comme on avait eu, dans les premiers temps, une crainte exagérée des scarifications les plus simples, on tomba dans l'excès contraire, en faisant des incisions profondes avec une audace aveugle. Les observations de succès se multiplièrent; elles devinrent, dans les sociétés scientifiques, l'objet de discussions ardentes, et pourtant l'uréthrotomie n'est pas encore définitivement jugée.

Avant d'examiner cette méthode en elle-même, je crois devoir faire connaître les instruments qui servent à la pratiquer. Cependant on en a construit un si grand nombre, qu'il serait inutile et même difficile de les rappeler tous. Je me contenterai de décrire ceux qui, par leur valeur historique, la notoriété de leurs inventeurs ou leur utilité, peuvent offrir quelque intérêt. Chemin faisant, j'indiquerai sommairement la manière de les employer, leurs avantages et leurs inconvénients. Cette étude paraîtra peut-être ingrate, au premier abord, mais elle est indispensable. Une fois que j'aurai décrit l'appareil instrumental et les manœuvres opératoires, sans toutefois admettre comme autant de procédés les diverses pratiques des chirurgiens, je n'aurai plus besoin d'y revenir, et je pourrai envisager l'uréthrotomie d'un coup d'œil plus général.

Appareil instrumental. — Amussat. — Le premier uréthrotome imaginé par ce chirurgien en 1824 se compose : 1° d'une canule d'argent ouverte par les deux bouts, portant à son extrémité antérieure un renflement olivaire d'acier, long d'un centimètre environ, et creusé dans le sens de sa longueur de manière à présenter huit petites crêtes coupantes; 2° d'un mandrin métallique indépendant de la canule et terminé par un bouton semblable à celui d'un stylet.

On commence par introduire le mandrin dans l'urèthre, au delà du rétrécissement. Sur ce conducteur on glisse la canule, en ayant soin de lui imprimer un léger mouvement de vrille. Lorsque l'olive à saillies tranchantes, dont les cannelures ont été préalablement remplies de suif, est arrivée contre l'obstacle, le chirurgien confie le mandrin à un aide; avec la main gauche, il tire modérément sur la verge, tandis qu'avec la droite il pousse la canule en avant et divise le rétrécissement. Il retire ensuite la canule en lui imprimant le même mouvement de vrille dont il vient d'être parlé.

On a reproché à cet instrument de léser les parties saines du canal, parce que le suif placé entre les crêtes tranchantes et le mouvement de vrille imprimé à la canule pour l'introduire dans l'urèthre ou l'en retirer ne suffisaient pas pour prévenir cet accident. Mais il a un inconvénient plus sérieux, c'est le peu de saillie de ses crêtes, qui, si elles ont l'avantage d'opérer un débridement multiple, ne peuvent faire que des scarifications très-superficielles; de telle sorte que, en enfonçant l'olive dans le rétrécissement, on le violente et on le déchire bien plutôt qu'on ne le coupe.

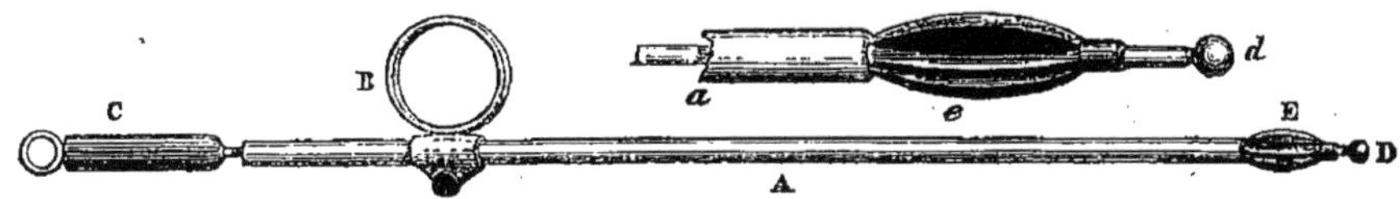

Fig. 53. — Uréthrotome d'Amussat.

A. Canule d'argent ouverte par les deux bords.
B. Curseur muni d'un anneau.
C. Manche du stylet conducteur.
D. Extrémité antérieure du stylet mobile garni d'un bouton.
E. Renflement olivaire soudé à la canule ; il présente huit petites crêtes coupantes.

Extrémité antérieure de l'uréthrotome de grandeur naturelle.

a. Portion de la canule.
d. Stylet boutonné dépassant l'olive.
e. Olive avec huit crêtes coupantes.

Amussat proposa encore deux autres scarificateurs. Le premier, auquel il a donné le nom de *coupe-bride*, agit à la manière d'un emporte-pièce. Le second, dont il se servait le plus habituellement, est formé : 1° d'une canule dont l'extrémité antérieure présente une légère échancrure d'un côté et une petite fente de l'autre ; 2° d'un mandrin dont le bout est armé d'une demi-lentille et d'une petite lame. Quand le scarificateur est fermé, la demi-lentille remplit l'échancrure de la canule, et la lame est cachée dans la petite fente, de manière que l'extrémité de l'échancrure est arrondie.

On commence par l'introduire au delà du rétrécissement; puis, on pousse un peu en avant le mandrin, dont la demi-lentille devient saillante et s'arrête contre l'obstacle, quand on retire à soi l'instrument. L'opérateur fait alors éprouver à celui-ci un mouvement de rotation qui porte la lame sur le point qu'occupait la lentille, et il coupe le rétrécissement (*Leçons* d'Amussat recueillies par Petit, 1832). Ce dernier instrument est d'une manœuvre difficile; il peut servir tout au plus à diviser une bride, un repli muqueux.

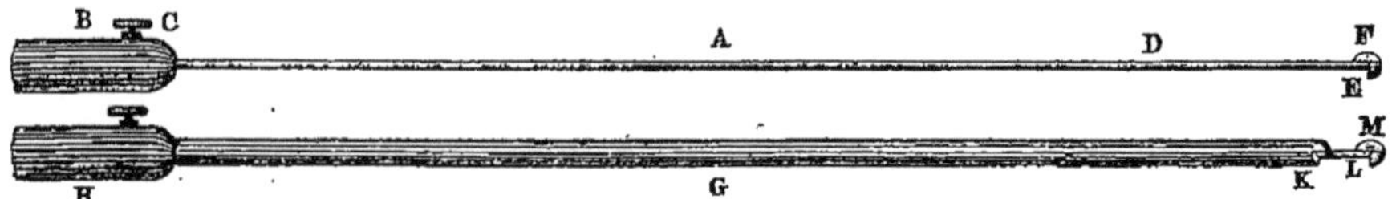

Fig. 54. — Coupe-bride d'Amussat.

A. Coupe-bride.
B. Manche mobile et creux pour recevoir le talon du mandrin.
C. Vis pour fixer le mandrin dans le manche.
D. Corps du mandrin.
E. Demi-lentille.
F. Petite lame à tranchant longitudinal.

G. Canule renfermant le mandrin.
H. Manche du mandrin venant affleurer le bord de la canule.
K. Échancrure de la canule.
L. Demi-lentille du mandrin destinée à remplir l'échancrure de la canule.
M. Petite lame faisant saillie en avant de la fente de la canule.

Ces uréthrotomes, quoique très-imparfaits, sont déjà très-supérieurs à ceux de Dorner, Dzondi, Physick, etc., etc. Ils montrent qu'Amussat pratiquait l'uréthrotomie d'avant en arrière et d'arrière en avant; qu'il avait compris beaucoup mieux que ses devanciers les avantages de cette opération, et qu'il avait eu l'idée très-arrêtée de la faire passer dans la pratique commune.

Leroy (d'Étiolles). — Ce chirurgien a imaginé un grand nombre d'uréthrotomes. Ne pouvant les mentionner tous, je me bornerai à décrire ceux qu'il a fait représenter dans son *Traité des angusties*.

L'un d'eux est formé d'une sonde de gomme élastique ou d'argent, terminée par une demi-olive dans laquelle sont cachées deux petites lames soutenues par un mandrin qu'il suffit de tirer à soi pour les faire saillir. L'instrument est introduit fermé au delà du rétrécissement; en le retirant, la base de l'olive est arrêtée contre l'obstacle, et dans ce moment on fait saillir les lames, qui opèrent un débridement d'arrière en avant. (*Traité des angusties*, p. 338.)

Avec ce scarificateur, c'est à peine s'il est possible d'entamer la muqueuse. Puisque la saillie des lames développées ne dépasse pas celle de l'olive, là où l'olive aura passé, les lames devront passer également sans produire un grand débridement.

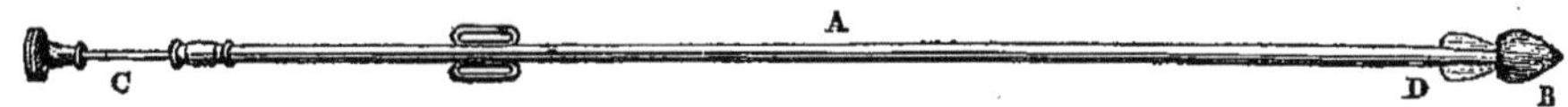

FIG. 55. — Uréthrotome de Leroy (d'Étiolles).

A. Canule fendue sur les côtés, à son extrémité antérieure, pour le glissement de la lame.
B. Demi-olive, sa base regarde le talon de l'instrument ; elle est destinée à recevoir la lame.
C. Talon du mandrin.
D. Lame à deux tranchants portée par le mandrin ; elle est sortie de la demi-olive.

Un autre est composé d'une canule portant à son extrémité antérieure un renflement ayant la forme d'une olive aplatie ; il est terminé par un conducteur de gomme élastique de quelques millimètres. Le mandrin, semblable à celui de l'instrument précédent, est armé de deux petites lames que l'on fait saillir d'avant en arrière, et non plus d'arrière en avant. (*Traité des angusties*, p. 345.)

Ce scarificateur est préférable au premier, en cela qu'il fait de véritables scarifications. Mais les lames ont une course si limitée, qu'elles pourraient à peine diviser un rétrécissement en forme de bride.

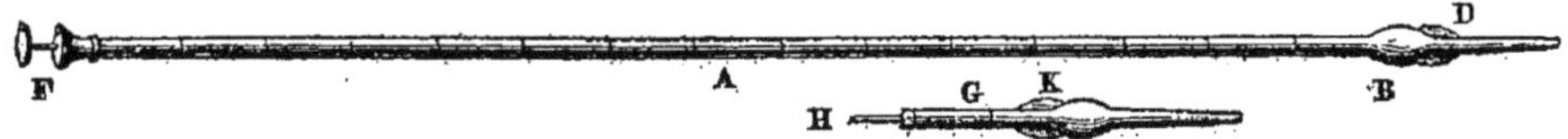

FIG. 56. — Autre uréthrotome de Leroy (d'Étiolles).

A. Corps de la canule.
B. Olive destinée à recevoir la lame ; elle est munie d'un petit conducteur.
D. Lame à double tranchant faisant saillie en avant de l'olive.
P. Talon du mandrin.

Extrémité antérieure de l'uréthrotome.

G. Portion de la canule avec son olive et son conducteur.
H. Mandrin.
K. La lame à double tranchant faisant saillie en arrière de l'olive.

Il a encore représenté, sous le nom d'*entome*, un instrument à *coche* droit ou courbe, formé d'une canule plate et présentant une rainure dans toute sa longueur. Le chirurgien le porte profondément dans l'urèthre, et le ramène à lui de manière que l'obstacle corresponde à la *coche*. Alors il glisse dans la rainure de la canule un mandrin muni d'une petite lame avec laquelle il divise le rétrécissement, par un mouvement de va-et-vient. Ces instruments ne sont plus employés.

M. Ricord. — Il se sert quelquefois d'un scarificateur construit de la manière suivante :

La canule est aplatie latéralement, ouverte dans toute sa longueur et terminée en cul-de-sac, comme une sonde cannelée; mais sa rainure diminue de profondeur vers son extrémité, et forme un plan incliné dans une longueur de 2 centimètres environ. De cette disposition très-simple il résulte que la lame du mandrin reste cachée dans la rainure jusqu'au moment où, arrivant sur le plan incliné, elle fait saillie au dehors. Quand cette lame est sortie, elle présente un tranchant convexe long de 1 centimètre et saillant de 2 millimètres.

Le chirurgien introduit dans l'urèthre l'instrument fermé : lorsqu'il a dépassé d'un centimètre le rétrécissement dont il a préalablement déterminé la place, il pousse le mandrin pour faire saillir la lame, et ramène l'instrument à lui dans la mesure jugée convenable. Puis il fait rentrer la lame dans la gaîne, et retire le scarificateur.

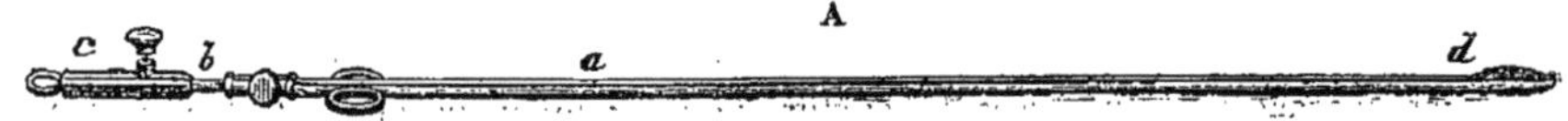

Fig. 57. — Scarificateur de M. Ricord.

A. *Scarificateur armé.*

a. Canule d'argent avec rainure longitudinale.

b. Mandrin couché dans la rainure et armé d'une lame à son extrémité antérieure.

c. Manche du mandrin.

d. Petite lame devenue saillante en glissant sur le plan incliné qui existe dans la rainure de la canule.

M. Ricord a imaginé encore un instrument bien préférable, qu'il emploie habituellement.

Il est composé : 1° d'une canule plate d'acier, ouverte dans toute sa longueur, et terminée par un prolongement en forme de stylet cannelé, long de 4 centimètres; 2° d'un mandrin composé de deux tiges métalliques appliquées l'une contre l'autre, mais mobiles. Chacune d'elles s'enchâsse à son talon dans une rondelle. Antérieurement, la tige se termine par une lame longue de 2 à 3 centimètres et large de 3 à 4 millimètres; quand on pousse en même temps les deux tiges du mandrin, en maintenant écartées les rondelles, on fait glisser la lame en avant, dans la rainure qui s'étend jusqu'au milieu du stylet. Alors, si l'on rapproche les deux rondelles, la lame sort de la rainure par un mouvement de bascule qui s'opère au moyen d'un petit mécanisme assez ingénieux, supporté par la seconde tige du mandrin. La lame est alors saillante, d'un centimètre au moins; cette saillie de la lame peut être graduée par le rapprochement même des rondelles.

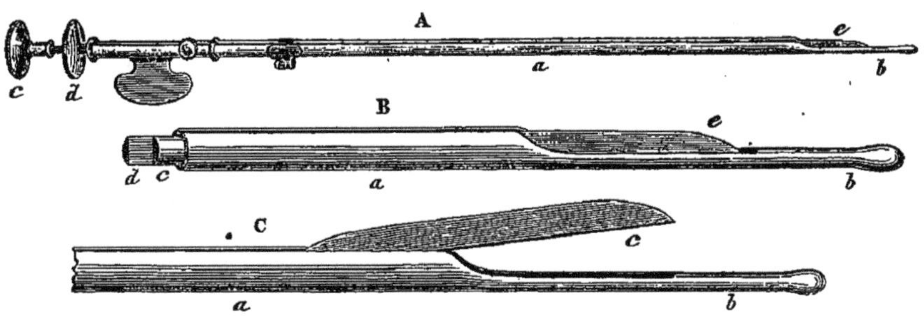

Fig. 58. — Uréthrotome de M. Ricord.

A. *Uréthrotome armé.*

a. Canule d'acier creusée d'une rainure dans le sens de sa longueur.
b. Extrémité de la canule amincie pour servir de conducteur à la lame.
c. Rondelle formant le talon d'un des mandrins.
d. Rondelle formant le talon de l'autre mandrin.
e. Lame chassée en avant sur le conducteur de la canule pour couper d'avant en arrière.

B. *Section antérieure de l'uréthrotome armé, vue de grandeur naturelle.*

a. Canule.
b. Extrémité amincie de la canule formant un conducteur.
c. Coupe d'un des mandrins.
d. Coupe de l'autre mandrin.
e. Lame chassée en avant sur le conducteur.

C. *Autre section de l'uréthrotome armé, vue de grandeur naturelle.*

a. Canule.
b. Conducteur.
c. La lame, détachée de la rainure, par suite du glissement d'un des mandrins sur l'autre, fait saillie en avant; dans cette position elle coupe d'arrière en avant.

Avec le premier de ses instruments, M. Ricord ne pouvait agir que d'arrière en avant, et ne faisait que des scarifications très-superficielles. Avec le second, il peut, au moyen du conducteur, attaquer le rétrécissement d'avant en arrière, se borner à de simples scarifications, ou faire une incision profonde quand, en retirant l'instrument, il rapproche les deux rondelles pour faire saillir la lame. Un des principaux avantages de cet uréthrotome, est d'avoir une lame solide comme celle d'un bistouri, et très-coupante, qui donne une plaie nette et assez profonde. Peut-être pourrait-on lui reprocher sa forme droite, qui rend sa manœuvre assez difficile quand le rétrécissement est profondément situé.

CHARRIÈRE. — Son uréthrotome est composé : 1° d'une canule ouverte sur un côté dans toute sa longueur, et terminée par un renflement olivaire avec un prolongement sur lequel on peut visser une bougie; 2° d'un mandrin portant, à son extrémité, une lame de même forme que le renflement olivaire destiné à la recevoir.

On commence par introduire la bougie jusque dans la vessie; l'instrument est vissé sur elle et porté, à sa suite, jusqu'à l'obstacle. On pousse le mandrin, et la lame, glissant dans la rainure, franchit le rétrécissement, qu'elle divise d'avant en arrière, de façon à frayer un passage à l'olive de la canule. Alors, en même temps qu'on maintient la canule, on retire le mandrin; par suite de ce mouvement, la lame, soulevée par un petit ressort fixé sur sa face dorsale, bascule et fait une saillie de près d'un centimètre.

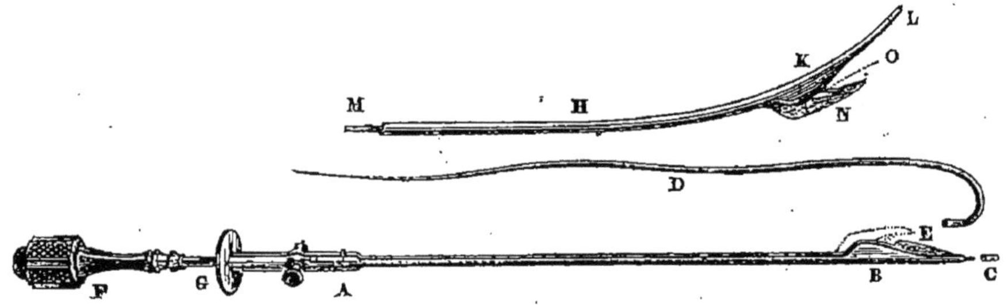

FIG. 59. — Uréthrotome de M. Charrière.

A. Canule présentant une rainure longitudinale.
B. Renflement de la canule destiné à cacher la lame.
C. Extrémité de la canule amincie pour servir de conducteur à la lame, et portant un pas de vis auquel on peut ajouter une petite bougie.
D. Bougie conductrice.
E. Lame chassée en avant hors de sa gaîne, pour couper d'avant en arrière.
F. Talon du mandrin qui supporte la lame.
G. Rondelle que la main prend pour point d'appui au moment où l'on pousse le mandrin.

H. Même uréthrotome courbe.
K. Renflement de la canule.
L. Extrémité de la canule munie de son ajutage.
M. Extrémité du mandrin.
N. Lame basculant en dehors de la gaîne pour couper d'arrière en avant.
O. Petite tige métallique servant à faire saillir la lame.

Primitivement, cet instrument était droit, et n'avait pas d'autre conducteur que le petit prolongement de métal sur lequel on fixe la bougie. M. Charrière l'a beaucoup perfectionné en lui donnant une forme courbe et en lui ajustant un conducteur assez long. Ces modifications, empruntées à d'autres instruments que je décrirai plus loin, en font un uréthrotome utile. Il peut servir à pratiquer la section du rétrécissement d'avant en arrière et d'arrière en avant; à faire une scarification ou une grande incision, car il est facile de mesurer la saillie de la lame.

Je lui ferai, toutefois, un reproche qui me semble assez important : si l'on se borne à pousser la lame en avant, sans la développer, on n'obtient qu'une scarification. Pour faire une incision de quelque profondeur, il est nécessaire d'enfoncer plus loin l'instrument, et de porter le renflement olivaire de la canule au delà du rétrécissement, afin de pouvoir développer la lame, de manière à couper les parties d'arrière en avant. Mais la première incision, ayant été très-superficielle, n'a pu frayer qu'une voie trop étroite à la canule, et celle-ci, en s'avançant, produit une déchirure plus ou moins grande.

M. Civiale. — Ce chirurgien a deux uréthrotomes : l'un coupe d'avant en arrière, et l'autre d'arrière en avant.

Le premier est formé d'une gaîne aplatie A, dans laquelle on fait glisser une lame B, surmontée d'une tige olivaire ou cylindrique C; de deux vis de pression D, D, et d'un curseur E, servant à régler la sortie de la lame et à fixer celle-ci dans sa gaîne. Une rondelle épaisse F sert de poignée. (*Traité prat. des malad. des organes génito-urin.*, t. I, p. 303.)

Voici la description du second uréthrotome, telle que la donne M. Civiale : « Cet instrument se compose de différentes pièces, dont chacune a une action parfaitement déterminée..... Lorsqu'elles sont réunies, elles forment une tige droite de 2 millimètres et demi à 5 millimètres de diamètre, et de 190 à 244 millimètres de longueur; elle est terminée en olive par un bout, et, de l'autre, par un renflement dans lequel se trouvent une rondelle servant de poignée, un manche, une vis de pression, une crémaillère, une échelle graduée, un bouton, et tout l'appareil destiné à faire fonctionner la lame tranchante pendant l'opération.

» La gaîne présente une rainure longitudinale, qui contient le porte-lame et se termine en avant par une olive aplatie. Du côté correspondant, au dos de la lame, la saillie que forme cette olive dépasse à peine la circonférence de la gaîne; mais, du côté opposé, elle est plus forte; disposition qui a permis de cacher entièrement la lame tranchante, et de rendre les explorations plus faciles sans augmenter le volume de l'appareil.

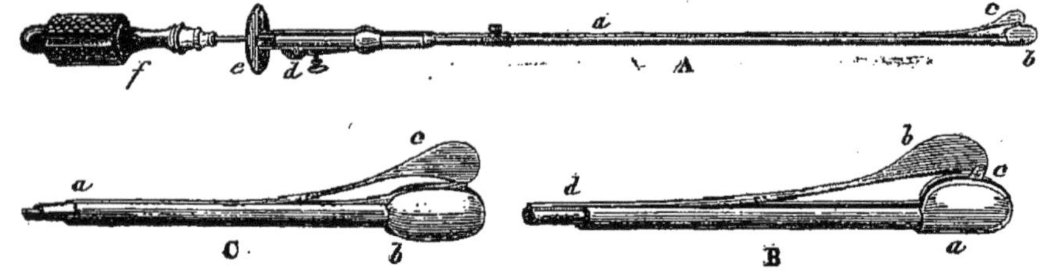

FIG. 60.

A. *Uréthrotome de M. Civiale.*

a. Canule creusée d'une gouttière longitudinale.
b. Renflement olivaire de la canule destiné à renfermer la lame.
c. Lame sortie de la canule.
d. Ressort crénelé servant à mesurer la saillie de la lame ; en pressant sur le bouton, on fait rentrer la lame dans sa gaîne.
e. Rondelle servant d'appui pour la main.
f. Manche du mandrin. En le tirant en arrière, on fait saillir la lame.

B. *Section de la portion antérieure de l'uréthrotome, vue de grandeur naturelle.*

a. Olive servant de gaîne à la lame. Elle ne fait saillie que sur un des côtés de la lame.
b. Lame sortie de l'olive. Elle se trouve portée vers le talon de l'uréthrotome en subissant un mouvement de propulsion d'arrière en avant.
c. Petite tige métallique couchée dans l'olive ; en se redressant, elle fait saillir la lame.
d. Mandrin.

C. *Section de la portion antérieure de l'uréthrotome de M. Caudmont, vue de grandeur naturelle.*

a. Coupe de la canule et du mandrin.
b. Olive débordant également la canule de chaque côté.
c. La lame sort perpendiculairement de l'olive sans se porter vers le talon de l'instrument.

» A l'extrémité opposée, la rainure de la gaîne est plus large, afin de loger l'armure et la partie carrée du porte-lame. La rondelle présente une fenêtre pour le va-et-vient de la tige porte-lame, plus épaisse en cet endroit, du bouton et de l'appareil destiné à armer et à désarmer l'instrument. Sur le renflement de la gaîne, à peu de distance de la rondelle, se trouve la vis de pression, qui limite au point voulu la sortie de la lame. Sur un des côtés, la tige porte-lame présente une crémaillère de de deux à cinq crans, qui marquent la saillie que fait la lame au dehors de l'olive, lorsque l'instrument est armé. Chaque cran répond à 2 millimètres de saillie de la lame et est marqué par une série de lignes tracées sur la gaîne ; et, pour rendre le fait plus évident, j'ai ajouté une aiguille couchée, fixée au bouton de la tige porte-lame; celle-ci se termine par un manche de bois. Sur la gaîne se trouve aussi le bouton d'une vis de pression, destinée à arrêter le mouvement de la lame en arrière et à empêcher l'instrument de se désarmer.

» Le porte-lame est une tige carrée, qui est reçue dans la rainure de la gaîne, et qui doit y glisser avec facilité. A l'une de ses extrémités se trouve la lame et à l'autre le manche.

» La lame, légèrement concave, de 10 à 12 millimètres de longueur, très-propre à couper, est cachée dans la gaîne, d'où on la fait sortir dans une étendue réglée par le mécanisme de l'instrument, et déterminée par le chirurgien au moment d'opérer. Cette lame tient à la tige centrale ou porte-lame, par une extrémité, au moyen d'une charnière, ou, ce qui est préférable, est soudée avec elle, et par l'autre à une languette, au moyen d'une charnière. Lorsque l'instrument n'est point armé, cette languette reste appliquée contre le dos de la lame, et cachée comme celle-ci dans la rainure de l'olive; mais, dès qu'on tire sur le manche pour armer l'instrument, cette languette arc-boute contre un arrêt placé dans l'olive, et, de verticale qu'elle était, devient oblique, puis horizontale, et pousse de plus en plus la lame au dehors de l'olive, en même temps qu'elle lui donne de la solidité.

» On remarquera que ce n'est pas de l'extrémité, mais bien du milieu de l'olive, que la lame sort quand on arme l'instrument, disposition fort importante.....» (*Traité prat. sur les malad. des org. génito-urin.*, p. 422.)

Entre autres reproches qu'il adresse à cet instrument, Alphonse Robert trouve que le tranchant de la lame, à raison de sa forme et de sa brièveté, coupe mal les tissus, sur lesquels il agit plutôt en pressant qu'en sciant. Il en résulte, dit-il, que pour diviser le rétrécissement, on est obligé d'exercer sur l'instrument une traction souvent très-forte, ce qui déplace les tissus malades, plisse la membrane muqueuse, et expose celle-ci à être coupée irrégulièrement et dans une grande étendue (Robert, *Lettres sur l'uréthrotomie*, 1855). — Cette remarque est parfaitement juste : j'ai employé plusieurs fois cet uréthrotome, et, malgré le soin que j'apportais à développer la lame doucement, en même temps que je tirais à moi l'instrument, pour la faire scier, j'étais obligé d'employer une assez grande force pour couper le rétrécissement.

M. Caudmont. — Son uréthrotome est formé d'une canule cylindrique, ouverte dans sa longueur et terminée par une olive aplatie. Celle-ci renferme une lame arrondie, qui est maintenue par une tige en forme de ressort cachée dans la canule. Quand on veut armer l'instrument, on chasse en avant un long mandrin contenu dans la gaîne et dont l'extrémité taillée en biseau, passant en dessous de la lame, la fait saillir dans la proportion qu'on juge convenable.

A première vue, cet uréthrotome ressemble beaucoup à celui de M. Civiale, mais il en diffère en plusieurs points : 1° le mécanisme qui sert à dégager la lame de l'olive et à l'y faire rentrer est plus simple; 2° le dos de la lame, au lieu d'être soutenu par une languette de métal très-étroite, qui peut se déranger, quand le rétrécissement oppose une grande résistance, repose solidement sur le plan incliné du mandrin; 3° la lame s'élève perpendiculairement du fond de l'olive. — M. Caudmont attache, avec raison, une très-grande importance à cette disposition. Il a remarqué qu'avec l'instrument de M. Civiale, si l'on oublie, après avoir dépassé le rétrécissement, de porter l'olive à un centimètre au delà, il est difficile de développer la lame; que celle-ci, dans le mouvement de bascule qu'on lui imprime en tirant sur le manche de l'instrument, vient presser contre la partie postérieure de l'obstacle, et enfin que cette pression oblige souvent à employer beaucoup de force pour diviser les tissus. Il ajoute qu'avec son uréthrotome on peut, au contraire, faire saillir la lame dès que l'olive a franchi le rétrécissement, dont la section s'opère avec beaucoup plus de facilité.

On retrouve ici le reproche adressé par Alph. Robert à l'instrument de M. Civiale, et l'on doit en tenir d'autant plus compte, que M. Caudmont a suivi pendant bien des années la pratique de ce dernier chirurgien.

M. Reybard. — L'uréthrotome auquel il s'était arrêté après de nombreux essais se compose d'une canule légèrement aplatie et ouverte dans toute sa longueur. L'extrémité vésicale se termine par un pas de vis auquel on adapte un bout droit ou courbe. L'autre extrémité porte un large anneau dans lequel on passe le pouce ou l'index pour maintenir solidement l'uréthrotome pendant l'opération. Sur les faces latérales de la canule sont appliquées deux bandes d'acier, minces, flexibles, élastiques, qu'on peut écarter du corps de l'instrument à l'aide d'une sorte de treuil. L'écartement de ces bandes est facile à borner dans sa longueur au moyen d'un curseur que l'on fixe avec une vis. L'appareil qui supporte la lame est composé de deux tiges métalliques qui, adossées, forment un mandrin presque carré. Quand les viroles sont écartées l'une de l'autre, la lame reste cachée dans la canule; mais si on les rapproche, on en fait saillir la lame dans la proportion du rapprochement des viroles; en tirant à soi les deux viroles en même temps, et quand elles sont rapprochées, c'est-à-dire quand la lame est développée, on peut promener celle-ci dans toute l'étendue de l'urèthre. La lame est pointue, ondulée sur son tranchant, très-mince, large de 2 à 3 millimètres, et longue de 2 centimètres 5 millimètres. Quand elle est complétement ouverte, elle forme avec la canule un angle obtus de 160 degrés.

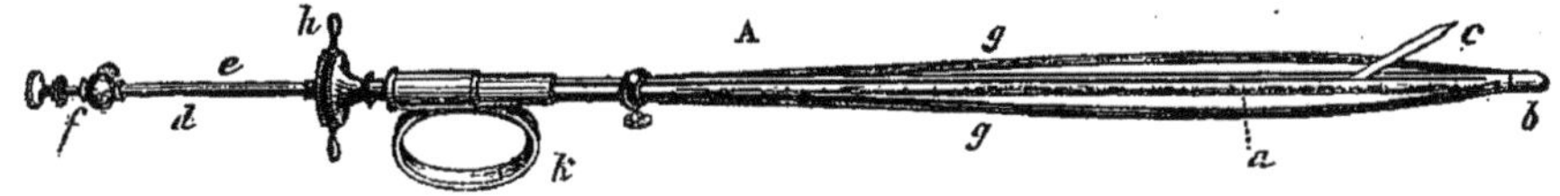

FIG. 61.

A. *Uréthrotome de Reybard.*

a. Canule d'argent creusée d'une gouttière dans le sens de sa longueur.

b. Extrémité de la canule munie d'un ajutage qu'on peut remplacer par une bougie conductrice.

c. Petite lame étroite, ondulée sur son tranchant, pointue. Elle est sortie de la canule.

d, e. Mandrins appliqués l'un contre l'autre. En les faisant glisser en sens opposé, on fait saillir la lame ou on la fait rentrer dans la canule.

f. Virole servant à unir les deux mandrins.

g, g. Bandes d'acier placées sur les côtés de la canule.

h. Treuil servant à écarter les bandes d'acier de la canule.

Manœuvre opératoire. — Premier temps. — Le chirurgien, après avoir constaté avec soin le siége du rétrécissement et son degré d'ouverture, choisit un uréthrotome de volume convenable, et l'introduit comme une sonde ordinaire. Quand il a franchi l'obstacle, il fixe la verge sur l'instrument avec la main gauche, tandis qu'avec la droite il fait saillir la lame et la ramène à lui dans l'étendue marquée d'avance par le curseur fixé sur la canule. Dans ce premier temps, on n'a pour but que de diviser le tissu même du rétrécissement.

Deuxième temps. — La lame est rentrée dans sa gaîne et l'instrument est reporté au delà du rétrécissement. Le chirurgien développe de nouveau la lame, et, après l'avoir attirée d'un centimètre en avant, la repousse en arrière, de manière à enfoncer sa pointe dans les tissus. Lorsqu'il l'a ainsi fixée, il écarte avec l'écrou les bandes latérales destinées à dilater l'urèthre et porte cette dilatation aussi loin que possible. Les tissus se trouvant de cette façon fortement tendus, il ramène à lui la lame dans son plus grand développement. On fait alors rentrer la lame dans sa gaîne, et les bandes dilatatrices sont rapprochées contre la canule.

Troisième temps. — C'est la répétition du temps précédent. Il est destiné à *compléter l'incision*, à *la régulariser* et à lui *donner toute l'étendue nécessaire* (*Traité prat. des rétréc. du canal de l'urèthre*, p. 377).

Dans ses premières opérations avec l'instrument que je viens de décrire, Reybard faisait son incision sur un des côtés de l'urèthre. Mais dans les derniers temps, il la pratiquait directement en bas sur la ligne médiane.

Lorsqu'il n'y avait qu'un rétrécissement, il donnait à son incision 6 à 7 centimètres de longueur, et plutôt plus que moins. Il la commençait à 3 ou 4 centimètres en arrière de l'obstacle, pour la terminer en avant à peu près à la même distance. S'il existait plusieurs rétrécissements, malgré la recommandation qu'il donnait de commencer et d'achever l'incision tout près de leurs limites, il lui donnait une étendue considérable, comprenant une très-grande partie de la longueur du canal.

L'incision, profonde de 4 à 5 millimètres, devait dépasser le tissu du rétrécissement, arriver dans les parties saines et jusque sous la peau.

Pour s'assurer que toutes ces conditions avaient été parfaitement remplies, il introduisait dans l'urèthre une sonde de 7 à 8 millimètres, dont le bout était recourbé à angle droit; il en promenait le bec dans toute l'étendue de la plaie, et cela à plusieurs reprises.

L'opération terminée, tantôt il laissait l'urèthre libre, et tantôt il y mettait à demeure pendant trente ou quarante heures une sonde de 6 millimètres de diamètre. Pour empêcher les bords de la plaie de se rapprocher, il introduisait chaque jour dans le canal un dilatateur semblable à celui de l'uréthrotome, composé d'une tige centrale aplatie et de deux lames d'acier. Cette dilatation était faite pendant plus d'un mois.

Les reproches que l'on peut adresser à la pratique de Reybard sont nombreux. Je me contenterai de noter les principaux.

1° Son uréthrotome est défectueux, en cela surtout que la lame, longue, mince, étroite, sans soutien lorsqu'elle est sortie de sa gaîne, ne présente pas assez de solidité pour diviser nettement les tissus. On risquerait même de la briser, quand les parties sont résistantes, si, en la faisant sortir de la canule, on ne prenait le soin de la développer lentement en même temps qu'on la tire à soi. J'apporterai à l'appui de mon opinion un fait emprunté à Reybard. Dans sa dix-septième observation, il avoue lui-même qu'il n'a pu ouvrir la lame de son uréthrotome à cause de l'étroitesse du canal (*loc. cit.*, p. 535).

2° Cette difficulté que Reybard éprouvait à diviser les tissus l'avait conduit à placer sur les côtés de la canule deux bandes d'acier qui devaient, par leur écartement, tendre les parties et rendre leur section plus facile. Mais ces bandes sont si flexibles, qu'elles cèdent au niveau du rétrécissement et ne s'écartent qu'au-dessus ou au-dessous de lui, ce qui est entièrement inutile. Heureusement il en est ainsi; autrement on ne manquerait pas de déchirer l'urèthre, car l'écartement des bandes peut être considérable, et Reybard recommande de le porter *aussi loin que possible.*

3° Par une inconséquence singulière, Reybard, qui s'était élevé avec force contre les scarifications et qui les avait signalées comme la principale cause de tous les accidents de l'uréthrotomie, commençait l'opération en pratiquant une petite incision pour frayer une route à son instrument, dont le volume est souvent un obstacle à son libre passage dans l'urèthre. On comprendrait cette incision superficielle s'il l'eût fait suivre immédiatement d'une autre plus grande ; mais on voit, dans la plupart de ses observations, qu'il ne divisait profondément l'urèthre que six, huit ou dix jours après la première incision. Il s'exposait ainsi aux accidents d'une double opération, à ceux des scarifications et à ceux des incisions profondes.

4° Alors même qu'il fait l'opération en une seule séance, comme il ne peut obtenir du premier coup une plaie suffisante, il s'y prend à plusieurs fois pour *compléter* l'incision, la *régulariser.....* (page 377). Mais ces manœuvres répétées ne peuvent avoir pour résultat que des incisions multiples et une plaie des plus irrégulières. Je m'en suis assuré sur un des malades de mon service, qui succomba à une infection purulente après avoir été opéré par Reybard lui-même.

5° L'espèce de ponction qu'il pratique dans le second temps de l'opération, en repoussant l'uréthrotome en arrière pour enfoncer la pointe de sa lame dans les tissus, ainsi que l'exploration tout au moins inutile de l'incision avec le bec recourbé d'une sonde, transforment l'angle postérieur de la plaie en un véritable cul-de-sac, et sont un obstacle sérieux à l'introduction d'une sonde dans l'urèthre.

6° Enfin Reybard, avec son procédé, est obligé le plus souvent de multiplier les incisions, tantôt pour débrider le méat urinaire qui est trop étroit par rapport au volume de son instrument, tantôt parce qu'une première incision est insuffisante, ou encore parce qu'il existe plusieurs rétrécissements (obs. 1re, 2e, 3e, 4e, 5e, 6e, 7e, 8e, 9e, 10e 12e), et dans la 6e on voit Reybard pratiquer sept fois l'uréthrotomie sur un seul malade.

Reybard avait un autre uréthrotome qu'il avait à peu près abandonné, bien qu'il soit assurément très-ingénieux.

Il se compose : 1° D'une première canule présentant à son extrémité antérieure un renflement, et en arrière une petite vis destinée à la fixer sur les autres parties de l'instrument. Elle est fendue sur les côtés dans l'espace de 5 centimètres. 2° D'une seconde canule. Celle-ci est pleine et arrondie à son extrémité antérieure, qui est légèrement courbe; elle est aplatie dans son corps, qui est formé de deux lames rapprochées, de manière à laisser deux rainures latérales; 3° d'un mandrin armé de deux lames latérales qu'il est facile de faire saillir ou de cacher à l'aide d'un mécanisme assez simple, en rapprochant ou en écartant les viroles.

L'instrument est introduit fermé dans l'urèthre et poussé jusqu'à ce que le renflement de la canule soit arrêté par le rétrécissement. Alors, avec la main gauche, on fixe la verge sur la canule, tandis qu'avec la main droite on rapproche les deux viroles l'une de l'autre. Par suite de ce mouvement, les lames sortent de leur gaîne en arrière du rétrécissement, et on les tire à soi ainsi développées. Elles ne sont arrêtées qu'au-dessus du renflement que présente la première canule, et comme celui-ci est arrêté au devant de l'obstacle, il résulte de là qu'elles ont divisé le rétrécissement dans toute sa longueur.

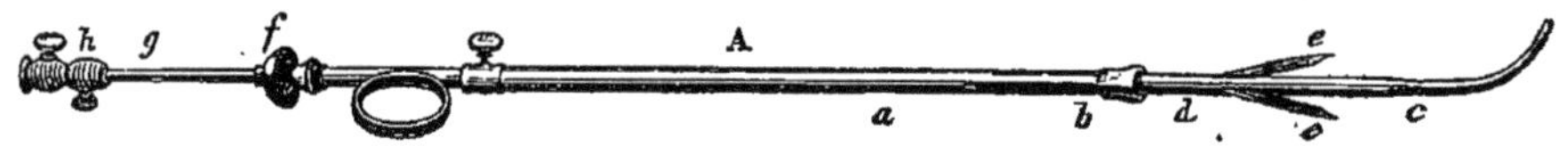

Fig. 62.

A. *Autre uréthrotome de Reybard.*

a. Corps de la canule fendue sur les côtés dans une partie de sa longueur.
b. Renflement de la canule destiné à s'arrêter contre le rétrécissement.
c. Extrémité pleine et courbe de la canule.
d. Fentes de la canule.
e, e. Petites lames sorties de chaque côté par la fente de la canule.
f. Talon de la canule.
g, h. Double mandrin. En écartant ou en rapprochant les viroles *g* et *h*, on fait sortir les lames de la gaîne ou on les y fait rentrer.

Cet uréthrotome mérite une partie des reproches que j'ai adressés au premier; cependant il me semble préférable à cause de sa simplicité et de l'absence des bandes latérales, destinées à dilater le canal.

M. Maisonneuve. — Dans un *Mémoire sur la cure radicale et instantanée des rétrécissements de l'urèthre* (1855), ce chirurgien se servait, pour pratiquer l'uréthrotomie interne, de deux instruments. Le premier, assez mince et coupant d'avant en arrière, ouvrait la voie au second, qui n'est autre que le *lithotome de frère Côme*, avec lequel il achevait de diviser le rétrécissement, en allant d'arrière en avant.

Reybard avait noté avec raison la difficulté qu'on éprouve à diviser profondément l'urèthre, à cause de l'élasticité et de la mobilité de ses parois. M. Maisonneuve, exagérant la portée de ce fait, vrai en lui-même, posa en principe qu'on pouvait introduire dans le canal un instrument tranchant sans crainte de léser les parties saines, qui fuiraient au-devant de la lame, tandis que les tissus indurés et résistants du rétrécissement seraient seuls divisés ; et il avait été conduit, comme on vient de le voir, à se servir du *lithotome* de frère Côme.

Je n'insisterai pas sur les désordres qu'un pareil instrument devait produire dans l'urèthre. M. Maisonneuve, éclairé par une discussion qui eut lieu à la Société de chirurgie, les a reconnus, et il a renoncé au lithotome. Alors il a imaginé un autre instrument beaucoup préférable, mais dont la lame, coupant sur toute son arête, était introduite dans le canal, sans être protégée par une gaîne ; car il ne pouvait renoncer à ce principe, que les tissus sains fuient devant le tranchant de la lame, et que le rétrécissement seul est divisé. — Sur ce dernier point, il a encore été forcé de changer d'idée. Il a apporté plusieurs modifications à son uréthrotome, et je ne décrirai que celui qu'il me semble avoir définitivement adopté.

Cet instrument se compose : 1° D'un tube cannelé, courbe, de 1 à 3 millimètres de diamètre et long de 30 centimètres ; à son extrémité antérieure il a un pas de vis extérieur de quelques millimètres. 2° D'une bougie fine de gomme élastique assez longue, ayant une pointe conique et portant, à son talon, un petit ajutage creusé dans son intérieur d'un pas de vis pouvant s'adapter à celui du cathéter. 3° D'un mandrin long de 30 centimètres, armé d'une lame aplatie, semi-elliptique, ressemblant assez bien à un triangle isocèle. Le sommet de cette lame est mousse, et ses côtés tranchants sont légèrement échancrés à la manière d'un soc de charrue ; sa largeur moyenne est de 8 millimètres, sa plus grande de 9, et sa plus petite de 7. Elle repose, par son dos, dans la cannelure du cathéter, et, suivant que cette cannelure occupe la convexité ou la concavité de ce dernier on incise la paroi inférieure ou supérieure de l'urèthre. Le mandrin peut être armé de deux lames qui agissent sur les côtés. Cette disposition permet de faire une double incision qui porte sur les parois latérales du canal.

Pour pratiquer l'uréthrotomie, on commence par introduire la bougie dans l'urèthre ; ensuite on visse sur son talon l'extrémité du cathéter que l'on pousse jusque dans la vessie. Cela fait, avec une main on étend fortement la verge sur la canule, tandis qu'avec l'autre on engage le mandrin dans la rainure du cathéter, et on l'enfonce de manière que sa lame parcoure toute la longueur du canal.

Cet instrument a été beaucoup critiqué. On a prétendu que si la bougie venait à rencontrer un obstacle à son passage, elle se replierait au devant du rétrécissement, et serait infailliblement coupée par la lame de l'uréthrotome. Je ne trouve point ce reproche fondé. Tout chirurgien quelque peu expérimenté verra facilement, en lui imprimant des mouvements de va-et-vient, si la bougie glisse dans le canal, ou si elle se replie. En admettant même qu'il se trompe, il en sera bien vite averti. Le rétrécissement étant déjà rempli par la bougie, il ne pourra y faire pénétrer le tube cannelé; or, ce n'est qu'après s'être assuré que le conducteur métallique est arrivé jusque dans la vessie, qu'il doit procéder à la section du rétrécissement.

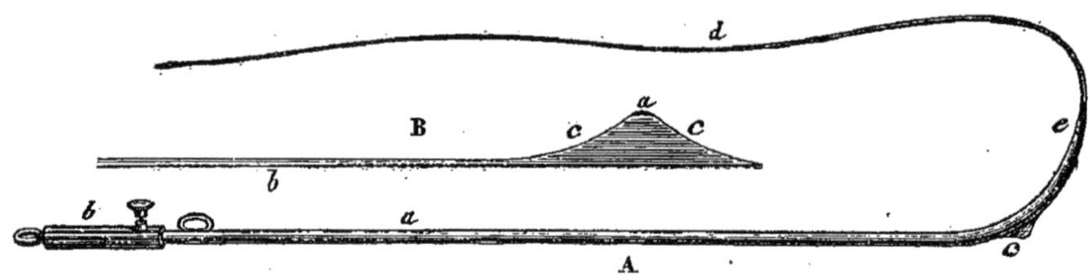

Fig. 63.

A. *Uréthrotome de M. Maisonneuve.*

a. Cathéter cannelé d'acier.
b. Manche du mandrin supportant la lame.
c. Lame de l'uréthrotome.
d. Petite bougie conductrice.
e. Pas de vis du cathéter sur lequel on place la bougie.

B. *Lame de l'uréthrotome, vue de grandeur naturelle.*

a. Sommet de la lame. Il est mousse.
b. Tige métallique supportant la lame.
c, c. Tranchant de la lame en forme de soc de charrue.

On a dit encore que le tube cannelé et l'ajutage métallique, à cause de leur rigidité et de leur volume toujours un peu plus fort que celui de la bougie, pouvaient être arrêtés devant un obstacle que celle-ci aurait traversé. M. Icard assure qu'il a vu l'instrument se briser, par suite des efforts employés pour l'engager dans un rétrécissement (*Des rétréc. de l'urèthre*, thèse, 1858, p. 30).

Il est arrivé à un chirurgien des hôpitaux de Paris de pousser le tube cannelé avec assez de force pour déchirer l'urèthre, et il l'enfonça si profondément, qu'il croyait être parvenu jusque dans la vessie. Alors il acheva l'opération; mais la lame ne fit qu'agrandir la fausse route produite par la canule. Il y eut une hémorrhagie abondante; une quantité considérable de sang s'épancha dans l'épaisseur des tissus; les jours suivants, des accidents généraux graves se développèrent, et le malade succomba.

S'il est utile de signaler aux praticiens ces rares accidents, il faut bien dire aussi qu'ils doivent être attribués moins à l'imperfection de l'instrument qu'à la manière dont on s'en est servi.

Le véritable défaut de cet uréthrotome, c'est que sa lame est entièrement découverte, au lieu d'être cachée dans la canule ou accolée à une plaque latérale, et rien ne protége l'urèthre contre son tranchant. Dans la même pensée qui l'avait porté à se servir du lithotome de frère Côme, M. Maisonneuve a cru qu'il suffirait que la lame de l'uréthrotome fût mousse à son sommet, pour que les parties saines du canal fuient devant son tranchant, tandis que les tissus indurés et résistants seraient seuls divisés. En cela, il s'est encore trompé. Des expériences sur le cadavre et des observations faites au lit du malade ne me laissent aucun doute à cet égard.

Sur le cadavre, après avoir pratiqué le cathétérisme avec une sonde ordinaire de trousse pour m'assurer qu'il n'y avait pas de rétrécissement et pour faire cesser l'espèce de rigidité cadavérique qui pouvait tenir les parois de l'urèthre accolées, j'introduisais dans le canal un uréthrotome armé d'une lame de 8 millimètres, ayant soin de tendre fortement la verge et d'appuyer la canule contre la paroi opposée à celle qui devait être incisée. Malgré ces précautions, on trouvait, à l'autopsie, que l'urèthre avait été lésé dans plusieurs points. Les incisions avaient ordinairement de 1 à 2 centimètres de long, et elles occupaient le plus souvent la région bulbaire. Presque toutes étaient superficielles; cependant quelques-unes pénétraient jusqu'au tissu spongieux.

On a prétendu que ces expériences ne prouvaient rien, parce qu'il était impossible d'assimiler la manière dont se comportaient des tissus morts et des tissus vivants, mais on s'est gardé d'ajouter en quoi consistait cette différence. Or, voici ce que j'ai observé sur des malades.

Chez deux individus affectés de rétrécissement dans la région bulbeuse, je dus recourir à l'uréthrotomie, et j'employai l'instrument de M. Maisonneuve; mais après l'avoir poussé dans le canal jusqu'à 2 ou 3 centimètres du point rétréci, je le retirai, et sa sortie fut suivie d'un petit écoulement de sang. Alors on a prétendu que cet écoulement ne prouvait en aucune façon que l'urèthre avait été lésé..., qu'on avait vu souvent la muqueuse malade saigner au plus léger contact d'une bougie....; mais dans les deux cas que je viens de citer, j'avais commencé par employer la dilatation; j'avais même exploré les rétrécissements avec une petite bougie à boule, sans avoir de sang.

Je rapporterai encore un autre fait plus concluant. A l'hôpital Beaujon, un de nos collègues pratiqua l'uréthrotomie avec l'instrument de M. Maisonneuve. Le malade succomba, et, à l'autopsie, on trouva le canal incisé dans toute sa longueur. Par un singulier hasard, la partie rétrécie était celle qui avait été incisée le moins profondément. La pièce m'a été montrée par les internes de l'hôpital; elle est, je crois, entre les mains de M. Dolbeau.

Du reste, les résultats que je viens de signaler étaient faciles à prévoir. La lésion de l'urèthre peut être plus ou moins profonde, quelquefois même insignifiante. Mais comment imaginer que, dans tous les cas, on traversera impunément avec une lame de 8 à 9 millimètres de large un canal dont les contractions spasmodiques sont souvent si énergiques qu'elles s'opposent au passage de la plus petite bougie?

Tout en contestant ces faits, M. Maisonneuve a dû se rendre à l'évidence. Primitivement, le tranchant de la lame de son uréthrotome représentait une ligne droite; il l'a échancré à la manière d'un soc de charrue. Alors l'instrument a un autre inconvénient. Si, avec cette nouvelle forme, la lame risque moins d'intéresser le canal, elle ne produit plus que des incisions très-peu profondes. On n'a plus un véritable uréthrotome, mais un scarificateur. Aussi faut-il souvent employer une assez grande force pour faire avancer le mandrin, parce que l'incision est insuffisante pour laisser passer la lame, qui a une certaine largeur et dont le sommet mousse ne coupe point.

Uréthrotome de l'auteur. — Cet instrument a été présenté à la Société de chirurgie en 1862. A première vue, il rappelle celui de M. Maisonneuve, car le tube cannelé et la bougie vissée à son extrémité sont les mêmes, mais il en diffère essentiellement dans ses autres parties.

Il se compose: 1° Du tube cannelé et de la bougie que j'ai décrits plus haut. 2° De deux mandrins métalliques dont l'un s'emboîte dans l'autre. Le premier, qui est le plus long, est armé d'une lame semi-elliptique, *coupant par tous les points de son arête;* sa longueur est de 15 à 20 millimètres et sa largeur de 6 à 9. Le second, plus court, porte une petite plaque destinée à accompagner et à cacher la lame; cette plaque est assez épaisse, et ses bords sont arrondis de manière à ne pas érailler la muqueuse de l'urèthre. 3° D'un stylet d'acier de 3 millimètres de diamètre et long de 30 centimètres. Il est creusé d'un pas de vis à son extrémité, pour s'adapter au talon du tube cannelé. 4° D'une sonde de gomme élastique dont le volume est en rapport avec la largeur de la lame de l'uréthrotome. Elle a des parois intérieures très-lisses, afin de glisser facilement sur le stylet. Ouverte par ses deux bouts, elle doit encore être percée sur les côtés de plusieurs ouvertures ; autrement, lorsque la vessie, en se contractant pour se vider, viendrait à coiffer l'extrémité de la sonde, l'urine, ne pouvant plus s'échapper, passerait entre celle-ci et les parois du canal.

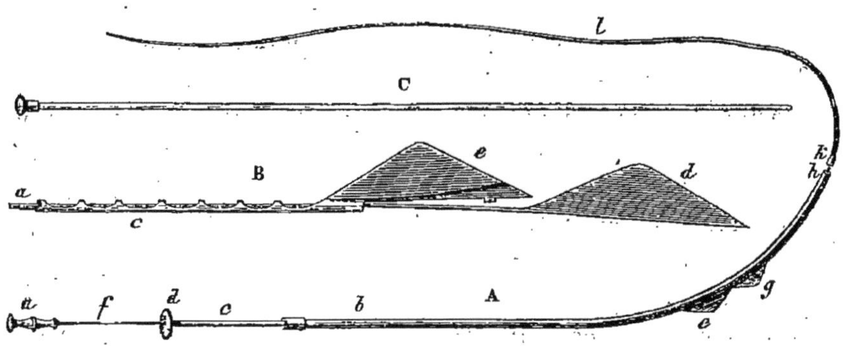

FIG. 64.

A. *Uréthrotome de l'auteur.*

a. Talon du mandrin qui est armé d'une lame, *g*.
b. Cathéter cannelé d'acier.
c. Mandrin cannelé supportant une plaque à bords mousses *e*, destinée à s'appliquer contre la lame *g*.
d. Rondelle servant d'appui à la main pour fixer le mandrin *c*, pendant qu'on chasse en avant la lame *g*, en poussant le mandrin *f*.
e. Plaque à bords mousses.
f. Mandrin supportant la lame, *g*.
g. Lame en dos d'âne coupant par tous les points de son arête.
h. Pas de vis sur lequel on fixe la bougie.
h'. Petit ajutage de la bougie.
l. Petite bougie conductrice.

C. *Stylet muni à son extrémité d'un pas de vis pour s'ajuster sur le talon du cathéter, une fois qu'on a retiré les mandrins.*

B. *Section de la portion antérieure des deux mandrins vus de grandeur naturelle.*

a. Mandrin armé d'une lame. Il est logé dans la cannelure de l'autre mandrin.
c. Autre mandrin cannelé supportant la plaque derrière laquelle s'abrite la lame.
d. Lame de l'uréthrotome.
e. Plaque à bords mousses.

Manuel opératoire. — Premier temps. — Il consiste à introduire la bougie dans l'urèthre. Ce cathétérisme, ordinairement très-simple, présente quelquefois des difficultés assez grandes. Si la bougie est arrêtée par l'étroitesse du rétrécissement, il faut le dilater pendant quelques jours, ou choisir une bougie plus petite; si elle s'engage dans quelque sinus situé profondément, on pourra, en tortillant sa pointe et en suivant les règles que j'ai données pour le cathétérisme, éviter cet obstacle. Mais, dans tous les cas, on ne devra continuer l'opération qu'après s'être assuré, par de légers mouvements de va-et-vient, que la bougie entre librement dans la vessie.

Alors le tube cannelé est vissé sur l'ajutage de la bougie et introduit dans l'urèthre. Presque toujours il est arrêté un instant à l'entrée du rétrécissement, soit à cause de son volume, qui est un peu plus fort que celui de la bougie, soit parce que celle-ci se plie. En cherchant à faire entrer l'instrument de force, on produirait presque infailliblement une fausse route; mais si on le retire un peu pour l'enfoncer de nouveau et avec lenteur, il est rare qu'après quelques tâtonnements, on ne parvienne pas à franchir le rétrécissement.

Second temps. — Le chirurgien, qui, dès le commencement de l'opération, s'est placé à la droite du malade, prend la verge sur les côtés et au-dessous du gland, entre l'annulaire et le médius de la main gauche ; il la tire modérément pour déplisser la muqueuse du canal, et la fixe sur le tube cannelé qu'il saisit également sur les côtés entre le pouce et l'indicateur de la main droite; il introduit dans la rainure du tube cannelé la lame et la plaque de l'uréthrotome adossées l'une à l'autre, les pousse en avant jusqu'à ce qu'elles soient arrêtées, et les fixe avec les mêmes doigts qui tiennent le tube cannelé. Portant alors l'annulaire et le médius au-dessous de la rondelle d'un des mandrins pour arrêter la marche de la plaque métallique adossée à la lame, il appuie le pouce sur le talon de l'autre mandrin, et fait avancer la lame dans la mesure qu'il juge convenable. Généralement, il est averti qu'il a divisé tout le rétrécissement par un défaut de résistance très-appréciable. Cela fait, il ramène la lame contre sa plaque protectrice et retire les deux mandrins en laissant le tube cannelé dans l'urèthre.

Troisième temps. — On visse le stylet au talon du tube cannelé ; sur ce long conducteur on fait glisser la sonde de gomme élastique jusque dans la vessie, et on la fixe sur la verge. Quant à la conduite ultérieure à suivre, je l'examinerai plus loin.

A ces descriptions particulières j'ajouterai encore quelques considérations générales sur la confection des uréthrotomes, afin de permettre au lecteur de juger par lui-même beaucoup d'instruments qui ont une véritable valeur, mais dont je n'ai pu parler ici.

La plupart des canules sont d'argent. Je préfère celles d'acier, parce que ce métal permet de leur donner un petit volume, tout en leur conservant une grande solidité. Celle de mon uréthrotome n'a que 2 millimètres ou 2 millimètres et demi; or, une canule d'argent aussi mince, et surtout si elle était courbe, serait très-sujette à se déformer dès qu'elle rencontrerait quelque difficulté à traverser un rétrécissement. Une fois faussée, les autres pièces de l'instrument ne pourraient plus ni avancer ni reculer.

Beaucoup de canules sont aplaties latéralement, pour renfermer une lame d'une certaine largeur, sans avoir elles-mêmes un trop fort volume. Mais les canules cylindriques, dont la forme se rapproche davantage de celle du canal, s'engagent plus facilement dans le trajet étroit et arrondi des rétrécissements.

Les canules des uréthrotomes qui coupent d'arrière en avant sont élargies ou aplaties à leur extrémité antérieure, et présentent un renflement olivaire pour renfermer la lame et le petit appareil qui sert à la mouvoir. Celles des instruments qui agissent d'avant en arrière peuvent avoir le même calibre dans toute leur longueur. Quand elles sont munies d'un renflement ou d'une plaque destinée à cacher la lame, c'est à une distance plus ou moins éloignée de leur extrémité et sur un point de leur corps qui ne doit pas franchir le rétrécissement. Ordinairement cette partie de l'appareil est brusquement arrondie en avant, pour qu'elle soit arrêtée dès que le canal commence à diminuer de largeur. Mais, par suite de cette disposition, la muqueuse se trouve refoulée contre l'entrée du rétrécissement, où elle forme des plis qui peuvent être coupés dès qu'on fait saillir et avancer la lame. Il vaut beaucoup mieux que cette partie de la canule soit taillée en biseau comme la lame elle-même.

La lame doit être bien tranchante, forte et aussi large que le permet le volume de la canule. Quelques uréthrotomes ont une lame large de 2 à 3 millimètres et longue de plus d'un centimètre. Celle-ci, fixée à la canule par une seule de ses extrémités, représente un bras de levier long et flexible qui n'a pas assez de solidité pour diviser des tissus résistants; de plus, elle peut se briser au moment où on la développe dans l'urèthre, si l'on n'a pas le soin de la faire saillir lentement à mesure qu'on la tire à soi. D'autres instruments ont une lame plus courte et plus forte, mais on ne peut la faire sortir de la canule qu'à l'aide d'un petit mécanisme délicat, très-sujet à se déranger ou à se fausser. Quand la lame devient saillante en glissant sur un plan incliné, elle est plus solidement assise, mais on ne peut lui donner qu'un développement très-borné.

Nous avons vu que Mac-Ghie avait fixé à l'extrémité de son uréthrotome un petit bout de gomme élastique long de 2 à 3 centimètres. Amussat avait adapté à son premier instrument une tige métallique également très-courte et mobile. Presque tous les uréthrotomes, surtout ceux avec lesquels on divise les rétrécissements d'avant en arrière, sont munis d'un conducteur. Il est souvent trop court et devient un guide peu assuré. Sur l'instrument de Bonnet, le conducteur est mobile dans l'épaisseur de la lame et suffisamment long, mais il est de métal et son passage dans le rétrécissement n'est pas toujours facile. La bougie de gomme élastique longue et fine, qu'on introduit dans l'urèthre comme une bougie ordinaire et qu'on ne fixe sur l'uréthrotome qu'après s'être assuré qu'elle est arrivée dans la vessie, est infiniment préférable.

Procédés opératoires. — Les auteurs ont multiplié inutilement les procédés d'uréthrotomie, en prenant pour base de leurs descriptions, tantôt la forme et le mécanisme des instruments, tantôt le nombre, l'étendue et la profondeur des incisions, tantôt même la pratique de quelque chirurgien en renom. Sans doute les moindres détails de cette opération délicate méritent de fixer l'attention, mais la plupart ne présentent point les conditions ordinaires qui constituent de véritables procédés. Me plaçant uniquement au point de vue de la médecine opératoire, je n'en admettrai que deux :

1° Avec l'un, on incise le rétrécissement d'*avant en arrière.*

2° Avec l'autre, on incise le rétrécissement d'*arrière en avant.*

La description que j'ai donnée plus haut, des principaux instruments et de leurs manœuvres, a déjà appris au lecteur comment on exécute ces procédés. Mais il ne sera pas inutile de les comparer entre eux, afin de mieux apprécier leur valeur.

L'uréthrotomie d'arrière en avant est encore souvent employée. Cependant elle a de grands inconvénients : le plus sérieux, c'est que dans beaucoup de cas, elle ne peut être pratiquée si le rétrécissement n'a pas été préalablement dilaté de manière à laisser passer un uréthrotome d'un certain volume. Or, cette dilatation rencontre assez souvent des difficultés insurmontables dans une irritabilité du canal qui se révolte contre le séjour prolongé des bougies et dans une induration considérable des tissus. On a conseillé de recourir alors à l'uréthrotomie d'avant en arrière, mais uniquement pour ouvrir la voie à un autre instrument destiné à agir d'arrière en avant, soit immédiatement soit plus tard.

Je ne puis approuver une pareille manœuvre. Lorsque après avoir divisé un rétrécissement d'avant en arrière, on l'incise de nouveau, et souvent à plusieurs reprises, est-on bien certain que toutes ces incisions porteront sur le même point et se confondront en une seule? Dans le cas contraire, qui est fort à supposer, est-il permis d'admettre que ces plaies multiples n'ont aucun inconvénient? Puisqu'on fait tant que d'attaquer le rétrécissement d'avant en arrière, ne vaut-il pas mieux le diviser complétement et du même coup?

On a répondu que l'incision antéro-postérieure n'était ici qu'un moyen de nécessité auquel il fallait bien se résoudre, mais qu'aussitôt la voie ouverte, on devait terminer l'opération par une section d'arrière en avant, la seule que l'on puisse pratiquer avec précision et sécurité.

Voyons jusqu'à quel point ces prétentions sont justifiées. Quand un rétrécissement est assez large pour être exploré facilement avec nos moyens ordinaires, un chirurgien habile pourra l'inciser indifféremment d'arrière en avant ou d'avant en arrière avec la plupart des uréthrotomes. Ici un procédé n'est point préférable à l'autre. Mais, quand le rétrécissement est étroit et permet à peine le passage d'une petite bougie, on n'a que des notions très-imparfaites sur son étendue; et, s'il est long, qu'arrivera-t-il? Lorsque avec l'uréthrotome de Reybard ou de M. Civiale, dont la lame, coupant d'avant en arrière, n'a qu'un centimètre et demi de long, on attaquera le rétrécissement, il ne sera possible de l'inciser que dans sa partie antérieure; on aura agrandi son entrée, mais sans toucher au reste de son trajet, et l'on ne pourra le traverser avec un uréthrotome coupant d'arrière en avant. Cependant, si l'on s'obstine à introduire ce dernier instrument aussi avant que possible, il sera très-difficile et quelquefois même impossible d'en développer la lame dans ce canal étroit et résistant. En admettant qu'on y parvienne, qu'obtiendrait-on? On n'aurait débridé le rétrécissement que dans une petite portion de sa longueur, et pour l'inciser complétement, il serait nécessaire de recommencer plusieurs fois l'opération.

Au contraire, avec un uréthrotome coupant d'avant en arrière et dont la lame mobile peut parcourir tout l'urèthre, rien n'est plus facile que de diviser complétement et d'un seul coup un rétrécissement, si long qu'il soit.

Supposons un cas plus simple : le rétrécissement n'a qu'un centimètre environ de longueur, et, au moyen d'une incision antéro-postérieure, on a élargi son trajet, de manière à y passer un uréthrotome coupant d'arrière en avant. Il ne reste plus, pour terminer l'opération, qu'à compléter la section du rétrécissement; mais, ici, nous retrouvons tous les inconvénients des instruments dont les lames sont à développement.

Avec l'uréthrotome de Reybard, on ne peut agir avec précision : la gaîne qui renferme les lames, étant d'un volume uniforme dans toute sa longueur et dépourvue de renflement à son extrémité, ne fournit aucun renseignement sur les limites postérieures du rétrécissement; à moins que celui-ci ne soit assez large pour avoir été préalablement exploré avec une bougie à boule, on ne sait au juste sur quel point de l'urèthre on doit commencer l'incision. Le saurait-on, que l'opération n'en deviendrait pas beaucoup plus facile. Si l'on n'arme l'uréthrotome qu'après avoir complétement franchi le rétrécissement, les lames ayant une longueur de 2 centimètres et se développant surtout en arrière, on incisera l'urèthre bien au delà de l'obstacle, et beaucoup plus loin que cela n'est nécessaire. Si, pour éviter cet accident, on veut faire saillir les lames avant qu'elles aient complétement dépassé le rétrécissement, on s'expose à les briser, et d'autant plus facilement, qu'elles sont longues, minces, et ne tiennent au corps de l'instrument que par une de leurs extrémités.

L'uréthrotome de M. Ricord présente les mêmes inconvénients, quoique à un moindre degré, parce que sa lame est beaucoup plus forte et plus solidement fixée dans sa gaîne.

Avec les uréthrotomes de MM. Charrière et Civiale, on apprécie mieux jusqu'où s'étend le rétrécissement et le point sur lequel l'incision doit commencer en arrière, parce que la canule est terminée par un renflement olivaire, qui vient butter contre l'obstacle quand, après l'avoir introduite assez avant dans l'urèthre, on la tire doucement à soi. Mais ces instruments sont défectueux sous plus d'un rapport. — Celui de M. Civiale est muni d'une lame petite, arrondie et d'une forme qui se rapproche du renflement olivaire qui la renferme. Au moment où on l'arme, la lame sort directement du milieu de l'olive, puis se porte légèrement en avant; dans ce mouvement, elle déprime les parois du canal et s'enfonce plus ou moins dans leur épaisseur. Si on la tire à soi quand elle est ainsi enclavée, elle les refoule en avant du rétrécissement. Elle ne peut les diviser qu'autant qu'on emploie une très-grande force, car elle agit plutôt en pressant qu'en sciant. L'incision est alors irrégulière et quelquefois incomplète, parce que les parties molles forment au devant de la lame une sorte de bourrelet qui protége la partie postérieure du rétrécissement contre son tranchant. Ainsi s'explique le fait singulier rapporté par Alph. Robert. — « Un malade entra à l'hôpital Necker, dans le service de M. Civiale, au mois de février 1853, pour un rétrécissement placé à la racine de la verge, près du bulbe, et fut opéré par votre procédé. Quelques jours après, il succomba à des accidents de phlébite. A l'autopsie, on trouva du pus dans plusieurs articulations et dans les muscles du mollet. L'urèthre était fendu longitudinalement, dans une étendue de 3 centimètres environ, au devant du rétrécissement. L'incision, plus profonde à sa partie moyenne qu'aux deux extrémités, pénétrait dans le tissu spongieux du canal. Quant au rétrécissement (le fait serait incroyable, s'il ne m'avait été affirmé par un témoin digne de foi), il paraissait n'avoir pas été divisé.» (*Lettre à M. le docteur Civiale sur l'uréthrotomie*, par Alph. Robert, 1855.)

Voici comment s'exprime M. Civiale lui-même, en parlant de la force qu'il faut employer avec son instrument, pour vaincre la résistance de certains rétrécissements : — «Cette résistance étant quelquefois très-considérable, il est nécessaire d'exercer une traction qui entraîne en avant la nodosité, malgré la pression des doigts destinée à la fixer, et bien que la lame soit très-propre à couper. Afin de régler son mouvement, le chirurgien appuie alors le coude contre son propre corps, où l'avant-bras sur la cuisse du malade. S'il opérait le bras tendu, en tirant fortement sur le manche de l'uréthrotome, la cessation brusque de la résistance, après la division de la callosité, pourrait faire prolonger l'incision en avant, dans la partie saine du canal, beaucoup plus loin qu'il n'est utile.» (*Traité prat. sur les malad. des organes génito-urin.*, 1858, t. I, p. 436.) — Évidemment, il est impossible au chirurgien de parfaitement régler ses mouvements et d'opérer avec précision, en se servant d'un instrument dont la manœuvre exige de pareils efforts.

L'uréthrotome de M. Charrière a quelques-uns des défauts que je viens de signaler; mais, outre l'avantage qu'il a de pouvoir couper d'avant en arrière et d'arrière en avant, il est armé d'une lame plus forte, plus longue et mieux disposée pour diviser nettement les tissus.

L'uréthrotomie d'arrière en avant fut un progrès incontestable à l'époque où l'on ne connaissait que les lancettes de Physick et Mac-Ghie, parce qu'elle mettait à l'abri des fausses routes. Mais, avec les instruments perfectionnés que nous possédons aujourd'hui, cet accident n'est plus à craindre, et l'uréthrotomie d'avant en arrière reprend tous ses avantages. La lame, glissant dans la rainure d'un conducteur métallique, qui va jusque dans la vessie, ne peut s'égarer hors du canal; reposant dans cette rainure par toute la longueur de son dos, elle ne cède pas devant une trop grande résistance; taillée en biseau, elle pénètre facilement dans la lumière du rétrécissement, sans refouler la muqueuse au-devant de lui; coupant par tous les points de son arête, elle divise les tissus, en revenant comme en allant, et produit une section parfaitement nette. Enfin, l'opération peut être pratiquée dès qu'on est parvenu à introduire une bougie de 3 millimètres et même de 2 millimètres et demi. Cet avantage est de la plus grande importance; car, dans un grand nombre des cas qui réclament l'uréthrotomie, il est impossible d'obtenir une plus grande dilatation, et, à plus forte raison, une dilatation suffisante pour laisser passer des instruments coupant d'arrière en avant, dont l'extrémité est toujours assez grosse.

Ce procédé tend, chaque jour, à devenir d'un usage plus général; cependant l'uréthrotomie d'arrière en avant devra rester dans la pratique, car elle peut être utile dans quelques circonstances exceptionnelles.

Lorsqu'il s'agit de couper un repli muqueux ou une bande fibreuse, on n'a besoin que d'une incision très-petite; or, avec un instrument muni d'un renflement qui vient butter en arrière contre l'obstacle, et armé d'une lame arrondie et courte qui accroche pour ainsi dire la bride, il est plus facile de limiter l'incision qu'avec une lame un peu longue.

Si, dans un cas de rétrécissement très-considérable, on se proposait, à l'exemple de Reybard, de diviser l'urèthre dans toute son épaisseur et de faire une incision profonde, arrivant jusqu'à la peau de la verge, il serait impossible d'agir d'avant en arrière, parce que la lame nécessaire pour opérer une pareille plaie serait trop large et ne pourrait traverser le méat urinaire et la partie du canal placée en avant de l'obstacle. Alors il est indispensable de se servir d'un instrument dont la lame, couchée dans une gaîne peu volumineuse, passe facilement dans l'urèthre, et puisse être largement développée dans un point déterminé du canal. Il faut donc agir d'arrière en avant. L'uréthrotome de M. Ricord est celui que je crois le plus convenable pour pratiquer cette opération.

Incision. — Le choix du procédé est, sans doute, d'une certaine valeur dans la bonne exécution de l'opération; mais les dimensions qu'il faut donner à l'incision en constituent le point capital et le plus difficile à déterminer.

Les premiers chirurgiens qui osèrent pratiquer l'uréthrotomie, frappés de la gravité des accidents attachés aux plaies de l'urèthre, ne faisaient que des incisions superficielles. Ils n'avaient d'autre but que de débrider le rétrécissement pour le rendre accessible à d'autres moyens, la cautérisation ou la dilatation. Cette pratique fut la seule employée jusqu'au jour où Reybard, attribuant à l'insuffisance des scarifications tous les revers de l'uréthrotomie, prétendit que les incisions longues et profondes étaient exemptes de dangers, et que, seules, elles pouvaient procurer la cure radicale des rétrécissements. Entre ces deux opinions extrêmes, il y avait place pour une troisième. Tout en reconnaissant l'inefficacité des scarifications, on ne put vaincre complétement la répugnance qu'on éprouvait à fendre largement l'urèthre, et l'on proposa de s'arrêter aux incisions de moyenne grandeur. — Alors on admit trois modes d'uréthrotomie : 1° les scarifications; 2° les incisions mixtes; 3° les grandes incisions.

Je dois le dire tout d'abord, les faits ne sauraient se plier à ces sortes de transactions et à ces divisions arbitraires. Une incision n'est ni petite ni grande d'une manière absolue, mais relativement aux proportions du rétrécissement. La même incision, longue de 1 centimètre et profonde de 3 ou 4 millimètres, sera grande s'il s'agit de diviser un repli de muqueuse ou une bride ; elle sera petite si les parois de l'urèthre sont indurées dans toute leur épaisseur et dans une longue étendue. Il est donc impossible de se décider à priori pour telle ou telle manière d'opérer et d'adopter exclusivement les scarifications ou les grandes incisions.

L'incision doit être, dans chaque cas particulier, mesurée à la disposition même du rétrécissement. Elle variera encore avec le traitement dont on fera suivre l'opération et avec le résultat qu'on se propose d'obtenir; car on pourra abandonner la plaie à elle-même ou la dilater, chercher une simple amélioration ou tenter une cure radicale. Mais, avant d'examiner ces différentes questions, il est nécessaire d'étudier les incisions en elles-mêmes sous le rapport anatomo-pathologique.

Un premier point sur lequel je ne saurais trop appeler l'attention, *c'est le peu de disposition que les plaies de l'urèthre ont à suppurer*. De prime abord, on serait porté à présumer le contraire, en songeant qu'à chaque miction, elles sont baignées par les urines. Cependant ce fait est d'observation journalière. Il est même probable qu'il n'avait pas échappé aux anciens, puisque, frappés de la rapidité avec laquelle ces plaies guérissent, ils avaient été jusqu'à attribuer à l'urine une vertu cicatrisante.

On comprend assez bien qu'une incision longitudinale et très-nette, dont les bords sont maintenus en contact par le rapprochement habituel des parois de l'urèthre, se réunisse par première intention. Mais quand ses lèvres ont été écartées par une sonde placée à demeure pendant plusieurs jours, quand les mailles du tissu cellulaire sous-muqueux et les aréoles du tissu spongieux ont été violemment distendues et même déchirées avec un dilatateur, on se demande comment il ne s'établit pas une suppuration abondante.

Cette anomalie n'est qu'apparente. Dans mon opinion, elle s'explique tout naturellement par la riche vascularité de l'urèthre, par la disposition lamellaire de sa charpente fibro-séreuse et par l'absence de tissu graisseux. De cette structure particulière résulte une occlusion rapide de ce qu'on me pardonnera d'appeler les pores de la plaie, par une lymphe plastique abondante et par les adhérences que contractent entre elles les lamelles du tissu cellulaire sous-muqueux et du tissu spongieux. Aussi, quand les plaies de l'urèthre viennent à suppurer, c'est presque toujours à la manière des séreuses, et non par suite du développement des bourgeons charnus.

J'avais besoin d'établir ce premier fait, afin de rendre plus facile à comprendre ce que j'ai à dire sur la marche de la cicatrisation des plaies produites par l'uréthrotomie.

Lorsqu'on débride le méat urinaire en l'incisant dans son *angle supérieur*, le tissu spongieux du gland largement ouvert laisse échapper une assez grande quantité de sang. Cette petite hémorrhagie s'arrête bientôt d'elle-même. Les surfaces de la plaie s'adossent l'une à l'autre, et, malgré le passage de l'urine, se réunissent par première intention. Mais si l'on empêche leur réunion en plaçant une sonde à demeure dans l'urèthre, ou si on les écarte avec les doigts après vingt-quatre ou quarante-huit heures, elles se couvrent d'une fausse membrane grise ou jaunâtre, épaisse et molle. Vers le quatrième ou cinquième jour, celle-ci a complétement disparu, sans doute détachée peu à peu par l'urine. Il ne reste à sa place qu'une pellicule mince, lisse, demi-transparente, faisant corps avec les tissus sous-jacents et présentant l'aspect d'une séreuse. Les deux surfaces de l'incision se sont cicatrisées isolément. Mais, au bout d'un temps très-court, la cicatrice commence à se rétracter et l'ouverture du méat se rétrécit de nouveau (1).

Les mêmes phénomènes se produisent dans l'intérieur du canal. C'est du moins ce qui ressort, pour moi, d'expériences faites sur les animaux, de la dissection minutieuse de quelques pièces pathologiques et de nombreuses observations cliniques (2).

(1) Il n'en serait pas de même après le débridement du méat urinaire par en bas. Dans ce point, les conditions anatomiques sont différentes, et souvent on n'a à diviser qu'une sorte de repli cutané.

(2) Reybard raconte qu'après avoir produit des rétrécissements dans l'urèthre de deux chiens au moyen de la cautérisation avec le nitrate d'argent, il pratiqua l'uréthrotomie. Le

Lorsqu'on a pratiqué l'uréthrotomie sur un chien dont le canal est sain, la plaie, abandonnée à elle-même, se cicatrise par première intention. Après deux ou trois mois, la ligne blanchâtre formée par la cicatrice est si difficile à reconnaître, que, selon toute probabilité, elle finit par disparaître complétement.

Mais si, immédiatement après l'opération, on écarte violemment les parois de l'urèthre avec un dilatateur, ou si on les distend avec une sonde placée à demeure, on transforme l'incision en une plaie ouverte et étalée dont les faces maintenues à distance sont obligées de se cicatriser isolément. Lorsqu'on examine cette plaie après un mois ou deux, on voit qu'elle est beaucoup moins grande qu'on ne l'aurait supposé d'après les dimensions données à l'incision. Elle se présente sous la forme d'une dépression légère; sa largeur est de 2 ou 3 millimètres; ses extrémités, terminées en pointe, s'effacent insensiblement. Elle est tapissée par une membrane demi-transparente, plus lisse et plus fine que la muqueuse avec laquelle elle se confond sans ligne de démarcation, adhérente aux tissus sous-jacents et très-peu extensible. Quand, après avoir divisé l'urèthre par une coupe bien nette, on en examine la tranche avec une loupe, on constate que les mailles du tissu cellulaire

soir même de l'opération, on passe une sonde dans le canal pour empêcher la réunion de la plaie. Pendant huit jours on renouvelle le cathétérisme matin et soir. A partir de cette époque, la sonde n'est plus introduite qu'une fois par jour. Seize jours après, on cesse la dilatation, présumant que la guérison devait être accomplie parce que les sondes passaient aussi librement dans le point rétréci que dans les autres parties du canal. Deux mois s'écoulent, et l'on constate qu'à la place de la sonde de 6 *millimètres deux tiers* qui passait facilement, on ne peut en introduire qu'une de 5 *millimètres un tiers*.

A l'autopsie, voici ce qui fut constaté : « .... La cicatrice qui avait succédé à la plaie faite aux parois de l'urèthre s'est présentée sous la forme d'un sillon longitudinal d'environ 15 lignes de longueur; mais l'écartement des parois uréthrales et des bords de ce sillon nous a laissé voir une petite dépression allongée, plus large à son milieu, c'est-à-dire au niveau de l'obstacle, en avant et en arrière duquel elle se terminait en pointe. Elle avait ses bords formés par la cicatrice qui recouvrait les lèvres de la division. Sa profondeur était égale à l'épaisseur des parois de l'urèthre. Le fond de cette cavité était revêtu d'une membrane très-fine, plus lisse, mais ayant à peu près la même couleur que la cicatrice qui avait succédé à la cautérisation. Cette membrane est la lame cicatricielle qui s'est formée dans l'intervalle des lèvres écartées de la division. Elle a aussi une surface plus unie, plus lisse, moins villeuse que la membrane muqueuse de l'urèthre; cependant elle s'en distingue moins par la différence de couleur que par le rebord que les lèvres de la plaie font autour d'elle. ....Exclusivement formée au sein du tissu cellulaire lamelleux qui avoisine l'urèthre, cette cicatrice est d'une finesse extrême. En la disséquant avec attention, on voit que, par ses bords, elle se continue avec les parois uréthrales et recouvre l'écartement des lèvres de la division absolument comme une pièce de linge cousue sur un trou.» (*Traité prat. des rétréc. du canal de l'urèthre*, 1853, p. 347 et suiv.)— Dans son rapport sur le prix d'Argenteuil, Alph. Robert dit qu'il a pratiqué l'uréthrotomie sur deux sous-muqueux et du corps spongieux les plus rapprochées de cette membrane sont comme tassées et infiltrées d'un exsudat grisâtre. Ces altérations pourront déterminer plus tard un rétrécissement; mais le point important à constater, pour le moment, c'est que les deux côtés de la plaie se sont cicatrisés isolément.

On n'a pas même besoin, pour obtenir ce dernier résultat, d'employer des dilatateurs, quand l'incision a porté uniquement sur un rétrécissement dont les parois, peu vasculaires, se prêtent mal à une réunion par première intention, mais le débridement sera insignifiant. Pour augmenter le calibre du canal dans une mesure suffisante, il faut que l'incision dépasse les limites du rétrécissement, qu'elle pénètre jusque dans une couche de tissus dont la souplesse et l'extensibilité permettent l'écartement des bords de la plaie. Or, cet écartement ne se produira pas de lui-même ou par le seul fait du passage des urines, comme l'ont prétendu quelques chirurgiens; il faudra encore recourir aux dilatateurs ou aux sondes à demeure. Alors les phénomènes inflammatoires que je viens d'exposer se produiront dans le fond de la plaie, et une couche nouvelle et plus profonde de tissus indurés viendra rétablir la continuité entre les deux lèvres du rétrécissement.

chiens, d'après le procédé de Reybard. L'un fut sacrifié plus de trois mois après l'expérience, et l'on a constaté qu'il existait à la face interne de l'urèthre, à peu de distance en arrière de l'os pénien, une cicatrice lisse, blanche, longue de 2 centimètres et demi, large de plus de 1 centimètre, résultant de la cicatrisation isolée des deux surfaces de la plaie. L'urèthre offrait, en ce point, un élargissement très-notable. Le deuxième chien, sacrifié un mois plus tard, a offert des résultats analogues, *quoique moins prononcés*.

J'ai répété ces expériences sur trois chiens de moyenne taille, après avoir, comme Reybard, produit des rétrécissements avec le nitrate d'argent. Chez les deux premiers, on ne pouvait introduire qu'une bougie de 4 millimètres au moment de l'opération. Je fis une incision de 5 à 6 centimètres de long et de 3 à 4 millimètres de profondeur. Pendant huit jours on introduisit, chaque matin, une sonde de 6 millimètres qui passait assez facilement. A partir de ce moment, on cessa tout cathétérisme. Quatre mois après l'opération, les chiens furent sacrifiés. L'urèthre du premier laissait encore passer une bougie de 4 millimètres avec quelque peine. L'ayant ouvert avec soin par sa face dorsale, je vis que le rétrécissement s'était reproduit. Je ne trouvai d'autres traces de l'incision qu'une ligne blanchâtre de la longueur de quelques millimètres en avant du point le plus étroit. Sur le second chien, le rétrécissement était plus prononcé qu'avant l'opération, car on ne pouvait le traverser qu'avec une bougie de 3 millimètres 1/3. Je ne trouvai aucune trace de l'incision.

Le troisième chien avait été opéré d'après le procédé de Reybard, c'est-à-dire que j'avais divisé l'urèthre dans toute son épaisseur, de manière à arriver jusque sous la peau. Une bougie de 7 millimètres fut introduite pendant huit jours seulement. Après quatre mois, on ne pouvait plus passer qu'une bougie de 5 millimètres 1/3. Je trouvai le corps spongieux séparé par un intervalle de 3 millimètres occupé par une membrane fine, telle que l'a décrite Reybard. Elle se confondait avec le tissu cellulaire sous-cutané.

Est-ce à dire, pour cela, qu'on n'aura rien gagné à l'opération? Non, sans doute. Mais je montrerai plus loin par quels moyens on peut en obtenir quelque bénéfice.

Ce que je viens de dire sur les incisions limitées aux parois de l'urèthre ne convient qu'en partie à celles qui intéressent l'aponévrose d'enveloppe du corps spongieux, et qui pénètrent jusque dans le tissu cellulaire sous-cutané de la verge.

Lorsqu'on a pratiqué l'uréthrotomie à la manière de Reybard, la paroi inférieure du canal se trouve fendue dans toute son épaisseur. Elle présente une véritable boutonnière, dont les bords sont formés par le tissu spongieux et le fond par la peau de la verge. Cette plaie, toute grande qu'elle est, car elle a 6 ou 7 centimètres de longueur sur 5 ou 6 millimètres de profondeur, se réunirait assez promptement, si on l'abandonnait à elle-même. Mais, au moyen de dilatateurs introduits dans le canal immédiatement après l'opération et longtemps encore après, on empêche cette réunion. Les deux faces de l'incision se cicatrisent isolément; elles sont même séparées l'une de l'autre par un espace de 4 à 5 millimètres, où la paroi inférieure de l'urèthre manque complétement et se trouve remplacée par une membrane très-fine. A ce niveau, le calibre de l'urèthre est notablement augmenté. Cet élargissement peut persister longtemps encore après l'opération. En voici un exemple assez intéressant. Un malade que Reybard avait opéré depuis onze mois, étant venu mourir dans mon service d'une néphrite calculeuse, nous en avons fait l'autopsie ensemble. En avant du bulbe, là où le rétrécissement avait existé, l'urèthre était un peu plus large que dans le reste de sa longueur. Il ne restait presque aucune trace de la grande plaie qui avait été pratiquée, excepté dans sa partie moyenne. Sur ce point, on remarquait une dépression longitudinale, tapissée par une membrane blanchâtre, fine, lisse et très-adhérente. Celle-ci se confondait si bien avec la muqueuse, qu'il était impossible d'en préciser les limites. Elle avait environ 2 centimètres de long et 3 millimètres de large. Plusieurs coupes transversales permirent de s'assurer qu'au-dessous d'elle la paroi inférieure de l'urèthre manquait entièrement. Sur les côtés, le tissu spongieux était à peine reconnaissable; il avait notablement diminué d'épaisseur et était transformé en une sorte de cordon grisâtre. Le bulbe lui-même était en grande partie atrophié. Cependant il n'y avait plus de rétrécissement (1).

(1) Reybard me montra, à la même époque, un de ses malades qui était opéré depuis vingt-sept mois. Celui-ci se trouvait guéri; il urinait facilement, mais sans force, et, après la

Reybard considéra ce fait comme une preuve éclatante de l'efficacité des incisions profondes et un exemple de cure radicale. Il est vrai que le malade urinait facilement, et qu'après sa mort la partie de son canal antérieurement rétrécie présentait un calibre normal. Cependant il ne faut pas oublier que l'opération ne datait que de onze mois. La cicatrice nouvelle n'avait plus que 3 millimètres de largeur, et il faut bien admettre qu'elle avait déjà subi une certaine rétraction, quand on la compare avec la grande plaie à laquelle elle avait succédé. Il n'est donc pas démontré que, plus tard, le rétrécissement n'aurait pas reparu.

M. Icard rapporte l'observation d'un malade qui fut opéré par M. Desgranges d'après les préceptes de Reybard. L'urèthre n'admettait qu'une bougie de 3 millimètres. Deux mois de dilatation permirent d'en introduire une de 5 millimètres 2/3. Après l'opération, et vingt jours plus tard, une sonde de 8 millimètres 2/3 passait facilement. Cependant, au bout de *deux ans cinq mois*, la récidive était complète, et l'on ne pouvait franchir le rétrécissement qu'avec une bougie de 3 millimètres. Le malade étant mort à cette époque, on netrouva dans son urèthre d'autres traces de l'opération qu'une *cicatrice linéaire*, qui aurait passé inaperçue pour des personnes non prévenues. (M. Icard, *Thèse sur les rétréc. urin.*, p. 55.)

Il est juste de reconnaître qu'en dehors des accidents qui peuvent la compliquer et envisagée seulement au point de vue du résultat, l'opération de Reybard donne à l'urèthre un élargissement considérable; je concéderai même que la cicatrice, reposant sur le tissu cellulaire de la verge, a une puissance de rétraction moins grande que celle qui occupe le tissu spongieux. Mais l'erreur de Reybard fut de prétendre que la fine membrane interposée entre les bords de la plaie n'était pas *rétractile*. Cependant c'est sur ce fait énoncé sans preuves à l'appui, contraire à l'observation clinique et aux lois de l'anatomie pathologique des cicatrices, que Reybard avait établi sa méthode de la cure radicale des rétrécissements.

Lorsqu'on a jugé à propos de recourir à l'uréthrotomie, on doit,

miction, il tachait un peu son linge. Une bougie à boule de 4 millimètres de diamètre passait sans peine; on éprouvait même un défaut de résistance quand la boule arrivait à 10 centimètres du méat urinaire. Je dis au malade de faire des efforts pour uriner, pendant qu'avec les doigts je tenais le méat urinaire fermé. Dès que l'urine arriva dans le canal, il se forma au-dessous de la verge, un peu en arrière des bourses, une tumeur oblongue molle : c'était une poche urinaire facilement reconnaissable. Évidemment, dans ce cas, le rétrécissement avait été détruit, mais la paroi, inférieure de l'urèthre n'existait plus ou du moins elle avait été si affaiblie par l'incision, que les urines, ayant quelque peine à trouver le canal, s'étaient creusé une véritable poche.

avant tout, se proposer pour but la section complète du rétrécissement.

Des incisions superficielles, fussent-elles pratiquées sur plusieurs points, n'augmenteraient pas sensiblement le calibre de l'urèthre. De plus, les tissus indurés, dont la continuité ne serait pas interrompue, continueraient à se rétracter et feraient perdre rapidement l'amélioration légère qui aurait été obtenue. Quelquefois même il faut dépasser les limites du rétrécissement, afin que l'incision ait une longueur proportionnée à sa profondeur. Ainsi, quand le rétrécissement est court et en même temps très-épais, si l'on ne divise exactement que les tissus indurés, on aura une plaie également courte et profonde. Les urines pourront s'arrêter dans cette cavité à bords élevés, et de là s'infiltrer dans le tissu cellulaire. Si, au contraire, l'incision est prolongée en avant et en arrière des parties indurées, de manière que ses extrémités aillent en mourant, elle formera une rigole régulière, à pente insensible, dans laquelle les urines glisseront facilement. Il est vrai qu'on aura intéressé les parties saines de l'urèthre dans une certaine étendue, mais cet inconvénient est peu important si on le compare aux graves accidents de l'infiltration d'urine.

A côté de ces préceptes, il est nécessaire de signaler les difficultés que le praticien est exposé à rencontrer dans leur application.

Lorsque le rétrécissement est assez large pour permettre l'introduction de corps d'un certain volume, et quand on l'a exploré avec des bougies à boule ou tout autre instrument, on pourrait s'imaginer que rien n'est plus simple que de l'inciser dans une juste mesure. Mais ce serait une grande erreur. Excepté les cas où il s'agit d'un repli de la muqueuse ou d'une bride fibreuse étroite, l'examen le plus minutieux ne fournit jamais que des renseignements incomplets sur l'état d'un rétrécissement (voy. p. 138 et suiv.). On peut encore apprécier approximativement son étendue, mais comment reconnaître son épaisseur? N'intéresse-t-il que la muqueuse? Siége-t-il dans le tissu cellulaire sous-muqueux? L'induration a-t-elle envahi le tissu spongieux, et dans quelle mesure? Quel est le chirurgien qui oserait le dire d'une manière précise? — Le diagnostic serait-il possible, que tout ne serait pas fini. — La traction plus ou moins grande exercée sur la verge pendant l'opération, et la résistance variable des tissus indurés, ont une telle influence sur l'action des instruments, qu'on n'est jamais assuré des dimensions qu'on donne à l'incision. Cela est si vrai, que Reybard regardait comme indispensable de reporter à plusieurs reprises la lame de son uréthrotome dans la plaie, pour être certain de diviser tout le rétrécissement.

Assez souvent on est obligé de recommencer l'opération, car on s'aperçoit, à l'impossibilité d'introduire dans l'urèthre une sonde d'un certain volume, qu'on a fait une incision insuffisante. Dans plus d'un cas, on a vu les parties saines du canal largement incisées, tandis que le rétrécissement avait été à peine entamé. Ces accidents peuvent tenir sans doute à la forme de l'uréthrotome et à la manière dont on l'a manœuvré. Ils n'en témoignent pas moins des difficultés de l'opération.

Ces difficultés sont plus grandes encore, quand le rétrécissement est si étroit, qu'il laisse passer à peine une petite bougie. On n'a pour se renseigner sur l'étendue, l'épaisseur et la forme de l'obstacle, que l'examen extérieur du canal par le toucher. — Cependant il faut opérer. — Ici l'uréthrotomie d'avant en arrière est le seul procédé possible. En se servant d'un instrument armé d'une lame de 5 à 6 millimètres de large, on est à peu près certain de couper le rétrécissement dans toute son épaisseur. Mais comment savoir quand on aura fait une incision suffisamment longue? On n'en sera averti que par le défaut de résistance éprouvé par la main qui chasse la lame en avant, et, il faut l'avouer, ce moment est difficile à saisir.

Moins il est possible d'apporter une grande précision dans l'opération, plus il est nécessaire d'examiner avec soin les parties sur lesquelles on doit agir, et de ne négliger aucun moyen de se renseigner sur l'étendue du rétrécissement. Si, malgré toutes les précautions, on conservait encore quelques doutes, il vaudrait toujours mieux faire une incision trop grande qu'une incision incomplète et trop petite.

Une seule incision pratiquée avec une lame de largeur convenable suffit pour diviser complétement le rétrécissement le plus épais. Cependant beaucoup de chirurgiens en font deux; quelques-uns même ont préconisé les incisions multiples, dans le but d'obtenir un élargissement considérable de l'urèthre, tout en évitant les dangers d'une plaie profonde.

Pour être conséquents avec eux-mêmes, ces derniers ne doivent faire que des scarifications, des incisions assez petites pour n'intéresser qu'une partie de l'épaisseur des tissus indurés. Alors ils n'augmentent le calibre du canal que dans une proportion presque insignifiante. L'élargissement serait-il même assez sensible, qu'il n'aurait pas encore une grande valeur, le but de l'uréthrotomie n'est pas seulement d'obtenir une amélioration momentanée. Or, en laissant subsister la partie la plus excentrique de l'anneau formé par le rétrécissement, la récidive de la maladie est inévitable et rapide. Car il est de règle absolue, dans l'urèthre comme dans les autres régions du corps, de diviser la cicatrice tout entière quand on veut en tenir les bords écartés l'un de l'autre; encore n'y parvient-on que très-rarement. D'un autre côté, si, en pratiquant plusieurs incisions, on donne à chacune d'elles des dimensions assez grandes pour intéresser toute l'épaisseur des tissus indurés, on augmente inutilement les dangers de l'opération, puisqu'une seule aurait suffi pour rendre au canal son calibre normal.

Le nombre et la place des incisions sont quelquefois commandés d'avance par la forme de l'uréthrotome. Tous les instruments qui ont une lame à double tranchant, comme une lancette, ou qui sont armés de deux lames, font nécessairement deux plaies latérales. Celui de M. Maisonneuve et le mien, étant courbes et munis d'une seule lame qui glisse dans une gouttière creusée sur leur bord concave ou convexe, ne permettent d'inciser qu'en haut ou en bas. Les uréthrotomes droits, et à une lame, peuvent couper dans tous les sens.

Si les chirurgiens ne sont point d'accord sur la paroi de l'urèthre qu'il convient d'inciser, c'est, il faut bien le dire, que la plupart se sont laissé influencer dans leur opinion par le désir d'appliquer l'uréthrotome qu'ils avaient imaginé. Mais, laissant de côté la forme des instruments, c'est dans le siége du rétrécissement, dans les conditions anatomiques des parties et dans les accidents qui peuvent compliquer l'opération, que nous devons chercher des raisons pour déterminer la place de l'incision.

Quand il s'agit d'une plaque indurée, d'une valvule de la muqueuse, d'une bride fibreuse ou d'une cicatrice ne comprenant qu'une portion du pourtour de l'urèthre, il est évident que c'est sur le point même où elles siégent que l'incision doit être faite. Il y a, dans ces cas, un lieu de nécessité pour l'opération. Mais quand l'induration ou la cicatrice occupe toute la circonférence du canal, il faut inciser la paroi inférieure de l'urèthre et, autant que possible, sur la ligne médiane. En effet, si le rétrécissement est de nature inflammatoire, la couche de tissus indurés est plus épaisse de ce côté que vers les faces dorsale et latérales. J'ai constaté cette disposition pathologique sur un assez grand nombre de pièces. C'est encore au-dessous de la verge que, dans l'examen des malades, on rencontre le plus souvent des nodosités. Du reste, ces faits ont leur explication toute naturelle dans l'abondance des grains glanduleux qui occupent cette région.

Il en est de même quand le rétrécissement est de nature cicatricielle. Sans doute la cicatrice peut comprendre toute la circonférence du canal; mais, dans les chutes sur le périnée, qui sont presque toujours l'origine de ces sortes de rétrécissements, les désordres affectent particulièrement la paroi inférieure de l'urèthre, et c'est aussi dans ce point que la cicatrice aura le plus d'épaisseur.

J'ai dit également que le chirurgien devait chercher à inciser sur la ligne médiane. Cette précaution, qui déjà n'est pas indifférente dans la portion droite de la verge, est très-utile quand on fait une coupure profonde au niveau du bulbe. Il existe dans cette région des branches artérielles assez volumineuses, et il est essentiel de n'en diviser que les ramifications les plus fines.

Le lieu de l'incision a une importance beaucoup plus grande encore lorsqu'une infiltration urineuse vient à compliquer l'opération. Si la plaie est située sur la paroi inférieure de l'urèthre, les urines passent dans le tissu cellulaire sous-cutané du périnée, et, à la rigueur, derrière l'aponévrose superficielle. Dans ces cas simples, quelques incisions suffisent pour les arrêter dans leur marche et leur donner issue au dehors. Mais si la plaie occupe la paroi supérieure du canal, l'urine s'infiltrera dans le tissu cellulaire sous-pubien et pourra pénétrer jusque dans le bassin. Qui ne comprend la gravité d'un pareil accident? Je possède une pièce très-curieuse dont la description succincte donnera une juste idée des désordres qui peuvent se produire.

Un homme de quarante-cinq ans, menuisier, d'une constitution robuste, fut opéré par Heurteloup pour un rétrécissement datant d'un an, et dont la cause avait été une chute faite de la hauteur d'un mètre sur le chapiteau d'un confessional. Il raconte que l'opération fut suivie d'une hémorrhagie assez abondante, qui se prolongea près de quarante-huit heures. Le matin du troisième jour, il éprouva une grande difficulté à uriner, et, dans les efforts qu'il faisait, il ressentait une vive douleur dans l'aine au côté gauche. Une heure après, il fut pris de frissons et de fièvre. Il y avait, au dire de son médecin, une infiltration d'urine. Pendant quinze jours sa maladie s'aggravant de plus en plus, il se décida à entrer à l'hôpital. Lorsque je le vis pour la première fois, il était presque mourant. Il urinait continuellement et avec de grandes douleurs dans le canal. Les urines, blanches et épaisses, ressemblaient à du pus. La verge et les bourses étaient œdématiées, ainsi que toute la région hypogastrique. Au-dessus du pubis il existait une tumeur oblongue, s'élevant jusqu'à trois travers de doigt de l'ombilic. Elle était fluctuante. Je l'ouvris en faisant sur la ligne médiane deux incisions longitudinales par lesquelles il sortit une quantité énorme de pus contenant des tissus gangrenés. Le malade fut un instant soulagé; mais ses forces allaient en diminuant, et après quelques jours il succomba.

L'urèthre ayant été ouvert avec précaution par la face inférieure, on constata sur sa paroi supérieure et un peu à droite de la ligne médiane, à la distance de 10 centimètres du méat urinaire, deux petites ouvertures placées l'une au-dessus de l'autre. L'inférieure, plus petite, permet l'introduction d'un stylet de trousse, mais se termine en cul-de-sac. La supérieure, légèrement ovalaire, a 3 millimètres dans le sens de la longueur; elle communique avec de larges cavités purulentes dont je vais parler.

D'une manière générale on peut dire que toute la région pelvienne antérieure était envahie par la suppuration en dehors et en dedans. Le scrotum était infiltré de pus. Une vaste nappe de pus existait au devant des trous sous-pubiens; elle communiquait avec de larges clapiers, qui remplissaient le petit bassin sur les côtés; d'un autre côté elle s'étendait sous la peau de la région hypogastrique, où elle avait formé la tumeur que j'avais ouverte. Ce dernier foyer présentait dans son fond, un peu à droite de la ligne blanche, un trou d'un centimètre environ de diamètre, par lequel le doigt pénétrait directement dans la vessie.

Le ventre fut ouvert au moyen d'une incision courbe pratiquée un peu au-dessous de l'ombilic. Le péritoine ne contenait qu'une petite quantité de sérosité louche.

La vessie, appliquée contre la paroi antérieure de l'abdomen, lui est adhérente par tout son pourtour. Ouverte en arrière, elle est trouvée pleine de pus. Sa cavité est très-petite; toute sa face antérieure est détruite, et elle communique largement avec l'abcès sous-cutané de la région hypogastrique. Les bords de cette ouverture sont déchiquetés et présentent de longs filaments dont quelques-uns sont détachés et baignent dans le pus.

Accidents. — L'uréthrotomie peut être compliquée d'accidents sérieux. — Je ne parlerai point de la douleur, que quelques chirurgiens ont eu le tort de considérer comme un accident. Elle est un fait inhérent à l'opération même. En général, elle est très-modérée et très-rapide; elle ne deviendrait un accident qu'autant qu'elle prendrait des proportions inusitées et que je n'ai jamais eu occasion d'observer. — Mais j'insisterai sur deux accidents primitifs, l'hémorrhagie et l'infiltration d'urine, et sur un accident seconduire peu connu, les poches uréthrales.

1° *Hémorrhagie.* — L'uréthrotomie est toujours suivie d'un écoulement de sang dont la quantité varie avec les prédispositions du malade, et surtout avec les dimensions de la plaie. Si chez certains individus pléthoriques, affectés de varices et d'hémorrhoïdes, la simple introduction d'une bougie ou d'une sonde provoque quelquefois une hémorrhagie; à plus forte raison doit-on craindre cet accident quand on fait une plaie dans l'urèthre, ne fût-ce qu'une scarification. Dans un cas où l'on avait à diviser une bride fibreuse située sur la paroi inférieure de l'urèthre, à 5 centimètres environ du méat urinaire, le débridement fut pratiqué avec le petit uréthrotome de M. Ricord, dont la lame étroite ne fait qu'une saillie de 2 millimètres, et pourtant il y eut une hémorrhagie assez abondante qui se prolongea pendant neuf heures.

Lorsqu'il s'agit d'une véritable incision, l'écoulement, du reste très-variable, est ordinairement d'une ou deux cuillerées à café de sang. Quelquefois, au moment où l'on retire l'uréthrotome, le sang est chassé avec force par les contractions du canal, et s'échappe en un filet assez abondant pour inspirer des craintes aux praticiens qui n'ont pas l'habitude de l'uréthrotomie. Mais il s'arrête bientôt de lui-même, et il ne reste plus qu'un suintement séro-sanguinolent qui se prolonge, en diminuant, pendant un jour ou deux.

Il n'est pas douteux qu'une incision qui intéresserait largement le bulbe ou l'une de ses artères, donnerait presque assurément lieu à une hémorrhagie grave. Alors même que l'opération a été pratiquée avec la plus grande prudence, on n'est pas toujours à l'abri de cet accident. M. Ricord a vu une hémorrhagie terrible à la suite de la section qu'il avait faite d'un rétrécissement situé près du bulbe. L'écoulement dura toute la nuit; on a eu la plus grande difficulté à l'arrêter, et le malade ne s'est rétabli que lentement et à grand'peine (*Bulletins de la Soc. de chir.*, 1855, t. V, p. 409). Les cas de ce genre sont loin d'être rares.

Je ne puis donner une meilleure idée de la fréquence et de l'abondance des hémorrhagies qui peuvent compliquer les grandes incisions de l'urèthre qu'en présentant un court résumé de vingt-quatre observations de Reybard (*Traité prat. des rétréc. de l'urèthre*, 1853) ; il en a rapporté trente-six, mais trente-quatre seulement lui appartiennent.

IIe OBSERVATION. — Ecoulement d'un verre de sang.

IIIe OBSERVATION. — Hémorrhagie légère qui s'arrête au bout de dix à douze minutes. Mais, le lendemain, il y a un gonflement énorme produit par l'infiltration du sang dans le tissu cellulaire de toute la verge, qui est d'un rouge violet.

IVe OBSERVATION. — Ecoulement de deux verres de sang.

VIe OBSERVATION. — Ecoulement d'un demi-verre de sang. Mais, dans la nuit qui suit l'opération, l'hémorrhagie est assez abondante pour traverser les matelas.

VIIe OBSERVATION. — Hémorrhagie de sept ou huit minutes, donnant deux verres de sang.

VIIIe OBSERVATION. — Deux incisions : Ecoulement d'un verre et demi de sang après la première; écoulement moins long et moins abondant après la seconde.

IXe OBSERVATION. — Ecoulement d'un demi-verre de sang.

Xe OBSERVATION. — Ecoulement d'un verre de sang. Gonflement énorme et coloration violette de la peau du prépuce et de la verge.

XIe OBSERVATION. — Ecoulement de sang assez abondant.

XVe OBSERVATION. — Le sang paraît le soir et coule lentement, mais sans interruption, jusqu'au matin. Le pénis et les bourses se sont gorgés de sang. Deux jours après, retour de l'hémorrhagie.

XXe OBSERVATION. — Hémorrhagie considérable primitive et secondaire qui dure pendant vingt jours.

XXIe OBSERVATION. — Hémorrhagie abondante, malgré une sonde placée à demeure. Efforts infructueux de deux chirurgiens qui compriment la verge avec une large ligature. Reflux de sang dans la vessie qu'il remplit.

XXIIe OBSERVATION. — Hémorrhagie considérable au moment de l'opération. Pendant cinq jours, retours fréquents de l'écoulement de sang.

XXVIe OBSERVATION. — Le sang coule en assez grande quantité. Le lendemain, le périnée et les bourses sont notablement tuméfiés par le sang épanché.

XXVIIe OBSERVATION. — Hémorrhagie considérable; retour de l'hémorrhagie deux heures après la première; compression du périnée pour l'arrêter.

XXVIIIe OBSERVATION. — Ecoulement de sang abondant nécessitant la compression du périnée.

XXIXe OBSERVATION. — Le sang coule en grande abondance.

XXXe OBSERVATION. — Quantité assez abondante de sang.

Dans cette analyse succincte, je me suis servi scrupuleusement des termes mêmes employés par Reybard, pour éviter toute erreur d'interprétation. Or, sans tenir compte des écoulements de sang légers, nous voyons que dans dix-huit observations sur trente-quatre, c'est-à-dire dans plus de la moitié des cas il y a eu une véritable hémorrhagie. Ces résultats s'expliquent assez bien par la manière dont Reybard pratiquait l'uréthrotomie. Non-seulement il faisait des incisions demesurément grandes, mais, immédiatement après l'opération et les jours suivants, il écartait violemment les bords de la plaie avec son dilatateur à lames d'acier. Les accidents locaux et généraux qui quelquefois se manifestaient ne l'arrêtaient pas même dans ses manœuvres. Ainsi il dit, dans sa 15e observation : « L'état déplorable dans lequel se trouvait le malade ne m'a pas empêché de pratiquer le cathétérisme de la plaie;

chaque jour j'en écartais les bords avec un gros cathéter. » (*Loc. cit.*, p. 320.) Malgré de pareilles témérités, aucun des malades n'a succombé d'hémorrhagie. Il faut tenir compte de ce fait, non pour imiter la conduite de Reybard, mais pour ne pas s'effrayer outre mesure des pertes de sang.

Je rapprocherai des hémorrhagies actives qui succèdent immédiatement à l'opération, celles que provoquent un cathétérisme consécutif mal fait, ou l'introduction d'une trop grosse sonde dans l'urèthre, car on produit une véritable déchirure de la plaie. J'ajouterai encore celles qui se manifestent, dans les deux premiers jours, à la suite d'efforts douloureux pour uriner ou d'érections. Il est à noter toutefois que ces dernières hémorrhagies sont en général moins abondantes que les autres et s'arrêtent plus rapidement.

Les hémorrhagies passives ont lieu du troisième au septième jour, et même plus tard. Elles se montrent souvent à la fin de la miction. Quelquefois elles coïncident avec un accès fébrile : le malade est averti par un léger frisson que le sang va venir ; il éprouve de la pesanteur au périnée et dans les aines. Le sang est séreux et peu coloré; il suinte lentement et souille les vêtements à la manière du pus d'une uréthrite, mais les taches sont d'un rouge pâle. L'écoulement n'est pas abondant, mais il se prolonge pendant des heures, cesse et revient sous l'influence de la moindre cause. Ces hémorrhagies sont graves, parce qu'elles sont fréquemment liées à une constitution affaiblie qu'elles concourent elles-mêmes à épuiser.

Dans certains cas, l'hémorrhagie qui succède immédiatement à l'opération a été arrêtée par quelques moyens simples ou a cessé d'elle-même. Peut-être n'aurait-elle pas reparu. Mais si elle revient, après plusieurs jours, provoquée par des manœuvres imprudentes, elle n'a plus les mêmes caractères. Active au début, elle devient passive, et souvent on a la plus grande peine à s'en rendre maître. Je citerai, comme exemple, la 20e observation rapportée par Reybard, parce qu'ayant moi-même donné des soins au malade qui en est l'objet, je puis fournir des détails qui la compléteront.

En 1848, un ouvrier, âgé de cinquante-huit ans, était entré dans mon service à l'hôpital de la Pitié pour être soigné d'un rétrécissement siégeant au niveau du bulbe. Après trois mois d'un traitement souvent interrompu à cause de l'irritabilité de l'urèthre, on pouvait passer des bougies de 5 millimètres. Reybard, qui suivait la visite, me pria de lui laisser pratiquer l'uréthrotomie. Je m'y refusai, lui faisant observer que l'état général du malade, la facilité avec laquelle il avait des accès de fièvre, étaient de sérieuses contre-indications de l'opération. Cet ouvrier sortit de mon service sans me prévenir. J'appris plus tard qu'il avait été opéré devant la commission du prix d'Argenteuil.

Ici je laisse parler Reybard : « 7 *mars*. Il y eut une hémorrhagie considérable aussitôt après l'opération. Elle est arrêtée par l'introduction d'une sonde dans l'urèthre et la compression du périnée. — 8 *mars*. La fièvre fait enlever la sonde; urines rougeâtres. — 9 *mars*. Urines naturelles et abondantes. Le cathétérisme de la plaie rappelle l'hémorrhagie; elle est arrêtée par la compression sur le périnée. Ecchymose abondante. — 10 *mars*. Le cathétérisme fait encore saigner la plaie. — 12 *mars*. On s'abstient de sonder la plaie, parce que l'écartement de ses bords devient une cause d'hémorrhagie qui semble se faire par exhalation. — 13 *mars*. Après une garderobe arrive un accès de fièvre et une nouvelle hémorrhagie, qui s'arrête d'elle-même. — 14 *mars*. Retour de l'hémorrhagie. Cette fois le malade a perdu une grande quantité de sang. — 15 *mars*. Point d'hémorrhagie, bien que le cathétérisme ait été pratiqué. — 16 *mars*. Retour de la fièvre et de l'hémorrhagie. »

Reybard vint alors me demander de prendre le malade dans mon service. Je prescrivis un repos absolu, un régime tonique, car la faiblesse était extrême, et des injections astringentes de sulfate de zinc. Les 19, 20, 21, tout va bien. 22 et 23, retour de l'hémorrhagie. 24, pendant tout le jour suintement séro-sanguinolent. La chemise et les alèzes qui garnissent le lit sont souillés de sang. J'ordonne des préparations ferrugineuses, du vin de Bordeaux, car le malade a peu d'appétit. Pendant toute une semaine le suintement continue en abondance variable. Le 5 avril, il était arrêté. Le malade s'était remis peu à peu, et Reybard le présenta à l'Académie de médecine comme un cas de succès. Mais j'avoue que ce succès, auquel cependant j'avais pris part, est plutôt fait pour effrayer que pour encourager les chirurgiens, car le malade avait vu la mort de bien près.

Lorsque l'écoulement de sang qui accompagne l'opération prend des proportions trop grandes, il faut appliquer sur la verge et le périnée des compresses imbibées d'eau froide ou une vessie contenant des morceaux de glace. En même temps on introduira dans l'urèthre une sonde assez grosse pour comprimer légèrement la plaie sans la contondre. Il est bien rare que ces moyens simples ne parviennent pas à arrêter l'hémorrhagie. Dans les cas rebelles, on pourrait encore recourir à la compression du périnée.

Quelquefois le sang s'écoule difficilement au dehors, et s'infiltre dans le tissu cellulaire de la verge et des bourses. Cet accident n'est pas d'une grande importance, à moins que la suppuration ne s'empare de cette vaste ecchymose. Alors il faut se hâter de donner issue au pus, en pratiquant de larges incisions sur les tissus infiltrés. Le danger est conjuré pour le moment; mais les plaies extérieures communiquant avec celle de l'urèthre, il est à craindre qu'il ne s'établisse une fistule urinaire.

Les hémorrhagies passives ont toujours une certaine gravité. Elles exigent un traitement sévère et souvent long. Le malade doit garder un repos absolu. Il restera couché sur le dos, ayant le bassin légèrement élevé. On tiendra le ventre libre, afin d'éviter des efforts de défécation. S'il y a des érections, elles seront combattues avec des lavements camphrés, ou du lupulin administré à la dose de 1 ou 2 grammes dans les vingt-quatre heures. Des compresses imbibées d'eau fraîche seront placées sur la verge et le périnée. Dans le cas où ces premiers moyens ne suffiraient pas, on placera une sonde à demeure dans l'urèthre. En même temps on fera sur le périnée une compression assez forte avec un tampon de linge qui sera maintenu par un bandage en T, ou par un bandage en huit de chiffre embrassant les hanches et la partie supérieure des cuisses. (Voy. PLAIES ET RUPTURE DE L'URÈTHRE.)

Cependant si l'hémorrhagie se prolonge, le malade s'affaiblit chaque jour davantage; il est indispensable de soutenir ses forces par un régime tonique, des préparations ferrugineuses, etc.

2° *Infiltration d'urines.* — L'infiltration urineuse est une complication rare de l'uréthrotomie, sans doute parce que la plupart des chirurgiens, aussitôt après avoir incisé l'urèthre, ont le soin d'y placer une sonde à demeure. Alors l'urine s'écoule facilement, et si une petite quantité s'échappe entre la sonde et la paroi du canal, elle n'est pas suffisante pour amener une véritable infiltration.

Deux conditions sont nécessaires pour que cet accident se produise : il faut d'abord que la plaie de l'urèthre pénètre jusque dans le tissu cellulaire sous-cutané, et ensuite qu'il existe en avant de la plaie un obstacle qui s'oppose à la libre sortie de l'urine. Aussi est-il de la plus grande importance de faire une incision parfaitement nette, à bords réguliers, dont les extrémités soient effilés, et surtout de couper le rétrécissement dans toute son étendue.

Sur la pièce que j'ai décrite (page 287), le canal était rétréci dans presque toute sa longueur; on ne l'avait incisé que dans le point le plus étroit, avec la pensée que cette opération serait suffisante pour assurer la miction, sans qu'on eût besoin de mettre une sonde à demeure. Peut-être aussi la plaie était-elle trop courte et en même temps trop profonde, car on sait que Heurteloup opérait quelquefois par excision.

Quoi qu'il en soit, l'urine devait éprouver une assez grande difficulté à traverser la partie antérieure de l'urèthre; elle s'engagea dans la plaie et s'étendit au loin dans le bassin.

Un obstacle accidentel au cours de l'urine, tel qu'un caillot de sang, peut aussi amener les mêmes accidents. Ces faits sont assez rares pour que je croie devoir donner ici un extrait de celui qu'a rapporté Reybard. —Il venait de pratiquer l'uréthrotomie sur un homme affecté de deux rétrécissements. Après l'opération, il n'avait pu introduire une sonde dans la vessie. — «En l'absence de cette précaution, dit-il, le malade a eu une infiltration d'urine considérable. Cet accident a été déterminé par un caillot de sang qui obstruait le canal au niveau de la plaie. En effet, le malade a éprouvé, deux heures après l'opération, un besoin d'uriner si pressant, qu'il n'a pas eu le temps d'introduire la sonde avec laquelle il devait, suivant ma recommandation, briser le caillot avant d'uriner. Ainsi l'urine, arrêtée dans son cours, a passé de la plaie dans le tissu cellulaire du pénis et même dans une partie de celui des bourses, les a remplis et distendus outre mesure, et a donné à ces parties un développement énorme. Au dire du malade, cette infiltration a été instantanée et lui a occasionné une douleur des plus violentes; elle était si aiguë, qu'il a plongé lui-même un canif dans la tumeur. Après cette opération, qui l'a beaucoup soulagé, il a vu l'urine sortir par la plaie en formant un jet.» (Obs. 33e, page 583.)

Dans les cas de ce genre qu'il a observés plus souvent que tout autre chirurgien, à cause des dimensions considérables qu'il donnait à ses incisions, Reybard conseillait de *détruire le caillot en introduisant un gros cathéter, ou encore en comprimant l'urèthre avec les doigts d'arrière en avant* (*loc. cit.*, p. 394). — Ces manœuvres me semblent insuffisantes et dangereuses. La compression de l'urèthre à l'extérieur, nécessaire pour broyer le caillot, ne pourrait que contondre douloureusement la plaie. Elle pourrait, en outre, rouvrir les vaisseaux bouchés par le caillot et ramener l'hémorrhagie. J'en dirai autant de la rupture du caillot avec un gros cathéter; pour tant faire que d'introduire un corps étranger dans l'urèthre, il serait préférable de pratiquer franchement le cathétérisme. La sonde traverserait sans peine les caillots, et, une fois dans la vessie, elle assurerait la miction. Le mieux encore serait de commencer par là et de prévenir les accidents plutôt que d'avoir à y remédier.

Lorsque l'infiltration a eu lieu, il faut, aussitôt que possible, donner issue à l'urine en pratiquant des incisions dont le nombre, la profondeur et l'étendue varient avec le degré de l'épanchement. Quant au traitement ultérieur, il sera exposé à propos de la description générale de l'infiltration urineuse.

3° *Poches uréthrales.*—Nous avons vu que la cicatrisation des incisions pratiquées dans l'urèthre s'opère si rapidement, que, malgré tous les moyens employés pour entraver sa marche, il est très-difficile d'empêcher la récidive des rétrécissements. Mais, dans quelques cas, les bords de l'incision restent écartés l'un de l'autre; son fond s'excave, et elle forme une véritable cavité que je désignerai sous le nom de *poche uréthrale.*

Cet accident secondaire de l'uréthrotomie n'a pas été mentionné par les auteurs. Il doit donc être assez rare. Cependant j'en ai rencontré pulsieurs cas.

Chez un homme de soixante-deux ans qui devait être lithotritié, on jugea nécessaire d'agrandir la fosse naviculaire. Le débridement fut pratiqué avec le petit lithotome de M. Civiale. Le malade mourut treize jours après, des suites de la lithotritie, et ses organes génitaux m'ayant été apportés, voici ce que je constatai : A 1 centimètre du méat urinaire, il existe sur la paroi inférieure de l'urèthre une poche de forme ovalaire ayant 2 centimètres 4 millimètres de long et 6 millimètres de large dans son milieu; sa profondeur va en augmentant d'arrière en avant, et dans ce dernier point elle est de 3 à 4 millimètres. L'extrémité postérieure de l'ovale est un peu allongée, tandis que l'antérieure est plus large et plus arrondie. Dans le milieu de la poche, flottent des débris, encore adhérents, des tissus sphacélés. Son fond est proche de la peau de la verge ; il présente une surface inégale, grisâtre et tomenteuse. On n'y trouve aucun reste reconnaissable du tissu spongieux (voy. fig. 65).

La seconde pièce a été prise sur un vieillard de soixante-sept ans, qui est mort dans mon service d'une inflammation chronique de tout l'appareil urinaire. Les reins, et surtout celui du côté droit, étaient presque entièrement désorganisés et pleins de pus. Deux ans avant son entrée à l'hôpital, il avait été traité, pour des rétrécissements, par la dilatation d'abord et ensuite par l'uréthrotomie. On lui avait coupé le canal avec un instrument à deux lames, mais les détails qu'il donna ne permirent pas de savoir au juste de quel uréthrotome on s'était servi. Il urinait avec difficulté, et les urines sortaient en partie par le méat urinaire et en plus grande quantité par deux fistules uréthrales.

A l'autopsie, le canal fut ouvert par sa face dorsale. Il présente trois portions très-distinctes sous le rapport de la largeur, comme s'il eût été étranglé sur deux points. La première, à partir du col de la vessie, est longue de 7 centimètres; sa largeur, à peu près uniforme, est de

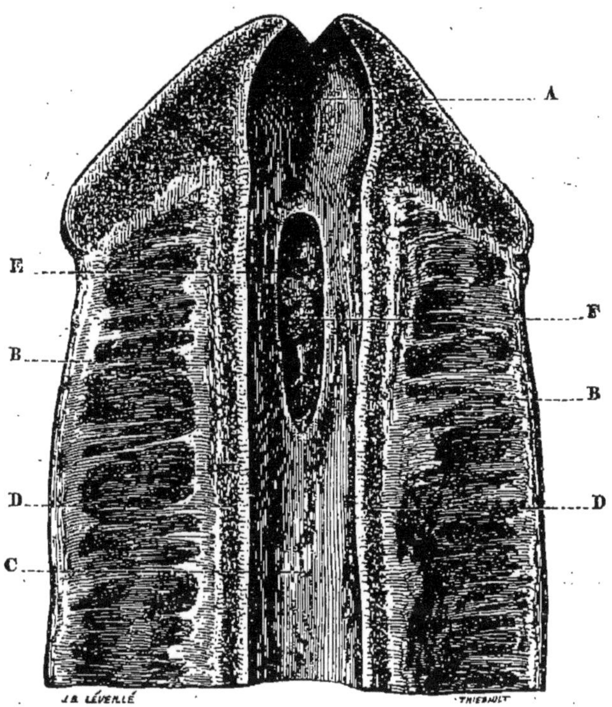

FIG. 65. — Poche uréthrale vue de grandeur naturelle.

A. Fosse naviculaire.

B, B. Corps caverneux.

C. Paroi inférieure du canal à l'état sain.

D. Tissu spongieux à l'état sain.

E. Poche uréthrale longue de 2 centimètres 4 millimètres, et d'inégale largeur à cause de sa forme ovalaire.

F. Lambeaux de tissus sphacélés flottant dans la poche.

2 centimètres 4 millimètres, excepté en avant, où elle est un peu moindre. — La seconde est longue de 4 centimètres 3 millimètres et large de 1 centimètre 6 millimètres. La troisième a 5 centimètres de long et 1 centimètre de large.

Au point d'union de la première partie avec la seconde, se trouve une poche uréthrale. Elle est transversale, profonde de 2 millimètres seulement en arrière, où elle se termine par une pente douce; en avant, elle est limitée brusquement par un bord très-épais. Sur sa paroi inférieure, elle présente un relief longitudinal large de 9 millimètres et de chaque côté une petite ouverture. Celle de gauche n'a que 1 millimètre de diamètre et se termine par un cul-de-sac. La droite a 3 millimètres; c'est l'orifice interne d'un trajet fistuleux qui va s'ouvrir au-dessous de la verge à 7 centimètres du méat urinaire.

A la jonction de la deuxième partie avec la troisième, il existe également une poche, mais beaucoup moins régulière que la précédente. Elle se termine, en avant, par un cul-de-sac profond de 1 centimètre 4 millimètres, recouvert par une valvule épaisse, en forme de croissant à concavité postérieure. Cette cavité, creusée au-dessous de la paroi inférieure de l'urèthre, arrive jusqu'à la peau de la verge, qui est très-mince dans ce point. A droite, un peu en dedans de la pointe du croissant formé par la valvule, on voit l'orifice d'un trajet fistuleux très-court qui s'ouvre directement en dessous de la verge, à 4 centimètres 4 millimètres du méat urinaire (voy. fig. 66).

Les poches uréthrales sont généralement dues à la profondeur et à l'irrégularité de l'incision; à cette cause principale peut se joindre l'étroitesse de la portion du canal placée en avant du point qui a été incisé.

Leur mode de formation et leur développement sont assez simples. Lorsque l'incision de l'urèthre n'a pas été convenablement faite, ou quand, à l'exemple de Reybard, on en a labouré le fond avec le bec recourbé d'un cathéter, elle présente une cavité profonde, irrégulière, à angles tronqués. Il est bien difficile alors que l'urine ne se trouve pas arrêtée, surtout si elle a quelque peine à traverser la portion antérieure du canal ou si l'on a négligé de placer une sonde à demeure dans la vessie. Rarement l'urine s'infiltrera au loin, parce que la section même du rétrécissement aura rendu la miction plus facile qu'elle ne l'était avant l'opération, mais elle produira une inflammation violente. Alors une épaisseur plus ou moins grande de tissus est sphacélée; il se fait une suppuration abondante et une portion de l'urèthre peut être complétement détruite. Dans les cas les plus ordinaires, l'inflammation est assez bornée.

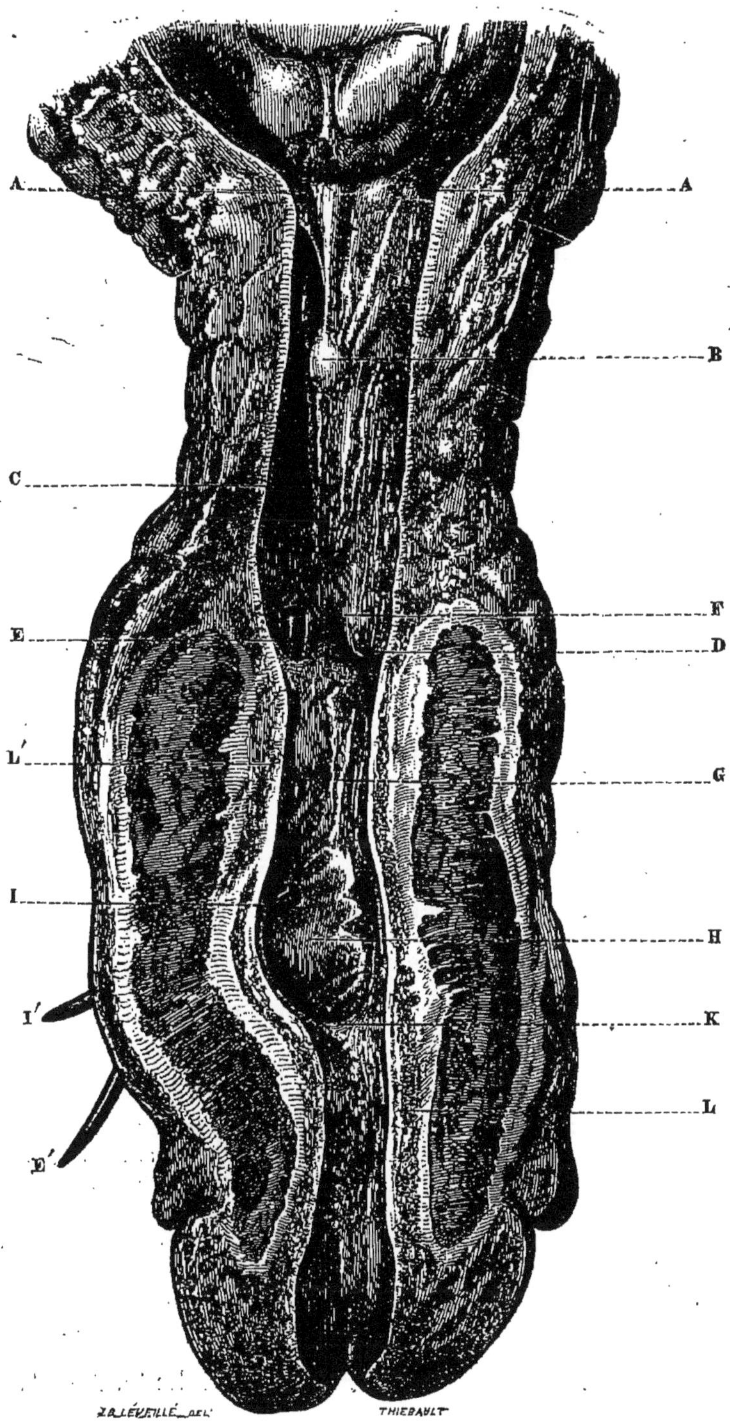

FIG. 66. — Poches uréthrales multiples vues de grandeur naturelle.

EXPLICATION DE LA FIGURE 66.

A, A. Col de la vessie élargi et déformé.

B. Caroncule séminale.

C. Première portion de l'urèthre longue de 7 centimètres et large de 2 centimètres 4 millimètres. Elle présente des culs-de-sac nombreux, surtout près de la crête du verumontanum; quelques-uns sont assez profonds pour que l'extrémité d'une bougie puisse s'y engager. La muqueuse est granulée.

D. Pertuis se terminant en avant par un cul-de-sac.

E. Orifice interne d'un trajet fistuleux s'ouvrant au-dessous de la verge. Il est recouvert d'une valvule épaisse.

E'. Extrémité de la bougie passée dans le trajet fistuleux.

F. Saillie en dos d'âne existant sur la paroi inférieure du canal et séparant en deux la poche uréthrale.

G. Deuxième portion de l'urèthre longue de 4 centimètres 3 millimètres, et large de 1 centimètre 6 millimètres.

H. Poche uréthrale profonde. Son fond est irrégulier et tapissé d'une membrane très-lisse.

I. Orifice interne d'un trajet fistuleux qui va s'ouvrir au-dessous de la verge.

I'. Extrémité de la bougie passée dans le trajet fistuleux.

K. Valvule épaisse en forme de croissant, recouvrant un cul-de-sac profond de 1 centimètre 4 millimètres.

L. Troisième portion de l'urèthre longue de 5 centimètres, large de 1 centimètre. La muqueuse altérée présente un aspect mamelonné.

L'. Tissu spongieux de l'urèthre, jaunâtre, infiltré inégalement de matière plastique.

La plaie, qui n'aura été frappée de gangrène qu'à sa surface, se déterge peu à peu; elle se couvre d'une membrane cicatricielle très-fine, mais ses bords restent largement écartés et il existe une poche uréthrale.

Cette poche peut se combler spontanément, si elle n'est pas trop profonde. Par suite de la rétraction de la cicatrice, ses bords se rapprochent et son fond s'exhausse jusqu'à se trouver de niveau avec la surface interne du canal; mais alors il est à craindre que la cicatrice, continuant à revenir sur elle-même, ne reproduise le rétrécissement.

Souvent la poche persiste; elle prend même du développement, si la miction ne se fait pas très-facilement. Tandis qu'en arrière son fond s'élève, et se confond par un plan incliné avec la paroi postérieure de l'urèthre, elle est dilatée et déprimée en avant par le choc souvent répété des urines, de manière à former un cul-de-sac, profond de quelques millimètres à un centimètre, au-dessous de la paroi même du canal. Il est rare qu'elle arrive à ce degré de développement sans qu'elle s'enflamme et s'ulcère dans quelque point, et bientôt alors il s'établit une fistule uréthrale.

Louis R...., âgé de cinquante et un ans, d'une bonne constitution, est entré à l'Hôtel-Dieu de Lyon le 14 décembre 1852. Ce malade accuse plusieurs blennorrhagies, et est affecté de trois rétrécissements siégeant à 13, 14, 15 centimètres du méat et compliqués d'une fistule urinaire ancienne. Dans l'espace de six ans, il a subi deux traitements par la dilatation.

Le 3 février 1853, les coarctations sont assez dilatées pour admettre une sonde de 5 millimètres 2/3. M. Reybard pratique l'opération avec son uréthrotome dilatateur, en présence de M. Desgranges et de plusieurs internes. A la suite de l'opération, hémorrhagie abondante qui nécessite la sonde à demeure et le tamponnement pendant plusieurs jours. Les 4 et 6, violents accès de fièvre avec complication d'ictère. Survient en même temps une inflammation violente de la plaie uréthrale, caractérisée par des douleurs vives dans la miction, et *une suppuration abondante, qui n'était pas complétement tarie trois mois après l'uréthrotomie*. Durant ce laps de temps, le malade a rendu plusieurs fois, et à intervalles éloignés, des caillots de sang. L'observation ne mentionne point de cathétérisme consécutif; et R.... sort le 3 mai, dans un état bien moins satisfaisant qu'avant son entrée.

Entré de nouveau à l'Hôtel-Dieu, le 31 août 1854, c'est-à-dire seize mois après son dernier séjour, R.... raconte que, depuis sa sortie, son mal n'a fait que s'accroître. Il a plusieurs *fistules au périnée;* il urine assez facilement par le canal, et rend souvent d'abondantes mucosités purulentes. Fièvre continue, signes d'adynamie. Mort deux jours après son entrée.

Autopsie pratiquée le 3 septembre. Dans la région bulbo-membraneuse l'urèthre est perforé en plusieurs points et plein de pus. La désorganisation des parois uréthrales est telle, qu'il est impossible de reconnaître les traces de l'incision faite par l'uréthrotome, et même le siége précis des rétrécissements. La vessie porte les traces d'une phlegmasie chronique..... (Icard, *Thèse sur les rétrécissements de l'urèthre*, 1858, p. 48.)

Cette terminaison n'est pas constante. Cependant la membrane qui tapisse la poche, irritée par le séjour des urines qui s'écoulent difficilement en dehors, devient le siége d'une sécrétion séro-purulente si abondante, qu'elle constitue une véritable infirmité. J'ai vu, avec M. Ricord, un Russe qui, après avoir subi deux fois l'uréthrotomie, avait gardé de l'opération un écoulement semblable à celui d'une uréthrite aiguë. Pendant trois ans, il avait tout fait pour s'en débarrasser, et il l'avait encore quand il est mort. Chez la plupart des malades, l'écoulement est moins abondant. Dans les intervalles des mictions, ils tachent peu leur linge, et ne rendent le pus accumulé dans la poche uréthrale qu'au moment où ils urinent.

On ne peut confondre les poches uréthrales avec certaines cavités mentionnées sous le nom assez impropre de cellules uréthrales, et qui ne sont le plus souvent que d'anciens foyers d'abcès aigus ou chroniques.

Le traitement, que je ne puis qu'indiquer ici, consiste, avant tout, à tenir le canal assez large pour que les urines s'échappent très-facilement. Alors elles ne tendront plus à dilater la poche uréthrale, dont les parois de nature cicatricielle pourront se rapprocher.

Des injections légèrement astringentes au tannin ou au sulfate de zinc seraient de quelque utilité pour diminuer l'écoulement; mais ce n'est qu'un moyen palliatif.

Une nouvelle opération d'uréthrotomie interne pourrait être pratiquée pour diviser le bord antérieur de la poche, contre lequel les urines viennent buter, ou la valvule derrière laquelle elles s'arrêtent. Peut-être, dans ces cas, l'uréthrotomie externe serait-elle préférable.

Manœuvres opératoires complémentaires. — La section complète d'un rétrécissement ne suffit pas pour rendre à l'urèthre son calibre normal. Il faut encore, comme je l'ai montré plus haut, que les deux faces de l'incision se cicatrisent isolément, et souvent même qu'on les éloigne l'une de l'autre en opérant la distension des tissus sous-jacents.

Dilatateurs. — Différents moyens ont été employés pour obtenir ce résultat. Reybard, voulant reconnaître la profondeur et les limites de l'incision, et aussi dans le but de l'agrandir, commençait par introduire dans l'urèthre une sonde ou un cathéter à courbure brusque, dont il promenait le bec dans la plaie. Cette première manœuvre est inutile et dangereuse. Non-seulement elle ne peut donner aucun enseignement précis sur la longueur de la section, mais encore elle a l'inconvénient de déchirer les tissus et de transformer en deux culs-de-sac les angles de l'incision.

Reybard se servait ensuite d'un dilatateur à mercure, et beaucoup plus souvent d'un dilatateur métallique, dont il ouvrait les branches autant que possible pour agrandir la plaie; puis il plaçait dans l'urèthre une grosse sonde qu'il laissait à demeure pendant vingt-quatre heures. Le lendemain de l'opération, il enlevait la sonde et distendait de nouveau le canal avec son dilatateur. Pendant une semaine ou deux, et quelquefois pendant un mois, il répétait cette manœuvre tous les jours ou tous les deux jours.

Cette dilatation forcée est toujours accompagnée de douleurs vives, et très-fréquemment suivie d'hémorrhagie. Je la comprendrais encore pratiquée immédiatement après l'opération, et une seule fois, pour donner à l'incision autant de largeur que possible. Mais la déchirure si souvent répétée d'une plaie en voie de cicatrisation expose le malade aux accidents les plus graves. Il suffit de lire avec soin les observations rapportées par Reybard lui-même, pour en être convaincu.

Sondes à demeure. — On peut différer d'opinion sur l'utilité qu'il y a de maintenir écartées les surfaces de l'incision; mais cette indication une fois acceptée, il faut reconnaître que les sondes la rempliront beaucoup mieux que les dilatateurs. Ceux-ci, en effet, n'opèrent qu'une dilatation momentanée, tandis que les sondes exercent une action bien plus durable.

On a dit que leur séjour dans l'urèthre amenait la suppuration de la plaie et provoquait une inflammation profonde, dont la conséquence inévitable devait être la récidive du rétrécissement. Ce reproche n'est pas dénué de tout fondement, mais il est moins applicable aux instruments mêmes qu'à leur emploi mal entendu. Il est très-vrai qu'une sonde trop volumineuse placée dans le canal exercerait sur la plaie une pression pénible et même dangereuse. Aussi faut-il avoir soin d'en choisir une assez grosse pour remplir et dilater l'urèthre, sans qu'on soit obligé d'employer la force pour l'y introduire. Les sondes de 7 millimètres sont celles dont je me sers généralement. Il ne serait pas également sans inconvénients de les laisser à demeure trop longtemps.

Bien qu'on ait beaucoup exagéré les dangers de leur séjour prolongé pendant quelques jours, il est plus sûr de les retirer au bout de quarante-huit heures. Ce laps de temps est suffisant pour qu'il se développe autour de la plaie une inflammation adhésive qui en maintienne les bords écartés.

L'usage de la sonde à demeure pendant les deux premiers jours qui suivent l'opération a encore un autre avantage, c'est de protéger la plaie jusqu'à ce que l'inflammation ait fermé les bouches des vaisseaux et rendu le tissu cellulaire imperméable aux urines.

Plusieurs chirurgiens ont prétendu que le contact de ce liquide avec la plaie était sans inconvénients, et qu'en tout cas il était moins nuisible que la présence d'une sonde. M. Maisonneuve fut un de ceux qui soutinrent le plus résolûment cette opinion. Dans son mémoire sur la cure radicale et instantanée des rétrécissements, publié en 1855, après avoir décrit la manière dont il pratique l'uréthrotomie, il ajoute : « Pour m'assurer que l'opération a bien atteint son but, j'introduis dans l'urèthre une bougie métallique du n° 48, que je retire aussitôt. Cela étant fait, je laisse le malade parfaitement tranquille, *sans plus jamais lui introduire ni sondes ni bougies* » (page 30). Il rapporte, en outre, les observations de dix malades qu'il a traités de cette façon avec plein succès. Cependant, s'il faut en croire une thèse soutenue récemment par un de ses élèves, il a singulièrement modifié sa pratique. Non-seulement il emploierait les sondes à demeure, mais encore il attribuerait aux urines presque tous les accidents graves qu'on a occasion d'observer après l'introduction d'un corps étranger dans l'urèthre. Cette opinion exclusive ne me semble pas plus juste que la première.

Reybard aussi avait commencé par proscrire les sondes d'une manière absolue, et il avait été obligé d'y revenir. C'est que, si elles sont utiles avec tous les procédés d'uréthrotomie, elles deviennent indispensables avec le sien, qui, en intéressant le tissu cellulaire sous-cutané, ouvre une large voie à l'infiltration urineuse.

Il est très-vrai que souvent le passage de l'urine sur une plaie de l'urèthre ne détermine aucun accident, ou seulement un accès fébrile de courte durée. De nombreuses observations d'uréthrotomie, de fausses routes, de déchirures produites par des chutes, sont là pour témoigner que la lésion abandonnée à elle-même s'est cicatrisée simplement. Mais il n'en est pas moins incontestable que, chez beaucoup de malades, on a vu se produire de graves désordres et éclater tout à coup des accidents généraux dont la mort a été la suite. Il est donc plus prudent de recourir aux sondes à demeure dans tous les cas.

Encore les précautions les plus intelligentes ne suffisent-elles pas toujours pour empêcher l'urine d'arriver dans la plaie. Quelquefois on croit avoir employé une sonde assez grosse, parce qu'on la sent légèrement serrée. Mais il y avait un spasme de l'urèthre et du col de la vessie; dès qu'il s'apaise, la sonde devient trop libre, et les urines suintent entre elle et les parois du canal. D'autres fois la sonde a été enfoncée trop profondément, et ses yeux se trouvent beaucoup au-dessus du col de la vessie. Celle-ci ne peut plus se vider complétement; si cependant elle continue à se contracter, elle chasse les urines en dehors de la sonde. Il peut encore arriver que, sous l'influence d'une cause inconnue, la vessie se contracte d'une manière spasmodique. Le malade éprouve alors des épreintes si répétées et si pressantes, qu'il n'a pas le temps d'enlever le fosset de la sonde, et il urine en dehors d'elle. Dans ces cas, il faut tenir la sonde débouchée, afin que les urines s'écoulent au dehors à mesure qu'elles arrivent dans la vessie. On a allégué, contre cette pratique, que la vessie, revenue sur elle-même, aurait de la peine à se dilater plus tard. Mais il ne faut pas oublier que la sonde ne doit rester à demeure que deux ou trois jours au plus, et que la vessie, débarrassée du corps étranger qui concourait pour sa part à l'irriter, reprendra bien vite des habitudes de dilatation.

Quelquefois les urines viennent baigner la plaie au moment même où l'on incise le rétrécissement. Afin d'éviter cet accident qui, du reste, est assez rare, on a imaginé de faire uriner les malades avant de commencer l'opération. Ce moyen n'est pas à dédaigner quand on pratique l'uréthrotomie d'arrière en avant. Mais dans l'uréthrotomie d'avant en arrière, il serait plutôt nuisible, parce que l'état de vacuité de la vessie pourrait gêner l'introduction de la bougie conductrice.

M. le professeur Gosselin, dans le but d'atténuer, autant que possible, les propriétés toxiques de l'urine, a conseillé d'administrer aux malades des boissons émollientes en assez grande abondance, dans la matinée qui précède l'opération. Cette précaution est très-utile ; je crois même qu'on pourrait, avec avantage, continuer l'usage de ces boissons pendant plusieurs jours.

L'emploi temporaire des sondes après l'uréthrotomie est si obligé, que leur introduction dans l'urèthre constitue, à vrai dire, le dernier temps de l'opération. Et, certes, ce n'est pas toujours le plus facile à exécuter. Si la sonde est conique, son extrémité déliée, même quand elle est pourvue d'une petite olive, pourra buter dans l'angle postérieur de l'incision. Si elle est cylindrique, son bout volumineux ne s'engagera pas toujours aisément dans la partie postérieure du canal. Dans ces cas, il faut placer un mandrin dans la sonde, afin de s'en rendre plus maître, et pratiquer le cathétérisme d'après les règles ordinaires, en ayant soin de suivre la paroi du canal opposée à celle où se trouve l'incision. Ce moyen habilement employé réussit presque toujours. Dans le cas contraire, on ne devrait pas insister, car, en employant la force, on s'exposerait à déchirer la plaie et à produire une fausse route.

Quand on ne peut introduire qu'une sonde trop peu volumineuse pour remplir l'urèthre et préserver la plaie du contact de l'urine, il faut s'en servir pour en passer une plus grosse. Voici par quel moyen ingénieux M. Desgranges (de Lyon) opère ce changement. Il prend une sonde olivaire de 3 millimètres; après avoir pratiqué une fente longitudinale de 1 à 2 centimètres, vers son extrémité antérieure, il la pousse jusque dans la vessie. Cela fait, il met dans la sonde un stylet très-fin qui sort par la fente; puis il la retire, tandis que le stylet reste en place et sert de conducteur pour introduire dans l'urèthre une sonde percée par les deux bouts (1).

En employant mon uréthrotome, on prévient ces difficultés; après avoir pratiqué la section du rétrécissement, la canule reste en place. C'est un conducteur sûr pour placer dans la vessie une sonde ouverte à deux extrémités (voy. p. 270).

Traitement consécutif. — Il ne faut pas confondre les manœuvres complémentaires que j'ai décrites comme faisant partie de l'opération, avec le traitement consécutif. Celui-ci est complétement indépendant de l'uréthrotomie et constitue à lui seul une méthode : c'est la dilatation.

(1) L'idée de se servir d'un stylet conducteur, pour introduire dans la vessie une sonde ouverte par les deux bouts, date d'assez loin. Voici ce qu'écrivait Bichat : « Si, après avoir introduit une première sonde, on craignait de rencontrer quelque difficulté à passer la seconde, il serait facile d'obvier à cet inconvénient en se servant de sondes ouvertes par les deux bouts : on introduirait la première au moyen d'un stylet à bouton, et, avant de la changer, on la garnirait d'un stylet long d'environ deux pieds, que l'on enfoncerait de quelques lignes dans la vessie; puis on retirerait la sonde sur le stylet, qu'on laisserait à sa place, et sur lequel on conduirait ainsi, sans peine et avec sûreté, une nouvelle sonde. Desault a eu recours une fois à cet expédient pour un malade qui ne pouvait réussir à s'introduire lui-même la sonde, et qui, presque chaque fois qu'il l'essayait, faisait des fausses routes. Ce moyen réussit si complétement, que Desault se proposait de faire construire des sondes avec lesquelles il pût le mettre souvent en usage. (*Œuvr. chir.*, t. III, p. 314.)

Amussat employait ce procédé, non plus pour substituer une sonde de gomme à une autre, mais quand, dans un cas de cathétérisme difficile, il n'avait pu pénétrer dans la vessie qu'avec une sonde d'argent très-fine, n'ayant que 2 millimètres de diamètre. Il dévissait le pavillon de cette sonde, et mettait à sa place un long stylet sur lequel il glissait une sonde de gomme ouverte par ses deux extrémités.

Plusieurs chirurgiens, parmi lesquels je dois citer M. Maisonneuve, ont prétendu qu'après avoir divisé un rétrécissement, il fallait l'abandonner à lui-même, et que la guérison aurait lieu sans qu'on eût besoin de recourir aux bougies ou aux sondes. Il est vrai qu'une incision bien faite suffit pour rétablir immédiatement la miction, et que, dans quelques cas, l'amélioration se soutient pendant un temps assez long. Mais, sans contester les faits avancés par d'autres et dont il m'est impossible d'apprécier la valeur, je dois dire que l'uréthrotomie, employée seule, ne m'a jamais réussi. J'ai toujours vu le calibre de l'urèthre diminuer graduellement, et dans de telles proportions, qu'au bout de cinq à six mois et souvent plus tôt, on ne pouvait plus conserver le moindre doute sur la reproduction prochaine du rétrécissement. Du reste, je ne dois pas avoir été seul à observer ces récidives, car il est généralement admis, aujourd'hui, que la dilatation est indispensable au succès de l'uréthrotomie.

Cependant on est loin d'être d'accord sur la manière de l'employer. Quelques praticiens, craignant que la cicatrice ne se forme trop rapidement, et surtout qu'elle ne devienne trop résistante, commencent la dilatation aussitôt après l'opération. Ce sont particulièrement ceux qui se bornent à faire des scarifications et à débrider le rétrécissement sur plusieurs points, sans dépasser la couche des tissus indurés. Je ne puis approuver leur conduite, puisqu'ils laissent subsister la partie la plus extérieure de l'anneau fibreux, et je crois avoir démontré que, dans ces cas, une récidive est inévitable. Mais ils sont conséquents avec eux-mêmes : car, en y regardant de près, on voit qu'ils n'ont pas pratiqué une véritable uréthrotomie. Ils avaient commencé par employer la dilatation et ils la continuent. En divisant les fibres les plus internes du rétrécissement, ils ne font que la faciliter, dans une faible mesure et au prix de quelques dangers; s'ils obtiennent un succès, on peut assurer qu'ils l'auraient obtenu également avec un peu de persévérance par la dilatation seule, et il est dû à cette dernière méthode, non à l'uréthrotomie.

Ceux qui croient nécessaire de couper le rétrécissement tout entier placent une sonde dans l'urèthre pour tenir écartées les faces de l'incision et aussi pour la préserver du contact des urines; mais ils la retirent après trente-six ou quarante-huit heures. Ils craindraient, en la laissant à demeure plus longtemps, d'entraver le travail de cicatrisation, et surtout de déterminer dans les tissus profonds une inflammation suppurative dont la conséquence serait une cicatrice plus épaisse que la première. La plaie est abandonnée à elle-même pendant dix, douze ou quinze jours; à cette époque, elle est cicatrisée, mais la cicatrice est encore assez molle pour ne pas opposer une trop grande résistance à l'action des bougies. Alors on commence la dilatation. Cette pratique est celle que je suis; c'est aussi celle de Bonnet, de MM. Ricord, Desgranges, Caudmont, et de beaucoup d'autres chirurgiens.

On se sert, d'abord, de bougies de gomme élastique dont on augmente peu à peu le volume, et qu'on ne laisse en place que pendant trois ou quatre minutes. Au bout de quelques jours, elles commencent à être serrées et la dilatation ne fait plus de progrès. On doit alors recourir aux bougies d'étain, qui, plus résistantes et mieux graduées que celles de gomme élastique, permettent de dilater le rétrécissement plus régulièrement.

Pour la manière de les employer, je renvoie aux règles que j'ai données en parlant du procédé de Béniqué. Mais il ne faut pas oublier qu'après l'uréthrotomie, plus que dans toute autre circonstance, il est nécessaire de procéder avec lenteur, afin de ne pas éveiller dans la cicatrice une inflammation trop forte.

Indications. — Dans ces dernières années, on a voulu traiter d'emblée par l'uréthrotomie, tous les rétrécissements, sans tenir compte de leur siége, de leur étendue et même de leur nature. Après l'opération, on se contentait de placer dans l'urèthre une sonde à demeure qui était retirée au bout d'un jour ou deux; le malade urinant alors avec facilité, sa guérison était présentée comme radicale. Ai-je besoin d'ajouter que ces prétendus succès étaient suivis d'une prompte récidive; que l'uréthrotomie expose les malades à des accidents trop graves pour être appliquée d'une façon aussi aveugle; qu'une pareille opération n'est justifiée que par la nécessité; et enfin qu'à l'exemple de toutes les autres méthodes thérapeutiques, elle ne peut être vraiment utile que dans certaines conditions déterminées ?

Si même on présume qu'on sera forcé de recourir à l'uréthrotomie, il faut encore commencer par employer la dilatation, d'abord parce qu'elle sera peut-être suffisante, et ensuite parce qu'en permettant d'explorer le canal et d'étudier le rétrécissement, elle fournira des notions importantes pour le choix du procédé opératoire.

En parlant des replis de la muqueuse et des brides qui ne cèdent à la pression exercée par les bougies que pour reparaître presque aussitôt après, j'ai déjà conseillé de les inciser plutôt que de se servir de la cautérisation, dont l'action est difficile à limiter, et qui laisse nécessairement, après elle, une cicatrice (voy. p. 242). J'indiquerai encore quelques autres cas dans lesquels l'uréthrotomie peut être utile.

Quand il s'agit d'un rétrécissement étroit et tellement irritable, que l'introduction de la plus petite bougie suffit pour déterminer des contractions spasmodiques du canal et de vives douleurs, et quand on a tenté vainement d'émousser sa sensibilité par un traitement préliminaire, il est évident que la dilatation simple est impraticable. Alors un large débridement aurait pour résultat d'ouvrir une libre voie aux urines, de faire cesser le spasme, et de permettre le passage des bougies.

Quelquefois le rétrécissement se laisse dilater sans opposer une trop grande résistance, mais il se resserre dès qu'on cesse le traitement, et, dans l'espace de quatre ou cinq jours, il revient à son premier état. Dans ces cas, l'induration des parties ne tient qu'une place secondaire. Le fait dominant, c'est la modification qu'ont éprouvée les tissus musculaires et fibreux. Leur structure ne semble pas changée, mais ils sont plus abondants. Est-ce seulement à ce nombre plus considérable des éléments contractiles, ou à de nouvelles propriétés résultant de leur état morbide, qu'il faut attribuer leur synergie et leur élasticité? C'est une question difficile à résoudre. Il n'en est pas moins vrai qu'ils opposent une singulière résistance à l'inflammation que détermine ordinairement la présence des bougies dans l'urèthre et à l'action atrophique de la dilatation. On comprend qu'ici l'uréthrotomie peut être utile en détruisant la continuité de cet anneau élastique, et en séparant ses deux bouts par un tissu cicatriciel d'une structure différente et plus accessible à l'action des corps dilatants.

D'autres fois, la dilatation semble marcher régulièrement, mais, arrivée à un certain point, elle ne fait plus de progrès, et rencontre même une résistance imprévue qui force à diminuer le volume des bougies. Il s'agit, le plus souvent, de rétrécissements ayant une origine traumatique. C'est que la cicatrice étant très-épaisse, l'action inflammatoire des bougies n'en intéresse que les couches les plus superficielles, tandis que les couches profondes irritées, sans être suffisamment modifiées, se rétractent avec une nouvelle énergie. Ici encore l'uréthrotomie est applicable. En divisant le rétrécissement dans toute son épaisseur et en forçant les bords de l'incision à se cicatriser isolément, on aura interposé, dans la solution de continuité de l'anneau fibreux, une nouvelle cicatrice mince, extensible, qui permettra de reprendre la dilatation, avec quelques chances de succès.

Suites. — Nous avons vu que l'uréthrotomie interne pouvait être suivie d'accidents graves et mortels; mais il est impossible de dire dans quelle mesure. Les adversaires et les partisans de cette opération, voulant en déterminer la mortalité, ont invoqué, chacun de leur côté, l'autorité des chiffres, et ils sont arrivés à des conclusions opposées. Il devait en être ainsi. Les variétés des rétrécissements sont si nombreuses; la constitution et l'âge des malades, l'état sain ou pathologique de la vessie et des reins, la manière dont l'uréthrotomie est pratiquée, et les soins consécutifs, ont une telle influence sur les résultats de l'opération, qu'on ne peut réunir les faits au hasard, sans s'exposer à additionner des unités qui ne sont pas de même espèce. D'un autre côté, si l'on choisit les cas, il est bien à craindre qu'on obéisse, dans son choix, à une idée préconçue. En outre, si quelques statistiques présentent des garanties sérieuses, il en est d'autres qui ne méritent aucune confiance. Et, pourtant, quel droit aurait-on d'accepter les unes et de rejeter les autres, sans avoir des preuves à produire ?

Cependant j'ai consulté toutes les statistiques. J'ai lu avec le plus grand soin la plupart des observations qui ont été publiées, n'en tenant compte qu'autant qu'elles me paraissaient irréprochables; j'ai examiné mes propres faits avec la même rigueur, et je suis arrivé à ce résultat, que le nombre des morts est à peu près de 1 sur 30. Ce chiffre est sans doute considérable, quand on applique l'uréthrotomie indistinctement à tous les rétrécissements; il est faible, au contraire, si l'on ne pratique l'opération que pour des rétrécissements graves et rebelles à la dilatation. Aussi ne faut-il pas lui accorder une trop grande valeur : c'est un renseignement utile. Mais que la mortalité soit un peu plus ou un peu moins forte, cela n'a qu'une importance secondaire pour le chirurgien, qui n'aura recours à l'uréthrotomie que dans les cas où il la jugera absolumen nécessaire.

Les avantages que les malades retirent de cette opération ont, à mes yeux, un intérêt beaucoup plus grand. Ici je ne puis consulter que ma pratique personnelle. De 1860 à 1864, période de temps sur laquelle j'ai des notes très-exactes, j'ai rencontré 14 récidives sur des malades qui avaient été opérés par divers chirurgiens. Pour que ce chiffre eût une véritable valeur, il faudrait pouvoir mettre en regard celui des opérés et le nombre des guérisons qui restent inconnues. Mais déjà il suffit pour montrer que les récidives ne sont pas rares. — Si maintenant je consulte les faits qui m'appartiennent, voici les résultats que j'ai obtenus : Sur 45 malades que j'ai opérés, 2 sont morts. — Des 43 autres, je n'ai pu en retrouver que 15 à la fin de l'année 1866.

Chez 9, on passe avec peine une bougie de 2 millimètres 2/3 à 3 millimètres. Deux des malades n'avaient pas continué l'usage des bougies, et cinq ne s'en étaient servis que pendant trois ou quatre mois, d'une façon très-irrégulière.

Chez 5, je n'ai pu introduire qu'une bougie de 3 millimètres à 3 millimètres 2/3. Ils s'étaient tous servis de bougies pendant quelques mois, mais ne pouvaient à cet égard donner des renseignements précis.

Chez 1, la miction se faisait assez bien. Il m'a été possible de pratiquer le cathétérisme avec une bougie de 4 millimètres 1/3. Ce malade, ouvrier intelligent, n'avait jamais cessé de se sonder, quoique à intervalles assez irréguliers.

Faut-il conclure de ces faits que l'uréthrotomie a été inutile? Non, sans doute, si l'on songe qu'elle n'a été employée que dans des cas où la dilatation avait échoué. Elle n'a pas guéri les malades, loin de là. Mais elle a servi à rétablir la miction pendant un temps assez long. On peut même dire que les bénéfices eussent été plus grands et plus durables, si les opérés avaient continué à se servir de bougies, comme on le leur avait recommandé. Or, ce résultat n'est pas à dédaigner.

En résumé, l'uréthrotomie, dont je crois qu'on a fait abus et exagéré les succès, ne saurait être considérée comme une méthode générale de traitement des rétrécissements. Réduite à elle-même, ce n'est qu'un moyen palliatif incapable de procurer une guérison de longue durée, et encore moins une guérison radicale. Mais elle peut venir en aide à la dilatation, et, complétée elle-même par cette dernière méthode, elle est d'une utilité incontestable dans un petit nombre de cas.

Uréthrotomie externe.

L'uréthrotomie externe ne consiste pas seulement à ouvrir l'urèthre de dehors en dedans, il faut encore qu'elle ait pour but la division d'un rétrécissement. C'est faute de l'avoir considérée sous ce double point de vue, que la plupart des auteurs l'ont confondue avec la *boutonnière*.

Cette dernière opération a été imaginée uniquement pour remédier à la rétention d'urine, quand le cathétérisme était impossible. Cependant je crois utile de la décrire ici, parce qu'elle est intimement liée à l'histoire de l'uréthrotomie externe.

La boutonnière est de date très-ancienne (1). Mais elle ne fut réglée et ne devint d'un usage fréquent qu'après que Marianus eut vulgarisé la taille de Jean de Romani, dont elle n'est, à vrai dire, qu'un des temps.

Voici comment on la pratiquait. Le malade était placé sur une table

(1) « Quandò urinæ fit difficultas et retinetur causa lapidis vesicæ, et non semita ad scindendum propter aliquid quod prohibet, aut propter timorem, tunc de hominibus est aliquis qui ingeniatur, et in eo, quod est inter anum et testiculos scissuram efficit parvam et ponit in ea canulam ut egrediatur. » (Avicenna, lib. III, fen. 19, cap. VI, p. 832, litt. 20. Venetiis, 1598.)

élevée, couché sur le dos et les membres inférieurs relevés, comme pour subir la taille par le *grand appareil*. L'aide-chirurgien, debout à sa droite, relevait les bourses et allongeait les deux doigts indicateurs parallèlement sur les côtés de l'urèthre. L'opérateur, après avoir introduit dans la vessie une sonde cannelée (cathéter cannelé), fléchissait jusqu'à terre le genou droit, pour se mettre à la hauteur du malade. Embrassant avec la main gauche le pavillon de la sonde, il faisait saillir le périnée sur la courbure de l'instrument, et avec la main droite armée d'un bistouri tenu comme une plume à écrire, il pratiquait en arrière des bourses, sur la ligne médiane ou un peu à gauche du raphé, une incision longitudinale descendant assez près de l'anus et intéressant l'urèthre dans l'étendue de 3 à 4 centimètres. Alors, quittant le bistouri, il saisissait un gorgeret qu'il introduisait dans la vessie par la plaie du périnée, et retirait la sonde. Le gorgeret servait, à son tour, de conducteur pour glisser dans la vessie une canule assez grosse, qui donnait une issue facile aux urines.

Thévenin modifia assez heureusement ce manuel opératoire. Dès qu'il avait ouvert l'urèthre, il glissait dans la cannelure du cathéter un stylet sur lequel il conduisait la canule dans la vessie. Il n'avait plus besoin de prolonger l'incision jusqu'au col de cet organe et d'ouvrir une large voie, puisqu'il ne se servait pas de gorgeret. L'opération se trouvait ainsi très-simplifiée.

Lorsque l'étroitesse de l'urèthre s'opposait à l'introduction de la sonde cannelée, on était obligé de diviser le périnée et d'aller à la recherche du canal sans aucun guide. Colot raconte qu'il opéra un greffier au parlement de Paris, *sans règle* et *sans appui*. L'incision faite, il trouva avec un stylet le chemin de l'urèthre et celui du col de la vessie. — Mais, chez son malade, il existait trois fistules qui ont pu faciliter singulièrement l'opération. (*Traité de l'opération de la taille*, 1727, p. 241.)

Quelquefois, sans arriver au col de la vessie, on pouvait enfoncer la sonde cannelée assez profondément et jusque sur le bulbe. Alors on coupait l'urèthre sur le bec de la sonde, et l'on introduisait dans la plaie un trocart ou un stylet cannelé qui servait à prolonger l'incision en arrière. — Et. Fr. Tolet disait : « Quand on n'aurait pu introduire la sonde cannelée dans la vessie avant l'opération, elle entre facilement après l'incision ; parce que le peu de sang qui sort, fait dissiper les esprits qui causaient inflammation et tension aux parties urinaires. » (*Traité de la lithotomie*, p. 301.) — L'explication n'est pas heureuse, mais le fait reste. Dans ces cas, comme dans celui de Petit dont je vais parler, le passage de la sonde était dû à la section du rétrécissement.

Afin de prévenir une inflammation trop violente, on employait des émissions sanguines, des bains émollients, des embrocations ou des fomentations sur le ventre et un régime sévère. Vers le deuxième ou troisième jour, il était facile d'enlever la canule sans trop de douleur. — Le cours des urines était assuré. — Alors on s'adressait à la maladie elle-même. Pour cela, on remettait la canule en place après avoir enduit son extrémité d'un digestif simple composé de baume d'Arcéus, afin qu'elle n'irritât pas la vessie; mais son corps, qui devait rester en rapport avec le col vésical et la dernière portion de l'urèthre, était recouvert du même digestif mélangé avec parties égales de précipité rouge et d'alun calciné. Quand on jugeait que les parties malades avaient été suffisamment modifiées, on remplaçait la canule par une simple tente dont on diminuait le volume chaque jour, et l'on traitait la plaie comme celle qui reste après l'opération de la taille. — Lorsque cette plaie était fermée, il fallait encore introduire dans l'urèthre, pendant quelque temps, une sonde de plomb pour calibrer le canal.

Cette opération a été beaucoup critiquée et à tort, selon moi. Pour l'apprécier justement, il faut se reporter au commencement du XVIIe siècle, où elle devint d'un usage assez fréquent. Comme, à cette époque, on attribuait la rétention d'urine à des carnosités développées sur le col de la vessie, il était naturel de diviser l'urèthre dans un point aussi rapproché que possible du siége de la maladie. En pratiquant une incision large et profonde sur le périnée, non-seulement on ouvrait une route facile aux urines, mais encore on se donnait le moyen d'attaquer directement la cause de la rétention. On détergeait les parties en provoquant une suppuration abondante; au moyen d'injections émollientes on débarrassait la vessie des mucosités altérées qui s'y trouvaient retenues; enfin on détruisait les carnosités avec les mêmes escharotiques qui étaient généralement employés contre les obstructions du reste de l'urèthre.

Quoique établie sur une donnée fausse, l'opération réussissait quelquefois. C'était quand l'incision avait été pratiquée immédiatement en arrière des bourses, parce que si le rétrécissement occupait la région membraneuse ou le collet du bulbe, ce qui est le cas le plus fréquent, il se trouvait compris dans la plaie du périnée.

Ce fait n'avait pas échappé à Petit. Ayant à traiter un malade chez lequel il avait reconnu un rétrécissement situé profondément dans l'urèthre, il se décida à pratiquer la boutonnière. « Celle-ci, dit-il, détruit sans retour le vice local. Les bougies, si elles sont corrosives, causent de fâcheux accidents; et si elles ne le sont point, elles ne dilatent le canal de l'urèthre que pour un temps, et la même disposition au rétrécissement subsiste. D'ailleurs pendant l'usage que notre malade en avait fait, il avait toujours été impossible de les passer au delà de l'obstacle. Cette dernière circonstance n'était pas favorable pour faire l'opération, qui est très-difficile, lorsqu'on ne peut pas introduire une sonde cannelée jusque dans la vessie. Après avoir préparé mon malade, je pris le temps que la vessie était pleine d'urine; je poussai la sonde cannelée jusqu'au lieu de l'obstacle; je coupai la peau et les graisses dans la *longueur de deux pouces;* je plongeai mon bistouri dans la cannelure de la sonde, et je la suivis jusqu'au bout, qui, n'étant point fermé, me donna la facilité de passer un trois-quarts cannelé jusque dans la vessie : en baissant la main et prenant le contour des os pubis, j'y arrivai sans danger, et les urines parurent, quand j'eus tiré le poinçon du trois-quarts. Après avoir retiré la sonde cannelée, la cannelure du trois-quarts me servit à conduire mon bistouri assez avant pour couper entièrement la partie du canal qui était rétrécie; j'eus alors la facilité d'introduire une petite canule dans la vessie, et je la laissai jusqu'à ce que le canal eût suffisamment suppuré. Alors, ayant ôté la canule, j'introduisis par la verge, dans la vessie, une sonde en S par laquelle s'écoulaient les urines et sur laquelle se ferma la cicatrice. Le malade fut parfaitement guéri en un mois.

» J'ai fait la même opération à peu près dans les mêmes circonstances et avec le même succès. Tous ceux à qui j'ai fait la *boutonnière* à l'occasion de la rétention d'urine ont recouvré la liberté du canal, *lorsque l'obstacle s'est trouvé compris dans l'incision.*» (*Mém. de l'Acad. de chirurg.*, édit. de Fossone, 1837, t. II, p. 17.)

Lorsque l'obstacle se trouvait trop en avant de la région membraneuse, il échappait nécessairement à l'incision du périnée. Le chirurgien reconnaissait quelquefois le siége réel du rétrécissement, au moment où il cherchait à introduire le cathéter cannelé. D'autres fois il ne s'en apercevait qu'après l'opération, parce qu'il ne pouvait remplacer le cathéter par une sonde plus grosse, ou parce que les urines rencontrant de la difficulté à sortir par la verge, la plaie du périnée restait fistuleuse. Alors il était conduit à pratiquer une véritable uréthrotomie, mais il opérait sans règles fixes, en se guidant d'après le siége, l'étroitesse et l'étendue du rétrécissement. De là des pratiques très-diverses parmi lesquelles on retrouve tous les procédés modernes d'uréthrotomie.

Comme la boutonnière, l'uréthrotomie externe se pratique, tantôt sans autres points de repère que ceux fournis par la disposition anatomique des parties, tantôt en ayant pour guide un cathéter cannelé préalablement introduit dans l'urèthre. Je décrirai donc deux procédés : 1° une uréthrotomie externe sur conducteur ; 2° une uréthrotomie externe sans conducteur. Quant aux différentes manœuvres opératoires commandées par les dispositions très-variées des rétrécissements, bien qu'elles soient importantes à connaître, elles ne sauraient constituer de véritables procédés.

Uréthrotomie externe sur conducteur. — La plus ancienne observation d'uréthrotomie externe sur conducteur que je connaisse, date du milieu du XVIIe siècle. Elle est de Solingen. Ce chirurgien avait à traiter un soldat dont l'urèthre était rempli de végétations calleuses. Avec une sonde crénelée, il commença par ouvrir une voie étroite par laquelle le malade pouvait uriner, mais non sans éprouver de vives douleurs. Les médicaments qu'il employa ensuite pour détruire les carnosités, n'ayant point réussi, il introduisit aussi loin que possible dans l'urèthre un cathéter cannelé, sur lequel il divisa tout le canal, excepté au niveau du gland. L'opération terminée, il consuma peu à peu les callosités avec des médicaments, après quoi il réunit les bords de la plaie avec des points de suture entrecoupés. Le malade put uriner, quoique avec peine, en se servant d'une sonde petite et flexible. — Solingen ajoute qu'il avait déjà pratiqué cette opération à Livourne (1).

L'uréthrotomie pratiquée par Solingen était certainement très-audacieuse, mais le cathéter cannelé pouvant être enfoncé jusque dans la vessie, la section du canal devenait assez simple. — Fr. Colot rapporte un cas curieux dans lequel les conditions étaient beaucoup moins favorables : «..... Le malade, dit-il, touchait au dernier moment de sa vie, accablé d'une suppression totale d'urine dans la vessie ; cette suppression durait depuis six jours ; il n'avait pu rendre une seule goutte d'urine ni par ses efforts, ni par le secours du stylet ; tous les remèdes

(1) « Inquisitione facta totam fere urethram malignis, callosisque excrescentiis repletam reperit : quapropter specillum argenteum incurvatum et undique crenis sive incisuris tusum in illam immisit, cujus ope, quamvis non sine vehementi dolore, tantum ibidem effecit spacium, ut illicò urinam quodam modo reddiderit miser. Reliqua autem medicamenta posteà ab eodem Solingio ad tollendas callositates incassum fuêre adhibita. Quapropter cavum specillum in urethram, quantùm fieri poterat, ad ipsum usque corpus nervosum intrusit, ut ità totius penis latus (excepta glande) incideret, quod se anteà Lyburni fecisse dicebat. Hac autem operatione peracta, corrodente quodam medicamento callosam sensim consumpsit substantiam, posteàque penon parvis acubus argenteis (qualibus ad suturam labiorum leporinorum utuntur chirurgi) diversis in locis consuit : atque ista quidem ità successisse ait ut tenuis cujusdam flexilisque catheteris ope urinam laborans continue excreverit. » (*C. Stalpartii van der Wiel Observat. rariores*, p. 410. Leyde, 1727.)

furent inutiles : il était déjà enflé de toutes parts..... La sonde ne pouvait avancer que d'un travers de doigt tout au plus..... *l'obstacle était dans tout le canal*..... Je m'étais proposé deux choses, ou de disséquer le périnée pour découvrir l'urèthre, le percer, y entrer, et ensuite forcer les obstacles du reste du conduit. Je pensais encore à faire passer de force un stylet fort mince dans la verge jusqu'au-dessous du scrotum. Cette dernière manœuvre me réussit, sans que j'eusse tenté l'autre. — Le 20 août 1790, j'ouvris sur le stylet; j'en poussai un autre tout aussi menu par la plaie, et je le fis entrer dans la vessie; y étant arrivé, je coulai un conducteur tout le long avec force, et sur celui-ci j'en poussai un second dans l'entre-deux; je dilatai et je déchirai les callosités. Il se fit une ample suppuration qui remit les parties dans leur état naturel : en sorte que le malade guérit non-seulement de cette violente suppression, mais encore de toutes les anciennes obstructions qu'il avait depuis longtemps. » (*Traité de l'opération de la taille*, 1727, p. 243.)

Sans examiner de trop près le résultat heureux affirmé par Colot, résultat très-contestable, si, comme il le dit, *l'obstacle était dans tout le canal*, je me borne à noter que l'introduction d'un cathéter étant impossible, il ouvrit l'urèthre, au périnée, sur l'extrémité d'un stylet, qu'il se servit de cette ouverture pour arriver jusque dans la vessie et terminer l'opération.

J. L. Petit, sans rapporter d'observations, est plus explicite en indiquant la conduite à suivre quand on ne parvient à enfoncer le cathéter dans l'urèthre que jusqu'à une certaine distance.

« ..... Si l'on pouvait, dit-il, introduire le bout de la sonde cannelée au moins jusque vers le col de la vessie, on ferait incision sur ce bout, et ayant ouvert l'urèthre en ce lieu, on y introduirait un stylet un peu courbe, lequel, ayant retiré la sonde, on tâcherait d'introduire dans la vessie en parcourant le reste du conduit : c'est ce qui m'a réussi plusieurs fois..... On n'a pas toujours l'avantage de pousser la sonde aussi avant; mais, pourvu qu'elle soit arrivée au périnée, on peut entreprendre de faire l'opération dont il s'agit, observant cependant de ne faire d'incision qu'autant qu'il en faut pour pouvoir passer le stylet. On la peut faire plus grande près du col, parce qu'elle sera comprise dans la boutonnière qu'on se propose de faire, autrement il y aurait deux ouvertures de l'urèthre; ce ne serait pas un grand mal, mais il faut l'éviter, si l'on peut..... » (*Traité des malad. chirurg.*, t. III, p. 72.)

J. L. Petit obéissait encore aux idées de son époque. Tout en ouvrant l'urèthre *au devant* du point rétréci, il cherchait à se rapprocher du col de la vessie, où il croyait rencontrer le principal obstacle. Autrement, il lui aurait suffi de prolonger, en arrière et dans une mesure convenable, la première incision pour diviser tout le rétrécissement.

Ainsi l'uréthrotomie externe sur conducteur était connue il y a plus de deux cents ans. Vers le milieu du XVIIIe siècle, elle tendait même à devenir d'un usage assez fréquent, lorsque Desault l'attaqua avec persistance, la présentant comme une opération inutile et dangereuse. « ..... Lorsqu'on a pu, dit-il, introduire un cathéter, il eût été également possible de passer une sonde, qui eût servi à l'évacuation des urines et rétabli, par son séjour, la liberté de ce canal. — Quand on ne peut réussir à introduire ce cathéter, l'opération devient beaucoup plus embarrassante. Quelques praticiens conseillent d'ouvrir l'urèthre sur le bec de cet instrument porté jusqu'à l'obstacle ; puis, de chercher par la plaie, avec une sonde cannelée et mousse, l'ouverture naturelle du canal ; d'enfoncer cette sonde à travers le rétrécissement, et de fendre ensuite la portion rétrécie de l'urèthre, pour porter, à la faveur de cette incision, une canule dans la vessie. On est encore en droit de faire ici les mêmes objections que dans le cas précédent, et de dire que, puisque par la plaie qui a été faite, on est parvenu, avec une sonde cannelée, à surmonter l'obstacle du canal, on devait pareillement, avec un peu de patience et de dextérité, réussir à introduire une algalie dans l'urèthre..... On doit même être moins certain de retrouver la voie naturelle avec la sonde cannelée portée dans une plaie profonde et baignée de sang, que de ne la pas abandonner, avec une algalie introduite par l'urèthre, soutenue et ramenée sans cesse par les parois de ce conduit dans une direction convenable. » (*Journal de chirurg.*, t. III, p. 121, 122.)

Le dilemme du chirurgien de l'Hôtel-Dieu reposait sur deux suppositions également exagérées : Il est très-vrai que, dans la grande majorité des cas, les rétrécissements qui se laissent traverser avec un cathéter si petit qu'il soit, peuvent être dilatés. Mais il n'est pas rare d'en rencontrer qui sont entièrement réfractaires à la dilatation. — Il en est aussi d'impossibles à franchir, avec quelque patience et quelque dextérité qu'on pratique le cathétérisme ; et n'est-il pas évident qu'après avoir ouvert l'urèthre au-dessus de l'obstacle et en ayant le rétrécissement sous les yeux, il sera plus facile de trouver son orifice qu'avec une bougie qui marche au hasard dans le canal? Les faits rapportés par Colot, Tolet, J. L. Petit, et par bien d'autres, sont là pour le prouver.

Cependant les perfectionnements apportés dans la fabrication des instruments qui servent à dilater les rétrécissements, l'emploi de plus en plus fréquent de la ponction de la vessie au-dessus du pubis, et le cathétérisme forcé préconisé par Desault, Boyer et Roux, firent tomber la section externe de l'urèthre dans un discrédit complet.

Quelques chirurgiens anglais, Thomas Chevalier, Grainger, Arnott, Guthrie, Benjamin Brodie et Liston, cherchèrent à relever l'uréthrotomie de cette réprobation exagérée; mais elle continuait à rester reléguée parmi les opérations exceptionnelles, quand, en 1844, M. Syme appela sur elle l'attention générale, en la présentant sous un jour tout nouveau. Ses idées peuvent être résumées dans quelques propositions :

1° Il n'admet pas de rétrécissements infranchissables.

2° Puisqu'il est toujours possible d'introduire un cathéter dans le canal, l'uréthrotomie ne doit jamais être pratiquée sans conducteur.

3° Elle est indispensable dans les cas de rétrécissements rebelles.

4° Elle convient également aux rétrécissements simples, car elle est le moyen le plus rapide, le plus sûr et le meilleur d'obtenir leur cure radicale.

Le manuel opératoire diffère peu de celui de la boutonnière. Le malade est couché sur un lit, comme pour subir la taille périnéale. Des aides soutiennent les membres inférieurs et relèvent les bourses, si l'opération doit être pratiquée sur le périnée. Un cathéter légèrement courbe est introduit dans l'urèthre et confié à l'un des aides.

L'opérateur se place à genoux ou assis en face du malade; armé d'un petit bistouri à lame étroite, il fait une incision longitudinale de 27 à 40 millimètres sur la ligne médiane du périnée ou de la verge, suivant la place occupée par le rétrécissement. Arrivé sur l'urèthre, il prend, avec la main gauche, le manche du cathéter; puis, retournant le bistouri de manière que son tranchant regarde en haut, il en tient le manche dans la paume de sa main droite et la lame appuyée sur la pulpe du doigt indicateur. Celui-ci doit dépasser un peu la pointe de l'instrument pour aller à la recherche de la cannelure du cathéter. Quand le chirurgien a trouvé cette cannelure, il y enfonce le bistouri, derrière le rétrécissement qu'il divise tout entier, en allant d'arrière en avant. — L'opération terminée, on introduit dans la vessie, par le méat urinaire, une sonde d'argent du n° 7 ou 8; ordinairement on la laisse à demeure pendant quarante-huit ou soixante-douze heures, si elle est bien supportée; alors on la remplace par une autre sonde de gomme élastique.

M. Syme a des cathéters de différente grosseur; le premier numéro est très-petit.

En 1853, il imagina un cathéter composé de deux parties d'inégal volume : l'antérieure, légèrement courbe, est mince et cannelée ; la postérieure est droite, pleine et beaucoup plus grosse. Lorsque cet instrument est introduit dans l'urèthre, sa portion mince et cannelée traverse le rétrécissement, tandis que l'autre s'arrête contre l'obstacle. Le chirurgien a, de cette façon, un point de repère certain pour ne pas prolonger l'incision trop en avant.

M. Syme recommande d'apporter le plus grand soin à ne pas diviser le fascia profond du périnée (aponévrose moyenne), pour éviter une extravasation d'urine.

Il fait l'opération en deux fois, quand il existe une induration de tout le périnée. Dans la première séance, il se borne à diviser les tissus malades jusqu'à l'urèthre exclusivement. Des cataplasmes sont appliqués sur la plaie pendant un ou deux jours, et dans une seconde séance il achève l'opération comme il a été dit plus haut. (H. Thompson, 1854, *Strict. of the urethra*, p. 270.)

Avant d'examiner l'opération d'une manière générale, il ne sera pas inutile de revenir sur quelques points de son manuel.

M. Thompson, tout en admettant que la section de l'urèthre est notablement simplifiée par l'emploi d'un conducteur, ne la regarde pas moins comme une opération difficile quand on n'a pu introduire dans le canal qu'un petit cathéter du n° 1 ou 2, ce qui arrive assez souvent. Alors on a grande peine à trouver la cannelure du conducteur avec le doigt, surtout si les parois du rétrécissement sont très-épaisses. Aussi conseille-t-il de dilater préalablement l'urèthre, autant que possible, afin de pouvoir employer un cathéter un peu gros (*loc. cit.*, p. 273). Ces remarques sont très-judicieuses.

J'ajouterai que la manière dont M. Syme pratique l'incision ne me semble pas faite pour rendre l'opération plus facile et plus sûre.

Son cathéter de deux calibres est un bon instrument, car il indique assez bien le point où commence le rétrécissement. Mais j'ai peine à comprendre pourquoi l'incision doit être pratiquée d'arrière en avant. Si la limite antérieure de l'obstacle est connue, la postérieure ne l'est pas. On n'a pour se renseigner que le toucher, et le doigt porté dans une plaie profonde est un guide bien infidèle. On risque donc de pointer le bistouri trop loin en arrière ou sur le trajet même du rétrécissement. — Au contraire, en commençant l'incision en avant, on agit d'abord sur un point connu ; puis, en pratiquant l'incision lentement, on est averti que le rétrécissement est complétement divisé, par le défaut de résistance des tissus et par la sortie des urines qui a souvent lieu pendant l'opération, si l'on a eu le soin de recommander au malade de ne pas uriner, avant de la commencer.

Pourquoi encore aller chercher la cannelure du cathéter, au fond de la plaie et en arrière, dans le point où elle est le plus difficile à trouver, tandis qu'on la découvrira avec beaucoup moins de peine au niveau de la partie renflée du cathéter? Cette recherche est d'autant plus incertaine, que le doigt indicateur droit est gêné par la présence du bistouri appuyé sur sa pulpe.

J'ai répété l'opération plusieurs fois sur le cadavre, et je puis assurer qu'il est préférable de chercher la cannelure du cathéter avec l'ongle de l'indicateur gauche porté dans la pronation forcée, de prendre cet ongle pour guide en pointant le bistouri, de diviser l'urèthre d'avant en arrière, et enfin d'abaisser le talon du bistouri en le retirant, pour donner à l'angle postérieur de la plaie une forme régulière et déclive.

Quant à la recommandation faite par M. Syme de ne pas intéresser le fascia profond (aponévrose moyenne), j'ai peine à la comprendre. Lorsqu'on incise le périnée, on ne peut juger que très-approximativement par la profondeur de la plaie qu'on est arrivé sur ce feuillet fibreux. Il est vrai que la plupart des rétrécissements siégent en avant du collet du bulbe, mais quelques-uns, surtout ceux qui ont été produits par une cause traumatique, occupent la région membraneuse ; or, comme on ne sait pas, avant de commencer l'opération, jusqu'où l'obstacle s'étend, il faudra bien, de toute nécessité, prolonger l'incision jusqu'au delà de sa limite postérieure.

Les opinions de M. Syme sur le fond même de l'opération ne me paraissent pas davantage à l'abri de toute critique. — Évidemment, il n'est pas dans le vrai, en disant, comme Desault, qu'il n'y a pas de rétrécissements infranchissables. J'accorde volontiers qu'il n'en a pas rencontré, mais tous les chirurgiens sont loin d'avoir été aussi heureux. — Il se montre également trop absolu en proscrivant l'uréthrotomie externe, si, préalablement, on n'a pu introduire un cathéter dans le canal. Je citerai plus loin des cas où cette opération, pratiquée sans conducteur, a été suivie d'un plein succès.

Mais là surtout où je ne puis être d'accord avec M. Syme, c'est quand il présente son procédé comme le moyen le plus simple et le meilleur de guérir radicalement les rétrécissements ordinaires. Sur quelle preuve appuie-t-il une assertion si contraire à l'opinion générale? Sur une seule : il a opéré 70 malades sans compter un mort, et la plupart ont guéri.

Déjà je pourrais dire que ces succès ont été contestés par M. Lizar et par plusieurs autres chirurgiens anglais ; mais je les accepte. Cependant on ne peut juger sainement de l'efficacité d'une méthode par la pratique d'un seul homme. Or, si l'on consulte le tableau donné par M. H. Thompson, on trouve sur 39 malades opérés par MM. Fergusson, Cock, Coulson, Erichson, etc., et par lui-même, 4 morts, c'est-à-dire 1 sur 10, beaucoup de guérisons incomplètes et des récidives. (*Loc. cit.*, p. 257.)

Malgré cet examen, peut-être un peu sévère, il faut rendre justice à l'heureuse initiative prise par M. Syme. Sans doute il a exagéré les mérites de l'uréthrotomie externe, mais, en montrant qu'elle était beaucoup moins dangereuse qu'on ne le croyait généralement, il a donné aux chirurgiens un moyen de plus pour combattre les rétrécissements rebelles.

L'uréthrotomie externe sur conducteur peut encore être employée dans certains cas de rétrécissements infranchissables. Elle se fait alors en deux temps. Dans le premier, on ouvre l'urèthre au devant de l'obstacle ; on cherche, dans la plaie, l'ouverture du rétrécissement et l'on y introduit un stylet. — Dans le second temps, on divise le rétrécissement.

Cette opération est d'une exécution délicate. Le malade étant couché comme pour être taillé, on introduit dans l'urèthre un cathéter aussi gros que le permet la largeur du canal. Cet instrument est remis à un aide qui, d'une main, l'appuie contre le rétrécissement, et, de l'autre, relève les bourses. Le chirurgien incise les tissus sur la ligne médiane, dans le point correspondant à l'extrémité du cathéter et dans l'étendue de 3 à 4 centimètres, suivant que l'épaisseur du périnée est plus ou moins grande.

Il fait écarter les lèvres de la plaie au moyen de fils passés dans leur épaisseur et confiés à des aides. Ayant, de cette façon, l'urèthre ouvert sous les yeux, il absterge les liquides avec une petite éponge portée au bout d'une pince, et cherche à introduire un stylet cannelé dans le rétrécissement. Quand il y est parvenu, il termine l'opération comme je viens de le dire.

On peut se servir de pinces à érignes ou de petits crochets pour tenir les bords de l'incision écartés, mais ces instruments laissent souvent échapper les tissus, et par leur présence dans la plaie gênent le chirurgien. Les fils n'ont aucun de ces inconvénients.

On a conseillé également de faire arriver un filet d'eau dans la plaie au moyen d'une seringue, pour aider à découvrir l'orifice du rétrécissement. Mais ce liquide décolore les parties, et nuit plutôt aux recherches qu'il ne les facilite.

Le stylet doit être légèrement courbé, garni d'un bouton fin et allongé; son corps sera un peu plus gros que celui d'un stylet ordinaire, afin de porter une cannelure assez profonde pour que la lame du bistouri la parcoure facilement.

Quand il existe une ou plusieurs fistules au périnée, le manuel opératoire a besoin d'être modifié. On commence par dilater la plus grande, et de préférence celle qui est la plus proche du raphé, soit avec des sondes, soit en pratiquant un débridement modéré dans sa cavité. Lorsque la voie est suffisamment élargie, on y glisse un petit gorgeret d'argent jusque dans l'urèthre, et on le confie à un aide qui le tient très-solidement. Aussitôt après, le chirurgien introduit par le méat urinaire un cathéter cannelé sans cul-de-sac, qu'il pousse jusqu'à ce que celui-ci soit arrivé dans le gorgeret; ce qu'il est facile de reconnaître à la sensation que donne la rencontre de deux corps métalliques. Cela fait, avec un bistouri tenu dans la main droite comme une plume à écrire, il incise l'urèthre en avant du rétrécissement, et coule la lame de l'instrument dans la cannelure du cathéter jusqu'à ce que sa pointe soit arrivée dans le gorgeret; puis il divise dans toute leur épaisseur les tissus compris entre le cathéter et le gorgeret. — Cette opération se rapproche beaucoup de celle que l'on pratique pour la fistule à l'anus. Seulement, dans celle-ci, le gorgeret est placé dans le conduit naturel, et l'on fait pénétrer le bistouri dans le trajet fistuleux, tandis que, dans l'autre, on introduit le gorgeret dans la fistule et l'on entre avec le bistouri par la voie naturelle.

Uréthrotomie externe sans conducteur. — Presque tous les chirurgiens qui ont été dans la nécessité de pratiquer l'uréthrotomie externe sans conducteur, comprenant la difficulté presque insurmontable de découvrir, au milieu d'une couche plus ou moins épaisse de tissus indurés, un canal si rétréci, qu'on ne pouvait le traverser avec une petite bougie, ont regardé comme indispensable de chercher un point de repère, et d'ouvrir l'urèthre en avant ou en arrière du rétrécissement avant de l'inciser. Mais, dans ces cas toujours exceptionnels, chacun opérait sans règles tracées d'avance, ne consultant que la disposition de l'obstacle et les circonstances particulières en face desquelles il se trouvait. De là des pratiques très-différentes, des manœuvres opératoires ingénieuses que j'ai cherché à classer sous deux chefs : 1° *section d'emblée du rétrécissement*; 2° *section du rétrécissement avec opération préalable sur l'urèthre.*

A. *Section d'emblée du rétrécissement.* — Cette opération remonte à plus de deux cents ans. Wiseman raconte qu'en 1652, Ed. Molins, ayant à traiter un vieux débauché d'une rétention d'urine presque complète, causée par des caroncules, lui pratiqua la boutonnière. L'urèthre était si étroit qu'on ne pouvait y passer la plus petite bougie. Aussi l'opération ne réussit-elle qu'à donner passage aux urines par le périnée, et il resta une fistule. Le malade insistant pour être guéri complètement, Molins se décida à l'opérer de nouveau..... « Il essaya d'abord, dit Wiseman, de se frayer une route de l'*apex* jusque dans l'urèthre. Ne pouvant y parvenir, le malade fut couché comme s'il allait être taillé; un de ses gens prit une de ses jambes et moi l'autre. Chacun de nous saisit en même temps un de ses testicules. Alors Molins, après avoir divisé le scrotum, pénétra dans l'urèthre, qu'il fendit d'un bout à l'autre jusqu'à l'ouverture du périnée. Il réunit ensuite la peau sur l'urèthre, de même que le scrotum, avec des points de suture, de manière à recouvrir les testicules. Il pansa la plaie avec des agglutinatifs, et, au bout de quelques jours, la cicatrisation était complète. Mais l'urine continua de couler par l'ouverture du périnée. »

Une autre observation plus détaillée a été rapportée par le docteur Levannier (de Cherbourg). Les faits de ce genre sont si rares, que je crois utile d'en extraire les parties les plus importantes. — « Un cuirassier, âgé de vingt-sept ans, avait été blessé en 1815. Une balle lui avait divisé complétement l'urèthre à sa partie moyenne, sans intéresser les corps caverneux. Une cicatrice large et profonde succéda à la guérison de la plaie, et le malade, qui avait de continuelles envies d'uriner, ne pouvait satisfaire ce besoin que goutte à goutte. Il se présenta à moi en 1819, quatre ans après son accident. Toutes les tentatives faites par d'autres médecins et par moi pour introduire dans l'urèthre une bougie et même un stylet furent inutiles. Je conçus alors l'idée, très-neuve pour moi, je l'avoue, qui ne l'avais jamais vue ni lue, de pratiquer une incision sur la cicatrice même. Le malade étant couché sur le dos, je renversai la verge sur le ventre, et, après l'avoir saisie de la main gauche de manière à tendre la peau, j'incisai l'urèthre, sur le raphé, quelques lignes au-dessus de la cicatrice ; je prolongeai mon incision en descendant *sur la cicatrice même*, et la rendis aussi profonde que dans la position naturelle de ce canal ; ensuite je la terminai quelques lignes au-dessous de cette cicatrice, et, par ce moyen, je rétablis la communication de la partie supérieure de ce canal avec la partie inférieure. J'introduisis dans l'urèthre une sonde creuse de gomme élastique, et je réunis les lèvres avec une bande de diachylum. Le cinquième jour, la plaie étant cicatrisée, craignant que la sonde ne gênât le malade, je la remplaçai par un bout de bougie de grosseur convenable, qui n'allait que très-peu au delà du rétrécissement. Le malade le retirait lui-même quand il avait besoin d'uriner. Je lui avais recommandé de n'en cesser l'usage que graduellement, ce qu'il fit exactement. Six mois après le dernier emploi de la bougie, je constatai qu'il urinait *avec aisance et à plein canal*. Je l'ai revu plusieurs fois depuis trois ans, et j'atteste qu'il est complétement guéri. » (*Arch. génér. de méd.*, 1re série, t. IX, p. 411.)

Ces deux cas d'uréthrotomie sont intéressants à un certain point de vue. Ce sont les seuls que je connaisse où l'on ait attaqué le rétrécissement, directement de dehors en dedans, sans conducteur et sans aucune opération préalable. Mais, quand on les examine avec soin, ils perdent beaucoup de leur valeur, car, ni dans l'un ni dans l'autre, l'opération, telle qu'elle a été exécutée, n'était indiquée.

La première observation est si incomplète, qu'on ne sait au juste ce qui a été fait. Elle ne contient aucun renseignement sur l'épaisseur des parties divisées, et lorsqu'on songe que le canal était trop étroit pour laisser entrer la bougie plus fine, que l'opération a été pratiquée au niveau du scrotum, on se demande comment Molins a pu découvrir l'urèthre et s'il l'a réellement ouvert? De quelle utilité pouvait-il être d'inciser le canal depuis les bourses jusqu'au périnée, puisque sa moitié antérieure était si rétrécie, qu'elle ne pouvait donner passage à l'urine?

Dans la seconde, la position du rétrécissement sur la portion antérieure de la verge, et l'impossibilité de le traverser avec une bougie et même avec un stylet, pouvaient justifier l'opération. Mais on n'a aucun détail sur l'épaisseur des parties indurées; comme la lésion avait été produite par une balle, il y avait eu une perte de substance, et probablement le rétrécissement n'était formé que par une cicatrice vicieuse de la peau de la verge. D'un autre côté, l'obstacle, tout considérable qu'il était, permettait encore la miction, puisqu'il n'y avait pas de fistule. On pouvait donc pratiquer le cathétérisme forcé, ou inciser l'urèthre en avant du rétrécissement, pour découvrir son orifice.

Le manuel de cette opération consiste à faire une incision longitudinale d'étendue variable sur la ligne médiane de la verge ou du périnée, dans le point où l'on suppose que le rétrécissement existe, en ayant soin de le dépasser en avant et en arrière. On coupe la tumeur fibreuse en allant à petits coups, avec l'espérance de rencontrer l'urèthre dans son centre. Si on le découvre, on introduit dans sa cavité un stylet cannelé, sur lequel on achève de diviser le rétrécissement. Dans le cas contraire, on se contente de creuser une gouttière assez profonde pour qu'elle se trouve de niveau avec les portions antérieure et postérieure de l'urèthre.

Cela fait, on place une sonde à demeure dans le canal, jusqu'à ce que la cicatrisation de la plaie soit complète.

B. *Section du rétrécissement avec opération préalable sur l'urèthre.* — Il a dû arriver plus d'une fois aux chirurgiens qui pratiquaient la *boutonnière*, d'inciser le rétrécissement après avoir assuré la marche de leur instrument par une opération préalable, sans toutefois se rendre un compte très-exact de ce qu'ils avaient fait. Nous avons vu que J. L. Petit, chez un de ses malades, commença par ouvrir l'urèthre sur le bout d'un cathéter, et qu'il prolongea ensuite son incision dans la portion postérieure du canal, là où existait le rétrécissement, disant que la guérison avait lieu quand l'obstacle se trouvait compris dans la plaie ; qu'avant Petit, Colot avait ouvert le périnée, sans guide et sans appui, et qu'après cette opération, il put *dilater l'étranglement* situé en avant de l'incision.

Hunter, comme Colot, ne faisait qu'une uréthrotomie incomplète. — « Lorsque le rétrécissement, dit-il, a son siége au niveau du scrotum, comme il est impossible de pratiquer une ouverture dans ce point, on doit la faire dans la région périnéale; et alors on ne peut se diriger sur aucun instrument, car aucun ne peut pénétrer aussi loin ; l'opérateur doit donc être guidé par ses connaissances anatomiques..... » (*Œuvres complètes*, vol. II, p. 344, traduction de Richelot.) — « Pour achever l'opération, on introduit par la plaie une canule creuse qu'on pousse en avant jusque sur le rétrécissement. On introduit ensuite une autre canule par l'orifice naturel de l'urèthre, et on la dirige également vers le rétrécissement, jusqu'à ce que les deux canules se trouvent opposées l'une à l'autre, n'ayant entre elles que le rétrécissement. Un aide saisit, en dehors, le canal de l'urèthre entre le pouce et l'indicateur, au niveau du point où les deux canules se rencontrent, afin de les maintenir solidement. Dans ce moment, on introduit dans la canule supérieure un stylet avec lequel on *perfore* le rétrécissement, et qui pénètre ainsi dans la canule inférieure. Cela fait, on retire le stylet, et l'on introduit une bougie par la même canule et de la même manière, en ayant bien soin qu'elle passe dans la canule inférieure. Alors on retire la canule inférieure, et l'extrémité inférieure de la bougie apparaît dans la plaie. On saisit cette extrémité et l'on retire la canule supérieure sur la bougie, en laissant cette dernière dans l'urèthre. Ensuite on dirige l'extrémité inférieure de cette bougie dans la portion de l'urèthre qui conduit à la vessie, et on la pousse jusque dans la cavité de ce viscère (1). » (*Loc. cit.*, p. 334.)

(1) Ce manuel opératoire que Hunter expose d'une manière générale comme une règle à suivre, il l'avait employé avec succès sur un jeune soldat affecté d'un rétrécissement infranchissable compliqué de fausse route. (*Loc. cit.*, p. 335)

Ainsi Hunter ouvrait l'urèthre sur le périnée, se servait de la plaie pour rétablir la continuité du canal au moyen d'une sorte de cathétérisme forcé; mais, au lieu de compléter l'uréthrotomie, il lui suffisait d'avoir frayé une voie aux bougies, et il achevait le traitement par la dilatation. C'est qu'à cette époque on n'avait pas encore compris qu'après avoir tant fait que d'ouvrir l'urèthre, il importait peu que l'ouverture fût un peu plus ou un peu moins grande, et qu'on pouvait, du même coup, guérir le rétrécissement en le comprenant dans l'incision.

Cependant les chirurgiens étaient, quelquefois et comme malgré eux, engagés dans la vraie voie par la force même des choses, quand ils avaient affaire à des rétrécissements étendus et très-étroits, ou à des oblitérations complètes.—Ledran rapporte qu'en 1730, il opéra un enfant de douze ans, auquel il avait pratiqué la taille deux années auparavant. «Le malade, dit-il, avait au périnée une petite ouverture entourée de callosités, entre lesquelles je ne pus introduire, jusque dans la vessie, qu'un stylet très-fin; encore était-il serré dans le passage comme dans un étau. Je voulus introduire par la verge une algalie; mais le bec de cet instrument, quoi que je pusse faire, ne put aller plus loin que la fin du bulbe de l'urèthre, parce que les chairs fongueuses ou calleuses avaient détourné et peut-être même rompu le chemin occupant toute la partie membraneuse de l'urèthre..... J'introduisis d'abord par la verge une algalie jusqu'au terme où elle pouvait aller, et je la fis tenir par un serviteur chirurgien, de manière que le manche faisait l'angle droit avec le corps de l'enfant. Ensuite je portai par la fistule un stylet très-fin jusque dans la vessie, et, à l'aide de ce stylet, une sonde creuse ouverte par le bout, de manière qu'embrassant le stylet, elle ne pouvait se fourvoyer; après quoi, j'ôtai le stylet. La crénelure de la sonde étant tournée du côté de la symphyse du pubis, je portai dans la rainure un bistouri long et étroit, et je le fis couler jusqu'au bout de la sonde, ayant soin que le tranchant regardât précisément le bec de l'algalie. Ainsi, *ce qui était entre les deux instruments se trouva coupé*. Je retirai le bistouri, et, retournant la crénelure de la sonde du côté de l'intestin rectum, je fis une seconde incision. Cela étant fait, je portai, à la faveur de la même sonde, le gorgeret jusque dans la vessie, et, à l'aide du gorgeret, j'y introduisis une canule de plomb. Dès le jour même, *l'urine, dont depuis trois mois il n'était pas sorti une goutte par la verge,* reprit sa route naturelle, et sortit moitié par la verge et moitié par la canule.» (Ledran, *Observations de chirurgie*, 1731, tome II, page 185.) — Ledran détruisit les callosités au moyen de légers trochisques, retira la canule au bout de huit jours, et laissa la plaie se fermer d'elle-même. L'enfant, opéré en mai, était guéri le 20 juin.

D'Olivera raconte qu'une opération à peu près semblable fut pratiquée par Lassus sur un malade qui avait un rétrécissement infranchissable compliqué de fistules au périnée. — Une sonde d'argent ayant été préalablement introduite dans l'urèthre, aussi loin que possible, on fit, sur le bec de ce conducteur, une incision qui fut prolongée *jusqu'au delà de la dernière fistule*. Après s'être assuré, avec un stylet boutonné, qu'il n'existait pas d'obstacle dans la partie postérieure du canal, on remplaça la sonde d'argent par une sonde de gomme élastique qu'on poussa jusque dans la vessie. La plaie fut pansée simplement, et la guérison était complète au bout d'un mois. (*Arch. de méd.*, 1825, t. IX, p. 444.)

Ces cas heureux étaient passés presque inaperçus. On ne voyait, dans les opérations de Solingen, Petit, Hunter, Ledran, que des manœuvres ingénieuses, inspirées par la nécessité, utiles dans quelques circonstances exceptionnelles, sans qu'il vînt à l'idée de personne d'en tirer des conséquences générales. Aussi, bien que M. Syme n'eût fait, en réalité, que ce qui avait été fait avant lui, son procédé fut accepté à l'égal d'une véritable invention ; car il était présenté, non plus comme un expédient, mais comme un moyen de pratique journalière, le plus prompt et le plus sûr d'obtenir la cure radicale des rétrécissements.

Indications. — Voyons maintenant quelle place l'uréthrotomie externe doit tenir dans le traitement des rétrécissements, dans quelles circonstances elle peut être utile, et comment il faut la pratiquer. Pour cela, je l'examinerai : 1° dans le cas où le rétrécissement peut être franchi ; 2° dans ceux où le rétrécissement est infranchissable.

1° *Rétrécissements franchissables.* — Lorsqu'il est possible d'introduire dans l'urèthre une bougie si petite qu'elle soit, je n'hésite pas à dire que l'uréthrotomie externe est contre-indiquée. Avec un peu d'habileté et de patience on parviendra, dans la grande majorité des cas, à dilater le canal. Sans doute on n'obtiendra pas toujours une dilatation aussi grande qu'on pourrait la désirer ; mais, fût-elle incomplète, que l'état du malade s'en trouverait amélioré d'autant ; elle permettra, en outre, d'explorer le rétrécissement et d'employer, pour achever la guérison, le moyen qu'on jugera le plus convenable.

M. Syme a indiqué, comme devant être traités par l'uréthrotomie externe, les rétrécissements irritables. — J'ai dit également qu'on rencontrait des cas où la sensibilité de l'urèthre était si exagérée, que le contact momentané d'un corps étranger suffisait pour déterminer des spasmes du canal et des accidents nerveux; mais j'ajoutais qu'il est possible de modifier cet état, tantôt par des émollients, tantôt par des narcotiques, et plus souvent par des cautérisations légères (voy. p. 237). On devrait donc commencer par employer ces moyens simples, avant de recourir à une opération sérieuse.

Il a noté encore les rétrécissements, dont la rétractilité est si forte et si rapide, que les résultats obtenus par la dilatation ne sont que de très-courte durée. Il aurait pu également ranger dans la même classe ceux dont la structure cicatricielle est si puissante, qu'ils sont entièrement réfractaires à l'action des bougies. — Dans tous ces cas, je serais peut-être de l'avis de M. Syme, si nous n'avions à notre disposition d'autre ressource que celle d'inciser l'urèthre par le dehors. Mais nous avons l'uréthrotomie interne, et surtout la divulsion, qui, sans être aussi dangereuses que l'uréthrotomie externe, pourront donner les mêmes résultats.

2° *Rétrécissements infranchissables.* — Lorsque toutes les tentatives faites pour introduire une bougie dans l'urèthre ont échoué, et quand on ne juge pas convenable de recourir au cathétérisme forcé, il est permis de songer à recourir à l'uréthrotomie externe. Mais, soit pour être autorisé à employer ce procédé, soit pour décider la manière dont il faut l'appliquer, il est nécessaire de distinguer les cas où la malade peut encore uriner, de ceux où il existe une rétention d'urine.

a. Lorsque la miction, sans être complétement arrêtée, se trouve assez compromise pour exposer le malade à des dangers imminents, il faut nécessairement la rétablir, et il est permis de pratiquer l'uréthrotomie externe. Le cathétérisme étant impossible, on n'aura pas de conducteur. Cependant le canal est encore perméable aux urines ; il y a donc lieu d'espérer qu'on pourra trouver l'orifice du rétrécissement, en ouvrant l'urèthre immédiatement au-devant de lui.

Après avoir porté un cathéter jusque sur l'obstacle, on fera, sur son extrémité, une incision de 3 à 4 centimètres 1/2. Des fils passés dans l'épaisseur des lèvres de la plaie serviront à la tenir ouverte pendant que le chirurgien essayera d'introduire un stylet dans l'orifice du rétrécissement. S'il y réussit, il ne lui restera plus qu'à prolonger l'incision en arrière, et dans une étendue convenable, en glissant un bistouri étroit dans la cannelure du stylet. S'il échoue, il n'en devra pas moins continuer l'opération, et aller à la recherche du canal ; mais, cette fois, sans conducteur.

Ici se présentent deux manières d'opérer très-différentes, suivant la disposition des parties.

Quand le rétrécissement occupe le collet du bulbe ou le commencement de la région membraneuse, il serait très-difficile, sinon impossible, d'aller ouvrir l'urèthre derrière lui. Il vaut mieux continuer la première incision, en ayant grand soin de ne pas s'écarter de la ligne médiane, et diviser les tissus nettement et avec lenteur. Dans cette région, le rétrécissement n'est pas généralement très-long; souvent la portion de l'urèthre placée derrière lui est dilatée, et forme une sorte de poche dans laquelle on a des chances assez grandes d'arriver.

Ce procédé peut toujours être employé, quelle que soit la place occupée par le rétrécissement. Si, cependant, celui-ci siégeait au niveau du scrotum, on aurait à diviser une épaisseur de tissus trop considérable. Alors il est préférable d'inciser le périnée en arrière des bourses et d'aller ouvrir l'urèthre dans ce point. Cela fait, on introduit dans la plaie une sonde que l'on pousse en avant, jusqu'à ce qu'elle soit arrêtée. De cette façon, le rétrécissement se trouvant pris entre le bec de la sonde et celui du cathéter, il ne reste plus qu'à diviser le pont de tissus qui sépare les deux instruments. On peut encore, ayant un point de repère dans l'incision postérieure où l'on peut mettre le doigt, pratiquer le cathétérisme forcé, avec le cathéter cannelé, sur lequel on fera la section du rétrécissement.

On se demandera peut-être s'il ne vaudrait pas mieux, dans tous les cas, ouvrir l'urèthre d'emblée dans la région du périnée, puisqu'on éviterait ainsi de faire une incision en avant du rétrécissement, et que la plaie du canal serait beaucoup moins grande. Cela est vrai; mais, outre les difficultés incontestables que présente la recherche de l'urèthre sur le périnée, quand on la pratique sans conducteur, on se priverait de la chance, que donne une incision antérieure, de découvrir l'entrée du rétrécissement; ce qui permet de le diviser avec beaucoup plus de certitude.

Je rapprocherai des cas précédents ceux où le périnée est induré et percé de trous fistuleux qui donnent passage à la totalité ou à la plus grande partie des urines. Immédiatement au-devant de l'orifice interne des fistules, l'urèthre est quelquefois entièrement oblitéré ou tellement rétréci et déformé, qu'il est impossible de le traverser avec la bougie la plus fine. Ici encore l'uréthrotomie externe est indiquée, mais le manuel opératoire n'est pas exactement le même.

On ne devra plus songer à inciser le canal en avant de l'obstacle. Cette plaie serait tout au moins inutile; puisque l'urèthre est déjà ouvert en arrière, il faut utiliser cette voie accidentelle pour attaquer le rétrécissement de ce côté. Le procédé de Ledran et de Lassus, bien qu'il ait réussi, est trop défectueux pour servir de modèle. Il est très-difficile, et je dirai même impossible, de retrouver le canal dans l'épaisseur de la masse indurée que présente le périnée. Comme, d'un autre côté, les trajets fistuleux sont presque toujours obliques de bas en haut et d'avant en arrière, ils longent le canal en dessous dans une certaine étendue, de telle sorte que si, à l'exemple de Lassus, on ne prolonge pas l'incision du périnée au delà de la principale fistule, on ne divisera pas la partie postérieure du rétrécissement.

Sur deux malades qui ont parfaitement guéri, voici comment j'ai opéré et ce que je conseille de faire. S'il existe plusieurs fistules, on choisit la plus grande et surtout celle qui est la plus rapprochée du raphé, parce qu'elle est ordinairement la plus directe. On commence par la dilater avec des bougies de cire ou de corde à boyaux qui sont enfoncées le plus loin possible. La dilatation qu'on obtient par ce moyen est toujours lente et peu considérable; mais elle est utile et souvent indispensable pour permettre d'introduire un corps rigide jusque dans la portion reculée de l'urèthre. Dès que la voie est assez large, on y glisse une sonde cannelée, et, comme l'a fait Ledran, avec un bistouri étroit dont le tranchant est tourné en haut, on débride le trajet fistuleux. On peut opérer ce débridement sans dilatation préalable, quand la fistule est directe et très-large. Le chirurgien introduit alors dans la plaie un petit gorgeret dont la gouttière est tournée du côté du pubis, ou mieux encore le doigt indicateur de la main gauche portée en supination. Ce point de repère assuré, il pratique le cathétérisme forcé avec la main droite armée d'un cathéter cannelé qu'il enfonce à travers les tissus indurés et dans la direction présumée de l'urèthre, jusqu'à ce que l'extrémité de l'instrument soit arrivée dans la gouttière du gorgeret ou sur la pulpe du doigt placé dans la plaie du périnée. Alors il confie le pavillon du cathéter à l'aide chargé de tendre la verge, et avec la main droite, armée d'un bistouri qu'il pointe dans la cannelure du cathéter, il divise le rétrécissement dans toute sa longueur. Je ferais mieux de dire la couche de tissus placés au-devant de la cannelure, car rien ne prouve que le cathéter ait suivi le véritable trajet de l'urèthre. Mais on a pratiqué une rigole profonde, un demi-canal capable de loger la sonde, qu'il faut tout de suite introduire par le méat urinaire et conduire jusque dans la vessie.

J'ai parlé plus haut d'un cas dans lequel Hunter commença par inciser l'urèthre en avant et en arrière du rétrécissement, et, après avoir fait ce cathétérisme forcé, se contenta d'employer la dilatation. Dans un autre cas de rétrécissement compliqué de fistules périnéales, M. Maisonneuve fit également le cathétérisme forcé, et profita de la voie qu'il avait ouverte pour pratiquer l'uréthrotomie interne. Mais avec cette dernière opération, pas plus qu'avec la dilatation, on ne peut espérer établir un canal de quelque largeur, au milieu d'une masse épaisse de tissus indurés. S'il existe quelque chance de succès, elle est dans un large débridement qui permet de faire suppurer la plaie et de modifier profondément les tissus.

b. Lorsque, sous l'influence d'une cause quelconque, la rétention d'urine est complète, il est assez difficile de décider la conduite à suivre. Je suppose qu'on ait essayé inutilement tous les moyens conseillés pour rétablir la miction ; les tentatives les mieux faites pour introduire une petite bougie dans la vessie ont échoué ; faut-il ponctionner la vessie ou pratiquer l'uréthrotomie externe pour donner issue aux urines et guérir du même coup le rétrécissement ?

Dans mon opinion, on ne doit pas hésiter à faire la ponction de la vessie. J'examinerai plus loin (voy. PONCTION DE LA VESSIE) les raisons que donnèrent Desault et Boyer pour combattre cette pratique, parce qu'ils préféraient le cathétérisme forcé ; mais je puis déjà dire ici que la ponction de la vessie est infiniment moins grave et plus sûre que l'uréthrotomie externe pratiquée sans conducteur, et que le plus souvent on parvient, dans les premiers jours qui suivent la ponction, à traverser le rétrécissement. Cette dernière raison me semble surtout déterminante. Si, après la ponction, le rétrécissement était encore infranchissable, il faudrait bien revenir à l'uréthrotomie externe, en admettant qu'on la préférât au cathétérisme forcé. Alors on pourrait regretter de n'avoir pas commencé par là ; mais d'abord on ne doit pas régler sa conduite sur une éventualité exceptionnelle ; ensuite la ponction de la vessie n'aurait pas été complétement inutile, car elle pourrait encore servir à rendre l'uréthrotomie externe elle-même plus sûre et plus facile à pratiquer (1). J'en citerai un exemple assez remarquable :

(1) L'introduction d'une sonde par l'ouverture hypogastrique n'est pas un fait nouveau. — En 1757, Verguin avait pratiqué la ponction sus-pubienne sur un calfat qui, dans une chute, s'était rompu l'urèthre au niveau du périnée. Au bout de quelque temps, ne pouvant encore parvenir à porter une sonde par l'urèthre dans la vessie, il retira la canule placée au-dessus du pubis, et y substitua sans difficulté une algalie courbe. Il en dirigea le bec dans l'orifice du col de la vessie, et l'y enfonça le plus qu'il fut possible. La sonde étant ainsi fixée par un aide, il en introduisit une autre semblable par l'ouverture du gland et l'enfonça dans l'urèthre, jusqu'à la plaie du périnée ; puis à l'aide du doigt mis dans cette plaie, il dirigea la sonde introduite par le gland, vers le bec de celle qui occupait le col de la vessie, et parvint à la faire entrer dans ce viscère. (Chopart, *Traité des malad. des voies urin.*, 1821, t. II, p. 240.)

Un peu plus tard, M. Souberbielle avait pratiqué la ponction hypogastrique sur M. Miot,

Le nommé Boulnois (Médéric), carrier, âgé de vingt ans, tomba sur l'angle d'une pierre de taille, le 15 février 1857. Le périnée avait porté, et il y eut déchirure du canal de l'urèthre, avec impossibilité d'uriner. Des tentatives furent faites pendant plusieurs heures pour introduire une sonde dans la vessie, mais inutilement, et l'on dut avoir recours à la ponction hypogastrique. Quelques jours après, l'ecchymose qui existait au périnée donna lieu à un abcès qui fut ouvert par deux incisions de 2 centimètres sur les côtés de l'urèthre. Il ne sortit que du pus et point d'urine, ce qui permit de croire qu'il s'agissait peut-être d'un abcès simple sans communication avec le canal. Cependant le malade ne pouvait uriner que par la sonde placée à l'hypogastre. Depuis deux mois et demi, il était dans cet état, lorsqu'il fut envoyé dans mon service à l'hôpital Lariboisière.

Je cherchai d'abord à pénétrer dans la vessie avec une bougie fine. Mais celle-ci, après avoir parcouru librement la partie antérieure du canal, venait sortir, par les incisions dont j'ai parlé, au-dessous des bourses. Le pont de peau amincie et décollée fut coupé en travers pour essayer de retrouver l'orifice postérieur du canal, mais ce fut complétement impossible. Après des recherches répétées plusieurs fois, je me décidai à agir de la manière suivante :

Le malade, préalablement chloroformé, fut placé sur une table, comme pour subir l'opération de la taille périnéale. J'introduisis par l'ouverture fistuleuse de l'hypogastre une sonde d'argent, dont l'extrémité fut engagée dans le col de la vessie. Je m'assurai qu'elle était dans le canal, en cherchant à lui imprimer des mouvements de rotation, car il ne me suffisait pas de sentir son extrémité à travers les parois du périnée, sachant qu'une sonde appuyée au-dessous du col de la vessie peut donner la même sensation. L'instrument fut alors confié à un aide. Avec un bistouri droit, je pratiquai, dans la direction du raphé, une incision qui, partant de l'orifice fistuleux placé au-dessous des bourses, allait jusqu'à 3 centimètres de l'anus. Les tissus divisés étaient indurés et criaient sous le scalpel, comme du tissu de cicatrice. Après

père du conseiller d'État, en présence de Maloet et autres consultants. Au bout de quelque temps, la canule, chargée d'incrustations calcaires, fatiguant beaucoup le malade, il la retira, et introduisit à sa place une sonde creuse de gomme élastique, et la poussa sans peine jusque dans l'urèthre, ce dont il s'assura en y injectant de l'eau qui sortit par le méat. Alors il ajouta une autre sonde à la première pour lui donner plus de longueur, ce qui lui permit de parcourir tout le canal. Cela fait, il passa dans les yeux de cette sonde un fil qui, attaché de même à l'extrémité d'une autre sonde, put conduire cette dernière jusque dans la vessie. (Baseilhac, *De la taille latérale*, p. 309.)

avoir pénétré à une profondeur de 3 centimètres 1/2, je rencontrai l'extrémité de la sonde, que je fis saillir dans la plaie. Un fil passé dans ses yeux fut attaché à l'extrémité d'une sonde de gomme qui avait été introduite dans la portion pénienne; rien ne fut plus facile que de conduire celle-ci dans la vessie en retirant la sonde d'argent.

On ne pouvait songer à réunir par première intention les tissus indurés du périnée, et la cicatrisation fut abandonnée à elle-même. Malgré la présence de la sonde qui était du n° 10, lorsque le malade faisait des efforts pour uriner, l'urine sortait principalement par l'ouverture hypogastrique. Mais cette ouverture, oblique de haut en bas et d'avant en arrière, se fermait peu à peu, et l'urine tendait à sortir par la sonde. Cette sonde devait être changée tous les trois jours, parce qu'elle s'incrustait très-facilement de matière calcaire; mais son extrémité restant toujours fixée à une petite bougie qui sortait par l'ouverture hypogastrique, ce changement de sonde se faisait très-aisément, sans courir le risque de la faire passer par la plaie périnéale. Le malade marchait vers une guérison rapide, lorsque, dans les derniers jours de juin, la scène changea complétement. La plaie du périnée et celle de l'hypogastre deviennent livides; le malade est abattu, sans appétit et avec douleurs de tête; il y a de la fièvre, et bientôt apparaît tout l'ensemble des symptômes d'une fièvre typhoïde grave. Elle fut grave en effet, et ce ne fut que vers le milieu du mois d'août que le malade entra en convalescence. Pendant tout ce temps il avait uriné par le canal et la fistule périnéale, en partie par l'ouverture hypogastrique, suivant la position du corps.

Le traitement fut repris dans les premiers jours de septembre. La fistule hypogastrique, notablement diminuée, fut cicatrisée en quelques jours, après de légères cautérisations. Celle du périnée était très-petite, mais laissait encore passer quelques gouttes de liquide quand le malade urinait. Elle fut également touchée avec le nitrate d'argent. En même temps j'introduisis dans le canal une petite bougie, mais celle-ci avait une si grande tendance à sortir par l'orifice fistuleux, qu'il fallait fermer celui-ci avec le doigt pour la forcer à passer dans la vessie. Pour cette raison, je préférai sonder le malade avec une sonde de métal du n° 30. Chaque jour le volume de la sonde fut augmenté, et aujourd'hui que la fistule est complétement fermée, on passe très-facilement le n° 42 de la filière de Béniqué, qui est de 7 millimètres.— J'ai revu le malade quatre ans après, et j'ai pu introduire facilement la même sonde. Cependant il m'a dit qu'il urinait avec moins d'énergie qu'avant son accident.

La conduite à suivre est moins nettement tracée quand, avec un rétrécissement infranchissable, il existe une infiltration d'urine. On ne saurait songer à faire la ponction de la vessie, car cette opération ne remédierait à aucun des accidents. Mais puisqu'il est indispensable d'inciser le périnée en arrière du rétrécissement, on peut se demander s'il ne serait pas préférable de pratiquer d'emblée l'uréthrotomie externe, pour, du même coup, donner issue aux liquides infiltrés et lever l'obstacle qui favorise leur infiltration.

Cette opération a été employée plus d'une fois, et des circonstances particulières peuvent la justifier. En 1857, M. Verneuil eut à traiter un jeune homme portant un rétrécissement infranchissable, formé par une nodosité fibreuse qu'on sentait facilement au devant des bourses. La miction était complétement arrêtée. Il y avait sans doute une crevasse du canal, et les urines commençaient à s'infiltrer. M. Verneuil ouvrit l'urèthre au-devant du rétrécissement, divisa la nodosité sur la ligne médiane avec les plus grandes précautions, et finit par arriver dans la partie postérieure du canal, d'où l'urine s'échappa. Le traitement dura plus de trois mois, sans être compliqué d'accidents sérieux, et le malade quitta l'hôpital, ayant encore une petite fistule.

Ici le rétrécissement était circonscrit, situé au devant des bourses et pouvait être attaqué sans trop de difficultés; l'infiltration d'urine ne faisait que commencer et ne constituait pas encore une complication importante. Sans même que celle-ci existât, on aurait été en droit de faire l'uréthrotomie externe, et puisqu'il suffisait de prolonger l'incision un peu en arrière pour arrêter en même temps l'infiltration, qui était très-limitée, il n'y avait pas à hésiter. Mais ces cas sont exceptionnels.

Le plus souvent le chirurgien se trouve en présence d'une infiltration d'urine étendue et causée par un rétrécissement situé en arrière des bourses. Si l'uréthrotomie externe est déjà, par elle-même, une opération difficile, elle devient pour ainsi dire impossible, quand il faut aller chercher l'urèthre à travers un périnée épais, gorgé d'urine, et quelquefois au milieu d'une masse de tissus sphacélés. Comment savoir encore s'il n'existe pas plusieurs rétrécissements? Après avoir divisé le plus antérieur, jusqu'où faudra-t-il prolonger l'incision en arrière? La seule chose à faire, dans ces cas, est de pratiquer de larges incisions pour arrêter l'infiltration, et souvent après cette première opération on n'aura plus besoin de recourir à l'uréthrotomie. Tantôt le simple dégorgement des parties rend possible un cathétérisme qu'on avait essayé inutilement, tantôt l'altération gangréneuse qui a perforé le canal a détruit le rétrécissement, et l'on est étonné d'introduire facilement une sonde dans l'urèthre, où l'on n'avait pu faire pénétrer la plus petite bougie. Je possède deux pièces sur lesquelles le rétrécissement a été compris dans la perte de substance du canal, de telle sorte qu'au premier abord on pourrait se demander quel obstacle avait pu causer la rétention et la rupture de l'urèthre.

A l'appui de mon opinion, j'apporterai celle de Chopart. «..... Si l'on n'avait pas encore ouvert le dépôt, dit-il, soit dans le périnée, soit dans le lieu où il a commencé de se manifester, il faudrait y procéder sur-le-champ, et attendre que le dégorgement qui suit cette ouverture se fût opéré. Ce dégorgement rend alors le cathétérisme plus facile, et il est rare qu'avec un peu d'adresse, de patience, et surtout avec l'habitude de sonder, on ne parvienne à faire pénétrer la sonde dans la vessie. Si cependant il arrivait qu'on ne pût y réussir, il faudrait se contenter de l'ouverture extérieure du dépôt, et ne pratiquer ni la ponction de la vessie, ni l'opération connue sous le nom de boutonnière..... » (Chopart, t. II, p. 248.)

Excision ou résection du rétrécissement. — J'examinerai encore quelques modifications apportées dans l'exécution de l'uréthrotomie externe sans conducteur, et décrites sous les noms d'*excision* ou *résection* des rétrécissements et de *formation d'un canal latéral.*

L'opération qui consiste à exciser un rétrécissement, ou plutôt une portion du canal oblitéré, est de date toute moderne, et les observations qui en ont été publiées sont fort peu nombreuses.

Le premier fait de ce genre a été rapporté par M. Henri Robert. Il s'agit d'un nègre âgé de quarante ans, qui souffrait depuis quinze ans d'un rétrécissement.

On l'avait traité et soulagé plusieurs fois à l'aide de la dilatation combinée avec la cautérisation. Le mal avait cependant toujours récidivé peu de temps après le traitement. Le malade assurait n'avoir jamais eu de gonorrhée, mais il avait eu des chancres. Il se présenta à la clinique de M. Dugas. Ce chirurgien trouve un rétrécissement fort dur à trois pouces du méat urinaire. L'induration est appréciable aux doigts ; elle offre un pouce de longueur dans la direction du canal. On essaye en vain pendant plusieurs jours l'introduction d'une bougie capillaire ; l'urine coulait continuellement goutte à goutte ; la vessie en était très-pleine, et cet état durait déjà depuis un mois. L'impossibilité de passer une bougie dans le rétrécissement, la crainte d'une oblitération complète par l'usage du caustique, et l'inutilité, d'ailleurs éprouvée, de ces moyens, ont décidé M. Dugas à employer l'excision.

L'opération a été exécutée le 7 juin. Une incision longitudinale dans la direction de la ligne médiane a mis l'urèthre à découvert ; l'induration a été circonscrite et enlevée en totalité. Elle était telle, qu'un poil de sanglier pouvait à peine la traverser. Le chirurgien a passé ensuite une grosse sonde de gomme élastique dans la vessie et rapproché les deux côtés de la plaie par-dessus cet instrument, à l'aide de bandelettes adhésives. La sonde a été fixée dans cette position.

12 juin. — La plaie est réunie par première intention; la sonde est laissée en permanence; urine légèrement sanguinolente. (Boisson tartarisée et nitrée.)

15 juin. — On ôte la sonde, qui est altérée; on en met une autre, quatre heures après, sans difficulté ni douleur. L'urine est limpide; suppuration sur deux petits points de la plaie. (Renouvellement des bandelettes.)

20 juin. — Oblitération complète de la plaie; le malade urine librement sans sonde et sans douleur; un peu de pus liquide se trouve mêlé aux urines. On place une sonde métallique en permanence, la nuit seulement.

1er juillet. — Le malade est tout à fait bien; il se sert de temps en temps de la sonde, par mesure de précaution.

1er septembre. — Le tout est abandonné à la nature depuis un mois, et le malade se trouve parfaitement guéri; il urine librement à plein jet. (*Gaz. méd.*, 1837, t. V, p. 299.)

M. J. Roux a publié une autre observation qui ressemble beaucoup à la précédente. — L..., âgé de quarante-deux ans, atteint d'un rétrécissement infranchissable dans la portion spongieuse, au devant des bourses, et d'une induration du volume d'une noisette, existant à ce niveau, est opéré le 22 avril 1853.

La miction ne se faisant que goutte à goutte, je mets, dit-il, à nu la tumeur uréthrale par une incision extérieure, et j'enlève le rétrécissement en retranchant un centimètre et demi du canal; immédiatement après introduction par le méat urinaire, jusque dans la vessie, d'une sonde de gomme élastique laissée à demeure et débouchée. Réunion de la plaie avec des serres-fines.

23 avril. — Accidents très-légers. Enlèvement des serres-fines; adhérence presque complète des lèvres de la plaie, excepté à l'angle inférieur dans une très-petite étendue. L'urine s'écoule presque en totalité par la sonde.

2 mai. — La plaie ne donne plus passage qu'à quelques gouttes d'urine. La sonde est enlevée, mais le malade reçoit l'ordre de l'introduire toutes les fois qu'il voudra uriner.

6 juin. — Cicatrisation complète de la fistule; miction à plein canal.

25 juin. — Retour de la coarctation à l'endroit du canal réséqué.

Trois ans après, la tendance au rétrécissement circulaire n'a fait qu'augmenter. On constate, au point du canal opéré, un trajet fistuleux, une légère induration et un rétrécissement qui admet difficilement une sonde n° 9.

2 février 1856. — Uréthrotomie interne d'arrière en avant. Le malade sort de l'hôpital le 28 février, parfaitement guéri.

J'ai revu cet homme le 25 juillet 1857, et j'ai reconnu que la miction se fait toujours avec facilité ; qu'il n'y a plus de trace de fistule urinaire ; qu'on sent à travers la peau, au point du rétrécissement, quelques noyaux anciens, indurés ; enfin, que le canal est aisément traversé par une sonde du n° 15. (*Gaz. des hôpit.*, 1859.)

M. Bourguet (d'Aix) a rapporté deux observations plus curieuses encore et beaucoup plus complètes. Dans la première, il s'agit d'un homme de cinquante-trois ans, qui, affecté d'un rétrécissement, avait d'abord été traité avec quelque succès par la dilatation. En 1853, Goyrand l'avait opéré d'après le procédé de M. Syme. Cinq ans plus tard, le malade entra à l'hôpital d'Aix. Son rétrécissement était infranchissable ; quelques gouttes d'urine passaient encore par le méat, mais la miction se faisait presque entièrement par une fistule située très en arrière. Cet orifice fistuleux permettait d'introduire une petite bougie dans la vessie. Un cathéter ayant été préalablement poussé dans l'urèthre jusque sur le rétrécissement, M. Bourguet fait sur le raphé une incision de 4 à 5 centimètres, qui s'arrête à 15 millimètres de l'anus ; il découvre une masse de tissu induré, d'un blanc nacré, ayant la consistance du cartilage et du volume d'une très-grosse olive. Après l'avoir isolée des parties voisines, il l'enlève *complétement* à l'aide du bistouri et de ciseaux courbes. — Cependant le cathéter n'est pas à nu, et une petite incision est pratiquée sur son extrémité pour le faire arriver dans la plaie. — On reconnaît qu'il existe encore quelques parcelles de tissu morbide, et on les excise. — Le passage d'une sonde de gomme élastique dans la partie postérieure du canal éprouvant quelques difficultés, la voie est agrandie au moyen de deux incisions longues de 18 à 20 millimètres et profondes de 3 à 4 millimètres.

On chercha vainement les traces de l'urèthre au fond de la plaie et dans la tumeur enlevée. — Deux mois et treize jours après l'opération, le malade sortit guéri, n'ayant qu'une petite fistule permettant à peine l'introduction d'un stylet. — Trois ans et cinq mois plus tard cette fistule se ferma. M. Bourguet a vu le malade au bout de huit ans, et la guérison s'était maintenue.

Le second malade, âgé de trente-sept ans, avait un rétrécissement infranchissable produit par une chute sur le périnée. Quatorze mois après cet accident, Goyrand incisa l'urèthre au devant de l'obstacle, mais sans pouvoir trouver l'orifice du bout postérieur du canal. Dix-huit mois s'étaient écoulés, quand l'opéré entra de nouveau à l'hôpital. — A la racine des bourses existe une fistule par laquelle la miction s'opère goutte à goutte; si l'on passe une sonde par le méat urinaire, elle sort par cette fistule. Un stylet, introduit d'avant en arrière par cet orifice, est arrêté à 25 ou 30 millimètres. Après avoir employé inutilement la dilatation et des caustiques énergiques pour agrandir la fistule et découvrir l'entrée du rétrécissement, M. Bourguet pratique l'uréthrotomie : — Une sonde de Mayor de 8 millimètres est portée jusque sur l'obstacle. — Une incision, partant de son bec, est faite sur le raphé dans la longueur de 5 à 6 centimètres jusqu'à 15 millimètres au devant de l'anus. Arrivé sur le tissu morbide qui remplit en entier la région du bulbe et remplace cet organe, l'opérateur le dissèque largement sur les côtés, l'étreint fortement avec un fil ciré qu'un aide saisit pour soulever la tumeur et l'attirer à l'extérieur. — Pendant l'opération un coup de ciseau ouvre l'urèthre en arrière, et l'on profite de cette ouverture pour introduire une sonde dans la vessie. — On continue à disséquer la tumeur et on l'enlève entièrement. Tout le calibre de l'urèthre paraît compris dans la dégénérescence. — Introduction d'une sonde dans la vessie par le méat et pansement simple. — La plaie se cicatrise rapidement, et tout semble promettre une guérison, quand des accidents généraux se développent, et le malade succombe, vingt-trois jours après l'opération, par suite d'une infection purulente.

Il n'est pas dit, dans l'observation, si la tumeur a été examinée et si l'on y a retrouvé les traces de l'urèthre.

Pour moi, je n'ai pratiqué qu'une seule fois l'uréthrotomie externe avec excision, sur un homme ayant un rétrécissement développé à la suite d'un coup de pied de cheval sur le pénis. Le malade portait à 4 centimètres du méat urinaire, au-dessous de la verge, une tumeur du volume d'une grosse noisette allongée. La miction se faisait goutte à goutte, et il était impossible d'introduire une bougie ou un stylet. Je fis, sur le raphé, une incision de 4 centimètres, et, arrivé sur la tumeur, je voulus la cerner sur les côtés, mais je m'aperçus bien vite que je ne pourrais l'exciser sans intéresser profondément les corps caverneux qui étaient compris dans la cicatrice. Je me bornai donc à enlever la portion dans laquelle toute la paroi inférieure de l'urèthre me semblait comprise.

Si l'on ne consulte que les observations qui viennent d'être rapportées, le manuel de cette opération serait des plus simples. En effet, à l'aide du cathéter introduit dans l'urèthre par le méat urinaire, il est facile de pénétrer dans la partie antérieure du canal ; d'un autre côté, la fistule qui existe en arrière du rétrécissement permet d'introduire une sonde jusque dans la vessie. L'obstacle qu'on doit attaquer se trouve donc compris entre deux points de repère, et il est impossible de se fourvoyer.

Le malade, étant couché comme l'exigerait l'opération de la taille, le chirurgien fait, sur l'extrémité du cathéter introduit par le méat urinaire, une incision longitudinale sur le raphé et la prolonge jusqu'à la fistule. Arrivé sur la portion indurée du canal, il l'isole de chaque côté, en disséquant avec soin les parties molles qui la recouvrent ; cela fait, il la traverse avec un fil solide ou une érigne qu'il confie à un aide, puis avec un bistouri ou des ciseaux courbes il l'enlève complétement. — La plaie nettoyée, on substitue au cathéter une sonde de gomme élastique qui est introduite jusque dans la vessie.

Cependant cette opération est non-seulement difficile, mais encore, dans certains cas, il est impossible de l'exécuter telle qu'elle a été décrite. Lorsque le rétrécissement siége sur la partie libre de la verge et forme une nodosité assez forte pour qu'on puisse songer à son extirpation, il est toujours de nature cicatricielle. Il a succédé à une ulcération syphilitique, comme il y a lieu de le soupçonner chez le malade de M. Henri Robert, ou à une lésion traumatique, comme dans le cas de Levannier et dans le mien. Alors la cicatrice est rarement bornée au tissu spongieux du canal; elle envahit plus ou moins les parties voisines. Ainsi sur le malade que j'ai opéré, je n'ai pu enlever que la portion inférieure du noyau fibreux. Pour l'exciser tout entière, il m'aurait fallu intéresser profondément les corps caverneux.

On rencontre des difficultés analogues, quand le rétrécissement se trouve dans la région bulbaire ou membraneuse. Ici je ne parle plus d'après des faits cliniques, mais d'après l'examen de plusieurs pièces pathologiques que j'ai disséquées avec le soin le plus minutieux. La portion oblitérée de l'urèthre, plongée au milieu des tissus indurés du périnée, se confond si intimement avec eux, qu'il est impossible de l'en séparer et quelquefois de la reconnaître. La masse fibreuse, traversée par les fistules, est irrégulière ; elle envoie des prolongements dans plusieurs directions, et l'on ne parviendrait à l'enlever qu'en opérant une perte de substance considérable. Mais cette pratique n'est pas sans inconvénients. J'ai eu dans mon service, pendant plus d'une année, un malade qu'on avait soumis à ce traitement dans l'espérance de le débarrasser de plusieurs fistules périnéales anciennes. La réunion de la plaie ne s'était pas opérée, et l'urèthre était resté ouvert, privé de sa paroi inférieure, dans l'étendue de plus de 5 centimètres.

Il ne faut pas pousser jusqu'à l'abus ce principe de thérapeutique générale, vrai en lui-même, qu'une cicatrice a besoin d'être enlevée complétement, si l'on veut rendre aux parties leur souplesse normale. On ne doit pas non plus confondre, comme on l'a fait si souvent, l'induration avec la cicatrice.

Lorsque l'urèthre a été excisé dans une certaine étendue, ses deux bouts, en admettant même qu'ils finissent par se rapprocher un peu, resteront séparés par un intervalle plus ou moins grand. Il s'établira, dans ce point, un bout de canal dont les parois seront nécessairement constituées par une large cicatrice. Or, si les tissus cicatriciels peuvent servir à la formation de ce nouveau conduit, pourquoi ne pas utiliser, pour le même usage, ceux qui existent, sans opérer une perte de substance? C'est ce qu'ont fait Solingen, Ledran, Lassus, Levannier; c'est ce que j'ai fait souvent moi-même, et les malades ont parfaitement guéri.

En effet, toute la masse dure que l'on rencontre au périnée, constituée en grande partie de tissus indurés bien différents, comme je le disais tout à l'heure, du tissu des cicatrices, est susceptible de modifications profondes par le seul fait du rétablissement de la miction par la voie naturelle. Après avoir fait sur la ligne médiane une incision longitudinale de manière à diviser la portion oblitérée de l'urèthre, on place dans cette large gouttière une grosse sonde qui, introduite par le méat urinaire, pénétrera jusque dans la vessie. Déjà le cours des urines est assuré. Mais, sous l'influence du séjour de la sonde, les tissus indurés se ramolliront, une suppuration abondante s'établira dans la plaie, qui se couvrira de bourgeons charnus, et la guérison aura lieu beaucoup plus promptement que si l'on avait produit une perte de substance (1).

Est-ce à dire que ce nouveau canal aura la souplesse de l'urèthre à

(1) « Quelques-uns ont ouvert l'urèthre sur la sonde cannelée pour découvrir les caroncules ou carnosités, et les détruire ou les consumer avec des remèdes convenables. Bien loin de procurer du soulagement, le conduit de l'urine, après la cicatrice, se trouvait encore plus étroit. » (Col de Villars, 1741, *Cours de chir.*, t. IV, p. 223.)

Pascal dit, en parlant des fistules urinaires :

« .....L'excision, loin de hâter la guérison, ne fait souvent que la retarder. Nous savons par notre propre expérience, que le dégorgement des parties n'est pas plus prompt quand on incise les duretés que lorsqu'on se contente de placer à demeure une sonde dans l'urèthre. La présence continuelle de cet instrument dans le canal est plus puissante et plus efficace que les fondants les plus accrédités. » (*Chopart*, t. II, p. 250.)

l'état normal, que ses parois ne tendront pas à se rapprocher? Non sans doute. Il faudra entretenir son calibre par l'usage prolongé des bougies; peut-être même sera-t-on obligé de recourir à des moyens plus énergiques. Mais c'est également ce qu'on est obligé de faire quelquefois après l'excision et dans des conditions moins bonnes. Ainsi, chez le malade de M. J. Roux, deux mois après l'opération, il y a déjà *retour de la coarctation à l'endroit où le canal a été reséqué;* trois ans plus tard, on constate une fistule et une gêne de la miction qui forcent à pratiquer l'*uréthrotomie interne*.

Quant à la gravité de l'excision, elle est de toute évidence. Sur les cinq cas que j'ai rapportés, il y a eu deux morts. Il est vrai que mon malade a succombé à un érysipèle, et bien que celui-ci ait débuté dans la plaie, on pourrait prétendre à la rigueur que la mort n'est pas due à l'excision. Mais le malade fût-il guéri, que ce n'eût pas été, à mes yeux, un succès. L'opération n'était pas terminée, que je m'étais déjà promis de ne plus jamais y revenir.

Formation d'un canal latéral. — Cette opération a été décrite par M. Bourguet (d'Aix) sous la dénomination de : *Uréthrotomie par une voie nouvelle collatérale.* « *Quand on ne peut pas, dit-il, franchir un rétrécissement, on peut passer à côté, faire une voie nouvelle collatérale et plus ou moins parallèle, sans se préoccuper du rétrécissement qui reste alors sur un des côtés de la plaie.* » (*De l'uréthrotomie externe*, 1865, p. 178.)

Ce procédé ne rentre pas dans l'uréthrotomie externe telle que je l'ai définie, puisqu'il n'atteint pas le rétrécissement et n'intéresse que les parties qui l'avoisinent. Cependant il s'en rapproche trop, par son manuel opératoire, pour ne pas trouver place ici.

Voici un résumé du seul fait rapporté par M. Bourguet : — Un homme de quarante-deux ans, ayant été traité inutilement d'un rétrécissement par la dilatation, la cautérisation et l'uréthrotomie externe, entre à l'hôpital d'Aix le 15 janvier 1855. Le scrotum et le périnée sont le siége de huit ouvertures fistuleuses par lesquelles s'échappe goutte à goutte la totalité des urines. Le rétrécissement est infranchissable.

Le 28 janvier, les trajets fistuleux sont incisés les uns après les autres sur la sonde cannelée à la profondeur de 1 à 2 centimètres, et laissent à découvert un tissu dur, comme lardacé. Les bords de toutes ces incisions sont cautérisés avec le fer rouge jusqu'à dessiccation de la plaie. Au bout de deux mois et demi, il ne reste plus qu'une seule plaie de 15 à 18 millimètres.

On fait inutilement des tentatives pour retrouver la portion antérieure du canal en passant par la fistule. Le 8 avril, une incision est pratiquée en avant du rétrécissement, dans l'espérance d'y introduire un stylet; cette opération ne réussit point.

Alors un cathéter courbe de 7 millimètres est introduit dans l'urèthre et porté jusqu'au devant de l'obstacle. Le pavillon en est confié à un aide à qui on recommande de presser fortement et de refouler le plus possible le rétrécissement en arrière. Pendant ce temps, le chirurgien cherche à sentir le bec de l'instrument à travers les tissus qui le séparent de la fistule périnéale, en engageant l'extrémité de l'indicateur gauche dans l'ouverture dilatée de la fistule. Il pratique sur le relief formé par le cathéter, à l'aide d'un bistouri droit, au fond de la fistule et sur sa paroi antérieure, une incision de 1 centimètre à 1 centimètre et demi d'étendue, dirigée d'avant en arrière parallèlement à l'axe du canal et intéressant tous les tissus compris entre la fistule et le cathéter. Arrivé sur la pointe de cet instrument, il l'engage dans l'espèce de boutonnière qui vient d'être faite, et qui est agrandie de manière qu'il puisse la parcourir librement. Une sonde de gomme élastique introduite par le méat est portée jusque dans la vessie.

Le 10 juillet 1856, la miction s'opère facilement. Il ne reste plus au périnée qu'une fistule très-étroite par laquelle il s'échappe à peine quelques gouttes d'urine.

Le malade n'a pas été revu depuis cette époque.

Dans les réflexions dont l'auteur fait suivre cette observation, il ajoute (p. 191) que l'urèthre était oblitéré dans l'étendue de 3 centimètres en avant de la fistule; que, grâce à la *locomotion* du rétrécissement qui était déprimé par le cathéter, il n'a pas été obligé d'inciser la peau, et qu'il a fait une *véritable uréthrotomie sous-cutanée.*

On aura peut-être quelque peine à comprendre comment la portion oblitérée de l'urèthre avait conservé une si grande mobilité, comment les parties voisines étaient restées saines et souples dans un périnée traversé par huit fistules sur le trajet desquelles on avait porté le fer rouge. Mais je laisserai de côté ces détails pour n'examiner que l'opération d'une manière générale.

C'est un fait connu et accepté depuis longtemps qu'un canal nouveau formé artificiellement dans l'épaisseur du périnée peut, juqu'à un certain point, remplacer l'urèthre. Quand on pratique le cathétérisme forcé, tout en cherchant à rester dans la direction de l'urèthre, on n'ignore pas que, trop souvent, la sonde s'en écarte et arrive dans la vessie par une voie nouvelle. Lorsqu'on bouche une large fistule avec un lambeau emprunté aux tissus voisins, on sait très-bien que la peau, sans ressembler en rien aux parois de l'urèthre, peut encore en tenir lieu. Je n'insisterai donc pas sur ce point.

On a vu également, dans les observations rapportées plus haut, que si, après avoir divisé une portion oblitérée de l'urèthre dans le sens de sa longueur, de manière à creuser une large gouttière, on plaçait une sonde dans la plaie, les tissus indurés se ramollissaient par suite de la présence de ce corps étranger, se couvraient de bourgeons charnus, et finissaient par former autour de la sonde un nouveau canal.

Quels avantages présente donc l'opération de M. Bourguet? C'est, dans l'opinion de cet habile chirurgien, qu'un canal constitué aux dépens de tissus sains offrira une souplesse et une perméabilité plus durables que le canal creusé dans des tissus indurés.

Cela peut être à la rigueur ; mais d'abord sur toutes les pièces pathologiques que j'ai examinées, j'ai trouvé l'urèthre englobé dans une masse plus ou moins épaisse de tissus indurés, et il aurait fallu s'en écarter beaucoup pour rencontrer des parties entièrement saines. De plus, on ne doit pas oublier que ce nouveau canal n'est, après tout, qu'un trajet fistuleux; que ses parois formées, au milieu d'une plaie en suppuration, par des bourgeons charnus, seront aussi de nature cicatricielle. On dira peut-être que la cicatrice sera toujours moins épaisse que si le canal était creusé dans des tissus déjà indurés; mais ce n'est là qu'une simple assertion, puisque les tissus qui ne sont qu'indurés peuvent reprendre leur souplesse quand on a fait disparaître la cause qui entretenait une inflammation chronique dans leur épaisseur. C'est ce qui arrive chaque jour sur le périnée, où l'on voit des fistules anciennes et à trajet calleux guérir d'elles-mêmes, quand, au moyen de sondes à demeure, on est parvenu à rétablir la miction.

Cependant l'opération proposée par M. Bourguet a un inconvénient grave, c'est de placer le nouveau canal en *dehors de la direction de l'urèthre.* Tous les chirurgiens qui ont pratiqué l'uréthrotomie externe ont toujours pris le plus grand soin d'inciser les tissus sur la ligne médiane, afin de rétablir la continuité du canal dans sa direction normale; car, ne pouvant se dissimuler combien déjà serait imparfait le nouveau canal qu'ils établissaient, ils voulaient du moins qu'il fût droit et opposât le moins possible d'obstacles à la sortie des urines. Or, M. Bourguet fait le contraire, et après son opération l'urèthre est nécessairement dévié. Si, par la suite, il survenait quelque embarras du canal, ce qui est très-admissible dans ces cas, on se demande comment on pourrait pratiquer le cathétérisme. Il est vrai que chez son malade, quelque temps encore après l'opération, on pouvait passer une sonde de Mayor de 7 millimètres; mais ce malade a été perdu de vue, et l'on ne peut savoir si le calibre du canal s'est maintenu.

Tout en reconnaissant combien le procédé de M. Bourguet est ingénieux et l'habileté avec laquelle il l'a appliqué, je dois dire que le procédé ancien me semble préférable sous tous les rapports.

Soins consécutifs. — Il est indispensable, après avoir pratiqué l'uréthrotomie externe, de mettre une sonde à demeure dans l'urèthre, pour empêcher les urines de prendre leur cours par la plaie. Cette manœuvre est ordinairement assez simple, mais si l'on éprouvait quelque peine à pénétrer dans la portion postérieure du canal, il faudrait y introduire un stylet creusé d'une large cannelure sur laquelle on glisserait facilement la pointe de la sonde jusque dans la vessie.

Si la sonde ne détermine pas d'accidents, on doit la laisser en place jusqu'à la guérison complète de la plaie, parce qu'elle sert, pour ainsi dire, de moule à la cicatrice. Cependant il arrive quelquefois, vers la fin du traitement, un moment où sa présence est plutôt nuisible qu'utile. C'est quand il ne reste plus qu'une petite fistule qui tarde à se guérir; assez souvent elle est entretenue par la distension trop grande des parois du canal, et il n'est pas rare de la voir se fermer d'elle-même, au bout de quelques jours, dès qu'on a retiré la sonde.

Celle-ci doit être changée tous les deux ou trois jours ; autrement elle se charge de matières calcaires et déchire le canal quand on veut la retirer. Quelquefois ces incrustations se forment si rapidement, qu'on est obligé de se servir de sondes d'argent qui résistent beaucoup mieux à l'action des urines. Alors celle de J. L. Petit est préférable à toute autre, parce que sa forme en S s'accommode parfaitement aux courbures du canal.

Lorsque la vessie est enflammée, elle ne supporte pas la présence de la sonde la plus molle. D'un autre côté, il est impossible d'employer le cathétérisme toutes les fois que le malade veut uriner, parce que, dans ces cas, ses envies sont très-fréquentes. Il faut donc se résigner à laisser couler les urines par la plaie, mais on profitera du temps que celle-ci met à guérir pour combattre l'inflammation de la vessie par des remèdes généraux et des injections émollientes. De temps en temps on pratiquera le cathétérisme avec une grosse bougie de métal pour entretenir le calibre de l'urèthre. Il est rare qu'à l'aide d'un traitement bien entendu, on ne parvienne pas à faire tolérer une sonde à demeure par la vessie avant la cicatrisation complète de la plaie.

Le pansement est très-différent suivant que l'incision a été faite sur la partie libre de la verge ou sur le périnée. Dans le premier cas, le peu d'épaisseur des parties molles permet de tenter une réunion par première intention. On se servira de fils d'argent plutôt que de fils de lin ou de soie, parce que l'urine imbiberait facilement ces derniers et pénétrerait dans les petites piqûres. Les points de suture ne porteront que sur la peau, et ils devront être très-rapprochés afin d'empêcher qu'il ne se forme une fistule toujours difficile à guérir dans cette partie de l'urèthre. Dans le second cas, on ne peut songer à réunir directement la plaie, qui est profonde, souvent anfractueuse, et par laquelle une petite quantité d'urine s'échappe toujours, soit en passant en dehors de la sonde, soit en la suivant au moment où on la change. Il faut au contraire la faire suppurer, non-seulement pour modifier les tissus indurés, mais encore pour amener le développement de bourgeons charnus qui doivent combler les trajets fistuleux et la perte de substance qui existe sur la paroi inférieure de l'urèthre. On a conseillé d'introduire dans la plaie, aussitôt après l'opération, de la charpie imbibée d'eau fraîche. Cette espèce de tampon est au moins inutile : il arrête les urines qui tendent à s'échapper au dehors, et son contact avec des surfaces saignantes détermine assez souvent une inflammation très-vive. Je me borne à recouvrir les parties d'une compresse humide. Dès le lendemain de l'opération, la plaie présente fréquemment un mauvais aspect, elle se couvre d'une matière pultacée grisâtre. Cet accident n'est que passager; il suffit de quelques lavages avec de l'eau légèrement chlorurée ou acidulée avec du jus de citron, pour le combattre efficacement et, au bout de deux ou trois jours, la plaie présente une surface vermeille qui annonce la production des bourgeons charnus.

Accidents. — L'uréthrotomie externe portant sur la portion antérieure du canal est une opération simple et généralement exempte de dangers; pratiquée en arrière des bourses, elle est d'une exécution difficile et assez souvent compliquée par des accidents.

L'hémorrhagie est l'accident le plus fréquent. Son abondance dépend surtout de l'état des parties sur lesquelles on opère. Rarement elle prend des proportions inquiétantes quand le périnée est induré et traversé par des trajets fistuleux, quand le bulbe lui-même est transformé en une masse de consistance fibreuse. Elle peut être, au contraire, considérable lorsqu'on est obligé d'aller chercher l'urèthre dans sa partie profonde et au milieu de parties saines.

L'écoulement de sang produit par l'incision des tissus spongieux, et surtout du bulbe, a lieu en nappe ; il est ordinairement peu abondant. Cependant Fergusson parle d'un jeune homme chez lequel une incision du bulbe amena une hémorrhagie qui dura deux jours et faillit causer la mort. Quand le sang s'échappe par jet, il provient de la lésion d'une des artères bulbeuses ou de la transverse; car il n'est pas toujours possible d'éviter ces vaisseaux, malgré le soin qu'on prend d'inciser le périnée sur la ligne médiane. L'hémorrhagie se montre tantôt pendant l'opération, tantôt quelques heures après. Dans ce dernier cas elle est plus sérieuse, parce que le malade ne s'en aperçoit souvent que lorsqu'il est déjà très-affaibli.

Il faudrait que la perte de sang fût bien abondante et qu'on n'eût pas cherché à la combattre, pour qu'elle causât la mort. Si l'hémorrhagie se fait en nappe, elle s'arrête fréquemment d'elle-même ou par la simple application de compresses imbibées d'eau froide et, au besoin, par l'emploi de liquides hémostatiques. Quand une artère a été ouverte, il faut la lier immédiatement; autrement on risquerait de ne plus la retrouver et l'on exposerait le malade à une hémorrhagie secondaire. Cette recherche du vaisseau n'est pas toujours facile à cause de l'état des parties et surtout de la profondeur de la plaie. Lorsque le sang continue à couler, on emploie le tamponnement de la plaie, mais il ne faut recourir à ce moyen que s'il est indispensable, parce que la compression exercée sur des parties aussi riches en vaisseaux veineux pourrait déterminer une phlébite suivie de résorption purulente.

Je noterai l'infiltration d'urine uniquement parce qu'elle a été mentionnée par quelques chirurgiens. On ne comprend guère comment elle pourrait se produire, quand précisément on vient d'ouvrir aux urines une large voie.

Quant à la gangrène, à l'érysipèle et à la résorption purulente, ce sont des accidents communs à la plupart des plaies; ils ne présentent rien de particulier dans l'uréthrotomie externe. Cependant il faut les signaler comme une complication assez fréquente, pour qu'on n'ait pas recours à cette opération, à moins de nécessité absolue.

APPRÉCIATION DES DIFFÉRENTES MÉTHODES DE TRAITEMENT.

Jetons maintenant un regard en arrière, et, sans rentrer dans les détails, rapprochons des deux grandes espèces de rétrécissement que j'ai admises les méthodes thérapeutiques dont nous disposons.

Dans les *rétrécissements de nature inflammatoire*, les altérations sont complexes et les agents de la rétraction multiples : — Il y a d'abord une exsudation de matière plastique plus ou moins abondante; disséminée ou ramassée sous forme de plaques et de noyaux, elle est facile à reconnaître. C'est elle qui a la plus grande part dans cet état particulier des tissus auquel on a donné le nom d'*induration*. Vient ensuite une modification des éléments fibreux, qui perdent peu à peu leur élasticité et tendent incessamment à revenir sur eux-mêmes. Ce changement opéré dans leur structure ne peut être saisi par aucun de nos moyens d'investigation; cependant il existe, mais il n'est appréciable que dans ses effets. C'est encore une dernière altération consistant dans une hypertrophie avec contracture des tissus musculaires. Je ne pourrais dire quel est celui de ces états morbides qui précède l'autre; ils sont ordinairement réunis, et il est probable qu'ils se développent en même temps.

A ces diverses modifications pathologiques des tissus de l'urèthre se trouve étroitement lié un travail de rétraction; mais celle-ci affecte deux formes très-différentes. Celle qui succède à l'épanchement plastique et à l'inflammation des tissus fibreux se développe lentement; elle est continue et permanente. Celle qui résulte de l'hypertrophie musculaire avec contracture est plus rapide et irrégulière dans ses manifestations. Mais l'une et l'autre concourent à un même résultat, la diminution du calibre de l'urèthre.

Or, comment remédier à ce rétrécissement, si ce n'est en changeant les conditions nouvelles où se trouvent les parois du canal? Dans mon opinion, il faut recourir à la dilatation, qui est la meilleure méthode et peut-être la seule avec laquelle on peut espérer atteindre ce but.

En effet, les bougies, par le seul fait de leur présence dans l'urèthre, déterminent une inflammation qui paralyse momentanément les tissus contractiles et amène la résorption de la matière plastique par des vaisseaux de nouvelle formation. Voilà déjà un premier résultat obtenu. Mais leur action sur les tissus fibreux est insignifiante, et, d'un autre côté, les contractions spasmodiques reparaîtront bientôt. Alors il faut modifier l'action des bougies en augmentant progressivement leur volume, et se servir de ces instruments comme d'un moyen mécanique pour distendre les liens fibreux et atrophier les éléments contractiles. C'est la dilatation que j'ai décrite sous le nom de *dilatation inflammatoire atrophique*.

Mais cette méthode n'est plus applicable si le rétrécissement est ancien et présente une résistance inaccoutumée. Elle exigerait un temps trop considérable, et le séjour prolongé de bougies dans l'urèthre et dans la vessie pourrait donner lieu à des accidents locaux et généraux très-graves. Il faut un procédé plus actif et plus prompt. Ce sera encore la dilatation, mais une dilatation mécanique qui distendra les tissus et les rompra; en un mot, c'est la *divulsion*.

Un moyen aussi énergique ne peut être employé qu'à certaines conditions : — La première, c'est que la force développée pour rompre le rétrécissement portera sur toute la circonférence de l'urèthre et y sera répartie également ; car si un seul point se trouvait moins soutenu que les autres, il deviendrait le siége d'une déchirure dont on ne pourrait calculer ni l'étendue ni la profondeur. C'est ce qui arrivait avec le dilatateur de M. Perrève. Avec le *divulseur cylindrique*, cet accident n'est pas à craindre. — La seconde condition, c'est que l'opération soit faite en une seule fois. Autrement on aurait affaire, dans les séances subséquentes, à des tissus enflammés et friables dont la déchirure exposerait à des accidents sérieux.

Avec la *divulsion*, on peut, d'un seul coup, rendre à l'urèthre son calibre normal. Le rétrécissement est vaincu, mais il n'est pas guéri, parce que les tissus, allongés ou déchirés, n'ont subi aucune modification intime dans leur structure. Aussi est-il nécessaire d'exercer sur eux une action plus profonde et plus continue. En introduisant, pendant un certain temps, dans l'urèthre, des bougies de métal dont on augmentera graduellement la grosseur, on empêchera le retrait des tissus fibreux, on atrophiera les éléments contractiles du canal, et c'est à ce prix seulement qu'on pourra obtenir, sinon une cure radicale, du moins une amélioration notable et de longue durée.

Ce mode de traitement pourra surprendre par sa hardiesse. Cependant n'est-il pas employé chaque jour et avec succès, sur d'autres régions du corps ? Dans la fissure de l'anus, la section des sphincters a fait place à leur dilatation forcée. Dans certaines rétractions des membres, tantôt on allonge les liens fibreux à l'aide d'appareils, et tantôt on les rompt brusquement. Il n'y a pas longtemps encore on reculait devant cette dernière manœuvre, qui est aujourd'hui la pratique commune.

Cependant, pour appliquer la dilatation *inflammatoire atrophique* ou la *divulsion*, il faut d'abord traverser le rétrécissement. Or, celui-ci est quelquefois infranchissable ou tellement irritable, que le contact momentané d'un corps étranger suffit pour déterminer de graves accidents. Ici peut intervenir une autre méthode de traitement, c'est la *cautérisation*. Elle servira tantôt à détruire des brides irrégulières qui embarrassent l'entrée du rétrécissement, tantôt à modifier l'extrême sensibilité de la muqueuse ; mais elle ne sera, après tout, qu'un moyen accessoire.

Dans les *rétrécissements cicatriciels*, bien qu'on puisse y rencontrer quelques-unes des altérations de tissu propres aux rétrécissements inflammatoires, le fait capital est la production d'un tissu nouveau.

C'est lui qui constitue l'élément principal du rétrécissement. On pourra le modifier dans quelques-unes de ses parties par le contact prolongé d'un corps étranger, mais sa trame restera inattaquable, et la maladie reparaîtra dès qu'on suspendra le traitement. Aussi la *dilatation inflammatoire atrophique* est-elle généralement impuissante contre cette espèce de rétrécissement. La *divulsion* offre beaucoup plus de chances de succès, si la cicatrice n'est pas très-épaisse; mais elle échouerait si le tissu fibreux avait une trop grande épaisseur. On devrait craindre encore, dans les cas où la cicatrice n'occupe qu'une des parois du canal, comme cela arrive assez souvent après une lésion traumatique, que l'effort du *divulseur*, trouvant de ce côté une trop grande résistance, ne se portât tout entier du côté opposé sur les parois saines de l'urèthre.

Il faut donc recourir à une autre méthode, à l'*uréthrotomie interne*. Avec celle-ci, on attaque le point précis sur lequel siége l'obstacle; on divise facilement la cicatrice, quelles que soient son épaisseur et sa résistance, et le calibre de l'urèthre est immédiatement élargi. Il est vrai qu'au bout d'un temps variable et souvent assez court, la maladie récidivera, si la plaie est abandonnée à elle-même. Mais la dilatation, et surtout la divulsion, peut alors intervenir utilement pour écarter les bords de l'incision et pour distendre la cicatrice nouvelle toujours plus mince et beaucoup moins résistante que l'ancienne. La réunion de ces deux méthodes, pour les raisons que j'ai données plus haut en parlant de chacune d'elles, n'assure pas encore la cure radicale du rétrécissement; pourtant ces moyens habilement combinés procurent, le plus souvent, une amélioration considérable.

— Ainsi, le rôle de l'uréthrotomie interne se trouve bien restreint, et il doit l'être quand on songe à la gravité de cette opération et aux médiocres résultats qu'elle donne.

Quelquefois les rétrécissements inflammatoires ou cicatriciels affectent une forme grave qui exige un traitement tout particulier. C'est quand une portion du canal est oblitérée dans une certaine étendue ou infranchissable, quand il existe en même temps des fistules urinaires ou encore une perte de substance des parois de l'urèthre. Dans ces cas difficiles, l'*uréthrotomie externe* est la méthode qui convient. Mais les complications qui accompagnent ces rétrécissements sont si variées, qu'on n'a pas trop de tous les moyens thérapeutiques dont nous disposons pour les combattre. Avec l'uréthrotomie externe, on est conduit à employer et à combiner encore, avec plus ou moins de bonheur, le cathétérisme forcé, le cathétérisme par la vessie, l'uréthrotomie interne, et enfin la dilatation.

CHAPITRE VI

PONCTION DE LA VESSIE.

La ponction de la vessie n'est pas employée exclusivement dans les maladies de l'urèthre; cependant je crois devoir la décrire ici pour compléter le traitement des rétrécissements. On peut la pratiquer sur quatre points, ce qui constitue autant de procédés :

1° Sur le périnée (ponction périnéale);

2° Sur la cloison recto-vésicale (ponction recto-vésicale);

3° A l'hypogastre (ponction hypogastrique);

4° Au-dessous du pubis (ponction sous-pubienne).

A. — Ponction périnéale.

La ponction périnéale a été souvent confondue, même par les auteurs modernes, avec la boutonnière, quoiqu'elle en diffère essentiellement. Avec l'une, on incise l'urèthre en arrière du bulbe, pour arriver dans la vessie; avec l'autre, on laisse l'urèthre de côté et l'on attaque la vessie dans son corps.

Dionis, tout en décrivant ces deux opérations sous le nom de *ponction au périnée*, les avait parfaitement distinguées l'une de l'autre. Après avoir dit comment on pratique la boutonnière, il ajoute.... « Voilà la manière dont on s'est servi jusqu'à présent pour faire la ponction au périnée; mais celle que nous a apportée frère Jacques pour tirer la pierre de la vessie m'a donné occasion de penser qu'on pourrait faire plus sûrement cette ponction à l'endroit de la vessie où il fait l'incision pour le calcul, c'est-à-dire *dans le corps même de cet organe*, proche de son col; de sorte qu'il ne faut pas plonger le scalpel dans l'urèthre, et le faire passer par le col de la vessie qui, dans son inflammation, est tellement tuméfié, que rien n'en peut sortir...... Mais si l'on enfonçait l'instrument à un doigt du périnée et qu'on perçât la vessie près de son col, je crois que l'opération en serait plus sûre et moins douloureuse, puisqu'on ne percerait point l'urèthre, qu'on n'offenserait point le col de la vessie, et que l'inflammation diminuée ou passée, l'urine sortirait par son chemin ordinaire, en ôtant la canule et fermant la plaie qu'on panserait à la manière accoutumée, et qui se guérirait aussi facilement que les autres..... Cette opération se doit appeler *kystitomie*, parce qu'effectivement on ouvre le sac urinaire. » (*Cours d'opér. de chirur.*, t. I, p. 198.)

Il est impossible d'être plus explicite. Aussi Sabatier attribue-t-il la ponction périnéale à Dionis, quoique celui-ci n'ait pas dit un mot autorisant à croire qu'il avait mis son idée à exécution.

D'autres écrivains, sans plus de raison, en ont fait honneur à François Tolet, contemporain de Dionis. Mais ce chirurgien ne la revendique pas; il la décrit au contraire comme une opération connue. Seulement il comprit, avec beaucoup de sagacité, que la ponction de la vessie, intimement liée à la taille, devait en suivre les progrès, et il en donne trois procédés : «..... Comme ils n'ont pas de nom propre, dit-il, on les distinguera par ceux des diverses méthodes de la lithotomie, scavoir, le haut, le grand et le petit appareil. » (Tolet, *Traité de la lithot.*, p. 299.) — Le haut, c'est la ponction hypogastrique; le grand, c'est la boutonnière; le petit, c'est la ponction périnéale.

Il ne s'attribue même pas l'idée de se servir d'un trocart, au lieu d'un bistouri, pour faire la ponction. D'après ce qu'il dit, il semble que de son temps, cet instrument était généralement employé; car il raconte qu'il imagina un trocart d'une forme particulière, en 1677, ayant remarqué quelques défauts à ceux qu'il avait vus dans le commencement de ses exercices à l'hôpital de la Charité (*loc. cit.*, p. 305). — Et, un peu plus loin, il indique avec détail la manière de se servir de cet instrument.

Tolet avait encore entrevu la supériorité de la ponction hypogastrique sur celle du périnée. Son opinion se traduit clairement dans ce passage : « ...Quoiqu'on ait dit que le haut appareil n'est point en usage, il semble néanmoins que la grande tumeur au-dessus du pubis, causée par la suppression d'urine, particulièrement dans un sujet exténué, rendrait l'opération facile, sans craindre de blesser les parties du bas-ventre... » (*Loc. cit.*, p. 300.) — Toutefois les chirurgiens de son époque et lui-même s'en tenaient à la ponction périnéale, sans doute parce qu'elle s'écartait moins de la boutonnière qu'on avait l'habitude d'employer.

Cependant on opérait sans règles précises, et, bien qu'on crût n'intéresser la vessie que dans son corps, sans en toucher le col et sans blesser la prostate, ce dernier accident devait être assez fréquent. Quand on consulte les auteurs les plus modernes, on éprouve quelque surprise à voir qu'ils ne sont pas encore complétement d'accord sur le manuel de cette opération.

Voici comment cette ponction doit être faite : Le malade est couché en travers sur le bord d'un lit, le bassin légèrement élevé et les membres inférieurs pliés comme dans l'opération de la taille. Un des aides relève les bourses; un autre comprime la région hypogastrique pour enfoncer la vessie dans la cavité pelvienne. Le chirurgien, placé entre les cuisses du malade, tend légèrement la peau avec la main gauche appliquée à plat et en travers sur le périnée, le pouce et l'indicateur écartés l'un de l'autre. Avec la main droite, il saisit un trocart du même volume qu'un trocart à hydrocèle, long de 12 centimètres, et l'enfonce sur le milieu d'une ligne qui, partant du raphé, à 2 centimètres au devant de l'anus, irait aboutir à la tubérosité droite de l'ischion. Dans ce mouvement, il a soin de conduire le trocart horizontalement; il en incline légèrement le talon vers le raphé, afin que sa pointe, portée un peu en dehors, ne blesse pas la prostate. Il évitera surtout d'élever ou d'abaisser le manche de l'instrument, car s'il l'élève, il risque de porter la pointe du trocart entre le rectum et la vessie; s'il l'abaisse, il peut engager cette pointe entre la vessie et le pubis.

Le chirurgien est averti, par un défaut de résistance, du moment où il a pénétré dans la vessie. Mais cette sensation est trompeuse; il vaut beaucoup mieux se servir d'un instrument creusé d'une cannelure dans le sens de sa longueur, de manière que les urines s'échappent par cette gouttière aussitôt qu'il est entré dans la vessie, sans qu'on ait besoin de retirer la tige de la canule. Les trocarts imaginés par Tolet, Juncker, Heister, Lapeyronie, frère Côme, présentent tous cette disposition.

Heister recommande d'introduire l'index de la main gauche dans l'anus pour repousser le rectum en arrière et du côté opposé à celui où l'on pratique la ponction, afin d'éviter en même temps le rectum et le bas-fond de la vessie. Mais je me suis assuré, sur le cadavre, que cette précaution est entièrement inutile. La laxité de l'intestin fait qu'on peut déprimer fortement une de ses parois, sans entraîner dans le même sens la paroi opposée. De plus, on se prive, par cette manœuvre, de l'usage de la main gauche, ce qui est très-important.

Sabatier veut qu'après avoir enfoncé le trocart suivant une ligne parallèle à l'axe du corps, on en porte, ainsi que je l'ai dit, la pointe un peu en dehors pour éviter de blesser la prostate et pour attaquer la vessie sur le côté, comme dans le procédé de taille de Foubert (*Méd. opér.*, t. II, p. 369). Boyer, au contraire, veut qu'on dirige la pointe du trocart un peu en dedans pour percer la partie du bas-fond de la vessie comprise entre la base de la prostate et l'insertion de l'uretère (*Tr. des malad. chir.*, t. IX, p. 160). — Il me semble qu'en dirigeant l'instrument en dedans, on risque beaucoup d'intéresser la prostate. On attaque peut-être la vessie moins obliquement, mais cet avantage, assez peu important par lui-même, n'existe réellement pas ; car lorsque la vessie est fortement dilatée par l'urine, elle s'étend sur les côtés et ne présente plus une surface oblique comme si elle était à moitié vide.

Garengeot avait donné à Foubert le conseil de ne point ponctionner la vessie d'emblée, comme il le faisait dans son procédé de taille latérale, mais de diviser les parties par une large incision, pour arriver jusqu'à la vessie, et de n'y plonger le trocart qu'après avoir constaté la fluctuation qu'elle doit présenter au toucher. Sabatier approuve ce procédé pour plusieurs raisons. «.... En effet, dit-il, si la rétention d'urine dure quelque temps, il serait à craindre que la présence de la canule laissée dans la vessie n'attirât dans toute l'étendue du trajet qu'elle parcourt une inflammation suivie de suppuration et d'une légère croûte gangréneuse dont la séparation, agrandissant le trou fait par le trocart, laisserait échapper les urines et leur permettrait de s'infiltrer dans le tissu cellulaire. La plus grande utilité de l'incision préliminaire au périnée serait de prévenir l'effet de cette infiltration, en donnant une voie plus libre aux urines à mesure qu'elles sortent de la vessie... » (*Loc. cit.*, t. II, p. 371.) — Boyer, qui a reproduit presque littéralement Sabatier, semble partager son opinion.

Malgré l'autorité de ces grands chirurgiens, je ne puis accepter leur manière de voir. Que le séjour prolongé de la canule ait quelques inconvénients, je suis le premier à le reconnaître. Il peut en résulter un certain dommage pour la vessie, et, à la rigueur, un abcès dans l'épaisseur du périnée. Mais une infiltration urineuse n'est pas à craindre. La présence même de la canule détermine, dans les tissus dont elle est enveloppée, une inflammation adhésive qui les rend imperméables aux urines. On doit bien plutôt redouter que les parois de la plaie étroite produite par le trocart ne s'indurent et ne finissent par constituer une fistule vésicale. Cet accident a été observé assez souvent.

A. Cooper a conseillé également de faire une incision comme pour l'opération de la taille latérale, de repousser le bulbe de l'urèthre à droite, et de porter le bistouri le long de la branche de l'ischion, jusqu'à ce qu'on soit arrivé à la prostate. On repousse également cette glande à droite et on laisse le doigt indicateur gauche appliqué sur elle pendant qu'on enfonce le bistouri obliquement dans la vessie. (S. Cooper, t. II, p. 605.)

Ce procédé permet au chirurgien de suivre la marche de son instrument dans l'épaisseur des tissus et d'éviter la lésion d'organes importants; mais cet avantage est largement contre-balancé par la difficulté et la durée de l'opération, par l'étendue et surtout la profondeur de la plaie, et enfin par le risque de diviser des rameaux assez volumineux de la honteuse interne.

Les raisons données par Cooper valent mieux que celles de Sabatier et de Boyer. Pourtant je préfère encore la ponction avec le trocart : son exécution est plus rapide ; comme on écarte les tissus plutôt qu'on ne les coupe, on s'expose moins aux hémorrhagies ; lorsqu'on a retiré la canule, après avoir rétabli le cours des urines par l'urèthre, le trajet étroit se cicatrise beaucoup plus vite qu'une plaie large qui aurait intéressé la vessie, et l'on a moins à craindre qu'il ne reste une fistule vésicale.

Cependant la ponction périnéale, même quand elle est pratiquée avec un trocart, est une opération dangereuse. On a dit que l'instrument pouvait déchirer des filets nerveux ou diviser quelque branche artérielle. Quoique cet accident ne soit point impossible, il doit être fort rare et n'aurait pas beaucoup de gravité.

Sœmmering a prétendu encore que, dans les cas où la ponction réussit le mieux, elle augmente l'inflammation ou le spasme du col de la vessie, partie qui exige les plus grands ménagements (*Traité des maladies de la vessie*, p. 6). Cette assertion est singulièrement exagérée et en contradiction avec les faits nombreux de succès qui ont été publiés ; il faut donc en tenir peu de compte.

Bertrandi raconte qu'il a vu, sur un homme mort d'ischurie, la prostate plus longue et plus grosse qu'un œuf ; et il ajoute que, dans ce cas, on n'aurait pu faire la ponction sans courir un très-grand risque d'offenser la partie postérieure de la vessie et même l'intestin rectum (*Traité des opér. de chir.*, p. 101). — N'est-ce pas encore une supposition toute gratuite ? Il est évident qu'un chirurgien un peu exercé se serait assuré de l'état de la glande avant de procéder à l'opération.

Le véritable inconvénient de cette ponction, c'est la difficulté de son exécution, inconvénient d'autant plus grand, qu'on ne le rencontre point dans les autres procédés. Le chirurgien le plus sûr de ses connaissances anatomiques et le plus habile n'est jamais certain de la route qu'il fait suivre à son instrument, quand il s'agit de traverser une région aussi compliquée que celle du périnée. S'il incline un peu trop le manche du trocart dans un sens ou dans un autre, il pourra blesser la prostate, les vésicules séminales ou le rectum ; quelquefois même il n'entrera pas dans la vessie. Sœmmering dit que cet accident est arrivé à Murray, qui fut obligé de recourir à la ponction au-dessus du pubis et que Weitbrecht et Reid rapportent deux cas semblables.

Il faut encore ajouter que pendant tout le temps que les malades gardent leur canule, ils ne peuvent s'asseoir ; ils marchent même très-difficilement. De plus, après que la canule a été retirée, si la plaie ne se ferme pas rapidement, il s'établit une petite fistule vésicale très-difficile à guérir, et qui devient une infirmité des plus gênantes.

La ponction du périnée n'a qu'un seul avantage, c'est d'ouvrir la vessie dans un point déclive et de fournir une issue facile aux urines. Elle a été une ressource précieuse à l'époque où les autres procédés de ponction n'existaient pas, mais elle est abandonnée aujourd'hui avec raison.

B. — Ponction recto-vésicale.

Quoique cette opération soit de beaucoup postérieure à la ponction hypogastrique, je la décrirai ici, parce qu'elle se rapproche sous quelques rapports de la ponction périnéale.

La ponction recto-vésicale a été imaginée par Flurant, chirurgien de l'hôpital de la Charité de Lyon. En 1750, il allait pratiquer la ponction périnéale sur un homme de soixante-douze ans affecté d'une ischurie, avec obstacle infranchissable par le cathétérisme, lorsque, ayant introduit le doigt dans l'anus pour constater l'état des parties, il trouva la vessie ballonnée et si bien à portée, qu'il l'attaqua par le rectum, avec un trocart ordinaire à hydrocèle. Tout alla pour le mieux, et, le quatrième jour, les urines ayant repris leur voie habituelle par l'urèthre, on retira la canule. — Deux ans plus tard, en 1752, il employa le même procédé sur un homme qui succomba le lendemain. Mais la mort ne peut être attribuée à l'opération, qui réussit parfaitement; elle fut le résultat de l'état déplorable dans lequel se trouvait le malade avant d'être opéré. — Enfin, en 1757, en présence de M. Charmeron, chirurgien gradué de Lyon, il fit encore cette ponction avec un plein succès.

Dans les deux premiers cas, Flurant s'était servi d'un trocart droit qu'il avait eu beaucoup de peine à maintenir en place et dont le talon avait singulièrement gêné la sortie des matières fécales par le rectum. Frappé de ces inconvénients, il fit fabriquer un trocart semblable à celui de frère Côme, du même volume, de la même longueur, mais un peu moins courbe. La pointe du mandrin est triangulaire; à la place du prolongement en gouttière qui termine la canule des trocarts à hydrocèle, se trouve une plaque présentant la forme d'un triangle isocèle dont le sommet est arrondi et dont la base est percée, de chaque côté, d'une ouverture dans laquelle on passe des liens qui servent à fixer l'instrument dans le rectum. Cette plaque est perpendiculaire à la canule et tournée du côté de sa concavité (1).

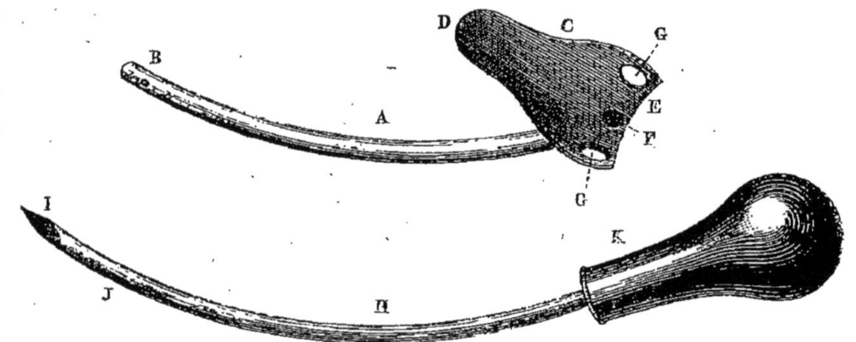

FIG. 67. — Trocart de Flurant.

A. Canule courbe d'argent.
B. Extrémité antérieure de la canule percée d'un trou latéralement.
C. Plaque du talon de la canule.
D. Partie antérieure et arrondie de la plaque reposant sur le périnée, quand la canule est dans la vessie.
E. Bord postérieur de la plaque; il est légèrement échancré pour ne pas gêner la sortie des matières fécales.
F. Ouverture de la canule.
G. Yeux de la plaque dans lesquels on passe des cordons pour fixer la canule.
H. Corps du mandrin.
I. Extrémité pointue du mandrin.
J. Gouttière correspondant à l'ouverture B de la canule, et permettant aux urines de sortir avant même qu'on ait retiré le mandrin.
K. Manche du trocart.

On pratique la ponction recto-vésicale dans l'espace angulaire que laissent entre elles les vésicules séminales dirigées obliquement d'arrière en avant et de dehors en dedans. Là l'intestin est en rapport im-

(1) Sabatier fait remarquer que dans la planche où cet instrument est représenté, le bec de cuiller qui en forme le pavillon est tourné vers la concavité de la courbure de la canule, sans doute, dit-il, par suite d'une méprise de la part du graveur; car ce bec doit regarder le côté opposé, afin de diriger les urines dans le vase où l'on se propose de les recevoir. (*Médec. opérat.*, t. II, p. 375.)

Je crois plutôt que Sabatier se trompe. Le bec de cuiller, ainsi que Flurant l'a fait représenter, doit être tourné du côté de la concavité de la courbure, pour s'appuyer sur la partie antérieure du périnée quand la canule est en place. Ce bec ne peut servir à conduire les urines dans un vase, car il s'élève perpendiculairement à la canule. S'il se portait en arrière, pour être logé entre les fesses, il les blesserait, puisqu'il a une largeur de 3 centimètres. De plus, cette large plaque, placée en arrière, fermerait l'anus et gênerait le passage des matières, tandis que Flurant a eu soin de l'échancrer légèrement pour faciliter la défécation.

médiat avec la vessie, et ces deux organes sont si intimement unis, que si la vessie est fortement distendue par l'urine, elle fait dans le rectum une saillie arrondie qu'il est très-facile d'atteindre avec le doigt.

Voici comment cette opération doit être exécutée: Le malade est couché en travers sur le bord de son lit, les jambes et les cuisses fléchies comme s'il allait être taillé. Un des aides chargés de soutenir les membres inférieurs comprime légèrement la région hypogastrique; l'autre relève les bourses. Le chirurgien se place entre les cuisses du malade. Après avoir enduit d'un corps gras l'index de sa main gauche, il l'enfonce dans le rectum. Avec ce doigt, dont la pulpe est tournée en haut, il suit la paroi antérieure du rectum, reconnaît la prostate et cherche à sentir la tumeur molle et légèrement rénitente que forme la vessie en arrière de cette glande. Avec la main droite il saisit le trocart, dont la concavité doit regarder le pubis. Après avoir pris soin d'en faire rentrer la pointe dans la canule, de manière à ne blesser ni lui-même ni le malade, il glisse l'instrument sur son doigt. Lorsqu'il sent que l'extrémité de la canule est arrivée sur le point où il veut opérer la ponction, il fait saillir la pointe du mandrin, et du même coup il l'enfonce avec la canule dans la vessie. Dans ce temps de la manœuvre, on doit abaisser fortement en arrière le talon de l'instrument pour empêcher sa pointe de glisser entre la vessie et le rectum. Cela fait, avec le pouce et l'index de la main gauche devenue libre, on soutient la canule, pendant qu'avec la main droite on retire le mandrin.

L'opération est terminée ; il ne reste plus qu'à fixer la canule, ce qui se fait au moyen de quatre cordons qu'on passe dans les yeux de son pavillon, et dont deux sont attachés en avant et deux en arrière à une ceinture qui entoure le corps du malade. Pour plus de sûreté, on peut encore appliquer sur le pavillon une compresse pliée en plusieurs doubles et un bandage en T double.

Je montrerai plus loin que le séjour prolongé de la canule dans la vessie a des inconvénients sérieux; aussi faut-il, aussitôt qu'on a donné issue aux urines, s'occuper de rétablir leur cours par les voies habituelles, soit en élargissant l'urèthre s'il est rétréci, soit en combattant par des émissions sanguines la congestion locale des organes, qui complique presque toujours la rétention d'urine.

Cette opération est, en général, d'une exécution facile ; mais il ne faut pas oublier que, dans les cas où il est nécessaire de ponctionner la vessie, les voies urinaires sont assez souvent en mauvais état, et que les rapports des organes sont plus ou moins changés. Il n'est pas rare que, par suite d'une inflammation aiguë ou chronique, la prostate ait pris un volume considérable et même changé de forme. Alors la vessie remonte au-dessus du pubis plutôt qu'elle ne s'enfonce dans le bassin, et il est presque impossible d'atteindre son bas-fond avec le doigt. Le chirurgien, obligé de porter le trocart au delà du point qu'il peut toucher, n'a plus de guide certain, et il opère un peu en aveugle. S'il enfonce l'instrument trop avant, il court risque d'ouvrir le péritoine, qui descend assez bas en arrière de la vessie. Si, arrêté par la crainte très-légitime de cet accident, il n'enfonce pas le trocart assez profondément, il traversera la prostate, peut-être même le col de la vessie, sans pénétrer dans sa cavité. Je donnerai, à l'appui de ce que je viens de dire, le résumé d'une observation très-curieuse rapportée par Frank. — Un avocat, âgé d'environ quarante ans, d'un si grand embonpoint qu'il pesait quatre cents livres après sa mort, fut pris d'une rétention d'urine à la suite d'un voyage en voiture. Après avoir épuisé tous les moyens, on se décida, malgré l'avis de Frank, qui conseillait la ponction hypogastrique, d'ouvrir la vessie par le rectum. Un chirurgien très-habile fut chargé de faire l'opération. Deux fois il pratiqua la ponction sans obtenir une goutte d'urine. Le malade mourut deux jours après. A l'autopsie, on trouva la *vessie très-élevée au-dessus du pubis*. Son col était fermé par une petite tumeur prostatique du volume d'une noisette. L'urèthre avait été traversé par le trocart près du col de la vessie. (*De curandis homin. morb.*, lib. VI, pars 1, p. 542.) — Murray et Meyer citent également un homme de soixante-quatorze ans qui fut opéré pour une rétention d'urine causée par un engorgement de la prostate. Deux fois on essaya inutilement de faire la ponction par le rectum, et l'on fut obligé d'en venir à la ponction hypogastrique, qui réussit. (Sœmmering, *Traité des malad. de la vessie et de l'urèthre*, p. 93.) — La conséquence pratique à tirer de ces faits, c'est qu'il faut avant tout s'assurer par le toucher rectal de l'état des parties, et que, s'il est impossible de dépasser avec le doigt la base de la prostate, et de sentir la tumeur formée par la vessie, il est prudent de s'abstenir de la ponction par le rectum.

Alors même que l'opération, pratiquée avec habileté et dans des conditions favorables, semble avoir réussi, et quand l'urèthre, largement dilaté, laisse passer l'urine librement, tout n'est pas encore fini. Si la canule est restée en place quelques jours, il n'est pas rare de voir, après qu'on l'a retirée, les urines s'échapper par le rectum en même temps que par le canal; il s'est établi une fistule. Cet accident est commun à tous les procédés de ponction de la vessie; mais il appartient plus particulièrement à la ponction recto-vésicale. On se l'explique facilement par la disposition anatomique des parties : La cloison recto-vésicale a peu d'épaisseur ; la plaie suit un trajet très-court, et ses deux ouvertures, dont l'une est constamment baignée par l'urine et l'autre en contact avec des matières fécales, doivent avoir la plus grande peine à se cicatriser. Il faut aussi ajouter que, si la prostate est volumineuse, la vessie, ne pouvant se vider complétement par l'urèthre, tend à chasser les urines par la fistule.

Suivant la disposition des ouvertures de la plaie, tantôt ce sont les matières fécales qui passent dans la vessie ; tantôt, et plus souvent, ce sont les urines qui passent dans le rectum. — Dans le premier cas, l'irritabilité extrême de la vessie peut donner lieu à des accidents aigus très-graves. L. Angeli raconte qu'un malade rendit une urine fétide par l'urèthre pendant cinq semaines. Il se forma au-dessus du pubis un abcès d'où il sortit une grande quantité de matières ayant la même odeur que l'urine. — Dans le second cas, l'inflammation affecte une marche plus lente, parce que la muqueuse du rectum est moins irritable. Bonn rapporte l'histoire d'un malade qui, pendant les dix années qu'il vécut encore après avoir subi la ponction, conserva une fistule. Chaque fois que l'urine pénétrait dans le rectum, elle provoquait un violent besoin d'aller à la selle, et si ce besoin n'était pas satisfait sur-le-champ, il était suivi d'une défécation involontaire. Paletta a vu une fistule semblable que le malade conserva toute sa vie (Sœmmering, *loc. cit.*, p. 85). A. Cooper a même vu un homme chez lequel il y eut une désorganisation du rectum qui amena la mort. Il faut dire pourtant que ces terminaisons graves sont exceptionnelles ; mais la persistance de la fistule pendant un temps plus ou moins long est un fait assez commun.

Dans l'espérance de prévenir la formation d'une fistule, quelques chirurgiens ont proposé de retirer la canule aussitôt après avoir vidé la vessie, et de renouveler la ponction aussi souvent que cela serait nécessaire, jusqu'au moment où l'on aurait rétabli le cours des urines par l'urèthre. Mais, on ne sait jamais à l'avance quand on obtiendra ce résultat heureux ; il peut se faire attendre huit à dix jours, et même plus longtemps. Dans ce cas, combien de fois faudrait-il donc répéter la ponction ?

Aux accidents sérieux qui peuvent compliquer la ponction recto-vésicale, on doit encore ajouter les ennuis qui en sont inséparables. Ce sont l'irritation produite par la présence continue d'un corps étranger dans le rectum, l'impossibilité où sont les malades de se tenir assis ou de marcher, et enfin la gêne extrême qu'ils éprouvent dans l'acte de la défécation.

Cependant ce procédé a le grand avantage d'ouvrir la vessie dans son point le plus déclive. Quoi qu'il soit peu employé, il doit rester dans la thérapeutique comme une ressource utile dans certains cas exceptionnels.

C. — Ponction hypogastrique.

La ponction hypogastrique est si intimement liée à la taille sus-pubienne, qu'on pourrait croire qu'elle date de la même époque. Cependant cette dernière opération avait été pratiquée depuis cent trente ans, qu'on en était encore à se demander si la nouvelle voie ouverte par l'illustre Franco pour retirer la pierre pourrait servir à la sortie des urines.

Ce fut Méry qui, le premier, pratiqua la ponction hypogastrique. L'observation qu'il a publiée dans les *Mémoires de l'Académie des sciences* est trop importante, au point de vue de l'histoire de cette opération et de son manuel opératoire, pour n'être pas citée tout entière. «.... Je me suis toujours imaginé, dit-il, que plutôt que de ponctionner le périnée, il serait beaucoup plus sûr de faire au-dessus des os pubis une ponction au corps de cette partie pour en tirer l'urine. — Un pauvre homme âgé de soixante ans, ne pouvant point uriner depuis vingt-huit heures, vint à l'Hôtel-Dieu pour y chercher les secours dont il avait besoin. On tenta plusieurs fois de le sonder; on ne put en venir à bout. Je le fis baigner; il prit des émulsions avec des semences froides, le sirop de limon et l'eau de pariétaire. Tous les remèdes lui ayant été inutiles, je pris enfin la résolution de faire au-dessus des os du pubis, *à côté de la partie externe inférieure du muscle droit du ventre*, une ponction au corps de la vessie avec un trocart portant avec lui sa canule. Il en sortit au moins trois chopines d'urine, qui parut d'abord mêlée de pus et de glaires. Je ne laissai la canule dans la vessie que jusqu'au lendemain, parce qu'étant d'acier, je craignis que les parties piquées n'en souffrissent. Ce jour-là se passa sans urine, ce qui m'engagea, sur le soir, de répéter la ponction par le même endroit, en prenant la précaution de porter dans la vessie mon trocart garni de sa canule d'argent, dont je crus que les parties pourraient se mieux accommoder. Je laissai pendant deux jours cette canule dans la vessie, à la fin desquels l'urine commença à couler peu à peu par la verge, ce qui me porta à retirer la canule. Le premier jour qui suivit le moment de la ponction que je fis au malade, je laissai la canule ouverte pour donner lieu à l'urine de s'écouler librement, et par ce moyen occasion à la vessie de se rétablir. Le second et le troisième jour, je fermai la canule, me contentant de l'ouvrir pendant ces deux jours de huit heures en huit heures, afin de remettre les fibres charnues de la vessie en état de se contracter pour chasser l'urine par l'urèthre, ou par la canule, au cas que le col de la vessie ne pût céder à l'effort des fibres de son corps. Le malade passa la nuit du 3 au 4 fort tranquillement, et le lendemain matin il jeta par la verge, à ce qu'il me dit, deux pintes d'urine. — Le 10, il fut parfaitement guéri de sa ponction, sur laquelle je n'appliquai, dans le commencement, qu'une compresse trempée dans le vin rouge, et sur la fin un emplâtre de minium. Quoique j'aie fait la ponction à côté de la partie inférieure du muscle droit pour entrer dans la vessie et éviter l'artère et la veine épigastrique qui rampent sur la surface interne de ce muscle, je crois cependant qu'elle peut se faire, sans courir aucun risque, *immédiatement au-dessus de la symphyse des os pubis, entre les deux muscles pyramidaux*, ce que j'ai éprouvé depuis avec un heureux succès.» (*Mém. de l'Acad. roy. des sciences*, 1701, p. 290.)

Méry ne trouva pas beaucoup d'imitateurs. Soit qu'on ne se rendît pas bien compte de ce qu'il avait fait, soit qu'on fût encore sous l'influence des anciennes idées sur l'extrême gravité des plaies du corps de la vessie, la ponction hypogastrique fut assez froidement accueillie. Avec la ponction périnéale on intéressait également la vessie dans son corps; son manuel était mal réglé; elle était d'une exécution difficile, mais elle se rapprochait de la boutonnière qu'on avait l'habitude de pratiquer et l'on s'y tenait. C'est ce que constate J. L. Petit quand il dit: «..... Je n'ai jamais vu arriver d'accidents en conséquence de cette ponction; je la regarde, pour ainsi dire, comme un coup d'épée dans l'eau; je l'ai souvent pratiquée, et je m'étonne qu'elle ne soit pas autant usitée qu'elle mérite de l'être. » (*Œuvr. posth.*, vol. III, p. 87.)

Le discrédit dont la ponction hypogastrique était frappée ne s'effaçait que lentement, lorsque frère Come qui, vers le milieu du XVIIIe siècle, s'était rendu célèbre par ses travaux sur les différents procédés de taille, perfectionna son manuel opératoire, et la fit entrer définitivement dans la pratique commune. — Avant lui, on se servait d'un trocart courbe formé d'une tige d'acier creuse et terminée par une pointe triangulaire. Afin que cet instrument eût assez de force pour traverser les tissus, il fallait que ses parois fussent épaisses, et alors sa cavité était trop étroite pour laisser sortir les urines, surtout quand elles contenaient des mucosités abondantes. D'un autre côté, il ne permettait pas de vider complétement la vessie dont il aurait blessé les parois avec sa pointe, au moment où elles seraient revenues sur elles-mêmes.

Le trocart du frère Côme est courbe; il se compose d'un mandrin et d'une canule. — Le mandrin est cylindrique et long de 12 à 13 centimètres. Sa courbure est celle d'un cercle de 19 centimètres de diamètre. Sur la convexité et tout le long de cette courbure, il est creusé par une gouttière depuis la base de sa pointe jusque dans l'épaisseur de la virole du manche échancrée à cet effet. Sa pointe est triangulaire et un peu allongée. — La canule est d'argent; son talon est garni d'une petite plaque percée de deux fentes; à son extrémité antérieure et du côté convexe, elle présente un petit trou qui correspond à l'extrémité de la cannelure du mandrin, afin que l'urine puisse s'y engager, et avertir, en coulant le long du manche, que le trocart est arrivé dans la vessie. — Le mandrin et la canule doivent avoir exactement la même courbure afin de s'emboîter facilement.

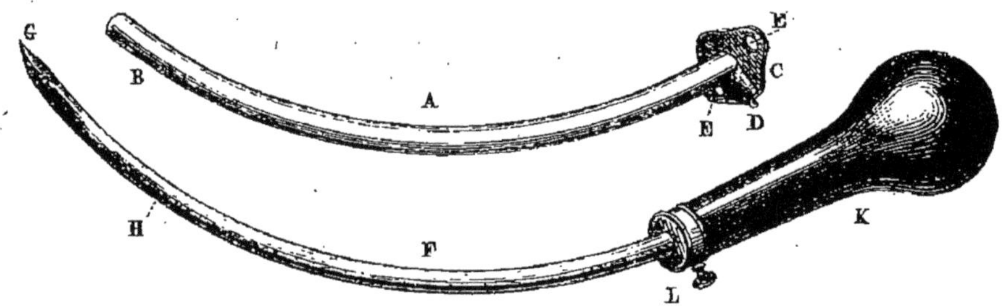

Fig. 68. — Trocart de frère Côme.

A. Corps de la canule courbé d'argent.
B. Ouverture latérale.
C. Plaque ajustée au talon de la canule.
D. Rigole par où s'échappent les urines.
E. Yeux dans lesquels on passe les cordons pour fixer la canule.
F. Mandrin d'acier.
G. Pointe du mandrin.
H. Rigole creusée dans le corps du mandrin; elle correspond à l'ouverture latérale B de la canule.
K. Manche du mandrin.
L. Talon du mandrin vissé dans le manche.

Le manuel opératoire est assez simple. Le malade est couché sur le côté droit du lit pour être rapproché du chirurgien; sa tête et sa poitrine doivent être un peu élevées et les cuisses légèrement fléchies. — L'opérateur, debout du même côté, applique sa main gauche à plat sur le bas-ventre du malade, et avec l'indicateur et le pouce écartés l'un de l'autre, il tend doucement la peau sur les côtés du point qu'il va percer, afin de faciliter la division des tissus. Après avoir préalablement trempé le trocart dans de l'huile, il le saisit de manière à en diriger la courbure du côté du pubis; il en serre le manche dans la paume de sa main droite, tandis que, avec les trois premiers doigts allongés, il maintient la canule sur le mandrin. Tout étant ainsi préparé, il enfonce la pointe du trocart dans une direction perpendiculaire à l'axe du corps, sur la partie inférieure de la ligne blanche, entre les deux muscles pyramidaux, à 3 ou 4 centimètres au-dessus du pubis, comme s'il voulait contourner ces os en arrière. Le défaut de résistance et la sortie de quelques gouttes d'urine qui s'écoulent par la cannelure du mandrin l'avertissent qu'il a ouvert la vessie. Alors, avec le pouce et l'index de la main gauche, il saisit la canule près de son pavillon et l'enfonce profondément, tandis qu'avec la main droite il retire le mandrin. Ce double mouvement doit s'exécuter en même temps : autrement, si l'on ne retirait le mandrin qu'après avoir fait entrer la canule tout entière dans la vessie, on risquerait de blesser les parois de ce viscère; en enlevant le mandrin trop tôt et avant que la canule soit enfoncée assez avant, celle-ci pourrait sortir de la vessie, qui revient promptement sur elle-même, dès que les urines commencent à s'échapper.

Quand la vessie est vidée, on ferme la canule avec un bouchon de liége, et on la fixe, autour du corps du malade, avec des cordons passés dans les yeux de son pavillon. Pour plus de sûreté, on peut, en outre, appliquer sur le pavillon un large morceau de diachylum percé dans son milieu, au niveau de l'ouverture de la canule.

Abernethy et quelques autres chirurgiens ont conseillé de commencer l'opération en faisant une incision longitudinale sur la ligne blanche, et de ne ponctionner la vessie qu'après avoir constaté sa présence avec le doigt introduit dans la plaie. Cette précaution serait peut-être bonne avec un homme d'une obésité extrême, comme celui dont j'ai parlé plus haut et sur lequel on avait tenté deux fois, et inutilement, de faire la ponction recto-vésicale. Après la mort du malade, Frank, qui avait conseillé la ponction hypogastrique, comme la seule qui eût des chances de succès, fit une incision au-dessus des pubis, et arriva facilement dans la vessie avec un trocart. Mais dans les cas ordinaires, cette précaution n'est pas nécessaire.

On comprend, à la rigueur, l'utilité d'une incision préliminaire dans la ponction sur le périnée. Là il est très-difficile d'arriver d'emblée jusqu'à la vessie, et la route que doit suivre le trocart est bordée d'organes dont la lésion pourrait avoir des conséquences sérieuses. A la région hypogastrique, au contraire, on ne rencontre aucun organe important, si ce n'est le péritoine, qu'avec un peu de soin, il sera toujours facile d'éviter.

Je dirai plus, c'est qu'ici l'incision change le caractère même de l'opération et en augmente les dangers. Avec le trocart on écarte les tissus plutôt qu'on ne les divise; la plaie qui résulte de la ponction est tellement étroite, que, si l'on retire l'instrument aussitôt après avoir donné issue aux urines, elle est effacée par le rapprochement des tissus au point qu'il serait difficile d'y introduire un stylet. Avec une incision, quoiqu'on ait le soin de ne pas lui donner trop d'étendue, on risque beaucoup plus d'intéresser le péritoine; au lieu d'un trajet étroit que la canule remplit exactement, puisqu'elle y est entrée à frottement, on a une véritable plaie ouverte et exposée au contact de l'urine qui peut s'échapper par la canule ou suinter en dehors, le long de ses parois. — Enfin il est peut-être sans exemple que la présence de la canule ait déterminé des accidents aigus et une inflammation phlegmoneuse dans l'épaisseur des parois de l'abdomen, tandis qu'une incision peut devenir le siége d'un érysipèle et des autres accidents communs à toutes les plaies; et il est facile d'en comprendre les graves conséquences, en songeant que le fond de cette incision repose sur la face antérieure de la vessie et communique avec le tissu cellulaire du bassin.

On a conseillé aussi de faire la ponction sur un point moins élevé que celui que j'ai indiqué, et presque immédiatement au-dessus du pubis, sans doute dans l'intention d'éviter plus sûrement le péritoine (Desault, *Œuvr. chir.*, t. III, p. 318). Cette précaution me semble exagérée; mais si l'on croyait devoir la prendre, il faudrait avoir soin de se servir d'un trocart très-peu courbe. Autrement, dans le mouvement de cercle qu'on imprime à l'instrument pour contourner le pubis, on risquerait de l'engager entre la vessie et les os; on devrait encore ne pas l'enfoncer trop profondément, de peur que sa pointe ne vînt blesser le col de la vessie.

De quelque manière que l'on se décide à pratiquer la ponction, il faut, avant de l'entreprendre, s'assurer de l'état des parties. Quelquefois le malade prétend qu'il n'a pas uriné depuis longtemps, et, en l'examinant avec soin, on trouve son lit souillé d'urine et sa vessie à moitié vide. Ordinairement il suffit de poser la main sur le ventre pour constater la présence d'une tumeur arrondie placée sur la ligne médiane et s'étendant du pubis jusqu'à quelques travers de doigt de l'ombilic. Mais, dans quelques cas exceptionnels, elle déborde à peine le pubis. Lorsque la vessie ne se contracte pas, la tumeur qu'elle forme est aplatie, molle, et se confond avec la masse intestinale. Le simple palper ne suffit plus pour la reconnaître; il faut recourir à la percussion, et la matité circonscrite que l'on obtient indique d'une façon précise les limites de la vessie. Chez les sujets très-gros, cette recherche peut être difficile. Il faut encore s'aider en prenant pour points de repère les épines iliaques supérieures, qui sont toujours faciles à reconnaître. On tire de l'une à l'autre une ligne horizontale dont on marque le milieu, et à 6 ou 7 centimètres au-dessous de ce point, on peut avec sécurité faire la ponction sur la ligne blanche.

Cet examen a surtout pour objet d'éviter la lésion du péritoine, qui serait presque certaine si la vessie était peu distendue, et si en même temps on enfonçait le trocart trop au-dessus du pubis. On a eu grande raison de mettre les chirurgiens en garde contre cet accident. Cependant, lorsqu'on songe à l'innocuité des ponctions abdominales dans les kystes de l'ovaire et dans l'ascite, il est permis de se demander si l'on n'en a pas exagéré la gravité. Sans doute la conséquence forcée d'une blessure du péritoine serait une inflammation de cette membrane, mais tout porte à croire que la péritonite serait très-bornée et passerait presque inaperçue. Celle-ci, au contraire, serait certainement mortelle si les urines venaient à passer dans la cavité abdominale; mais quand elles s'écoulent facilement au dehors, la présence de la canule dans la plaie détermine rapidement des adhérences qui préviennent leur passage dans le péritoine.

Un accident beaucoup plus grave, selon moi, pourrait résulter d'une ponction pratiquée trop haut. Dès que l'urine commence à sortir, la vessie se contracte et se porte nécessairement là où sont ses attaches fixes, c'est-à-dire vers le pubis. Dans ce mouvement de descente, elle glisse sur la canule, et, quand celle-ci n'est pas très-longue ou enfoncée profondément, elle finit par l'abandonner. Alors il se produit une infiltration d'urine.

Lorsque la canule a été placée de manière que sa convexité réponde à la paroi postérieure de la vessie, elle peut rester à demeure, pendant un temps très-long, sans déterminer d'accident. Mais si l'on a fait la ponction trop près des pubis, l'espace manque pour que la courbure du trocart puisse s'accommoder à celle de la vessie; le bout de la canule venant alors butter contre le bas-fond de cet organe, peut l'ulcérer et même le traverser. Sharp en a cité un exemple : « Quoique j'eusse introduit, dit-il, la canule environ un pouce et demi (4 centimètres) au-dessus de l'os pubis, néanmoins l'ayant enfoncée deux pouces et demi (67 millimètres) au-dessous de la surface de la peau, son extrémité s'insinua, au bout de six ou sept jours, dans le rectum. Comme depuis ce temps-là le malade ne rendait plus d'urine par la canule, et qu'il était attaqué d'une diarrhée, ma conclusion fut qu'il s'était séparé de la vessie une eschare gangrenée, et que l'urine s'épanchait par le bassin. A l'ouverture du cadavre, je trouvai que la chose était comme je l'avais pensé, et que l'urine faisait la principale partie des matières fécales. » (*Rech. crit.*, 1751, p. 159.) — C'est qu'en effet la canule, étant fixée solidement par son pavillon à la paroi abdominale, présente une tige, courbe il est vrai, mais inflexible, et l'on s'explique très-bien comment le contact prolongé de son extrémité contre la paroi postérieure de la vessie parvient à la perforer.

Cet accident peut encore être favorisé par une circonstance particulière qui n'a pas été mentionnée, c'est-à-dire la distension du rectum par des matières fécales. Je m'en suis assuré en faisant quelques expériences sur des cadavres. — Après avoir pratiqué la ponction en suivant les règles ordinaires, je laissais le trocart armé dans la vessie, sans donner issue aux urines. Puis, l'anus ayant été préalablement fermé par une ligature, j'injectais de l'eau par le côlon transverse, de façon à remplir le gros intestin. Les parties étaient alors examinées, et l'on constatait que le rectum, fortement distendu, avait refoulé la vessie, et que les parois adossées de ces organes avaient été portées contre la pointe du trocart qui les avait traversées. Quand on répétait l'expérience, en ayant soin de laisser sortir l'urine avant d'injecter de l'eau dans l'intestin, le rectum n'avait pas besoin d'être autant dilaté pour que la perforation eût lieu. Sans doute il y a une grande différence entre la pointe d'un trocart et l'extrémité de la canule débarrassée de son mandrin, mais ces faits n'en montrent pas moins que l'état de la réplétion du rectum augmente encore la pression que le bout de la canule peut exercer sur le bas-fond de la vessie. De là, aussi, l'indication de veiller à ce que les matières fécales ne s'accumulent pas dans l'intestin chez les malades obligés de porter une canule à demeure pendant longtemps.

Les accidents dont je viens de parler sont assez rares. Le plus fréquent et le véritable danger de la ponction hypogastrique, c'est l'infiltration urineuse dont on n'est jamais à l'abri, alors même que l'opération a été parfaitement faite. Elle n'est guère à craindre dans les premières heures qui suivent la ponction, parce que, d'une part, la canule, dont le volume est un peu plus gros que celui du mandrin, remplit exactement la plaie, et que, d'autre part, elle est fortement serrée par les tissus irrités qui se contractent sur elle. Mais, au bout de très-peu de temps, les contractions commencent à s'affaiblir et cessent; la canule est assez libre dans la plaie. Si, dans ce moment, la vessie remplie d'urine vient à se contracter avec énergie pour s'en débarrasser, le liquide peut glisser en dehors de la canule et s'infiltrer dans les parties voisines. Ordinairement l'urine s'épanche dans le tissu cellulaire extra-péritonéal du bassin et de l'une des fosses iliaques; bientôt elle arrive sous la peau, en suivant des rameaux vasculaires ou nerveux, gagne les parties déclives comme les lombes, et s'étend quelquefois jusque sur les côtés de la poitrine. Si le chirurgien n'intervient pas promptement, la mort est imminente. (Voyez *Infiltration d'urines.*)

Pour prévenir, autant que possible, l'infiltration, on doit recommander aux malades de déboucher la canule dès qu'ils éprouvent le besoin d'uriner. Cette précaution ne suffit pas toujours, parce que, si la vessie est très-irritable, les urines ne sortent pas assez vite pour la débarrasser et en faire cesser les contractions. — On a conseillé, dans ces cas, de laisser la canule ouverte ; mais alors on s'expose à un autre danger, car la vessie, toujours vide et contractée sur la canule, aura une grande tendance à s'ulcérer, et finira par être perforée. Mais, on peut, aussitôt après la ponction, substituer à la canule une sonde de gomme élastique très-souple; il est vrai que celle-ci, moins volumineuse que la canule qu'elle doit traverser, ne remplira pas aussi bien la petite plaie ; on pourra prévenir cet inconvénient, qui serait très-sérieux, en laissant la sonde ouverte. Néanmoins il vaudrait mieux n'employer ce moyen que trente-six ou quarante-huit heures après l'opération. Dans un laps de temps aussi court, la canule d'argent ne pourrait léser profondément la vessie, et, d'un autre côté, l'inflammation adhésive développée dans les parois de la plaie les aurait rendues imperméables aux urines et mettrait à l'abri de tout danger. — En tout cas, il faudrait avoir soin de faire coucher le malade sur le côté, afin que les urines s'écoulassent plus facilement.

Quelques chirurgiens ont proposé de ne pas laisser une canule à demeure et de répéter la ponction aussi souvent qu'elle serait nécessaire. Comme je l'ai déjà dit, à propos de la ponction recto-vésicale, on s'exposerait à la pratiquer bien des fois, car on ne sait jamais quand on pourra rétablir le cours des urines par l'urèthre. Mais cette pratique me semble présenter ici un danger beaucoup plus grand. Tandis que la plaie des parois abdominales se ferme très-rapidement parce que rien ne s'oppose à sa cicatrisation, il n'en est pas de même pour celle de la vessie. Même quand on prend la précaution de diminuer les boissons du malade, la sécrétion urinaire continue ; la vessie se remplit peu à peu; et comme on attend généralement qu'elle ait un assez grand volume pour la ponctionner, il serait possible qu'avant ce moment, la plaie vésicale, dont les bords sont tiraillés, s'ouvrît et permît à l'urine de s'échapper et de s'infiltrer dans le tissu cellulaire. M. Velpeau rapporte qu'un malade auquel il avait pratiqué la ponction deux fois en trois jours mourut le sixième jour d'une péritonite. Un foyer noirâtre, peu étendu, fut trouvé entre le bas de l'hypogastre et le devant de la vessie. (*Traité de méd. opérat.*, vol. IV, p. 733.)

Huit ou dix jours après l'opération, l'infiltration, sans être tout à fait impossible, n'est guère à craindre. La plaie est transformée en un trajet fistuleux par lequel les urines sortent facilement.

Je signalerai un autre inconvénient particulier à la ponction hypogastrique, et dont les auteurs n'ont point parlé. Ce sont les adhérences qui s'établissent entre les parois abdominales et la face antérieure de la vessie. Elles avaient été signalées comme une circonstance heureuse très-propre à prévenir l'infiltration d'urine. Cela est vrai pour les premiers jours qui suivent l'opération; cependant elles peuvent devenir plus tard la cause de graves accidents.

Noël a trouvé, sur un homme auquel il avait pratiqué la ponction au-dessus du pubis, une sorte de ligament long de 3 centimètres, gros comme le tuyau d'une plume de corbeau et se continuant de la cicatrice abdominale à la partie antérieure et moyenne de la vessie (*Journal de chir.* de Desault, t. IV, p. 49). — Sandifort rapporte un fait analogue (Sœmmering, *loc. cit.*, p. 99). —Chez les deux malades, les adhérences n'existaient qu'autour de la plaie; comme elles étaient récentes et peu résistantes, elles avaient cédé sous l'influence des contractions de la vessie, et on les trouva transformées en une sorte de ligament assez long. Dans ces cas, elles permettent encore à la vessie de revenir sur elle-même, jusqu'à un certain degré, et ne gênent pas notablement la miction. Mais il n'en est pas toujours ainsi.

Mon attention fut attirée, pour la première fois, sur ce point, à propos d'un enfant de douze ans qui était entré dans mon service à l'hôpital Lariboisière. Ses voies urinaires étaient profondément altérées. Il n'urinait qu'avec de grandes douleurs, et ses urines contenaient une proportion considérable de pus. Le cathétérisme fut pratiqué pour s'assurer qu'il n'existait pas de corps étrangers dans la vessie. Les urines s'écoulèrent lentement. Comme je tenais à vider la vessie complétement, je comprimai avec douceur la région hypogastrique; mais, au moment où je retirai la main, je vis avec étonnement l'air entrer avec bruit dans la sonde.

Ce fait se reproduisit à plusieurs reprises et de la même façon. Je ne savais à quoi attribuer ce singulier phénomène; quand, ayant interrogé les parents du jeune enfant, j'appris qu'à une époque qui remontait à un an environ, il avait eu une péritonite grave; que deux mois seulement après cette maladie, il avait commencé à uriner dans son lit pendant la nuit et à se plaindre d'uriner fréquemment pendant le jour; que six mois avant son entrée à l'hôpital, il avait été pris de douleurs si vives du bas-ventre, qu'on crut à un retour de la première maladie. Au dire du médecin, il y avait une inflammation de la vessie qui fut traitée par les antiphlogistiques. L'enfant se remit difficilement, et depuis cette époque il n'a jamais cessé de pisser du pus.

Alors je supposai que la vessie n'était plus libre dans l'abdomen et qu'elle avait contracté des adhérences avec les parties qui l'avoisinent. Je ne pouvais m'expliquer autrement qu'elle suivît les mouvements d'abaissement et d'élévation des parois abdominales au point d'aspirer l'air par la sonde, à la manière d'un soufflet. — Le malade succomba, et l'autopsie justifia mes prévisions. Les reins étaient pleins de pus et entièrement désorganisés; la muqueuse vésicale, tuméfiée, avait une apparence œdémateuse; plusieurs petites ulcérations existaient à l'embouchure de l'uretère droit. — La vessie était adhérente à la paroi abdominale par toute sa face antérieure, et à la masse intestinale par sa face postérieure et ses côtés.

Depuis cette époque, j'ai eu occasion d'observer trois malades qui avaient subi la ponction hypogastrique. Le premier était un homme de quarante-deux ans; il n'avait gardé sa canule que dix jours. La miction, un peu gênée par un rétrécissement, s'opérait avec lenteur, mais la vessie se vidait complétement.—J'ai déjà parlé du second : c'est le jeune homme auquel j'ai pratiqué avec succès l'uréthrotomie externe sur un conducteur passé par la vessie. Quoiqu'il fût guéri de son rétrécissement, il urinait lentement et sans force. Quand il avait fini d'uriner, on pouvait encore faire sortir par la sonde trois cuillerées d'urine environ, en déprimant la paroi abdominale; mais dès qu'on cessait la pression, on entendait l'air entrer dans la vessie comme chez l'enfant dont il vient d'être question. —Le troisième est un homme de soixante et un ans qui avait été ponctionné deux fois par M. Richet. Pris d'une rétention d'urine, il entra de nouveau à l'hôpital Saint-Louis en 1864. Lorsque son canal fut dilaté au point de laisser passer une sonde de 6 millimètres, je pus observer la manière dont s'opérait la miction. Quelquefois il pouvait rendre une petite quantité d'urine; mais presque toujours il était obligé de se servir d'une sonde et de se tenir debout pour satisfaire complétement son besoin d'uriner. Dans cette position, la masse intestinale, venant peser sur la vessie, concourait sans doute à la vider. car lorsqu'il était couché, il devenait nécessaire de comprimer la paroi abdominale, et l'introduction de l'air par la sonde avait lieu comme chez les autres malades.

Je rapprocherai de ces faits deux observations empruntées à Boyer.

— Un homme de soixante-huit ans lui est envoyé de la Ferté-Milon. Il avait subi la ponction hypogastrique et portait une canule depuis trois mois. Boyer rétablit le cours des urines par l'urèthre; mais, ajoute-t-il, la vessie de ce malade n'a pas recouvré sa contractilité, et il a été obligé de faire constamment usage de la sonde de gomme élastique pendant le reste de sa vie. — Le second malade, âgé de soixante-dix-huit ans, portait une canule depuis cinq mois. Boyer fit le cathétérisme forcé et rétablit le calibre du canal; mais il dit encore : « La vessie ne recouvra pas la faculté de se contracter, et le malade resta assujetti à l'usage de la sonde. » (*Traité des malad. chir.*, t. IX, p. 156 et 157.)

Chez ces deux malades, qui étaient âgés, il ne serait pas impossible que le volume de la prostate eût une certaine part dans la rétention des urines. Boyer croit plutôt que la vessie avait perdu la faculté de se contracter, et il ne pense pas aux adhérences. Cependant il avait dit lui-même, dans la page qui précède ces observations : « .... La présence de la canule détermine l'inflammation des parties qu'elle traverse, et cette inflammation est suivie de l'adhérence de ces parties entre elles. Ainsi la paroi antérieure de la vessie s'unit à la paroi abdominale. » (*Loc. cit.*, vol. IX, p. 155.)

Je ne prétends pas que ces adhérences soient constantes. Dans les cas mêmes où elles existent, si la canule est restée peu de temps à demeure, elles peuvent être assez peu nombreuses et assez peu solides pour être allongées ou détruites par les contractions de la vessie. Mais, quand elles sont étendues et anciennes, il est évident qu'elles empêcheront plus ou moins la vessie de revenir sur elle-même. De là tous les accidents qui peuvent résulter de l'altération des urines, lorsque ce viscère ne peut se vider complétement.

Dès que la sortie des urines par la voie naturelle est assurée, on doit retirer la canule de la vessie. La petite plaie se cicatrise facilement, et généralement elle est entièrement fermée au bout de cinq ou six jours. Si la cicatrisation tardait quelque temps, il suffirait, pour la hâter, de pratiquer plusieurs cautérisations légères avec le nitrate d'argent.

Mais on ne parvient pas toujours à faire disparaître l'obstacle qui avait causé la rétention d'urine et nécessité la ponction de la vessie. Alors le malade est obligé de garder sa canule pendant un temps plus ou moins long et quelquefois pendant le reste de sa vie. M. Nick en a rapporté un exemple assez curieux. Il s'agit d'un vieillard de soixante-dix-huit ans qui conserva une canule pendant les onze dernières années de son existence, sans que sa santé en fût altérée. La canule était changée deux fois par semaine. On empêchait assez facilement les urines de passer en dehors de l'instrument, en appliquant des petites rondelles de cuir sous son pavillon. Deux fois la canule sortit de la vessie, et l'on fut obligé de répéter chaque fois la ponction. — Le malade mourut de vieillesse. A l'autopsie, on trouva la portion membraneuse de l'urèthre transformée en un cordon fibreux. La vessie avait des parois épaisses. Elle contenait un calcul du poids d'un gros et des graviers. (*Gazette médicale*, 1839, p. 185.)

Pendant les sept ou huit premiers jours après l'opération, on peut laisser la canule en place. Mais si le malade doit la conserver pendant longtemps, il est nécessaire de la changer tous les trois ou quatre jours. Avant de la retirer, on devra introduire dans sa cavité un stylet de baleine qui servira de conducteur pour la remettre dans la vessie. Autrement on risquerait, comme cela est arrivé à M. Nick, de ne plus retrouver le trajet de la plaie, et il faudrait pratiquer une nouvelle ponction. Dans tous les cas, il est nécessaire de faire, chaque jour, des injections émollientes dans la vessie pour enlever les mucosités épaisses et quelquefois purulentes qui s'amassent dans son bas-fond.

D. — Ponction sous-pubienne (1).

Cette opération est de date très-récente. Je l'ai imaginée dans le commencement de 1863. — J'avais été appelé auprès d'un homme âgé de soixante-quatre ans, ayant une rétention d'urine complète depuis vingt-six heures. Il éprouvait des douleurs atroces. Mon premier soin fut d'examiner le ventre, mais je ne trouvai point de tumeur dans la région hypogastrique et la percussion donnait un son clair jusque vers le pubis. En interrogeant les personnes présentes, j'appris que le malade souffrait depuis plusieurs années, qu'il urinait plus de trente fois par jour et ne rendait jamais qu'une très-petite quantité d'urine. Pendant plus d'une demi-heure, j'essayai de passer une petite bougie dans l'urèthre, sans y parvenir. Le malade souffrait si cruellement, qu'il me pressait

(1) Meyer avait proposé, dans les cas où la vessie était racornie, de faire la ponction à travers les os du pubis, après avoir disposé le malade de façon qu'il fût appuyé sur les genoux et les coudes. On n'a pas donné suite à cette idée. Ce procédé était impraticable; cependant il montre que Meyer avait parfaitement compris combien il est difficile d'arriver à la vessie quand elle est revenue sur elle-même.

« Meyer schlägt vor bei sehr kleiner, zusammengezogener Blase, den Troikar durch den Schoofsfugenknorpel einzustossen, indem der Kranke sich auf Kniee und Ellenbogen stützt, ein Verfahren, das dem Blasenstiche durch den Mastdarm unbedingt nachsteht. » (*Dict. de chir. de Rust.*, vol. XIII, p. 85.)

lui-même de lui faire la ponction de la vessie. Mais il ne pouvait savoir quel était mon embarras. Evidemment sa vessie était hypertrophiée, racornie et contenait très-peu de liquide. Dans ces conditions, la ponction par le périnée ou par le rectum était pleine de difficultés et de périls; la ponction hypogastrique était impossible, à moins de courir le plus grand risque de blesser le péritoine. — L'idée me vint alors de chercher une nouvelle voie en passant sous le pubis. — Pourtant j'hésitais devant les incertitudes d'une opération ainsi improvisée; avant de la pratiquer et pour la justifier à mes propres yeux, je voulus faire une dernière tentative de cathétérisme. Bien m'en prit; je réussis, et le malade ne fut pas ponctionné.

Cependant je n'abandonnai pas ma première pensée; car je songeais bien moins à l'heureuse chance que j'avais eue de sonder le malade qu'à l'embarras dans lequel je me serais trouvé si j'avais échoué. Je me rappelai que, dans certains cathétérismes difficiles, on pouvait aider l'introduction de la sonde en déprimant les tissus placés au devant du pubis; je me disais que les flexuosités de la verge n'étaient pas tellement arrêtées, qu'elles ne pussent être modifiées dans une certaine mesure; que le passage des instruments droits dans l'urèthre en était déjà une preuve évidente, et je recourus à l'examen anatomique de la région sous-pubienne.

Lorsqu'on abandonne la verge à elle-même, elle est comme accolée à l'arcade du pubis et au tiers inférieur de la face antérieure de cette arcade, mais il est facile de l'en écarter un peu, si on la tire en bas et en arrière. — Après l'avoir fixée dans cette position, on commence par enlever, au devant du pubis, la peau et la couche graisseuse qui la double. Alors on découvre, sur la ligne médiane, le ligament suspenseur de la verge enveloppé de tissu adipeux. En l'isolant avec soin, on voit qu'il se compose de deux parties : l'une, antérieure et superficielle, se perd sur l'enveloppe de la verge et se confond supérieurement avec l'aponévrose abdominale; l'autre, plus profonde, s'insère en haut sur la symphyse et en bas sur le fourreau fibreux des corps caverneux à leur point de jonction. Cette dernière est très-peu extensible; la première, au contraire, dont les points d'attache supérieurs sont moins fixes, se laisse allonger et permet d'éloigner la verge du pubis. — Immédiatement au-dessous de l'arcade pubienne, de chaque côté du ligament suspenseur, on voit deux plans aponévrotiques un peu concaves en avant et percés de trous pour le passage de vaisseaux et de nerfs destinés à la verge. Plus en arrière, on trouve une trame fibreuse irrégulière servant de soutien aux vaisseaux qui forment le plexus de Santorini. Enfin, si l'on enlève toutes ces parties pour ne laisser que le ligament de la verge, on constate qu'il existe, entre celle-ci et l'arcade du pubis, un espace haut d'environ un centimètre et d'autant plus large qu'on l'examine plus profondément, à cause de l'écartement des corps caverneux.

La route qu'il fallait suivre pour arriver dans la vessie une fois bien reconnue, je fis la ponction sur les cadavres de sujets de tous les âges et d'un embonpoint différent. Constamment j'arrivais dans la vessie, et, chose remarquable, le trocart la traversait toujours sur le même point, à 5 ou 6 millimètres au-dessus de l'orifice interne du canal de l'urèthre et un peu de côté, à droite ou à gauche. La ponction faite, je laissais le trocart en place et je disséquais les parties avec soin pour m'assurer de la route qu'il avait parcourue. Dans aucune de mes expériences je n'ai constaté la lésion des corps caverneux, de la prostate ou d'un autre organe important. Quelques branches vasculaires seules étaient intéressées. A force de pratiquer cette opération, j'avais acquis la conviction qu'elle pouvait être appliquée sur le vivant avec une réelle utilité. Je n'attendais plus que l'occasion; elle se présenta le 14 octobre 1863.

Le nommé Guillachin, journalier, âgé de cinquante et un ans, fut reçu à l'hôpital Saint-Louis pour être traité d'une rétention complète d'urine, datant de plus de vingt-quatre heures. Il raconte qu'à la suite d'une uréthrite et d'une inflammation très-violente de la vessie, remontant à six ou sept ans, il a eu un rétrécissement. A plusieurs reprises, il est entré dans les hôpitaux pour s'en faire guérir, mais le rétrécissement s'est toujours reproduit. Quand il éprouvait une trop grande difficulté d'uriner, il provoquait la sortie des urines en introduisant dans l'urèthre tantôt un brin de paille, tantôt un bout de baleine. Depuis deux mois, la miction devenait de plus en plus pénible, lorsqu'il fut pris d'une rétention absolue. — Au moment de son entrée à l'hôpital, la vessie, considérablement dilatée, formait une tumeur dure, oblongue, s'élevant jusqu'à trois travers de doigt de l'ombilic. Il éprouvait des douleurs profondes dans le bas-ventre et dans les reins. — L'interne de garde et celui du service essayèrent inutilement d'introduire une petite bougie dans le canal. Je fus appelé, et mes tentatives répétées pour pratiquer le cathétérisme ne furent pas plus heureuses. La ponction de la vessie était devenue urgente; elle fut pratiquée immédiatement.

Le malade est couché sur le dos, les membres inférieurs légèrement écartés. On lui place sous le bassin deux alèzes pliées en plusieurs doubles, de façon à ramener le pubis en avant. Cette précaution est nécessaire, surtout quand le malade a de l'embonpoint, parce que la saillie de l'abdomen gênerait singulièrement la main de l'opérateur. — Un aide, debout à la gauche du lit, saisit la verge avec la main gauche, et la tire en bas et en arrière pour tendre le ligament suspenseur et le rendre plus saillant. Je me tiens également debout de l'autre côté du lit. Avec l'indicateur de la main droite, je cherche la corde dure que le ligament suspenseur de la verge forme sous la peau. Alors, saisissant avec la main gauche un trocart un peu plus courbe que celui de frère Côme, je le pointe sur le ligament suspenseur, dans l'endroit marqué par l'indicateur droit, et je l'enfonce jusque dans la vessie en lui faisant décrire une courbe allongée, de manière à contourner le pubis. Pendant ce mouvement, qui doit être opéré doucement, je soutiens et dirige l'instrument avec le pouce et l'indicateur de la main droite appuyés sur les côtés de la canule, afin de prévenir toute échappée. — Ce temps de l'opération exige une certaine attention. Si l'on ne se rend pas bien compte du plan incliné que présente la face antérieure du pubis et de la position assez profonde de son bord inférieur, on s'expose à basculer trop tôt le trocart, dont la pointe irait butter contre les os. Il est d'autant plus facile de commettre cette faute, qu'on est plus préoccupé de la crainte d'enfoncer l'instrument trop profondément et de léser le corps de la verge — Averti que je suis arrivé dans la vessie par un défaut de résistance et la sortie des urines, je retire le mandrin, et je fixe la canule au moyen de quatre cordons dont deux sont passés en arrière des cuisses et deux en avant. Je les croise en huit de chiffre et je les attache autour du corps.

La ponction ayant été faite comme je viens de le dire, il sortit de la vessie 1 060 grammes d'urine. Le lendemain on essaya de passer une petite bougie dans l'urèthre, mais inutilement; on n'y parvint que le quatrième jour. Le même soir la bougie fut remplacée par une sonde qu'on laissa ouverte. Le cours des urines étant assuré, je songeais à retirer la canule, quand, le lendemain, je la trouvai à moitié sortie, et je l'enlevai.

Au moment de l'opération il n'y avait eu aucun écoulement de sang, et, les jours suivants, on ne trouva aucune trace d'ecchymose à la base de la verge ou au devant du pubis. Le malade pouvait se lever et rester assis une grande partie de la journée sans éprouver de gêne. Il n'a pas cessé un seul jour de manger cinq portions. Quand la canule eut été retirée, il ne sortit pas d'urine par la plaie, et celle-ci était fermée au bout de quarante-huit heures. Le vingtième jour, on ne trouvait plus d'autres traces de l'opération qu'un cordon fibreux et dur, indiquant la route que le trocart avait suivie.

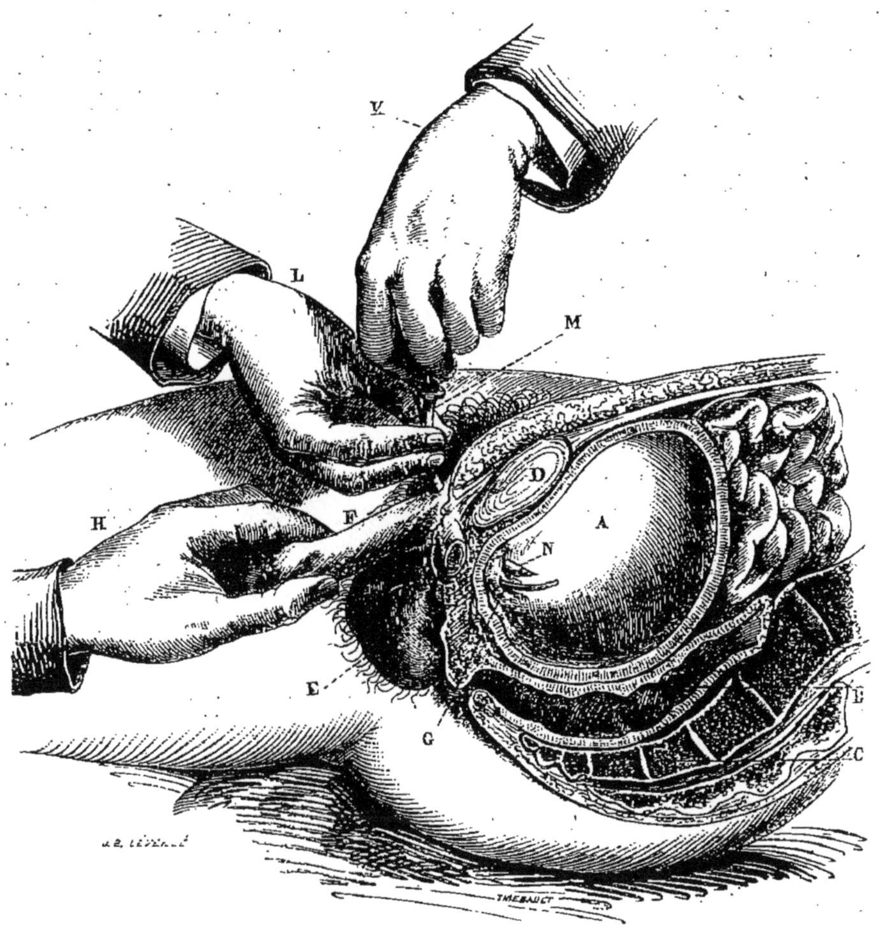

Fig. 69.

A. Corps de la vessie ouverte, vu de côté.
B. Rectum divisé d'avant en arrière sur la ligne médiane.
C. Sacrum et coccyx.
D. Pubis ouvert dans sa symphyse.
E. Bourses.
F. Corps de la verge.
G. Petite bougie passée dans l'urèthre, dont elle indique l'ouverture dans la vessie.
H. Main gauche de l'aide tirant la verge en bas et un peu en arrière.
K. Main gauche du chirurgien armée du trocart, qu'elle enfonce au-dessous du pubis.
L. Main droite soutenant le trocart et le dirigeant sous le pubis.
M. Trocart.
N. Pointe du trocart pénétrant dans la vessie un peu au-dessus de l'urèthre.

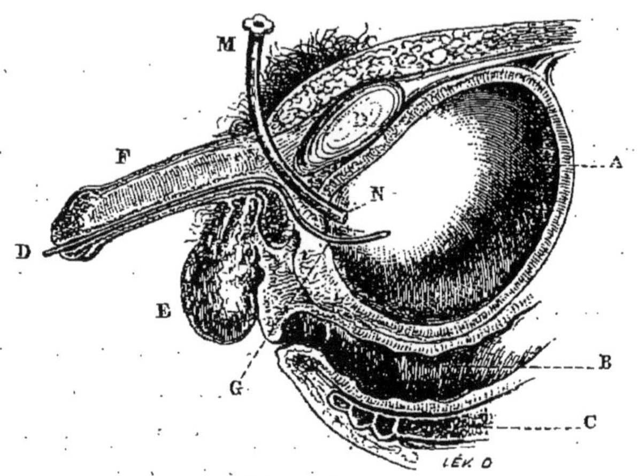

FIG. 70. — Figure schématique de la ponction sous-pubienne.

A. Corps de la vessie.
B. Rectum.
C. Sacrum et coccyx.
D. Urèthre ouvert latéralement.
E. Bourses.
F. Corps de la verge.
G. Bougie introduite dans l'urèthre
H. Corps du pubis.
M. Canule du trocart.
N. Extrémité de la canule faisant saillie dans la vessie.

Pour porter un jugement définitif sur la ponction sous-pubienne, il faudrait qu'elle eût été pratiquée un certain nombre de fois. Cependant on peut dès aujourd'hui la comparer, sous plus d'un rapport, à la ponction hypogastrique.

1° Dans celle-ci, le manuel opératoire est simple et facile. Le chirurgien n'a pas même besoin d'un aide. Après avoir reconnu que la vessie est pleine d'urine, il y pénètre sûrement et d'un seul coup en plongeant un trocart sur la ligne médiane, à 4 centimètres au-dessus du pubis.

Dans l'autre, un aide est nécessaire pour abaisser la verge. Le chirurgien doit avoir une juste idée de la hauteur du pubis; il faut qu'il enfonce lentement le trocart, et le guide avec soin, parce que la route qu'il doit suivre est étroite.

2° La ponction hypogastrique n'intéresse que des parties peu importantes.

En passant au-dessous du pubis, le trocart traverse une plus grande épaisseur de tissus et des tissus plus vasculaires.

Cependant il ne faut pas s'exagérer l'importance de la lésion de quelques rameaux veineux. Si la blessure des veines est très-dangereuse quand la plaie est exposée à l'air, il n'en est plus de même après une simple ponction. Non-seulement le trocart écarte les tissus plutôt qu'il ne les coupe, mais encore la canule, restant en place après qu'on a retiré le mandrin, bouche exactement les ouvertures des veines. Dans ce cas, la plaie se rapproche singulièrement des plaies sous-cutanées.

3° En opérant au-dessus du pubis, on risque de pénétrer dans le péritoine, soit qu'on fasse la ponction trop haut, soit que, la vessie contenant peu d'urine, le péritoine se trouve assez rapproché de la symphyse.

Ce danger n'est nullement à craindre dans la ponction sous-pubienne, puisqu'on attaque la vessie dans un point où le péritoine n'existe point.

4° L'infiltration urineuse n'est pas rare après la ponction hypogastrique. Elle est due à la grande laxité du tissu cellulaire qui unit la vessie aux parois abdominales et au retrait de ce viscère qui peut, en se vidant, abandonner la canule. L'état alternatif de vacuité et de plénitude de la vessie la forcent à glisser sur la canule, et ces mouvements peuvent favoriser singulièrement le suintement des urines en dehors de l'instrument.

Comme la ponction sous-pubienne n'a encore été pratiquée qu'une fois, on ne saurait dire si elle peut être suivie d'une infiltration d'urine. En tout cas, elle ne présente aucune des principales conditions qui donnent généralement lieu à cet accident, puisque la partie de la vessie par où pénètre le trocart est solidement fixée derrière le pubis.

5° Après la ponction hypogastrique, si la canule n'est pas enfoncée assez profondément, elle sortira de la vessie quand celle-ci reviendra sur elle-même en se vidant; si elle est, au contraire, trop enfoncée, elle blessera la muqueuse du bas-fond de la vessie et pourra même perforer la cloison recto-vésicale.

Ces accidents sont impossibles après la ponction sous-pubienne. Pour peu que la canule soit entrée dans la vessie, elle n'en sortira point, car celle-ci pourra se remplir et se vider alternativement sans que leurs rapports soient changés. Et, dans le cas où la canule serait enfoncée trop avant, il n'en résulterait aucun inconvénient, puisque son axe étant dirigé dans le même sens que le grand axe de la vessie, elle ne pourrait atteindre les parois de ce viscère.

6° Dans la ponction hypogastrique, le siége de l'ouverture et la longueur de la canule forcent l'urine à lutter contre son propre poids, et la vessie éprouve la plus grande difficulté à se vider complétement.

Après la ponction sous-pubienne, la vessie se vide presque aussi facilement que par l'urèthre, parce que la canule pénètre à peine d'un centimètre dans sa cavité, et parce que l'ouverture artificielle est placée tout près de l'ouverture naturelle de l'urèthre et presque dans la même direction.

7° Lorsque la canule placée au-dessus du pubis reste à demeure pendant des mois et même des années, comme cela est arrivé assez souvent, elle détermine des adhérences nombreuses et solides entre la paroi abdominale et la face antérieure de la vessie. De là une impossibilité pour la vessie de revenir sur elle-même, une miction lente et incomplète; la nécessité pour les malades de n'uriner qu'à l'aide d'une sonde est quelquefois la source d'accidents graves.

La présence de la canule au-dessous du pubis doit également amener la formation d'adhérences, mais celles-ci n'auront aucun inconvénient, puisqu'elles se trouveront tout près du col, là où les parois vésicales ne sont point mobiles et sur un point fixe vers lequel convergent les contractions de la vessie.

8° Enfin, dans les cas semblables à celui dont j'ai parlé plus haut, quand on trouve la vessie avec des parois très-épaisses, racornies, contenant peu d'urine, et débordant à peine le pubis, la ponction hypogastrique serait très-dangereuse, sinon impossible.

Malgré ces conditions défavorables, on peut toujours faire la ponction sous-pubienne avec la certitude de pénétrer dans la vessie.

Desault, sans repousser la ponction de la vessie d'une manière absolue, en a été l'adversaire constant. Cependant il n'adressait à cette opération d'autre reproche que d'être un moyen palliatif et de laisser subsister la cause même de la rétention. Il ajoutait encore qu'il n'existait presque point de cas où un chirurgien exercé à sonder ne pût introduire une algalie dans la vessie; que pendant dix ans d'exercice à l'Hôtel-Dieu de Paris, il n'avait pratiqué la ponction qu'une seule fois, peu de temps après son entrée dans cet hôpital; et enfin que probablement il ne l'eût pas faite, s'il eût eu alors l'expérience qu'il avait acquise depuis. (*Œuvres chir.*, t. III, p. 316.) — Les raisons données par Desault auraient une véritable valeur, s'il était vrai qu'avec l'habitude de sonder, on pût presque toujours traverser un rétrécissement, si surtout il eût donné un bon moyen de remédier à la rétention d'urine et de détruire en même temps l'obstacle qui l'avait causée. Mais ce moyen n'était autre que le cathétérisme forcé dont j'ai déjà exposé les graves inconvénients.

Pour apprécier la ponction de la vessie à sa juste valeur, il est nécessaire de se placer à un autre point de vue, et d'examiner les faits tels qu'on les rencontre dans la pratique. Il n'est pas rare qu'on soit appelé auprès d'un malade qui n'a pas uriné depuis trente ou quarante heures. La rétention d'urine est complète, la vessie remonte jusque vers l'ombilic, les douleurs sont atroces et le péril imminent. Après avoir fait quelques tentatives pour introduire une sonde dans la vessie, on a échoué; on n'a plus à choisir qu'entre le cathétérisme forcé, l'uréthrotomie externe et la ponction. Le cathétérisme forcé, dont il ne faut pas se dissimuler les dangers, n'est applicable que dans certaines circonstances qui se rencontrent rarement. L'uréthrotomie externe est une opération grave, difficile, et demande souvent un temps que les souffrances du malade ne permettent guère.

La ponction de la vessie est préférable pour bien des raisons. Sans partager l'opinion des chirurgiens qui la regardent comme une opération presque innocente, je la trouve beaucoup moins grave que le cathétérisme forcé, et surtout que l'uréthrotomie externe. Mais il existe en sa faveur une autre raison dont on ne tient pas assez compte. C'est que le malade, avant d'être pris d'une rétention complète, pouvait encore uriner, qu'il n'y a pas une oblitération du canal, et enfin que la rétention tient à une cause accidentelle qui est venue s'ajouter aux premiers obstacles qui gênaient déjà la sortie des urines. Or, en pratiquant la ponction, non-seulement on soulage immédiatement le malade, mais encore on se donne le temps d'étudier cette cause et de choisir le meilleur moyen de la combattre. Très-souvent on constate qu'il existait un rétrécissement ancien, et que la miction, déjà très-difficile, a été supprimée par une congestion inflammatoire des organes urinaires augmentée encore par la rétention elle-même. Dans ces cas, la ponction de la vessie est déjà le moyen le plus puissant de faire cesser cette congestion; en y joignant l'emploi des antiphlogistiques généraux ou locaux, il n'est pas rare de voir l'urine reprendre son cours par l'urèthre au bout de quelques jours. Sans même attendre ce résultat, on peut commencer à introduire des bougies dans l'urèthre, et presque toujours on finit, avec un peu de patience, par franchir le rétrécissement.

Si cependant on ne pouvait y parvenir, et si l'uréthrotomie externe était devenue indispensable, la ponction n'aurait pas encore été inutile. En améliorant l'état du malade, elle l'aurait mis dans des conditions plus favorables pour être opéré; en même temps elle aurait donné au chirurgien le temps d'étudier avec soin l'état des parties et de choisir, suivant les cas, le meilleur procédé opératoire.

Ce que je viens de dire serait vrai, à plus forte raison, si la rétention avait été produite par des mucosités épaisses ou un petit gravier arrêté dans le trajet du rétrécissement, car le cathétérisme, qui aurait d'abord été impossible, réussirait très-probablement quelque temps après la ponction.

La ponction de la vessie employée avec discernement est, dans mon opinion, d'une utilité incontestable. Elle est assez sérieuse pour qu'on ne se hâte pas de la pratiquer avant d'avoir essayé de rétablir le cours des urines par l'urèthre. Mais il ne faut pas non plus trop tarder à y recourir, car elle est beaucoup moins dangereuse que ne le seraient des tentatives imprudentes et prolongées pour arriver dans la vessie par le canal.

CHAPITRE VII

SPASME DE L'URÈTHRE.

Le spasme de l'urèthre est constitué par une contraction morbide passagère et presque toujours douloureuse des fibres musculaires et élastiques qui entrent dans la structure de cet organe.

Dans cet état pathologique, les caractères propres à la contractilité musculaire sont si accentués, que Hunter s'en servait comme d'une preuve suffisante pour admettre la *muscularité* de l'urèthre, bien longtemps avant que celle-ci eût été démontrée. (Hunter, *Œuvr. compl.*, vol. II, p. 362, trad. de Richelot.) — Aujourd'hui, nous avons des notions beaucoup plus précises sur ce point d'histologie. D'après Kœlliker, la muqueuse uréthrale présente d'abord une couche longitudinale de tissu conjonctif, riche en fibres élastiques; au-dessous de cette couche on rencontre, non-seulement dans la portion prostatique, mais encore dans la portion membraneuse, des fibres musculaires lisses mêlées au tissu fibreux ordinaire. Ces fibres musculaires moins développées, il est vrai, dans cette dernière, sont dirigées en long et en travers; elles recouvrent les fibres striées qui composent le muscle uréthral. Même dans la portion spongieuse, le tissu sous-muqueux présente encore çà et là des fibres musculaires, et toujours, à une certaine profondeur, on tombe sur des fibres longitudinales mélangées de tissu musculaire plus ou moins abondant; or, ces fibres ne peuvent être envisagées comme appartenant au corps caverneux, car il n'y a point entre elles d'espaces veineux; elles constituent une membrane continue qui forme la limite du tissu spongieux du côté de la muqueuse uréthrale. (Kœlliker, *Elém. d'histol. humaine*, traduct. de MM. Béclard et Sée, p. 565.)

Cette description est très-exacte. Cependant je dois dire que je n'ai jamais trouvé de fibres musculaires dans les trois premiers centimètres de l'extrémité antérieure du canal. C'est seulement à partir de ce point qu'elles commencent à se montrer, et elles sont d'autant plus apparentes qu'on se rapproche davantage du col de la vessie. La plupart sont longitudinales; un certain nombre sont transversales ou légèrement obliques. Ces deux derniers ordres de fibres remplissent plus particulièrement que les autres le rôle de sphincter, mais elles concourent toutes, en se contractant, à effacer la cavité du canal, et peuvent apporter un obstacle à la sortie des urines.

Si les auteurs ne sont point d'accord sur la disposition des fibres musculaires, tous en admettent du moins l'existence, et c'est le fait important dans le sujet qui nous occupe; car la présence de ces fibres peut seule expliquer le phénomène connu sous les noms de spasme, contractions spasmodiques, rétrécissements spasmodiques.

L'urèthre peut se contracter avec une grande énergie sans qu'il y ait spasme; c'est quand il accomplit un acte physiologique tel que celui d'expulser le sperme ou l'urine. Mais le spasme commence du moment que les contractions sont exagérées, irrégulières et douloureuses.

Le spasme résulte tantôt de la sympathie de l'urèthre avec un organe voisin, tantôt d'une inflammation de la muqueuse uréthrale.

La première forme n'est pas très-commune. J'en ai pourtant observé quelques cas. Pendant plus de quatre ans, j'ai donné des soins à un jeune officier qui était pris, de temps à autre, d'une névralgie du testicule gauche. Chaque accès durait de quatre à six jours. Les douleurs, sourdes au début, commençaient par l'épididyme, remontaient le long du cordon, se propageaient à toute la verge et retentissaient surtout dans le gland. Quand elles étaient arrivées à leur paroxysme, la miction devenait très-difficile. Le malade sentait parfaitement l'urine s'engager dans le canal, mais il ne pouvait la chasser au dehors. Il n'urinait que par un petit jet et par secousses. Le cathétérisme avec une sonde ordinaire était impossible. Ce n'est qu'avec de grandes précautions et beaucoup de patience que l'on parvenait à introduire jusque dans la vessie une bougie de 3 millimètres. Celle-ci éveillait d'abord de vives douleurs, mais quand elle était restée en place dix minutes ou un quart d'heure, on la retirait et l'urine sortait, assez bien. Le malade était obligé de recourir à ce moyen quatre ou cinq fois en vingt-quatre heures. Lorsque la crise névralgique était passée, le malade urinait librement, et il était facile de pratiquer le cathétérisme avec une sonde de 7 millimètres.

On rencontre beaucoup plus souvent ce spasme chez les individus affectés d'une dysurie causée par un gonflement de la prostate ou par tout autre obstacle siégeant sur le col de la vessie. — Dans l'état normal et quand la miction s'opère régulièrement, l'urèthre est passif pendant tout le temps que la vessie met à se vider; il ne se contracte à son tour que pour expulser les dernières gouttes d'urine qui le traversent. Mais, dans les cas de dysurie, cette succession physiologique des contractions de la vessie et du canal est singulièrement troublée. Ébranlé par les efforts que le malade fait pour uriner, tout le système musculaire des organes génito-urinaires s'alarme et se convulse d'une façon désordonnée. Le crémaster soulève les testicules vers les anneaux inguinaux; les bulbo et ischio-caverneux chassent le sang dans la verge qui entre dans une demi-érection, et les muscles propres de l'urèthre se contractent avec la plus grande énergie. Alors le spasme est porté au plus haut degré. Si une petite quantité d'urine parvient à sortir de la vessie, elle est arrêtée dans le canal et ne s'en échappe que par jets interrompus.

Lorsque le spasme est le résultat d'une sympathie de l'urèthre, il ne réclame pas un traitement qui lui soit propre. Il ne peut cesser qu'avec la maladie même des organes voisins, et c'est à eux qu'il faut s'adresser.

La seconde forme de spasme est toujours liée, comme je l'ai dit, à une inflammation de la muqueuse uréthrale. Cependant il n'en est pas la conséquence obligée. Il n'a lieu qu'avec le concours de trois circonstances : l'inflammation doit d'abord affecter cet état particulier qui produit une sorte d'éréthisme de la muqueuse et en exalte la sensibilité ; il faut encore que cette membrane vienne à être impressionnée douloureusement par le contact d'un corps irritant, comme l'urine ou une sonde ; enfin que les muscles de l'urèthre aient conservé leur contractilité.

Je prendrai pour premier exemple ce qui se passe dans l'uréthrite aiguë. Au début de la maladie, la miction se fait avec douleur ; le jet de l'urine est petit, déformé et souvent interrompu par les contractions du canal. Après quelques jours, apparaît un écoulement qui augmente rapidement d'abondance. Alors la miction devient moins douloureuse, parce que la sensibilité de la muqueuse est émoussée ; elle est aussi plus facile, parce que l'inflammation a gagné les couches de tissu contractile qu'elle a frappées d'une sorte de paralysie, et il n'y a plus de spasme.

Je noterai également certaines uréthrites qui se rattachent à un état général herpétique, scrofuleux ou rhumatismal. Il n'y a pas d'écoulement appréciable ; pourtant le malade accuse un point douloureux dans le canal au moment de la miction, et le jet de l'urine est assez petit pour faire croire à l'existence d'un rétrécissement. Si l'on veut explorer l'urèthre, on rencontre un point où la bougie est serrée et quelquefois arrêtée. Cependant quand, sous une influence quelconque, un écoulement vient à paraître, il est possible de pratiquer le cathétérisme avec une bougie assez forte et de s'assurer que l'urèthre était libre.

Le même phénomène se présente encore dans beaucoup de rétrécissements. Lorsque l'étroitesse du canal est arrivée au point d'apporter une gêne notable à la sortie des urines, la muqueuse est généralement enflammée au niveau et surtout en arrière de la partie rétrécie. Cet état morbide est presque toujours accompagné de spasme. Mais si le suintement séreux qu'on rencontre assez souvent dans ces cas vient à être modifié par une phlegmasie développée dans quelque autre organe et se transforme en un véritable écoulement, le spasme diminue ou cesse complétement. Ce changement est facile à constater, car le jet de l'urine augmente de volume, et l'urèthre laisse passer une bougie avec laquelle on n'avait pu le traverser quelques jours auparavant. — Cependant le rétrécissement est toujours resté le même, mais le spasme qui le compliquait n'existe plus, du moins pour quelque temps.

Entre autres faits qui montrent l'influence de l'écoulement sur le spasme, je citerai le suivant comme un des plus intéressants. Floher, âgé de cinquante et un ans, entre dans mon service le 22 mars 1855, pour être traité d'un rétrécissement. En 1834, il avait eu une uréthrite, et un chancre pour lesquels il subit un traitement mercuriel. Depuis cinq ans la miction est difficile, et il en est arrivé à n'uriner que goutte à goutte. L'exploration est faite avec une bougie à boule de 3 millimètres qui vient butter contre un rétrécissement situé à 105 millimètres du méat urinaire. Cependant, après quelques hésitations, on peut introduire une bougie de 2 millimètres. En arrivant dans le point rétréci du canal, celle-ci éveille des douleurs assez vives; une fois introduite, on la sent très-serrée. — On se borne à cet examen, sans commencer le traitement, parce que le malade souffre d'une orchite du côté droit. Des sangsues sont appliquées dans l'aine; on prescrit des bains, des cataplasmes et un régime sévère. Malgré ces soins, l'orchite a suivi sa marche. — Le 29 mars, un écoulement abondant s'établit dans l'urèthre. Le 2 avril, le malade éprouve moins de douleur en urinant, et assure que le jet de l'urine est beaucoup plus gros qu'au moment de son entrée à l'hôpital. — On procède à un nouvel examen : une bougie de 3 millimètres passe sans être serrée; une bougie à boule de même volume peut également être introduite, mais plus difficilement. — Le 10, le malade, presque guéri de son orchite, quitte l'hôpital.— Il revient le 23. L'écoulement a complétement cessé; une nouvelle exploration permet de constater que le rétrécissement est dans le même état où on l'avait trouvé le 22 mars.

Ces changements dans l'état de l'urèthre n'avaient pas échappé à Hunter. — Il en rapporte deux observations sans toutefois en donner l'explication. « ..... Quelquefois, dit-il, se présente une circonstance singulière : c'est que lorsqu'il survient une gonorrhée ou tout autre écoulement de pus par l'urèthre, ou qu'un suintement habituel ancien augmente d'intensité, le canal devient libre et laisse passer l'urine comme à l'état normal. Mais une telle amélioration est incertaine et seulement temporaire, car toutes les fois que l'écoulement cesse, les premiers symptômes se reproduisent. Il est probable que c'est le spasme, et non le rétrécissement réel, qui est modifié par l'écoulement..... Un homme était affecté depuis longtemps d'une maladie de l'urèthre compliquée d'un rétrécissement auquel on supposait pour origine une affection vénérienne. Il se manifestait souvent un écoulement dont le début s'accompagnait toujours d'une fièvre légère. Tant que l'écoulement durait, la difficulté de l'évacuation de l'urine était diminuée, et cela en proportion de l'abondance de l'écoulement. Le même résultat fut produit toutes les fois que le malade contracta une nouvelle gonorrhée. — Un autre homme éprouvait une difficulté d'uriner que l'on attribuait à un rétrécissement. Cet obstacle à l'émission de l'urine s'accompagnait le plus souvent d'un écoulement semblable à celui qui existe ordinairement dans les cas de rétrécissement. Mais quand l'écoulement augmentait beaucoup, le rétrécissement diminuait; il y avait une proportion constante entre ces deux phénomènes. Pendant la durée de cette maladie, il contracta deux gonorrhées qui toutes les deux s'accompagnèrent temporairement d'une diminution dans les symptômes du rétrécissement. » (Hunter, *Œuvr. compl.*, trad de Richelot, t. II, p. 377 et 378.)

J'insiste sur ces faits, parce qu'ils ont, comme je le montrerai tout à l'heure, une grande importance sous le rapport thérapeutique.

Le spasme par sympathie qui se rattache à une maladie du col vésical, à la présence d'un calcul dans la vessie, à une névralgie des organes génitaux ou à des hémorrhoïdes, occupe presque toute la longueur du canal, mais il est plus prononcé dans la région membraneuse; ce qui s'explique très-bien par l'abondance des éléments musculaires de cette portion de l'urèthre. — Lorsqu'il dépend d'une inflammation de la muqueuse, il est ordinairement assez limité et ne s'étend guère au delà des parties occupées par l'inflammation elle-même. Cependant il peut se propager au delà, chez quelques individus très-irritables. Au début, les fibres musculaires qui se trouvent en contact avec la muqueuse enflammée, sont les seules à se contracter; mais peu à peu l'ébranlement se communique aux autres fibres, et il y a spasme dans presque toute la longueur de l'urèthre.

Quand le spasme existe sans altération des parois du canal, il est assez facile à reconnaître. Le malade, interrogé avec soin, raconte que son jet d'urine est tantôt volumineux et uniforme, tantôt fin et déformé. Dans ce dernier cas, il a conscience d'une sorte de resserrement du canal; il éprouve, au moment du passage de l'urine, une douleur vive dans un point limité et le plus souvent en arrière des bourses; il sent parfois que l'urine s'engage dans l'urèthre, mais qu'elle est arrêtée quand elle arrive dans la partie douloureuse. Il est déjà permis de conclure, d'après ces renseignements, que la dysurie n'est pas causée par un obstacle permanent. On s'en assure encore mieux en pratiquant le cathétérisme avec une sonde d'argent de volume ordinaire. Celle-ci, arrivée à une certaine profondeur, détermine de la douleur, et se trouve arrêtée tout à coup; on sent qu'elle est serrée, et, si on l'abandonne, elle est poussée en dehors par les contractions de l'urèthre, d'où toutefois elle ne sort pas entièrement (1). Mais si on la maintient en place pendant

(1) Cette circonstance viendrait à l'appui de ce que j'ai dit plus haut sur l'absence de fibres musculaires dans la portion de l'urèthre qui correspond au gland.

quelques instants, pour donner au spasme le temps de se calmer, on la fait avancer peu à peu, en profitant des intervalles de repos qui séparent les contractions musculaires, et l'on parvient à la faire entrer dans la vessie *clandestinement*, suivant l'expression de Hunter. Quand cette manœuvre ne réussit point, on peut soumettre le malade à l'action du chloroforme. L'urèthre se trouvant alors dans un relâchement complet, il est facile de s'assurer, par l'introduction d'un cathéter volumineux, que sa cavité est parfaitement libre.

Lorsqu'il s'agit d'un rétrécissement compliqué de spasme, ce qui arrive très-fréquemment, on ne retrouve plus les alternatives que j'ai notées de miction facile et de dysurie. Le jet de l'urine peut varier de grosseur suivant que le spasme est plus ou moins prononcé, mais il n'a jamais son volume normal, parce que le rétrécissement constitue un obstacle permanent. Si le canal est rétréci, sans que la muqueuse soit enflammée, le cathétérisme pratiqué avec les précautions ordinaires n'éveille aucune douleur. On sent que la pointe de la bougie pénètre dans un passage étroit, qu'elle est graduellement serrée, mais pour peu qu'on la retire, elle devient libre. Quand la muqueuse est malade, au contraire, la bougie est à peine arrivée sur le rétrécissement, qu'elle provoque de la douleur; elle est tout à coup serrée, et il faut la retirer de 5 à 10 millimètres avant de la dégager. C'est qu'elle est arrêtée par les contractions du canal et non par le rétrécissement.

Il est facile de s'en assurer : si l'on attend que les contractions soient apaisées, on peut enlever, sans éprouver la moindre résistance, la bougie, qui était fortement serrée quelques instants auparavant. De même, si on la pousse doucement en avant, il n'est pas rare qu'on puisse traverser sans peine un rétrécissement qu'au premier abord on aurait pu croire très-étroit.

Quant à faire la juste part qui revient au rétrécissement et au spasme dans la résistance que rencontre la bougie, cela me semble impossible. On n'y parviendrait qu'en endormant le malade avec le chloroforme, car, de cette façon, on supprimerait l'un des obstacles, ce qui permettrait d'examiner l'autre isolément.

Une question plus difficile à résoudre est de savoir si le spasme peut exister au niveau même du rétrécissement. A cet égard, Hunter émet deux opinions presque contradictoires et reste indécis. « ... L'examen du sujet nous mène, dit-il, à cette conclusion, qu'il est *difficile de croire que le spasme ait son siége dans le rétrécissement même, qu'on ne peut guère supposer capable de contraction.* On pourrait donc naturellement le rapporter à la partie saine de l'urèthre, en admettant qu'il est déterminé par l'obstacle que rencontre l'écoulement de l'urine. Si cette manière de voir est juste, on doit supposer que la contraction s'effectue dans la partie qui est située derrière le rétrécissement, puisque c'est la seule partie qui soit dilatée par l'urine. L'urèthre étant alors très-irritable, cette partie peut se contracter assez pour arrêter complétement le jet de l'urine. Mais quelques circonstances qui se présentent dans la pratique fournissent des raisons de croire que *les rétrécissements eux-mêmes sont susceptibles de se contracter*. On trouve en effet que les bougies ont été serrées par le rétrécissement lorsqu'elles sont restées quelque temps dans l'urèthre, et ce qui prouve encore cette assertion, c'est que le rétrécissement tantôt s'oppose au passage de la bougie et tantôt la laisse pénétrer..... » (Hunter, *Œuvr. compl.*, t. II, p. 327, trad. de Richelot.)

C'est un fait connu depuis longtemps qu'en arrière d'un rétrécissement étroit et ancien, la muqueuse est plus ou moins enflammée. Il est donc naturel qu'elle soit le point de départ du spasme qui se montre au moment de la miction. Mais il ne faut pas oublier que la partie de l'urèthre qui précède l'obstacle est généralement dilatée. Elle pourra, malgré sa dilatation, se contracter suffisamment pour arrêter le jet de l'urine, comme le pense Hunter. Cependant n'est-il pas plus probable que cet accident tient à ce que le spasme s'est étendu au rétrécissement lui-même et à la portion de l'urèthre placée au devant de lui? Dans ce dernier point, la muqueuse uréthrale peut aussi être impressionnée douloureusement par l'urine, car, pour ne pas être malade au même degré que la muqueuse placée en arrière du rétrécissement, elle n'en est pas moins enflammée. Je l'ai constaté nombre de fois sur des cadavres; et n'arrive-t-il pas chaque jour, en pratiquant le cathétérisme, que la bougie provoque des douleurs et du spasme avant même qu'elle ait pénétré dans le rétrécissement?

Sans doute, nos moyens imparfaits d'investigation ne nous permettent pas de constater, dans la profondeur de l'urèthre, le siége précis du spasme. Cependant je crois pouvoir assurer, après avoir examiné minutieusement bien des malades affectés de spasme, que si ce phénomène n'occupe pas exclusivement les parties du canal situées en arrière et en avant du rétrécissement, c'est là du moins qu'il commence à se produire et qu'il arrive à son maximum d'énergie.

Le spasme peut-il siéger dans le rétrécissement même? Autrement dit, les rétrécissements sont-ils contractiles? Hunter, comme on vient de le voir, rejetait théoriquement cette contractilité; pratiquement, il n'était pas éloigné de l'admettre. C'est qu'en effet il est impossible de démontrer son existence par un examen direct avec des instruments.

La seule raison donnée en faveur de cette opinion, c'est qu'une bougie de cire, qui a séjourné quelque temps dans l'urèthre, présente une dépression irrégulière que l'on suppose produite par le rétrécissement. Or, j'ai déjà dit combien cette dépression est variable et trompeuse. Rien ne prouve aussi qu'elle n'est pas due à la contraction de quelques fibres du canal plus irritées que les autres et n'appartenant pas au rétrécissement.

Mais laissons de côté toute controverse pour chercher simplement la vérité. Guidés par l'analogie et nos connaissances anatomo-pathologiques, nous serons conduits à admettre et à rejeter la contractilité des rétrécissements, c'est-à-dire à distinguer les cas dans lesquels on doit la rencontrer de ceux où elle n'existe pas.

Lorsqu'un rétrécissement est constitué par une cicatrice épaisse qui comprend toute l'épaisseur des parois de l'urèthre, il est évident qu'il sera, comme tous les tissus cicatriciels, incapable de se contracter. Mais s'il est de nature inflammatoire et formé par une matière amorphe infiltrée en quantité variable dans les parois du canal, les fibres élastiques et musculaires ne seront pas détruites comme dans le rétrécissement cicatriciel. Ces fibres auront pu subir, sous l'influence de l'inflammation, certains changements dont il est difficile de se rendre compte, mais elles existent; elles ont gardé leurs propriétés physiologiques plus ou moins altérées et peuvent se contracter.

Entre ces cas bien tranchés, il en est d'autres qui sont complexes. Supposons un rétrécissement formé par une cicatrice superficielle et mince, ou par une cicatrice épaisse, mais n'intéressant qu'un des côtés de l'urèthre. Par les motifs que je viens de donner, le rétrécissement proprement dit ne pourra se contracter; cependant les fibres placées en dehors de lui ou sur la paroi opposée du canal se contracteront. N'est-ce pas dans ces circonstances exceptionnelles que l'on rencontre sur les bougies de cire qui ont servi à explorer l'urèthre une dépression circulaire incomplète et latérale?

Quand le spasme existe sans rétrécissement et qu'il n'y a d'autre altération des parois de l'urèthre qu'une inflammation de la muqueuse, le traitement doit avoir pour objet principal de modifier l'état morbide de cette membrane.

S'il s'agit d'une uréthrite aiguë, les antiphlogistiques sont indiqués. On les emploiera avec d'autant plus d'énergie, que le spasme sera plus prononcé, car celui-ci est l'indice d'une inflammation vive. Ils réussissent généralement, et, au bout de quelques jours, lorsque l'écoulement est franchement établi, le spasme a disparu.

Dans l'uréthrite chronique, quelle qu'en soit la cause, il est nécessaire, pour faire cesser le spasme, d'agir directement sur la muqueuse. Cette opération, très-simple en apparence, exige le plus grand soin. On commencera par demander au malade d'indiquer le point du canal où il éprouve de la douleur au moment de la sortie des urines; en introduisant doucement dans l'urèthre une bougie à boule dont le contact avec les parties enflammées est toujours douloureux, on cherchera à constater, autant que possible, le siége et l'étendue de l'altération. Alors seulement on pratiquera la cautérisation latérale avec le nitrate d'argent solide, d'après les règles que j'ai données (voy. p. 227 et suiv.). Sans doute on ne saurait avoir la prétention de ne toucher exactement que les parties malades, mais la cautérisation doit être si légère, qu'il n'y a pas grand inconvénient à les dépasser un peu.

Cependant l'introduction du porte-caustique ne pouvant se faire sans produire une certaine irritation, cette manœuvre provoque elle-même la contraction de l'urèthre et quelquefois l'instrument se trouve arrêté dans sa marche. Quand cet accident se présente, il est prudent de suspendre l'opération et de commencer par calmer le spasme. On y réussit le plus souvent à l'aide de bains généraux, de cataplasmes ou de fomentations d'eau tiède sur le périnée, de boissons mucilagineuses abondantes; de cette façon on relâche les tissus, en même temps qu'on diminue l'âcreté des urines. Si les émollients ne suffisent pas, il faut recourir aux préparations narcotiques administrées par le rectum. Le moyen qui m'a le mieux réussi et dont je me sers habituellement consiste à prescrire un quart de lavement dont voici la composition :

Eau simple.	200	grammes.
Camphre.	1	—
Jaune d'œuf.	n° 1	
Laudanum de Sydenham.	10	gouttes.

La dose de laudanum peut être portée à 15 ou 18 gouttes et celle du camphre à 2 grammes. Dans les cas rebelles, je remplace le camphre par le bromure de potassium à la dose d'un gramme. En même temps je prescris quelques frictions sur le périnée avec la pommade suivante :

Axonge.	30	grammes.
Extrait de belladone.	1	—
Bromure de potassium.	2	—

Deux ou trois heures après et quand on a lieu de supposer que ces médicaments ont suffisamment agi, on tente de nouveau d'introduire le porte-caustique dans le rétrécissement, et l'on y réussit très-souvent.

Quelques chirurgiens ont conseillé d'employer le nitrate d'argent dissous dans de l'eau distillée plutôt qu'à l'état solide, dans le but d'opérer une cautérisation plus superficielle et aussi pour qu'aucun point malade de la muqueuse ne pût échapper à l'action du caustique. Mais les injections ne sont pas sans inconvénients. Elles cautérisent la muqueuse saine comme celle qui est altérée, et cela dans une grande étendue. En outre, si leur arrivée sur les points irrités du canal détermine du spasme, elles se trouvent subitement arrêtées au devant même des parties où il était important de les faire parvenir.

On a également préconisé, à la place des narcotiques, l'usage du quinquina, de la térébenthine, de la valériane, etc., etc., administrés à l'intérieur, mais tous ces prétendus spécifiques ne m'ont donné aucun bon résultat.

Dans les cas où il y a un rétrécissement, la conduite à suivre est très-variable suivant les circonstances. Il faut d'abord essayer de le franchir avec une bougie très-fine, à bout olivaire plutôt que conique, afin d'irriter le moins possible les parois du canal. Si l'on y parvient et si la bougie est tolérée par le malade, on la laissera à demeure. Après un temps qui varie de deux à quatre jours, un écoulement de muco-pus commence à paraître, et dès qu'il est franchement établi, il est rare qu'il y ait encore du spasme. Il ne reste plus qu'à finir de traiter le rétrécissement.

Quand la bougie, après être restée quelques instants en place, détermine de très-vives douleurs, il faut se hâter de la retirer. Elle ne ferait qu'augmenter l'irritation des parties et pourrait amener de graves accidents. On commencera par combattre le spasme par quelques-uns des moyens que j'ai indiqués ; puis, comme on est certain de pouvoir franchir le rétrécissement, on y introduira une bougie de cire, un peu plus petite que celle de gomme élastique qu'on a retirée et qui aura été préalablement recouverte de nitrate d'argent pulvérisé dans une courte portion de sa longueur (voy. p. 225 et suiv.). Peut-être ne sera-t-elle pas facilement tolérée, mais il suffit qu'elle reste en place pendant deux ou trois minutes. La muqueuse sera légèrement cautérisée et la modification qu'elle aura subie se traduira bientôt par un écoulement purulent. Il est rare qu'on ne puisse alors se servir d'une bougie un peu plus grosse qui, cette fois, est supportée facilement. Si une première cautérisation ne suffisait pas, ce qui arrive souvent quand le rétrécissement est ancien et très-dur, on pourrait y revenir sans inconvénient.

Quelquefois les contractions de l'urèthre sont telles que l'introduction de la bougie la plus petite est impossible. Il faut, ici, user d'une grande patience : après avoir insisté sur les médicaments qui s'adressent particulièrement au spasme, on renouvelle sans se lasser les tentatives de cathétérisme. Si elles sont sans succès, on pourra recourir à la cautérisation antéro-postérieure, à l'exemple de Hunter, en suivant les règles que j'ai données (voy. p. 226). Cette manœuvre aura pour premier résultat de modifier la muqueuse au devant du rétrécissement et de permettre à la bougie d'arriver jusqu'à lui. De plus, l'inflammation produite par des cautérisations répétées s'étend assez souvent à la muqueuse qui est au niveau et en arrière du rétrécissement; un écoulement purulent en est la conséquence et le spasme s'apaise.

Si tous les moyens ont échoué, il reste encore une ressource dans les anesthésiques. En chloroformisant le malade, on supprime à l'instant le spasme et l'on n'a plus affaire qu'au rétrécissement. Je citerai un exemple très-remarquable de ce mode de traitement. — Métral, cocher, âgé de cinquante-trois ans, d'une constitution délicate et d'un tempérament nerveux, eut, il y a seize années environ, un écoulement qu'il contracta avec sa femme. Il guérit au bout d'une vingtaine de jours, n'ayant pris que des boissons émollientes pour tout traitement. Cependant, à partir de cette époque, la miction resta toujours accompagnée de douleurs plus ou moins cuisantes dans le canal. — Il y a cinq ans, il s'aperçut qu'il urinait souvent et avec quelque difficulté. La dysurie alla en augmentant, au point que l'urine ne sortait plus que par un petit filet et quelquefois goutte à goutte. Alors il entra à l'hôpital Beaujon le 7 septembre 1866. Pendant un mois, on essaya chaque jour de le sonder tantôt avec une petite bougie, tantôt avec une grosse, mais inutilement et toujours en provoquant des douleurs extrêmement vives. — Le service fut repris alors par un autre chirurgien qui, après quelques tentatives infructueuses de cathétérisme, se préparait à pratiquer une opération, quand parut, en arrière des bourses, un gonflement qu'on lui dit être une tumeur urineuse. On se borna à prescrire le repos, des bains, des cataplasmes et le gonflement disparut. De nouvelles introductions de bougie furent tentées sans plus de succès que les premières. Le malade quitta l'hôpital après cinq mois de séjour, et entra dans mon service le 19 février 1867. Il était tuberculeux, profondément anémique et si épuisé, que ma première pensée fut de m'abstenir de tout traitement. Cependant comme l'altération profonde de sa santé pouvait dépendre du mauvais état de ses voies urinaires, je résolus de tenter quelque moyen de le soulager. Dès le lendemain de son entrée, je voulus pratiquer le cathétérisme. Mais, la vue seule de la sonde lui rappelant les souffrances qu'il avait déjà éprouvées, il était pris d'un tremblement nerveux de tout le corps. Je me servis d'une petite bougie que j'introduisis avec les plus grandes précautions. A peine était-elle enfoncée à 5 ou 6 centimètres, que les cris du malade me forcèrent à la retirer. Elle était manifestement serrée, quoiqu'elle n'eût que 3 millimètres de diamètre.

Le 27 février, après quelques jours de repos, le malade est chloroformisé. Je m'assure, avec une sonde d'argent, qu'il existe un rétrécissement à 10 centimètres de profondeur. Cela fait, je parviens, après quelques tâtonnements, à introduire tout entière une bougie conductrice de 2 millimètres; j'appliquai alors mon divulseur de 7 millimètres 2/3 et d'un seul coup l'urèthre est élargi.

L'instrument est presque aussitôt retiré et remplacé par une sonde de gomme de 7 millimètres qu'on laisse à demeure. L'écoulement de sang a été presque nul. Le malade réveillé n'accuse point de douleur; il dit éprouver seulement un peu d'engourdissement en arrière des bourses. Il n'y a pas eu de frissons dans la journée. La nuit a été bonne, quoique le sommeil ait été souvent interrompu.

28 février. — Il n'y a pas de fièvre. La sonde est retirée, et à sa suite il sort par le méat urinaire trois gouttes d'un pus jaunâtre et épais.

1er mars. — Tous les jours précédents n'ont rien présenté de particulier. Le malade a mangé comme d'ordinaire. Il urine à plein canal et n'éprouve qu'un peu de cuisson au périnée. On introduit une sonde d'argent ordinaire à la distance de 8 centimètres, uniquement pour constater l'état de sensibilité du canal. Elle éveille à peine une sensation désagréable. On ne trouve plus de spasme.

2 mars. — L'écoulement, qui avait été en diminuant, a cessé complétement. On garde le malade à l'hôpital pour relever ses forces.

15 mars. — On pratique le cathétérisme très-facilement avec une sonde de 6 millimètres 2/3. Le malade éprouve un peu de cuissons. — Le 19, il part pour l'hôpital de convalescence de Vincennes. (Obs. recueillie par l'interne du service, M. Delfaut.)

Dans ce cas, le chloroforme permit de traverser presque immédiatement un rétrécissement qui était resté infranchissable pendant cinq mois. Le spasme disparut; mais ce résultat peut tenir à plusieurs causes. D'abord au rétablissement du cours de l'urine, ensuite à l'apparition d'un écoulement purulent qui dura plusieurs jours, et peut-être aussi à l'allongement des fibres musculaires et élastiques du canal, dont la contracture aura été vaincue par le divulseur comme celle des sphincters dans la fissure à l'anus traitée par la dilatation forcée.

CHAPITRE VIII.

POCHES URINEUSES. — INFILTRATION D'URINE. — ABCÈS URINEUX FISTULES URINAIRES.

Je réunirai dans un seul chapitre les poches urineuses, l'infiltration d'urine, les abcès urineux et les fistules urinaires, parce qu'ils ne sont, dans beaucoup de cas, que des degrés différents d'une même maladie. Chacun d'eux peut exister sans avoir été précédé ou sans être suivi des autres, mais je crois que leur liaison sera plus facile à saisir en les exposant dans leur ordre de succession.

A. — Poches urineuses.

Les poches urineuses sont des cavités formées aux dépens des parois de l'urèthre. Elles contiennent exclusivement de l'urine. — J'en décrirai deux variétés : 1° Dans la première, l'urine n'est pas sortie de sa voie naturelle. Le canal n'a éprouvé aucune solution de continuité ; il est seulement dilaté. 2° Dans la seconde, l'urèthre est perforé, et l'urine, sortie de sa voie naturelle, est contenue dans une sorte de sac qui communique avec le canal par une ouverture plus ou moins large.

1° *Poche urineuse par dilatation de l'urèthre.* — Ces poches peuvent être congénitales (voyez *Vices de conformation*), mais presque toujours elles sont accidentelles. Je ne m'occuperai ici que de ces dernières qui se rattachent plus directement à l'histoire des rétrécissements.

Le mécanisme de leur formation est assez simple. Quand l'appareil urinaire est dans son état normal, l'urèthre suffit à la libre sortie des urines chassées par les contractions régulières de la vessie. Il existe un juste rapport entre les efforts de contraction de ce réservoir et la largeur du conduit d'excrétion. Mais du moment que, par une cause quelconque, celui-ci devient plus étroit, l'équilibre est rompu et il en résulte des altérations très-différentes suivant les cas. Si l'obstacle qui s'oppose à la miction est apparu subitement, s'il siége dans un point reculé du canal et s'il est considérable, la vessie ne peut le surmonter. Elle se laisse dilater par l'urine accumulée dans sa cavité, et elle acquiert un si grand volume, que son sommet remonte au-dessus de l'ombilic. C'est ce qu'on observe, chaque jour, dans la rétention complète. Il n'en est plus de même, quand l'obstacle occupe la région bulbeuse ou un autre point plus rapproché du méat urinaire, et quand il est assez grand pour gêner notablement la miction sans l'empêcher complétement. La vessie peut encore se vider malgré la résistance qu'elle rencontre; mais, pour y parvenir, elle est obligée de redoubler d'efforts, et, suivant la loi qui fait que les muscles augmentent de volume en raison directe de l'énergie de leurs contractions, elle s'hypertrophie. Alors, douée d'une puissance nouvelle, ce n'est plus elle qui cède; c'est le canal, dont les parois sont violemment écartées par les urines, qui finit par se dilater.

La condition indispensable à la formation d'une poche urineuse par dilatation est donc qu'il existe dans l'urèthre un obstacle à la miction.

On a cité quelques observations dans lesquelles cette condition manquait, mais elles me semblent peu authentiques. La plus remarquable a été rapportée par Chopart : « Un homme, âgé de soixante-huit ans, me consulta, dit-il, sur une tumeur urinaire de l'urèthre, située entre le gland et le scrotum. Il avait eu des gonorrhées, et depuis longtemps il éprouvait de la difficulté à uriner. En 1773, il fut attaqué d'une rétention complète d'urine, qui obligea de le sonder. On laissa la sonde pendant deux mois dans la vessie, puis on lui fit faire usage des bougies. Il s'en abstint au bout de quelques mois; les urines s'écoulèrent assez librement. L'année suivante, il s'aperçut que leur jet était moins rapide, que la verge se gonflait pendant leur éjection, et qu'en la pressant il augmentait la force du jet et vidait une tumeur formée par les urines. Comme il souffrait peu, il négligea cette maladie. Il éprouva ensuite des cuissons en urinant, surtout dans la partie de la verge où se montrait la tumeur urinaire. On lui conseilla des boissons et des injections adoucissantes : elles lui procurèrent quelque soulagement. Loin de diminuer, sa tumeur augmenta de volume. On le détermina alors à tenter l'effet de la compression au moyen d'un bandage circulaire autour de la verge; mais il ne put le supporter. Il vint demander mes conseils, en mars 1776. On sentait sur le trajet de l'urèthre, entre le gland et le scrotum, une tuméfaction et un relâchement de parties mollasses dont la pression faisait sortir du canal quelques gouttes d'urine. Le malade urina en ma présence. Les urines, avant de s'écouler au dehors, se répandaient dans une espèce de poche formée par les tuniques de la paroi inférieure de l'urèthre. Il s'en échappait une partie par l'orifice du gland, mais presque sans jet. Le malade éprouvait de la douleur et des cuissons dans le canal et dans la poche urinaire. Ces cuissons augmentaient par le développement de cette poche; on était obligé de la presser avec les doigts pour résister à son extension; la tumeur qu'elle formait, étant remplie d'urine, semblait occuper toute la verge, mais elle ne gonflait que l'urèthre depuis la base du gland jusqu'au scrotum : elle avait en cet endroit une forme ovalaire et la grosseur d'un œuf de poule; elle devenait moins tendue et s'affaissait après l'action d'uriner; en la comprimant, elle se vidait complétement. J'engageai le malade à porter constamment une algalie pendant un mois, afin d'empêcher l'amas des urines dans la poche uréthrale, et à appliquer sur le trajet de cette poche une compresse imbibée de vin aromatique, ou un petit sachet rempli de fleurs de tan et soutenu par une bande pour faciliter le resserrement des tuniques de l'urèthre et tâcher de rétablir leur élasticité ou leur force vitale. Il se détermina à faire usage de la sonde et d'une bande autour de la verge. Quoique l'algalie fût introduite jusque dans la vessie, il passa des urines entre cet instrument et l'urèthre; elles causèrent des cuissons si vives dans la poche de ce canal, que le malade ne voulut supporter que peu de temps la présence de la sonde : il préféra de vivre avec son infirmité, qui était d'autant plus désagréable, qu'il avait aussi une incontinence d'urine, et que ses vêtements en étaient continuellement humectés. Les cuissons qu'il éprouvait dans l'urèthre augmentèrent malgré l'usage des boissons et des injections adoucissantes. Il tomba dans le marasme, et mourut le 5 avril 1779. J'ai fait, avec M. Desault, l'examen anatomique de la verge et des voies urinaires. Nous n'avons trouvé dans l'urèthre aucun rétrécissement, ni aucun obstacle qui pût s'opposer au passage des urines. La poche uréthrale s'étendait de la base du gland dans le trajet de la paroi inférieure du canal; elle avait un pouce dix lignes de longueur et presque autant de largeur; sa surface était très-lisse, rougeâtre en quelques points, enduite d'un mucus puriforme, et sans apparence d'orifices de lacunes ou de cryptes; ses parois étaient également amincies dans toute leur étendue, ainsi que les téguments qui les recouvraient; nous n'y avons remarqué aucune trace de rupture ni de crevasse, ce qui nous a fait penser que cette poche était produite par la dilatation uniforme d'une portion de la paroi inférieure de l'urèthre, et principalement de celle qui répond à la fosse naviculaire de ce canal, soit à l'occasion d'un rétrécissement préexistant du côté du gland, soit par une autre cause inconnue..... » (Chopart, *Traité des malad. des voies urin.*, t. II, p. 202.)

Dans ce cas, on ne trouva aucun rétrécissement de l'urèthre, après la mort. Mais Chopart fait remarquer avec soin qu'un rétrécissement avait pu exister antécédemment. Ce qui autoriserait cette supposition, c'est qu'avant l'apparition de la poche, le malade avait eu une rétention d'urine qui avait nécessité l'usage des sondes et des bougies pendant plusieurs mois.

Quelquefois c'est un calcul engagé dans l'urèthre qui gêne la miction. Rarement il produit une rétention complète, parce que les parois du canal, ayant conservé leur souplesse normale, sont encore susceptibles d'un certain écartement. Mais les urines, chassées avec énergie par la vessie, ne passent qu'avec la plus grande peine en dehors du calcul; leur principal effort porte sur la partie de l'urèthre qui précède l'obstacle et tend à la dilater. — J. L. Petit raconte qu'un jeune garçon de dix-sept à dix-huit ans lui fut envoyé de province pour qu'il le traitât d'une rétention d'urine datant de sept ou huit mois. « Je vis, dit-il, une tumeur grosse comme le poing, placée au devant du rectum et s'étendant en avant jusqu'au scrotum, qui la recouvrait en partie. En pressant cette tumeur, il sortit par l'urèthre une assez grande quantité d'urine pour me faire croire que c'était une hernie de la vessie. Cette première idée fut détruite dans l'instant, parce que la tumeur que je venais de vider, fut tout de suite remplie d'une pareille quantité d'urine que j'évacuai de même en pressant la tumeur; mais s'étant remplie de nouveau, je portai l'algalie dans le canal, et je sentis, un peu plus loin que la fosse naviculaire, une pierre qui ne me parut pas extrêmement dure, et qui, étant poussée plus loin, me donna la facilité de la surpasser et de porter ma sonde dans une cavité assez vaste et dans laquelle, s'il eût été nécessaire, j'aurais pu retourner mon algalie..... » (*Œuvr. posth.*, vol. III, p. 8.) — En 1864, je fus consulté, à l'hôpital Saint-Louis, par un homme de quarante ans, qui souffrait d'une dysurie datant de plus de treize mois. La rétention n'était pas complète, mais il n'urinait qu'avec la plus grande difficulté; il se plaignait surtout de souiller ses vêtements parce que, disait-il, les urines continuaient à suinter longtemps encore après qu'il avait satisfait son besoin. En examinant les parties, je constatai la présence d'un calcul arrêté dans la fosse naviculaire. Je fis uriner le malade, et aussitôt que la miction commença, je sentis l'urèthre se dilater de manière à former un cordon gros comme le pouce et s'étendant depuis la base du gland jusqu'en arrière du scrotum. Le méat urinaire fut incisé avec un bistouri boutonné, et j'en retirai avec des pinces un calcul en forme de poire, long de 3 centimètres 3 millimètres et large, dans son milieu, de 1 centimètre 8 millimètres. Cet homme revint à la consultation trois mois après; il urinait bien et son canal avait repris son volume normal. — Ces cas ne sont pas très-rares. J'aurai occasion d'en citer quelques autres, en parlant des corps étrangers arrêtés dans l'urèthre.

Les poches urineuses dues à la présence d'un calcul dans l'urèthre se montrent généralement au périnée et sont plus rapprochées des bourses que de l'anus. Elles se rencontrent aussi, quoique moins souvent, en avant du scrotum et même tout près du gland. Ces dernières sont très-rares, suivant Chopart; cependant, outre les cas qui viennent d'être mentionnés, j'ai eu occasion d'en observer trois : dans l'un, la poche avait 5 centimètres de long et commençait en arrière de la fosse naviculaire; dans les deux autres, la poche existait au niveau du scrotum, et il était fort difficile d'en apprécier la longueur.

Elles affectent deux formes principales : au périnée, elles sont ovoïdes ou globuleuses et assez grosses. Dans la région spongieuse, elles sont plus allongées. Leur volume est beaucoup moindre et leur forme est à peu près celle de l'urèthre.

Elles se développent en général très-rapidement. Mais leur développement n'est pas toujours continu; il dépend de la fixité ou de la mobilité du calcul. Ainsi chez un jeune garçon dont parle J. L. Petit : « La pierre, dit-il, selon toute apparence, ne résidait pas assidûment dans le même lieu; elle changeait de place quand le malade faisait des efforts pour uriner. Il avait remarqué même, dans les plus fortes rétentions, que de se coucher sur le dos lui était favorable; ce qui arrivait peut-être de ce que la pierre, se trouvant plus élevée, changeait de place et retombait dans la dilatation..... » (*Loc. cit.*, p. 13.) — Mais quand le calcul n'est pas mobile, la poche s'agrandit de plus en plus, et elle peut acquérir une capacité considérable.

L'épaisseur des parois de la poche est naturellement plus grande au périnée qu'en avant des bourses, là où l'urèthre n'est recouvert que par une peau très-mince. Du côté du canal, ces parois sont lisses, souples et ne présentent aucun point malade tant que la poche n'a pas acquis un trop grand volume. C'est ce qu'il est facile de constater sur une des pièces que j'ai conservées. L'urèthre, quoique très-large, dans l'étendue de plus de 5 centimètres, présentait son apparence normale. On remarque seulement quelques petites éraillures longitudinales. La muqueuse n'est altérée que dans la place occupée par le calcul, qui a le volume d'un gros pois.

Le plus ordinairement les poches urineuses sont causées par un rétrécissement. Le mécanisme de leur formation est le même, mais elles diffèrent notablement des précédentes sous le rapport du siége, du volume, de la forme et des caractères anatomiques.

Elles peuvent occuper différentes sections de l'urèthre, comme le rétrécissement derrière lequel elles sont placées; mais je n'en ai observé que dans la région périnéale. En général, elles se développent lentement et sont peu volumineuses. Leur cavité est quelquefois arrondie, mais plus ordinairement allongée ; la muqueuse qui la tapisse est presque toujours enflammée, ramollie, et souvent même détruite. Les parois en sont alors blanchâtres, dures au toucher, et présentent un aspect fasciculé dû à des brides légèrement saillantes, irrégulièrement disposées et dont la plupart sont dirigées d'avant en arrière. Ces brides sont séparées par de petites cavités plus ou moins profondes : les unes se terminent en cul-de-sac ; les autres, plus profondes, ne sont que des conduits glandulaires dilatés dont l'orifice, porté en avant, est souvent à demi caché sous un repli valvulaire de la muqueuse. Quand la distension de l'urèthre est arrivée à un certain degré, les divers éléments qui entrent dans la composition des portions membraneuse et prostatique sont déformés et presque méconnaissables. Sur quelques-unes de mes pièces, le verumontanum est dévié vers un des côtés du canal, divisé en plusieurs languettes ou effacé au point qu'on distingue à peine la caroncule séminale.

Les différences que je viens de signaler tiennent, dans mon opinion, à une seule cause : c'est à l'état de l'urèthre dont les parois, dans les cas de calcul, sont saines, souples et éminemment dilatables ; tandis que, dans le cas de rétrécissement, elles sont dures, friables et presque inextensibles.

Ces poches urineuses se présentent sous la forme d'une tumeur ovoïde ou allongée, faisant corps avec l'urèthre, sans changement de couleur à la peau, molle et indolente. Quand elle est vide, elle revient sur elle-même et pourrait passer inaperçue. Mais elle reparaît, au moment de la miction, et ses parois sont d'autant plus tendues que les urines ont plus de difficulté à s'échapper au dehors. Le malade ne reste pas longtemps sans s'apercevoir de son infirmité. Lorsqu'il fini d'uriner, il tend légèrement sa verge avec la main gauche, tandis qu'avec la droite il comprime sa tumeur d'arrière en avant, de manière à la vider. Il n'y parvient qu'en partie ; aussi se plaint-il de tacher ses vêtements, parce que la petite quantité d'urine restée dans la poche commence à s'écouler au dehors dès que la verge est pendante.

Un phénomène analogue se produit dans le coït. Au moment où l'éjaculation devrait avoir lieu, le malade éprouve la même sensation de plaisir qu'à l'ordinaire, mais le sperme n'est pas projeté au dehors. Celui-ci tombe dans la poche urinaire ; plus épais que les urines, il en sort plus difficilement. Tantôt il s'écoule en bavant quand la verge est revenue à son état de flaccidité, tantôt il reste dans la poche jusqu'à ce qu'il soit délayé et entraîné par les urines.

Le traitement des poches urinaires consiste presque exclusivement à faire disparaître l'obstacle qui s'oppose au cours des urines.

S'il s'agit d'un calcul, on l'enlèvera en se servant de quelqu'un des moyens que j'indiquerai en m'occupant des corps étrangers arrêtés dans l'urèthre. Cela fait, on abandonnera les parties à elles-mêmes. Quelques chirurgiens ont conseillé de placer une sonde à demeure dans la vessie, afin d'empêcher les urines d'arriver dans la poche uréthrale, dont elles entretiendraient la dilatation. Cette précaution me semble tout au moins inutile, par cette raison que si le canal a été largement élargi, il n'est pas altéré dans sa structure. Les fibres élastiques et musculaires qui se trouvent dans l'épaisseur des parois de la poche, quoique distendues outre mesure, ont conservé assez de ressort pour revenir sur elles-mêmes. Ce retrait s'opère très-rapidement parce que, le canal étant très-large, les urines ne rencontrent aucun obstacle. C'est ce qui est arrivé chez le malade auquel j'ai retiré un calcul de la fosse naviculaire.

S'il s'agit d'un rétrécissement, on le traitera par les moyens ordinaires. Mais il ne faut pas oublier que le rétrécissement lui-même a été précédé d'une uréthrite ; que le canal étant plus ou moins altéré dans sa structure, il sera difficile, dans tous les cas, de lui rendre son calibre normal, et enfin que les parois de la poche, épaisses et indurées, ne se rétracteront qu'à la longue. Comme, d'autre part, le rétrécissement a toujours une grande tendance à se reproduire, on comprend que Desault, Chopart, Boyer et beaucoup d'autres chirurgiens aient conseillé de faire usage des sondes pendant longtemps et jusqu'à la disparition complète de la poche urinaire. Pourtant on ne doit pas abuser de ce moyen. Il importe peu que la poche soit entièrement effacée, si le malade urine très-bien. Dès qu'on juge que le rétrécissement est suffisamment dilaté, il convient de supprimer les sondes dont le séjour prolongé dans l'urèthre a de grands inconvénients. Cependant on surveillera le malade, et de temps à autre il sera utile de pratiquer le cathétérisme pour s'assurer que le rétrécissement ne se reproduit pas.

2° *Poches urinaires avec perforation de l'urèthre.* — Ces poches ne sont pas la conséquence d'un rétrécissement ou de tout autre obstacle apporté à la miction, et le choc exercé par le flot de l'urine sur les parois de l'urèthre n'entre pour rien dans le mécanisme de leur formation. Elles ont pour origine une collection de sang ou de pus située dans le voisinage du canal. La poche, complétement isolée dans l'épaisseur des tissus, suit une marche qui n'est pas toujours la même : tantôt elle se fait jour du côté de la peau et se comporte comme un abcès ordinaire; tantôt, par suite d'un travail ulcératif ou du passage d'une sonde, elle s'ouvre dans l'urèthre. Dans ce dernier cas, le foyer, après s'être débarrassé des matières qu'il renferme, peut encore se resserrer et se cicatriser. Cette terminaison heureuse n'est pas très-rare, et je l'ai observée plus d'une fois. Elle dépend uniquement de l'étroitesse et de la disposition de l'ouverture par laquelle le foyer communique avec l'urèthre. Quand cette ouverture est petite, dirigée en avant et recouverte d'une sorte de valvule formée par la muqueuse, l'urine glisse sur elle sans y pénétrer; si elle est large ou dirigée en arrière, l'urine s'y engage et remplit le foyer qui se trouve transformé en poche urinaire.

La différence capitale qui existe entre ces poches et les précédentes, c'est que les unes ont pour parois les parois mêmes de l'urèthre, tandis que les autres sont situées en dehors de ce conduit.

Sous le rapport de la symptomatologie, elles ont entre elles de nombreux rapports. On s'en convaincra facilement en lisant avec soin l'observation suivante que j'emprunte à Chopart: «...Un postillon, montant sur un cheval sauteur, se heurta violemment le périnée contre le pommeau de la selle qui était très-saillant; il ressentit sur-le-champ une douleur vive à cette région, qui devint ecchymosée et très-gonflée; il rendit un peu de sang par l'urèthre et urina sans difficulté. On le pansa avec des compresses trempées dans l'oxycrat mariné; on le saigna; il prit une boisson adoucissante, observa la diète et le repos. Le lendemain il sortit du sang par l'urèthre; le gonflement du périnée et du scrotum étant augmenté et plus douloureux, il fut saigné deux fois, et l'on appliqua des cataplasmes de mie de pain, de décoction de fleurs de sureau et de têtes de pavot. On ajouta du nitre à sa boisson de graine de lin et de chiendent. Les symptômes de la contusion se calmèrent; l'excrétion de l'urine fut moins pénible, et au bout de vingt jours, ce blessé se trouva en état de sortir. L'ecchymose était dissipée; mais l'éjection de l'urine restait difficile, et il était obligé de porter sa main au périnée pour en favoriser le jet. Deux mois après, sentant une tumeur à cette région, il devint inquiet, et me fut adressé pour lui donner des soins. Cette tumeur située sur le trajet du raphé, était du volume et de la forme d'un petit œuf, circonscrite, *sans changement de couleur à la peau*, *molle*, *immobile sur ses côtés*, *cédant aisément à la pression*, *mais sans disparaître complétement*, de sorte qu'on sentait alors sous les doigts une *peau flasque et comme repliée sur elle-même*. Le postillon ayant besoin d'uriner, je remarquai que les urines sortaient de l'urèthre par gouttes, que la *tumeur devenait tendue avant qu'elles jaillissent au dehors*, et qu'ensuite, sans la comprimer, elles coulaient à plein canal. Après le pissement, je voulus la vider entièrement, en pressant de devant en arrière, pour savoir si l'urine qui était restée pourrait refluer du côté de la vessie; mais *elle s'évacua par l'urèthre.* Quoique la liberté du cours de l'urine, depuis la tumeur jusqu'au bout de ce canal, annonçât qu'il n'y avait aucun obstacle dans ce trajet, cependant, pour m'en assurer davantage, j'y introduisis une algalie qui pénétra sans difficulté jusqu'au milieu de cette poche, où je sentis le bec de l'instrument très-libre, et presque sous la peau dans toute la partie dilatée. Je m'informai si pendant l'éjaculation la semence sortait comme avant l'accident du coup. Ce jeune homme répondit qu'il ressentait le même plaisir, mais qu'il ne rendait cette humeur pour ainsi dire qu'en bavant, et même après avoir pressé le périnée. Je l'engageai à se soumettre pendant quelque temps à l'usage d'une algalie portée jusqu'à la vessie; je préférai ce moyen à celui des bougies, parce qu'il n'y avait pas d'embarras dans l'urèthre, et que, quoique enfoncées jusqu'au col de la vessie, elles auraient pu ne pas s'opposer à l'entrée de l'urine dans la poche du périnée, au moment du besoin d'uriner. Le lendemain, j'introduisis une sonde courbe ordinaire dans l'urèthre; mais ne pouvant la faire pénétrer au delà de la tumeur, j'en pris une en S d'un petit diamètre, que je portai dans la vessie, sans éprouver beaucoup de difficulté. Après l'avoir assujettie, de crainte qu'elle ne fût expulsée par l'action de ce viscère, je recommandai au malade de la déboucher toutes les trois heures, ou environ, d'observer le repos dans le lit, de boire modérément, et de s'abstenir de nourriture solide. Il suivit mes conseils pendant cinq jours. La tumeur ne se reformant plus, puisqu'il ne s'y portait pas d'urine, on pouvait concevoir des espérances de guérison par le moyen de la sonde; mais impatient, il retira cet instrument de la vessie, et ne voulut plus en faire usage. Quelque temps après, on lui mit des bougies; comme il n'en retirait aucun avantage, il y renonça, et se borna à comprimer avec ses doigts la région du périnée lorsqu'il urinait. J'ai revu ce postillon deux ans après le premier traitement. La tumeur du périnée me parut acquérir plus de volume pendant le pissement. La poche qui recevait l'urine était très-adhérente aux téguments, et formait ensemble une peau dure et très-dense. Il y avait encore lieu d'en obtenir la guérison, s'il eût voulu se soumettre à un nouveau traitement..... » (*Loc. cit.*, vol. II, p. 242 et 243.)

Dans cette description si exacte, Chopart a oublié pourtant quelques signes d'une certaine valeur que j'ai rencontrés sur plusieurs malades : c'est d'abord l'état des urines. Si l'urèthre a été déchiré au moment de l'accident qui a produit la tumeur périnéale, elles sont colorées en rouge pendant un jour ou deux; plus tard, elles deviennent brunâtres et entraînent de petits caillots de sang; enfin elles sont mélangées d'un pus sanieux. Même après qu'elles ont chassé tout le sang de la tumeur, elles sont mélangées d'une certaine quantité de pus, parce qu'elles sont contenues dans une poche dont les parois sont enflammées et dont elles entretiennent l'inflammation par leur séjour. — Dans les poches par dilatation de l'urèthre, les urines sont claires dès le début, et souvent à toutes les époques du développement de la tumeur, parce qu'elles ne sont pas sorties de leurs voies naturelles.

C'est encore la forme de la poche. Celle-ci est irrégulièrement arrondie, assez mal circonscrite, plus large dans son milieu que dans le point où elle adhère à l'urèthre, dont elle est quelquefois séparée par une sorte de collet. On a quelque peine à la vider complétement en la pressant entre les doigts. Ses parois sont ordinairement épaisses et indurées. Tous ces caractères s'expliquent facilement par l'étroitesse de l'ouverture qui fait communiquer la tumeur avec l'urèthre, et par l'inflammation développée dans les tissus autour de l'épanchement sanguin.

Les poches urinaires formées par un ancien foyer purulent se rapprochent beaucoup des précédentes. J'en parlerai à propos des abcès urineux.

Le traitement varie suivant l'état de la poche. Si elle est petite et souple, on pourra essayer de l'oblitérer. Pour cela, on empêchera les urines de pénétrer dans sa cavité, en plaçant dans la vessie une sonde à demeure; en même temps on établira une douce compression sur le périnée. La sonde doit avoir un volume proportionné à la largeur de l'urèthre : trop grosse, elle agrandirait la perforation du canal; trop petite, elle permettrait à l'urine de passer en dehors d'elle et d'arriver dans la poche, ce qui aurait un inconvénient sérieux.

Quand la poche est grande et quand ses parois sont épaisses, ces moyens seraient inutiles. Il est très-difficile de la vider complétement; l'urine qui y séjourne finit par s'altérer, et tôt ou tard il se forme un abcès qui s'ouvre du côté des téguments. Au lieu d'attendre ce résultat, il vaut beaucoup mieux ouvrir d'emblée la poche par le dehors. Il est vrai que, dans la majorité des cas, on aura une fistule urinaire; mais elle est, pour ainsi dire, inévitable, et, en opérant un large débridement, on se placera du moins dans les meilleures conditions possibles, pour en obtenir la guérison.

A la suite de l'observation rapportée plus haut, Chopart fait observer que l'épanchement de l'urine se borne longtemps dans la poche, qu'il n'y cause pas d'accidents et ne produit qu'une incommodité supportable ; que le sac qui reçoit l'urine, s'endurcissant à la longue et devenant comme tanné par les matières salines qui s'y déposent, est moins susceptible de s'enflammer et de se percer (*loc. cit.*, vol. II, p. 243). — Mais ces matières salines dont il parle, n'auraient-elles pas plutôt pour résultat la formation d'un calcul? Je puis d'autant moins partager l'opinion de Chopart, que dans presque tous les cas que j'ai observés et dont la guérison n'a pas été très-rapide, il s'est développé une inflammation qui m'a forcé à ouvrir la poche urinaire.

B. — Infiltration d'urine.

Dans quelques circonstances particulières, l'urine peut sortir de ses voies ordinaires par une ouverture accidentelle et pénétrer dans l'épaisseur des tissus. Cet accident n'est pas très-rare : tantôt il se présente comme une complication des blessures de l'urèthre, ainsi que je le montrerai plus loin en traitant des lésions traumatiques de cet organe; tantôt il est la conséquence d'un rétrécissement arrivé au point de compromettre la miction. Il ne sera question ici que des cas où l'infiltration d'urine est due à cette dernière cause.

Nous avons déjà vu, à propos des poches urinaires, que l'urèthre pouvait subir une dilatation considérable, sans se rompre, si les parois saines ont conservé leur souplesse normale. C'est ce qu'on observe chez les malades dont la miction est entravée par une étroitesse congénitale du méat urinaire, ou par un calcul arrêté dans le canal. Mais, quand la dysurie dépend d'un rétrécissement, la portion de l'urèthre placée en arrière de l'obstacle est généralement enflammée; ses parois épaissies, dures et en même temps friables, se laissent difficilement dilater, et finissent par s'ouvrir sous l'effort de l'urine.

Tous les auteurs ne sont point d'accord sur la manière dont se produit cette solution de continuité du canal. — « Le moyen, dit Hunter, que la nature emploie est l'ulcération de la face interne de la portion de l'urèthre qui est dilatée et qui est située entre le rétrécissement et la vessie..... L'ulcération n'étant point l'effet d'une inflammation antécédente, et l'urine n'agissant point exactement comme un corps étranger, puisqu'elle est dans sa voie naturelle, on remarque que cette ulcération ne s'accompagne que de très-peu d'inflammation adhésive. Cependant on doit admettre que l'urine produit ici la disposition ulcérative, comme le pus à la surface interne d'un abcès, bien qu'elle ne la fasse pas naître avec autant de facilité..... C'est pourquoi, dès que la membrane interne et la substance de l'urèthre ont été enlevées par l'absorption, l'urine s'écoule rapidement dans le tissu cellulaire lâche du scrotum et de la verge et s'infiltre dans toute l'étendue de ces parties, parce qu'aucune inflammation adhésive ne lui a élevé préalablement une barrière..... (Hunter, *Œuvr. compl.*, vol. II, p. 342.)

Dans ce passage remarquable, Hunter se met en contradiction avec ses propres idées. Il admet l'ulcération du canal, tout en reconnaissant que l'urine ne peut se comporter à la manière du pus et comme un corps étranger, parce qu'elle est dans sa voie naturelle. — Pour expliquer le passage de l'urine dans le tissu cellulaire, il est tout près de méconnaître autour de l'ulcération ce travail préservateur, cette inflammation adhésive à laquelle il fait, avec raison, jouer un si grand rôle dans l'histoire des phlegmasies.

Cependant ce mécanisme de l'infiltration urineuse par ulcération du canal a été admis par tous les chirurgiens comme un fait incontestable et sans qu'on ait cru nécessaire de demander à l'anatomie pathologique jusqu'à quel point il était fondé. Dans quelques-unes de leurs observations, Desault, Chopart et Boyer notent que l'on trouva, sur l'urèthre des malades qui avaient succombé, une crevasse, une déchirure par où l'urine s'était échappée ; mais, loin d'exclure la théorie de l'ulcération, Boyer, après avoir dit que l'infiltration urineuse peut dépendre de plaies, de fausses routes, etc., etc., ajoute : « ..... *Elle résulte le plus souvent de l'ulcération des parois de l'urèthre* chez les personnes qui ont une rétention d'urine causée par le rétrécissement du canal. » (Boyer, *Traité des malad. chirurg.*, vol. IX, p. 249.)

Ces idées se trouvent reproduites dans les ouvrages les plus modernes. Certes, je suis loin de contester que des ulcérations ne puissent exister en arrière d'un rétrécissement ; j'en ai rapporté moi-même plusieurs exemples. Ces ulcérations sont souvent très-nombreuses, mais elles sont petites, superficielles et bornées à la muqueuse. Elles reposent sur un fond induré imperméable aux liquides. Il y a loin de là à une ulcération assez étendue pour ouvrir un large passage aux urines hors de leur voie naturelle et pour atteindre, dans quelques cas, le rétrécissement lui-même, comme le dit Hunter. — Il faut donc chercher une autre cause de la perforation de l'urèthre, et cette cause est l'effort des urines contre les parois de cet organe modifiées dans leur structure par une inflammation profonde. Voici, dans mon opinion, comment cet accident se produit.

Dès qu'un rétrécissement est arrivé à un certain degré, les urines ne pouvant sortir librement, tendent à dilater l'urèthre en arrière de l'obstacle qu'elles rencontrent. Plus le rétrécissement devient étroit, plus cette dilatation du canal augmente. Après chaque miction, une petite quantité d'urine s'arrête dans cette sorte de poche; elle y séjourne et s'y altère; sa présence ne tarde pas à en enflammer les parois, qui deviennent plus friables et moins résistantes. Si, dans cet état de choses, le malade, dont la dysurie est chaque jour plus grande, se livre à des contractions violentes pour débarrasser sa vessie, le flot des urines, faisant effort contre les parois de l'urèthre, finit par les déchirer en arrière du rétrécissement. On comprend alors que l'urine s'épanche en grande quantité et qu'elle s'infiltre plus ou moins loin dans l'épaisseur des tissus, car elle n'est retenue par aucun obstacle. Encore faut-il qu'elle ait produit une déchirure du canal assez considérable. Autrement elle filtre peu à peu dans le tissu cellulaire; malgré ses propriétés éminemment toxiques, elle détermine au devant d'elle une inflammation adhésive qui limite ses progrès, et il se forme, comme je le montrerai plus loin, un abcès urineux et non une véritable infiltration.

Toutes les pièces pathologiques que j'ai eu occasion d'examiner n'ont fait que me confirmer dans cette opinion. J'ai trouvé constamment dans l'urèthre une solution de continuité présentant les caractères évidents d'une déchirure. Contrairement à ce que l'on a dit, elle occupe rarement la paroi inférieure et médiane de l'urèthre. D'après mes observations, elle siége beaucoup plus souvent sur un des côtés, là où le canal n'est plus recouvert par les corps caverneux. Presque toujours elle est située immédiatement derrière le rétrécissement, quelque éloigné qu'il soit de la vessie. Ce n'est pas, comme le disait Hunter, à cause d'une *sympathie de contiguïté*, mais parce que cette partie du canal est la plus enflammée, par suite du séjour qu'y font les urines. La déchirure est dirigée d'arrière en avant, longue de 4 à 10 millimètres, et large de 3 à 4. Ses bords sont épais, irréguliers et souvent déchiquetés. Quelquefois il existe une ouverture considérable avec perte de substance, et le rétrécissement, cause première de la rupture du canal, n'existe plus. C'est que, dans ces cas, l'urine, s'infiltrant dans l'épaisseur même des parois de l'urèthre, en a mortifié une partie. La muqueuse qui avoisine la déchirure est grise ou noirâtre, ramollie et souvent détruite. Au-dessous de l'urèthre il existe ordinairement un foyer anfractueux, rempli d'un pus brun ayant une odeur d'urine très-prononcée et dans lequel nagent des lambeaux de tissu cellulaire gangrené. Sur deux pièces, les tissus avaient été mortifiés tout autour de l'urèthre. Celui-ci avait échappé à l'action destructive de l'urine, et il se trouvait isolé au milieu du foyer purulent, sous la forme d'un cordon du volume d'une grosse plume à écrire.

La marche de l'infiltration urineuse est très-différente suivant le point de l'urèthre qu'occupe la solution de continuité. Lorsque celle-ci siége un peu en avant de la région membraneuse, ce qui est le cas le plus commun, l'urine, retenue en haut et en arrière par l'aponévrose moyenne, en bas et en avant par l'aponévrose superficielle, commence par s'épancher dans la loge comprise entre ces deux plans fibreux. Rencontrant, du côté de la cavité pelvienne, une barrière presque insurmontable, elle se porte en avant dans le tissu cellulaire lâche des bourses et des aines. Dans cette dernière direction, elle trouve peu d'obstacles : elle envahit le pubis, les côtés du tronc et les lombes ; on l'a vue s'étendre jusqu'à l'épine inférieure de l'omoplate et jusque dans l'aisselle. Elle peut encore contourner l'épine antérieure et supérieure de l'os coxal, gagner les fesses et la partie supérieure des cuisses. Quand la déchirure intéresse la portion membraneuse de l'urèthre, l'infiltration, limitée en bas par l'aponévrose moyenne, en haut par l'aponévrose supérieure, s'étend en arrière sur les côtés du rectum, dans les fosses ischio-rectales et jusque dans le tissu cellulaire sous-cutané de la marge de l'anus. Assez souvent l'urine ne reste pas confinée dans cette loge aponévrotique. Profitant de quelque éraillure des plans fibreux ou suivant le trajet des nerfs et des vaisseaux, tantôt elle traverse l'aponévrose moyenne, s'épanche entre elle et l'aponévrose superficielle et se comporte comme je l'ai dit précédemment ; tantôt elle se porte en haut, gagne les fosses iliaques et quelquefois le tissu cellulaire sous-péritonéal jusqu'à une très-grande hauteur, le long de la colonne vertébrale.

Si l'urèthre a été déchiré dans sa partie antérieure, l'urine passe rapidement dans le tissu cellulaire lâche des bourses et de la verge ; mais les désordres sont rarement considérables, à cause de la position superficielle de ces parties et de la facilité qu'on a de limiter l'infiltration au moyen de quelques incisions.

J'ai dû insister sur la disposition des lames aponévrotiques qui limitent et dirigent, pour ainsi dire, la marche des urines. Mais quand l'infiltration s'opère avec lenteur, elle ne s'arrête pas devant les obstacles qui suffisent ordinairement pour la contenir, parce qu'elle frappe de gangrène les tissus fibreux eux-mêmes et les détruit.

On doit soupçonner qu'une infiltration d'urine vient de se produire chez un malade, quand affecté de rétrécissement et tourmenté par une dysurie opiniâtre, il raconte qu'au milieu des efforts qu'il faisait pour uriner, il a éprouvé une sensation de déchirure et s'est trouvé soulagé tout à coup, quoiqu'il n'ait pas rendu d'urine. Le diagnostic n'est plus douteux si, par le palper, on peut constater que la vessie, qui formait une tumeur volumineuse au-dessus du pubis, s'est vidée en partie. Dans ce moment, le malade est quelquefois pris de frisson; mais les douleurs causées par la rétention d'urine ayant cessé, il éprouve un sentiment de bien-être très-prononcé. Ce calme est de courte durée : bientôt apparaît un nouveau frisson, beaucoup plus fort et plus long que le premier. Le malade est glacé, et l'on a beaucoup de peine à le réchauffer en l'enveloppant de couvertures et en lui donnant des boissons chaudes et toniques. Alors arrive une réaction caractérisée par la coloration du visage, de la céphalalgie, un pouls large et fréquent; enfin la crise s'achève par des sueurs abondantes et fétides. Cependant l'infiltration poursuit sa marche; si le chirurgien ne l'arrête pas au moyen d'incisions multiples et profondes, l'urine porte partout la gangrène avec elle, et le malade tombe rapidement dans un état d'adynamie qui se termine par la mort.

A ces accidents généraux se joignent des signes locaux qui varient avec le siége de l'infiltration. Quand elle a lieu entre les aponévroses moyenne et superficielle, il se forme, au périnée, une tumeur aplatie, transversale ou allongée du côté des bourses. Celles-ci augmentent de volume à leur tour, et deviennent quelquefois aussi grosses que la tête d'un fœtus à terme; la verge et le prépuce sont gorgés d'urine et présentent un œdème semblable à celui qu'on rencontre chez les individus affectés d'anasarque. En même temps on constate de la tuméfaction dans les aines, au devant du pubis, et même à la partie supérieure et interne des cuisses. Tous ces changements se produisent rapidement à cause de la laxité extrême du tissu cellulaire de ces régions. — Lorsque l'infiltration s'est faite entre les aponévroses moyenne et supérieure, l'urine, cachée derrière une couche de tissus plus épaisse et renfermée dans une loge fibreuse mieux circonscrite, surtout inférieurement, met plus de temps à se manifester au dehors. Elle se dirige encore du côté du périnée, mais plus en arrière; on constate, au devant de l'anus et sur ses côtés, de l'empâtement plutôt qu'une véritable tumeur, et plus tard des taches gangréneuses qui ne laissent aucun doute sur la nature de la maladie.

L'étroitesse du rétrécissement, l'étendue de solution de continuité, les efforts que fait le malade, ont une grande influence sur les désordres produits par l'urine. Lorsque celle-ci s'échappe rapidement de l'urèthre, elle déchire le tissu cellulaire et se creuse une sorte de foyer auquel on donne le nom d'*épanchement d'urine*. Si elle s'écoule lentement, elle pénètre dans les mailles du tissu cellulaire et les distend sans les rompre. Dans les premières heures, elle se comporte comme le ferait tout autre liquide. L'infiltration se manifeste par un gonflement des parties qui est en raison directe de l'abondance et de la laxité du tissu cellulaire ; il y a un œdème mou, gardant l'impression du doigt, non douloureux, et sans changement de couleur de la peau. Mais l'urine ne tarde pas à agir comme un liquide irritant ; elle développe une inflammation violente dans les tissus, et alors l'œdème devient douloureux et plus résistant au toucher. La peau, dans les points où elle a le moins d'épaisseur, prend une coloration d'un rouge pâle et cuivré. Ces taches se montrent dans plusieurs points à la fois : elles sont irrégulières, mal circonscrites et moins foncées vers leurs bords que dans leur centre. Au-dessous d'elles on perçoit, par le toucher, une crépitation fine due à la présence de gaz développés dans le tissu cellulaire sous-cutané. Bientôt l'épiderme est soulevé, et il se forme des phlyctènes remplies d'un liquide séreux et brun. Quand on les ouvre, le derme se présente avec une coloration foncée d'un rouge noirâtre, indice certain de sa mortification complète ; en le touchant, on constate qu'il est dépourvu de toute sensibilité.

Lorsque l'infiltration occupe une grande surface et que les désordres sont arrivés à un si haut degré, la vie du malade est très-compromise. Si l'art intervient, on peut quelquefois, en divisant largement les tissus, arrêter les progrès du mal. Par ces incisions, il s'écoule une grande quantité d'urine fétide et de pus sanieux ; des lambeaux de tissu cellulaire mortifiés sont entraînés par le pus, et les portions de peau sphacélées se détachent. Quand les plaies qu'on a faites sont entièrement détergées, elles se couvrent de bourgeons charnus et marchent vers la cicatrisation. Ceux-ci ne suffiraient pas pour combler les grands vides qui restent après la chute des eschares, mais la peau des portions voisines est attirée par une force irrésistible, et, quand le malade est complétement guéri, on est souvent étonné du peu de traces que laissent après elles les pertes de substance les plus considérables.

Cependant, alors même que la cicatrisation des plaies semble être en bonne voie, tout danger n'est pas encore passé. Il n'est pas rare de voir les malades, épuisés par une suppuration longue et abondante, mourir d'épuisement au moment où l'on avait tout lieu d'espérer leur guérison.

Cette description de l'infiltration d'urine est le résumé fidèle des faits nombreux que j'ai rencontrés. Une observation, que j'emprunte à Chopart, permettra encore mieux d'en juger l'exactitude. Déjà intéressante par les détails qu'elle renferme, elle l'est surtout en cela qu'elle fait bien connaître la pratique des grands chirurgiens du dernier siècle.

« Un boucher, âgé de quarante-six ans, d'une forte constitution, et qui avait eu plusieurs gonorrhées, était sujet à des difficultés d'uriner, surtout quand il s'était livré à la débauche. La diète, les boissons adoucissantes et nitrées, les demi-bains, le repos, suffisaient pour rétablir le cours des urines. En mars 1778, il eut une attaque violente de difficulté d'uriner. Les mêmes moyens qui lui avaient réussi précédemment furent infructueux; les urines s'arrêtèrent. Éprouvant beaucoup de douleur, il fit appeler son chirurgien, qui le saigna deux fois en peu de temps, et lui prescrivit des remèdes généraux. Quoiqu'il ne rendît pas d'urine, et que la vessie fût tendue et élevée au-dessus du pubis, il ne voulut pas consentir à l'introduction de la sonde; il avait une répugnance invincible pour cette opération; il permit seulement l'usage d'une bougie, mais elle s'arrêta au bulbe de l'urèthre. On la fixa, et sa présence ne fit qu'augmenter l'irritation du canal, sans procurer la sortie d'une seule goutte d'urine. Le malade fut encore saigné. On le mit dans un bain, mais il ne put le supporter. On lui appliqua des sangsues au périnée. Cette saignée locale procura un peu de soulagement. Ensuite les douleurs se renouvelèrent avec force; le ténesme devint plus violent : le malade faisait des efforts continuels pour expulser les urines, et n'en rendait pas une goutte. Cédant enfin aux sollicitations de son chirurgien et de sa famille, il permit de tenter l'introduction de la sonde : il fut impossible de la faire pénétrer dans la vessie. On m'appela avec M. Louis en consultation; il y avait trois jours que le malade n'avait pas rendu d'urine. Quelles qu'aient été nos tentatives pour le sonder avec différentes espèces de sondes, elles furent aussi infructueuses que celles du chirurgien ordinaire; nous éprouvâmes, au delà du bulbe, une résistance qui nous parut insurmontable pour le moment. La prostate cependant n'était pas trop grosse, et il n'y avait pas de tuméfaction ni d'engorgement sensible au périnée. Il s'était écoulé du sang par la verge dans les premières tentatives qu'on avait faites pour sonder, et il en sortit aussi après celles que nous fîmes pour le même objet. Comme les accidents de la rétention étaient urgents, que le ventre était très-tendu, surtout à la région hypogastrique, nous ne vîmes d'autre ressource, dans cette situation fâcheuse, que la ponction de la vessie au-dessus du pubis. Le malade refusa ce secours. Le soir, l'urèthre se creva; il se fit un épanchement d'urine dans le périnée et les parties voisines. Les envies d'uriner cessèrent tout à coup, le ventre parut moins tendu; il y eut un calme trompeur. Les bourses, la verge, les aines, infiltrées d'urine, parurent bientôt d'un volume considérable; il survint des agitations convulsives, du délire, des faiblesses. On vint me chercher le lendemain matin. Le malade avait les yeux hagards, une sueur froide, le pouls petit et intermittent, le scrotum de la grosseur de la tête d'un adulte, la partie supérieure et interne des cuisses œdématiée, et une large tache livide et noirâtre au périnée. Je fis sur le champ une longue et profonde incision à cette partie, et une très-étendue à chaque côté du scrotum. Il sortit de l'incision du périnée environ une chopine d'urine très-fétide; il ne s'en écoula pas des incisions du scrotum; il ne parut que du sang. Les urines continuèrent à sortir par le périnée, surtout en pressant la région de la vessie. Après le dégorgement de ces parties, je pansai le malade. Celui-ci étant changé de lit, prit deux cuillerées d'une potion composée d'eaux aromatiques, d'esprit volatil et huileux de Sylvius, etc. : il eut un peu de sommeil. A son réveil, il se fit une évacuation abondante de matières noirâtres et très-fétides par l'anus. On continua l'usage de la potion, la boisson d'orangeade. Les pansements furent renouvelés plusieurs fois jusqu'au lendemain, à cause des urines qui sortaient en abondance par le périnée et se répandaient sur les compresses. Pendant la nuit, le pouls se releva ; on sentit plus de chaleur à la peau ; il y eut peu de délire et d'agitation. On donna un lavement, et il sortit encore des matières d'une puanteur excessive ; cependant le malade avait déjà beaucoup évacué par les selles avant la crevasse de l'urèthre. Le matin, le pouls était fort et vif, la langue sèche, les yeux fixes et animés, le raisonnement juste, la respiration facile, le ventre tendu et presque pas douloureux. Les parties infiltrées d'urine à la région du pubis et aux aines étaient affaissées; la verge restait gonflée et dure, les bourses avaient beaucoup moins de volume que la veille; le tissu cellulaire des incisions était flasque et livide, et fournissait une sérosité sanieuse ; la peau du scrotum et du périnée était gangrenée. Le pansement se fit avec la charpie couverte de styrax, de basilicum, et des compresses trempées dans une décoction de kina. On éloigna l'usage de la potion, et l'on continua les autres boissons. Le soir, la fièvre redoubla, sans qu'il y eût accroissement dans les autres symptômes d'irritation. Pendant la nuit, transpiration abondante, peu de sommeil. Le troisième jour, moins de fièvre, dégorgement très-sensible des parties infiltrées ; limite bien marquée de la gangrène des téguments des bourses et du périnée par un gonflement inflammatoire autour de la racine de la verge, le long des parties latérales du scrotum jusqu'au devant de l'anus. Pansement avec le styrax sur les incisions, des bandelettes de cérat sur les parties enflammées, de l'étoupe de lin et des compresses imbibées de décoction émolliente.

Le soir, redoublement de fièvre, écoulement abondant de sanie putride des parties incisées ; même pansement. Le lendemain, j'emportai avec des ciseaux une partie des téguments gangrenés et détachés du tissu cellulaire subjacent. Pansement avec la charpie sèche, les bandelettes de cérat, l'étoupe de lin, trempée dans la décoction émolliente : moins de fièvre le soir, nuit tranquille. Le 5, commencement de suppuration autour des eschares. Le même pansement fut continué pendant longtemps. Le 13, toutes les eschares étaient tombées. Des lambeaux de tissu cellulaire gangrené se détachèrent ; la tunique vaginale des testicules était à nu, ainsi qu'une grande portion de l'urèthre. La tension de la verge ne diminuait pas. Il parut, près du prépuce et du côté du frein, un petit abcès que j'ouvris, et d'où il sortit de la sérosité putride, avec des flocons de tissu cellulaire pourri. Le 18, des lambeaux du même tissu se séparèrent entre la prostate et le rectum. On voyait à la région du périnée un antre profond, et l'urine qui s'écoulait au devant de cette glande. Quelques jours après, la détuméfaction de la verge permit d'introduire par le méat une sonde, dont le bec parut à nu au milieu du périnée, à plus d'un pouce de distance de l'ouverture qui fournissait les urines. Ne voulant pas fatiguer le malade qui était très-faible, je remis à un autre temps l'introduction de cet instrument jusqu'à la vessie. Le 25, il s'élevait des bourgeons charnus de la surface de l'ulcère, et ses bords commençaient à se rapprocher. La suppuration était louable ; on pansait à sec. Le trente-cinquième, la cicatrice s'avançait des bords de l'ulcère ; il ne passait pas encore d'urine par l'urèthre. J'introduisis avec peine une algalie le long de ce canal, qui s'était rétréci principalement du côté du périnée, et ce ne fut pas sans difficulté que je parvins à en faire pénétrer le bec dans l'ouverture de la crevasse qui répondait au col de la vessie ; on sentait et même on voyait au périnée cette sonde à nu dans l'étendue d'un pouce. Le malade put la supporter pendant six jours ; le cours des urines se partageait entre elle et la crevasse. Le quarante et unième, je substituai à l'algalie une sonde flexible d'argent, recouverte de soie et de cire ; celles de gomme élastique n'étaient pas encore en usage. Cette sonde resta pendant vingt jours. On la laissait souvent ouverte, afin que les urines transmises dans la vessie par les uretères s'écoulassent promptement au dehors par sa cavité, et qu'elles se portassent moins dans la crevasse du périnée. On y faisait fréquemment des injections pour la débarrasser des glaires qui venaient de ce viscère. Malgré ces soins, les urines continuaient de couler du côté de la crevasse ; cependant la cicatrisation faisait des progrès rapides. Le quatre-vingt-sixième jour, la cicatrice était achevée aux bourses, et formait une peau mince de la largeur de dix lignes dans sa plus grande étendue, quoique l'eschare de la partie moyenne du scrotum fût large au moins de deux pouces. Il ne restait plus que l'ouverture du périnée, d'où s'élevaient des fongosités qui s'affaissaient en les touchant avec la pierre infernale, mais qui se reproduisaient ensuite. On vit cette ouverture se rétrécir, les bords en devenir durs et calleux, et les urines y passer en petite quantité. La sonde fut encore laissée pendant un mois ; on la retirait de temps en temps pour la nettoyer, et l'on éprouvait alors beaucoup de difficulté dans son introduction. Le malade étant fatigué de la présence de cet instrument, et ne guérissant pas de la fistule du périnée, ne voulut plus qu'on l'employât. Il rendit assez librement de l'urine par le canal pendant l'espace de quinze jours ; puis elle se porta en plus grande partie par l'ouverture fistuleuse, et elle s'en écoulait quelquefois sans que le malade éprouvât le besoin de la rendre, mais le plus souvent quand il voulait y satisfaire. Des consultants appelés pour remédier à cette fistule conseillèrent l'usage des bougies dans l'urèthre. Elles furent employées sans succès. On proposa ensuite de la dilater et d'y placer une canule qui pénétrât jusqu'à la vessie, afin de procurer une issue libre aux urines, et d'empêcher qu'elles ne creusassent des sinus et ne formassent des dépôts. Ce boucher, qui avait repris des forces et même un peu d'embonpoint, préféra de continuer l'usage des bougies et de se soumettre aux incommodités de la fistule. Trois mois après, il se forma, à la fesse droite, un abcès urineux, qui s'ouvrit et resta fistuleux. Il en parut un second à quelque distance de celui-là, et qui eut la même terminaison. Les urines se partageaient entre ces trois ouvertures ; il en passait peu par le canal. De nouvelles difficultés d'uriner survinrent. Les urines, glaireuses, et même puriformes, éprouvaient de la résistance à leur passage dans les trajets fistuleux, entourés de callosités. Le malade eut de la fièvre avec frisson ; il se plaignit de douleurs brûlantes dans les reins ; la fièvre devint continue et avec redoublements ; le ventre se tendit. Le hoquet, des faiblesses fréquentes et le délire précédèrent la mort de cet homme, qui, deux ans auparavant, avait été rappelé à la vie par les incisions faites au périnée, et les soins multipliés que je lui avais donnés. Son corps n'a point été ouvert, mais il est très-probable qu'il est mort des suites d'abcès dans la région des reins et de suppuration des voies urinaires. »

Dans le traitement de l'infiltration d'urine, les deux principales indications sont : 1° d'ouvrir une issue aux liquides infiltrés ; 2° de rétablir la miction.

Dès qu'on s'est assuré, au moyen des signes que j'ai indiqués plus haut, qu'une notable quantité d'urine s'est échappée de l'urèthre par une ouverture accidentelle, il ne faut pas hésiter à pratiquer une incision sur le lieu même de l'infiltration et au niveau présumé de la déchirure du canal. Si l'on est intervenu d'assez bonne heure, on parvient quelquefois à prévenir les graves accidents qui sont inséparables de la présence de l'urine dans l'épaisseur des tissus.

Quand l'infiltration date de plusieurs jours, on doit encore se hâter d'en arrêter la marche. Les désordres déjà produits sont irréparables, mais du moins on peut empêcher qu'ils ne deviennent plus considérables. Le chirurgien, guidé par la tuméfaction, l'œdème, la coloration des parties, fera des incisions sur tous les points qu'il supposera avoir été envahis par l'urine. Quelquefois même il devra aller au delà, lorsqu'il percevra, au-dessous de téguments sains en apparence, une crépitation fine produite par la présence de gaz dans le tissu cellulaire sous-cutané; car ceux-ci s'infiltrent souvent beaucoup plus loin que l'urine, et l'action qu'ils exercent sur les tissus est presque aussi nuisible.

Le nombre et la longueur des incisions varient avec l'étendue de l'infiltration et la région du corps qu'elle occupe. Il est rare qu'on soit obligé d'en faire plus de six ou huit. Au périnée, elles ont ordinairement de 4 à 5 centimètres; sur le ventre, aux lombes et sur les côtés du tronc, on peut leur donner une longueur du double. Au contraire, sur le prépuce et le corps de la verge, de larges mouchetures sont souvent suffisantes.

Bonnet voulait qu'on fît une seule incision assez longue pour traverser tout l'espace occupé par l'infiltration. On trouvera sans doute cette opinion étrange, en songeant que, dans quelques cas, on a vu l'urine gagner les côtés du thorax et aller jusqu'à l'aisselle. Cependant voici comment s'exprime M. Philipeaux, élève du chirurgien de Lyon :

« ..... M. Bonnet faisait une incision unique s'étendant d'une extrémité à l'autre de la lésion. Ce dernier mode d'incision, bien préférable, est celui qu'il a constamment adopté, lors même que la gangrène s'étendait du périnée aux lombes, en suivant la paroi antérieure de l'abdomen. » (Philipeaux, *Traité prat. de la cautér.*, p. 510.)

Je ne puis approuver cette pratique : une pareille incision est effrayante pour les malades ; elle est nécessairement irrégulière comme la marche de l'infiltration ; mais je lui trouve un inconvénient beaucoup plus grave, c'est d'être insuffisante. Dans les vastes infiltrations, il ne faut pas oublier que l'urine marche dans tous les sens et qu'elle s'étend en largeur comme en longueur. Je veux bien encore qu'une seule incision, *allant d'une extrémité à l'autre de la lésion*, fournisse une issue assez facile aux urines, ce qui est très-contestable, mais comment permettra-t-elle la sortie des lambeaux de tissu cellulaire gangrenés qui seront éloignés des bords de la plaie?

Je crois qu'il est préférable de diviser d'abord le périnée au niveau de la déchirure de l'urèthre, afin que les urines puissent sortir librement au moment de la miction; de pratiquer autant d'incisions qu'il est nécessaire, en choisissant les points où l'urine est infiltrée en plus grande quantité et où la peau est le plus altérée; enfin, de leur donner la direction qu'on juge convenable, tantôt pour éviter des branches vasculaires ou nerveuses, tantôt pour rendre plus facile l'écoulement des liquides. Mais, quel que soit le nombre des incisions, il faut avoir soin de les espacer suffisamment, et les disposer de façon à prévenir autant que possible la gangrène des portions de téguments qui les séparent.

La profondeur qu'il convient de donner aux incisions est également subordonnée au gonflement des parties et au siége de l'infiltration. Sur la verge, dans les aines, au tronc, il suffit de couper la peau et le tissu cellulaire sous-cutané, dont la couche est singulièrement augmentée d'épaisseur. Au périnée, on est obligé, tantôt d'inciser le scrotum, sur la ligne médiane, dans toute son épaisseur, de manière à séparer complétement les testicules l'un de l'autre, tantôt de diviser la peau, le tissu cellulaire sous-cutané et l'aponévrose superficielle. Enfin, quand l'urine est épanchée dans la loge aponévrotique supérieure du bassin, il est évident qu'on ne peut l'atteindre qu'en pratiquant une incision beaucoup plus profonde.

Quand l'urine a traversé l'aponévrose moyenne et est arrivée jusque sous la peau, on pourrait croire qu'il s'agit d'une infiltration superficielle; on serait d'autant plus facilement entretenu dans cette erreur qu'une simple incision de la peau donnerait issue à une assez grande quantité de liquide. Cependant, si l'on enfonce le bistouri plus avant, ou si l'on déchire les tissus avec une sonde cannelée, on voit tout à coup sortir un flot d'urine mélangée de pus, et il ne reste plus de doute sur le siége profond de l'épanchement. Alors il faut agrandir l'incision en bas et en arrière, dans la même direction que l'on donne à la plaie dans la taille latéralisée. Cette opération délicate exige la plus grande prudence pour éviter une hémorrhagie qui, dans les conditions où se trouve le malade, serait un accident grave.

Les incisions terminées, on peut favoriser la sortie de l'urine en comprimant avec douceur les parties œdématiées. On lave ensuite les plaies avec de l'alcool, de l'eau légèrement chlorurée ou une solution d'acide phénique au 200e, et on les recouvre de plumasseaux de charpie mollette, qu'on a soin de changer dès qu'ils sont imbibés d'urine. Dans les points où la peau est rouge, menacée de gangrène ou déjà sphacélée, il vaut mieux appliquer des cataplasmes émollients pour combattre l'inflammation et hâter la chute des eschares en les ramollissant. Quand l'eschare est étendue, on peut en exciser une partie, afin d'ouvrir une large voie au pus et aux lambeaux du tissu cellulaire mortifiés. Ceux-ci finiraient, avec le temps, par être éliminés avec le pus, mais tant qu'ils restent sous la peau, ils concourent à entretenir une suppuration abondante ; il est utile de les enlever aussitôt que possible, sans toutefois employer des tractions qui seraient douloureuses et pourraient amener de légères hémorrhagies.

Lorsque les plaies sont entièrement détergées, on les panse comme des plaies simples, avec des plumasseaux enduits de cérat ou de styrax, suivant que le travail de cicatrisation a besoin d'être modéré ou activé.

Beaucoup de malades, épuisés par une suppuration qui se prolonge quelquefois pendant des mois, finiraient par succomber. Aussi faut-il avoir soin de soutenir leurs forces par une alimentation généreuse et des toniques puissants.

Après avoir pris les mesures les plus urgentes pour arrêter la marche de l'infiltration, il faut songer à rétablir le calibre du canal. Autrement les urines, arrêtées par le rétrécissement qui a été la cause première de tous les accidents, continueraient à sortir par la déchirure de l'urèthre et il s'établirait une fistule. Au bout de trois ou quatre jours, quand les parties qui environnent le canal sont dégorgées, on doit chercher à introduire une sonde dans la vessie. On pourrait croire, au premier abord, que le cathétérisme présentera de grandes difficultés, soit à cause de l'étroitesse du rétrécissement, soit parce que le bec de la sonde viendra s'engager dans la rupture de l'urèthre. Mais la pratique prouve le contraire. Il est très-rare, dit Boyer, qu'avec un peu d'adresse, de patience et surtout d'habitude de sonder, on ne parvienne pas à faire pénétrer une sonde dans la vessie (Boyer, *Traité des malad. chirurg.*, vol. IX, p. 260). — C'est qu'en effet les conditions du rétrécissement sont changées ; c'est que le rétrécissement lui-même a quelquefois disparu par suite de la gangrène de la portion de l'urèthre sur laquelle il se trouvait.

Cependant l'assertion de Boyer est trop absolue. Les cas ne sont pas très-rares où il est impossible d'introduire la bougie la plus petite. Alors il faut recourir à un des moyens que j'ai déjà indiqués, soit au cathétérisme forcé, soit à l'uréthrotomie externe ; mais il faut à tout prix franchir le rétrécissement, car c'est le seul moyen de prévenir la formation d'une fistule.

C. — Abcès urineux.

Nous venons de voir comment l'urine, s'échappant de l'urèthre par une ouverture accidentelle, pouvait envahir de grands espaces celluleux, sans rencontrer d'autres obstacles que des lames fibreuses que, dans bien des cas, elle parvient encore à traverser. Il n'en est plus de même quand elle sort par une déchirure étroite, et suinte pour ainsi dire à travers les parois éraillées du canal. Au lieu de distendre mécaniquement ou de déchirer les mailles du tissu cellulaire, elle les pénètre lentement. Alors elle se comporte à la manière de tout corps étranger introduit au milieu de tissus vivants, et, déterminant une inflammation adhésive autour des parties qu'elle occupe, elle se crée à elle-même une barrière. Cependant les tissus qui sont en contact direct avec l'urine s'enflamment à un très-haut degré et suppurent ; le plus souvent ils sont frappés de gangrène, et ainsi se forment les collections purulentes auxquelles on a donné le nom d'*abcès urineux*.

Ils se présentent sous des formes très-différentes par la marche qu'ils affectent ; j'en décrirai deux variétés, l'une aiguë, l'autre chronique.

1° *Abcès urineux aigus*. — Lorsque la crevasse de l'urèthre siége sur la portion de la région membraneuse qui se trouve derrière l'aponévrose moyenne, l'abcès se développe dans la loge fibreuse supérieure du périnée. Dans les premiers jours, la présence d'un rétrécissement étroit, les envies fréquentes d'uriner, un sentiment de pesanteur du côté du rectum, un malaise général, et quelques légers frissons, peuvent faire soupçonner la formation d'un abcès, mais aucun signe local ne permet de le constater d'une manière sûre. Il augmente de volume assez rapidement, mais il est rare qu'il se porte à la manière des grands épanchements urineux vers les parties supérieures du bassin. En vertu de cette loi qui fait que les collections purulentes cherchent presque toujours à se frayer un passage du côté de la peau, il gagne les fosses ischio-rectales et vient se manifester au dehors par de l'empâtement et, plus tard, par des plaques gangréneuses très-rapprochées de l'anus. Avant d'arriver si près de la peau, le pus s'est creusé ordinairement un vaste foyer dans le bassin. Aussi, quand on vient à ouvrir l'abcès, il s'écoule une quantité de matière considérable qui n'est nullement en rapport avec le gonflement qui existait au périnée.

Comme les déchirures de l'urèthre ont lieu, le plus souvent, en avant de l'aponévrose moyenne, c'est presque toujours dans la partie antérieure du périnée qu'on observe les abcès urineux. Ceux-ci sont beaucoup plus faciles à reconnaître que les précédents, parce qu'ils sont plus accessibles par le toucher.

Au début, il se forme, en arrière et au-dessous de l'urèthre, une tumeur peu volumineuse, arrondie, dure, indolente et sans changement de couleur à la peau. A mesure qu'elle grossit, elle s'allonge et se porte en même temps vers l'anus et du côté des bourses ; elle devient douloureuse au toucher et rénitente. Quelquefois elle semble accolée à l'urèthre. Plus souvent, en saisissant la verge à sa base avec les doigts, on trouve que celle-ci fait corps avec la tumeur dans laquelle on la croirait enchâssée.

Les accidents généraux qui accompagnent la formation de ces abcès sont peu prononcés : ce sont des frissons légers et quelques mouvements de fièvre de courte durée. Les malades accusent seulement une sorte de tension au périnée et une difficulté d'uriner plus grande que d'ordinaire, sans doute parce que l'urèthre est comprimé par la tumeur urinaire qui l'enveloppe.

Quand l'abcès a pris un certain volume, il peut s'ouvrir dans le canal. Alors un pus jaunâtre et épais s'écoule par le méat urinaire, dans l'intervalle des mictions, comme dans l'uréthrite ; il sort en plus grande abondance si l'on presse doucement la racine de la verge entre les doigts. La tumeur diminue peu à peu, et, au bout d'un temps toujours assez long, il ne reste plus, au-dessous de l'urèthre, qu'un petit noyau dur qui finit lui-même par disparaître. Cette terminaison heureuse ne s'observe guère que dans le cas où le rétrécissement est peu étroit ou quand il a été compris dans la perte de substance que l'abcès a fait éprouver à l'urèthre en s'ouvrant dans sa cavité. Bien que je l'aie observée plusieurs fois, elle n'est pas commune. Plus ordinairement, le pus, ne pouvant sortir librement du côté de l'urèthre, continue à marcher vers la peau qu'il finit par ulcérer, et l'on a une fistule urinaire.

Presque toujours l'abcès abandonné à lui-même viendrait aboutir au périnée par une ou plusieurs ouvertures, mais ce ne serait pas sans avoir produit auparavant des désordres considérables. Boyer fait observer avec raison que si l'on ne se hâte pas de lui ouvrir une voie au dehors, le liquide urineux et purulent contenu dans le foyer peut s'en échapper par quelque point, et s'infiltrer dans l'épaisseur des tissus voisins, dont il amènerait infailliblement la gangrène. — En 1858, je fus appelé pour donner des soins à un malade affecté d'une dysurie ancienne et qui avait été pris d'une rétention d'urine complète. Au moment où je le découvris pour le sonder, je m'aperçus que sa verge était considérablement augmentée de volume et présentait plusieurs taches gangréneuses. En relevant les bourses, je vis que le périnée était tuméfié et noirâtre. Quoique le malade fût dans un état des plus graves, il n'y avait pas à hésiter sur la conduite à tenir. Je fis sur le périnée une large incision par laquelle il sortit un flot de pus considérable, mélangé de très-peu d'urine. En introduisant le doigt dans la plaie, je trouvai un vaste foyer au fond duquel l'urèthre était comme disséqué dans l'étendue de plus de 5 centimètres. Quelques instants après l'opération, le malade urina par la plaie. Il était dans un état extrême de faiblesse, et il succomba le troisième jour.

Hunter rapporte l'observation très-curieuse d'un homme chez lequel la maladie, d'abord méconnue, ne fut pas traitée, selon moi, avec une énergie suffisante. Une partie de la peau de la verge, presque tout le tissu cellulaire sous-cutané, étaient sphacélés ; la membrane fibreuse qui recouvre le corps caverneux était gangrenée dans une étendue qui égalait à peu près la largeur d'un six pence, quand l'abcès s'ouvrit spontanément et donna issue à un flot de pus et de sang. (Hunter, *Œuvres compl.*, vol. II, p. 345.)

Le seul moyen de prévenir de pareils désordres consiste à ouvrir l'abcès dès qu'on a le moindre indice de son existence. Le malade étant couché en travers de son lit, les membres inférieurs fléchis et les bourses relevées comme pour subir la taille périnéale, le chirurgien doit faire sur le milieu de la tumeur une incision verticale assez grande pour ouvrir largement le foyer. Mais celui-ci est souvent placé si profondément, qu'on n'y arrive pas du premier coup. Ici deux erreurs sont à éviter. Après avoir divisé les parties dans une épaisseur de 3 à 4 centimètres sans trouver de pus, on serait tenté de croire qu'on s'est trompé et qu'il n'y a pas d'abcès ; ou bien, en voyant le tissu cellulaire gorgé d'urine et de pus, on pourrait s'imaginer qu'il s'agit d'une simple infiltration. Cependant si l'on enfonce le bistouri plus avant, si avec une sonde ou le doigt on déchire le tissu cellulaire, qui ne présente aucune résistance, on pénètre bien vite dans une cavité d'où s'écoule une quantité considérable de matière purulente et urineuse ayant une odeur très-fétide. Il faut profiter alors de la présence du doigt dans le foyer pour glisser sur lui un bistouri boutonné et agrandir l'incision, principalement en arrière, car on ne saurait trop faciliter l'écoulement des liquides.

Des abcès simples peuvent se développer au périnée aussi bien que dans les autres régions du corps ; ils ont même une cause toute naturelle dans l'irritation que produisent le passage des bougies et surtout les sondes à demeure, chez les individus affectés de rétrécissement. Comme ils se manifestent dans des conditions où l'on est en droit de soupçonner une déchirure de l'urèthre et présentent les mêmes caractères que les abcès urineux, il est presque impossible de les en distinguer. — Chopart rapporte l'observation d'un malade qui avait été pris d'une grande difficulté d'uriner à la suite de plusieurs uréthrites. Il était soigné par Desault, qui, après s'être servi de bougies, avait placé une sonde à demeure dans l'urèthre. Il existait une tumeur au périnée. Vers le trente-cinquième jour du traitement, elle augmenta beaucoup de volume et devint très-douloureuse. On la couvrit de cataplasmes ; le travail de suppuration marcha comme d'ordinaire, et, dès que la fluctuation fut constatée, on fit sur le côté du raphé une incision d'où sortit une grande quantité de *pus bien formé.* On tint les bords de la plaie écartés par l'interposition d'un bourdonnet de charpie et l'on continua les cataplasmes. Il se fit, les deux jours suivants, un dégorgement considérable. Très-peu de temps après, le malade fut complétement guéri. — Chopart ajoute qu'il donne cette observation comme un exemple d'abcès du périnée contenant du pus sans mélange d'urine. Ce qui vient à l'appui de son opinion, c'est que l'ouverture de l'abcès ne fut pas suivie de fistule et que la guérison a été très-rapide. Mais en songeant aux antécédents du malade, à la présence d'un rétrécissement dans l'urèthre, au siége de la tumeur, et enfin à son développement rapide, on comprend qu'on pouvait admettre l'existence d'un abcès urineux.

L'erreur contraire est beaucoup plus fréquente. Un malade présente en arrière des bourses une tumeur fluctuante située profondément ; on l'ouvre, et il n'en sort que du pus. Il est naturel de croire qu'il s'agit d'un abcès simple ; mais, au bout de quelques jours, il sort de l'urine par la plaie, et il faut bien reconnaître qu'on s'était trompé.

J. L. Petit cite, à ce sujet, deux faits très-intéressants. « Après avoir fait l'ouverture de quelques-uns de ces abcès et les avoir guéris sans difficulté, j'en ouvris, dit-il, un autre qui, au bout de sept ou huit jours de pansement, me parut jeter plus de matière qu'il n'avait fait dans les premiers jours. Les chairs me parurent moins vermeilles. Ne sachant à quoi en attribuer la cause, je le pansai à l'ordinaire. J'examinai l'appareil que j'avais levé, je le flairai ; et, comme il sentait l'urine, je crus qu'il était possible que le malade, en urinant, en eût laissé couler quelques gouttes dans son appareil. Je lui recommandai d'y prendre garde. Le lendemain, l'appareil se trouva plus mouillé. J'essuyai bien la plaie ; je fis pisser le malade, et je reconnus, à n'en point douter, que l'urine sortait du fond de la plaie, et que, par conséquent, l'urèthre était percé... Un de mes confrères ouvrit un pareil abcès, sans qu'il parût d'urine; ce ne fut qu'au bout de quelque temps qu'il s'aperçut que l'appareil était mouillé, et, en examinant la plaie, il reconnut que l'urèthre était percé. Le malade et la famille l'accusèrent d'avoir fait cette ouverture en ouvrant l'abcès : il eut beau alléguer des raisons pour se défendre, on ne le crut pas. Il demanda une consultation; j'y fus appelé, je le justifiai pleinement... » (*Œuvres posth.*, vol. III, p. 45.)

J'insiste sur ces faits pour montrer combien il faut être réservé dans le pronostic des abcès du périnée, quoique au point de vue pratique, une erreur soit peu importante, puisque, dans tous les cas, il faut se hâter d'ouvrir la tumeur, qu'il s'agisse d'un abcès simple ou d'un abcès urineux.

Lorsque la fissure de l'urèthre siége au niveau du scrotum, l'abcès est souvent difficile à reconnaître, à moins qu'il ne se porte en arrière, du côté du périnée. Cependant on doit soupçonner son existence quand les bourses sont volumineuses et œdématiées. On peut les soulever et les déplacer un peu en avant, quoiqu'elles ne soient plus aussi mobiles qu'à l'ordinaire. S'il existe de l'empâtement et si l'urèthre se perd au milieu des tissus indurés, il ne reste plus de doute sur la présence d'un abcès. Il faut se hâter de l'ouvrir en pratiquant une grande incision qui intéressera le scrotum en arrière et s'étendra jusqu'au canal. Pour peu qu'on tarde à agir, le pus se creuserait un vaste foyer dans le scrotum dont il amènerait la gangrène. J'ai eu, dans mon service, un malade qui, au moment de son entrée à l'hôpital, avait les bourses grosses comme les deux poings. Il avait un abcès urineux dans le scrotum. Le foyer s'étant ulcéré, le pus avait fusé sous la peau qu'il avait décollée dans une grande étendue et gangrenée dans plusieurs points. Après avoir incisé le scrotum sur la ligne médiane et en arrière de manière à vider le foyer principal, je fus encore obligé d'ouvrir deux autres abcès superficiels qui se trouvaient sur les parties latérales.

Le pansement doit être très-simple. On place une mèche de charpie entre les bords de l'incision pour faciliter la sortie du pus et des urines qui s'engagent dans le foyer au moment de la miction ; en même temps, on recouvre les bourses et le périnée d'un léger cataplasme émollient dans le but de dissiper l'inflammation des parties voisines de la plaie. Lorsque celle-ci est entièrement détergée, c'est-à-dire quatre ou cinq jours après l'opération, et quand le gonflement qui pouvait gêner le cathétérisme est presque entièrement dissipé, on doit se presser d'élargir le rétrécissement et de placer une sonde à demeure dans la vessie. C'est le seul moyen d'obtenir la guérison rapide de la plaie et d'empêcher l'établissement d'une fistule.

2° *Abcès urineux chroniques.* — Ces abcès sont beaucoup moins fréquents que les précédents. C'est qu'en effet l'urine a des propriétés septiques si prononcées, qu'il faut des circonstances toutes particulières pour qu'une fois infiltrée dans les tissus, elle ne produise pas une inflammation des plus aiguës. J'en ai observé deux variétés très-différentes l'une de l'autre par leur siége et surtout par leur marche.

Les premiers occupent le périnée : ils se présentent sous la forme d'une tumeur peu volumineuse, arrondie ou légèrement allongée, dure et adhérente à l'urèthre. Elle est si indolente, que, le plus souvent, elle n'est pas aperçue par le malade. Les parties molles qui la recouvrent sont exemptes d'inflammation et souples.

Lorsque l'abcès se présente avec ces caractères chez un malade urinant assez bien, il est permis de faire exception à la règle qui prescrit d'ouvrir les tumeurs urineuses aussitôt que possible. On appliquera sur le périnée des cataplasmes émollients et des pommades résolutives. En même temps on s'occupera de combattre la cause première du mal, c'est-à-dire d'élargir le canal de manière que les urines ne rencontrent plus aucun obstacle. Mais on devra apporter une grande prudence dans l'emploi des bougies et des sondes ; car, en augmentant trop rapidement leur volume ou en les laissant à demeure trop longtemps, on ne manquerait pas de provoquer dans l'urèthre une inflammation qui se communiquerait à la tumeur. Celle-ci se comporterait alors comme les abcès urineux aigus. On peut donc temporiser ; mais, pendant qu'on tentera de faire résoudre la tumeur, on la surveillera avec soin ; et si elle vient à augmenter de volume, si surtout elle se ramollit de façon à permettre de reconnaître de la fluctuation, il ne faudra pas hésiter à l'ouvrir.

Malgré les soins les mieux entendus, on parvient bien rarement à obtenir la résolution de ces tumeurs. Presque constamment sous l'influence d'une gêne dans la miction, d'une marche prolongée, d'une violence extérieure, ou même sans cause connue, elles finissent par suppurer, et se font jour soit au dehors, soit dans l'urèthre. Aussi je ne blâmerai pas la conduite du chirurgien qui croirait devoir les inciser dès leur apparition.

J'en ai guéri quelques-unes sans les inciser, mais je dois dire qu'il m'est toujours resté quelques doutes sur leur nature. S'agissait-il réellement d'abcès urineux ? Peut-être n'ai-je eu affaire qu'à un engorgement inflammatoire du tissu cellulaire extra-uréthral, à des abcès des glandes de Cowper qui se sont vidés dans le canal? Dans ces derniers cas, la suppuration est si peu abondante, qu'elle peut facilement être prise pour une sécrétion de la muqueuse, surtout quand on a fait usage des sondes.

Cette erreur a été commise par Chopart, dont pourtant on ne contestera pas la grande expérience. — Consulté par un homme de trente-sept ans affecté d'une dysurie, et qui avait, au périnée, une tumeur petite, oblongue, indolente, très-dure, adhérente aux parois de l'urèthre et distincte des téguments, lesquels étaient sains et mobiles, il traita le rétrécissement par la dilatation et fit appliquer des cataplasmes sur le périnée. Les bougies provoquèrent dans le canal un écoulement de muco-pus et l'inflammation devint assez vive pour que la miction fût douloureuse. Il y eut même une orchite. — La tumeur était ramollie et fluctuante. Les bougies, abandonnées quelque temps, furent reprises, et bientôt on leur substitua une sonde. Dès le lendemain, la *suppuration du canal fut plus abondante ;* elle continua à l'être ainsi plusieurs jours. Tous les douze jours on ôtait la sonde pour lui en substituer une plus grosse, et, le quarante-septième jour de son usage, il n'y avait plus de dureté au périnée, ni le long du canal... — N'est-il pas évident que, dans ce cas, la tumeur du périnée, qui était devenue fluctuante, s'était ouverte dans l'urèthre, et que la suppuration plus abondante observée pendant quelques jours dans le canal, n'avait pas d'autre cause? Chopart n'ignorait pas ce mode de terminaison des abcès urineux, mais il croyait aussi qu'on pouvait les *détruire en excitant la suppuration de la tunique interne de l'urèthre en le dilatant au moyen de la sonde élastique* (Chopart, *Traité des voies urinaires*, t. II, p. 267).

Dans la seconde variété, les abcès siégent sur la partie libre de la verge, en avant du scrotum. Quelquefois multiples, ils forment de petites tumeurs dures, indolentes, adhérentes au canal et recouvertes d'une peau mobile. Ils peuvent rester longtemps dans cet état. Si l'on ne fait rien pour amener leur résolution, elles se ramollissent, deviennent sensibles au toucher, et finissent par s'ouvrir du côté de la peau. On pourrait croire, au premier abord, qu'il s'agit d'un abcès simple semblable à ceux que j'ai décrits dans l'uréthrite (voyez page 43); mais la persistance de l'ouverture cutanée fait bientôt soupçonner qu'il existe une fistule. Il n'est pas toujours facile de s'en assurer par l'examen direct au moyen d'un stylet, à cause de l'étroitesse du pertuis cutané ou de la disposition du trajet fistuleux. Mais on peut recueillir avec soin le liquide séreux qui s'écoule au dehors, le soumettre à une analyse chimique, et, s'il contient de l'urine, il ne reste plus aucun doute sur la nature de l'abcès. Il est même préférable de faire cet examen dès le premier jour, car les notions qu'on retirera de l'analyse du pus ne seront pas sans utilité pour le traitement à suivre (voyez FISTULES URINAIRES).

D. — FISTULES URINAIRES DE L'URÈTHRE.

Par analogie avec les fistules de l'anus, celles de l'urèthre ont été divisées en trois espèces : 1° *fistules complètes*, 2° *borgnes externes*, 3° *borgnes internes*.

Cette division, admise par tous les auteurs, est arbitraire et sans aucune utilité pratique. Une fistule ne saurait être considérée comme urinaire par le seul fait qu'elle siége sur la verge, si elle ne communique pas avec l'urèthre et si elle n'est pas entretenue par le passage de l'urine. Cette remarque a été faite, il y a longtemps, par le célèbre Louis. — Il en est de même pour les fistules borgnes internes, qui ne sont autre chose que des foyers purulents communiquant avec le canal par une ouverture plus ou moins large, et quand il existe un véritable trajet fistuleux, on a presque toujours affaire à une fausse route. Je ne m'occuperai donc ici que des fistules complètes.

C'est avec plus de raison qu'on a admis deux variétés de fistules uréthrales suivant qu'elles avaient pour siége la partie libre de la verge, ou le périnée et le scrotum. Elles présentent des différences si grandes sous le rapport des causes, de l'anatomie pathologique, et surtout du traitement, qu'elles doivent être décrites séparément.

A. *Fistules du périnée et du scrotum.* — Les causes de ces fistules sont nombreuses, et leur mode d'action est très-varié. Quelquefois c'est une lésion traumatique, telle qu'une déchirure de l'urèthre à la suite d'un coup, d'une chute ou d'une fracture compliquée du bassin; assez souvent, c'est une opération chirurgicale. On a rapporté beaucoup d'exemples d'incisions pratiquées sur le canal pour extraire un corps étranger engagé dans sa cavité et qui ne se sont point cicatrisées. Dans les cas rares où un calcul s'échappe spontanément par le périnée, il s'établit presque sûrement une fistule, parce que les tissus, détruits par un travail ulcérant, ont subi une large perte de substance. La taille périnéale peut aussi être suivie de fistule, surtout quand on a fait une incision trop étroite, parce que la pierre, en sortant, déchire et contond les bords de la plaie. — Tolet attribuait cet accident à un mauvais pansement, à l'état d'épuisement et d'émaciation du malade, ou à l'âcreté des urines (*Traité de la lithotom.*, p. 313). — Une cause non moins commune est la présence de quelque gravier qu'on a oublié d'enlever, ou la disposition qu'ont certaines urines à déposer des matières calcaires dans la plaie.

De toutes les causes, la plus fréquente est l'infiltration d'urine. Dans ces cas, tout concourt à la formation d'une fistule : non-seulement les parois de l'urèthre et les téguments sont frappés de gangrène et détruits dans une étendue plus ou moins grande, mais encore le rétrécissement, cause première de tous les accidents, s'oppose au passage de l'urine qui s'écoule par la plaie et en empêche la cicatrisation. — Les abcès urineux agissent à peu près de même. Louis en rapporte un exemple très-intéressant : il donnait des soins à un homme qui portait à la marge de l'anus une tumeur qu'on avait prise pour un phlegmon simple ; elle était fluctuante dans son centre, mais ses bords ne se ramollissaient pas. Il l'attaqua avec la pierre à cautère. L'eschare tombée, on aperçut un sinus qui s'étendait vers le périnée ; une humeur séreuse en sortait en petite quantité, et l'on reconnut que c'était de l'urine. — Un abcès développé en dehors de l'urèthre pourra amener le même résultat. Chez un homme vigoureux qui n'avait jamais eu d'uréthrite, j'ai vu une tumeur phlegmoneuse du périnée se vider dans le canal. Malgré le soin que l'on avait pris de mettre une sonde à demeure dans la vessie, la poche purulente, qui était très-rapprochée de la peau, finit par s'ouvrir au dehors, et il s'établit une fistule en arrière des bourses.

Les fistules qui s'étendent de l'urèthre au rectum sont plus rares ; elles forment une espèce toute particulière qu'on n'observe guère qu'à la suite de la taille périnéale. Aussi je n'en parlerai qu'à propos de cette opération.

En général, il est facile de reconnaître une fistule urinaire. Le malade lui-même n'ignore pas quel est son mal : il a été blessé dans la région des bourses où il a eu des uréthrites. A la suite de ces accidents, il a éprouvé de la peine à uriner ; la miction est devenue de plus en plus difficile ; un jour, pendant les efforts violents qu'il faisait pour débarrasser sa vessie, il a senti comme une déchirure profonde ; une tumeur s'est formée au périnée, et dès qu'elle a été ouverte, il s'est aperçu qu'il perdait ses urines par une voie nouvelle, en plus ou moins grande quantité. Ces renseignements suffisent déjà pour ne laisser aucun doute sur la nature de l'infirmité à laquelle on a affaire. Cependant le chirurgien, examinant avec soin les parties malades, découvrira un ou plusieurs orifices fistuleux situés sur le périnée, les bourses, la portion libre de la verge, et même dans des régions plus éloignées, telles que le pubis, les fesses, la face antérieure et supérieure des cuisses. Tantôt ces orifices sont cachés sous un pli ou dans un froncement de la peau; tantôt ils sont bordés par une végétation rouge, ferme au toucher, ayant la forme d'un cul de poule, suivant l'expression consacrée. Quelquefois leur entrée est si petite, qu'il est difficile d'y introduire un stylet très-fin; d'autres fois elle est assez grande pour laisser pénétrer une grosse sonde.

Les urines peuvent sortir en totalité par le périnée. Cette circonstance indique que l'orifice interne de la fistule est large et qu'il existe au devant d'elle un rétrécissement très-prononcé, peut-être même une oblitération complète du canal. Ordinairement la plus grande partie des urines s'écoule par le méat urinaire, et une quantité moindre passe par la fistule sous la forme d'un jet très-fin, goutte à goutte, ou en bavant. Quand le liquide s'échappe par plusieurs trous en même temps, on dit que le malade pisse en arrosoir.

Si l'urèthre a conservé son calibre, la miction peut se faire sans que l'on voie rien sortir par la fistule. Cependant, quelques gouttes d'urine se sont engagées dans le trajet fistuleux, qui est tortueux et très-étroit, et c'est quelque temps après avoir fini d'uriner, que le malade se sent mouillé. On trouve bien sur son linge des taches jaunâtres, mais ni leur coloration ni leur odeur ne permettent d'assurer qu'elles sont produites par de l'urine. — Dans ces cas, Dieffenbach recommande de serrer le gland au moment de la miction, pour empêcher l'urine de sortir et la forcer à refluer par la fistule. Outre que ce moyen de diagnostic ne serait pas d'un grand secours, il a un inconvénient sérieux : dans les efforts que ferait le malade, l'urine pourrait agrandir l'ouverture interne de la fistule, et même, en déchirant les tissus voisins, amener une infiltration. — On a proposé aussi d'injecter, soit dans la fistule, soit dans l'urèthre, un liquide coloré qui, en sortant par le méat urinaire, ou par l'orifice fistuleux, ne laisserait aucun doute sur la nature de la maladie. Ces manœuvres seraient au moins inutiles. Quand la fistule est assez étroite pour ne pas laisser passer l'urine, l'injection faite par son orifice cutané refluerait au dehors; poussée par l'urèthre, elle irait directement dans la vessie.

Lorsque le trajet fistuleux a une certaine longueur, on sent dans l'épaisseur des tissus un cordon dur, arrondi, qui, partant de la peau, se dirige vers l'urèthre, auquel il est adhérent. Ce signe fait défaut, si les parties voisines de la fistule sont elles-mêmes indurées; on le rencontre plus particulièrement au scrotum, où les parties ont une laxité qui permet de les saisir entre les doigts, tandis qu'il est difficile de suivre la marche de la fistule dans l'épaisseur du périnée.

Le meilleur moyen d'investigation consiste à sonder la fistule : on introduit par son orifice externe un stylet boutonné droit ou courbe que l'on dirige doucement et en tâtonnant, à la rencontre d'un cathéter métallique qu'on a préalablement introduit dans l'urèthre. Si les deux instruments viennent à se toucher, il ne reste plus de doute sur la perforation du canal. De cette façon, on peut apprécier jusqu'à un certain point la direction, l'étendue et la largeur du trajet fistuleux, s'assurer s'il existe des clapiers, ou constater la présence de quelque corps étranger. Assez souvent il est impossible de faire arriver le stylet jusque dans l'urèthre, à cause du trajet sinueux de la fistule. Si les premières tentatives ont été infructueuses, il ne faut pas insister; en poussant le stylet avec un peu de force, on risquerait de produire quelques déchirures. Des recherches exagérées sont d'autant plus inutiles, que, dans la grande majorité des cas, il existe d'autres signes qui suffisent pour assurer le diagnostic.

Les fistules urinaires siégeant sur le périnée ou les fesses pourraient être confondues, à la rigueur, avec celles de l'anus. Cependant l'ouverture externe de ces dernières est ordinairement plus grande et plus apparente; leur trajet est plus direct et plus large, de telle sorte qu'il est facile d'y faire pénétrer profondément un stylet assez gros. Si en même temps on introduit le doigt dans le rectum, on rencontre l'extrémité de l'instrument dans la cavité de cet organe. Alors même qu'on n'aurait pu traverser l'orifice interne, la pointe du stylet arrivant jusque sous la muqueuse suffirait pour indiquer la nature de la maladie. J'ajouterai encore qu'en étudiant ces fistules avec soin, on parvient à constater qu'elles livrent passage à des matières fécales, ou au moins à des gaz.

On distingue encore plus aisément les fistules causées par une altération de l'ischion ou de sa branche ascendante. Elles n'ont presque toujours qu'un seul orifice externe; le liquide qui s'en écoule est peu abondant, de couleur grisâtre et sans odeur. Leur trajet est rarement sinueux, et l'on peut constater la lésion de l'os avec un stylet. Ce signe pathognomonique fait quelquefois défaut ; c'est quand la portion d'os frappée de mort a été éliminée et remplacée par des bourgeons charnus ou une membrane pyogénique qui forme le fond de la fistule. Cependant le stylet arrive si directement sur l'os qu'on ne peut méconnaître le point de départ de la maladie.

L'anatomie pathologique des fistules uréthrales se rapproche beaucoup de celle des fistules qu'on rencontre à l'anus et dans d'autres régions du corps. Cependant il ne sera pas sans utilité d'en signaler quelques particularités qui ont une véritable importance par les conséquences thérapeutiques qu'on peut en tirer.

J'ai déjà dit que les ouvertures cutanées d'une fistule urinaire étaient assez souvent multiples. Son orifice uréthral, au contraire, est presque toujours unique. Il siége sur la paroi inférieure du canal, un peu en dehors de la ligne médiane. Sa forme est celle d'une fente irrégulière, dirigée d'arrière ou avant, ou celle d'un trou ovalaire de quelques millimètres. Tantôt il se continue directement avec le trajet fistuleux principal, tantôt il communique avec un clapier, reste d'un abcès ou d'un épanchement urinaire. Cette poche est placée immédiatement sous l'urèthre, dont elle n'est séparée que par les parois de ce conduit. Quelquefois cette cloison a été complétement détruite, et cette circonstance constitue un obstacle très-sérieux à la guérison de la maladie, car, après qu'on a débridé les trajets fistuleux et placé une sonde à demeure dans la vessie, il faut un travail de réparation bien puissant pour combler une si grande perte de substance. J'ai vu deux malades, dont la paroi inférieure de l'urèthre était détruite dans la longueur de 4 centimètres, en arrière des bourses. Tous les moyens de traitement employés pour guérir leur infirmité avaient échoué.

Au périnée, le trajet fistuleux a de 2 à 3 centimètres de profondeur; mais sur le scrotum, quand les parties indurées forment une masse considérable, il peut avoir une longueur de 8 à 10 centimètres.

Lorsque le trajet est court et direct, il est ordinairement tapissé par une membrane assez fine et lisse. S'il est long et sinueux, il a des parois molles et fongueuses. Quant aux tissus voisins, ils sont d'autant plus épaissis et indurés, que la maladie est plus ancienne. Ils sont blanchâtres, peu vasculaires, et crient quelquefois sous le scalpel à la manière des tissus fibreux, mais jamais je n'ai trouvé de dégénérescence cartilagineuse et encore moins osseuse, comme plusieurs praticiens disent l'avoir constaté.

Le pronostic des fistules urinaires varie suivant leur cause, leur siége, leur étendue, leur direction, leurs complications et l'état général du malade. Celles qui résultent d'une plaie du périnée, d'un calcul de l'urèthre, sont beaucoup moins graves que celles qui succèdent à une infiltration d'urine et à un abcès urineux. C'est que dans les premières les tissus ont conservé leur épaisseur et leur souplesse, et que dans les secondes ils ont été plus ou moins détruits. Les fistules du périnée se ferment quelquefois spontanément ou à l'aide d'un traitement très-simple, tandis que celles de la partie libre de la verge sont très-rebelles et exigent souvent une opération des plus difficiles. La direction oblique du trajet fistuleux, son étroitesse, sont des conditions très-favorables, tandis qu'un trajet direct et une perte de substance un peu étendue sont des obstacles sérieux à la guérison. La présence d'un rétrécissement est une des complications les plus fréquentes et les plus dangereuses. Très-souvent il a été la cause première de la fistule, et par les obstacles qu'il apporte à la sortie des urines, il l'entretient lorsqu'elle est établie, et fait échouer les moyens de traitement les mieux combinés. Enfin, quelques sujets, par suite de l'âge, de quelque maladie générale ou d'un mauvais état des voies urinaires, sont tombés dans un tel état d'épuisement, qu'on ose à peine recourir à une opération qui, sans avoir de grandes chances de succès, pourrait compromettre la vie. Aussi, malgré les progrès qu'a faits depuis le commencement de ce siècle, la chirurgie des voies urinaires, il faut bien avouer que certaines fistules sont incurables, ou tout au moins qu'il est prudent de ne pas chercher à guérir.

Traitement. — On a employé plusieurs moyens pour obtenir la guérison de ces fistules. Ce sont : 1° les sondes à demeure; 2° l'incision; 3° l'excision; 4° la suture; 5° la cautérisation; 6° l'autoplastie.

1° *Sondes à demeure.* — Il est d'observation journalière que les fistules urinaires du périnée et du scrotum ont une grande tendance à se fermer spontanément dès qu'elles cessent d'être traversées par l'urine. Ce résultat tient sans doute à leur direction oblique et à l'épaisseur des tissus qui enveloppent l'urèthre dans ces régions. A mesure que les urines reprennent leur voie habituelle, les tissus indurés retrouvent leur souplesse ; les parois calleuses des trajets fistuleux se ramollissent, se rapprochent et se soudent ; l'ouverture uréthrale se cicatrise, et enfin la guérison a lieu. Ces phénomènes avaient été parfaitement observés par nos grands chirurgiens du siècle dernier, J. L. Petit, Desault, Chopart, Hunter; aussi se bornaient-ils, le plus souvent, à traiter les fistules en plaçant une sonde à demeure dans la vessie, au lieu d'attaquer d'emblée les trajets fistuleux. Cette pratique, trop délaissée dans ces derniers temps, est évidemment la plus simple et la meilleure, dans les cas ordinaires. Alors même qu'il existe des complications qui devraient la faire échouer, comme il n'est pas toujours possible de les reconnaître tout d'abord, il y a encore avantage à commencer le traitement par l'emploi d'un moyen qui, s'il ne suffit pas, aura servi du moins à dilater l'urèthre et à préparer les parties pour une autre opération. Mais il faut être prévenu que ce mode de traitement exige un temps souvent très-long, afin de ne pas y renoncer trop tôt. — J'ai donné des soins à un homme de cinquante-deux ans qui souffrait depuis onze ans d'une dysurie insupportable. Il existait cinq orifices fistuleux sur le périnée, deux à la partie supérieure et interne de la cuisse droite et trois à la racine de la verge, au devant du pubis. Pendant la miction, l'urine s'écoulait par les fistules du périnée et de la cuisse; c'est à peine s'il en sortait quelques gouttes par le méat urinaire. Après avoir dilaté l'urèthre, ce qui demanda près de deux mois, parce que la présence d'un corps étranger dans le canal ne pouvait être supportée plus de vingt-quatre heures sans déterminer des accès de fièvre, je pus laisser à demeure une sonde de 7 millimètres qui finit par être assez bien tolérée. Divers accidents sans gravité me forcèrent plusieurs fois à interrompre ce traitement pendant quelques jours; cependant le malade fut entièrement guéri après *quatorze mois*.

Chopart rapporte l'observation intéressante d'un enfant de dix ans qui avait plusieurs fistules situées les unes au périnée, les autres sur le pubis et dans la région lombaire. Elles étaient placées au centre de chairs fongueuses et environnées de duretés considérables. Il ne sortait presque plus d'urine par l'urèthre, qui était si rétréci, que Desault ne put y introduire une petite sonde qu'avec la plus grande peine. Le malade ne fut guéri qu'après plus de *trois mois*. (Chopart, vol. II, p. 350.)

Boyer parle de trois malades affectés depuis plus de dix ans de fistules regardées comme incurables : le périnée et le scrotum étaient tellement calleux et confondus ensemble, qu'ils formaient une masse informe dans laquelle on ne distinguait pas même les testicules, et qui était percée de dix à douze ouvertures par lesquelles l'urine sortait en arrosoir. Ces malades étaient obligés de porter des cotillons pour ne pas inonder leurs vêtements et de s'accroupir pour uriner. — Pourtant, Boyer les guérit par le seul emploi des sondes à demeure.

Et il ajoute : « *Combien n'a-t-on pas vu, en effet, des fistules urinaires réputées incurables qui ont été guéries par l'usage des bougies et surtout des sondes!* » (*Traité des malad. chirurg.*, vol. IX, p. 276.)

Ce traitement, qui semble, au premier abord, très-simple, exige les plus grands soins, car il est souvent traversé par des accidents qui pourraient en compromettre le résultat. Chez quelques malades dont les fistules larges ou nombreuses donnent passage à la totalité des urines, la muqueuse de l'urèthre, n'étant plus humectée par son liquide habituel, s'enflamme et devient tellement irritable, qu'il serait impossible de pratiquer le cathétérisme avec une sonde ordinaire sans éveiller de vives souffrances. Il faut d'abord combattre cette disposition fâcheuse avant de placer une sonde à demeure dans la vessie. On commencera donc par introduire dans le canal une bougie assez fine pour qu'elle passe très-facilement. Elle ne pourra écarter douloureusement les parois de l'urèthre; cependant sa présence suffira pour déterminer une inflammation légère suivie d'un écoulement séro-purulent, et au bout de quelques jours, quand le spasme aura cessé, on procédera à la dilatation du canal. Si ce moyen simple ne réussissait pas, il faudrait en employer un autre plus énergique qui consisterait à cautériser légèrement la muqueuse (voy. SPASME, page 388).

D'autres fois, le rétrécissement, après avoir cédé, dans une certaine mesure, à l'action des bougies, devient tout à coup rebelle à une plus grande dilatation. La sonde que l'on mettrait à demeure ne peut donc avoir qu'un petit volume, et tandis qu'elle est serrée au niveau du rétrécissement, elle ne remplit pas la partie du canal placée derrière lui. Il résulte de là qu'au moment où la vessie se contracte pour se vider, l'urine, ne s'échappant pas assez vite par la sonde, passe en dehors d'elle et s'engage dans les trajets fistuleux. — Pour remédier à cet accident, on a conseillé de laisser la sonde ouverte, afin que l'urine s'écoule au dehors à mesure qu'elle arrive dans la vessie. Mais ce moyen a aussi ses inconvénients : si la sonde reste à demeure pendant trop longtemps, la vessie, revenue sur elle-même et comme racornie, perd en partie la propriété qu'elle a d'être dilatée; ses parois, continuellement en contact avec le bout de la sonde, peuvent s'enflammer et s'ulcérer; enfin, si les yeux de la sonde viennent à être obstrués par des mucosités, ou s'ils dépassent trop le col de la vessie, l'urine peut encore glisser le long des parois de l'urèthre et s'engager dans la fistule.

On a proposé encore d'établir une sorte de siphon en plaçant dans la sonde quelques brins de coton qui serviraient de conducteur à l'urine; mais cette mèche, qui diminue le calibre de la sonde, empêche les urines de couler bien plutôt qu'elle ne favorise leur sortie. Divers autres moyens ont été imaginés dans le même but; ils sont tous abandonnés avec juste raison. — Dans ces cas difficiles on doit renoncer à une dilatation lente, qui serait impuissante et pleine d'accidents. Il vaut mieux recourir tout de suite, soit à la *divulsion* du rétrécissement, soit à l'uréthrotomie interne ou externe.

Dans des circonstances contraires, le rétrécissement s'est laissé dilater largement; on peut introduire dans l'urèthre une grosse sonde qui permet la sortie facile et complète des urines, et pourtant les fistules ne se ferment point. On a attribué ce résultat à ce que la sonde entretient, par sa présence dans le canal, une inflammation trop vive qui empêche l'orifice interne de la fistule de se cicatriser. Je n'ai rien à dire contre cette explication, qui est assez plausible. Mais je crois plutôt que la sonde agit ici d'une façon toute mécanique; que, si elle est trop volumineuse, elle tient les bords de la fistule écartés et s'oppose ainsi à leur soudure. Du reste, peu importe la raison qui entrave la cicatrisation. Mais l'expérience a démontré que, dans ces cas, il faut enlever la sonde. Malgré les inconvénients d'un cathétérisme trop fréquent, il est préférable que le malade se sonde toutes les fois qu'il a besoin d'uriner. Si le canal est parfaitement libre, on peut même ne pas recourir au cathétérisme. Comme les urines ne rencontrent aucun obstacle, elles s'écoulent par la verge plus facilement qu'elles ne s'engagent dans la fistule, et celle-ci guérit quelquefois très-promptement.

Boyer raconte qu'on lui avait envoyé d'Abbeville un jeune homme ayant une fistule siégeant sur la partie moyenne du périnée. Pendant onze mois la maladie avait été traitée par les sondes à demeure. On avait d'abord tenu la sonde bouchée, et le malade ôtait le bouchon chaque fois qu'il voulait uriner; ensuite on l'avait laissée constamment débouchée. Pour venir à Paris, ce jeune homme enleva sa sonde. A son arrivée, Boyer constata que la fistule était cicatrisée. (*Traité des malad. chirurg.*, vol. IX, p. 266.) — Ce fait n'est pas rapporté avec tous les détails qu'on pourrait désirer. Mais, outre qu'il est impossible de mettre en doute la véracité de Boyer, je dois dire que j'ai rencontré plusieurs cas presque identiques.

L'insuccès du traitement par les sondes à demeure peut tenir à d'autres causes. En 1857, je donnais des soins à un voiturier, âgé de quarante-trois ans, qui avait deux fistules au périnée. Pendant plus de six mois, on lui avait fait garder une sonde dans la vessie, sans obtenir la moindre amélioration. Je continuai ce traitement encore un mois, sans plus de succès; mais une circonstance m'avait frappé : c'est que dans l'intervalle des mictions, il sortait une notable quantité de pus par l'orifice fistuleux le plus rapproché du scrotum. Soupçonnant l'existence de quelque clapier, je sondai la fistule dans tous les sens, et je sentis un corps dur que je pris pour une concrétion calcaire. Le stylet fut remplacé par une sonde cannelée sur laquelle je glissai un bistouri de manière à débrider largement le trajet fistuleux, et avec des pinces je retirai un petit séquestre aplati, irrégulier, long d'un centimètre et large de 3 à 4 millimètres. En interrogeant le malade avec plus de soin que je ne l'avais fait, j'appris qu'en 1855, il avait été renversé par une voiture dont une des roues lui était passée sur le bassin. Il s'était bien remis, et ce n'est que cinq mois après cet accident qu'il avait eu un abcès au périnée. — Le corps étranger enlevé, on continua les sondes à demeure, et la guérison était complète le trente-deuxième jour.

Les corps étrangers qu'on rencontre le plus ordinairement dans les fistules sont des concrétions calcaires venues de la vessie et qui se sont développées sur place. — Benoît, chirurgien de Dunkerque, parle d'un vieillard de soixante et onze ans qu'il traitait pour des fistules siégeant sur le périnée et le scrotum. Il avait employé inutilement des remèdes généraux et pratiqué des scarifications, quand il constata la présence d'un calcul dont il fit l'extraction. A partir de ce moment, les fistules guérirent promptement. — Covillard rapporte qu'étant à Lyon, il fut appelé pour donner des soins à un homme de soixante-cinq ans. Il trouva au périnée, sur le scrotum et sur chacune des cuisses du malade, plusieurs fistules d'où il retira sept calculs de la grosseur d'une fève. (*Observ. iatro-chirurg.*, vol. IX, p. 44.) — Chez un enfant de douze ans que j'avais taillé, la cicatrisation de la plaie périnéale, qui marchait régulièrement pendant les dix premiers jours, cessa de faire des progrès, et je devais craindre qu'elle ne devînt fistuleuse. En la sondant, je trouvai ses parois rugueuses et encroûtées de sels calcaires. J'enlevai ce dépôt avec une petite curette, et je pratiquai une cautérisation assez énergique avec du nitrate d'argent. On donna au petit malade des boissons abondantes coupées d'un tiers d'eau de Vichy. Le dépôt ne se reproduisit pas, et la plaie se ferma au bout d'une semaine.

Un décollement considérable du canal, l'existence de clapiers remplis de pus et d'urine, seraient également des obstacles sérieux à la cicatrisation de la fistule.

Toutes ces complications sont très-importantes; elles réclament des soins préliminaires et même des opérations particulières, mais la base du traitement ne consiste pas moins à rétablir le cours des urines par sa voie naturelle et à l'empêcher de pénétrer dans les trajets fistuleux.

Dans ces derniers temps on a beaucoup critiqué l'emploi des sondes à demeure : on a dit qu'elles pouvaient déterminer une cystite, une gangrène de la muqueuse de l'urèthre ou de la vessie, et même une perforation de ce viscère. A l'insistance avec laquelle certains auteurs en ont parlé, on pourrait croire que ces accidents sont très-fréquents, mais qu'ils avaient échappé à l'observation des anciens chirurgiens. Ce serait une double erreur. Ces accidents sont rares; ils ne se rencontrent guère que chez des vieillards ou des individus cachectiques. J. L. Petit,

Saviard, Desault, Boyer, les connaissaient, et ils en ont rapporté des exemples. Cependant ils employaient les sondes à demeure parce qu'ils savaient tenir compte de l'âge et de la constitution des malades, parce que, tout en signalant les inconvénients de ce mode de traitement des fistules, ils le regardaient comme le meilleur.

2° *Incisions.* — Les incisions ne constituent pas une véritable méthode de traitement. Elles ne sont qu'un moyen accessoire très-utile, soit pour retirer un corps étranger logé dans la fistule, soit pour donner un écoulement facile aux matières altérées contenues dans un clapier. On les emploie surtout dans les cas où il existe une induration considérable des tissus qui a résisté à l'usage des bains généraux, des cataplasmes émollients, des lotions alcalines et des pommades résolutives. Mais elles ne réussissent qu'à la condition d'être très-larges et très-profondes. — Le chirurgien commence par introduire, aussi loin que possible, une sonde cannelée dans la fistule; avec la main gauche, il en soutient le pavillon, tandis qu'avec la main droite, il glisse dans sa cannelure un bistouri droit de manière à faire une incision ayant la forme d'un angle dont la pointe correspond à l'urèthre et la base à la peau. Ce débridement ne provoque en général qu'un écoulement de sang insignifiant. La plaie ne tarde pas à s'enflammer : les faces indurées se vascularisent et se ramollissent; elles se couvrent de bourgeons charnus, et se cicatrisent assez rapidement, si l'on a pris soin de les soustraire au contact de l'urine.

Quand il existe plusieurs trajets fistuleux, on peut se contenter de débrider le principal, celui qui se rend le plus directement à l'urèthre. Sa cicatrisation entraîne ordinairement celle des autres, dans un temps très-court. Il y a très-peu d'exceptions à cette règle.

3° *Excisions.* — Ledran et les chirurgiens de son époque ne se bornaient pas à inciser les trajets fistuleux; ils croyaient nécessaire d'exciser une portion plus ou moins grande des tissus indurés. Ledran raconte qu'il traita de cette façon, en présence de Petit, Malaval et Boudou, un officier anglais, âgé de soixante-six ans, très-cassé, qui avait le scrotum très-gros, très-dur et rempli de trous fistuleux. Dans une première opération, il emporta une partie des callosités. Un abcès s'étant formé dans le scrotum, il l'ouvrit, et, profitant de l'occasion, *il enleva avec le bistouri tout ce qui était calleux* entre la nouvelle plaie et celle qu'il avait faite huit jours auparavant. — L'opération fut suivie, dit-il, d'accidents terribles : il y eut un érysipèle, une fièvre très-vive qui dura près de dix jours, des abcès, une gangrène des fesses, etc., etc., etc. Au bout de huit mois il existait encore une fistule. Un an plus tard, le malade était guéri, mais ce ne fut pas sans avoir couru les plus grands dangers. (Ledran, *Observ. de chirurg.*, t. II, p. 179.)

Ces excisions sont inutiles, car, ainsi que je l'ai dit, il suffit d'inciser les tissus indurés et de panser les plaies avec des topiques émollients irritants, pour amener le ramollissement des parties. Elles ont encore un inconvénient beaucoup plus grand, c'est de produire une perte de substance souvent difficile à réparer. A la suite d'une infiltration d'urine qui a produit une gangrène étendue, la plaie se comble encore assez rapidement. Dieffenbach rapporte qu'il a vu, à son grand étonnement, chez un malade dont tout le scrotum avait été détruit et qui perdait ses urines par une fistule ayant un demi-pouce de diamètre, tout le tissu qui avait été désorganisé se reproduire par-dessus la sonde à l'aide de granulations abondantes, et le scrotum se régénérer entièrement (*Gaz. méd.*, 1838, p. 802). Mais, dans tous ces cas, les tissus épargnés par l'urine ont conservé une souplesse et une vitalité normales; ils peuvent, par leur rapprochement et leur végétation rapide, combler une perte de substance considérable. Ces conditions ne se retrouvent plus dans les fistules anciennes, où les parties indurées ont perdu leur mobilité et ne jouissent que d'une vitalité obtuse. C'est ainsi que j'ai rencontré plusieurs malades dont les fistules étaient devenues incurables à la suite d'opérations d'autoplastie infructueuses qui avaient amené une grande déperdition de tissus.

4° *Sutures.* — Après avoir incisé le trajet de la fistule, on pourrait, sans pratiquer une véritable excision, enlever les bords calleux de la plaie et tenter une réunion par première intention, au moyen de sutures. En 1722, Ledran avait eu l'idée de pratiquer cette opération sur un jeune garçon affecté d'une fistule rebelle. Mais, dit-il, ayant communiqué mon dessein à quelques-uns de mes confrères, j'appris que cette méthode avait déjà été tentée sans succès. (*Observ. de chirurg.*, t. II, p. 195.)

Je ne crois pas que cette opération ait jamais été pratiquée; elle offrirait bien peu de chances heureuses. En effet, la couche des tissus qui constituent le périnée et le scrotum, déjà épaisse à l'état normal, l'est bien plus encore quand elle a été le siége d'une inflammation chronique. La plaie qui résulterait du débridement pratiqué sur toute la longueur d'un trajet fistuleux serait nécessairement très-profonde, et l'on ne parviendrait pas à en affronter exactement les surfaces avec la suture la mieux faite.

5° *Cautérisation.* — Je me bornerais à mentionner la cautérisation comme pouvant être de quelque utilité pour modifier les parois calleuses des fistules et favoriser leur cicatrisation, si, dans ces dernières années, Bonnet (de Lyon) ne l'avait pas présentée comme un moyen héroïque de guérison. Les faits intéressants qu'il a rapportés m'obligent à examiner plus longuement cette méthode.

Les chirurgiens du XVIIe et du XVIIIe siècle employaient fréquemment les caustiques pour détruire les callosités des fistules. — Tolet assure avoir guéri plusieurs malades avec l'alun calciné. Il se servait aussi de trochisques composés de sublimé corrosif, d'alun calciné, d'opium et de safran. — Colot faisait plutôt usage de la pierre à cautère. — Saviard parle d'un jeune enfant de six ans auquel il avait pratiqué la taille périnéale et dont la plaie était restée fistuleuse. Il avait tenté inutilement de la fermer au moyen de caustiques, qui n'avaient fait qu'empirer le mal, en augmentant la perte de substance. Alors il introduisit des trochisques de minium dans le trajet fistuleux pour détruire les callosités. Douze heures après il fit plusieurs incisions pour faciliter le rapprochement des parties, et par la combinaison de ces deux procédés guérit le malade. (Saviard, *Observ. chirurg.*, 64e, p. 228.)

On emploie encore aujourd'hui les caustiques dans quelques cas simples, quand la fistule est très-étroite et ne laisse sortir qu'une quantité d'urine insignifiante. Mais on préfère, aux préparations dont je viens de parler, le nitrate d'argent, qui est plus facile à manier et dont l'action est plus sûre. Quant à la cautérisation avec le fer rouge, Marc-Aurèle Séverin, qui en a fait un si grand abus, en dit à peine quelques mots, en parlant des fistules du périnée (1571, *Pyrotechniæ chirurgicæ*, lib. II, p. 260). Pierre de Marchettis, qui vivait à la même époque, est beaucoup plus explicite. D'après lui, quand la fistule occupe le périnée, il faut brûler avec un fer rouge les callosités autour de l'urèthre et des parties voisines, afin que la chair y croisse et que la fistule se cicatrise. Mais on aura soin de ne pas brûler l'urèthre, de peur que la fistule ne soit agrandie et que l'urèthre ne puisse plus se rétablir. — Si la fistule occupe la partie de l'urèthre qui correspond au scrotum, celui-ci peut être détruit par l'urine et traversé par plusieurs trajets fistuleux. Il les incise tous et fait en même temps porter au malade une bougie de cire. Si les incisions et l'emploi des bougies ne suffisent pas, il y joint la cautérisation et panse les plaies de manière à amener le développement des chairs qui serviront à la cicatrice (1).

(1) « Quæ si in perinæo, pars callosa circa urethram, et parte adjacente, inurenda ferramento candente, quò caro illi accrescat et ad cicatricem reducatur fistula ; hac tamen lege, ne illa inuratur atque fistula amplior fiat, nec urethra, pars spermatica amplius instauretur et resarciatur..... Si vero pars urethræ scroto opposita fistula laboraverit, urina ex ipsa effluens scrotum corrodit pluribus foraminibus..... Statim medo ad partem ipsam læsam;

Dans ce passage du chirurgien de Padoue, on trouve, à quelques détails près, la méthode de Bonnet telle qu'elle a été décrite par son élève, M. Philipeaux. « L'incision, dit-il, faite à la profondeur d'un centimètre à peu près, Bonnet introduit des sondes cannelées dans chacun des trajets fistuleux, et il incise toutes les fistules de manière que leurs sections viennent toutes converger dans l'incision centrale. Cette incision est rendue de plus en plus profonde. Bonnet craint peu de léser l'urèthre, puisqu'il se tient toujours sur un de ses côtés; et, pour plus de sûreté, lorsqu'il arrive à la partie profonde, une sonde introduite dans le canal jusqu'au rétrécissement lui indique les parties qu'il doit ménager..... Les incisions terminées, on lie les artères volumineuses. Des fers rouges sont ensuite promenés sur toute la surface de la plaie, et l'on ne s'arrête dans cette cautérisation qu'après l'avoir rendue complétement sèche et noire. Pour ne point blesser le canal de l'urèthre, on doit toujours s'assurer de sa situation en s'aidant de la sonde et ne faire presser les cautères que sur les parties latérales. Huit à dix fers rouges sont souvent nécessaires pour cette cautérisation. » (Philipeaux, *Traité prat. de la cautér.*, p. 523.) C'est seulement trois semaines à un mois après cette première opération que Bonnet divisait le rétrécissement au moyen de l'uréthrotomie interne. (*Loc. cit.*, p. 335.)

J'ai employé le cautère actuel dans le traitement de quelques fistules anciennes. Après avoir débridé les principaux trajets et divisé en même temps les ponts de tissus qui les séparaient, de manière à n'avoir qu'une seule plaie, j'en touchais les surfaces assez profondément pour produire une eschare de 1 ou 2 millimètres d'épaisseur. Les suites de cette opération étaient aussi simples qu'elles le sont ordinairement. Je n'ai pas remarqué que la guérison des fistules en fût plus rapide.

La cautérisation par le fer rouge ne me semble indiquée que dans les cas où le trajet de la fistule est tapissé de végétations fongueuses. Si on les enlevait avec des ciseaux, on provoquerait un écoulement de sang assez abondant, qui serait nuisible chez les individus épuisés, tandis qu'en les détruisant par le fer on évite sûrement cet inconvénient.

Mais, dans aucun cas, je ne conseillerai d'imiter la pratique de Bonnet. Pourquoi *éteindre huit ou dix fers rouges dans la plaie?* Pourquoi, après ces cautérisations profondes, employer encore, comme il l'a fait plusieurs fois, la pâte au chlorure de zinc? Pourquoi ces grandes pertes de

quæ si multiplex fuerit, omnes fistula seco et per candelam propositam omnem operam in sananda urethra adhibeo..... Quod si non possit sanari urethra candela, scrotum secundum, usque ad illius fistulam, ipsaque inurenda, modo jam dicto, et carne secta parte, opplendæ.» (Marchettis, *Sylloge observ. medic.-chirur. rarior.*, 1675, p. 132.)

substance quand tous les soins du chirurgien doivent tendre à conserver le plus de tissus possible pour combler la fistule? — Bonnet commettait une autre faute plus grave, à mes yeux, en ne commençant à traiter le rétrécissement de l'urèthre que trois semaines ou un mois après la première opération. Puisqu'il employait la cautérisation pour prévenir les accidents que pouvait produire le contact des urines avec la plaie, il devait en même temps ouvrir aux urines leur voie naturelle.

C'est, en effet, la première indication à remplir; et si, avant d'inciser les trajets fistuleux, on n'a pu placer une sonde dans la vessie, il faut au moins profiter de ce qu'on a mis à découvert l'orifice interne de la fistule, soit pour introduire une bougie d'avant en arrière ou d'arrière en avant, soit pour franchir de force le rétrécissement avec une sonde poussée par le méat urinaire, soit enfin pour pratiquer l'uréthrotomie externe.

Dans une de ses opérations il était arrivé à Bonnet de porter trop loin la cautérisation et d'intéresser l'urèthre. Cependant le malade guérit. M. Palasciano, témoin de cet accident, a voulu en faire une règle de conduite. Il recommande non-seulement de cautériser les plaies du périnée, mais encore d'attaquer en même temps, et par le même moyen, le rétrécissement. De cette façon il détruit, dans une étendue qui peut être assez grande, la paroi inférieure de l'urèthre. Bien qu'il prétende avoir obtenu par ce moyen des succès rapides, je ne saurais approuver une pareille pratique.

6° *Autoplastie.* — Je ne connais qu'une seule observation d'autoplastie pratiquée sur le périnée. Elle appartient à Earle, chirurgien anglais, qui fit cette opération en 1819. Voici le fait. John Witaker, à la suite d'une chute sur le périnée, eut un rétrécissement dont les progrès amenèrent, six ans après l'accident, un abcès urineux suivi d'une large fistule. Quand le malade entra à l'hôpital Saint-Barthélemy, il était dans l'état suivant : Il ne restait plus de vestige du canal dans la partie qui avait été le siége de l'eschare gangréneuse. Une cicatrice large et unie en occupait la place. On voyait la membrane muqueuse de l'urèthre se terminer à la partie postérieure de la cicatrice et reparaître à sa partie antérieure. L'évacuation de l'urine et du sperme se faisait entièrement par l'ouverture postérieure du canal, tandis que la portion antérieure, surtout derrière le scrotum, était considérablement rétrécie. — Earle commença par dilater la portion antérieure de l'urèthre au moyen de bougies et parvint à introduire une sonde dans la vessie. Alors il enleva les téguments du côté gauche de la cicatrice dans un espace de 4 centimètres de long sur 1 de large. Cette espèce de mortaise était destinée à recevoir le lambeau de peau qu'il voulait détacher du côté opposé. Au moyen d'incisions transversales pratiquées sur le périnée, il emporta les extrémités calleuses des deux portions de l'urèthre. Il forma ensuite un lambeau d'environ 4 centimètres de long sur 2 centimètres et demi de large, aux dépens des téguments du côté du périnée. Il mit les bords saignants de ce lambeau en contact avec l'incision du côté gauche. Pour maintenir les parties dans cet état, il pratiqua deux points de suture simple ; des bandelettes agglutinatives et un bandage approprié complétèrent l'appareil. — L'urine suinta entre les bords de la plaie, et le troisième jour, quand on leva l'appareil, on trouva qu'une eschare s'était formée. Cependant la réunion s'était opérée en avant et en arrière, de manière à former un canal ouvert du côté gauche, et assez large pour contenir la sonde. — On laissa se cicatriser les deux surfaces dénudées ; mais à mesure que la cicatrice se forma à droite, la rétraction des parties agrandit le nouveau canal dont il vient d'être parlé. En avivant les bords de la plaie, on essaya inutilement et à plusieurs reprises d'en obtenir la réunion. — Dans l'été de 1820, on pratiqua de nouveau la même opération en faisant un lambeau aux dépens des téguments du périnée et de la cuisse gauche, et en se servant de la suture entortillée pour le fixer. La sonde ne fut pas laissée à demeure ; le malade se l'introduisait deux ou trois fois par jour. Le canal fut presque complétement rétabli, et il ne restait plus qu'une petite ouverture à la partie supérieure qui résista aux escharotiques et à l'avivement par l'instrument tranchant. — Pour obtenir l'oblitération de cette fistule, on fut obligé de faire une nouvelle opération que l'on pratiqua de la même manière, mais sur une étendue beaucoup moindre. Il ne resta plus qu'une fistule très-petite qui ne tarda pas à se fermer, et au mois de mars 1821 le malade fut parfaitement guéri et urinait à plein jet.

L'autoplastie est rarement applicable au périnée et au scrotum, à cause de la grande épaisseur des parties molles qui recouvrent l'urèthre dans ces régions. Mais à la suite d'une gangrène étendue, le canal peut se trouver comme dépouillé et placé superficiellement. Alors le trajet fistuleux situé au milieu d'une large cicatrice est très-court et se rapproche de ceux qu'on rencontre sur la verge ; ou bien, comme chez le malade de Earle, la paroi inférieure du canal a été détruite de telle sorte qu'il n'y a pas, à proprement parler, de trajet fistuleux, mais une large gouttière. On comprend que, dans ces cas, on puisse songer à emprunter aux parties voisines la peau nécessaire pour l'appliquer sur l'ouverture fistuleuse; mais il faut être prévenu que cette opération ne réussit que bien rarement.

On a vu, dans l'observation précédente, par quels efforts et au prix de quels dangers on est parvenu à fermer la fistule. Cependant l'opération a réussi. L'autoplastie doit donc être conservée dans le traitement des fistules périnéales, mais comme une ressource extrême.

B. *Fistules uréthro-péniennes.* — Ces fistules sont beaucoup plus rares que celles du périnée et du scrotum. Elles siégent ordinairement sur la paroi inférieure de l'urèthre et peuvent occuper tous les points intermédiaires au méat urinaire et aux bourses.

Presque toujours elles sont accidentelles; celles qui se rattachent à un vice de conformation sont assez rares (voyez *Epispadias* et *Hypospadias*). — Comme les fistules du périnée et du scrotum, elles peuvent être la conséquence d'un rétrécissement qui aura déterminé un épanchement d'urine ou un abcès urineux. Mais elles succèdent plus souvent à une plaie avec perte de substance produite par un instrument tranchant ou contondant, à une ulcération syphilitique qui, développée sur les téguments ou dans l'intérieur de l'urèthre, a fini par perforer cet organe.

Leur trajet est ordinairement court et légèrement oblique d'arrière en avant. L'orifice externe est un peu enfoncé, mais je ne l'ai jamais vu bordé d'une végétation, si ce n'est quand la fistule se trouve dans le pli scrotal. L'interne a la forme d'un entonnoir. Cette disposition tient à l'oblitération et à la disparition du tissu spongieux du canal autour de la fistule. Je l'ai constatée assez souvent sur le cadavre pour la regarder comme constante.

Dieffenbach a conseillé, pour déterminer la largeur et la forme de la fistule, de se servir d'un cathéter à l'extrémité duquel on a fixé un morceau de cire à modeler. Lorsqu'on est arrivé, dit-il, avec ce bouton de cire, à l'orifice interne de la perforation, on comprime latéralement le pénis de manière que la cire s'enfonce dans cette dernière; l'empreinte prise, on retire le cathéter et on le plonge dans l'eau froide; de cette façon, on n'a pu prendre d'une manière parfaite que la forme de l'orifice interne; mais c'est la seule dont on a besoin. (*Gaz. méd.*, 1836, p. 804.) — Je n'insisterai point sur ce que présente d'imparfait ce moyen d'investigation. Il est évident que la pression même qu'on est forcé d'exercer sur le pénis pour faire pénétrer la cire dans le trajet fistuleux change la forme de son ouverture.

Souvent la fistule est si courte, qu'il n'y a pas de véritable conduit, mais seulement un pertuis dont les bords sont extrêmement minces.

Ce pertuis lui-même est si petit, qu'on a de la peine à le découvrir et à y faire pénétrer une soie de cochon.

Quand l'urèthre a éprouvé une perte de substance, la fistule a une longueur variable de 5 millimètres à 2 et même 3 centimètres. Elle représente une large fente dirigée d'arrière en avant, et dans son fond on distingue la paroi dorsale du canal qui est tomenteuse et d'un rouge foncé. Si elle est large et déjà ancienne, la muqueuse est au contraire pâle, lisse, peu sensible, comme dans l'hypospadias. Ses bords, formés par la réunion de la muqueuse uréthrale et la peau sont minces, presque dépourvus de tissu cellulaire et peu vasculaires.

Dans les cas où la fistule est ancienne et donne passage à la totalité des urines, la portion de l'urèthre placée au devant d'elle est notablement rétrécie. La muqueuse a conservé une grande sensibilité. Je ne l'ai pas trouvée indurée, comme le dit Dieffenbach, et je n'ai jamais rencontré dans le canal la matière caséeuse qu'il assure en avoir retirée plusieurs fois. (*Gaz. méd.*, 1836, p. 805.)

Traitement. — Les fistules uréthro-péniennes se présentent sous des formes et dans des conditions si variées, que chacune d'elles exige, pour ainsi dire, une opération particulière. Elles sont très-difficiles à guérir et souvent incurables. C'est ce qui explique le grand nombre de procédés opératoires imaginés pour les traiter.

Ces procédés peuvent être réunis sous trois chefs, qui constituent autant de méthodes. Ce sont : 1° la *cautérisation*, 2° la *suture*, 3° l'*autoplastie*.

1° *Cautérisation.* — Les agents employés pour pratiquer la cautérisation sont le nitrate d'argent, le fer rouge, l'acide nitrique, le nitrate acide de mercure, la teinture de cantharides, etc., etc., etc. On ne doit pas s'en servir indifféremment, car leur mode d'action n'est pas le même. Lorsqu'il s'agit d'une petite fistule, on peut se contenter de toucher ses bords avec un crayon de nitrate d'argent. Six ou huit cautérisations sont nécessaires pour amener l'occlusion d'un orifice très-étroit; encore n'y parvient-on que rarement. Un stylet rougi à blanc est préférable parce qu'il détermine une cicatrice dont la rétraction est plus puissante. Ce moyen m'a réussi deux fois pour une fistule située à la base du frein. Cependant il doit être appliqué avec réserve, parce qu'il produit une perte de substance, et que, dans le cas d'insuccès, la fistule sera plus grande qu'avant d'avoir été cautérisée.

Quand on veut se servir d'acides ou de teinture de cantharides concentrée, il faut d'abord dilater la fistule avec une bougie de corde à boyau de manière à pouvoir y passer un tuyau de plume. Alors on introduit dans la vessie une sonde de moyenne grosseur pour protéger les parois de l'urèthre contre l'action des caustiques et empêcher les urines de sortir par la fistule ; puis avec un pinceau trempé dans l'acide, on touche le trajet fistuleux assez fortement. Cette cautérisation est répétée deux ou trois jours de suite. Avec des pinces ou la pointe d'un bistouri, on enlève l'eschare, et les parties ainsi avivées sont abandonnées à elles-mêmes. On pourrait peut-être favoriser la cicatrisation en rapprochant les bords de la plaie avec une serre-fine à larges mors.

Dans quelques cas rares, la cautérisation a suffi pour guérir des fistules assez grandes. A. Cooper en rapporte un exemple curieux : Il s'agit d'un malade qui, à la suite d'une affection vénérienne, eut une perforation de l'urèthre, à l'union du scrotum avec la verge. La fistule qui résulta de cet accident pouvait laisser passer une sonde du plus gros volume. L'emploi des bougies et des vésicatoires fut inutile. Plus tard on aviva les bords de la plaie que l'on réunit avec une suture entortillée, mais sans succès. Cooper fit une suture simple et ne fut pas plus heureux. Alors il cautérisa les bords de l'ouverture fistuleuse et la peau environnante avec l'acide nitrique. Il se forma une eschare superficielle à laquelle succédèrent des bourgeons charnus, et la plaie se cicatrisa. Bientôt après, la peau commença à se rétracter de manière à faire espérer une notable diminution de la fistule. On fit cinq cautérisations, et chacune d'elles produisit une grande amélioration. Enfin, après neuf mois le malade fut guéri. (*Œuvr. chir.*, p. 577.) — Il faut noter cependant que la fistule siégeait à la base de la verge et au commencement du scrotum, dans un point où la peau devient plus épaisse et se trouve doublée d'un tissu cellulaire plus abondant que sur le corps de la verge. Elle tenait pour ainsi dire le milieu entre les fistules scrotales et les fistules uréthro-péniennes.

Comme on le voit par l'exemple précédent, la cautérisation, en produisant dans les tissus une puissante rétraction, et en développant des bourgeons charnus, a pu suffire à la guérison de la fistule. Mais ces cas sont rares. Elle est employée beaucoup plus souvent comme moyen accessoire pour aviver la fistule avant d'en rapprocher les bords par une suture.

2° *Sutures*. — Les procédés de suture sont : 1° l'entrecoupée, 2° l'entortillée, 3° la suture à gousset.

Quel que soit le mode de suture que l'on se propose d'employer, il faut commencer par aviver les bords de la fistule. Ce premier temps de l'opération demande beaucoup de soin. Dieffenbach se servait, comme je l'ai dit, de la teinture concentrée de cantharides, et A. Cooper d'acide nitrique, dans le but d'avoir une déperdition de substance la moins considérable possible. Mais ces caustiques, suffisants pour provoquer le développement de boutons charnus, intéressent les tissus trop superficiellement. La plaie saignante que produit l'instrument tranchant offre des chances beaucoup plus grandes de réunion. On commence par introduire dans l'urèthre une sonde de 5 millimètres pour assurer la miction, et pour repousser en dehors les bords de la fistule qui tendent à se renverser du côté du canal. Le chirurgien, armé d'une pince à érigne à mors très-fins, d'un bistouri droit ou de petits ciseaux courbes, enlève une bande étroite de tissus sur le pourtour de la perforation. Il fait éponger la plaie avec soin pour s'assurer qu'il n'a épargné aucun point; car si l'avivement n'était pas complet, l'opération échouerait nécessairement. Cela fait, il réunit la plaie au moyen d'une suture entortillée, en ayant soin de faire passer les fils ou les épingles à 3 millimètres en dehors des bords de la fistule, et de traverser ces bords obliquement dans toute leur épaisseur, afin que leur affrontement soit aussi exact que possible.

Lorsqu'on emploie la suture entrecoupée, les fils d'argent sont préférables aux fils de lin ou de soie, que l'urine imbibe trop facilement.

En général, ce procédé ne réussit pas. Il offre quelque chance de succès, dans les cas où la fistule est le résultat d'une plaie simple comme celle qu'on pratique pour extraire un calcul, parce que les bords en peuvent être assez facilement rapprochés. Mais l'insuccès est presque certain quand il existe une perte de substance. La peau étant fortement adhérente à la paroi inférieure de l'urèthre, on ne peut adosser les bords de l'ouverture externe de la fistule sans rapprocher en même temps ceux de l'ouverture interne. Il résultera de là un notable rétrécissement qui ne permettra plus de placer une sonde à demeure dans le canal, et l'urine, en passant sur la plaie, empêcherait sa réunion. Si, pour prévenir cet accident, on commence par introduire une sonde dans l'urèthre, les lèvres de la plaie tiraillées outre mesure ne manqueront pas de se déchirer.

Boyer rapporte qu'il a observé cet accident à la suite d'une opération pratiquée dans les circonstances plus favorables. Il s'agissait d'un chef d'escadron de trente-six ans, affecté d'une fistule longue de 3 lignes et située au devant des bourses. Après qu'une sonde eut été introduite dans la vessie, on fit l'avivement avec le bistouri; les bords de la plaie furent parfaitement réunis par trois points de suture. Mais le malade, qui avait une femme jeune et jolie, ayant eu l'imprudence de la faire coucher avec lui, il éprouva une forte érection qui tirailla les points de suture. Il survint du gonflement, de l'inflammation, et le troisième jour, les parties embrassées par les fils furent divisées. Aussi, ajoute Boyer, l'opération n'eut aucun succès; elle fut même nuisible en ce qu'elle contribua à l'agrandissement de la fistule. (*Traité des malad. chir.*, t. IX, p. 270.)

Dans le but de faciliter le rapprochement des bords de la fistule, Dieffenbach modifia l'opération d'une manière assez ingénieuse. «..... Chez un malade qui portait à la partie moyenne de la verge une fistule longue d'un demi-pouce, je formai, dit-il, à droite et à gauche, deux plis de peau auxquels je donnai, en avant et en arrière, un demi-pouce de plus que la longueur de la fistule. Je traversai ces deux plis avec des aiguilles à insectes, et je rapprochai par-dessus ces dernières les bords libres de la fistule, ce qui me permit de les aviver facilement. J'entourai les aiguilles de fils et je plaçai les deux lèvres de la plaie dans le contact le plus parfait. Je passai dans les angles de la plaie, rendus plus aigus, encore deux aiguilles, en tout huit aiguilles dont les extrémités furent coupées. Je terminai l'opération en faisant de chaque côté, à quelque distance de la suture, une incision longitudinale qui dépassait quelque peu la longueur de cette dernière, ce qui fit cesser à l'instant même la traction de la peau..... » (*Gaz. méd.*, 1836, p. 806.) — L'insuccès fut complet. Il n'y a nullement à s'en étonner : les incisions latérales avaient bien relâché la peau, mais les bords de l'orifice interne de la fistule étaient restés dans l'état où ils se trouvaient auparavant, et ils éprouvaient le même tiraillement que si l'on n'eût pas fait d'incision.

Boyer, tout en reconnaissant les inconvénients de la suture, croit qu'on peut la mettre en pratique lorsque les circonstances sont favorables.

Je partage entièrement cette opinion. Dans certaines fistules, la perte de substance est si peu importante, qu'il me semble prudent d'employer la suture avant de recourir à une opération plus compliquée et plus sérieuse, comme l'autoplastie. Je citerai pour exemple le fait suivant. Un ouvrier ciseleur, âgé de dix-huit ans, avait eu, dans le cours d'une uréthrite très-aiguë, un abcès de l'urèthre qui s'était ouvert de lui-même un peu en avant des bourses. Il en était resté deux petites fistules placées l'une au devant de l'autre à une distance de 4 millimètres. Dans l'espace de cinq mois, on les avait cautérisées avec le nitrate d'argent et le fer rouge, et ces diverses opérations n'avaient eu d'autre résultat que d'agrandir la fistule la plus rapprochée du scrotum. Quand je vis le malade, cette dernière pouvait livrer passage à un gros stylet; l'autre était un peu plus étroite. Après avoir introduit une sonde dans la vessie, je réunis les deux orifices fistuleux par une incision qui intéressait toute l'épaisseur de la paroi inférieure de l'urèthre. J'avivai les bords de ces orifices; ayant alors une plaie simple, j'en affrontai les lèvres par six points de suture entrecoupés, au moyen d'un fil d'argent. Le septième jour, la cicatrisation paraissant complète, ces fils furent enlevés. Cependant il restait dans l'intérieur de la plaie un pertuis par lequel on voyait soudre une très-petite goutte d'urine au moment de la miction. J'appliquai sur ce point une serre-fine; on l'enleva le quatrième jour, et la fistule était entièrement fermée.

Lorsqu'on se décide à appliquer ce procédé, je conseille de se servir de fils d'argent très-fins et de multiplier les points de suture. Cette dernière précaution est, à mes yeux, la condition indispensable du succès de l'opération.

Dieffenbach, qui n'avait pas eu toujours à se louer des sutures entrecoupée et entortillée, imagina, en 1858, une nouvelle suture à laquelle il donna le nom de *suture à gousset*. Elle consiste à placer dans l'épaisseur des parois de la fistule et autour de son orifice une anse de fil que l'on puisse serrer à la manière des cordons d'une bourse. On se sert d'un fil de soie double, fort et ciré. Il ne faut pas faire parcourir à l'aiguille tout son trajet d'un seul coup; on doit la faire ressortir au moins trois fois; puis la repiquant chaque fois dans le même trou d'où l'on vient de la retirer, on la fait arriver en plusieurs temps, et après avoir décrit un trajet circulaire, au point où elle était entrée. Les deux chefs du fil viennent se rejoindre et sortir par le même trou d'aiguille; l'anse de la ligature, placé plus près de la surface interne du canal que de la peau, embrasse à une certaine distance l'ouverture de la fistule. — Il faut, ajoute l'auteur, un certain tact pour bien appliquer cette suture. En effet, elle doit être placée à une certaine profondeur, sans cependant toucher la solution de continuité de l'urèthre, afin que l'urine ne vienne pas mouiller les points de suture. On noue les extrémités du fil avec lenteur et délicatesse; l'ouverture interne doit se fermer tout doucement jusqu'à ce qu'enfin elle soit complétement effacée. (*Gaz. méd.*, 1836, p. 811.)

Cette suture est d'une exécution difficile. Il faut apporter le plus grand soin pour empêcher l'aiguille de traverser les parois de l'urèthre; encore n'y parvient-on pas toujours. Le fil glisse mal dans l'épaisseur des tissus, et l'on ne se rend pas bien compte de la constriction qu'on opère en tirant sur ses chefs : si elle n'est pas assez forte, l'urine s'engagera dans les plis qui résultent du froncement de l'ouverture interne de la fistule; si elle l'est trop, elle amènera la gangrène des parties contenues dans l'anse de fil. On pourrait, à la rigueur, adresser le même reproche aux autres procédés de suture; mais quand il s'agit de rapprocher directement les lèvres parallèles d'une plaie, on sent bien mieux ce qu'on fait que s'il faut en opérer le froncement. — Dieffenbach a guéri par ce procédé un jeune officier qui portait à la partie moyenne de la verge une fistule dans laquelle on pouvait introduire une assez forte sonde. Malgré ce succès, je doute que la suture en gousset prenne jamais place dans la pratique.

3° *Autoplastie.* — J'ai dit que l'autoplastie était une rare exception dans le traitement des fistules du périnée; elle est, au contraire, la règle dans celui des fistules uréthro-péniennes. Quoique bien supérieure à la cautérisation et à la suture, elle est loin de réussir dans tous les cas; c'est ce qui explique le grand nombre de procédés qu'on a imaginés pour la pratiquer. Ceux-ci sont en outre si différents les uns des autres, qu'ils échappent à toute classification régulière. J'essayerai pourtant de les grouper d'après leur principal caractère.

Quand on emploie l'autoplastie, on ne doit pas tenter d'affronter les bords de l'orifice interne de la fistule; on ne peut avoir d'autre but que d'en combler l'orifice extérieur. Cela posé, je diviserai les procédés opératoires en deux classes : la première comprend les procédés dans lesquels les portions de peau attirées au devant de la fistule sont réunies au niveau même de son ouverture. — La seconde comprend ceux où cette réunion est faite en dehors de l'ouverture fistuleuse, soit sur un de ses côtés, soit en avant ou en arrière.

PREMIÈRE CLASSE. — . *Lambeau circulaire.* — Après avoir introduit une sonde dans l'urèthre et avivé les bords de la fistule, on dissèque la peau tout autour de son ouverture et dans l'étendue de 5 à 6 millimètres. Cette dissection doit être opérée avec le plus grand soin pour conserver aux téguments le plus de tissu cellulaire possible. Cela fait, on a un lambeau circulaire dont on rapproche les bords latéralement au moyen d'épingles à insectes et d'une suture entortillée. Quand celle-ci est terminée, la plaie ronde ou ovalaire de la peau ne présente plus qu'une ligne dirigée d'arrière en avant et occupant le milieu de l'ouverture fistuleuse.

Les lèvres du lambeau peuvent être rapprochées sans peine aux deux extrémités de la fistule, mais elles sont tiraillées assez fortement dans sa partie moyenne. Dieffenbach, pour remédier à cet inconvénient, proposa de pratiquer, sur les côtés de la verge et un peu au delà de la base du lambeau, deux incisions longitudinales; mais cette précaution, tout en aidant au déplacement de la peau, est presque toujours insuffisante.

b. *Lambeaux longitudinaux.* — Le chirurgien de Berlin ne s'abusait pas sur la valeur de l'opération précédente, aussi crut-il nécessaire de la modifier. Appelé chez un négociant qui, à la suite d'abcès urineux, avait gardé, sur la partie moyenne du pénis, une fistule capable de laisser passer une grosse sonde, il le traita de la façon suivante : Après avoir avivé les bords de l'ouverture fistuleuse en ayant soin de donner à la plaie une forme allongée d'avant en arrière, il disséqua la peau dans l'étendue de trois à quatre lignes. Puis il fit deux incisions latérales, auxquelles il donna une longueur double de celle de la fistule. — Jusqu'ici la manœuvre est à peu près la même que celle du dernier procédé. — Mais alors, soulevant les téguments avec une pince à érignes, il acheva de les disséquer et les sépara des corps caverneux. Il eut ainsi deux ponts de peau adhérents par leurs extrémités, très-mobiles et dont les bords internes furent réunis avec la plus grande facilité. Au bout de trois semaines, la guérison du malade était complète.

c. *Lambeaux latéraux.* — Ce procédé a été souvent employé. Il consiste à faire deux incisions transversales de 2 centimètres, l'une en avant et l'autre en arrière de la fistule; on les réunit par une troisième qui les coupe dans leur milieu. Alors on dissèque la peau de chaque côté, de manière à avoir deux lambeaux qu'on attire au devant de l'ouverture fistuleuse, comme les battants d'une double porte, et l'on affronte leur bord libre par des points de suture entortillée.

d. *Lambeaux antérieur et postérieur.* — On peut encore emprunter les lambeaux aux téguments placés en avant et en arrière de la fistule, quand celle-ci est transversale ou bordée, sur les côtés, de tissus cicatriciels trop minces. Pour cela, on fait trois incisions ayant la forme d'une H dont la branche transversale coupe l'ouverture fistuleuse dans son milieu.

Dans tous ces procédés, les lambeaux sont grêles et se touchent par des bords si étroits, qu'il est souvent difficile de les affronter exactement. De plus, la suture occupant le centre de l'ouverture fistuleuse, la moindre goutte d'urine qui s'échappe de la vessie, en dehors de la sonde, arrive sur la plaie, dont elle empêche la cicatrisation. C'est pour parer à ces inconvénients que plusieurs chirurgiens ont imaginé de réunir les lambeaux par une de leurs faces et non plus par leurs bords.

e. *Suture par attelle.* — Dieffenbach donna ce nom à son procédé décrit plus haut (voy. p. 442), qu'il modifia de la façon suivante : Après avoir disséqué les deux bandes de peau, il applique sur chacune d'elles une petite attelle de cuir, percée de trous pour le passage des fils qui doivent servir à la suture. Lorsqu'en nouant ces fils, on rapproche les attelles l'une de l'autre, les lambeaux se trouvent adossés par leur face profonde. Le chirurgien de Berlin n'a pas eu occasion de pratiquer cette opération dans laquelle, après tout, il ne fit que remplacer la suture entortillée par une sorte de suture enchevillée. — Ce procédé est défectueux sous plusieurs rapports : les bandes de peau, n'étant libres que dans la partie moyenne, ne peuvent être adossées par leur face profonde, sans subir une torsion à leurs extrémités. En outre, elles sont très-exposées à se mortifier, car elles ne sont rattachées à la peau de la verge que par deux points assez limités en avant et en arrière, et elles supporteraient difficilement la pression qu'exerceraient les attelles.

f. *Adossement des surfaces.* — Ce procédé appartient à M. le professeur Nélaton, qui l'appliqua en 1852, sur un jeune homme ayant deux fistules, l'une uréthro-pénienne, l'autre scrotale. Le cas était difficile, car le malade avait déjà été opéré sans succès par deux chirurgiens des hôpitaux. On commença par aviver les bords de la fistule. Deux incisions transversales furent pratiquées l'une en avant, l'autre en arrière de l'ouverture uréthrale. Avec un bistouri à pointe mousse glissé sous la peau, on put la décoller dans une certaine étendue tout autour de la fistule. Les parties étant ainsi préparées, on pratiqua une suture entortillée avec des épingles à insectes enfoncées transversalement un peu en dehors des bords avivés. En serrant les fils, on rapprocha non-seulement les bords de la fistule, mais aussi les surfaces voisines par leur face profonde. — La fistule scrotale servit à détourner le cours des urines et empêchait qu'elles ne vinssent souiller la plaie.

Le cinquième jour, les épingles étaient enlevées et remplacées par des bandelettes agglutinatives. Au bout de quinze jours, la fistule était presque complétement cicatrisée; dans deux points seulement il restait une très-petite ouverture dont quelques cautérisations eurent facilement raison. Un mois après l'opération, la guérison était complète. — La seconde fistule fut traitée et guérie de la même façon. (*Lanc. franç.*, 1852, p. 374.)

Cette opération est bien préférable à celle de Dieffenbach. Les surfaces adossées sont larges; les lambeaux, n'étant point séparés du reste de la peau de la verge, sont bien nourris ; ils ne subissent aucun étranglement. En cas de non-réunion, il reste encore les deux ponts de peau placés l'un en avant, l'autre en arrière de la fistule, et celle-ci n'est pas plus grande qu'elle ne l'était avant l'opération. Enfin, et ce n'est pas un médiocre avantage, si quelques gouttes d'urine arrivent dans la plaie,

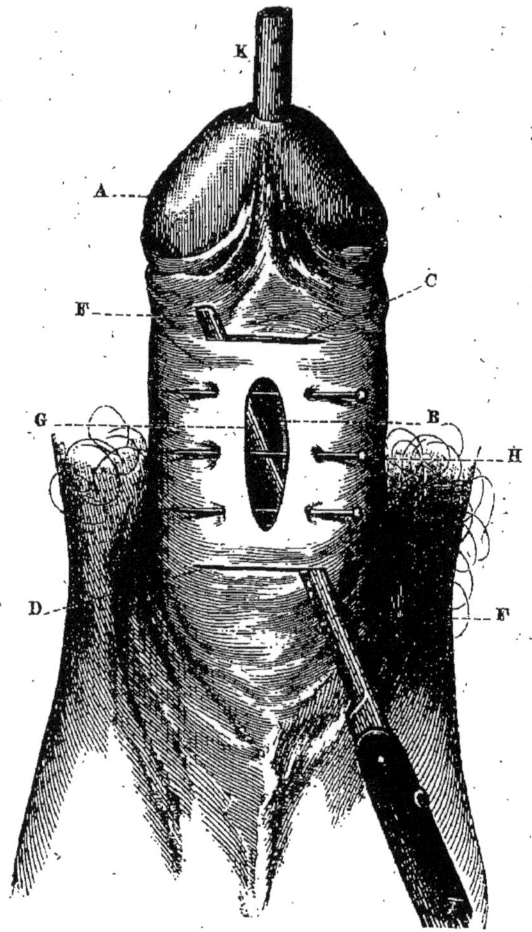

FIG. 71. — Procédé de M. Nélaton.

Adossement de la face profonde de la peau.

A. — Gland vu par sa face inférieure.
B. — Ouverture de la fistule.
C. — Incision transversale antérieure.
D. — Incision transversale postérieure.
E. — Bistouri boutonné, passé par l'incision postérieure pour disséquer la peau autour de la fistule.
F. — Extrémité du bistouri boutonné.
G. — Bords avivés de la fistule.
H. — Épingles servant à appliquer la suture entortillée.
K. — Sonde restant dans l'urèthre pendant l'opération.

elles trouvent une issue facile par l'incision transversale antérieure qui doit rester momentanément ouverte.

En 1861, appliquant le même principe de l'adossement des surfaces, j'ai pratiqué une opération analogue, mais en réunissant les lambeaux par leur face cutanée avivée et non par leur face profonde. — Un jeune ouvrier âgé de vingt-deux ans avait eu, à la suite d'une uréthrite, un abcès urineux. Il en était résulté trois petites fistules. Elles étaient distantes les unes des autres de 2 à 3 millimètres. La plus grande laissait passer une bougie de 4 millimètres et les deux autres ne permettaient qu'avec peine l'introduction d'un stylet ordinaire de trousse. On les avait cautérisées à plusieurs reprises sans rien obtenir. La peau qui les avoisinait était saine, excepté dans le lieu même de leur siége où les tissus étaient de nature cicatricielle et très-amincis. Cette dernière circonstance m'engagea à faire une incision longitudinale qui comprendrait les trois trous fistuleux et à les transformer en une seule plaie d'un centimètre. Avec des pinces à érignes et un bistouri, j'avivai la peau tout autour de la fistule dans l'espace de 5 millimètres ; j'enfonçai des épingles sur les limites des parties avivées, de manière à glisser dans le tissu cellulaire sous-cutané ; puis, traversant de nouveau la peau à un millimètre des bords de la fistule, je fis une suture entortillée. En serrant les fils, j'eus pour résultat, non-seulement d'adosser les surfaces saignantes de la peau, mais encore de boucher la fistule avec ses propres bords, qui, placés en dessous des épingles, se trouvèrent renversés du côté de l'urèthre. — Le malade se sondait lui-même avec une sonde de 4 millimètres. — Les épingles furent enlevées le sixième jour. — La fistule était presque complétement fermée; il ne restait plus qu'un pertuis par lequel on voyait soudre une petite goutte d'urine au moment de la miction. Cinq cautérisations légères faites avec de l'acide nitrique suffirent pour la fermer.

J'ai déjà signalé le véritable inconvénient des procédés de cette première classe : c'est que la réunion des portions de peau qui servent à boucher la fistule s'opère au centre même de son ouverture. Il en résulte que si les précautions prises pour détourner le cours de l'urine sont insuffisantes, celle-ci, longeant la partie inférieure de l'urèthre, coulera sur les lèvres de la plaie, et, par son action éminemment toxique, empêchera leur cicatrisation. Mais il est facile de comprendre que, si ces lèvres sont larges, si l'on a adossé des surfaces et non des bords, on aura beaucoup plus de chances pour obtenir leur réunion.

Deuxième classe. — Les procédés opératoires compris dans cette

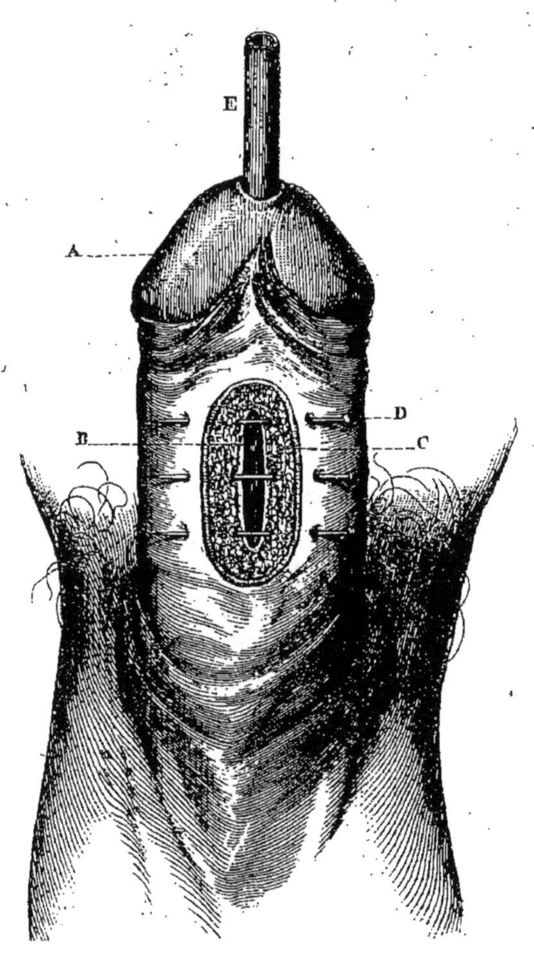

FIG. 72. — Procédé de l'auteur.

Adossement de la peau par sa face superficielle avivée.

A. — Gland vu par sa face inférieure.
B. — Ouverture de la fistule.
C. — Peau avivée par sa face superficielle.
D. — Épingles servant à pratiquer la suture entortillée.
E. — Sonde restant dans l'urèthre pendant l'opération.

seconde classe sont beaucoup moins variés que les précédents. Tous consistent à tailler sur les téguments voisins de la fistule un seul lambeau assez grand pour fermer son ouverture et pour la déborder de tous les côtés. Ce lambeau peut être pris sur : 1° le scrotum, 2° la peau de la verge, 3° le prépuce, 4° l'aine.

1° *Lambeau scrotal.* — A. Cooper pratiqua, le premier, cette opération en 1818. Un malade âgé de cinquante-six ans portait en avant des bourses une fistule longue d'un pouce et assez large pour laisser passer facilement une sonde du plus gros volume. Les bords en étaient calleux et n'avaient aucune disposition à bourgeonner, malgré l'application répétée du nitrate d'argent et de divers autres caustiques; on avait tenté aussi d'obtenir leur réunion par adhérences, mais, à raison de la perte considérable de substance, il fut impossible de les tenir en contact. Les urines sortaient presque uniquement par la fistule. Voici comment l'opération fut exécutée : — « Une sonde élastique ayant été préalablement introduite dans la vessie, les bords calleux de l'ouverture fistuleuse furent avivés de manière à présenter une surface entièrement saignante. Une portion de peau fut alors disséquée sur le scrotum; elle fut laissée adhérente à sa partie supérieure; on la contourna sur la plaie, à laquelle on l'adapta parfaitement; elle fut fixée par quatre points de suture et recouverte par de petites bandelettes d'emplâtre agglutinatif. Un bandage fut appliqué pour soutenir le scrotum et le malade fut couché dans son lit, sur le dos. » — Quelques accidents assez sérieux se manifestèrent; la réunion ne fut pas complète dans tous les points, mais, après plusieurs mois, le malade guérit. (A. Cooper, *Œuvr. chir.*, p. 578, trad. de Richelot.)

En 1830, Delpech fit la même opération sur un jeune enfant de onze ans. Après avoir avivé les bords de la fistule et dénudé le canal en avant, il tailla dans la peau du scrotum un lambeau dont il recouvrit l'ouverture fistuleuse et qu'il assujettit par trois points de suture. — Dans ce cas, le lambeau avait été déplacé par glissement, sans torsion de son pédicule. (*Lanc. franç.*, t. IX, p. 277.)

2° *Lambeau pénien antérieur.* — Le manuel opératoire diffère peu du précédent. Delpech, qui le pratiqua pour la première fois, le décrit ainsi : « ..... Du côté scrotal, nous poussâmes la dissection jusqu'à un demi-pouce en arrière de la fistule, et nous retranchâmes le lambeau que nous avions formé. Du côté antérieur, nous fîmes une dissection semblable, plus étendue même, et nous ramenâmes le lambeau sur la surface postérieure dénudée. » (*Lanc. franç.*, t. IX, p. 278.)

Le premier de ces procédés, qui ne peut être employé que dans les cas où la fistule est située près des bourses, a une véritable valeur. La peau du scrotum est assez épaisse et assez lâche pour fournir un lambeau long et bien nourri. Mais il est difficile de comprendre pourquoi A. Cooper a cru devoir lui donner son point d'adhérence en avant, de manière à se trouver forcé de le tordre. Il vaut beaucoup mieux le disséquer d'avant en arrière et l'amener, par simple glissement, sur l'ouverture fistuleuse. De cette façon on peut lui donner une base plus large; les vaisseaux lui arrivant plus directement et n'étant point effacés par la torsion de son pédicule, sa nutrition est plus assurée. Mais je ne puis qu'approuver le bandage avec lequel Cooper soutient les bourses, dont le poids, quelquefois considérable, pourrait exercer une traction très-nuisible sur le lambeau.

Le second procédé de Delpech doit être rejeté. On ne voit pas pourquoi on irait tailler, en avant de la fistule, une pièce mince, mal pourvue de vaisseaux et sacrifier une portion de la peau du scrotum qui donnerait un lambeau meilleur.

M. Arlaud imagina de combiner ces deux procédés en les modifiant. Sur un adulte à qui il était resté une fistule au devant des bourses, à la suite d'une plaie de la verge, il commença par tailler deux lambeaux, l'un antérieur, l'autre postérieur. Après avoir avivé ce dernier par sa face cutanée, il l'attira de manière à boucher la fistule et rabattit sur lui le premier lambeau. Puis il les réunit par une serre-fine et quatre points de suture entortillée (*Bullet. de la Sociét. de chirurg.*). Le malade guérit. Mais l'observation est si incomplète et mentionne des circonstances dont il est si difficile de se rendre compte, que je ne puis en apprécier au juste la valeur. Toutefois il me semble qu'en avivant le lambeau scrotal, on ne fait qu'en diminuer l'épaisseur, et il était déjà assez mince; je ne vois pas non plus l'utilité du lambeau antérieur, nécessairement très-mince, qu'on applique sur lui. Aussi je préfère à ce procédé ceux de Cooper et de Delpech.

3° *Lambeau pénien latéral.* — Cette opération est due à M. Alliot, qui la fit avec succès en 1834. « Je pratiquai, dit-il, de chaque côté de la fistule, une incision latérale dépassant, en haut et en bas, la fente fistuleuse, et je disséquai la peau d'un côté, tandis que de l'autre j'en enlevai parallèlement une portion, dans une étendue de 15 à 16 millimètres. Reportant alors le lambeau flottant sur la surface dénudée, je pratiquai deux points de suture loin de l'urèthre, et, après avoir placé une sonde dans le canal, j'appliquai un bandage dont la douce pression servait à maintenir encore les parties et à en rendre le contact plus intime. Il ne survint aucun accident. On se contenta de tenir le malade à la diète et d'arroser la verge d'eau froide durant trois ou quatre jours. La réunion se fit d'une manière solide et parfaite. » (*Gaz. méd.*, 1834, p. 348.) — Les lambeaux qu'on emprunte à la peau de la verge ne sont jamais bien bons, à cause de leur peu d'épaisseur. Cependant le procédé est très-simple et peut être utile dans les cas de fistules éloignées du scrotum. Avant M. Alliot, Earle l'avait employé avec succès pour fermer une fistule du périnée. (Voyez page 436.)

4° *Lambeau préputial.* — Quand la perforation de l'urèthre est très-rapprochée du gland, on peut prendre un lambeau aux dépens du prépuce. Pour cela, on dédouble cette membrane de manière à ne pas intéresser la muqueuse, et l'on attire seulement le feuillet cutané sur la fistule dont on a préalablement avivé les bords.

Dieffenbach a pratiqué une opération à peu près semblable à laquelle il a donné le nom de *transplantation annulaire du prépuce.* Après avoir enlevé une portion convenable de peau en arrière de la fistule, il fait en avant de celle-ci une incision transversale qui intéresse les deux tiers de la circonférence du pénis. Avec un bistouri ou des ciseaux très-fins, il dédouble le prépuce, attire son feuillet externe par-dessus la fistule, et le fixe par plusieurs points de suture sur la surface précédemment avivée. Pour empêcher que l'urine ne s'arrête dans le cul-de-sac qui se trouve à la base du lambeau, il conseille de faire sur la muqueuse, près de la couronne du gland, une ouverture qui permettrait d'introduire une petite sonde dans l'urèthre (*Gaz. méd.*, 1836, p. 811). Cette opération est d'une exécution difficile; le lambeau qu'on obtient, composé uniquement du feuillet cutané du prépuce, est trop mince et peu viable. Le cul-de-sac formé par le dédoublement du prépuce est disposé de telle façon que l'urine aura beaucoup de tendance à s'y arrêter et à s'infiltrer dans le tissu cellulaire très-lâche de cette région. Cet accident est arrivé chez le malade opéré par Dieffenbach. Enfin, il ne faut pas oublier que les fistules situées près du gland sont ordinairement très-étroites. Avec de la patience on parvient presque toujours à les guérir avec des moyens beaucoup plus simples, tels que la cautérisation avec des acides ou le fer rouge.

5° *Lambeau inguinal.* — Je ne connais qu'un seul exemple de cette opération, il appartient à Delpech. Son malade, âgé de vingt-quatre ans, portait à la partie moyenne de la verge une fistule assez longue avec perte de substance. Un lambeau de trois pouces de long sur trois pouces de large fut disséqué dans la région inguinale gauche; sa base était large et sa pointe un peu rétrécie, pour bien s'accommoder à l'ouverture de la fistule. La verge fut inclinée à gauche pour être à la portée du lambeau et maintenue dans cette position par un appareil convenable. Une sonde resta à demeure dans la vessie; malgré le soin qu'on prit de la déboucher à plusieurs reprises, une peu d'urine s'écoula par la plaie. Le deuxième jour, le pédicule du lambeau fut coupé, mais quelques jours après, celui-ci tomba en gangrène, et la fistule reparut telle qu'elle était avant l'opération. (*Lanc. franç.*, t. IV, p. 285.) — Outre les dangers sérieux attachés à l'autoplastie, quand on est obligé de disséquer un lambeau de grande dimension, bien des circonstances doivent empêcher d'imiter la conduite de Delpech. La longueur et l'étroitesse du lambeau, la difficulté de l'adapter exactement à l'ouverture fistuleuse, la mobilité de la verge qu'aucun bandage ne peut empêcher, tout semble réuni pour rendre un insuccès inévitable.

Les accidents qui compliquent les opérations d'uréthroplastie sont très-fréquents. Pendant les premières vingt-quatre heures, tout semble promettre un heureux résultat, mais bientôt les choses changent complétement de face. Tantôt les lambeaux se flétrissent et tombent en gangrène, tantôt ils s'enflamment, se gonflent, et leurs bords sont déchirés par les points de suture. Aussi est-il très-important de tailler des lambeaux épais et assez grands pour recouvrir la fistule, sans qu'on ait besoin de les tirailler.

Bien plus souvent l'insuccès de l'opération est dû au contact de l'urine avec la plaie. Afin de prévenir cet accident, on a proposé de pratiquer le cathétérisme toutes les fois que le malade aurait besoin d'uriner, ou de placer une sonde à demeure dans la vessie. Ce dernier moyen est le meilleur quand la fistule occupe le périnée ou le scrotum. Le siége de la fistule dans la portion courbe du canal, la complication presque constante d'un rétrécissement et le gonflement des parties après l'opération pourraient apporter des obstacles sérieux à un cathétérisme souvent répété. Le séjour prolongé d'une sonde dans l'urèthre a sans doute des inconvénients, mais il faut, avant tout, assurer la sortie des urines et préserver en même temps la plaie de leur contact.

Dans les cas de fistules uréthro-péniennes, les conditions sont toutes différentes et doivent faire rejeter les sondes à demeure. L'absence de rétrécissement, la facilité du cathétérisme dans la portion droite de la verge, permettent, sans inconvénient, de sonder le malade toutes les fois qu'il éprouve le besoin d'uriner. Cependant on aura soin de longer la paroi supérieure de l'urèthre afin que le bec de l'instrument ne vienne pas butter dans l'ouverture fistuleuse. La sonde devra être de calibre moyen : trop volumineuse, elle tendrait à écarter les bords de la plaie, et trop petite, elle ne remplirait pas assez le canal pour empêcher l'urine de glisser en dehors d'elle. On prendra soin de vider parfaitement la vessie; autrement quelques gouttes de l'urine laissée derrière le col, suivant le bec de la sonde au moment où on la retire, arriveraient jusqu'à la fistule. Enfin, quand on enlèvera la sonde, on bouchera son extrémité avec le pouce pour empêcher que le liquide qu'elle contient ne s'échappe par ses yeux et ne souille la plaie.

Toutes ces précautions sont quelquefois insuffisantes, et l'on a eu l'idée de détourner le cours des urines en leur ouvrant une voie nouvelle en arrière de la fistule. Cette opération se rapproche beaucoup de la *boutonnière* que pratiquaient les anciens, et n'en diffère que par le but qu'on se propose. Viguerie (de Toulouse) fut conduit par une circonstance toute fortuite à comprendre le profit qu'on pourrait en tirer. Un habitant du Gers ayant plusieurs fistules au périnée était traité depuis plusieurs mois par les sondes à demeure, quand un de ces instruments se brisa et une partie resta dans la vessie. Viguerie pratiqua la taille pour retirer les fragments de sonde. La plaie resta ouverte quarante jours pendant lesquels les fistules guérirent d'elles-mêmes. — Sur un autre malade affecté de fistules périnéales depuis deux ans, il fit une ouverture dans la région membraneuse, et la guérison eut lieu; mais la plaie ne fut entièrement cicatrisée qu'au bout de sept mois. (*Journ. hebdom.*, 1834, vol. I, p. 184.) — Il faut noter qu'il s'agissait ici de fistules du périnée et qu'aucune autoplastie n'avait été faite. Mais l'idée de la dérivation du cours de l'urine n'en était pas moins émise. En 1838, elle fut reprise par Dieffenbach, qui ne l'appliqua pas. Deux ans après, en 1840, M. Ségalas écrivit au chirurgien de Berlin une lettre dans laquelle il rapporte l'observation d'un malade affecté de deux fistules urinaires situées l'une en avant du scrotum, l'autre en arrière. Il se servit de celle-ci pour placer une sonde dans la vessie et faire passer les urines par le périnée, tandis qu'il combla l'autre avec un lambeau de peau emprunté au prépuce.

La pratique de M. Ségalas est celle qu'il faudrait suivre dans un cas semblable. Quand l'urine s'écoule déjà, en grande partie, par la fistule du périnée, on a tout avantage à assurer sa sortie par cette voie. La question devient plus difficile à résoudre s'il s'agit de pratiquer d'emblée une ouverture sur l'urèthre sain, uniquement dans le but de détourner le cours des urines, et cela au risque de voir la plaie se transformer en une nouvelle fistule. Je n'hésiterais pas à employer ce moyen dans un cas grave où la perte de substance du canal serait considérable et compliquée de cicatrice difforme. Cependant il ne faut pas oublier que cette opération si simple en apparence, si facile à pratiquer, puisqu'on incise l'urèthre sur un conducteur, peut être accompagnée d'accidents sérieux. Dans la seconde observation de Viguerie, la plaie du périnée fut sept mois avant de se fermer. Il n'est pas dit si, plus tard, il n'existait pas de rétrécissement, et c'est une lacune regrettable. Généralement il ne s'en produit pas après l'opération de la taille, mais quand la plaie reste ouverte pendant des mois, les modifications qui s'opèrent dans la partie antérieure du canal peuvent amener ce résultat.

D'autres accidents plus rapprochés sont encore à craindre. On en trouve un exemple dans une observation intéressante, publiée par M. Ricord, dans les *Annales de chirurgie* de 1841. Ayant à traiter un jeune homme de vingt-six ans, affecté d'une fistule uréthro-pénienne, il le fit placer sur un lit comme pour l'opération de la taille. Après avoir introduit dans l'urèthre un cathéter à large cannelure, il pratiqua sur la région membraneuse une incision longitudinale d'un centimètre environ. Il tenta vainement de faire arriver par cette ouverture, et jusque dans la vessie, une sonde de gomme élastique; il dut se contenter d'introduire une sonde de femme. La fistule avivée fut réunie transversalement par des points de suture entrecoupés; mais le troisième jour les sutures étaient désunies, et l'urine s'écoulait par la fistule comme avant l'opération. — Le douzième jour, un engorgement se forma dans l'épaisseur des bourses, et bientôt on fut obligé d'ouvrir un abcès urineux placé sur le côté gauche du scrotum. — Deux mois après on renouvelle l'opération, cette fois en se servant d'une suture entortillée, qui permettait de mieux affronter les surfaces avivées. Après onze jours, la fistule était presque complétement fermée. Il ne restait qu'un petit pertuis dont on eut facilement raison avec quelques cautérisations pratiquées avec le nitrate d'argent. Quant à l'incision du périnée, qui était devenue fistuleuse, il suffit de placer une petite sonde à demeure dans l'urèthre pour qu'elle se fermât d'elle-même.

En lisant avec soin cette observation, on voit que l'insuccès de la première opération et les accidents qui la suivirent sont dus surtout à ce que les urines, s'écoulant difficilement par la plaie faite au périnée, s'étaient épanchées dans la partie antérieure de l'urèthre. Il n'en fut pas ainsi dans la seconde opération, parce qu'on avait complétement détourné le cours des urines qui sortaient en totalité par l'ouverture du périnée. Aussi, dans les cas où l'on croit devoir recourir à ce moyen, il ne faut pas, dans une même séance, inciser l'urèthre en arrière et opérer la fistule. Il serait plus prudent d'attendre quelques jours et de ne faire cette dernière opération qu'après s'être assuré que l'espèce de boutonnière qu'on a pratiquée laisse passer les urines facilement et complétement.

CHAPITRE IX

FAUSSES ROUTES.

On donne le nom de *fausse route* à toute perforation de l'urèthre produite par la sonde pendant le cathétérisme. L'introduction d'un corps étranger dans le canal, ou l'emploi exagéré et mal dirigé des caustiques, dans le traitement d'un rétrécissement, peuvent aussi causer cet accident. Mais la déchirure et les plaies simples, les perforations résultant de la présence d'un fragment de calcul dans le canal ou de l'ouverture d'un abcès ne sont pas des fausses routes, ainsi que l'ont écrit quelques chirurgiens.

Le siége, l'étendue, la direction et le nombre des fausses routes sont très-variables. On en a vu dans toutes les parties de l'urèthre depuis la fosse naviculaire jusqu'au col de la vessie. Tantôt elles sont courtes, tantôt elles pénètrent dans les tissus à une profondeur de 10 centimètres et davantage. Le plus souvent elles se terminent en cul-de-sac et sont dites incomplètes; quelquefois elles vont jusque dans la vessie, et on les appelle complètes. Cette grande diversité des désordres que peut produire un cathétérisme mal fait s'explique par le nombre et la forme des instruments dont on se sert, par la fréquence des maladies de l'urèthre, et aussi par l'inexpérience de beaucoup de praticiens.

Il semble difficile, au premier abord, de faire une fausse route dans un urèthre normal où il n'existe aucun empêchement au cathétérisme. Pourtant ces accidents ne sont pas rares. Quand la sonde est parvenue dans le cul-de-sac du bulbe, si l'on continue à la pousser en avant sans abaisser son pavillon, elle percera le canal et passera sous la portion membraneuse, entre le prostate et le rectum. On a même cité quelques cas où elle avait pénétré dans cet organe. Il arrive encore qu'après avoir franchi le collet du bulbe, on abaisse un peu trop tôt le pavillon de la sonde; alors le bec de l'instrument engagé dans la portion membraneuse se relève brusquement, déchire la paroi supérieure du canal et passe derrière la symphyse du pubis. Dans le premier cas, la sonde, après être sortie de l'urèthre, peut encore arriver dans la vessie en la perforant vers son bas-fond ou sur un de ses côtés; dans le second, au contraire, plus on abaisse la sonde, plus son bec, porté en avant, tend à s'écarter de la face antérieure de la vessie. Pour éviter ces accidents, il faut s'astreindre à suivre scrupuleusement toutes les règles du cathétérisme, même quand l'urèthre est libre de tout obstacle. Il faut surtout introduire la sonde lentement et sans employer la force. Voici comment J. L. Petit s'exprime à ce sujet : « Tout chirurgien, dit-il, qui portera la sonde et la conduira avec douceur, l'introduira avec beaucoup plus de facilité dans la vessie; car, pour percer l'urèthre et faire un chemin nouveau, il faut employer beaucoup plus de force que pour écarter ses parois naturelles lorsqu'elles ne sont que pressées l'une contre l'autre. Or, un chirurgien accoutumé à sonder sait comparer les résistances, et, s'il s'aperçoit que celle qui se trouve au bout de la sonde n'est pas de nature à être aisément surmontée, il ne s'obstine pas à vouloir la vaincre. » (*Œuvr. posth.*, vol. III, p. 27.)

Les fausses routes ont plus souvent pour cause une disposition pathologique des parois de l'urèthre. J'ai rencontré fréquemment des lacunes de Morgagni, assez larges pour que l'extrémité d'une bougie ou d'une sonde conique pût s'introduire dans leur cavité. Leurs parois minces n'offrant presque aucune résistance, le moindre effort suffit pour les déchirer, surtout si l'on se sert de bougies fines et rigides de gutta-percha et surtout de baleine. Quelquefois la bougie glisse assez loin dans le tissu cellulaire sous-muqueux; mais ordinairement elle rentre dans l'urèthre, après un court trajet de quelques millimètres. C'est à cet accident qu'il faut rapporter certaines pièces d'anatomie pathologique qui ont été données comme des exemples de rétrécissements en forme de brides. En les examinant avec soin, on voit que ces prétendues brides ne sont le plus souvent que des bandelettes plus ou moins larges formées par la muqueuse qui a été soulevée par places et pour ainsi dire décollée. La pièce que M. Pro a représentée dans la première planche de sa thèse, publiée en 1856, et qu'il décrit comme un cas de rétrécissement en brides, n'est pas autre chose. On pourrait même se demander si ces bandelettes multiples n'ont pas été détachées par la pointe des ciseaux, quand on a ouvert l'urèthre. C'est ce que j'ai vu arriver plus d'une fois; et je suis d'autant plus disposé à le croire, que sur la pièce de M. Pro, ces petites bandes sont nombreuses, quoique le canal ne soit pas rétréci.

Souvent il existe dans la région prostatique des cavités dans lesquelles le bec de la sonde peut s'engager. J'ai conservé plusieurs pièces qui présentent cette disposition pathologique. Sur les unes, la crête uréthrale est allongée dans le sens du canal; la muqueuse, tiraillée dans le même sens, présente de chaque côté du verumontanum, et tout près du col de la vessie, un cul-de-sac peu profond et terminé en pointe. Sur d'autres, on trouve de véritables sinus dont l'ouverture, dirigée en avant, est tantôt ronde et tantôt elliptique comme une boutonnière. Leur cavité est souvent en forme d'ampoule et capable de loger un petit pois. Quelquefois cette disposition est portée si loin, que toute la portion postérieure et inférieure de la prostate est transformée en plusieurs loges, irrégulières, séparées par des cloisons minces et flottantes. Je possède une pièce où ces cavités sont assez grandes pour qu'on fasse entrer facilement dans l'une d'elles l'extrémité du petit doigt. Elles se prolongent en arrière jusque sous le col de la vessie.

Une seule fois j'ai trouvé les orifices des conduits des glandes de Cowper ulcérés et assez larges pour laisser passer une bougie de 2 millimètres de diamètre.

Pour éviter ces cavités anormales qui occupent toujours la paroi inférieure de l'urèthre, il faut se servir d'une grosse sonde cylindrique et l'introduire en longeant, autant que possible, la paroi supérieure du canal.

Chez quelques vieillards, la muqueuse est si lâche, que, pendant le cathétérisme, elle peut être refoulée au devant du collet du bulbe, où elle forme un repli qui coiffe, pour ainsi dire, le bec de la sonde. Elle serait perforée si l'on ne prenait le soin de la déplier en tirant sur la verge avec la main gauche pendant qu'on fait cheminer doucement la sonde dans l'urèthre. Quand il existe une hypertrophie des lobes latéraux ou du lobe moyen de la prostate, il faut, pour éviter de les traverser, se servir de sondes à grande ou à petite courbure, selon le cas.

La cause la plus fréquente des fausses routes est un rétrécissement, et l'on risque d'autant plus de produire cet accident, que le rétrécissement est plus étroit, plus dur et situé plus profondément. Il est difficile de perforer le canal quand on ne cherche qu'à franchir l'obstacle avec une bougie fine et flexible. Mais si l'on se sert d'une bougie de baleine, la main la plus exercée n'est jamais certaine de ne pas déchirer la muqueuse et de ne point l'engager sur le côté du rétrécissement, surtout quand celui-ci siége aux environs du bulbe. Il est vrai que la fausse route, produite par une tige aussi déliée n'a pas par elle-même une grande importance, mais elle peut devenir le point de départ d'accidents inflammatoires qui ont toujours une certaine gravité quand ils se développent dans un canal où l'urine passe déjà difficilement.

La fausse route devient un accident beaucoup plus sérieux quand on emploie un cathéter de Mayor ou une sonde conique de Boyer. Pour peu que l'instrument dévie, il perfore sur le côté les parois saines du canal, parce qu'elles offrent moins de résistance que le rétrécissement lui-même. Comme on sait d'avance qu'on va violenter les parties, on ne se laisse pas arrêter par la sensation de déchirure que la main perçoit, et l'on continue à faire avancer la sonde. Si le malade n'urine pas, il faut bien reconnaître qu'on s'est trompé. Mais quelquefois la sonde finit par arriver dans la vessie, et, en voyant sortir les urines, on croit qu'on a traversé le rétrécissement et suivi la voie normale, tandis qu'on n'a fait qu'une fausse route d'une étendue considérable. J'ai dans ma collection deux pièces que je dois à l'obligeance de mes anciens internes, MM. Anger et Ledentu, et qui offrent des exemples de cet accident. Le cathétérisme forcé avait été pratiqué par un des chirurgiens les plus habiles de nos hôpitaux. La vessie fut vidée, et dans les premiers moments on put croire à un succès. Mais, au bout de quelques jours, les malades succombèrent. A l'autopsie, on vit que le rétrécissement n'avait pas été franchi. Dans les deux cas, il existait une fausse route à droite. La sonde avait perforé le canal un peu en avant du bulbe, longé la face externe du lobe droit de la prostate, et pénétré dans la vessie sur le côté, dans un point assez rapproché de son bas-fond. La longueur de la fausse route était de 7 centimètres sur un des sujets, et de 9 centimètres sur l'autre. J'insisterai sur ce fait que la sonde, après avoir marché presque parallèlement au canal, n'a point traversé la prostate qui était sur sa route. Elle s'est portée en dehors assez brusquement. J'avais déjà noté trois fois cette circonstance; elle tient sans doute à la résistance que présente cette glande enveloppée dans sa cage fibreuse.

On trouve aussi dans Everard Home quelques observations de fausses routes produites par la cautérisation avec le nitrate d'argent, appliqué d'avant en arrière au moyen de la bougie armée. Ce mode de traitement est à peu près abandonné aujourd'hui, et quand on l'emploie, c'est avec une réserve qui met à l'abri d'un pareil accident.

Lorsque la fausse route est incomplète, son trajet, après avoir suppuré pendant quelque temps, se rétrécit et peut s'oblitérer complétement. Ce travail est toujours long, parce que la structure lamelleuse des parties et les alternatives d'érection et de laxité de la verge entravent, dans une certaine mesure, la cicatrisation. Mais j'ai quelquefois rencontré des cicatrices et des cordons fibreux qui m'ont semblé, sans que je puisse l'affirmer, n'avoir pas d'autre cause.

Si la fausse route est complète, c'est-à-dire si elle arrive jusque dans la vessie, elle constitue une lésion grave. Elle aura remédié pour un instant à la rétention d'urine, mais l'infiltration urineuse et les accidents inflammatoires qui en sont la suite amènent souvent la mort. J'ai vu trois fois cette terminaison funeste, et l'on trouve dans nos livres de chirurgie un grand nombre de cas semblables. «..... De tous les faits que nous avons recueillis sur cet objet, dit Chopart, un seul apprend que le malade qui a subi cette perforation a survécu quelques années; et encore ce vieillard est-il resté sujet à des difficultés d'uriner et à l'incontinence d'urine. Les autres malades sont morts peu de jours après; cependant il en est un qui a survécu environ un mois..... » (*Tr. des malad. des voies urin.*, t. II, p. 377.) — Il faut pourtant faire exception pour les fausses routes qui n'intéressent que la prostate; bien souvent elles passent inaperçues. Ce n'est pas qu'elles soient toujours exemptes d'inconvénients, mais aussi, dans quelques cas, elles deviennent un moyen de salut pour les malades. Je reviendrai sur ce sujet en parlant des maladies de cette glande. — En résumé, la gravité des fausses routes complètes dépend surtout des circonstances dans lesquelles elles ont été faites. Elle varie beaucoup suivant que le canal est libre ou rétréci, comme je le montrerai à propos du traitement.

Un chirurgien expérimenté reconnaît assez facilement qu'il fait une fausse route. Après avoir constaté la présence d'un obstacle, il sent tout à coup la résistance vaincue et perçoit la sensation d'une déchirure dont le malade l'avertit souvent lui-même. S'il retire un peu la sonde, il ne la trouve pas serrée comme elle le serait par un rétrécissement; s'il continue à l'enfoncer, il s'aperçoit qu'elle avance par saccades. En mettant l'index dans le rectum, il constate que la courbure de la sonde n'est séparée de son doigt que par une couche de tissus très-peu épaisse, ou qu'elle est plus ou moins déviée vers un des côtés. Enfin, il peut avoir mis la sonde tout entière dans l'urèthre sans avoir donné issue aux urines, et quand il la retire, il trouve ses yeux obstrués par des caillots de sang. Au même moment il se fait par le méat urinaire une petite hémorrhagie dont l'abondance est assez variable.

Tous ces signes sont loin d'avoir une égale valeur. La résistance subitement vaincue, la sensation d'une déchirure, la douleur éprouvée par le malade, l'absence de constriction sur la sonde, peuvent exister sans qu'on ait fait une fausse route, quand on traverse de force un rétrécissement avec une sonde cylindrique et quand celui-ci a été largement déchiré. — La sonde pourra avancer par soubresauts, si elle est encore suffisamment serrée par le rétrécissement. — Pour que le doigt placé dans le rectum sente distinctement que la sonde en est très-rapprochée ou qu'elle est déviée à droite ou à gauche, il faut que la fausse route ait lieu en arrière, ce qui n'a pas toujours lieu; d'un autre côté, il peut y avoir une fausse route sans que la sonde ait quitté la ligne médiane. — Les urines peuvent ne pas s'écouler, quoique l'on soit arrivé dans la vessie, si les yeux de la sonde sont obstrués par du sang, et d'autre part leur sortie ne prouve en aucune façon qu'on n'a pas fait une fausse route avant de parvenir dans la vessie. — Enfin l'hémorrhagie peut provenir du rétrécissement qui a été déchiré par la sonde. Mais en rapprochant ces signes les uns des autres, on leur donne une nouvelle valeur, et leur ensemble ne permet pas de s'abuser sur la nature de l'accident qui a été produit.

Il est plus difficile de reconnaître une fausse route ancienne, parce qu'on manque de la plupart des signes que j'ai indiqués. Lorsque la sonde engagée dans la fausse route ne peut plus avancer, on ignore quel est l'obstacle qui l'arrête, et l'on est disposé à soupçonner un rétrécissement qui existe, en effet, dans le plus grand nombre des cas. Mais si le malade urine encore assez bien pour qu'on soit en droit d'admettre que le rétrécissement n'est pas très-étroit, et si en même temps on ne peut y engager une bougie fine; si, à un certain moment du cathétérisme, le pavillon de la sonde s'incline de lui-même à droite ou à gauche; si le doigt introduit dans le rectum constate que le bec de l'instrument est dévié en dehors de la ligne médiane, on peut dire presque avec certitude qu'il existe une fausse route. M. Civiale et d'autres avec lui ont contesté la valeur de ce dernier signe. Desault, Chopart, Boyer et la plupart de nos grands chirurgiens lui accordaient une grande importance, et ils avaient raison. Sans doute, on ne le rencontre pas toujours, comme je viens de le dire; mais quand il existe, il est un indice précieux. Plus d'une fois il m'a suffi de ce signe pour reconnaître une fausse route de la manière la plus certaine.

Le traitement des fausses routes varie suivant leur siége, leur étendue, leur profondeur, suivant aussi qu'elles sont complètes ou incomplètes, récentes ou anciennes, compliquées ou non de rétrécissement.

Lorsque la fausse route a été produite par une bougie très-fine qui n'a fait que décoller la muqueuse, elle passe ordinairement inaperçue et ne réclame aucuns soins particuliers. Mais si elle résulte de l'introduction dans l'urèthre d'une sonde ordinaire qui a pénétré à une certaine distance dans l'épaisseur des tissus, il est nécessaire de surveiller le malade avec une grande attention. Assez souvent il n'y a pas d'accidents. Son ouverture étant dirigée en avant, et sa paroi interne formant une sorte de valvule que l'urine, en passant, tend à appliquer contre la paroi opposée, il n'y a pas à craindre d'infiltration urineuse. Cependant si elle siége dans l'épaisseur du périnée, la déchirure des tissus peut déterminer une inflammation vive qui se propagerait dans les parties voisines et se terminerait par suppuration. De là des accidents immédiats, et plus tard des troubles graves dans la miction, des fistules urinaires. Dans ces cas, on doit recourir, dès le début, aux émissions sanguines, aux bains, aux applications émollientes locales, enfin à un traitement antiphlogistique qui ne peut avoir que de bons résultats pour la maladie même qui avait exigé l'emploi du cathétérisme.

Après le cathétérisme forcé, il faut laisser la sonde à demeure dans la vessie pendant plusieurs jours (voy. p. 183). Cette précaution est encore plus nécessaire si l'on a quelques raisons de supposer qu'on a fait une fausse route. On ne doit pas même retirer l'instrument de métal pour lui substituer une sonde de gomme élastique. D'abord, on risquerait de ne plus retrouver la voie anormale par laquelle on a pénétré dans la vessie ; puis il suffirait du court espace de temps qu'exigerait ce changement de sonde pour qu'une certaine quantité d'urine passât dans la fausse route et devînt le point de départ des accidents les plus sérieux. Je recommanderai même de laisser la sonde ouverte et de veiller à ce que ses yeux ne se bouchent pas, afin que l'urine s'écoule à mesure qu'elle arrive dans la vessie. Autrement elle pourrait filer le long de la sonde avec d'autant plus de facilité que celle-ci ne tarde pas à être beaucoup moins serrée que dans les premiers moments. — Il ne faut pas perdre un instant de vue que l'infiltration d'urine est l'accident le plus à craindre et qu'on doit l'éviter à tout prix.

Dans quelques cas rares où la fausse route incomplète résulte d'un cathétérisme pratiqué pour une rétention d'urine accidentelle, les moyens employés pour prévenir une inflammation trop vive suffisent pour rétablir le cours des urines. Si la rétention se prolongeait, il serait toujours assez facile d'introduire une sonde dans la vessie. Quand la fausse route est complète, ce n'est qu'après deux ou trois jours qu'il faut retirer la sonde de métal. Alors on cherchera à introduire dans la vraie voie une sonde flexible. Celle-ci devra être assez forte afin de permettre aux urines de sortir facilement et de prévenir leur passage dans la fausse route. Elle aura encore cet avantage, en développant largement le canal, de comprimer les parois de la fausse route et de favoriser ainsi sa cicatrisation.

La véritable difficulté du traitement dépend de l'état où se trouvait le canal au moment de l'accident. Presque toujours il existait un rétrécissement, et c'est pour remédier à une rétention d'urines plus ou moins complète que le cathétérisme a été pratiqué. Or, le rétrécissement est le même après que la fausse route a été faite, et il devient une grave complication. Si le malade peut encore uriner, on se bornera, pendant quelques jours, à employer des moyens émollients, et aussitôt qu'on n'aura plus à craindre d'accidents inflammatoires, on cherchera à introduire une petite bougie dans le rétrécissement. Si l'on réussit à le franchir, on n'aura plus beaucoup à s'occuper de la fausse route. Cependant il faudra procéder avec la plus grande prudence pour ne pas s'égarer de nouveau. — Quand la rétention d'urine est complète, il est urgent de vider la vessie ; mais si le rétrécissement est très-étroit et s'oppose au passage de la plus petite bougie, il est nécessaire de recourir à l'uréthrotomie externe ou à la ponction de la vessie. Dans ces circonstances délicates, la première opération est d'une exécution difficile et dangereuse : Le canal vient d'être labouré par la sonde; la fausse route empêche de reconnaître le siége précis du rétrécissement, et l'on serait sans guide pour aller à la recherche de l'urèthre, soit en arrière, soit en avant de l'obstacle, car une incision pratiquée sur le bec de la sonde ne pourrait conduire que dans la fausse route elle-même. — La seconde opération est préférable : elle est plus simple, moins dangereuse. En assurant la sortie des urines, elle donne au chirurgien le temps de renouveler ses tentatives de cathétérisme, et l'expérience montre que dans la grande majorité des cas, on finit par traverser le rétrécissement. (Voyez *Uréthrotomie externe. — Ponction de vessie.*)

Les fausses routes anciennes ne réclament par elles-mêmes aucun traitement. On a proposé de les cautériser et de diviser l'espèce de cloison qui les sépare de l'urèthre. La cautérisation la mieux faite n'atteindrait pas tous les points du trajet fistuleux et surtout son fond; elle aurait peut-être pour résultat de rétrécir la fausse route, mais non de la cicatriser. Quant à la section de la cloison, je ne connais pas de moyen de la pratiquer avec quelque certitude; et, de plus, elle est quelquefois si épaisse dans sa portion la plus reculée, qu'on ne manquerait pas de léser des organes importants. En fin de compte, que peut-on gagner à ces opérations? Les fausses routes anciennes, dont le trajet est organisé, ne gênent pas la miction et ne donnent lieu à aucun accident. Il vaut beaucoup mieux les abandonner à elles-mêmes.

Cependant, quand elles sont compliquées d'un rétrécissement très-étroit, les rapports des parties peuvent être tels qu'elles en gênent le traitement. Je possède une pièce sur laquelle il existe, un peu en avant du bulbe, un rétrécissement long et si prononcé, qu'il était difficile, même après la mort, de le traverser avec un stylet très-fin. Un peu en avant, et presque à son niveau, commence une fausse route profonde, dont l'ouverture, irrégulièrement ronde, a plus de 3 millimètres de diamètre. Il résulte de cette disposition que la bougie ou la sonde pénétrait avec la plus grande facilité dans la fausse route, et quand elle se trouvait arrêtée, son extrémité était déjà à 2 centimètres plus loin que l'orifice du rétrécissement. Dans ces cas, l'obstacle est nécessairement infranchissable. Le malade reste exposé à une rétention d'urine complète et aux désordres qui résultent, à la longue, d'une miction aussi compromise. Je ne dirai plus alors de recourir à la ponction de la vessie, elle serait inutile. L'uréthrotomie externe est seule indiquée. C'est l'opération que Hunter pratiqua dans des circonstances semblables (voyez *Uréthrotomie externe*, page 324) ; mais le principal but qu'on se propose est d'inciser le rétrécissement, et l'on profite de la section faite à l'urèthre pour guérir la fausse route.

CHAPITRE X.

LÉSIONS TRAUMATIQUES DE L'URÈTHRE.

Je ne reviendrai pas sur ce que j'ai dit des fausses routes et des incisions pratiquées pour diviser un rétrécissement. Comme, d'autre part, j'examinerai plus loin les déchirures de l'urèthre causées par des corps étrangers introduits dans sa cavité, il ne sera question ici que des lésions de cet organe produites par une violence extérieure.

Ces lésions sont : 1° les plaies simples; 2° les plaies contuses; 3° les contusions.

1° *Plaies simples.* — Grâce à ses rapports anatomiques, l'urèthre échappe assez facilement à l'action vulnérante des instruments piquants et tranchants. En arrière, il est protégé par les bourses, la couche épaisse de tissus qui forme le périnée, l'arcade pubienne, et même par la partie supérieure des cuisses; en avant, il est enchâssé dans la gouttière profonde que présentent inférieurement les corps caverneux. Il résulte de ces dispositions qu'il est entièrement caché, quand la verge est à l'état de repos. Aussi ses plaies sont-elles assez rares. Dans sa portion périnéale, il peut être blessé isolément, mais il le serait difficilement dans sa partie libre, sans que les corps caverneux fussent plus ou moins intéressés. Je me verrai donc obligé plus d'une fois à confondre dans une même description ses blessures et celles de la verge.

Les piqûres de l'urèthre ne sont pas graves. Elles passeraient souvent inaperçues, si elles n'étaient pas suivies d'un petit écoulement de sang par le méat urinaire, car l'ecchymose qui se fait sous la peau, dans le point où l'instrument a pénétré, ne suffirait pas pour indiquer que le canal a été ouvert. Elles guérissent d'elles-mêmes, et c'est à peine s'il est utile de les couvrir de compresses imbibées de quelque liquide résolutif.

Les lésions produites par un instrument tranchant sont plus ou moins sérieuses suivant leur étendue et leur siége. Celles qui intéressent les régions prostatique ou membraneuse sont extrêmement rares. On peut se faire une idée de leur peu de gravité par la manière dont elles se comportent à la suite de la taille périnéale. Elles se cicatrisent d'ordinaire spontanément et assez vite. Cependant, comme il est à supposer qu'une plaie accidentelle doit être moins nette que celle qui résulte d'une opération régulière, il est prudent de placer une sonde à demeure dans la vessie pour prévenir, autant que possible, une infiltration d'urine. On appliquera des linges imbibés d'eau fraîche sur le périnée, et l'on recommandera au malade de ne point écarter les cuisses. Ces moyens simples réussissent le plus souvent. Dans tous les cas, on devra se garder de fermer la plaie avec des points de suture. Il est important de laisser une voie ouverte à la sérosité sanguinolente fournie par les surfaces divisées, et surtout à l'urine qui peut s'échapper en dehors de la sonde. Une suture ne réunirait que les bords cutanés de la solution de continuité; elle ne pourrait empêcher les liquides de s'engager entre les lèvres de la plaie où ils ne manqueraient pas d'amener des désordres considérables.

Les blessures de la portion libre de l'urèthre diffèrent beaucoup des précédentes par leurs suites et surtout par le traitement qu'elles réclament.

Lorsque le canal a été coupé en dessous et en travers dans une grande partie de sa circonférence, les corps caverneux sont toujours intéressés. Aussi la lésion est-elle compliquée d'une hémorrhagie plus ou moins abondante qui se fait par la plaie plutôt que par le méat urinaire. Cet accident n'a pas une grande gravité. L'écoulement de sang s'arrête de lui-même ou au moyen de lotions fraîches et d'une légère compression. La première et la plus importante indication à remplir est d'empêcher les urines de passer par la route accidentelle ouverte par l'instrument tranchant. Pour cela, on placera une sonde à demeure dans la vessie. Mais il faut l'introduire le plus tôt possible, autrement le gonflement inflammatoire des parties mettrait promptement obstacle à son passage. On choisira une sonde de moyenne grosseur, ayant de 6 à 7 millimètres de diamètre, qui aura le double avantage de permettre aux urines de sortir librement et de prévenir la cicatrisation vicieuse des parois du canal, en les tenant suffisamment écartées.

Si l'on a quelques raisons de croire que l'urèthre n'a pas été coupé dans toute sa circonférence, on se sert d'une sonde courbe et cylindrique que l'on dirige de manière à lui faire suivre la paroi supérieure du canal. Si au contraire on présume, d'après l'étendue de la plaie, que celui-ci a été divisé complétement, une sonde de cette forme ne convient plus. Les deux bouts du canal se sont rétractés et se trouvent séparés par un intervalle de plusieurs millimètres ; leurs orifices sont fermés au point que, même dans une large plaie, il est difficile de les découvrir par le dehors. Alors un instrument volumineux et cylindrique traversera sans peine la partie antérieure de l'urèthre, mais, arrivé au niveau de la solution de continuité, il ne pourra s'engager dans l'ouverture du bout postérieur. Dans ces cas, il vaut mieux employer une sonde conique olivaire dont l'extrémité fine et mousse à la fois rencontrera moins d'obstacles. Au lieu de tirer sur la verge, on la tient ramassée sur elle-même pour rapprocher autant que possible les deux bouts du canal ; on pousse la sonde doucement, et, après quelques tâtonnements, on finit, le plus souvent, par l'introduire jusque dans la vessie.

Le cours de l'urine une fois détourné par la sonde, il faut procéder au pansement de la blessure. Boyer se contentait d'en rapprocher les bords avec des bandelettes agglutinatives. Mais les changements de volume qu'éprouve la verge suivant qu'elle est au repos ou en érection, et l'extrême mobilité de son fourreau cutané exigent un moyen de contention plus solide : c'est la suture entrecoupée. On la pratique avec des fils d'argent très-fins; les points doivent en être assez rapprochés, si l'on veut obtenir une réunion exacte, parce que la peau est très-mince et a la plus grande tendance à s'enrouler sur elle-même du côté de la plaie. Il faut retirer la sonde au bout de quarante-huit heures; sa présence, pendant ce temps, aura suffi pour déterminer dans les tissus divisés une inflammation adhésive qui les mettra à l'abri d'une infiltration urineuse. Comme il n'y a point de rétrécissement, les urines s'écouleront facilement et ne séjourneront pas au niveau de la plaie. Si, par un excès de précaution, on laissait la sonde en place jusqu'au moment où l'on enlèverait les points de suture, c'est-à-dire pendant six ou sept jours, elle pourrait provoquer une inflammation suppurative des plus nuisibles.

Lorsqu'on n'a pas réussi à introduire une sonde jusque dans la vessie, on pourrait se demander s'il convient encore de réunir la plaie. Je n'hésite pas à le conseiller. C'est ce que Reybard a fait avec succès pour un de ses confrères qui s'était coupé l'urèthre d'un coup de rasoir, dans un accès de manie. Il essaya inutilement de pratiquer le cathétérisme avec des sondes de différents diamètres; celles-ci sortaient toujours par la plaie ou s'engageaient dans le tissu cellulaire sous-cutané. Il lui fut également impossible, en écartant les lèvres de l'incision, de distinguer l'ouverture du bout vésical de l'urèthre, et d'y introduire une sonde. Alors il dut se résoudre à réunir la plaie par quelques points de suture, sans trop compter sur un heureux résultat. « Cependant, dit-il, soit que l'affrontement ait été très-exact, soit que le travail d'agglutination fût déjà très-avancé, lorsque le malade urina pour la première fois, vingt-quatre heures après l'accident, l'urine sortit entièrement par le canal. Le septième jour, on enleva les points de suture, et peu de temps après la guérison était achevée.... » (*Traité prat. des rétréc. du canal de l'urèthre*, p. 68.)

Sans doute on opère dans des conditions mauvaises. Le contact de l'urine avec une plaie si récente peut empêcher sa réunion; on doit craindre surtout qu'éprouvant de la difficulté à s'engager dans le bout antérieur du canal, l'urine ne s'infiltre dans l'épaisseur des tissus. Mais on en est quitte pour surveiller le malade pendant la miction, et l'on enlèverait les points de suture au moindre signe d'infiltration. Alors il s'établira une fistule; cependant on n'aura rien perdu, puisqu'en abandonnant la plaie à elle-même, cette terminaison eût été inévitable.

Quand l'instrument tranchant a divisé l'urèthre et les corps caverneux dans la plus grande partie de leur épaisseur, on commence par lier les vaisseaux qui donnent du sang. Ensuite, saisissant la verge à sa base et sur les côtés, le chirurgien la serre de manière à suspendre l'hémorrhagie en nappe qui se fait par les surfaces spongieuses des corps caverneux; il débarrasse la plaie des caillots, et la nettoie avec soin pour découvrir l'ouverture du bout postérieur de l'urèthre, dans laquelle il introduit une sonde olivaire qu'il a préalablement passée par le méat urinaire. Cette manœuvre, simple en apparence, ne réussit pas toujours. Dans ce dernier cas, on devrait encore suivre la conduite que je viens de conseiller, c'est-à-dire rapprocher les deux sections de la verge et les réunir par une suture, car il faut, avant tout, prévenir la mortification de la portion antérieure. Cette terminaison fâcheuse a été observée chez un jeune homme de vingt-quatre ans, dont la verge avait été coupée près du pubis et de haut en bas, de façon qu'il ne restait inférieurement qu'un lambeau de peau et un peu de la circonférence de l'urèthre.

Le deuxième jour après l'accident, il entra à l'hôpital de Sainte-Marie-Neuve de Florence, où il fut traité par Valentin del Turco, qui se contenta de panser la blessure, d'abord avec des plumasseaux couverts d'onguent rosat, et plus tard avec des cataplasmes. La plaie suppura abondamment. Le dix-septième jour, on fut obligé de séparer avec le bistouri la portion antérieure du pénis qui était perdue. (PALLUCCI, *Nouv. remarq. sur la lithotom.*, etc., etc., 1757, p. 250.) — On s'explique difficilement le traitement employé par Valentin. Peut-être a-t-il pensé que la blessure datant de plus de quarante-huit heures, on ne pouvait tenter la réunion que par seconde intention? Mais dans un cas si désespéré, il aurait encore mieux valu rafraîchir les deux faces de la plaie et tenter de les réunir directement.

M. Arlaud (de Rochefort) a publié un fait semblable à celui de Pallucci, mais beaucoup plus intéressant au point de vue de la thérapeutique. En voici un court résumé : Un homme de trente-neuf ans reçut un coup de couteau à la base de la verge, pendant qu'elle était en érection. L'urèthre, le corps caverneux gauche et presque la moitié du corps caverneux droit furent coupés. Le sang coula en très-grande abondance. — Le docteur Jossand ne vit le malade que le lendemain de l'accident. La partie antérieure de la verge était gonflée, froide, insensible au toucher, et l'on hésita un instant à l'enlever. Cependant on débarrassa la plaie de ses caillots et l'on chercha à lier les vaisseaux sans y parvenir ; on tenta aussi inutilement d'introduire une sonde dans le bout postérieur du canal. Alors on se borna à pratiquer une suture entrecoupée qui ne portait que sur la peau ; les deux bouts des corps caverneux et de l'urèthre se trouvèrent ainsi plus ou moins exactement rapprochés. La réunion ne fut que partielle et se fit de telle façon, que *le tronçon antérieur de la verge était comme tordu sur lui-même et que la face inférieure du gland regardait en haut.* — Le malade avait conservé une fistule que M. Arlaud opéra deux mois plus tard avec succès.

M'appuyant sur les faits précédents et les raisons que j'ai données, je crois donc pouvoir poser en principe que, dans tous les cas de section transversale de l'urèthre, il faut employer la suture entrecoupée, et que celle-ci est d'autant plus nécessaire, que la verge a été divisée dans une plus grande partie de son épaisseur.

Quand l'urèthre a été entièrement coupé, sans toutefois que la verge ait été intéressée profondément, il suffira de réunir les téguments. On ne saurait avoir la prétention d'affronter les deux bouts du canal, et ce qui reste des corps caverneux suffit pour les tenir vis-à-vis l'un de l'autre. Mais si la verge a été coupée de manière à ne plus tenir que par un lambeau de peau, ou si un des corps caverneux a été complétement divisé, il est prudent de comprendre dans les anses de fil, l'enveloppe fibreuse des corps caverneux eux-mêmes; autrement, le tronçon antérieur de la verge peut subir un mouvement de torsion comme chez le malade de M. Jossand, et les deux bouts de l'urèthre ne se trouveraient plus en face l'un de l'autre. Cette précaution ne serait pas aussi importante si l'on avait réussi à placer dans le canal une sonde qui agirait à la manière d'une attelle; cependant elle servirait encore à prévenir les troubles que pourraient apporter, dans le travail de cicatrisation, les érections de la verge.

La blessure transversale la plus simple laisse toujours après elle un rétrécissement dont la gravité varie avec l'étendue, le siége et le mode de cicatrisation de la plaie. Quand celle-ci occupe le périnée et ne comprend qu'une partie de la circonférence de l'urèthre, quand surtout elle se réunit par première intention, la cicatrice étroite qui lui succède ne gêne pas notablement la miction, d'autant plus que la dilatation de la paroi du canal qui a été épargnée par l'instrument peut suppléer au défaut d'extensibilité de la paroi opposée. Mais si l'urèthre a été divisé dans toute sa circonférence, ses deux bouts s'écartent plus ou moins l'un de l'autre; leur réunion ne peut se faire que par seconde intention, et l'espace qui les séparait se trouve comblé par un tissu de cicatrice formant un véritable anneau. J'ai montré combien cette espèce de rétrécissement était rebelle (voy. page 110 et suiv.).

Ces différences dans la manière dont la plaie se comporte se retrouvent avec plus de gravité dans la portion libre de l'urèthre dont la composition anatomique est moins simple que celle de la portion membraneuse. Le tissu spongieux qui enveloppe le canal comme un étui participe nécessairement au travail inflammatoire développé dans la plaie; une sécrétion plastique s'opère dans ses mailles, et l'induration qui en résulte vient encore s'ajouter à la cicatrice. De là ces rétrécissements mixtes et très-étendus dont j'ai déjà signalé l'importance (voy. page 119 et suiv.).

On peut se faire une juste idée de leur rétractilité en observant ce qui se passe dans les cas où une partie de la verge a été enlevée. On a beau placer des sondes à demeure dans l'urèthre, jusqu'à la cicatrisation complète de la plaie et longtemps encore après, son orifice se resserre peu à peu et finit par ne présenter qu'un pertuis par lequel l'urine a la plus grande peine à sortir. Les faits de ce genre ne sont pas rares. — « J'ai vu, dit Boyer, un homme à qui sa femme, poussée par un accès de fureur jalouse, avait coupé la verge pendant qu'il dormait. Il s'était pansé lui-même. Sa plaie guérit, mais au bout de dix-huit mois environ, l'orifice de l'urèthre était tellement rétréci, qu'on pouvait à peine y introduire un stylet très-fin, et que cet homme n'urinait qu'avec la plus grande difficulté. Il fallut agrandir cette ouverture avec un bistouri et la tenir dilatée avec une sonde de gomme élastique. Après deux mois de l'usage constant de la sonde, la malade urinait librement et à gros jet; mais comme je craignais le rétrécissement ultérieur de l'extrémité de l'urèthre, je lui recommandai de se servir de la sonde de temps en temps. Ce conseil ne fut pas suivi, et l'urèthre s'étant rétréci de nouveau, il fallut recourir à l'usage des sondes, en commençant par les plus fines et en employant successivement les sondes les plus grosses jusqu'à celles du plus gros calibre. Il s'en servit, sous mes yeux, pendant deux mois et demi; ensuite je le perdis de vue, et j'ignore ce qu'il est devenu. » (*Traité des malad. chir.*, t. X, p. 366.)

La dilatation conseillée par Boyer n'est qu'un moyen palliatif. Elle ne peut être discontinuée pendant quelque temps sans qu'aussitôt le rétrécissement se resserre; les malades s'en fatiguent très-vite et la négligent. Souvent encore les sondes, arrivées à une certaine grosseur, finissent par amener une inflammation qui force à en suspendre l'usage, et l'on perd rapidement tout le terrain qu'on avait gagné. Alors on est forcé, pour assurer la miction, de débrider l'ouverture de l'urèthre. C'est ce que j'ai vu assez souvent, et notamment sur un malade qui fut opéré trois fois dans l'espace d'une année, sans être guéri.

En 1858, un individu affecté d'un de ces rétrécissements rebelles me fut adressé par notre regretté collègue Lenoir. Après avoir employé la dilatation inutilement, je pratiquai l'uréthrotomie sans plus de succès. Bien convaincu alors de l'impuissance de ces moyens, j'eus l'idée de les remplacer par une opération plus radicale et d'ouvrir largement l'orifice de l'urèthre, en établissant une sorte d'hypospadias. Voici le fait tel qu'il a été recueilli par M. Guéniot, chirurgien des hôpitaux, alors interne dans mon service.

Dauvergne, âgé de vingt-huit ans, tonnelier, entra à l'hôpital Lariboisière dans le service de M. Voillemier, le 20 janvier 1858. Il est d'une constitution robuste. — Il a eu trois uréthrites dont chacune a duré en moyenne de deux à trois mois. La dernière date de 1856.

Le 1er juillet 1857, étant dans son écurie et levant les bras pour placer du fourrage dans le râtelier, il fut mordu aux parties par un cheval qui lui coupa la verge. L'hémorrhagie fut peu abondante et ne nécessita que la ligature d'un seul vaisseau. On appliqua sur la plaie des compresses imbibées d'eau froide qui furent renouvelées fréquemment. La cicatrisation marcha sans encombre, et un mois après l'accident, elle était complète. Pendant tout ce temps, on n'avait pas mis de sonde à demeure dans l'urèthre. Le malade, qui avant d'être blessé urinait comme tout le monde, n'urinait plus qu'avec un jet très-fin et divisé. — Un médecin lui conseilla de s'introduire, tous les jours, une petite bougie dans le canal, et de la garder une demi-heure chaque fois. Il suivit ce traitement pendant plusieurs mois, sans un très-grand profit. Alors il entra à l'hôpital Necker. M. Lenoir essaya de dilater le canal avec des bougies; mais, après cinq semaines, n'ayant obtenu qu'un résultat insignifiant, il adressa le malade à M. Voillemier. — La verge, coupée près du pubis, présentait un moignon mesurant 30 millimètres sur sa face dorsale, 18 à sa face inférieure, 25 sur le côté droit, et 22 sur le côté gauche. Son extrémité offre des plis radiés partant, comme d'un centre, de l'orifice du canal. Cet orifice n'occupe point sa place ordinaire. Il est situé à gauche des corps caverneux, qui se trouvent tous les deux à droite. Cette disposition tient à ce que la verge est tordue sur son axe. Les érections sont peu fortes et douloureuses. La miction est fréquente et se fait goutte à goutte, tant l'orifice de l'urèthre est étroit.

Pendant les huit premiers jours, on se borne à introduire dans le canal de petites bougies. Mais la dilatation ne faisant pas de progrès, on débrida le méat avec un bistouri boutonné. Le malade urine beaucoup mieux. On continue l'usage des bougies; cependant le rétrécissement se resserre, et l'on fait une incision plus grande avec un uréthrotome. Chaque jour on laisse une sonde à demeure pendant plusieurs heures, mais son passage devient de plus en plus difficile et douloureux. Alors M. Voillemier pratique l'opération suivante le 17 février. — Après avoir introduit assez profondément dans l'urèthre une sonde cannelée, il glisse dans sa rainure un bistouri droit avec lequel il divise complétement la paroi inférieure du canal dans l'étendue de 15 millimètres. Il obtient, de cette façon, une large ouverture. Mais les lèvres de la plaie pourraient se rejoindre... Pour empêcher cette réunion, on saisit, avec des pinces à érignes, la muqueuse placée en dedans de chacune de ces lèvres, et on l'unit à la peau du côté correspondant au moyen de deux points de suture. L'opération terminée, il existe un véritable hypospadias. — Pour tout pansement, on enveloppa le moignon de compresses imbibées d'eau fraîche. Le 19, la plaie est en bon état; les bords sont seulement un peu tuméfiés. Le malade urine facilement par un jet large et plat à la manière des vaches. — Le 11, on enlève les fils, qui commençaient à amener de la suppuration. — Le 23, la muqueuse et la peau sont très-légèrement écartées par places, au niveau des points de suture, et il existe entre elles un petit liséré rouge recouvert de pus. — Le 28, cette ligne de réunion présente des bourgeons charnus très-fins et de bonne nature. Mais, à la commissure de la plaie, la réunion de la muqueuse et de la peau a été complète dans l'étendue de 3 millimètres sur chacune des lèvres. Le malade urine sans douleur, et le jet de l'urine a la forme qui a déjà été notée. — 15 mars. La cicatrisation est presque complète. On touche légèrement avec le nitrate d'argent quelques bourgeons charnus qui existent tout à fait en avant. Le malade a quitté l'hôpital. Il se présente à la consultation le 23 mars, et l'on touche un point qui n'est point encore cicatrisé. — 5 avril. La guérison est complète; le miction s'opère très-largement.

J'ai pratiqué une autre fois cette opération en 1863, sur un homme qui avait subi l'amputation d'une partie de la verge pour une dégénérescence du gland. La réunion de la muqueuse de l'urèthre avec la peau fut complète le onzième jour. J'attribue cette cicatrisation rapide à quelques modifications apportées dans le manuel opératoire. Ainsi, je m'étais servi de fils d'argent au lieu de fils de soie, j'avais fait des points de suture très-rapprochés sur chacune des lèvres de la plaie, et enfin j'avais laissé une sonde à demeure dans la vessie pendant cinq jours. — Sept mois après, le malade vit reparaître son cancer; mais, jusqu'à ce moment, il avait uriné avec la plus grande facilité.

2° *Plaies contuses.* — Les plaies contuses de la portion antérieure de l'urèthre sont rares; celles des régions bulbeuses et membraneuse sont, au contraire, assez communes. Cette différence de fréquence s'explique facilement. — En avant, l'urèthre, caché par les corps caverneux, et mobile comme le pénis dont il fait partie, doit échapper aisément aux chocs extérieurs. Il ne peut guère être atteint que si la verge est en érection, car alors il se trouve à découvert par sa face inférieure, et d'autant plus exposé, que son tissu spongieux participant à l'état de turgescence de la verge, il forme au-dessous d'elle un cordon assez saillant. En 1854, j'ai donné des soins à un homme qui, se trouvant dans une maison de prostitution, reçut un coup de pincettes un peu en avant du scrotum. Dans ce moment il était en érection. Il eut le canal déchiré sans que la peau fût intéressée. — Au dire de Dieffenbach, un jeune officier russe, naviguant dans la Méditerranée, dormait sur le pont de son bâtiment quand il fut attaqué par des pirates. Il était étendu sur le dos et en érection, lorsqu'une balle le frappa si malheureusement, qu'elle lui enleva une portion notable de la paroi inférieure du canal.

J'ai vu cependant un cas où l'urèthre fut rompu par un coup de pied de cheval, quoique la verge fût à l'état de repos : c'est celui de l'homme chez lequel j'ai pratiqué l'excision d'un rétrécissement cicatriciel qui avait succédé à cet accident (p. 337). Pour s'expliquer cette étrange blessure, il faut supposer que la verge a été pressée contre un point résistant du bassin. En effet, les ruptures du canal n'ont guère lieu, quand le pénis est au repos, qu'autant que cet organe se trouve pris entre deux forces opposées l'une à l'autre. Je citerai, comme exemple, le fait assez curieux d'un valet de chambre qui, voulant changer de toilette le soir de ses noces, ouvrit une commode pour y prendre du linge ; ne pouvant refermer le meuble avec les mains, il poussa le tiroir avec la partie supérieure de ses cuisses, et, dans ce mouvement, sa verge, qui était pendante, se trouva violemment serrée. Il eut une déchirure du canal accompagnée d'une infiltration sanguine très-considérable.—Lorsque la verge est en érection, la rupture de l'urèthre s'opère encore plus facilement. C'est ce qu'on observe chaque jour chez les individus affectés d'uréthrite aiguë, quand ils ont voulu se rompre la *corde*.

En arrière, si l'urèthre, malgré sa situation profonde, est fréquemment blessé, c'est que fixé et comme tendu entre les lames aponévrotiques qu'il traverse, il ne peut fuir devant un choc brusque; et lorsqu'il cède, il rencontre le pubis contre lequel il est violemment pressé, de telle sorte que sa déchirure est presque inévitable. Cet accident est quelquefois causé par un coup de pied d'homme ou de cheval; plus souvent il résulte d'une chute à califourchon sur l'angle d'une chaise ou d'un meuble, sur l'arête d'une planche, une barre de fer, ou tout autre corps saillant.

La rupture de l'urèthre se traduit par une ecchymose des parties contuses, un écoulement de sang par le méat urinaire et des difficultés dans la miction. Ces signes, qui sont presque toujours réunis, ne laissent aucun doute sur la nature de la lésion. Mais il est nécessaire de les examiner séparément, pour apprécier au juste leur valeur.

L'ecchymose n'est pas toujours en rapport avec l'étendue de la plaie du canal. Elle varie plutôt avec le volume et le nombre des vaisseaux déchirés; elle se développe et s'étend plus ou moins suivant l'abondance du tissu cellulaire de la région qu'elle occupe. Au périnée, elle est généralement assez bornée ; quelquefois même elle n'apparaît qu'un jour ou deux après l'accident. Sur le pénis, elle se manifeste plus rapidement. Le sang s'infiltre, sans rencontrer d'obstacle, dans le tissu cellulaire lâche du scrotum et de la verge, qui peuvent acquérir en peu de temps un volume considérable. Quand la contusion a été assez forte pour déchirer largement les mailles du tissu cellulaire, on n'a plus affaire à une simple infiltration, mais à un véritable épanchement. J'ai vu plusieurs fois le scrotum former une tumeur noirâtre plus grosse que la tête d'un fœtus à terme.

L'hémorrhagie est constante et peut être regardée comme le signe pathognomonique de la déchirure de l'urèthre, mais elle a une marche très-irrégulière. Elle débute aussitôt après l'accident, se prolonge sans interruption pendant un temps qui varie d'une à plusieurs heures, et finit par s'arrêter spontanément. Très-souvent elle reparaît avec une miction, parce que l'urine emporte une partie des caillots qui fermaient les vaisseaux. Alors elle est moins abondante et formée par un liquide plus clair et plus séreux. Il n'est pas rare de la voir reparaître plusieurs fois, de manière à durer deux, trois et même quatre jours. Quand l'écoulement de sang est considérable, il tient ordinairement à une large déchirure du bulbe ou des corps caverneux. Dans ce dernier cas, l'hémorrhagie est assez difficile à arrêter; cependant je ne connais pas d'exemple de terminaison funeste.

Les troubles apportés dans la miction peuvent tenir à plusieurs causes. Quelquefois le sang épanché dans l'épaisseur des tissus forme une tumeur assez volumineuse pour comprimer l'urèthre de dehors en dedans, et arrêter le cours de l'urine. Cette compression du canal n'est guère observée qu'au périnée, parce que, dans cette région, le sang, au lieu de s'infiltrer avec facilité comme au scrotum ou sous le fourreau de la verge, s'accumule entre les lames aponévrotiques qui le contiennent. D'autres fois, le sang se coagule dans l'urèthre qui se trouve complétement obstrué par un long caillot. Enfin, si le canal est divisé dans toute sa circonférence, il existe, par suite du retrait de ses deux bouts, une véritable solution de continuité, et l'urine, après avoir traversé la première portion de l'urèthre, ne peut s'engager dans la seconde. Dans tous ces cas, il y a une rétention plus ou moins complète.

Lorsque la plaie n'est pas trop étendue, elle peut guérir d'elle-même et très-rapidement, pourvu que les parties environnantes n'aient pas trop souffert. C'est à peine si le malade éprouve un peu de douleur en urinant. Quelquefois il y a un écoulement séro-sanguinolent pendant trois ou quatre jours; souvent même cet écoulement est si léger, qu'il passe inaperçu. Ce fait est d'accord avec ce que j'ai dit plus haut du peu de disposition que les plaies de l'urèthre avaient à suppurer (voy. page 278).

Mais si la solution de continuité est considérable, si surtout elle est accompagnée d'une déchirure des tissus voisins avec épanchement de sang, on doit craindre les accidents les plus sérieux. Tantôt l'urine, sortant en abondance par la plaie, s'infiltre au loin; tantôt elle ne pénètre qu'en très-petite quantité dans le foyer sanguin, mais sa présence suffit pour amener la fonte purulente des caillots. Il se forme alors un abcès urineux qui se vide par l'urèthre ou s'ouvre du côté de la peau, et trop souvent il n'arrive à se faire jour au dehors qu'après avoir produit de vastes décollements du côté du scrotum ou du périnée.

Ainsi, la gravité des plaies contuses de l'urèthre gît surtout dans l'infiltration d'urine. La première indication thérapeutique à remplir doit donc être de prévenir cet accident en plaçant une sonde à demeure dans la vessie. Cette précaution serait peut-être superflue dans quelques cas simples, mais il est impossible de les reconnaître de prime abord et d'une façon certaine. Les hasards des violences extérieures sont si étranges, que le canal peut être largement déchiré, sans qu'il existe une ecchymose assez forte ou un écoulement de sang assez abondant, ou tout autre signe qui puisse faire soupçonner l'étendue de la lésion. Il est facile de commettre cette erreur quand la plaie intéresse la portion membraneuse en arrière, parce que le sang, retenu par l'aponévrose moyenne, a plus de tendance à se porter du côté de la cavité pelvienne que vers les fosses ischio-rectales. Comme, d'autre part, la présence momentanée d'une sonde dans l'urèthre est sans inconvénients, il est plus prudent d'employer ce moyen dans tous les cas. Je citerai à l'appui de mon opinion une observation assez intéressante à plus d'un point de vue : — Un ouvrier, âgé de trente-deux ans, avait été renversé par un éboulement et enterré dans le sable jusqu'à la ceinture. Dégagé par ses camarades, il fut porté à l'hôpital Necker. A son entrée, on ne constate ni fracture du bassin, ni contusion appréciable du périnée; il n'existe qu'une légère ecchymose à la base de la verge, au devant du pubis. Cependant le malade ne peut uriner, et il se fait par le méat un écoulement de sang qui, sans être assez abondant pour constituer une véritable hémorrhagie, indique suffisamment que l'urèthre est déchiré. Le cathétérisme est pratiqué sans trop de peine, et l'on retire de la vessie une demi-bassine d'urine mêlée de sang. — Repos absolu, cataplasme sur le ventre, boissons émollientes, etc., etc. — Le deuxième jour, le malade se plaint de douleurs profondes à l'hypogastre. On applique vingt sangsues dans cette région. Le cathétérisme est renouvelé matin et soir. Il ne sort par l'urèthre qu'une petite quantité de sérosité rougeâtre. — Le cinquième jour, l'ecchymose s'est étendue du côté de l'aine gauche. On note un peu d'empâtement au périnée. Le malade est dans une grande prostration. — Le sixième jour, frisson de près de trois quarts d'heure; fièvre très-intense. L'état général s'aggrave rapidement, et le malade meurt le neuvième jour après son entrée à l'hôpital. — A l'autopsie, on trouve une quantité considérable de sang et de pus infiltrée sous le péritoine, remplissant tout le petit bassin et remontant à gauche jusqu'au rein. Après avoir séparé avec soin les os du pubis, on constate que la paroi supérieure de l'urèthre est conservée, mais que l'inférieure est complétement détruite dans toute la longueur de la portion membraneuse.

Dans les cas, les plus simples en apparence, de plaie contuse de l'urèthre, le cathétérisme est encore une opération délicate. L'irrégularité de la déchirure, le gonflement inflammatoire qui ne manque pas d'arriver quelques heures après l'accident, la compression du canal par le sang épanché dans les tissus voisins, sont autant d'obstacles qu'il n'est pas toujours facile de surmonter. Aussi faut-il prendre les plus grandes précautions si l'on veut éviter de faire une fausse route, ou tout au moins d'agrandir la plaie.

Le chirurgien doit sonder le malade aussitôt que possible, sans attendre que celui-ci ait besoin d'uriner. Il choisit une sonde de moyen calibre et d'argent, qu'il dirigera plus sûrement qu'une sonde flexible. Après l'avoir introduite dans l'urèthre, il la pousse très-doucement, en ayant soin de lui faire suivre la paroi supérieure du canal. Celle-ci lui servira de guide, parce qu'elle est généralement conservée, au milieu même des plus grands désordres. S'il arrive dans la vessie sans peine, il peut remplacer immédiatement la sonde métallique par une autre de caoutchouc, qui sera beaucoup mieux supportée par le malade. Mais il doit se garder d'opérer ce changement, si le cathétérisme a été laborieux, car il pourrait rencontrer de nouveaux obstacles, et ne pas être aussi heureux que la première fois. Il laissera donc la sonde d'argent à demeure, pendant un jour ou deux, pour donner aux tissus le temps de se mouler, en quelque sorte, sur elle, et, alors seulement, il tentera de la remplacer par une sonde de caoutchouc.

Quelque habitude que l'on ait de pratiquer le cathétérisme, on ne peut pas toujours introduire une sonde d'argent dans la vessie. On en est réduit à essayer des sondes flexibles de forme et de grosseur différentes, et à compter un peu sur le hasard. Après quelques tâtonnements, on parvient assez souvent à faire passer une petite sonde; c'est déjà un succès. On la laissera en place, mais on se gardera de la boucher. Comme elle ne remplit pas exactement le canal, et que son calibre est trop petit pour permettre à la vessie de se vider rapidement, les urines, si le malade était pris d'un besoin pressant d'uriner, passeraient au dehors d'elle et arriveraient dans la plaie.

Cet accident est très-fréquent. Une grosse sonde placée à demeure dans l'urèthre est certainement le meilleur moyen de le prévenir, mais elle n'en met pas toujours à l'abri. Quelquefois même elle concourt à le produire en irritant la vessie et en provoquant, de la part de cet organe, des contractions si énergiques et si promptes, que les malades, pressés d'uriner, ont à peine le temps de déboucher leur sonde. Quand on a quelque raison de supposer que la vessie est peu tolérante, il faut se servir d'une sonde à courbure fixe et très-molle, ne l'enfoncer que juste au delà du col de la vessie, et au besoin la laisser ouverte, comme je le conseillais tout à l'heure.

Alors même que la vessie semble se vider entièrement par la sonde, il arrive assez souvent qu'une petite quantité d'urine, longeant les parois du canal, pénètre dans la plaie. Aussi le chirurgien doit-il surveiller avec le plus grand soin l'état des parties molles qui avoisinent la déchirure de l'urèthre. Si, au bout d'un jour ou deux, il constate de l'œdème, de la douleur, une fluctuation obscure, il n'hésitera pas à inciser largement le périnée. Presque toujours il pénétrera une cavité plus ou moins grande, remplie d'urine et de pus. Mais aurait-il fait une incision prématurée, qu'il ne devrait en avoir aucun regret; cela vaudrait beaucoup mieux que d'avoir attendu trop longtemps.

J'ai dit, plus haut, que certains abcès urineux circonscrits, causés par rétrécissements, se vidaient quelquefois par l'urèthre; que, tout en surveillant leur marche, on pouvait différer de les ouvrir, afin d'éviter une fistule urinaire. Mais, dans les plaies contuses, les conditions sont très-différentes : les tissus sont infiltrés de sang, et la suppuration, une fois établie, s'étendra partout où cette infiltration existe. Cette fonte purulente pourra gagner les parois du canal, les corps caverneux, et, si l'on a tardé à donner issue au pus, on sera tout surpris de voir que ces organes ont éprouvé une perte de substance considérable. — Je possède une pièce sur laquelle l'urèthre est détruit dans l'étendue de 5 centimètres. A peine trouve-t-on dans cet espace quelques débris de la paroi supérieure.

J'ai été tellement frappé de la gravité de ces désordres, que je n'hésite pas à pratiquer des incisions longues et profondes sur le périnée, non-seulement quand je soupçonne qu'une petite quantité d'urine arrivée dans la plaie a rendu un abcès inévitable, mais encore lorsqu'il existe une forte contusion avec un épanchement de sang considérable. Pendant quelque temps, obéissant aux idées généralement admises, je cherchais, par tous les moyens possibles, à obtenir la résorption des liquides épanchés ; j'éprouvais, je l'avoue, la plus grande répugnance à inciser des tissus gorgés de sang, qui, exposés à l'air, devaient nécessairement suppurer, et à établir, pour ainsi dire d'emblée, une fistule urinaire. Cependant, instruit par les faits, j'ai adopté et je crois pouvoir conseiller une pratique toute différente.

Sans rejeter les antiphlogistiques et les révulsifs, je ne les emploie que dans les cas simples, où ils sont d'une grande utilité. Mais quand il s'agit d'une contusion violente, le périnée est tuméfié ; les bourses, doublées ou triplées de volume, forment quelquefois une poche noirâtre et tellement tendue par le sang, qu'elle semble près de se rompre. Sans même que l'urine pénètre au milieu des caillots, cette poche finira par s'enflammer et s'ouvrir. Ne vaut-il pas mieux inciser tout de suite le foyer, extraire les caillots, ouvrir une voie aux liquides épanchés. On aura une plaie suppurée, il est vrai ; mais ce résultat était inévitable, et au moins on limitera les désordres et l'on aura plus de chances d'éviter une perte de substance. Du reste on ne fera que se placer dans les conditions où l'on se trouve quand la plaie contuse de l'urèthre est accompagnée d'une déchirure des téguments ; et il est à remarquer que ces cas où les délabrements semblent, au premier abord, plus considérables que dans ceux où la peau est restée intacte, guérissent généralement sans accidents graves. — Cette conduite est indiquée à plus forte raison quand l'urine s'infiltre dans le foyer sanguin.

L'insuffisance des sondes sur laquelle j'ai cru devoir insister a conduit quelques praticiens à penser que, plutôt que de laisser dans l'urèthre un corps étranger dont la présence n'est pas sans inconvénients, il serait préférable de pratiquer le cathétérisme toutes les fois que le malade aurait besoin d'uriner. Mais, outre les dangers de ces opérations répétées si souvent, il ne faut pas oublier que dans les cas difficiles on n'est jamais certain de réussir à faire passer une sonde dans l'urèthre, même quand on y serait parvenu déjà plusieurs fois.

Lorsque, dès le début, les tentatives du cathétérisme ont échoué, on doit être en garde contre des accidents sérieux. L'impossibilité d'introduire une sonde indique déjà une lésion profonde du canal, et le malade se trouve sous le coup d'une infiltration urineuse, dès que la miction se fera, ou d'une rétention d'urine. Il faut, sans perdre de temps, employer les antiphlogistiques avec énergie : on ne prescrira pas des boissons abondantes de peur de remplir rapidement la vessie ; mais on fera une saignée générale ou l'on ordonnera une application de vingt à trente sangsues au périnée et un bain prolongé, pour dégorger les tissus et diminuer la compression exercée sur le canal : après quoi on essayera de nouveau le cathétérisme. S'il ne réussit pas, la situation est des plus graves. Je citerai comme un exemple de ces cas difficiles le résumé d'une observation publiée par un de nos habiles collègues des hôpitaux, M. Huguier.

Un homme de trente-sept ans, étant au lit avec sa femme, la prit sur lui pendant qu'il était en érection, et, dans un faux mouvement, il eut la verge ployée du côté du périnée. Il éprouva une douleur vive et s'aperçut, quelque temps après, qu'il ne pouvait uriner. Son médecin essaya inutilement de pratiquer le cathétérisme et n'insista pas. Un écoulement considérable de sang eut lieu par l'urèthre, suivi bientôt d'un peu d'urine ayant sa couleur normale. Le lendemain de l'accident, le malade fut apporté à l'hôpital dans l'état suivant :

26 mars. — La verge est fortement ecchymosée, noirâtre, déformée et d'une mollesse extrême. Le scrotum œdématié a une coloration violacée ; le périnée est le siége d'une ecchymose légère, et cette région ainsi que la région hypogastrique sont très-douloureuses au toucher. M. Huguier introduisit dans l'urèthre une sonde d'argent, mais celle-ci fut arrêtée au niveau de la portion périnéale de la verge et provoqua l'écoulement d'une certaine quantité de sang. Des compresses imbibées d'eau blanche furent appliquées sur les parties lésées, et l'on recommanda au malade de boire peu. — Dans la journée le malade *a rendu un verre d'urine teinte de sang.*

27 mars. — État général grave. L'ecchymose du scrotum est considérable ; celle du périnée est moindre. La verge est noirâtre ; elle présente sur le côté droit une phlyctène qui, déchirée, laisse voir le derme parsemé de points gangrenés. A l'hypogastre, aux régions iliaques et inguinales des deux côtés, on voit des plaques d'un rouge sombre. Au niveau de ces plaques la peau est œdématiée et douloureuse sans emphysème. Le malade *put à peine uriner.* — (Saignée de quatre palettes ; julep diacodé et diète.)

28 mars. — Le gonflement de la verge est tel que le gland ne peut plus être découvert. La peau du scrotum et du périnée est infiltrée et gangrenée. Cependant, le malade peut encore rendre un peu d'urine foncée en couleur, mais ne contenant pas de sang. — Le soir, les plaques rougeâtres atteignent les régions ilio-costales et le quart supérieur et antérieur des cuisses. Il n'y a pas encore de liquide collectionné. Néanmoins on pratique quatre incisions très-grandes intéressant le tissu cellulaire sous-cutané. — (Même traitement ; lavement purgatif.)

29 mars. — Le scrotum est énorme et d'un noir sale; l'épiderme s'en détache par lambeaux humides. On l'incise sur plusieurs points.

30 mars. — L'état général est aggravé. Le malade urine seul.

2 avril. — Le malade est mieux. Cependant, la chute des eschares permet de constater de grands désordres. La rougeur œdémateuse a presque atteint les aisselles.

3 avril. — Rétention d'urine complète; la vessie s'élève au-dessus des pubis; érysipèle de la face.

4 avril. — On introduit une sonde qui arrive dans une poche d'où sort une petite quantité d'urine, mais elle n'arrive pas dans la vessie. On pratique *la ponction au-dessus des pubis*, et il sort par la canule deux litres d'urine.

6 avril. — Deux nouvelles incisions faites dans les régions iliaques donnent issue à du pus grisâtre d'une odeur ammoniacale, entremêlé de gaz et de lambeaux de tissu cellulaire gangrené. Le malade meurt le jour suivant.

A l'autopsie, on constate que les enveloppes du scrotum sont gangrenées et imprégnées de pus et d'urine. Après avoir fendu le canal dans toute sa longueur, on voit à deux pouces environ du col vésical une sorte de cavité anfractueuse remplie d'un sang noirâtre mêlé à de l'urine. Le bulbe est entièrement détruit et il ne s'en trouve plus de traces. La rupture du canal est complète; une distance de 2 centimètres au moins sépare les deux bouts. Là existe une poche qui, une fois débarrassée du sang qu'elle contient, présente vers sa paroi supérieure deux dépressions qui sont bien évidemment formées par une perte de substance des corps caverneux, et entre lesquelles on voit encore une portion de la cloison. C'est dans cette poche que s'était arrêtée la sonde, car elle n'était pas arrivée jusqu'à la vessie. — Les parois abdominales, jusqu'à la base de la poitrine des deux côtés, sont le siége de vastes abcès urineux. (*Bullet. de la Soc. de chir.*, tome III, p. 516.)

Dans le cas précédent on fut obligé de faire des incisions nombreuses pour combattre l'infiltration urineuse, et de pratiquer la ponction de la vessie à cause de la rétention. Mais ces deux opérations ne doivent pas être employées indifféremment. Elles ont l'une et l'autre leur indication particulière.

Après qu'on a tenté inutilement de pratiquer le cathétérisme, le malade urine quelquefois de lui-même. Cependant, malgré les efforts les plus violents, il ne rend qu'une très-petite quantité d'urine insuffisante pour le soulager, et il éprouve de vives douleurs en arrière des bourses. Ici on ne doit pas hésiter à inciser profondément le périnée, car il est évident que le passage de l'urine dans le foyer sanguin est imminent ou s'est déjà effectué, et il faut prévenir les désordres que causeraient une infiltration urineuse. De plus, comme le malade a rendu spontanément les urines, on ne peut douter que l'obstacle qui s'oppose à leur sortie, ne se trouve dans le canal ; on est donc certain, en leur ouvrant une voie par le périnée, de rétablir la miction, à la condition toutefois d'opérer un large débridement et de prolonger l'incision jusqu'au point où le canal est déchiré.

Mais si la rétention est complète, cette opération serait inutile et même dangereuse. On livrerait à une suppuration inévitable les parties infiltrées de sang et l'on ne rétablirait pas la miction. C'est ce qui arriva chez un malade de Verguin dont Chopart rapporte l'histoire. «... En 1757, un calfat, travaillant sur la hune du grand mât d'un vaisseau, tomba à califourchon sur une vergue et de là sur le pont. On le trouva sans connaissance ; il la recouvra peu de temps après. Son corps et particulièrement le bassin avaient souffert une forte commotion. Dans le premier choc, le périnée, le scrotum et une partie des cuisses avaient été violemment contus. Ces parties étaient ecchymosées et tuméfiées par du sang épanché. Le blessé étant pansé, on remarqua qu'il ne pouvait uriner et que la vessie était remplie d'urine. Après avoir tenté en vain de le sonder, on fit une incision au périnée, laquelle procura la sortie de beaucoup de sang et d'une petite quantité d'urine. Le blessé ne fut pas soulagé. On le transporta le lendemain à l'hôpital de Toulon. Il avait la respiration très-gênée, le ventre tendu, la vessie très-tuméfiée par la rétention de l'urine. On ne put parvenir à introduire la sonde dans ce viscère ni par la verge ni par la plaie du périnée. Verguin reconnut que la portion de l'urèthre qui se trouve au-devant de la prostate était déchirée et détruite, de sorte que la sonde paraissait à nu dans le périnée. Alors il *pratiqua la ponction de la vessie au-dessus du pubis* (Chopart, vol. II, p. 239).

Dans des circonstances semblables, la conduite à tenir n'est pas douteuse : il faut ouvrir la vessie. Cette opération pratiquée de bonne heure aura le double avantage de conjurer les accidents propres à la rétention et de prévenir l'infiltration urineuse. J'ajouterai encore que, le cours des urines une fois assuré, le chirurgien se trouvera plus à l'aise pour renouveler les tentatives de cathétérisme et traiter la plaie de l'urèthre par les moyens qu'il jugera les plus convenables. Mais il faudrait, comme Verguin, faire la ponction au-dessus du pubis plutôt que par le rectum et surtout par le périnée, pour s'éloigner autant que possible des parties contuses.

Lorsque le périnée a été déchiré en même temps que l'urèthre, on a moins à craindre une infiltration urineuse. Cependant, il est encore utile de mettre une sonde à demeure dans la vessie pour empêcher que l'urine, en arrivant dans la plaie, n'y développe une inflammation violente et ne s'oppose à sa guérison. Si le cathétérisme est impossible, Chopart conseille d'agrandir la plaie extérieure et, après l'avoir débarrassée du sang épanché, d'y plonger un doigt pour soutenir le bec de la sonde et le guider dans la vessie (Chopart, t. II, p. 238). J'approuve d'autant plus ce conseil que, dans le cas même où l'on serait obligé de recourir à la ponction de la vessie, l'agrandissement de la plaie aurait encore l'avantage de favoriser l'écoulement du pus et la sortie des urines qui pourraient s'échapper par l'urèthre.

Nous avons vu que les plaies transversales de l'urèthre produites par un instrument tranchant étaient toujours suivies d'un rétrécissement. Cette terminaison fâcheuse est également inévitable après les plaies contuses, et le rétrécissement affecte une forme beaucoup plus grave. Dans les premières, la blessure est simple et nette ; l'inflammation en dépasse à peine les lèvres et il ne reste qu'une cicatrice linéaire. Dans les secondes, les parois du canal sont déchirées et quelquefois désorganisées au niveau de la contusion ; les tissus voisins ont plus ou moins souffert et l'inflammation est en rapport avec l'étendue de ces désordres. La cicatrice qui succède à une lésion de cette nature est épaisse et irrégulière. Elle se présente ordinairement sous la forme d'une nodosité dont le volume peut égaler celui d'une grosse noisette. Elle fait si bien corps avec l'urèthre que celui-ci semble enchâssé dans son épaisseur.

Quand la cicatrice s'est faite pendant qu'une sonde était à demeure dans le canal, elle constitue un anneau plus ou moins complet qui, pour un temps, permettra la miction. Mais si, dans l'impossibilité de pratiquer le cathétérisme, on a été forcé de ponctionner la vessie, la cicatrice peut oblitérer le canal ou former entre ses deux bouts un noyau fibreux qui en interrompt complétement la continuité. — Le chirurgien se tiendra en garde contre ce grave accident qui nécessiterait plus tard une opération difficile (voy. p. 331) ; aussi quand il a détourné le cours des urines par l'hypogastre, il doit essayer de temps en temps d'introduire une sonde dans le canal, afin d'en conserver la cavité.

3° *Contusions.* — Les contusions de l'urèthre ne sont que le premier degré des plaies contuses. Elles sont produites par les mêmes causes et présentent les mêmes signes, excepté l'uréthrorrhagie qui est particulière aux plaies. Cependant, elles en diffèrent essentiellement par ce seul fait que le canal n'a éprouvé aucune solution de continuité par où les urines puissent s'échapper hors de leurs voies naturelles.

Lorsque cette lésion occupe la portion libre de la verge, on peut la reconnaître d'après la nature de l'accident qui l'a causée, la profondeur et l'étendue de l'ecchymose, la difficulté de la miction et la douleur éprouvée par le malade. Le doute n'est plus permis si l'on constate par le toucher une tumeur dure, allongée et faisant corps avec le canal.

Il est beaucoup plus difficile de la distinguer d'une contusion simple du scrotum ou du périnée. Dans les deux cas il existe une ecchymose dont rien n'indique les limites; la difficulté d'uriner peut tenir au gonflement des tissus qui environnent l'urèthre aussi bien qu'à la contusion de cet organe. On en est réduit à des présomptions fondées sur la violence de la cause vulnérante et l'abondance de l'épanchement du sang.

Du reste, sous le rapport des premiers soins à donner au malade, il est peu important de porter un diagnostic précis. Il faut, dans tous les cas, commencer par employer un traitement antiphlogistique qui variera suivant le siége et l'étendue de la contusion. Si la lésion occupe le périnée, on ordonnera, soit une saignée générale, soit une application de sangsues, des cataplasmes émollients et des bains généraux; mais il faudrait se garder de mettre des sangsues sur la verge. La peau de cet organe est si mince, que l'inflammation produite par les piqûres pourrait en amener la gangrène. Des applications de compresses imbibées de liquides résolutifs sont préférables.

Il est rare qu'à l'aide d'un traitement bien entendu on n'obtienne pas rapidement la résorption du sang infiltré. Mais il faut être en garde contre un accident consécutif beaucoup plus sérieux que la contusion : c'est la formation d'un rétrécissement. Lorsque les mailles du tissu spongieux du canal ont été violemment contuses, elles deviennent le siége d'un épanchement plastique sous-muqueux, analogue à celui qu'on rencontre dans l'uréthrite aiguë; si elles ont été déchirées, leur réunion s'opère au moyen d'un tissu cicatriciel. Dans tous les cas, le canal est rétréci. Cette altération ne se manifeste qu'au bout d'un temps plus ou moins long. Il est donc important de prévenir le malade du danger qui le menace, afin qu'il surveille la manière dont il urine et ne tarde pas trop à réclamer les secours d'un chirurgien.

CHAPITRE XI

CORPS ÉTRANGERS DANS L'URÈTHRE.

Les corps étrangers rencontrés dans l'urèthre ont été divisés en deux classes, suivant qu'ils venaient de la vessie ou du dehors. Je crois devoir en admettre une troisième pour ceux qui, n'arrivant par aucune de ces voies, se sont formés sur place, dans la cavité de l'urèthre.

Première classe. — Les corps étrangers qui viennent de la vessie sont de petits calculs descendus des reins, ou des fragments de calcul provenant d'une opération de lithotritie. Leur composition extrêmement variable est, ici, d'un intérêt secondaire, tandis que leur forme et leur volume sont d'une grande importance. — Les premiers sont petits, assez réguliers, tantôt arrondis ou aplatis comme une lentille, tantôt allongés et fusiformes comme un noyau d'olive. Quelques-uns sont gris et ont une surface chagrinée; la plupart sont d'un rouge brique avec une surface très-lisse. Les seconds peuvent être assez gros. Ils sont toujours irréguliers; ils présentent des arêtes et des pointes plus ou moins aiguës. Leur coloration et leur dureté varient comme celles des calculs vésicaux dont ils ne sont que des débris.

Au moment où un calcul pénètre et s'arrête dans l'urèthre, il y a une interruption brusque du jet de l'urine. Quand cet accident arrive chez un enfant, c'est tout à fait à l'improviste. La plupart du temps, on ne soupçonnait pas l'existence d'un corps étranger dans la vessie. C'est le contraire chez l'adulte : ordinairement le malade a souffert des reins; il a rendu, à plusieurs reprises, de petits graviers. Il raconte qu'étant en train d'uriner, il a senti quelque chose entrer dans son canal et que les urines ne sont plus sorties qu'avec peine ou se sont arrêtées brusquement. Souvent il n'accuse d'autre douleur que celle qui résulte de la rétention de l'urine. Mais si le corps étranger est un calcul rugueux ou un fragment de calcul, son passage dans l'urèthre est accompagné d'une douleur vive et quelquefois d'un petit écoulement de sang. Plus il est irrégulier, moins il remplit exactement le canal et il détermine très-rarement une rétention complète.

Déjà ces premiers symptômes indiquent manifestement qu'un calcul s'est arrêté dans l'urèthre; mais il est nécessaire de pratiquer le cathétérisme avec un instrument métallique pour en constater directement la présence et pour en reconnaître le volume, la consistance, le siége et la mobilité. S'il est assez gros pour remplir la cavité du canal, il arrête le passage de la sonde. Alors, en le frappant à petits coups ou en le frottant avec le bec de la sonde on peut apprécier, jusqu'à un certain point, sa dureté et le poli de sa surface. S'il est très-petit, la sonde le rejette contre les parois du canal, mais, en passant sur lui, elle donne une sensation particulière bien connue.

Le diagnostic est moins facile quand la pierre est dans l'urèthre depuis très-longtemps. Les malades donnent souvent des renseignements incomplets ou inexacts sur le début des accidents et la marche des troubles apportés dans la miction. Le cathétérisme lui-même est d'un secours moins grand que dans les cas précédents; car si le corps étranger est logé dans une dilatation du canal ou dans une poche formée dans l'épaisseur des tissus voisins, la sonde pourra passer au-dessus de lui sans le rencontrer. C'est ce qui est arrivé à Fabrice de Hilden, traitant un gentilhomme graveleux qui avait, depuis sept mois, un calcul fixé dans l'extrémité de la verge. « ..... Maniant, dit-il, le balanus au-dessous de la couronne, je découvris la pierre incontinent....; je comptais la retirer facilement avec des crochets ordinaires; mais ayant mis la sonde, je ne pus la trouver, quoique je la cherchasse diligemment. On voit par là comme la nature est admirable dans ses œuvres, laquelle ne se sentant pas assez forte pour chasser la pierre hors du corps, a formé un sinus en la partie charnue du membre viril et l'a couvert d'une membrane. Pour moi, j'estime que ce sinus a quelque petit trou en quelque part par lequel les humeurs superflues qui s'amassent autour de la pierre se vont rendre au conduit de l'urine. » (Fabr. de Hilden, obs. 56, centur. 6.)

Dans les cas de ce genre, il suffit de palper la verge avec un peu d'attention pour trouver la pierre. On peut encore arriver directement sur elle en introduisant dans le canal un stylet légèrement recourbé, dont on dirige le bouton du côté de la tumeur qu'on a sentie par le dehors et qu'on fixe avec les doigts; car la poche, qui renferme le corps étranger, communique presque toujours avec l'urèthre non par un *petit trou*, comme le présumait Fabrice, mais par une ouverture assez large.

Il est beaucoup plus difficile de constater la présence d'un calcul arrêté dans la portion du canal placée derrière l'aponévrose moyenne. S'il est petit et logé dans une cavité formée, en dehors de l'urèthre, aux dépens des parties voisines, il peut échapper aux recherches les mieux dirigées. En palpant le périnée en arrière des bourses ou par le rectum, on sentira un point dur, mal circonscrit et non mobile. Mais s'agit-il d'une tumeur de la prostate, d'un noyau inflammatoire, d'un abcès urineux à son début? On peut le croire, car la pression exercée sur le calcul détermine souvent de la douleur et la miction est très-peu gênée. Si, en même temps, une sonde introduite dans l'urèthre le parcourt librement, le doute devient encore plus grand.

Cependant, en interrogeant le malade avec soin, on apprend tantôt qu'il a été pris brusquement d'une difficulté d'uriner qui a été en diminuant peu à peu, tantôt qu'il a rendu de petits calculs ou qu'il a présenté, à une époque plus ou moins éloignée, plusieurs des symptômes habituels de la pierre. Le chirurgien trouvera presque toujours dans les antécédents quelques circonstances qui l'éclaireront et le mettront dans la vraie voie. Je citerai comme exemple une observation très-intéressante rapportée par Deschamps. — « ... Un homme, âgé de quarante-cinq ans, avait eu, dit-il, plusieurs gonorrhées; le diamètre du canal avait un peu perdu de son étendue; cependant le malade n'avait jamais éprouvé de difficulté d'uriner ; le jet des urines était seulement plus petit. Cinq à six ans après la première gonorrhée, il sentit des difficultés d'uriner, des chaleurs dans l'étendue de l'urèthre, des cuissons même à l'extrémité du gland; il fit usage des bains et des boissons mucilagineuses; il resta près d'une année dans cet état qui n'augmenta pas beaucoup ; à cette époque, il ressentit une douleur plus constante au périnée, mais cette douleur étant légère, il ne crut pas devoir s'en occuper. Quelques petits fragments de pierre qui sortirent par la verge l'inquiétèrent; il en parla à son chirurgien ordinaire qui m'appela en consultation. J'examinai la tumeur; elle me parut circonscrite. Son insensibilité presque totale et plus encore son ancienneté m'ôtèrent tout soupçon de dépôt urineux. Malgré la difficulté d'uriner que le malade éprouvait depuis longtemps, malgré le rétrécissement sensible de l'urèthre, je me crus autorisé à prononcer que la tumeur était formée par une pierre, opinion dans laquelle j'étais confirmé par les *petits fragments que le malade avait rendus.*

» Pour en avoir la conviction entière, j'introduisis une algalie dans l'urèthre. La sonde d'un volume même au-dessous de l'ordinaire n'ayant pu pénétrer, j'en pris une plus déliée que je conduisis lentement jusque dans l'endroit de la tumeur, et malgré toute l'attention que j'apportai à distinguer le corps étranger, je ne le touchai point. Je portai le doigt dans l'anus et soulevai la tumeur dans l'espérance de présenter la pierre à la sonde; mais ce procédé, qui une fois m'avait réussi, me manqua pour lors. Sur ce que le malade m'affirma de nouveau que depuis plus d'un mois cette tumeur n'avait presque pas grossi, et d'après toutes les autres observations que je fis, je pris sur-le-champ mon parti. J'incisai la tumeur et je trouvai une pierre grosse comme une petite noisette, grisâtre, sans aspérités bien sensibles. (Deschamps, vol. IV, p. 194.)

D'autres fois, un malade, affecté de dysurie, accuse quelques symptômes qui font soupçonner qu'un corps étranger est arrêté dans l'urèthre. On pratique le cathétérisme ; la sonde pénètre dans la vessie, mais en arrivant dans la portion profonde du canal, elle frotte contre un corps dur et rugueux. La présence d'un calcul est évidente. Cependant, une nouvelle difficulté se présente : il s'agit de déterminer si le corps étranger est dans la région prostatique ou placé dans la vessie et appliqué contre son col. Un diagnostic précis est, ici, de la plus grande importance, car de la place occupée par le calcul dépend l'opération qu'on devra pratiquer plus tard.

On commence par introduire dans le rectum l'index de la main droite, et avec sa pulpe dirigée en avant, on cherchera s'il existe une tumeur dans la région membraneuse ou prostatique. Puis on soulèvera la prostate vers l'arcade du pubis en même temps qu'on introduira doucement la sonde dans l'urèthre, afin de bien se rendre compte du point où celle-ci rencontre le calcul. — On pourra encore se servir, pour cet examen, d'une sonde percée à son extrémité, et si, au moment où elle touche le corps étranger, les urines ne s'échappent pas en dehors, c'est que celui-ci n'est pas dans la vessie. — Il restera encore à explorer la vessie avec un lithotriteur, et si l'on ne rencontre pas le calcul, on aura la certitude qu'il est arrêté dans l'urèthre.

Il n'est pas très-rare qu'il se trouve, en même temps, une pierre dans l'urèthre et une autre dans la vessie. On doit chercher à s'en assurer, parce que, dans quelques circonstances particulières que je n'ai pas à examiner ici, cette complication peut déterminer le choix du chirurgien entre la lithotritie et la taille. Après avoir saisi la pierre de la vessie avec un lithotriteur, on imprimera à l'instrument de légers mouvements de va-et-vient d'avant en arrière, et l'on sentira facilement s'il frotte contre un corps dur placé dans le canal. Cette sensation sera encore plus nette si l'on a eu le soin d'introduire préalablement un doigt dans le rectum et sur la face postérieure de la prostate.

Les corps étrangers venant de la vessie peuvent s'arrêter dans tous les points de la longueur de l'urèthre. Cependant on les rencontre plus particulièrement au périnée et dans la fosse naviculaire. Le resserrement qui existe à la partie antérieure de la région membraneuse et à l'extrémité de la verge explique suffisamment ce siége de prédilection.

Quand le calcul est petit, il n'est pas rare qu'après être resté quelques jours dans l'urèthre, il soit chassé au dehors par le flot des urines. Son expulsion est due sans doute à ce qu'il a changé de position, probablement aussi à ce que le spasme du canal, provoqué par la présence d'un corps étranger, s'est peu à peu apaisé. On ne doit pas perdre de vue cette terminaison heureuse, afin de ne pas trop se hâter de recourir à une opération.

Lorsque, par une cause quelconque, le calcul est retenu dans l'urèthre, il peut y rester très-longtemps et même pendant plusieurs années. On comprend aisément qu'un séjour de cette durée n'aura pas lieu sans apporter de notables changements dans l'état des parties; c'est, en effet, ce qui arrive.

Chez les enfants dont l'urèthre est souple et très-dilatable, la présence d'un corps étranger qui s'oppose à la libre sortie des urines est bientôt suivie de la formation d'une poche urineuse semblable à celles que j'ai précédemment décrites. Comme le calcul est, en général, assez petit et mal enserré dans le canal, tantôt il tombe dans cette poche, tantôt il revient à sa première place; de là des alternatives de dysurie et d'urines faciles. Quelques malades se rendent très-bien compte de cette influence de la position de la pierre sur la miction, et, quand ils ne peuvent uriner, ils la repoussent avec les doigts ou se couchent sur le dos pour qu'elle tombe en arrière par son propre poids. Sans doute, c'est à cette grande mobilité qu'il faut attribuer la forme presque sphérique et le peu de volume des calculs qu'on trouve engagés dans l'urèthre des jeunes sujets.

Chez les adultes, les parois du canal opposent une résistance beaucoup plus grande. Elles se laissent dilater dans une certaine mesure, en arrière de l'obstacle, mais rarement au point de former une véritable poche. La pierre reste ordinairement dans la place où elle s'est d'abord arrêtée; elle augmente de volume et peut acquérir celui d'un œuf (J. L. Petit, *Œuvr. posth.*, vol. III, p. 13). On pourrait croire qu'arrivée à une pareille grosseur, elle doit causer nécessairement une rétention complète. Pourtant cet accident est assez rare. On n'observe, le plus souvent, qu'une très-grande gêne dans la miction; c'est que la pierre, grossissant d'une façon presque insensible, laisse à l'urèthre le temps de se dilater; en outre, elle présente fréquemment sur sa face supérieure ou inférieure, et quelquefois sur les deux à la fois, une petite rigole qui assure le cours des urines.

Les calculs arrêtés dans l'urèthre n'augmentent pas de volume aussi régulièrement que ceux de la vessie. Ceux de la portion pénienne, rencontrant une résistance assez forte dans les parois du canal, s'accroissent surtout en longueur et plutôt en arrière qu'en avant. Aussi, quand on les divise dans leur plus grand sens, c'est dans un point rapproché de leur extrémité antérieure qu'on trouve le calcul primitif qui leur a servi de noyau. Celui-ci est ordinairement petit, dur, ovoïde, et d'acide urique. Le reste du calcul, qui est de formation secondaire, constitue une masse beaucoup plus grosse, moins consistante, et composée de sels calcaires. Ouverte en long par un trait de scie, cette masse présente une surface blanchâtre et unie où coupée par des lignes semi-elliptiques dont la concavité est dirigée du côté du noyau.

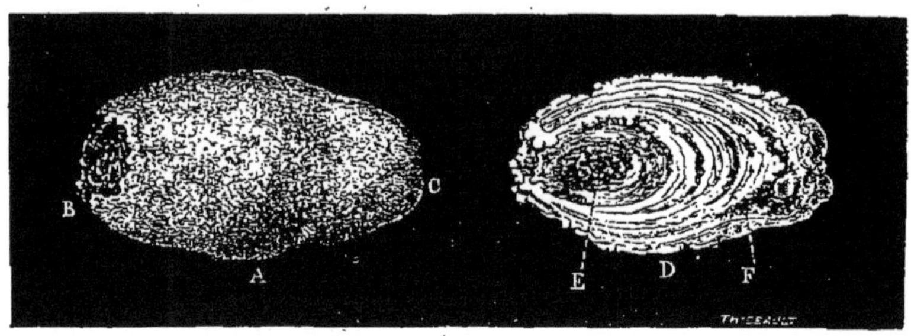

FIG. 73. — Calcul arrêté dans la fosse naviculaire depuis plus de treize mois (voy. p. 395). — Vu de grandeur naturelle. — Poids, 8 grammes 50 centigrammes ; diamètre, 2 centimètres ; longueur, 3 centimètres 5 millimètres.

A. Partie inférieure.
B. Bout antérieur ; il est érodé et présente une dépression.
C. Bout postérieur plus aminci.

D. Coupe médiane dans le sens de la longueur du calcul.
E. Noyau assez distinct d'acide urique ; il est d'un rouge grisâtre.
F. Couches de phosphate de chaux plus nombreuses et plus épaisses en arrière ; leur direction est demi elliptique ; quelques-unes sont séparées par des vides qui étaient occupés par des fausses membranes à l'état frais.

Dans quelques cas rares, l'urèthre dilaté dans l'étendue de 8 et même de 12 centimètres, est rempli par des calculs parfaitement ajustés bout à bout les uns avec les autres. Ceux qui occupent le milieu sont les plus gros, tandis que ceux qui se trouvent aux deux extrémités se terminent en pointe. Il résulte de là que, considérés en masse, ils représentent un long calcul ayant la forme d'un ovoïde à bouts très-allongés.

S'agit-il, ici, de plusieurs calculs venus de la vessie dans l'urèthre ou des fragments d'un seul et même calcul ? Cette dernière opinion, me semble la vraie, et voici pour quelles raisons : Lorsqu'on scie ces calculs, on ne trouve ordinairement de noyau que dans l'un d'eux, et il est déjà permis de conclure de ce fait que les autres calculs sont de formation secondaire. De plus, nous avons déjà vu que le petit calcul arrêté dans

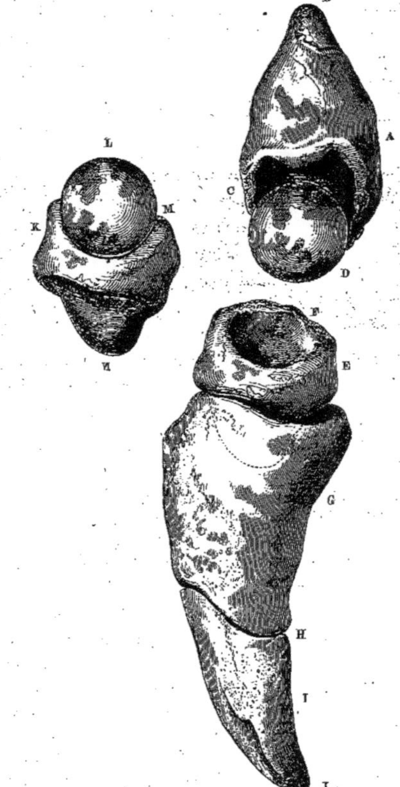

Fig. 74. — Calcul uréthral, composé de six pièces, vu de grandeur naturelle.

EXPLICATION DE LA FIGURE 74.

Première pièce :

B. Petit fragment de forme conique, articulé obliquement avec le second.

Deuxième pièce :

A. Fragment conique, ayant 4 centimètres 2 millimètres de long.

C. Cavité profonde, lisse, logeant en partie le troisième fragment.

Troisième pièce :

D. Fragment rond comme une bille, ayant 2 centimètres de diamètre, érodé à sa surface dans plusieurs points.

Quatrième pièce :

E. Ce fragment qui paraît annulaire, a 3 centimètres 1 millimètre de haut ; son prolongement inférieur est caché dans une cavité que présente le fragment suivant.

F. Cavité arrondie, lisse, logeant en partie le troisième fragment.

Cinquième pièce :

G. Ce fragment a 4 centimètres 8 millimètres de long et 10 centimètres de circonférence dans la partie supérieure.

Sixième pièce :

H. Articulation ondulée des deux fragments.

I. Sa longueur est de 4 centimètres 3 millimètres.

J. Extrémité pointue.

Troisième et quatrième pièces représentées articulées.

K. Quatrième fragment.

L. Troisième fragment s'articulant exactement avec le quatrième.

M. Bord postérieur de la cavité plus élevé en arrière qu'en avant.

N. Saillie arrondie cachée dans le cinquième fragment.

Cette pièce n'a pas été divisée et il est impossible de rien dire de la structure. Son écorce est composée de phosphate de chaux.

M. le professeur Landzert a bien voulu me montrer ce calcul à Saint-Pétersbourg. Je dois à son extrême obligeance le dessin que j'en donne et l'observation suivante.

Le 11 novembre 1828 entra, à l'hôpital de la marine Saint-Nicolas, un sous-officier du 1er équipage nommé Voldémar Stréltoff, âgé de vingt et un ans. Il avait un gonflement considérable de la verge, surtout à son milieu, où sur sa surface inférieure s'était formé un abcès, dont le sommet était recouvert d'une peau amincie et grisâtre. En palpant, on pouvait s'assurer de la présence d'un énorme calcul dans le canal de l'urèthre ; ce calcul occupait la distance comprise entre le méat urinaire et la partie membraneuse de l'urèthre, le canal tendait chaque jour à augmenter de longueur par l'adjonction de nouvelles couches calcaires ; or, au bout d'un certain temps, il finit par former une tige rigide assez longue, trop peu solide pour résister aux mouvements imprimés à la verge, et c'est alors qu'il se rompt. Cet accident est inévitable. On doit d'autant moins répugner à l'admettre que lui seul rend compte de la manière dont ces différents calculs sont ajustés. Tantôt ils se touchent par des surfaces légèrement ondulées, tantôt l'un d'eux présente un cône creux qu'un autre taillé en cône plein remplit exactement. A la planche n° 74, on voit un calcul rond comme une bille enserré dans deux cavités dont sont creusés les deux calculs entre lesquels il est placé. Ces espèces d'articulations, si bizarres au premier aspect, s'expliquent très-bien quand on se rappelle la disposition des couches calcaires ajoutées au calcul primitif et les lignes semi-elliptiques indiquant la succession des dépôts ; car c'est dans la direction de ces lignes et dans les interstices de ces couches qu'a lieu la rupture de la masse calculeuse. — Cela est si vrai que dans les cas où ces différents calculs ne se touchent que par des surfaces plates et presque transversales, on rencontre rarement, après les avoir divisés en long, les lignes en anse dont je viens de parler.

Ce n'est pas que plusieurs calculs ne puissent arriver de la vessie dans

et consistait en plusieurs fragments (calculs) réunis entre eux par de fausses membranes.

Le malade n'urinait que par gouttes et avec douleur, surtout lorsque l'abcès commença à se former ; la fièvre symptomatique était très-prononcée.

Après l'incision de l'abcès, d'où il s'échappa une très-grande quantité de pus liquide et rougeâtre, le calcul se découvrit sur un petit espace ; l'ouverture de la plaie fut agrandie d'un travers de doigt, à l'aide d'un bistouri, vers le méat urinaire externe, après quoi le calcul rond n° 3 fut facilement retiré ; le calcul n° 2 étant retenu par de fausses membranes formées entre les calculs, ne fut extrait qu'après leur division ; puis, en introduisant la sonde métallique par le méat urinaire externe dans le canal de l'urèthre, le calcul n° 1 fut poussé vers la plaie, d'où on le retira facilement. En élargissant la plaie vers la racine du pénis à l'aide du bistouri, le calcul n° 4 fut ôté ; mais pour obtenir le plus grand calcul, n° 5, on fut obligé d'agrandir encore la plaie vers la racine du pénis. Le dernier calcul, n° 6, fut extrait à l'aide d'une légère manipulation, qui avait pour but la projection de ce calcul vers la plaie.

Tous ces six calculs pesaient ensemble, immédiatement après leur extraction, deux onces et six drachmes.

Après avoir lavé la plaie et joint ses lèvres avec l'emplâtre adhésif, on la pansa comme à l'ordinaire, puis on introduisit dans le canal de l'urèthre une sonde élastique à demeure ; deux heures après le malade fut saigné et soumis à un régime antiphlogistique très-rigoureux.

Dès le bas âge, le malade était atteint de la gravelle, et il y a dix ans de cela, on lui a extirpé une petite pierre du canal de l'urèthre. L'état actuel du malade promet une bonne fin.

l'urèthre, mais, alors, on ne les trouve plus placés bout à bout; ils sont petits, plus ou moins nombreux et pour ainsi dire logés pêle-mêle dans une dilatation du canal. Tulpius en a vu un exemple très-curieux chez un enfant auquel il incisa le canal dans sa partie moyenne et retira vingt-cinq calculs (1).

Si, comme je viens de le dire, la forme et la résistance de l'urèthre, dans la partie libre de la verge, ont une véritable influence sur le mode d'accroissement des calculs, ceux-ci doivent se trouver moins gênés dans leur développement lorsqu'ils occupent les régions membraneuse et prostatique qui sont beaucoup plus dilatables. C'est, en effet, ce qui arrive. Lorsque le calcul est unique, il forme une masse plus ou moins volumineuse, le plus souvent grosse comme une noix, irrégulièrement arrondie, un peu plus longue que large. Sa face inférieure est convexe; la supérieure, légèrement aplatie, présente ordinairement une petite rigole dirigée d'arrière en avant. Quand on le divise par un trait de scie, on trouve un noyau central plus rapproché de sa face supérieure que de l'inférieure; ce noyau n'est pas toujours facile à reconnaître. Tantôt, par sa forme, sa couleur, sa dureté et sa composition chimique, il diffère des couches qui l'enveloppent, tantôt il se confond avec elles, s'il est lui-même de nature calcaire.

De même que dans la région pénienne, les dépôts s'accumulent surtout en arrière du noyau. Le calcul, arrondi en avant, ne dépasse jamais l'aponévrose moyenne, mais il s'étend du côté de la vessie et pénètre quelquefois dans sa cavité. — J'ai déjà insisté sur l'influence qu'exerce la résistance des tissus vivants sur la forme des concrétions calculeuses; nous la retrouvons, ici, encore plus prononcée. — Le calcul rencontrant dans le col de la vessie une résistance active et difficile à vaincre ne peut s'y prolonger qu'à la condition de diminuer considérablement de volume; mais une fois qu'il l'a franchi, il s'accroît en toute liberté. Il affecte alors une forme très-singulière : la petite saillie qu'il fait dans la vessie devient le noyau sur lequel se déposent des couches calcaires concentriques. Dans leur accroissement, celles-ci semblent obéir aux

(1) « Filio rectoris campensis succreverant ab ineunte ætate, in medio urethræ ductu plurimi calculi, qui illum paulatim distenderunt, ad instar pugni puerilis, adeo ut singuli distincte manu palparentur ; illato tamen ne minimo quidem impedimento urinæ exituræ. Quem tumorem sexto demum ætatis anno ablaturus chirurgicus, aperuit scapello colem, prope lineam intermediam, in musculis urethræ dilatationi dicatis, eductisque inde quinque et vigenti calculis, instar maximorum pisorum, perduxit vulnus ad cicatricem, puerumque ad pristinam sanitatem, ante diem sextum, sine ullo alicujus fistulæ metu, nedum pervio hiatu, perquem invito efflueret vel minima urinæ guttula, usque in decimum, post sectionem annum ». (Tulpius, *Obs. medic.*, lib. IV, p. 331.)

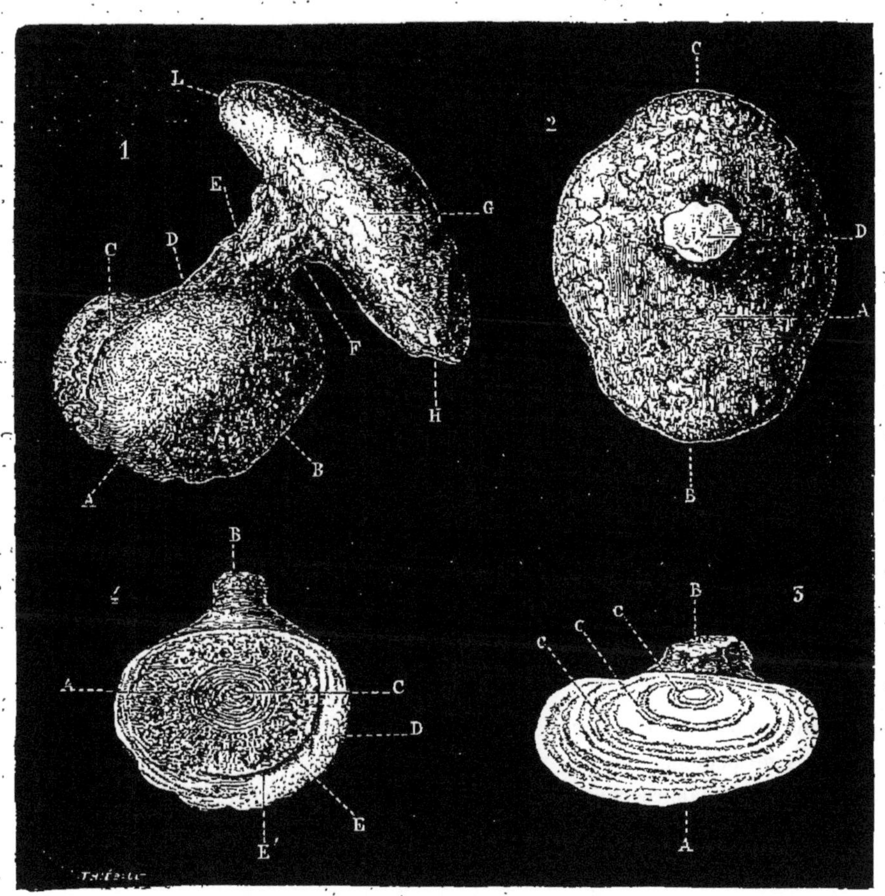

Fig. 75. — Calcul uréthro-vésical. A l'état sec, il pèse 30 grammes; la partie uréthrale pèse 17 grammes, et la vésicale 13.

EXPLICATION DE LA FIGURE 75.

N° 1.

Cette figure représente le calcul entier, vu de grandeur naturelle.

A. Corps de la portion uréthrale du calcul : il a 2 centimètres 7 millimètres en travers et 3 centimètres 3 millimètres en long.

B. Surface convexe correspondant à la paroi inférieure du canal.

C. Surface presque plane correspondant à la paroi supérieure du canal ; elle présente une rigole dirigée d'arrière en avant, très-irrégulière.

D. Continuation de la gouttière.

E. Pédicule unissant les deux portions du calcul. En avant il se continue avec la face antérieure du calcul.

F. Pédicule très-court en arrière. Il forme un angle droit avec les deux masses calculeuses.

G. Portion vésicale du calcul. Elle a 4 centimètres 1 millimètre de hauteur, 3 centimètres 2 millimètres en largeur et 1 centimètre 5 millimètres dans sa plus grande épaisseur.

H. Portion placée en arrière du col vésical.

I. Portion placée en avant du col vésical.

N° 2.

A. Face antérieure du calcul vésical légèrement excavée.

B. Extrémité inférieure.

C. Extrémité supérieure.

D. Surface de la brisure du pédicule d'union.

N° 3.

A. Section en travers du calcul vésical, un peu au-dessous du pédicule.

B. Brisure du pédicule.

C. C. C. Lignes ovalaires ayant pour noyau la saillie du calcul dans la vessie. Elles sont très-peu marquées. Toute la masse calculeuse est formée de phosphate de chaux.

N° 4.

A. Calcul uréthral coupé en tarvers dans son milieu.

B. Pédicule.

C. Noyau composé d'acide urique.

D. Couche extérieure uniquement composée de phosphate de chaux ; elle est plus dense que les autres couches.

E. Sur les limites du noyau les détritus sont composés d'acide urique et de phosphate de chaux.

E'. Ligne de démarcation très-tranchée de la couche extérieure ; vide laissé par une fausse membrane desséchée.

lois de la pesanteur, car elles se prolongent au-dessous du col de la vessie plus qu'au-dessus. Cette nouvelle concrétion ressemble à un galet plat et ovoïde dont le grand diamètre est antéro-postérieur. Ainsi, le calcul est comme étranglé brusquement dans son milieu. Il se compose de deux masses, l'une uréthrale et l'autre vésicale, réunies par un prolongement du volume d'une grosse plume, et d'une longueur de 6 à 8 millimètres.

Ce mode de développement est de toute évidence sur le calcul que j'ai fait représenter à la planche 75. J'ai recueilli cette pièce chez un jeune homme, âgé de vingt-huit ans, qui était affecté de dysurie depuis plus de trois ans. A son entrée dans mon service, je voulus pratiquer le cathétérisme, mais la sonde fut arrêtée en arrière des bourses par un corps dur qu'il était facile de reconnaître pour un calcul. Le malade n'avait jamais eu d'uréthrite, et son canal n'était rétréci dans aucun point. Cependant, on ne pouvait dépasser le calcul avec une sonde du plus petit calibre. J'essayai inutilement de le saisir par son extrémité, avec une pince de Hunter, ou de glisser au-dessous de lui une curette articulée. L'insuccès de ces manœuvres s'expliquait du reste par le volume et la position du calcul qui étaient faciles à reconnaître par le toucher rectal. — L'indication était évidente; il ne restait qu'à inciser l'urèthre, et c'est cette opération que je pratiquai. Après avoir largement découvert le calcul, je le saisis avec des pinces à pansement, et je le fis sortir sans peine du canal. Mais, en ce moment, on entendit un petit bruit, et j'éprouvai la sensation que donne un corps dur qu'on brise. Je portai aussitôt un doigt dans la plaie, et je ne trouvai qu'une cavité assez grande entièrement vide. Une sonde fut alors introduite jusque dans la vessie et permit d'y constater la présence d'un calcul. J'achevai l'opération, sans désemparer, en pratiquant la taille latéralisée. — Le malade alla bien pendant quatre jours, mais il fut pris d'une résorption purulente avec pneumonie et succomba.

L'examen du calcul permit de constater une cassure toute fraîche sur la portion grêle qui répondait au col de la vessie.

Il doit arriver bien rarement qu'un calcul, occupant à la fois l'urèthre et la vessie, arrive à un volume aussi considérable sans se briser. Tout, du moins, tend à le faire croire, quand on songe au peu d'épaisseur et à la fragilité du prolongement qui unit ses deux moitiés, et aux secousses que doivent lui imprimer les contractions du col de la vessie, les efforts que nécessite la défécation et la pression des matières fécales contre la prostate. — La rupture du prolongement que le calcul uréthral envoie en arrière peut même avoir lieu avant qu'il ne soit arrivé jusque dans la vessie. Les deux fragments se comportent alors comme ils le feraient dans la région pénienne. On les trouve parfaitement ajustés et les surfaces par lesquelles ils se touchent sont très-lisses. Cette circonstance, qui ne peut tenir qu'au frottement des fragments l'un contre l'autre, est une preuve de plus que, même dans la portion fixe de l'urèthre, les calculs sont soumis à certaines impulsions qui peuvent amener leur rupture. (Voy. fig. 76.)

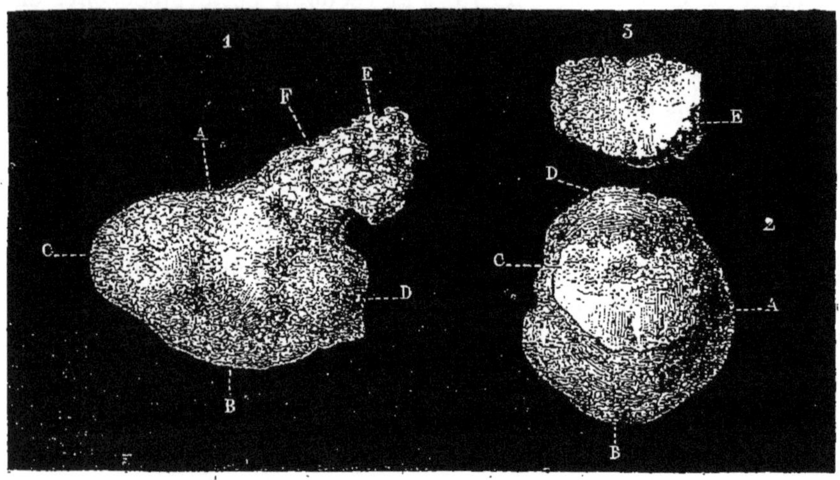

Fig. 76. — Calcul uréthro-vésical composé de deux pièces, recueilli sur un homme de vingt-trois ans, taillé quatre ans auparavant.

N° 1.

Calcul entier : il mesure 4 centimètres en longueur, et 2 centimètres 3 millimètres en travers.

A. Surface aplatie correspondant à la paroi supérieure de l'urèthre.
B. Surface convexe correspondant à la paroi inférieure.
C. Extrémité antérieure du calcul.
D. Extrémité postérieure.
E. Petit calcul qui correspondait au col de la vessie ; il a une surface très-irrégulière et chagrinée.
F. Ligne d'union des deux fragments du calcul. A l'extrémité de cette ligne on trouve un enfoncement profond qui sépare les fragments.

N° 2.

A. Cette figure représente le plus gros fragment vu par sa face articulée.
B. Face inférieure du calcul.
C. Surface articulée convexe transversalement. Elle est irrégulière, lisse, large de 1 centimètre 5 millimètres, haute de 1 centimètre.
D. Extrémité antérieure du calcul.

N° 3.

Petit fragment du calcul.

E. Surface concave transversalement et très-lisse.

Quelquefois, les portions membraneuse et prostatique de l'urèthre, largement dilatées, contiennent un grand nombre de pierres provenant d'une lithotritie vésicale. Pendant les premiers temps, elles sont petites et irrégulières comme les débris que les malades urinent après l'opération; mais bientôt elles se couvrent de couches calcaires blanchâtres plus ou moins épaisses, et peuvent acquérir un volume considérable. Celles qui se touchent et restent longtemps dans la même position se moulent les unes sur les autres et sont comme articulées ; les plus mobiles tendent à prendre une forme arrondie ou allongée. — J'ai observé plusieurs cas de ce genre : le plus curieux chez un homme de cinquante-huit ans, qui avait subi la lithotritie à Bordeaux. Il souffrait depuis quatre ans d'une dysurie insupportable qui avait épuisé sa santé, lorsqu'il fut pris d'une rétention d'urine complète. On l'apporta presque mourant dans mon service, à l'hôpital Lariboisière. L'interne de garde pratiqua le cathétérisme sans difficulté; il m'avertit pourtant que la sonde avait rencontré plusieurs calculs. Le malade avait été très-soulagé, et, dans la journée, il avait uriné seul. Il en fut de même le lendemain et le surlendemain. Je m'abstins de le sonder et d'explorer la vessie, tant son état était grave. Dans la soirée du troisième jour, il succomba. A l'autopsie, on trouva les reins en partie désorganisés et pleins de pus. La vessie, petite, à parois épaisses, revenue sur elle-même, contenait un demi-verre d'un liquide sanieux. La muqueuse était grisâtre et ramollie. Le col vésical, très-dilaté, communiquait avec une grande cavité irrégulière, formée aux dépens de l'urèthre et de la prostate, qui était presque complétement détruite. C'est cette cavité qui avait été prise pour la vessie, quand on avait pratiqué le cathétérisme, et dans laquelle on avait senti des calculs. Elle en était, en effet, remplie. — Ces calculs sont pêle-mêle, baignant dans un liquide peu abondant, composé d'urine et de pus. Quelques-uns sont recouverts d'une fausse membrane dans les points où leur surface est rugueuse. Quelques-uns présentent des faces qui s'ajustent parfaitement. L'un d'eux est rond comme une bille un peu aplatie, un autre comme un morceau de grosse corde. La plupart n'ont pas de forme déterminée. Ils sont au nombre de trente-huit. Leur grosseur varie depuis celle d'une très-grosse noix jusqu'à celle d'un grain de chènevis. Desséchés, ils pèsent encore 110 grammes. Le plus gros pèse 21 grammes et le plus petit 2 décigrammes. Ils sont tous composés de phosphate de chaux (fig. 77).

Un calcul arrêté dans l'urèthre et abandonné à lui-même détermine tôt ou tard les phénomènes propres au contact prolongé d'un corps étranger avec des tissus vivants. Il enflamme les parois du canal, les ulcère, et finit par se faire jour au dehors. Mais les accidents qui accompagnent sa sortie sont très-variables, suivant l'intensité de l'inflammation et la gêne de la miction.

Quelquefois le calcul, trop peu volumineux pour apporter un obstacle sérieux au cours des urines, ulcère lentement les parois de l'urèthre et se creuse dans les tissus voisins une cavité assez grande pour s'y loger tout entier. On en a vu rester dans cette nouvelle position pendant bien longtemps sans que rien trahît leur présence, car ils sont pour ainsi dire enkystés comme chez le malade de Fabrice de Hilden. Mais, soit que le calcul augmente de grosseur, soit que la poche s'enflamme par une cause quelconque, il recommence à s'avancer du côté de la peau, et il peut sortir sans avoir causé de sérieux désordres. Tel fut le cas d'un malade dont parle Ledran : «... Un jeune homme de seize ans, dit-il, s'aperçut qu'il avait au périnée une petite grosseur, et comme elle ne lui faisait pas de douleur, il n'y fit pas grande attention. Quelque temps après, il fit un voyage à cheval, et la pression que fit la selle au périnée occasionna la sortie d'une pierre grosse comme un pois, ce qui se fit par l'ouverture même de la peau et de l'urèthre, toutes deux comprimées et usées par la pression réciproque de la selle du cheval et de la petite pierre... Quelque temps après, le malade s'aperçut d'une grosseur au bas du scrotum, du côté gauche... Ce qui faisait cette tumeur était une nouvelle pierre qui, arrêtée en cet endroit et mouillée sans cesse dans la sortie des urines, y avait grossi à mesure qu'il s'y était fait de nouvelles couches. Enfin, en décembre 1725 (trois ans après le premier accident), le malade faisant effort pour lever un fardeau, il sentit au périnée une douleur considérable ; il y porta la main et sentit quelque chose de dur qui avait percé la peau. Il fit ce qu'il put pour l'arracher avec ses ongles, et ne put en venir à bout; mais comme la pierre était assez molle, il l'égréna en cet endroit... Il fut près de huit jours à en être très-incommodé, ne pouvant s'asseoir qu'avec beaucoup de peine ; et, enfin, en se levant de son siége, il sentit que la pierre sortit tout entière. Le lendemain, il me donna cette pierre, qui pesait une once, six gros et quinze grains... » (Ledran, *Obs. de chir.*, vol. II, p. 191.)

Deschamps rapporte une observation de George Coopmans encore plus intéressante. Il s'agit d'un homme de cinquante-huit ans qui avait, dans la partie antérieure de l'urèthre, une pierre dont le volume était arrivé au point de causer, par son poids, une gêne très-grande. Le malade fut obligé de porter un suspensoir. Il était réduit au désespoir tant il souffrait, lorsque, faisant effort pour porter un vase rempli de lait, il se trouva tout à coup soulagé. Il ôta son suspensoir, dans lequel il trouva

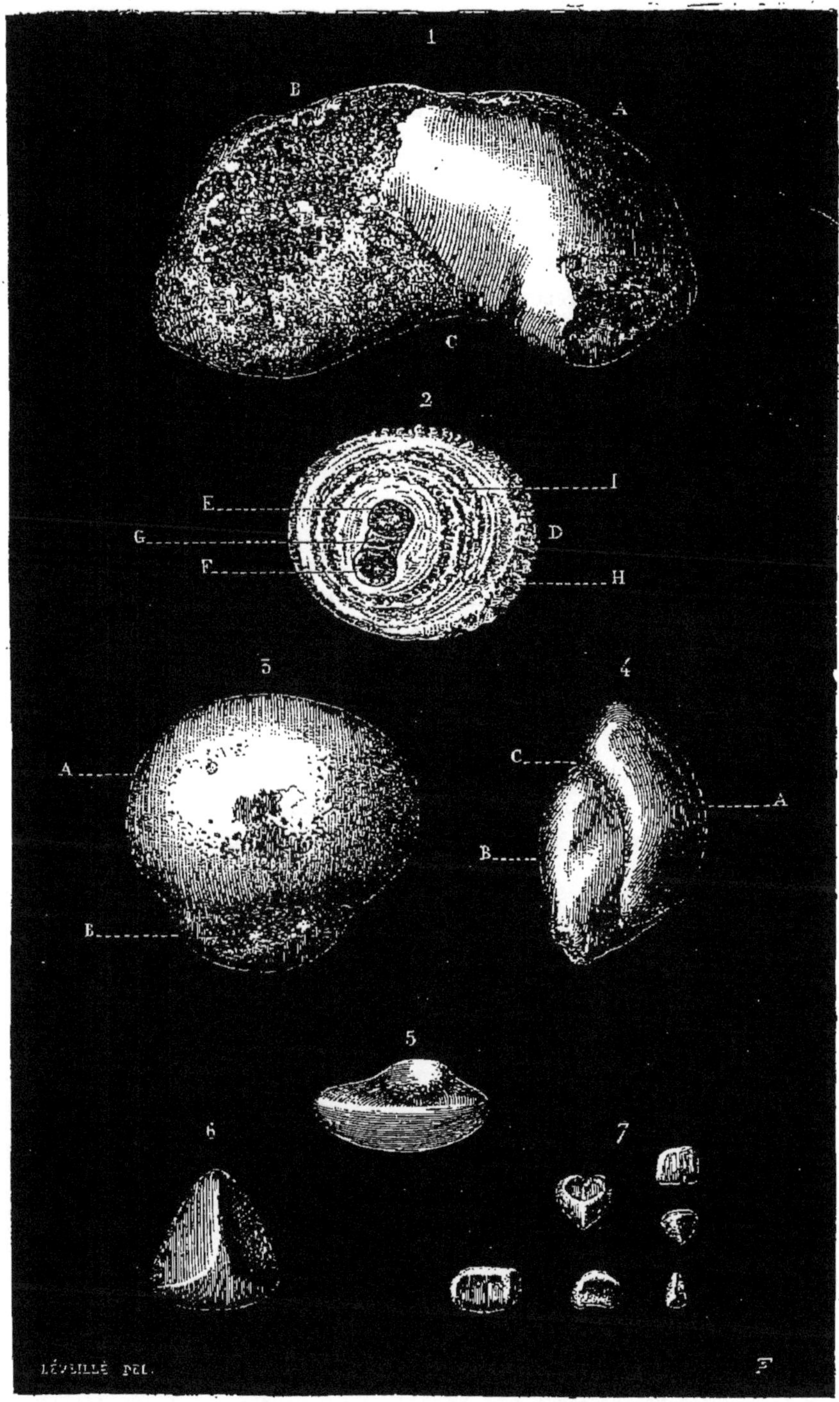

Fig. 77. — Calculs rencontrés dans les régions membraneuse et prostatique de l'urèthre. Vus de grandeur naturelle, ils sont trente-huit et pèsent ensemble, à l'état sec, 110 gr.

EXPLICATION DE LA FIGURE 77.

N° 1.

Calcul oblong, irrégulièrement arrondi, du poids de 21 grammes. Il a 7 centimètres de long et 3 centimètres 2 millimètres d'épaisseur.

A. B. Surfaces rugueuses recouvertes d'une fausse membrane.

C. Couche de sulfate de chaux très-unie.

N° 2.

Calcul précédent coupé en travers.

D. Surface rugueuse.

E. Premier noyau.

F. Second noyau.

G. Il existe dans leur intervalle un corps filamenteux qu'on peut détacher légèrement avec la pointe d'un bistouri, et qui ressemble à de l'étoupe.

H. Couches épaisses de phosphate de chaux.

I. Lignes concentriques de phosphate de chaux.

N° 3.

Calcul légèrement aplati et de forme arrondie.

A. Surface convexe. La surface opposée est plus plate.

B. Partie saillante excoriée à sa surface et couverte de fausses membranes.

N° 4.

Deux calculs articulés.

A. Sa surface articulée est concave dans sa longueur et convexe transversalement.

C. Ligne d'articulation.

B. Sa surface articulée est convexe dans sa longueur et concave transversalement.

N° 5.

Calcul en forme de tête de bouton ovale.

N° 6.

Calcul de forme prismatique.

N° 7.

Calculs de formes diverses.

du sang et sa pierre. Celle-ci pesait cinq onces, six gros et deux scrupules. Coopmans crut d'abord qu'elle était sortie du périnée ou du scrotum; mais, en examinant les parties, il s'assura qu'elle occupait la portion antérieure de l'urèthre, car la plaie était située immédiatement en arrière du gland. Le malade n'eut pas d'autres accidents, et en fut quitte pour une fistule. (*Georgii Coopmans nevrologia*, etc., etc., 1789, p. 224.)

Ces cas sont très-rares. Bien plus souvent l'urine, gênée dans son cours, s'échappe par la perforation de l'urèthre causée par le calcul, s'infiltre dans les tissus, et amène les plus grands désordres. J. L. Petit raconte qu'un homme qui portait depuis quatre ans une pierre dans l'urèthre sans grande incommodité, finit par en éprouver quelques douleurs. « Les urines, dit-il, coulèrent avec moins de facilité qu'à l'ordinaire; le périnée, la marge de l'anus, tout le scrotum et la peau de la verge se gonflèrent. Les urines s'arrêtèrent tout à fait; en trente heures, une suppuration gangréneuse survint et parut se borner dans une étendue longue et large comme la main. La pierre était au centre, et ceux qui le traitaient furent bien étonnés de ce que, au bout de sept jours, le malade allant à la selle, l'eschare gangréneuse et la pierre tombèrent dane son pot de chambre. Si le malade ne mourut point, c'est que la rétention d'urine cessa. Les parties gangrenées se relâchèrent, et la suppuration putride *fit l'office du chirurgien...* » (J. L. Petit, *Œuvr. posth.*, vol. III, p. 14.)

Cette observation offre un type des accidents qui finissent par éclater quand la maladie est abandonnée à elle-même. Souvent ils sont beaucoup plus graves; car si l'urine sort difficilement par l'urèthre, ou si le calcul tarde trop à lui frayer un passage par une perforation de la peau, elle pourra s'infiltrer au loin, causer les plus grands désordres et amener la mort.

Deuxième classe. — Les concrétions développées dans l'épaisseur de la prostate ne doivent pas m'occuper ici; elles seront décrites à propos des maladies de cette glande. Je ne rangerai dans cette seconde classe que les calculs qui se forment dans l'urèthre ou dans une cavité plus ou moins profonde communiquant avec lui.

Ces calculs ne sont pas très-rares, mais ils ont été généralement confondus avec ceux qui arrivent dans le canal, après s'être formés dans la vessie. Le célèbre Louis est le premier qui ait appelé sur eux l'attention des chirurgiens; encore ne semble-t-il pas s'être bien rendu compte de leur siége et de leur mode de formation.

« ... Il se forme, dit-il, plus souvent qu'on ne le croit communément, des pierres par l'urine infiltrée d'une manière particulière dans les cellules du tissu graisseux qui avoisine les réservoirs et les canaux naturels de cette liqueur... Tout le monde sait que ce fluide, en croupissant dans les cellules du tissu graisseux, y cause des suppurations gangréneuses. Mais, pour cet effet, il faut que l'urine s'y dépose en assez grande quantité. Pour que cette liqueur, en s'échappant de ses voies naturelles, ne fasse que s'y épaissir et former des concrétions pierreuses, il faut absolument qu'il n'y ait dans le canal de l'urèthre aucun obstacle par lequel l'excrétion de l'urine puisse être empêchée. Dans ce cas, s'il y a une portion du canal qui n'ait pas été exactement consolidée après l'opération de la taille, toutes les fois que la personne rendra ses urines, quelque libre qu'en paraisse la sortie, elles agiront contre la solution de continuité. Ce sera, à la vérité, une action imperceptible; c'est précisément ce qui fait que les pierres dont nous parlons sont si longtemps à se former. Les dilacérations se faisant lentement, il n'y a pas de raison pour qu'il se fasse une irruption capable d'inonder le tissu cellulaire et de causer les accidents formidables d'une infiltration. Le resserrement des parties cicatrisées les fait résister à cette espèce d'épanchement; mais, dans les cas dont il s'agit, l'urine pénètre comme par imbibition; la petite quantité qui s'infiltre à la fois s'épaissit à mesure, sans pouvoir produire d'autres désordres que celui de la formation d'un corps étranger. (*Mém. de l'Acad. de chirur.*, édit. de Fosso., vol. IV, p. 398.) — A l'appui de cette théorie, Louis cite plusieurs malades qui, quelques années après avoir subi la taille, eurent une pierre dans l'épaisseur du périnée: — Sur un enfant de dix ans, taillé depuis deux ans, il enlève une pierre du volume d'une amande de grosse aveline, qui avait perforé la peau du périnée. Il opère un débridement et sent dans toute la circonférence de la plaie des corps durs recouverts d'une *membrane*. «... A la faveur du doigt, dit-il, la pointe du bistouri était dirigée sur l'*enveloppe membraneuse* de chaque pierre : lorsque leur surface la plus antérieure était découverte, l'extraction en était facile au moyen d'une petite curette. Je tirai ainsi successivement six pierres de l'intérieur de cette plaie... Leur réunion formerait un corps du volume d'un noyau de pêche. Elles ont des *surfaces convexes et concaves assez égales qui se répondent les unes aux autres...* » — Il rapporte encore une observation de M. Gaigneau, qui avait été appelé pour voir un homme qui venait de rendre naturellement une pierre du poids de dix onces et demie, enveloppée, dit-on, d'une *membrane large comme la main et fort mince...* L'examen de la pierre fait voir qu'elle a été originairement composée de plusieurs autres, formées séparément, et que ce n'est que par succession de temps qu'elles ont été comprises dans la même masse par les progrès de la *dilacération des feuillets membraneux qui les séparaient.* — C'est également un pilote à qui M. Pierceau enlève du scrotum une pierre du poids de deux onces, et dont la cause présumée était un coup de pied reçu six ans auparavant... Et Louis ajoute : « M. Pierceau jugea avec beaucoup de fondement que le canal de l'urèthre avait souffert une contusion qui donna lieu à une ouverture par laquelle l'urine s'était fait jour dans le tissu cellulaire, et qu'elle y avait formé cette pierre par addition successive de couches tartreuses les unes sur les autres... »

Il serait inutile, je pense, de réfuter cette étrange théorie d'après laquelle l'urine pénétrerait dans les tissus *comme par imbibition, et s'épaissirait dans les cellules graisseuses, de manière à former des calculs.* Je ne m'attacherai qu'au fait signalé pour la première fois par Louis, c'est qu'on peut rencontrer, dans des cavités communiquant avec l'urèthre, des calculs qui n'y étaient pas arrivés de la vessie.

Ces faits sont assez rares. Dans les cas où l'on a trouvé un calcul dans l'épaisseur des tissus, au niveau même de la cicatrice, chez des individus qui avaient subi la taille périnéale, il est bien probable que son noyau avait été une petite pierre venue de la vessie ou quelques débris laissés dans la plaie. Cependant on ne peut contester que, dans tous les points où l'urine séjourne, elle a une grande tendance à former des dépôts; que cette tendance est encore d'autant plus marquée que la muqueuse du canal est plus enflammée. Il n'est pas de chirurgien qui n'ait eu occasion de voir, après l'opération de la taille, la plaie se couvrir de matières calcaires, ou la muqueuse placée derrière un rétrécissement très-étroit incrustée de petits graviers. Or ces graviers peuvent devenir le point de départ d'une ou de plusieurs pierres, et quand celles-ci se trouveront dans une de ces poches qui succèdent quelquefois à l'uréthrotomie (voy. p. 295), dans le foyer d'un ancien abcès urineux ou dans un simple sinus, n'est-il pas naturel d'admettre qu'elles s'y sont formées sur place? La présomption est encore plus grande si les malades qui portent ces pierres ne sont pas graveleux et n'ont jamais été taillés.

Je noterai encore la composition chimique de ces calculs, qui, dans quelques cas, peut servir à les distinguer de ceux qui proviennent de la vessie. Jamais je n'ai rencontré de dépôt formé dans le canal qui ne fût exclusivement composé de phosphate de chaux. Les concrétions vésicales, au contraire, sont constituées par des éléments très-divers et le plus souvent par de l'acide urique. Il résulterait, de là, que toutes les fois que le calcul trouvé dans l'urèthre présenterait un noyau d'acide urique, oxalique ou autre, de phosphate ammoniaco-magnésien, d'oxalate de chaux, etc., etc., avec une enveloppe de phosphate calcaire, on pourrait affirmer qu'il s'agit d'un calcul sorti de la vessie et accru dans le canal; que si le calcul était entièrement de phosphate de chaux, on devrait présumer qu'il s'est formé dans l'urèthre. Je dis présumer, parce qu'un calcul venu de la vessie peut aussi être de phosphate de chaux, et qu'alors il n'y aura pas de différence entre le noyau et son enveloppe.

Sur ce point, M. Velpeau me semble avoir commis une erreur reproduite par plusieurs chirurgiens, et que, pour cela même, il est important de signaler. « ... La composition de ces calculs, dit-il, ne doit pas différer notablement de celle des calculs développés dans la vessie, puisque c'est là qu'ils ont pris leur noyau, qu'ils ont d'abord été formés; on admet cependant, d'une manière générale, que les calculs de la prostate sont formés presque entièrement de phosphate de chaux, qu'ils ne contiennent point ou très-peu d'acide urique. Il y a lieu de croire qu'on a confondu ici des cas de nature différente : il ne paraît pas possible qu'un fragment de calcul venu de la vessie dans la prostate, après l'opération de la taille, y change de nature; si, retenu dans cette nouvelle position, il croît par addition de couches successives; on ne voit pas non plus s'il reste en contact avec les urines par une ouverture de l'urèthre, que sa composition puisse être différente de ce qu'elle serait s'il grossissait dans la vessie même. Pour cette catégorie, c'est-à-dire pour les calculs venus de la vessie dans la prostate, ou pour ceux qui croissent dans la prostate par suite de la stagnation des urines, il faut songer à autre chose qu'au phosphate de chaux. » (*Dict. de méd.*, vol. XXVI, p. 163.)

D'abord, personne, que je sache, n'a jamais dit qu'un calcul d'acide urique ou autre puisse être transformé dans sa nature par son séjour dans l'urèthre. Puis, quand M. Velpeau prétend qu'un calcul, arrêté dans le canal, doit s'accroître comme s'il était dans la vessie, en s'ajoutant des éléments semblables à ceux qui le constituent, puisqu'il s'y trouve baigné par les mêmes urines, il n'apporte aucun cas à l'appui de son opinion, et les cas connus lui sont contraires. Nous savons trop peu de chose sur les causes qui président à la composition des calculs pour nous écarter des faits. Or, il est incontestable que les couches qui enveloppent les fragments de calcul venus de la vessie sont toujours constituées par du phosphate de chaux; il ne semble pas moins démontré par l'expérience, par celle-ci seulement il est vrai, que la production de ces dépôts calcaires est liée à un état inflammatoire de la muqueuse.

M'appuyant sur ces faits, je crois pouvoir dire que, dans les cas où les antécédents du malade et l'état de l'urèthre font présumer qu'un calcul trouvé dans l'urèthre ne vient pas de la vessie, on n'a plus guère à conserver de doutes s'il est entièrement composé de phosphate de chaux.

La structure du calcul fournira aussi quelques éléments de jugement. Les couches qui enveloppent un noyau arrivé de la vessie dans le canal sont ordinairement concentriques ou elliptiques, parfaitement distinctes, plus nombreuses et plus épaisses en arrière qu'en avant. Si le calcul s'est développé sur place dans le canal, ces couches sont à peine appréciables; quelquefois même on n'en distingue pas, et toute la masse est formée par l'agglomération uniforme de ses éléments. Ce fait n'est pas constant, mais, quand il existe, il constitue une preuve de plus.

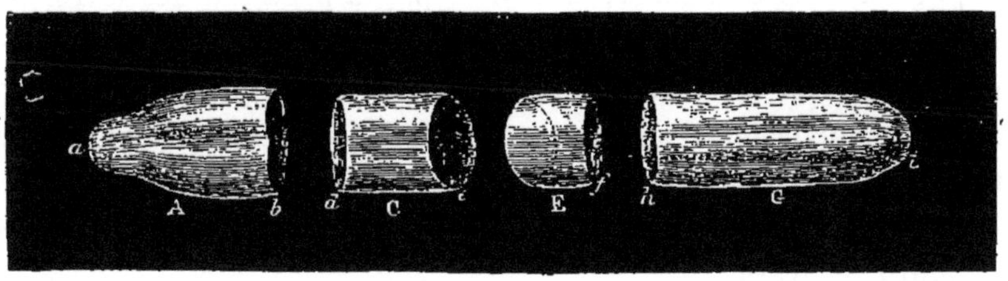

FIG. 78. — Calcul uréthral de phosphate de chaux, vu de grandeur naturelle. — Il est composé de quatre pièces (recueilli par M. Carville, interne de M. Gosselin).

A. Fragment antérieur.
 a. Extrémité antérieure effilée. Gouttière existant également sur le côté opposé.
 b. Surface presque plane.
C. Deuxième fragment : il présente une gouttière moins prononcée.
 d. Surface plane légèrement oblique.
 e. Surface également plane.
E. Troisième fragment : la gouttière est aussi moins marquée.
 f. Surface presque plane.
G. Quatrième fragment : il présente la gouttière divisée dans sa longueur.
 h. Surface plane.
 i. Extrémité postérieure arrondie.

Les fragments antérieur et postérieur, divisés dans le sens de leur longueur, présentent une surface uniforme, sans noyau, avec couches elliptiques très-peu distinctes.

Ces calculs gênent le cours des urines moins fréquemment que les autres; ils ont aussi une plus grande tendance à se faire jour du côté de la peau. Leur siége donne une raison suffisante de ces deux phénomènes. Le calcul, se développant dans une poche où une dilatation du canal, doit faire une moindre saillie dans sa cavité; de plus, il est séparé de la peau par une couche de tissus moins épaisse.

Traitement. — Lorsqu'un calcul est fixé dans l'urèthre, il faut le faire sortir par le méat urinaire, le pousser dans la vessie ou l'extraire en pratiquant une incision sur un point de la longueur du canal. Ces opérations ne doivent pas être employées indifféremment; chacune d'elles est, pour ainsi dire, commandée par le volume et le siége du calcul, les accidents qu'il détermine, l'irritabilité des parties et beaucoup d'autres circonstances imprévues dont le chirurgien doit tenir compte.

a. *Extraction par le méat urinaire.* — Quand le calcul occupe la fosse naviculaire, son extraction est toujours facile. Fabrice de Hilden, Franco, Tulpius, ont donné comme un moyen anciennement employé et très-utile, la *succion.* Elle consiste à prendre dans sa bouche le gland du malade et à faire le vide dans l'urèthre. Dans les cas de succès, je pense qu'on a chassé le calcul au dehors par la pression des lèvres bien plutôt que par une aspiration qui devait tendre nécessairement à rapprocher les bords du méat. Non-seulement cette pratique est répugnante, mais encore elle est souvent inutile. Il est beaucoup plus simple de saisir le calcul avec des pinces un peu fortes. S'il résiste, il est facile de le briser ou d'agrandir le méat en pratiquant une petite incision sur un des côtés du frein.

Le siége du calcul dans la partie profonde de l'urèthre exige des manœuvres plus délicates.— Si l'on n'a affaire qu'à un gravier un peu gros que sa position seule empêche de sortir, on essaye de le déplacer avec un stylet de trousse ordinaire; puis, après avoir serré le méat urinaire avec les doigts, on dit au malade d'uriner. Dès que le canal est fortement dilaté, on débouche le méat, et le petit calcul est quelquefois entraîné par le flot des urines. On peut encore passer dans l'urèthre une sonde élastique aussi grosse que possible, et on la laisse à demeure pendant quelques heures. Quand le malade a besoin d'uriner, on la retire, et, comme le canal a été dilaté, il n'est pas rare que le gravier sorte de lui-même.

Si le calcul est un peu plus gros et solidement fixé, il est nécessaire de se servir d'instruments particuliers. — Le plus simple est une longue curette dont la cuiller est un peu plus profonde que celle d'un cure-oreille. Tandis que la main gauche fixe le calcul, on fait glisser la curette derrière lui avec l'autre main, et on l'attire doucement au dehors. Leroy (d'Étiolles) père a imaginé, pour cet usage, un instrument un peu plus compliqué, mais bien préférable, auquel il a donné le nom de *curette articulée.* Elle se compose d'une canule métallique aplatie sur une de ses faces et convexe sur l'autre, portant à son extrémité antérieure une petite cuvette qui lui fait suite. Celle-ci est articulée, et l'on peut, à volonté, la couder à angle droit au moyen d'un fil de laiton caché dans l'épaisseur de la canule et d'un treuil qui tire sur ce fil. La cuvette est dans l'axe de l'instrument quand celui-ci est introduit dans le canal, mais dès qu'elle a dépassé l'obstacle, on la redresse. Le calcul se trouve accroché, et on l'attire à soi doucement. Ces instruments sont assez bons. Cependant, comme ils appuient sur un seul côté de la pierre, ils tendent à la faire basculer. Ce mouvement devient plus prononcé à mesure qu'on retire l'instrument, et l'on risque beaucoup de violenter le canal.

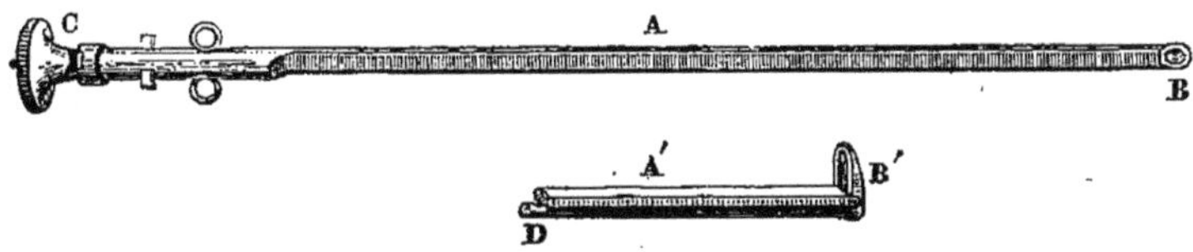

FIG. 79. — Curette articulée de Leroy (d'Étiolles) père.

A. Canule plate.
B. Petite cuvette mobile.
C. Treuil destiné à relever ou à abaisser la petite cuvette.

Section antérieure de l'instrument.

A'. Canule.
B'. Petite cuvette relevée.
D. Tige de métal fixée à la cuvette et au treuil.

Girolamo Marini se servait d'une tige solide terminée, d'un côté, par un anneau régulier et, de l'autre, par un fil métallique formant une anse allongée. Après avoir trempé l'instrument dans l'huile, il l'introduit dans l'urèthre, et dirige l'anse de manière à saisir la pierre. Quand il croit y avoir réussi, il la soutient, par le dehors, avec les doigts de la main gauche appliqués sur le canal, tandis qu'avec la main droite il la tire à lui lentement. (Heister, tab. XXIX, fig. 7.) — Ce moyen est très-infidèle. Il n'est pas toujours facile de saisir la pierre assez solidement pour qu'elle ne sorte pas de l'anse. Quand on sent qu'elle va s'en échapper, je conseille d'imprimer à l'instrument un léger mouvement de torsion qui applique plus exactement le fil métallique sur elle.

Deschamps assure s'être servi plusieurs fois avec succès d'un stylet d'argent plié en deux. (*Loc. cit.*, vol. IV, p. 222.)

M. Cloquet a modifié très-heureusement l'anse de Marini en la transformant en une sorte de serre-nœud. Il choisit un long fil d'argent assez fort, et, après l'avoir plié dans son milieu, il en passe les chefs dans une canule percée à ses deux bouts. En tirant plus ou moins sur ces chefs, au moyen d'un petit treuil, on donne à l'anse l'ouverture qu'on juge convenable, et c'est déjà un avantage de l'accommoder au volume du corps étranger. Cette liberté de diminuer et d'agrandir l'anse permet encore, quand on a saisi le calcul, de le serrer contre l'extrémité de la canule, et d'empêcher qu'il ne s'échappe; au besoin même on pourrait essayer de le briser en opérant sur le fil une traction un peu forte. Dans le cas où celui-ci viendrait à se rompre, il n'en résulterait aucun accident, car ses deux bouts rompus seraient entraînés par le treuil dans la cavité de la canule.

Le meilleur instrument pour extraire les pierres de l'urèthre est, dans mon opinion, celui qui est connu sous le nom de *pince de Hunter* (1).

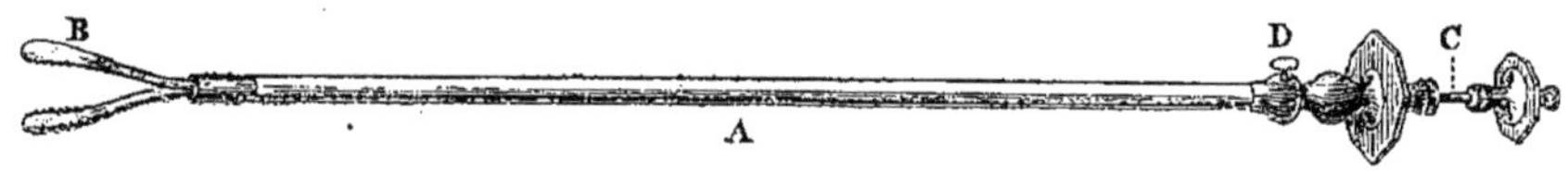

FIG. 80. — Pince de Hunter.

A. Corps de la canule.
B. Branches convexes en dehors, concaves en dedans, représentées écartées.
C. Mandrin soutenant les branches.
D. Vis servant à fixer la canule sur le mandrin.

(1) Cette pince n'est que la reproduction simplifiée de celle dont Franco se servait pour extraire les pierres de la vessie et qu'il appelait *vésical à quatre*, encore ne se l'attribue-t-il pas. « ... le premier inventeur, dit-il, est un mien cousin de nostre art, au quel j'ai adjousté quelque chose d'avantage pour l'approprier à son usage : vrai est que le premier inventeur doit avoir plus de *loz* que moi, pour ce que comme on dit communément, il est plus aisé d'adjouster à la chose inventée que de inventer..... » (Franco, 1561, *Traité très-ample des hernies*, p. 147).

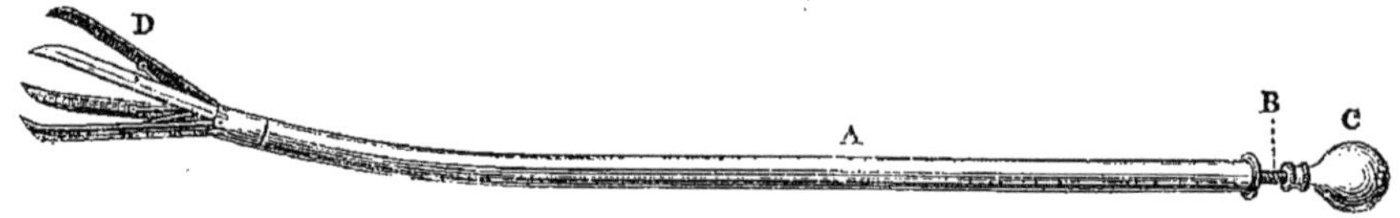

FIG. 81. — Vésical à quatre.

A. Corps de la canule.
B. Mandrin soutenant les branches.
C. Manche du mandrin.
D. Branches au nombre de quatre, convexes en dehors et concaves en dedans.

Hales croyait être l'inventeur de cette pince, et beaucoup de chirurgiens admirent cette prétention. Cependant elle a été représentée longtemps avant lui par André Lacroix et plus tard par Scultet (*Arsenal de chirur.*, 1675, tab. XV, fig. 12 p. 36).

Ces chirurgiens, il est vrai, ne parlent de cette pince que pour extraire les pierres de la vessie. Mais Hales n'est pas même le premier qui l'ait employée pour retirer des corps étran-

Il se compose : 1° d'une canule d'acier ronde et ouverte par les deux bouts; 2° d'une tige de même métal portant une rondelle à son talon et terminée, en avant, par deux branches longues de 3 centimètres. Celles-ci sont convexes au dehors, pour ne pas blesser les parois de l'urèthre, concaves en dedans et creusées à leur extrémité en forme de curette. Elles sont disposées de manière à faire ressort et à s'écarter l'une de l'autre, quand elles sont libres; mais lorsque le mandrin est renfermé dans sa gaîne, il suffit de le tirer en arrière pour les rapprocher l'une de l'autre. Elles rentrent dans la canule, dont elles ferment l'ouverture antérieure, à la façon d'un embout. — C'est dans cet état qu'on introduit la pince dans l'urèthre. Quand on est arrivé sur l'obstacle, on tire la canule en arrière pour dégager les branches de l'instrument et leur permettre de s'ouvrir; puis, en pressant sur la rondelle du talon, on les pousse en avant, afin de les faire passer entre les parois du canal et le calcul. Celui-ci, une fois saisi, on le serre en rapprochant les branches de la pince par un mouvement de la canule en avant, et on le tire doucement au dehors. — Si le calcul est un peu plus gros qu'on ne l'avait pensé, il peut se trouver arrêté dans la fosse naviculaire. Au lieu d'employer la force et de déchirer le canal, il vaut mieux glisser un bistouri boutonné entre les branches de l'instrument, et débrider le méat urinaire.

Quand le corps étranger est depuis peu de temps dans l'urèthre, il n'en remplit pas la cavité si exactement qu'on ne puisse, avec un peu de soin, passer les branches de la pince entre lui et les parois du canal. S'il est arrondi, il est assez facile à extraire; mais s'il s'agit d'un fragment de calcul de forme irrégulière, enclavé dans les tissus, son extraction peut être très-laborieuse. A la moindre résistance, il faut cesser de tirer sur lui : on essayera de le changer de place en le repoussant un peu en arrière, ou bien on l'abandonnera un instant pour le saisir dans

gers de l'urèthre. Fabrice de Hilden s'en était servi longtemps avant lui pour le même usage (*De lithotomia vesicæ*, p. 755).

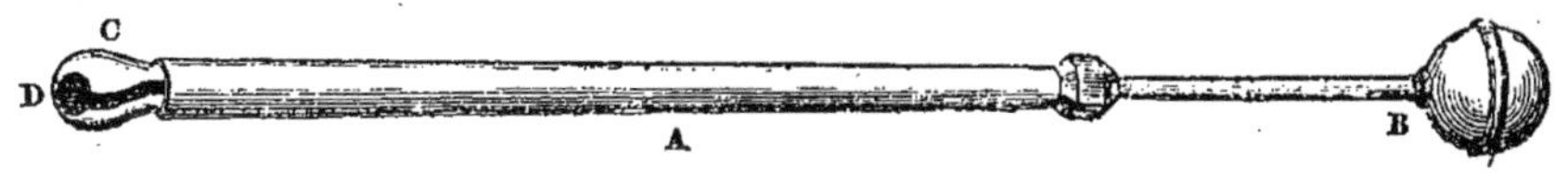

FIG. 82.

A. Corps de la canule.
B. Mandrin soutenant les branches.
C. Branche convexe en dehors, concave en dedans.
D. Autre branche.

un autre sens. Quelquefois on doit suspendre l'opération pour employer les antiphlogistiques généraux et locaux, et ne la reprendre qu'après qu'on croit avoir combattu suffisamment l'inflammation et le spasme de l'urèthre. Mais, dans aucun cas, on n'aura recours à la violence, sous peine de produire les plus graves désordres.

Un autre genre de difficulté se présente, quand il s'agit d'un calcul de forme régulière que son volume seul empêche de sortir. On parvient encore à le saisir, mais son extrémité, presque toujours conique, s'échappe de la pince, à la moindre traction. Si, pour mieux le retenir, on serre fortement les branches de l'instrument, on s'expose à le briser. Cet accident m'est arrivé chez un homme qui avait depuis dix-sept jours un calcul arrêté un peu en avant du scrotum. Une branche se rompit à sa base; j'avais une autre pince dont je me servis à l'instant pour la retirer. Après l'avoir saisie, je la tirai avec doucenr, et je ne fus pas médiocrement surpris, en voyant que j'amenais en même temps la branche et le calcul.

Pour extraire une pierre située dans les portions reculées de l'urèthre, on ne peut plus se servir d'un instrument droit. J'ai remplacé, plus d'une fois, la pince de Hunter par une pince longue, présentant, à sa partie antérieure, une courbure semblable à celle de nos sondes. Les branches sont convexes en dehors et plates en dedans, pour former, quand elles se touchent, une tige cylindrique; elles font ressort, et s'ouvrent d'elles-mêmes. Au moment où l'on introduit la pince dans l'urèthre, on la serre latéralement entre les doigts, et, dès qu'elle est arrivée sur le calcul, on en relâche les branches en même temps qu'on les pousse un peu en avant. Comme ces branches longues et minces plient très-facilement, il est presque impossible de bien saisir le calcul, mais on réussit souvent à le déplacer, et même à le tirer assez en avant pour permettre l'emploi d'instruments droits qui sont beaucoup plus sûrs.

Les manœuvres les plus habiles ne suffisent pas toujours pour extraire une pierre, fût-elle d'un médiocre volume, si elle est fortement enclavée dans l'urèthre. Dans ces cas, on a imaginé de la broyer sur place et de l'enlever par morceaux.

Cette opération est de date très-ancienne. Albucasis l'a décrite avec quelques détails. Il veut d'abord qu'on fixe le calcul, et qu'on l'empêche de rentrer dans la vessie, en plaçant derrière lui un lien sur la verge; puis, qu'au moyen d'un perforateur à pointe triangulaire introduit doucement dans l'urèthre, on le traverse de part en part. De cette façon on aura déjà ouvert une voie facile aux urines. Ensuite on serrera le calcul avec les doigts à travers les parois du canal, et ses restes seront entraînés au moment de la miction (1).

Franco expose le manuel de cette opération avec beaucoup plus de précision. Comme Albucasis, il fixe le calcul avec un lien placé sur la verge, mais il se sert d'une canule pour introduire une tarière de son invention dans le canal, sans risquer de le blesser. — Après avoir perforé le calcul, il dit également qu'on doit le serrer entre les doigts, mais il ajoute que c'est pour achever de le rompre. — Enfin, il recommande, après l'avoir percé, de le déplacer et de le percer sur un autre point, afin de le briser plus facilement et en plus petites pièces (2).

Ici Franco décrit une manœuvre que, sans doute, il n'a jamais appliquée; car si la pierre était assez mobile pour que, après l'avoir perforée, on pût la déplacer, afin de la perforer sur un autre point, il serait beaucoup plus simple de l'extraire.

Ambroise Paré s'est borné à reproduire la tarière de Franco, et, comme cela lui est arrivé trop souvent, il passe sous silence le nom de l'inventeur. Quant à l'opération elle-même, il en dit à peine quelques mots.

On a beaucoup critiqué le broiement tel que le pratiquaient les anciens, et Descamps s'étonne qu'un lithotomiste aussi habile que Franco le préfère à l'ouverture de l'urèthre par l'instrument tranchant. En effet, les dangers en sont manifestes. Cependant, lorsqu'il s'agit d'une pierre d'un certain volume située dans la partie antérieure de l'urèthre, on peut, sans trop risquer de blesser le canal, la briser avec le perforateur d'Albucasis, à la condition qu'il soit renfermé dans une gaîne conduc-

(1) « Sumas filum et cum illo, ligato virgam subter calculum ne forte in vesicam calculus revertat. Deinde intromittas ferrum (perforatorium triangulare) cum lenitate in penis foramen donec ferrum perforans ad ipsum calculum pervenerit ; et terebram cum manu tuâ revolve in ipsum calculum paulatim, et tu conator perforationem ejus donec illum calculum penetraveris, per alterum latus. Equidem urina illico liberata erit. Deinde cum manu tuâ constringe reliquias calculi, ab exteriori parte virgæ, illæ enim perforatæ sunt et cum urinâ educentur.....» (Albucasis, liber II, sectio 60, pa. 289. Oxonii, 1778).

(2) « Or advenant que par cela ne voulut passer plus avant, soit pour être trop grosse ou roigneuse, alors il faut lier la verge au-dessus de la pierre, afin qu'elle ne puisse rentrer dedans : si qu'étant là arrêtée on essayera de la rompre avec tarière, telle qui est ici dessus figurée, qui est propre à cela, mettant la canule d'icelle jusques à la pierre, et puis la tarière par dedans, qui pourra tirer ou rompre la pierre, si elle ne veut autrement sortir. Car quand elle sera pertuisée avec la dite tarière, facilement se rompra, avec l'aide qu'on donnera en pressant un peu la verge sur la pierre, et non pas trop, et faut avec ce essayer la tourner quand sera percée d'un côté pour la percer de rechef en un autre afin de mieux la rompre, et en plus petites pièces.....» (Franco, 1561, *Traité très-ample des hernies*, p. 116.)

trice, ou avec la tarière de Franco, passée dans une canule. De plus, pour apprécier au juste cette opération, il faut se reporter au temps où vivaient ces grands chirurgiens. Ils ne possédaient que des moyens très-imparfaits pour prévenir ou guérir les fistules uréthrales, et l'on comprend sans peine que, dominés par la crainte de cet accident, ils ne devaient se résoudre à inciser l'urèthre que dans les cas d'absolue nécessité.

Longtemps après Franco, un chirurgien distingué, Fischer, frappé des inconvénients qu'il y avait à introduire une tarière dans l'urèthre, imagina d'attaquer directement le calcul en passant à travers les parois mêmes de cet organe. Voici l'observation que son fils a publié sur ce sujet. « Un homme de qualité de la haute Hongrie, après avoir exercé pendant quelques années les fonctions laborieuses et agitées d'avocat, les quitta pour celles de notaire, qui sont plus sédentaires. Jouissant, alors, d'une fortune plus considérable, il se livra aux plaisirs de la table qu'il avait toujours aimée. Un jour, après avoir beaucoup bu, il fut tout à coup attaqué d'une suppression d'urine; et, portant la main au périnée, il en sentit la cause : c'était une pierre entrée dans l'urèthre. Cet homme, effrayé et plein d'inquiétude, alla trouver M. Fischer, qui rétablit bientôt le cours des urines au moyen de la sonde. Il travailla ensuite à l'expulsion de la pierre; et, pour cela, il injecta dans l'urèthre de l'huile d'amandes douces; il ordonna des bains, des fomentations émollientes, et tout ce qui pouvait relâcher l'urèthre et dilater son diamètre. Mais comme tout était sans succès, que la pierre ne pouvait sortir de l'urèthre, il songea à l'opération. La méthode de Garengeot ni celle vantée par Tolet ne lui plaisaient pas; il préférait celle dont parle Ambroise Paré, à laquelle il était décidé de faire quelque changement. C'est pourquoi il ouvrit l'urèthre avec un trois-quarts renfermé dans une petite canule, en retira aussitôt le trois-quarts, et laissa la canule dans laquelle il introduisit un petit vilebrequin qui était de la grosseur d'une plume d'oie. Après avoir fixé la pierre autant qu'il pouvait, il introduisit la pointe de cet instrument dans la pierre, il tourna ensuite, et parvint, par cette méthode, à creuser et à percer la pierre; cela étant fait, il saisit avec un crochet la pierre qui céda et se rompit en quatre morceaux qui sortirent par l'urèthre. Le malade guérit très-vite et parfaitement. »

M. Fischer, après avoir décrit cette opération, ajoute que la méthode dont s'est servi son père est la meilleure en ce que : 1° elle n'est pas douloureuse; 2° qu'elle occasionne moins de délabrement; 3° qu'on ne craint pas d'endommager de vaisseau considérable; 4° qu'enfin la plaie guérit très-vite et ne laisse jamais de fistule après elle. (*Collect. de thèses méd.-chirurg.* Haller, t. II, p. 237.)

J'ai cru devoir citer cette observation avec détails, non-seulement parce qu'elle est des plus curieuses, mais encore parce qu'elle a été généralement mal comprise. Ainsi Deschamps se demande comment Fischer a pu pénétrer si aisément dans le canal de l'urèthre avec un trois-quarts, ou s'il l'a pointé sur la pierre même et comment la canule a pu pénétrer jusqu'à la pierre? (*Loc. cit.*, vol. IV, p. 214.)—Leroy (d'Étiolles) père dit que Fischer eut le premier la pensée de diviser par *éclatement* les petites pierres engagées dans l'urèthre. (*De la lithotripsie*, 1836, p. 302.)

Évidemment Fischer enfonça le trocart à travers les téguments, et il put en conduire la canule jusque sur le calcul, dans lequel il entra avec la pointe du mandrin. D'un autre côté, c'est après avoir saisi le calcul avec un crochet introduit dans l'urèthre et en cherchant à l'extraire qu'il le brisa; il n'avait pas agi dans la pensée de le faire éclater, autrement il ne se serait pas servi d'un crochet, mais d'une sorte de tarière.

Dans cette observation, bien que la pierre eût interrompu le cours des urines, elle ne devait pas remplir très-exactement le canal, puisqu'il fut possible de *sonder le malade*, et l'on se demande si Fischer, avec un peu plus de patience, ne serait pas parvenu à l'extraire sans intéresser l'urèthre. Quant à l'opération elle-même, outre ses difficultés d'exécution, elle a le grave inconvénient d'ouvrir le canal et de ne donner qu'un résultat incomplet. Le calcul peut être perforé sans être brisé et l'on n'a rien obtenu. S'il est brisé, il reste encore à extraire ses fragments par le méat urinaire. Cependant on a couru le risque de produire une fistule urinaire uréthrale.

Les chirurgiens du dernier siècle n'avaient guère accordé qu'un intérêt historique au broiement des calculs dans l'urèthre. Desault n'en parle pas, et Boyer en dit à peine quelques mots. Cependant l'invention de la lithotritie devait nécessairement rappeler l'attention sur cette question. M. Dubowisky s'en occupa un des premiers, et fit construire un instrument très-ingénieux dont voici les principales dispositions. Il se compose de la curette articulée de Leroy sur laquelle une coulisse permet de faire glisser une canule, et d'un mandrin d'acier terminé par une fraise. On commence par introduire la curette dans le canal, et l'on en fait saillir la cuvette de manière à saisir le calcul en arrière. On pousse ensuite la canule en avant, aussi loin que possible, et on la fixe dans cette position au moyen d'une vis placée latéralement sur son talon. Le calcul se trouve fortement pris entre l'extrémité de la canule et le bec de la curette. Il ne reste plus qu'à le broyer en imprimant un mouvement de rotation au mandrin contenu dans la canule.— Cet instrument est très-ingénieux. On ne s'en sert pas en France, sans doute parce qu'il est trop compliqué. Il serait facile de le simplifier, et, réduit à ses principales pièces, il pourrait être très-utile.

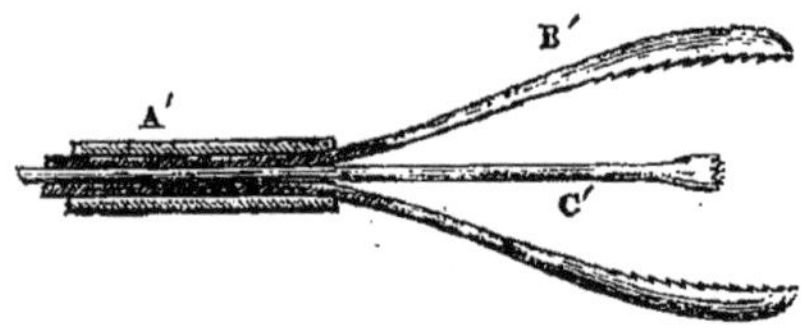

Fig. 83. — Section longitudinale de l'extrémité antérieure d'une pince de Hunter armée d'une fraise.

A'. Canule.
B'. Branches légèrement dentelées sur leurs bords.
C'. Mandrin armé d'une fraise ; il est mobile dans le mandrin creux qui supporte les branches, et on le fait tourner à l'aide d'un appareil placé sur le talon de l'instrument.

Leroy (d'Étiolles) père adresse plusieurs reproches au lithotriteur de M. Dubowiski : il trouve que la canule, dentée à son extrémité pour bien fixer le calcul, peut déchirer la membrane muqueuse qui doit former un bourrelet en avant d'elle ; que s'il s'agit d'un fragment de calcul irrégulier, celui-ci s'échappera sur les côtés de la canule, et que la fraise perforera les parois de l'urèthre.

Ces reproches ne sont pas mérités. On empêchera facilement la muqueuse de former un repli en avant de la canule, en la déplissant par une traction suffisante opérée sur la verge. Quant à la perforation du canal, elle me semble bien peu à craindre. Il est évident qu'un opérateur prudent ne fera avancer la fraise qu'après s'être assuré que le fragment de calcul est bien saisi.

Cependant Leroy (d'Étiolles) a adopté le lithotriteur de M. Dubowisky. Mais en le combinant avec la pince de Hunter, il en a fait un instrument plus compliqué et moins pratique. (*De la lithotripsie*, p. 304.)

M. Mathieu a fabriqué, d'après les indications données par M. le professeur Nélaton, un instrument plus simple. C'est un brise-pierre ordinaire du volume d'une petite sonde, avec un bec très-court. La cuiller de la branche femelle peut être abaissée ou relevée à volonté, comme le bec de la curette articulée de Leroy (d'Étiolles) ; elle est mince à son sommet, mais épaisse à sa base, afin d'avoir une articulation assez solide pour résister à la pression qu'elle doit supporter au moment où l'on opère le broiement. — La manœuvre de cet instrument exige une grande habileté de main. On l'introduit fermé dans l'urèthre, comme tous les brise-pierres. Aussitôt qu'il est arrivé sur l'obstacle, on le retire un peu à soi et l'on abaisse sa cuiller. La branche femelle représente alors une tige droite dont l'extrémité, taillée en biseau, est parfaitement disposée pour s'engager entre les parois du canal et la pierre. Celle-ci dépassée, on la saisit en redressant la cuiller et en poussant en avant la branche mâle de l'instrument. Il ne reste plus qu'à la briser, soit à l'aide d'une pression exercée avec la main, soit en frappant à petits coups sur le talon de la branche mâle avec un marteau. Ces chocs légers ne risquent point de rompre la cuiller quoiqu'ils soient d'une grande efficacité.

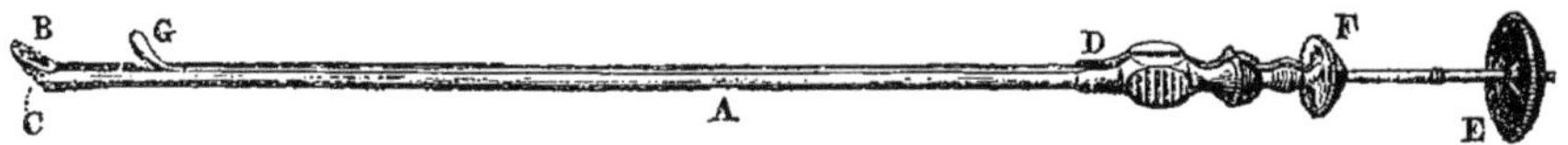

FIG. 84. — Lithotriteur uréthral.

A. Branche femelle.
B. Cuiller à demi redressée.
C. Articulation permettant de relever et d'abaisser la cuiller.
D. Branche mâle.
E. Rondelle permettant de pousser la branche mâle en avant.
F. Écrou destiné à relever ou à abaisser la cuiller.
G. Bec de la branche mâle.

Les fragments de pierre arrêtés dans l'urèthre à la suite d'une opération de lithotritie, et qu'on ne peut extraire, y sont retenus par l'irrégularité de leur forme plutôt que par leur volume. Quoique d'une dureté parfois assez grande, on parvient souvent à les briser avec une pince de Hunter armée de fortes branches; car il s'agit bien moins de les réduire en très-petits morceaux que de changer leur forme en faisant disparaître quelqu'une de leurs pointes. Cela est si vrai qu'il m'est arrivé fréquemment, ayant affaire à une pierre qui résistait, de l'écorner sans le vouloir en serrant un peu trop les branches de la pince, et, à une nouvelle tentative, de la retirer très-facilement. — Quand le fragment est solidement enclavé, il vaut mieux, pour le rompre dans sa masse, se servir du brise-pierre de M. Nélaton.

Ces instruments ne sont pas assez puissants s'il s'agit d'un calcul entier et assez gros pour remplir la cavité de l'urèthre, à moins qu'il ne soit très-friable, ce qui est rare. Alors il faudrait recourir au lithotriteur de M. Dubowisky, qui peut lui-même être insuffisant. Si le calcul est perforé de part en part, sans être brisé et conserve son volume, et il n'en sera pas plus facile à extraire. C'est ce qui est arrivé à Leroy (d'Étiolles) père. «... Un homme de soixante-huit ans, dit-il, placé à l'Hôtel-Dieu dans le service de M. Breschet, portait au périnée plusieurs fistules par lesquelles s'échappait la plus grande partie de l'urine. Une sonde métallique, introduite dans le canal, fit reconnaître un calcul volumineux développé à la hauteur du bulbe; il occupait le centre de l'urèthre : cependant on pouvait engager une sonde et la promener alentour, mais non la faire passer pour arriver dans la vessie. M. Breschet me proposa de tenter la lithotritie, ce que je fis avec la pince à trois branches sans crochet; les divisions de l'instrument furent engagées avec facilité entre la pierre et l'urèthre; elles pénétrèrent assez loin pour que le foret pût pratiquer un trou de 8 à 9 lignes de profondeur; mais, une fois cela fait, l'opération était terminée, car le calcul ne pouvait changer de position et le foret tombait toujours dans le même trou. Il m'eût été facile de faire éclater la pierre en substituant au foret simple dont j'avais fait usage un foret à développement; mais, qu'en serait-il résulté? Rien pour la possibilité d'extraire. L'évidement paraissait présenter seul quelques chances, l'immobilité de la pierre étant plutôt favorable que contraire à l'action excentrique du foret; mais la lenteur, la difficulté ainsi que la douleur du broiement, laissaient encore la préférence à la boutonnière. M. Breschet pratiqua une incision au périnée, un peu au-dessus de l'anus, et fit l'extraction d'une pierre grosse comme une noix, au centre de laquelle on voyait le trou que j'avais fait avec le foret. Le malade, après avoir porté quelque temps des sondes, finit par guérir de ses fistules. (*De la lithotripsie*, p. 308.)

Dans le cas qui précède, il était indiqué d'inciser d'emblée l'urèthre sur le périnée à cause du siége profond du calcul. Mais quand celui-ci occupe la partie libre de la verge, et quand on juge à propos de le broyer, sa perforation n'est que le premier temps de l'opération. Albucasis et Franco l'avaient parfaitement senti quand ils recommandaient d'achever de briser le calcul en le pressant entre les doigts à travers les parois du canal. Leroy (d'Étiolles) l'avait compris également, mais il recula devant les difficultés et les dangers du broiement, parce que, en effet, il l'avait appliqué dans un cas où il ne convenait point.

Je n'ai pratiqué cette opération qu'une seule fois : ce fut sur un homme de soixante et onze ans qui, depuis deux mois, portait un calcul dans l'urèthre au niveau du scrotum. Il en avait lui-même constaté la présence, mais ayant déjà rendu des pierres assez grosses, il espérait que celle-ci, bien qu'elle fût du volume d'une très-grosse noisette, sortirait comme les autres. Cependant, les urines qui s'écoulaient difficilement s'arrêtèrent tout à coup, et l'on ne pouvait plus temporiser. Le malade était très-pusillanime et ne voulait pas entendre parler d'une opération sanglante. Pour le temps qu'il avait à vivre, disait-il, il aimait mieux mourir que d'être taillé. Pourtant il consentait à ce qu'on retirât la pierre. Je ne pensais pas que cela fût possible sans la broyer. Me préparant à tout événement, je me servis d'une pince à trois branches qu'on pouvait armer d'un foret à volonté. Après quelques tentatives inutiles, je parvins à saisir le calcul et à le tirer à moi jusqu'à 3 centimètres du méat urinaire. Arrivé dans ce point il refusa complétement d'avancer. Je le perçai avec le foret et les urines s'échappèrent à l'instant même. Le malade se trouvant soulagé, ne voulait pas qu'on continuât l'opération. Cependant en lui montrant que la pierre était près de sortir, on lui persuada de se laisser faire. Avec la main gauche je fixai solidement le calcul; puis avec la main droite j'introduisis doucement dans l'urèthre et jusque dans l'ouverture pratiquée par le foret un tire-fond conique dont le pas de vis avait été préalablement enduit de cire jaune. Quelques tours de cet instrument suffirent pour faire éclater le calcul dans plusieurs points. Avec une pince à dissection je retirai les fragments les plus petits et les plus mobiles. Un seul plus gros que les autres ne pouvant passer par le méat, je fus obligé de le briser avec une forte pince à pansements.

Quel que soit celui des instruments dont on fasse choix pour pratiquer le broiement, il ne faut s'en servir qu'avec la plus grande prudence. On ne doit jamais perdre de vue que le véritable but de l'opération n'est pas seulement d'extraire le calcul, mais encore de l'extraire sans produire dans l'urèthre des désordres dont les conséquences immédiates pourraient être des accidents graves, et dont la suite inévitable serait un rétrécissement cicatriciel.

Lorsqu'un calcul siégeant dans la portion libre de l'urèthre a résisté à tous les moyens que j'ai indiqués, il ne reste plus qu'à lui ouvrir une nouvelle voie en incisant le canal; mais s'il occupe la région membraneuse ou prostatique, on peut encore essayer de le repousser dans la vessie.

Il semblerait, au premier abord, qu'on aura peu de peine à le faire repasser par une route qu'il a déjà parcourue et qui, en arrière, va s'élargissant. Mais il ne faut pas oublier que le calcul a souvent augmenté de volume, et qu'en déprimant ou en ulcérant les parois du canal, il s'est souvent creusé une poche dans laquelle il est en partie caché. Ces dispositions, plus ou moins prononcées, rendent quelquefois l'opération fort laborieuse. Voici comment on l'exécute : — Le malade étant couché sur le dos, on pousse dans l'urèthre une injection huileuse assez abondante pour le lubrifier dans toute sa longueur. Un aide, placé à sa gauche, passe un doigt dans le rectum et fait légèrement saillir le calcul en avant. Le chirurgien, debout à la droite du lit, introduit dans le canal un cathéter cylindrique à courbure allongée et du volume de 7 à 8 millimètres. Avec le bec de cet instrument il cherche à rencontrer le calcul, et s'il y réussit, il le pousse doucement ou le frappe à petits coups. Quand celui-ci est conique ou disposé de façon à présenter un plan incliné, le cathéter, malgré sa courbure peu prononcée, glisse sur lui sans le déplacer. Alors on peut remplacer le cathéter courbe par un droit dont le bout, déprimant plus fortement la paroi inférieure du canal, aura plus de chance de rencontrer l'extrémité antérieure du calcul. D'autres fois l'instrument vient heurter du premier coup contre le calcul, mais il le trouve si bien enclavé qu'il ne peut le faire reculer.

Ces manœuvres demandent à être exécutées avec une grande prudence, car si l'on venait à déchirer le canal, l'urine dont la sortie est déjà très-empêchée, ne manquerait pas de s'infiltrer dans les tissus et la vie du malade serait menacée. Dans ces cas graves, il ne faudrait pas même attendre que l'infiltration commençât pour inciser l'urèthre. Puisque cette opération serait devenue inévitable pour l'extraction du calcul, on aurait tout avantage à la pratiquer tout de suite.

M. Velpeau a émis une opinion contraire à la mienne sur les avantages qu'il y aurait à repousser un calcul dans la vessie; or, cette opinion est d'un trop grand poids pour ne pas être reproduite et examinée. «.... Je trouve, dit-il, que transformer un calcul prostatique en calcul vésical est une action sérieuse. Dans la prostate et par l'urèthre, l'emploi des instruments, du cathéter, de la sonde, des simples pinces ou des pinces à lithotritie ne forme point une opération dangereuse. Dans la vessie, les mêmes manœuvres n'ont plus la même innocuité. La cystite, l'uréthrite, la néphrite, qu'elles déterminent quelquefois forment des maladies trop dangereuses pour qu'on s'y expose de gaieté de cœur. D'ailleurs le calcul reporté dans la vessie n'en a pas moins laissé une large caverne qui restera ouverte dans l'urèthre, et qui, peut-être, au lieu de se refermer, finira par se faire jour au périnée. Cette voie, ajoute-t-il, est d'ailleurs de rigueur dans tous les cas où le kyste qui renferme les calculs paraît fortement aminci, soit du côté du rectum, soit du côté de la peau..... » (*Dict. de médec.*, vol. XXVI, p. 168.)

D'abord, lorsqu'il existe une *large caverne*, tout le monde est d'accord sur ce point qu'il faut inciser l'urèthre par le dehors, car le calcul est si bien enclavé qu'on ne saurait songer à le repousser dans la vessie ; dans les cas où son déplacement est possible, il n'existe pas de caverne profonde. Quant à l'innocuité des opérations pratiquées dans l'urèthre avec de simples pinces ou des pinces à lithotritie, est-elle admissible ? Sans parler des abcès urineux, de l'infiltration d'urine, des rétrécissements consécutifs, que de fois n'a-t-on pas vu une simple déchirure de l'urèthre causer la mort ! D'un autre côté, n'y a-t-il pas de l'exagération à dire que le broiement dans la vessie d'un calcul, assez peu volumineux pour qu'on ait pu le faire cheminer hors du canal, expose le malade aux graves accidents des lithotrities les plus laborieuses.

Anciennement, les chirurgiens se gardaient avec raison de repousser dans la vessie un calcul arrêté dans l'urèthre ; ils prenaient même les plus grandes précautions pour l'empêcher d'y rentrer pendant qu'ils en opéraient le broiement, parce qu'il ne leur serait resté d'autre moyen de l'extraire que de pratiquer la taille. Mais aujourd'hui nous possédons la lithotritie, et je n'hésite pas à dire qu'à moins de circonstances particulières, elle est moins dangereuse qu'une opération qui consisterait à ouvrir largement l'urèthre sur le périnée ou à broyer un calcul un peu gros dans la région prostatique.

Quand la pierre ne peut être extraite par le méat urinaire ou repoussée dans la vessie, il faut inciser l'urèthre à son niveau et le faire sortir par la plaie.

Cette opération était parfaitement connue des anciens. — Celse conseille de tirer autant que possible le prépuce et de le lier en avant du gland ; de pratiquer ensuite sur le côté du canal une incision longitudinale par laquelle on extraira le calcul. Alors, on laisse la peau reprendre sa première position, de manière à recouvrir la plaie et à laisser sortir l'urine par sa voie habituelle (1).

Paul d'Égine, à l'exemple de Celse, lie le prépuce en avant du gland et propose de faire une seconde ligature au-dessous du corps étranger. Il incise le canal au bas du calcul et, après avoir courbé la verge, il procède à son extraction. (*De re medica*, lib. VI, cap. LX, p. 575.)

Albucasis tire également la peau du côté du gland, applique deux

(1) « Eum, si fieri potest, oportet evellere, vel oriculo specillo, vel eo ferramento quo in sectione calculus protrahitur. Si id fieri non potuit, cutis extrema quam plurimum attrahenda, et, condita glande, lino vincienda est. Deinde à latere recta plaga coles incidendus et calculus eximendus est : tum cutis remittenda. Sic enim fit ut incisum colem integra pars cutis contegat et urina naturaliter profluat. » (Celsus, caput XXVIII.)

ligatures sur le pénis, l'une en avant, l'autre en arrière de la pierre, et incise le canal dans leur intervalle. (Lib. II, sect. LX, p. 289.)

Franco ne dit pas s'il faut tirer la peau en avant, et appliquer des ligatures sur la verge. Il conseille seulement de faire l'incision de l'urèthre sur le côté pour qu'elle soit plus facile à guérir et ne livre point passage à l'urine. Le premier il parle de coudre la plaie et de mettre un bandage sur le pénis sans trop le serrer, afin de ne pas entraver le cours de l'urine (1).

Ambroise Paré ajoute peu de chose à ce qu'avaient dit ses prédécesseurs, mais, avec un tact chirurgical remarquable, il emprunte ce qu'il y a de bon à chacun de leurs procédés : à l'exemple de Celse, il tire le prépuce en avant, fixe la pierre au moyen d'une ligature et incise l'urèthre sur le côté ; comme Paul d'Égine, il courbe la verge pour extraire la pierre plus facilement ; à l'imitation de Franco, il passe des bougies dans l'urèthre, mais, plus avancé que lui, ce n'est pas seulement dans le cas où *quelque chose croît ou s'amasse dans l'ulcère*, c'est aussi *pour tenir le canal uni et également dilaté* (2).

Dans cet exposé de manœuvres opératoires, il n'est question que des calculs arrêtés dans la partie antérieure de la verge. Quant à ceux qui occupaient la région membraneuse ou prostatique, on les retirait comme ceux de la vessie en pratiquant la taille d'après la méthode de Celse, c'est-à-dire en incisant le périnée sur le calcul que l'on faisait saillir à l'aide de deux doigts placés dans le rectum, ou en faisant la boutonnière.

(1) « Mais si par ces remèdes l'on ne peut venir à bout de l'intention prétendue, faudra nécessairement faire une ouverture à la verge sur la pierre tant qu'elle donne issue à icelle. En quoi faut que l'ouverture soit faite au côté de la dite verge et non dessus ni dessous d'icelle, d'autant plus que la plaie serait plus difficile à se consolider et nommément en dessous, à cause que la partie est nerveuse et sans muscles, avec ce que l'urine empêcherait la consolidation, d'autant qu'elle passerait toujours par là. Ayant fait cela, il fault couldre la playe, si mestier est, et puis y appliquer les appareils tels qu'ont été enjoints aux hernies, tenir ainsi bendée la verge non pas étroit afin que l'urine ait son cours par son conduit accoutumé et non par la plaie tant qu'il sera possible.

» S'il advenait que crût et s'amassât quelque chose dedans l'ulcère, de sorte que le conduit en fût empêché, faudrait passer souvent quelque chose par la verge comme le fil de plomb que avons dit. » (Franco, *Traité très-ample des hernies*, p. 116).

(2) « ..... Adonc faut faire incision (ce que j'ai plusieurs fois fait) à côté de la verge, et non au-dessus, ni au-dessous. Au-dessus à raison d'une grosse veine et artère qui pourrait être cause de flux de sang : au-dessous n'est convenable parce que la partie est exsangue et pour ce difficile à être consolidée et aussi que l'urine ne permettrait l'union être faite, parce qu'elle passerait par l'ulcère et tomberait entre les lèvres de la plaie. Et pour ces causes l'incision sera faite sur la pierre à côté qui est une partie plus charneuse. Mais tu

L'opération qui consiste à inciser l'urèthre pour extraire un calcul est très-différente suivant la place que celui-ci occupe et les conditions dans lesquelles il se présente.

Lorsque le calcul est placé derrière l'aponévrose moyenne, soit dans la région membraneuse, soit dans la région prostatique ou dans les deux à la fois, ce qui n'est pas toujours facile à déterminer, voici de quelle façon on doit opérer : le malade est couché en travers sur un lit et maintenu comme pour subir la taille périnéale. Le chirurgien, debout entre les cuisses du malade, cherche à introduire jusque dans la vessie un cathéter cannelé dont la rainure lui servira de guide pour ouvrir l'urèthre. Ce temps de l'opération est souvent très-difficile à exécuter, parce que le calcul remplit exactement la cavité du canal. Dans ce cas il vaudrait mieux se priver du secours du cathéter que de s'exposer à produire quelque déchirure. Alors, l'opérateur place le doigt indicateur de la main gauche tournée en supination dans le rectum, pousse la pierre de manière à la faire saillir du côté du périnée et la fixe dans cette position. Avec la main droite armée d'un bistouri droit, il pratique, à un centimètre au-devant de l'anus, une incision dirigée obliquement du raphé à l'ischion et d'une étendue proportionnée au volume présumé du calcul. Quand celui-ci est mis à découvert, on le saisit avec de petites tenettes ou une pince à pansement et on le tire à soi, en même temps qu'on le pousse au dehors avec le doigt placé dans le rectum.

Le lieu et la direction de l'incision ont une grande importance. J'ai peine à comprendre pourquoi Deschamps et Boyer voulaient qu'on la fît un peu au-dessous de la voûte des os pubis en la dirigeant obliquement vers l'ischion gauche. Il faut qu'elle se rapproche autant que possible de l'incision qui constitue le premier temps de la taille latéralisée, car dans l'incertitude où l'on est assez souvent sur le siége et l'étendue du calcul du côté du col de la vessie et sur l'existence d'autres calculs dans la cavité de cet organe, on peut être conduit, pour achever l'opé-

dois noter qu'avant que faire l'incision, il te faut lier la verge au-dessus et bien près de la pierre pour la tenir contrainte et subjette, et ployer la verge en cercle, pour mieux faire sortir la pierre, puis tirer assez fort vers toi le prépuce, afin qu'après l'incision, le cuir étant relâché, retourne et couvre la dite incision dont plus aisément et brièvement l'union et consolidation de la plaie puis après se fera. Lors tu tireras la pierre par tel instrument.

» Puis s'il est besoin faudra faire un point d'aiguille pour réunir la plaie et sur icelle on appliquera un tel glutinatif..... Aussi on mettra dedans la verge une chandelle de cire ou une verge de plomb ointe de térébenthine de Venise pour aider nature à glutiner la plaie, et tenir le canal uni et également dilaté en cet endroit de peur qu'il ne se fît quelque chair superflue dont par après se pourrait engendrer une carnosité. » (A. Paré, liv XVII, chap. XLIV et XLII, de plus, *Opér. de chir.*)

ration, à pratiquer une véritable taille. C'est la conduite que j'ai suivie chez le malade atteint d'un calcul développé dans la région prostatique et se prolongeant dans la vessie (voy. p. 494).

A plus forte raison devra-t-on pratiquer l'incision de cette manière quand le malade aura été taillé anciennement, comme cela s'observe si fréquemment. En agissant sur le lieu même de la cicatrice on aura cet avantage de ne diviser que des tissus indurés, peu vasculaires et peu épais, parce que, dans ce point, le calcul est presque toujours assez rapproché de la peau.

Lorsqu'un calcul volumineux occupe les régions prostatique et membraneuse qu'il a considérablement dilatées, et se prolonge en avant, il vaut mieux faire l'incision au-devant de l'anus sur le raphé. Presque toujours le bulbe se trouvera plus ou moins intéressé, mais ce sera sur sa ligne médiane, et cette circonstance n'aura pas grand inconvénient. De cette façon on obtiendra une large ouverture, et comme elle correspondra à la partie antérieure du calcul, on pourra le faire basculer en avant dans la plaie, et l'extraire des parties profondes à l'aide de fortes pinces.

Cette opération était en usage parmi les anciens chirurgiens. Ils croyaient devoir épargner le raphé, mais ils pratiquaient l'incision directement sur la pierre qui leur servait de point de repère. Plus tard elle devint comme la conséquence obligée de la découverte de la taille Marianienne dont elle n'est que le premier temps. Je l'ai pratiquée avec succès chez un malade de cinquante-deux ans ayant un calcul prostatique dont j'ai donné la gravure (voy. p. 497). La plaie de la peau avait 5 centimètres de long, et celle de l'urèthre environ 4 centimètres. La cicatrisation était complète le dix-septième jour.

M. Huguier a employé le même procédé dans des circonstances plus difficiles. Il s'agissait d'un homme de quarante et un ans chez lequel il avait constaté, par le cathétérisme et le toucher rectal, un calcul remplissant toute la partie de l'urèthre située derrière l'aponévrose moyenne. Après avoir placé le malade comme pour être taillé, il pratiqua une incision sur la ligne médiane, puis il introduisit, dans son angle antérieur, une sonde cannelée recourbée avec laquelle il fit basculer le calcul dont le bout vint s'engager entre les bords de la plaie. Le saisissant alors avec une pince à griffes, il l'attira complétement au dehors. Voici un résumé de la description qu'il donne de la pierre : Elle est ovoïde, longue de 5 centimètres, large de 4, épaisse de 2. L'extrémité postérieure engagée dans le col de la vessie est très-pointue ; mais elle se renfle brusquement pour se confondre avec le corps de la pierre.

L'extrémité antérieure est moins allongée et moins pointue; en avant elle est creusée d'une petite dépression qui lui donne quelque ressemblance avec un col utérin de vierge. — La face supérieure est assez régulièrement convexe et ne présente point d'aspérités. L'inférieure, à peu près plane, est très-irrégulière : sa moitié postérieure est parcourue par une petite crête qui se courbe un peu à droite; des deux côtés de cette crête il existe une petite rigole qui devait donner passage aux urines. — Sur les côtés s'élèvent deux petits mamelons. (*Gaz. des hôpit.*, 1859, p. 251.)

Dans les cas semblables à ce dernier, on ne saurait prendre trop de précautions pour ne pas briser le calcul en faisant son extraction, car sa rupture serait une complication grave qui pourrait rendre l'opération très-laborieuse.

M. Demarquay a proposé un autre procédé très-différent dont je crois donner la description textuelle : «..... Le chirurgien, dit-il, pratique au-devant de l'anus une incision courbe, intéressant toute la demi-circonférence antérieure de cet organe et passant à 2 centimètres et demi environ de l'orifice anal. Il coupe la peau, le tissu cellulaire et les fibres antérieures du sphincter anal, qui vont se jeter sur le bulbe; ceci étant fait, le chirurgien reconnaît le bulbe, le cathéter, si ce dernier a été introduit dans la vessie, ou le corps étranger s'il en existe, puis il détache de l'urèthre avec grande facilité la face antérieure du rectum, la repousse en arrière et découvre aisément la portion membraneuse et la face inférieure de la prostate. Ce premier temps de l'opération accompli, il ne reste plus qu'à intéresser la partie du canal de l'urèthre qui se trouve en rapport avec le corps étranger que l'on veut extraire. Si le calcul se prolongeait du côté du col vésical ou du côté de la région pénienne, il serait possible d'inciser suivant ces deux directions pour rendre l'opération plus facile. En incisant l'urèthre d'arrière en avant et surtout en intéressant le bulbe on peut exposer le malade à quelques accidents hémorrhagiques; mais qu'est-ce donc que ces accidents en comparaison de ceux qu'il courrait par l'emploi des procédés que nous avons rejetés !» (*Revue méd.-chirurg.*, 1852, p. 81.)

Ce procédé présente des inconvénients très-sérieux qui ne sont compensés par aucun avantage. Ce décollement du rectum et de l'urèthre, qu'on opère partie en divisant et partie en déchirant les tissus, ne peut se faire sans exposer le malade aux chances d'une hémorrhagie, sans produire une plaie large et profonde destinée à suppurer abondamment; et cela dans une région comme la cavité pelvienne où les abcès sont si à redouter. Puis, quelle utilité il y a-t-il à donner une direction transversale à l'incision? Quand il s'agit d'un calcul auquel il faut ouvrir une large voie en incisant obliquement le col de la vessie et la prostate, on comprend que pour conserver le parallélisme dans la plaie on divise le périnée transversalement. Mais ici le canal est largement dilaté par la seule présence du calcul; il existe une poche qu'il suffit d'ouvrir dans le sens de son plus grand diamètre qui est antéro-postérieur; et puisque l'urèthre doit être incisé dans le sens de sa longueur, à quoi bon une incision transversale du périnée? — C'est ce que les anciens avaient parfaitement compris dans la pratique de la boutonnière; et Jean de Romani dans sa taille par le grand appareil ne divisait pas le périnée en travers.

Si ces raisons ne suffisaient pas, je pourrais encore apporter des faits à l'appui de mon opinion. Je citerai, comme exemple, un cas rapporté par M. Maigrat de Saint-Dizier. — Ayant à extraire un très-gros calcul de l'urèthre d'un homme de quarante-sept ans, il commença l'opération comme une taille bilatérale. Ensuite il incisa le canal sur la sonde et, avec un bistouri boutonné conduit sur le doigt, il ouvrit la poche qui renfermait le calcul. Celui-ci, saisi avec des tenettes, résista. L'incision agrandie ne donna pas un résultat meilleur; à l'aide de fortes tractions on parvint enfin à décortiquer le calcul et à l'extraire par morceaux. (*Gaz. des hôpit.*, 1856, p. 586.)

C'est qu'en effet, plus le volume du calcul exige qu'on lui ouvre une large route, plus il est nécessaire de diviser le périnée dans la même direction que celle où l'on doit inciser l'urèthre. En outre, si la plaie du canal et celle des tissus qui le recouvrent se correspondent exactement, on courra moins de chances d'une infiltration d'urine, dans le cas où une certaine quantité de ce liquide s'échapperait en dehors de la sonde placée dans la vessie. Enfin, il est de toute évidence qu'une incision pratiquée sur le raphé exposera moins à une hémorrhagie.

Quand le calcul est arrêté au niveau du scrotum, l'opération est d'une exécution assez facile. Un aide prend un testicule dans chaque main et les porte sur les côtés de la verge, de façon à tendre la peau modérément. Le chirurgien incise la peau sur le raphé et, recommandant à l'aide de tirer également sur chaque testicule, il prend le plus grand soin de ne pas s'écarter de la ligne médiane. La plaie du scrotum doit être plus longue que celle du canal et lui correspondre exactement. L'épaisseur des parties molles, leur structure lamelleuse et l'abondance du tissu rendent cette précaution indispensable pour éviter, plus tard, une infiltration d'urine.

L'opération est encore plus simple si le calcul se trouve dans la portion antérieure de l'urèthre; elle se rapproche beaucoup de celle que pratiquaient les anciens. Un aide placé à la gauche du malade lui relève la verge en même temps qu'il en tire le prépuce en avant du gland. Le chirurgien debout à la droite du lit embrasse la verge par sa face dorsale, avec la main gauche, et fixe le calcul en le saisissant sur les côtés entre l'index et le pouce. Avec la main droite, armée d'un bistouri droit, il divise la peau et le canal sur la ligne médiane de façon que l'incision dépasse un peu le calcul en avant et en arrière. Lorsque celui-ci est mis à nu, il le fait saillir dans la plaie en courbant légèrement la verge sur sa face dorsale, le saisit avec des pinces et le tire au dehors. Ensuite il ramène la peau de la verge en arrière pour recouvrir la plaie de l'urèthre.

J'ai apporté à ce procédé une modification qui peut être d'une certaine utilité, quand il s'agit d'extraire un calcul gros et un peu long. Dans ces cas l'incision de l'urèthre étant proportionnée à la longueur du calcul, il est difficile de la recouvrir tout entière par le déplacement en avant ou en arrière de la peau de la verge. Pour éviter cet inconvénient, il suffit, sans avoir besoin d'aide, de déplacer la peau latéralement. L'opération terminée, la peau revient d'elle-même à sa place et recouvre sans peine la plaie du canal si longue qu'elle soit.

Franco et A. Paré réunissaient la plaie de la peau par des points de suture et des emplâtres. Cette double précaution est inutile. Après avoir placé une sonde à demeure dans la vessie, comme on doit le faire dans quelque point que l'urèthre ait été ouvert, il suffit d'appliquer sur la verge des bandelettes agglutinatives pour prévenir l'écartement des bords de la plaie cutanée, en cas d'érection.

La cicatrisation des plaies de l'urèthre à la suite d'une extraction de calcul est généralement assez prompte, si l'on a pratiqué une incision très-nette et si l'on a pris tous les soins nécessaires pour empêcher qu'elle ne soit souillée par l'urine (voy. *Plaies de l'urèthre*, p. 464). Mais quand le calcul parvenu à un volume considérable a ulcéré et aminci les tissus, les parois de la poche reviennent difficilement sur elles-mêmes surtout dans la région pénienne, et il s'établit une fistule urinaire des plus rebelles.

Calcul uréthral avec rétrécissement de l'urèthre. — Lorsque l'urèthre est rétréci en avant du calcul, cette circonstance constitue une complication sérieuse dont la gravité est en rapport avec l'étroitesse du rétrécissement, le volume du calcul et la gêne de la miction.

Le symptôme le plus saillant de cet état de choses est une dysurie habituelle. On pourrait, au premier abord, l'attribuer à la seule diminution du calibre de l'urèthre; mais, quand elle n'a pas d'autre cause, le jet de l'urine, si petit qu'il soit, est continu, tandis qu'ici il est souvent interrompu tout à coup. Il faut donc supposer, dans ces cas, qu'à l'obstacle permanent constitué par le rétrécissement, vient s'en joindre un autre qui n'est que momentané.

Cependant ce nouvel obstacle peut se trouver au col de la vessie aussi bien que dans l'urèthre. Le meilleur moyen de s'en assurer est de pratiquer le cathétérisme avec une sonde d'argent de petit calibre. Si elle peut franchir le rétrécissement, son contact avec le calcul placé immédiatement derrière lui lèvera tous les doutes. Dans le cas contraire, on sera obligé de se servir d'une bougie de caoutchouc très-petite; elle donnera des sensations moins nettes qu'un instrument de métal; pourtant on s'apercevra qu'elle rencontre un obstacle momentané et qu'elle frotte contre un corps solide et rugueux bien différent du tissu induré des rétrécissements. Quand on en peut faire pénétrer la bougie, c'est ordinairement parce que le calcul est gros et remplit le canal. Alors il sera facile de constater sa présence à travers les téguments en palpant l'urèthre dans toute sa longueur. Cet examen est toujours utile, tantôt pour compléter les renseignements fournis par le cathétérisme, tantôt pour reconnaître le volume et le nombre des calculs.

Nous avons déjà vu que le séjour habituel d'une petite quantité d'urine derrière un rétrécissement suffisait pour déterminer à la longue des accidents graves. Le danger est encore plus grand quand on a affaire à un corps étranger : s'il est arrondi et à surface lisse, il peut, à la manière d'une soupape, fermer l'orifice du rétrécissement et causer une rétention complète; s'il est anguleux, il irrite la muqueuse, ulcère les parois du canal, et peut donner lieu à une infiltration urineuse. Dans tous les cas, il augmentera de volume, et, dans un temps donné, son extraction sera inévitable; il vaut donc mieux, au lieu de temporiser, y procéder le plus tôt possible.

L'opération à laquelle on devra recourir dépendra du volume du calcul et de la nature du rétrécissement.

Quand la pierre est petite, il faut dilater le rétrécissement au moyen de bougies placées à demeure. Il arrive très-souvent qu'elle s'échappe d'elle-même dès que le canal est suffisamment élargi; dans le cas contraire, on l'enlève en se servant des pinces de Hunter ou d'un lithotriteur. Quelquefois on l'a repoussée dans la vessie sans le vouloir; elle ne tarde pas à être expulsée par les urines. On pourrait, au besoin, faciliter sa sortie en faisant quelques injections abondantes dans la vessie. Mais si ce résultat heureux se faisait attendre, il faudrait aller à sa recherche et la broyer.

Je crois pouvoir assurer que les choses se passent presque toujours comme je viens de le dire, car il ne m'est jamais arrivé qu'il en fût autrement. Cependant, quelques chirurgiens ont rencontré des malades chez qui la dilatation par les bougies était impraticable, parce que celles-ci, arrêtées par la pierre, ne pouvaient être enfoncées assez loin dans l'urèthre. Dans ces cas, Leroy (d'Étiolles) père conseille d'élargir rapidement le rétrécissement au moyen d'un petit bilabe. On introduit cet instrument fermé dans le canal, et l'on écarte lentement ses branches après les avoir engagées dans le point rétréci. « ... La répétition de cette manœuvre, dit-il, continuée pendant un quart d'heure chaque fois, permet souvent d'introduire le brise-pierre assez avant pour qu'il lui soit possible de morceler la partie antérieure de la pierre, puis lorsque son écartement est plus facile, de l'attaquer franchement... » (*Trait. des angus.*, p. 414). — Sur un autre malade, ce moyen ayant échoué, il pratiqua l'incision d'un bourrelet charnu. Voici le fait tel qu'il le rapporte : « ... Quatre jours de suite cette distension soutenue fut mise en usage pendant un quart d'heure à une demi-heure. Le malade la supporta sans trop de douleur, mais l'instrument n'arrivait pas jusqu'à la pierre; il en était encore séparé par un bourrelet charnu assez résistant appliqué sur elle. Désespérant de dilater ce point, j'introduisis jusque sur la saillie une canule tranchante avec laquelle j'en fis la résolution en exécutant un mouvement de rotation. Un petit brise-pierre uréthral à cuiller put alors saisir le calcul, le briser et l'extraire... » (*Loc. cit.*, p. 316.)

Je n'hésite pas à proscrire ces sortes d'opérations. La première, avec ses introductions d'un dilatateur mécanique répétées pendant un quart d'heure ou une demi-heure, expose le malade à des accidents inflammatoires sérieux; et comme on revient à ces manœuvres plusieurs jours de suite, qu'arriverait-il si ces accidents se manifestaient pendant que la pierre est encore dans l'urèthre? Quant à la seconde, qui consiste à exciser un bourrelet charnu, elle est impraticable et plus dangereuse. La canule tranchante, dit Leroy (d'Étiolles), agit à la manière d'un emporte-pièce, et comme le calcul lui fournit un point d'appui en arrière, elle ne peut ni dévier, ni s'égarer (*loc. cit.*, p. 415). — Or, ce point d'appui est bien infidèle : la partie antérieure du calcul, si unie qu'elle soit, ne présente jamais une surface plane que l'extrémité tranchante de la canule puisse toucher dans tous ses points. Le calcul lui-même jouissant toujours d'une certaine mobilité, fuira sous la pression de l'instrument.

Leroy (d'Étiolles) cite un cas de succès. Mais, quand on songe qu'il opérait à 11 *centimètres* de profondeur dans l'urèthre, il est permis de se demander s'il s'est rendu un compte bien exact de ce qu'il avait fait.

Cependant l'extraction du corps étranger est nécessaire et souvent très-urgente, quand le cours des urines est compromis. Une opération est inévitable, mais il reste à déterminer celle qui convient le mieux. Ce choix dépendra uniquement du volume de la pierre. Quand on juge qu'elle est assez petite pour traverser un canal qui serait libre de tout obstacle, il faut employer l'uréthrotomie interne. On ne cherchera pas à faire une incision profonde dans l'espérance de guérir le rétrécissement, car il serait impossible de l'intéresser dans toute sa longueur; on ne doit songer qu'à le débrider en avant et à lever l'obstacle qui s'oppose à la sortie de la pierre. Tous les uréthrotomes ne conviendraient pas pour exécuter cette opération : comme on ne peut franchir le rétrécissement sans rencontrer l'obstacle placé immédiatement après lui, il faut se servir d'un instrument qui coupe par son extrémité, afin de pratiquer une incision qui s'étende au moins jusqu'à la pierre. Dans ce but, le petit uréthrotome de M. Ricord est le meilleur, parce que sa lame glisse jusqu'à l'extrémité de la canule, et peut, au besoin, la dépasser de quelques millimètres (voy. p. 225). Sa forme droite permet de le tourner de tous les côtés et de débrider le rétrécissement sur plusieurs points de sa circonférence. Cela fait, on procède immédiatement à l'extraction de la pierre et l'on place une sonde à demeure dans la vessie.

Si la pierre est assez grosse et enclavée dans l'urèthre, de telle façon qu'on juge son extraction impossible, même après le débridement du rétrécissement, on ne doit pas hésiter à lui ouvrir une nouvelle voie à travers les parois du canal, en suivant les règles que j'ai données. Mais, après l'avoir retirée, il faut profiter de l'ouverture qu'on vient de faire pour inciser le rétrécissement et tenter d'en obtenir la guérison. Du reste, cette opération complémentaire est indispensable pour introduire dans la vessie la sonde destinée à empêcher la sortie des urines par la plaie.

Troisième classe. — Les corps étrangers arrêtés dans l'urèthre, après y être entrés par le méat urinaire, diffèrent tellement entre eux par le volume, la longueur, la forme, la consistance et la composition, qu'il serait impossible de les classer avec quelque méthode. Ce sont ordinairement des aiguilles, des épingles, des plumes, des crayons, des morceaux de bois ou de baleine, des tuyaux de pipe, des épis de céréales avec lesquels les malades, par une singulière perversion d'esprit, espèrent se procurer quelques jouissances; les enfants s'introduisent plutôt dans le canal des noyaux de fruits, des graines, de petites boules de verre ou de métal et d'autres objets semblables qui servent à leurs amusements. On rencontre encore des bouts de sonde, d'uréthrotome et de porte-caustique brisés pendant une opération.

On a dit que les corps étrangers engagés dans le canal avaient une grande tendance à y pénétrer profondément, qu'ils étaient attirés et comme aspirés par la vessie. Il y a du vrai dans cette opinion; pourtant il serait difficile de donner la raison de cette disposition singulière, en présence des faits contradictoires dont nous sommes témoins journellement. S'il n'est pas rare qu'une bougie introduite dans l'urèthre s'y enfonce d'elle-même, pendant les courts instants qu'on met à préparer les fils de coton destinés à la fixer, il arrive bien plus souvent qu'elle soit chassée au dehors par les contractions de cet organe. Dans quelques cas seulement on peut saisir la cause de la progression du corps étranger; c'est quand il s'agit d'un objet allongé, ayant comme une épingle une extrémité mousse et l'autre aiguë. Le malade, inquiet et voulant se débarrasser du corps qui le gêne, se tiraille la verge. Dans ce mouvement, les parois du canal glissent facilement sur l'épingle dont la tête est tournée du côté de la vessie; mais, pendant leur retrait, elles se fichent sur la pointe de l'épingle et entraînent celle-ci en arrière. Le mécanisme est le même que celui employé par les enfants pour faire grimper un épi de seigle dans la manche de leurs vêtements.

Le premier effet de la présence d'un corps étranger dans l'urèthre est d'apporter une grande gêne dans la miction. Les urines sortent difficilement et avec douleur; souvent elles sont mélangées de sang. Au bout d'un temps assez court, des accidents inflammatoires se manifestent. Un écoulement séro-sanguinolent et bientôt purulent se fait par le méat urinaire; la verge se gonfle, devient d'un rouge vif et présente tous les caractères d'une infiltration phlegmoneuse; une fièvre très-vive se déclare. Si le malade restait dans cet état, il serait exposé à des abcès et même à une gangrène du pénis. En supposant même que l'inflammation tombât d'elle-même, tout danger ne serait point passé : le corps étranger, en restant dans le canal, s'incrusterait de matières calcaires et finirait par former un calcul dont l'extraction serait très-difficile. Ces terminaisons fâcheuses sont heureusement très-rares, parce que le malade, en proie à des souffrances aiguës, réclame promptement les secours de la chirurgie.

Les raisons qui m'ont empêché de classer les corps étrangers m'obligent également à ne pas donner des règles générales pour leur extraction. Je me trouve réduit à citer des faits dans lesquels, toutefois, le praticien pourra trouver les éléments de la conduite qu'il devra suivre dans chaque cas particulier.

Lorsque le corps étranger n'est entré qu'en partie dans l'urèthre, il est ordinairement assez facile de l'en retirer. Pourtant il est quelquefois configuré de telle façon qu'il résiste à des tractions même assez fortes. Ainsi on ne pourrait tirer sur un épi de céréale sans risquer de déchirer les parois du canal. Dans ce cas, on commence par lier l'épi au ras du méat urinaire avec un fil très-solide dont on passe les chefs dans une canule d'argent de moyenne grosseur, ouverte par les deux bouts, et qui a été préalablement enduite d'huile en dedans et en dehors. Un aide soutient la verge sans trop la tendre. Alors, le chirurgien tire modérément sur le fil avec la main gauche, tandis qu'avec la droite, il enfonce la canule dans l'urèthre de manière à rebrousser les barbes de l'épi. Quand celui-ci est renfermé tout entier dans la canule, on les retire tous les deux en même temps. — C'est le procédé que Marchettis employa pour enlever du rectum d'une fille publique une queue de cochon que des étudiants y avaient introduite. Il arrondit un roseau creux à l'une de ses extrémités, puis attacha au bout de la queue, qui était hors du fondement, un gros fil ciré et le passa dans le roseau : il poussa d'une main cette espèce de canule dans le rectum, tandis que de l'autre main il retenait le fil et par conséquent la queue à laquelle il était fixé.

Cette manœuvre opératoire n'est applicable qu'autant que le corps étranger est peu volumineux et permet de passer une canule entre lui et les parois du canal. Elle n'aurait pas été possible dans le cas suivant : — J'ai été appelé chez un malade qui s'était introduit dans l'urèthre une branche de marronnier grosse comme une très-forte sonde. Il en avait ôté l'écorce afin que la couche de liquide onctueux qui recouvre l'aubier rendît cette introduction plus facile; mais il s'y était pris avec tant de maladresse qu'il avait entamé le bois avec son canif et soulevé de petites lamelles dont la partie libre, dirigée en avant, entrait dans les tissus chaque fois qu'il voulait se débarrasser de ce corps étranger. La verge était gonflée, rouge et très-douloureuse. Il n'urinait qu'avec la plus grande peine. On ne pouvait songer à employer, ici, le procédé de Marchettis. Alors, j'imaginai un autre moyen qui me réussit : après avoir coupé la branche de maronnier à un centimètre environ du méat urinaire, je la fendis sur plusieurs points et je la traversai dans toute sa longueur avec un stylet boutonné, de façon à en faire un paquet d'allumettes. Avec des pinces j'enlevai d'abord les morceaux du centre et, successivement, tous les autres. L'opération dura près de trois quarts d'heure et le malade fut délivré.

L'extraction d'un corps étranger qui est entré tout entier dans l'urèthre exige quelquefois des manœuvres longues et difficiles. Cependant, s'il est petit et arrondi comme un noyau ou une boule de verre, on parvient souvent, en le poussant d'arrière en avant avec les doigts, à le faire sortir. Si l'on a affaire à une tige de bois ou de métal dont la surface est lisse et le bout antérieur arrondi, on peut, en la saisissant en arrière à travers les parties molles et en refoulant le pénis vers sa racine, la faire glisser dans le canal à la manière d'un passe-lacet dans la coulisse d'un vêtement. Dans le cas où l'on ne réussirait pas, il faudrait se servir des pinces de Hunter et les manœuvrer comme je l'ai dit à propos des calculs.

Mais les difficultés commencent dès qu'il s'agit d'un corps étranger à surface irrégulière et dont les bouts sont pointus, parce que les tractions nécessaires pour le retirer ne servent qu'à enfoncer leur pointe antérieure dans les tissus. Telles sont les aiguilles et les épingles. Dans ces cas, on peut user d'un procédé ingénieux, connu depuis bien longtemps, comme il est facile de le voir par le fait suivant : — En 1773, dit Deschamps, un ouvrier, âgé de vingt-sept ans, éprouvant des démangeaisons dans l'urèthre, y introduisit, par la tête, une longue aiguille à coudre et la poussa le plus loin qu'il put. Un bruit qu'il crut entendre à sa porte le surprit; il lâcha l'aiguille qui avança dans l'urèthre, avant qu'il pût la saisir. Il tenta inutilement de la ramener vers le gland, pour la faire sortir; la douleur qu'il éprouva de la piqûre dans ses différentes tentatives le firent renoncer à ce projet : il prit celui de lier la verge assez fortement pour empêcher l'aiguille d'aller plus loin, et il vint sur-le-champ chez moi. Je trouvai l'aiguille entrée à près de deux pouces de profondeur; j'introduisis en vain plusieurs instruments pour en faire l'extraction. En courbant la verge, je sentais bien distinctement la pointe de l'aiguille à travers le canal et les téguments. Je pris le parti de percer l'urèthre et la peau, ce que je fis avec difficulté, quoique l'aiguille fût très-pointue; je ne pouvais garantir le canal de l'impression de la tête de cet instrument sur laquelle j'étais obligé d'appuyer. *La pointe de l'aiguille un peu à jour, je la saisis avec des pinces d'horloger et j'en débarrassai promptement le malade.* (Deschamps, *Traité de l'opération de la taille*, vol. IV, p. 244.)

Dieffenbach a procédé de même chez un jeune garçon de quatorze ans, qui s'était introduit dans l'urèthre une aiguille à coudre dont l'œillet était dirigé du côté de la vessie. Le corps étranger avait pénétré jusque dans la portion membraneuse et causait de vives souffrances dans la région du périnée. L'émission de l'urine était très-douloureuse. L'embonpoint ne permettait pas de palper l'aiguille à travers les téguments; mais en couchant le malade comme s'il allait être taillé, on pouvait sentir son extrémité mousse par l'anus. Dieffenbach fit alors, avec la main gauche, un pli au périnée et, avec l'index de la main droite introduit dans le rectum, il poussa l'aiguille à travers les téguments. La pointe de celle-ci étant venue à paraître au dehors, il fut facile de la retirer avec des pinces. (*Gaz. médic.*, 1842, p. 109.)

M. Soulé, de Bordeaux, réussit de même dans des circonstances où l'extraction du corps étranger par l'urèthre était absolument impossible. Il s'agissait d'un jeune homme de vingt-trois ans qui avait dans l'urèthre une de ces épingles doubles dont les femmes se servent pour retenir leurs cheveux. Il essaya d'abord de la retirer avec des pinces; mais il ne saisissait qu'une branche et, à mesure qu'il tirait sur elle, l'autre branche s'enfonçait dans l'épaisseur des parois du canal. «..... En coudant, dit-il, fortement la verge, je parvins à faire traverser, non sans peine, la paroi inférieure de l'urèthre par les deux chefs de l'aiguille. Une fois ce corps à l'extérieur, j'en redressai la courbure et sectionnai au ras de la peau une des branches. Le reste de l'extraction ne nécessita qu'un léger effort..... (*Gaz. médic.*, 1849, p. 718.)

Dans tous ces cas, l'opération fut d'une exécution très-simple. Elle ne produisit qu'une petite piqûre qui ne donna lieu à aucun accident, et dont la cicatrisation a été complète dès le lendemain.

Ce procédé n'est applicable que dans son premier temps, quand le corps étranger est une épingle. Celle-ci traversera facilement les parois du canal, à la manière d'une aiguille, mais on ne pourra l'extraire tout entière à cause du volume de sa tête. Deschamps raconte que dans un cas semblable, un chirurgien, après avoir tiré l'épingle autant que possible, la coupa au ras de la peau et que la tête sortit heureusement par l'urèthre.

M. Boinet employa un meilleur moyen pour extraire une épingle de 6 centimètres qu'un jeune homme s'était introduite jusque dans la région membraneuse. « .... Avec le pouce de la main gauche je fixai solidement, dit-il, la tête de l'épingle dans le lieu qu'elle occupait, puis, pliant la verge en deux dans le point qui répondait à la pointe de l'épingle, je fis sortir celle-ci à travers les parois de l'urèthre et je l'attirai au dehors, à l'exception de la tête, qui, étant trop grosse pour passer par la piqûre pratiquée par l'épingle, resta dans le canal, mais dans le point occupé par la pointe quelques instants auparavant. J'avais donc retiré ce corps étranger d'une fois sa longueur de l'urèthre. Cela étant fait, par un mouvement de bascule de haut en bas, j'abaissai la pointe de l'épingle vers la racine de la verge, pour ensuite la faire rentrer dans le canal en poussant de bas en haut et de telle sorte que la tête pût sortir la première par le méat urinaire; dès lors il me devint facile d'achever l'extraction de ce corps étranger qui n'était plus qu'à quelques millimètres de l'ouverture uréthrale en le saisissant avec une pince à disséquer... » (*Gaz. médic.*, 1841, p. 284.)

Il est dit dans cette observation que l'épingle avait 6 centimètres; mais n'eût-elle eu qu'une longueur ordinaire, qu'il aurait été facile de l'extraire. Une fois retournée dans le canal, il aurait suffi d'aller, avec une pince de Hunter, en saisir la tête. Celle-ci, malgré son petit volume, ne pourrait échapper à la pince, parce qu'en tenant l'épingle par la pointe, on la guiderait pour ainsi dire entre les mors de l'instrument. — On comprendra encore mieux la valeur de ce procédé en le comparant à celui qu'employa Desault, chez un jeune homme qui avait dans l'urèthre une épingle de 17 centimètres. Il appuya fortement un doigt sur la partie inférieure de l'urèthre où répondait la pointe de l'épingle, qu'il fixa par ce moyen; puis, ayant poussé les branches d'une pince de Hunter plus avant, il saisit l'épingle environ à 3 centimètres de la pointe, la recourba en forme d'anse en la tirant à lui, et en fit sur-le-champ l'extraction. Félix Pascal ajoute que, bien que la pointe de l'épingle eût traversé le canal et la peau, le malade éprouva peu de douleur et qu'il ne survint aucun accident (Chopart, *Loc. cit.*, vol. II, p. 296). — Malgré cette heureuse terminaison, il n'est pas besoin, je pense, de montrer combien un pareil procédé est défectueux.

M. Caudemont a proposé un autre moyen ingénieux et simple tout à la fois. Loin d'enfoncer la pointe de l'épingle dans les parois du canal, comme Deschamps et M. Boinet, il essaye de l'en dégager; puis, tandis qu'il soutient l'épingle en arrière avec les doigts d'une main, avec l'autre il introduit dans l'urèthre une grosse bougie de cire avec laquelle il cherche à rencontrer la pointe de l'épingle. S'il y réussit, il ramène du même coup la bougie et le corps étranger.

Je noterai, pour mémoire, le fil de laiton tourné en spirale de Lemonnier, de Rouen, et la longue aiguille à tricoter enduite de poix à son extrémité, dont se servaient quelques chirurgiens. L'emploi de ces instruments infidèles ne peut être excusé que par la nécessité.

Leroy (d'Étiolles) père avait imaginé un petit brise-pierre dont la branche femelle est fenêtrée et dont la branche mâle est en forme de crochet; avec cette dernière on accroche le corps étranger, et après l'avoir plié, on le fait glisser de force dans la rainure de la branche femelle. M. Courty (de Montpellier) préfère une canule par laquelle on fait passer un stylet muni d'un écrou à son talon, crochu à son extrémité. Quand le corps étranger est saisi, le stylet, ramené en arrière au moyen de l'écrou, le plie et l'entraîne avec lui dans la cavité de la canule. Ces instruments peuvent être utiles dans quelques cas particuliers, mais ils ne sont pas en usage.

Dans la plupart des observations qui ont été publiées, il est dit que le corps étranger, extrait de l'urèthre, occupait la région membraneuse; mais en les lisant avec soin on est bientôt convaincu qu'il était placé en avant. On comprendrait mal, en effet, que des corps droits et longs comme des aiguilles, des épingles, des porte-plumes, ne fussent pas arrêtés dans le cul-de-sac du bulbe et aient pu pénétrer dans la partie courbe du canal. Il y en a, pourtant, des exemples, mais ce sont de rares exceptions.

Il n'en est plus de même si le corps étranger est un bout de sonde, parce que celle-ci se brise ordinairement dans le point où elle rencontre le plus de résistance, c'est-à-dire dans la portion courbe de l'urèthre, Lorsque cet accident arrive au moment où l'on retire la sonde de la vessie, il n'y a pas à craindre que son extrémité brisée retourne dans cet organe que l'on vient de vider et dont les parois sont revenues sur elles-mêmes; mais s'il a lieu pendant les efforts que l'on fait pour enfoncer la sonde, il faut introduire de suite, et aussi haut que possible, l'index de la main droite dans le rectum et le recourber en forme de crochet, de manière à comprimer la prostate d'arrière en avant pour empêcher le corps étranger d'entrer dans la vessie. Cette précaution est tellement indispensable, que si le chirurgien n'a pas les instruments nécessaires pour extraire le fragment de sonde, il doit garder son doigt dans le rectum jusqu'à ce qu'on les lui ait procurés. Alors seulement il se fera remplacer par un aide, afin d'avoir les deux mains libres pour agir convenablement.

On se sert généralement d'une pince de Hunter. C'est le meilleur instrument, surtout quand il s'agit d'une sonde de gomme élastique dont la brisure irrégulière présente toujours quelque saillie facile à saisir. Dès qu'on tient le corps étranger, on le tire à soi doucement, en lui faisant décrire une courbe dirigée du côté de l'abdomen comme dans l'opération du cathétérisme. — Un fragment de sonde d'argent, dont la surface est polie et la cassure très-nette, serait plus difficile à saisir et s'échapperait souvent des mors de l'instrument, à la moindre traction. Dans ces cas, il faut modifier la pince en lui donnant des branches très-étroites et changer la manœuvre opératoire. On ne devra plus songer à embrasser le corps étranger dans toute son épaisseur, parce que les branches trop fines de la pince glisseraient sur sa surface arrondie; mais on cherchera à introduire une de ces branches dans la cavité du bout de sonde, tandis qu'on fera passer l'autre entre lui et les parois de l'urèthre; de cette façon on le tiendra solidement, et il sera facile de l'extraire.

J'indiquerai encore un autre moyen moins sûr que le précédent, mais qui a le mérite d'être très-simple et presque sous la main du chirurgien. — Étant interne des hôpitaux, je venais de pratiquer le cathétérisme avec une sonde d'argent composée de deux pièces (voy. p. 56). Quand je voulus la retirer, je n'en ramenai qu'une moitié, et l'autre resta dans le canal. La sonde n'avait pu se briser, car je n'avais éprouvé aucune résistance en l'introduisant dans la vessie, mais le petit ajutage de la pièce antérieure s'était dessoudé et était resté vissé dans la pièce postérieure. On n'avait pas à redouter que celle-ci pénétrât dans la vessie qui venait d'être vidée; cependant, il fallait se hâter de la retirer. Je n'avais pas de pinces de Hunter; celle de nos trousses était trop courte. Alors j'imaginai, après avoir passé un doigt dans le rectum pour arrêter la sonde en arrière, d'introduire dans la cavité de cette dernière une petite bougie de corde à boyaux que je poussai aussi loin que possible. Au bout de deux heures, quand je supposai que la bougie avait eu le temps de se gonfler, je la retirai doucement et je fus assez heureux pour ramener le bout de sonde avec elle.

Quelquefois le corps étranger est configuré de telle façon et si bien enclavé dans l'urèthre qu'il serait impossible de l'en retirer. Alors on doit se résigner à ouvrir le canal par le dehors. Ici le manuel opératoire diffère notablement de celui que j'ai décrit à propos des calculs, parce qu'il n'est pas nécessaire d'avoir une grande ouverture. Le chirurgien commencera par s'assurer de la place qu'occupe le corps étranger. Si celui-ci est facilement reconnaissable à travers les téguments, il le prendra pour point de repère et pratiquera au niveau de son extrémité antérieure une incision de 2 centimètres; alors, courbant la verge sur sa face dorsale, il le fera saillir par cette ouverture et l'extraira avec des pinces. Dans aucun cas, l'incision ne doit avoir plus d'étendue, parce que le corps étranger étant tout en longueur, il suffit qu'elle soit assez large pour en laisser passer le bout antérieur.

Si le corps étranger est mince et situé profondément, il ne sera plus perceptible au toucher et ne pourra servir de guide au bistouri. Mais alors le canal sera assez libre pour qu'on puisse y introduire facilement un petit cathéter cannelé; et lorsque l'extrémité de cet instrument sera arrivée au niveau du corps étranger, c'est sur elle qu'il faudra inciser l'urèthre. Une incision de 2 centimètres suffit généralement; mais il ne faudrait pas craindre de la faire plus longue si la recherche du corps étranger le demandait.

Quelques chirurgiens, s'exagérant les dangers de cette opération, conseillent, après qu'on a saisi le corps étranger, de le tirer avec force, au risque de produire des déchirures du canal qu'ils regardent comme peu sérieuses; et ils rapportent des faits à l'appui de leur opinion. J'accorderai, à la rigueur, que les suites immédiates de ces déchirures n'ont pas une grande gravité, surtout si l'on a soin de placer une sonde à demeure dans la vessie, aussitôt après l'extraction du corps étranger. Mais on oublie de dire si l'on a revu les malades au bout d'un certain temps et s'ils urinaient librement. Une incision longitudinale du canal est toujours une opération de quelque importance; elle peut être suivie d'une fistule urinaire. Pourtant, je la préfère de beaucoup à des manœuvres violentes et aveugles, qui peuvent amener les plus graves désordres, et dont la conséquence obligée est un rétrécissement cicatriciel.

CHAPITRE XII

VÉGÉTATIONS DANS L'URÈTHRE.

A. *Végétations dans l'urèthre de l'homme.* — En exposant l'anatomie pathologique des rétrécissements, j'ai déjà parlé des caroncules ou carnosités admises par les anciens auteurs; j'ai montré qu'on rencontrait en effet, dans l'urèthre, quoique très-rarement, tantôt des granulations blanchâtres, dures, irrégulières, qui n'étaient autre chose que des restes de brides fibreuses déchirées et rétractées, tantôt de petites tumeurs que M. Mercier a très-justement comparées aux bourgeons charnus des plaies. Mais ce serait faire un étrange abus de mots que de donner à ces productions le nom de *polype.* On les retrouve dans d'autres régions du corps que celle de l'urèthre, et là, il n'était jamais venu à l'idée de personne de les décrire sous cette dénomination.

Ce n'est pas que je nie d'une manière absolue les polypes de l'urèthre. M. Thompson, dans le savoir et la probité scientifique duquel j'ai toute confiance, dit qu'il existe dans le musée de *Guy's Hospital*, sous le n° 2411, une pièce présentant, à l'union des régions prostatique et membraneuse, une tumeur pédiculée ayant neuf lignes de long sur trois ou quatre de large; il a même donné dans son livre la figure de cette tumeur qu'il regarde comme un des plus beaux exemples de polype. Cependant, je ne puis me défendre de quelques doutes. M. Pro a donné également une description succincte de cette pièce, et il dit : « Un rétrécissement est situé à la fin de la portion membraneuse, à 1 pouce en avant du verumontanum. Immédiatement derrière le rétrécissement, se trouve un *repli muqueux* ressemblant à un polype en forme de languette dont *la base est adhérente à la paroi de l'urèthre* et dont le sommet est libre dans le canal... » (*Anat. path. des rétréc.*, p. 115.) Il s'agit bien de la même pièce classée sous le n° 2411 dans le musée de *Guy's Hospital* et pourtant, d'après le dessin de M. Thompson, la tumeur est pédiculée et son pédicule est très-grêle, tandis que, d'après la description de M. Pro, il s'agit d'une languette dont la *base* est adhérente à la paroi de l'urèthre.

Si j'insiste sur ces faits, c'est que, malgré le nombre considérable d'urèthres que j'ai ouverts, je n'ai jamais rencontré de polype; c'est, aussi, que je n'ignore pas combien l'erreur est facile. Sur deux des pièces de ma collection, on voit, à l'union de la région prostatique avec la membraneuse, une bandelette longue de 4 à 5 millimètres, épaisse de 2 environ, frangée à son sommet et qui rappelle assez bien certains polypes de la vessie. Cependant, en y regardant de près, on voit qu'il ne s'agit pas même d'une production nouvelle; dans les deux cas, ce prétendu polype n'est qu'un lambeau des parois du canal qui aura été déchiré dans quelque opération de cathétérisme, car les malades qui m'ont fourni ces pièces, avaient l'urèthre en très-mauvais état.

J'ai rencontré encore, dans la région prostatique, plutôt en arrière qu'en avant, des vésicules grosses comme un pois, à demi-transparantes, couleur d'ambre et qu'on aurait pu donner comme des polypes muqueux; or, ces vésicules étaient de simples kystes prostatiques, qui se vidaient complétement dès qu'on les avait ouverts.

Ch. Bell et M. Civiale n'ont pas craint d'écrire qu'au moyen des empreintes fournies par les bougies de cire, ils savaient reconnaître ces tumeurs sur le vivant. Il suffit de signaler de pareilles prétentions, sans qu'il soit nécessaire de les combattre. Pour voir jusqu'à quel point on peut se faire illusion, il est bon de lire l'ouvrage publié sur ce sujet par Nicod. Cet ancien chirurgien de l'hôpital Beaujon croyait trouver des polypes dans presque tous les cas de rétrécissements; il les attaquait par le nitrate d'argent, et quand des lambeaux de tissus sphacélés résultant de ses cautérisations fréquentes et profondes s'échappaient de l'urèthre, il affirmait, sans autre preuve, qu'ils étaient des débris de polypes. Des trente-six observations qu'il a rapportées, la première seule contient la description d'une pièce pathologique : « ... La portion prostatique, dit-il, nous fit aussitôt distinguer un corps sphérique, brunâtre, traversé par des vaisseaux sanguins et d'une consistance mollasse, de six lignes de diamètre, logé en partie dans l'urèthre et plus de la moitié dans une cavité demi-sphérique résultant de la pression exercée par la tumeur sur le côté droit de l'urèthre. Ce *tubercule était assez adhérent au bord de la cavité pour ne laisser aucun doute aux assistants sur son implantation et sa nature polypeuse...* » (Nicod, 1835, *Traité des polypes de l'urèthre*, p. 11 et 12). En s'en rapportant aux termes mêmes employés par l'auteur, ne serait-on pas fondé à croire qu'il s'agissait ici d'une tumeur de la prostate plutôt que d'un polype ?

Les productions pathologiques qu'on rencontre le plus souvent sont de véritables végétations semblables à celles qui se développent sur les parties voisines comme le gland et le prépuce. Elles n'en diffèrent que par quelques caractères insignifiants résultant de leur siége dans la fosse naviculaire.

Les végétations du gland ont, en général, un pédicule très-court; aussitôt détachées de la surface qui leur a donné naissance, elles ont une grande tendance à augmenter de volume; elles s'étalent, se divisent et présentent assez bien l'aspect d'un chou-fleur qui serait rouge. Les granulations sont fermes et recouvertes d'un épithélium ordinairement dur et sec. Quand une de ces végétations se développe dans la fosse naviculaire, elle ne se trouve plus dans les mêmes conditions. Comprimée par les parois de l'urèthre, elle ne peut s'étaler ni se diviser en plusieurs lobes; subissant l'espèce de moule qui l'enserre, elle grandit lentement et forme une petite tumeur unique légèrement allongée. Cela est si vrai que si elle vient à franchir le méat urinaire elle augmente rapidement de volume et reprend tous les caractères des végétations du gland. Elle a un pédicule quelquefois assez long parce qu'à chaque miction le flot des urines tend à la chasser hors de l'urèthre ; l'épithélium manque par places, ou il est mou et facile à détacher, parce qu'il est comme macéré dans les liquides du canal.

Ces végétations, arrivées à un certain degré de développement, figurent assez bien un petit polype, mais cette forme ne change en aucune façon leur constitution anatomique qui est identique avec celle des végétations du gland.

Je ne parlerai pas ici de leurs causes, de leur nature et de leur traitement. Ces différentes questions se trouveront traitées implicitement dans les quelques pages consacrées aux végétations uréthrales de la femme.

B. *Végétations, polypes, tumeurs douloureuses, tumeurs dans l'urèthre de la femme.* — Il peut se développer, dans l'urèthre de la femme, des tumeurs de nature très-diverse, et l'on comprend très-bien que les auteurs aient adopté la dénomination qui leur semblait convenir le mieux à la production pathologique qu'ils avaient à décrire. S'ils ont eu le tort de donner, dans quelques cas, des noms différents à des altérations de même nature, on a eu celui non moins grand, depuis les travaux de Nicod et de M. Velpeau, de désigner presque toutes les tumeurs de l'urèthre sous le nom de *polypes*. Ainsi M. Velpeau raconte qu'il a été appelé chez une dame souffrant de l'urèthre depuis très-longtemps, éprouvant des pesanteurs au bas-fond de la vessie, au rectum, à la matrice..... La malade avait dans le canal une tumeur du volume d'un œuf, consistante, d'un rouge livide, ayant énormément distendu l'urèthre. — M. Amédée Forget, dans un excellent travail sur ce sujet, cite un cas où la tumeur était du volume d'une noix, d'un rouge violacé, très-douloureuse, occupant le côté droit du méat urinaire et se prolongeant par une large base dans l'épaisseur de la muqueuse. S'agit-il bien ici de polypes ? et si l'on donne le nom de *polypes* à ces tumeurs, ne convient-il pas de laisser le nom de *végétations* à ces productions si communes de l'urèthre qu'on ne désigne pas autrement quand on les rencontre sur les parties voisines telles que les petites lèvres, la fourchette, etc., etc. ?

Les végétations sont beaucoup plus fréquentes dans l'urèthre de la femme que dans celui de l'homme. Presque tous les auteurs assurent qu'on les rencontre surtout chez les jeunes filles de dix à vingt-cinq ans. Il me serait impossible de résoudre cette question, car en ne consultant que mon expérience, je trouve un résultat très-différent. Sur 6 malades que j'ai opérées, une seule avait vingt et un ans, les autres avaient plus de vingt-cinq ans, et la plus âgée était une femme de cinquante-deux ans qui ne voyait plus depuis dix-neuf mois.

On a cru remarquer que les végétations se produisaient sous l'influence de toute cause pouvant irriter la muqueuse de l'urèthre, telle que la masturbation, les excès de coït, une vaginite, un chancre du canal. Quelques chirurgiens, sans rejeter complétement ces causes, ont prétendu que la plus fréquente était l'infection syphilitique. Cette dernière opinion a été très-controversée. Tout le monde est d'accord sur es faits, mais chacun les interprète en sa faveur. Ainsi on ne peut nier que des végétations ne puissent se développer en dehors de l'influence syphilitique puisqu'on les a trouvées, plus d'une fois, chez des jeunes filles qui n'avaient jamais présenté le moindre accident et même sur des enfants. Mais il n'est pas moins vrai qu'en général les végétations accompagnent si souvent la syphilis que, pendant longtemps, on les considérait comme un accident de cette affection, et enfin que celles de l'urèthre se rencontrent très-fréquemment chez des femmes de mauvaise vie, qui ont eu ou ont encore une maladie syphilitique.

L'opinion qui me paraît la plus sensée, et à laquelle le plus grand nombre de chirurgiens se rallient, c'est que les végétations ne sont point de nature syphilitique, que celles de l'urèthre sont très-souvent provoquées par un eczéma et même par une cause toute locale d'irritation, mais que la syphilis, en dehors de son influence spécifique, peut également concourir à leur développement par l'inflammation profonde qu'elle entretient dans l'épaisseur des tissus.

Le nombre des végétations est assez variable. Quand elles occupent le pourtour du méat urinaire, elles sont ordinairement multiples et il en existe en même temps sur les parties voisines. On peut aussi en rencontrer plusieurs dans le canal, mais souvent il n'y en a qu'une. Alors elle est implantée plus ou moins près du col de la vessie et presque toujours sur la paroi inférieure de l'urèthre. M. Huguier attribue ce siége de prédilection à l'hypertrophie fréquente de la petite crête raphéale dont M. Jarjavay a signalé la grande vascularité.

Tant que la végétation est renfermée dans le canal, elle grossit lentement. Avant de se montrer au dehors, elle peut acquérir un volume assez grand pour dilater largement l'urèthre qui présente, au toucher, un cordon mollasse, gros comme une très-forte sonde. Cependant il est rare qu'elle arrive à ce degré sans entr'ouvrir le méat urinaire, et elle apparaît sous la forme d'une demi-sphère, rouge et à surface lisse.

Aussitôt qu'elle fait saillie hors de l'urèthre, elle reprend la marche ordinaire des végétations : elle devient granuleuse à la surface, se fendille et se développe en largeur. Dans un cas, M. Larcher a vu une de ces tumeurs, large de 2 centimètres environ, s'étaler au-devant du méat urinaire de manière à le masquer complétement.

Les changements que la végétation subit alors dépendent uniquement de ses rapports avec les parties voisines. Ainsi elle est ordinairement d'un rouge vif, mais quelquefois elle prend une teinte violacée et même noirâtre. C'est quand son pédicule épais est trop à l'étroit dans l'urèthre, ou quand cet organe, irrité par la présence de ce corps étranger, se contracte spasmodiquement, parce que, dans les deux cas, il y a gêne de la circulation.

D'autres fois, elle est légèrement aplatie sur les côtés et ressemble un peu à une crête de coq. Cette disposition anormale se rencontre chez les femmes très-grosses dont les grandes lèvres forment deux bourrelets épais qui compriment la tumeur latéralement.

Quand la végétation se dépouille par places de son épithélium, s'ulcère et sécrète une suppuration abondante mélangée de sang, c'est, d'une part, qu'elle est baignée par des mucosités vaginales plus ou moins âcres et, d'autre part, qu'elle est exposée à des frottements continuels, pendant la marche.

Les premiers symptômes de cette affection sont peu apparents. Ce sont une déviation dans le jet des urines et quelques cuissons au moment de la miction. Les malades attribuent ces légers accidents à un échauffement dans les parties et s'en inquiètent peu. Mais, au bout d'un temps quelquefois assez long, elles ont des envies fréquentes d'uriner ; elles urinent avec souffrances ; la fin de la miction est accompagnée de ténesmes douloureux et suivie d'un petit écoulement de sang ; assez souvent le linge est taché par un écoulement sanieux et purulent dans l'intervalle des mictions. Alors seulement on réclame les soins d'un chirurgien. Celui-ci soupçonne, tout d'abord, l'existence d'un corps étranger dans la vessie et croit devoir pratiquer le cathétérisme. Mais l'introduction de la sonde est si douloureuse que son attention est aussitôt éveillée sur la véritable nature de la maladie. — Il commencera par toucher l'urèthre par sa paroi inférieure, pour en apprécier le volume, la souplesse et la sensibilité. S'il le trouve tuméfié et plus consistant dans un point que dans un autre, il le pressera doucement et sur les côtés avec les doigts, en arrière de la partie renflée, pour faire saillir la végétation entre les lèvres du méat urinaire. Cette manœuvre simple et peu douloureuse réussit très-souvent. Si elle est insuffisante, il faut, avec l'extrémité des branches d'une pince à pansement, ou mieux d'une pince à polypes légèrement recourbée, écarter les lèvres du méat et la végétation s'offre pour ainsi dire d'elle-même à la vue.

Ce mode d'examen est indispensable, surtout quand la végétation est située profondément, parce qu'elle peut n'apparaître au dehors qu'après un temps très-long. M. Larcher rapporte l'observation d'une femme qui éprouva les plus vives souffrances pendant dix-neuf mois et dont la maladie ne fut découverte qu'au moment où le polype sortit de l'urèthre.

Quand on s'est assuré de la présence d'une végétation dans le canal, on peut, en se servant d'un stylet boutonné, la contourner de façon à reconnaître son volume, son point d'insertion, la grosseur et la longueur de son pédicule. Mais ces recherches sont ordinairement très-douloureuses; il vaut mieux ne s'assurer de ces détails qu'au moment même où l'on pratique l'opération.

Quelques femmes éprouvent des douleurs dans les aines et dans les lombes, des pesanteurs dans le bassin et sur la partie antérieure des cuisses. Ces symptômes que je n'ai jamais observés, doivent être rares; pourtant ils ont été notés par des chirurgiens dignes de foi, et il faut en tenir compte. Mais ce que je ne puis admettre, c'est qu'ils puissent faire croire à une maladie de matrice, même après un examen complet de la malade. M. Barthez raconte que M. Velpeau eut à redresser plusieurs erreurs de ce genre dans un laps de temps assez court : Ainsi M. Yvan lui présenta une dame souffrant depuis plusieurs années des parties génitales externes, et qui avait subi toutes sortes de traitements pour des maladies autres que la sienne; on lui avait cautérisé le col de l'utérus à plusieurs reprises, sans songer à examiner l'urèthre qui contenait une végétation. Chez une autre personne traitée également pour une maladie de matrice depuis quinze ans, M. Velpeau reconnut un polype de neuf lignes de long. — Il me semble superflu d'établir les caractères différentiels d'une affection utérine et d'une végétation uréthrale, car le plus simple examen suffit pour éviter toute erreur; mais il est bon de savoir que cette erreur a été commise plus d'une fois.

On pourrait confondre, à la rigueur, une végétation saillante au dehors du canal avec un renversement de la muqueuse de ce conduit. Mais cette dernière maladie est extrêmement rare. La muqueuse renversée ne perd pas ses caractères : elle est lisse et très-peu sensible au toucher. La tumeur qu'elle forme n'est point pédiculée; elle est même plus large à sa base qu'à son sommet. Plus elle s'allonge, plus elle est épaisse à sa base tandis que le pédicule d'une végétation devient de plus en plus grêle au point de se rompre spontanément. Enfin les urines sortent, sans difficultés et sans souffrances, par le centre de la tumeur.

Le pronostic de ces végétations n'est pas grave. Il faut pourtant faire exception pour celles qui se relient à une affection syphilitique, dans le cas où celle-ci serait méconnue.

Dans la grande majorité des cas, il est assez facile de guérir les végétations de l'urèthre. Aussi, tous les modes de traitement qui ont été préconisés, tels que la dessiccation, la cautérisation, la ligature et l'excision, comptent-ils un certain nombre de succès; mais ce qu'il est utile de déterminer, c'est la valeur relative de ces moyens.

A. *Dessiccation.* — M. Garru conseille d'appliquer sur la tumeur une poudre composée, par parties égales, de sabine et de sulfate d'alumine. Ces deux ingrédients se retrouvent dans la fameuse poudre dont Loyseau se servait pour guérir les carnosités. M. Caudmont a employé avec succès des applications d'eau blanche fortement chargée d'extrait de Saturne. Mais, dans ce cas, la maladie était en dehors de l'urèthre. Il y avait un paquet de végétations se présentant comme des crêtes de coq minces, repliées plusieurs fois sur elles-mêmes et siégeant au niveau de la lèvre inférieure du méat urinaire.

Quand la végétation est renfermée ou seulement implantée dans l'urèthre, il y aurait de sérieux inconvénients à vouloir la détruire par la dessiccation. Quels que soient les topiques que l'on emploie, ils doivent avoir sur les tissus une action assez puissante et se rapprochent beaucoup des caustiques; or il est impossible de limiter cette action et de ne pas intéresser plus ou moins les parois de l'urèthre. — Et encore je ne parle pas des douleurs que provoqueront les manœuvres nécessairement très-fréquentes qu'on sera obligé de faire pour porter sur la tumeur des topiques qui seront enlevés à chaque miction.

B. *Cautérisation.* — La cautérisation pratiquée avec le nitrate d'argent est de beaucoup préférable. Celui-ci est plus actif que les topiques desséchants; il est facile de limiter son action en projetant un peu d'eau sur les parties aussitôt après qu'elles ont été cautérisées. Chez les malades très-pusillanimes, on peut être forcé d'employer ce moyen; pourtant il est long, douloureux et très-infidèle.

Le fer rouge exerce une action plus puissante et peut détruire rapidement une végétation. Mais, outre que ce mode de cautérisation est très-douloureux, il serait impossible de le limiter. Même en se servant d'un petit spéculum de buis ou d'ivoire, comment porter un fer rouge dans la profondeur du canal sans intéresser les parties comprises entre les valves de l'instrument? Et si l'on ne peut protéger ces parties, leur brûlure sera suivie d'une cicatrice qui constituera un rétrécissement des plus sérieux. — M. Caudmont en rapporte un exemple très-intéressant: « Madame B., âgée de quarante ans, vient, dit-il, me consulter pour un rétrécissement organique de l'urèthre qui rend la miction très-pénible et très-difficile. J'introduis une bougie de gomme élastique d'un très-petit calibre et je constate l'existence d'un rétrécissement assez considérable pour rendre le passage de la bougie difficile. Ce rétrécissement est dur; il commence au méat et se prolonge dans l'intérieur du canal à une grande profondeur. Cette dame raconte qu'elle a été atteinte, il y a une dizaine d'années, d'un polype de l'urèthre pour lequel on a pratiqué l'*excision* et la *cautérisation au fer rouge.*

Contrairement à ce qu'ont avancé quelques auteurs, Boyer n'avait recours à la cautérisation actuelle que dans les cas de récidive de la maladie. Il conseille alors de pratiquer de nouveau l'excision qu'il *employait toujours* et d'appliquer le fer rouge pour détruire les parties qui pouvaient avoir échappé à l'instrument tranchant. (*Traité des malad. chirurg.*, t. X, p. 422.)

C. *Ligature.* — La ligature est une mauvaise opération sous tous les rapports : qu'on se serve, pour la pratiquer, de fils métalliques ou de soie, d'un serre-nœud ou d'un écraseur, elle est douloureuse, d'une exécution difficile et, ce qui est plus important, elle ne donne que des résultats incomplets. Comme la tumeur présente une faible résistance, on ne peut la tirer avec la pince avec quelque force sans risquer de la déchirer ; de plus, par le fait seul de cette traction, elle est portée en avant et dans une situation oblique qui ne permet pas au fil d'étreindre parfaitement son pédicule à la base. Il suffit de jeter un coup d'œil sur les observations qui ont été publiées, pour voir que dans la plupart des cas où la ligature a été pratiquée, la maladie a répullulé rapidement ; et l'on a été obligé, pour détruire le pédicule, de recourir à des cautérisations énergiques et même à une nouvelle opération.

D. *Excision.* — L'excision est le moyen le plus généralement employé pour guérir les végétations situées sur les parties génitales ou au pourtour de l'anus ; c'est encore elle qui convient le mieux pour enlever les tumeurs, végétations ou polypes qui siégent dans l'urèthre. Voici comment on pratique cette opération : la malade est couchée en travers sur un lit ; ses membres inférieurs fléchis, comme pour un examen au spéculum, sont confiés à deux aides. Le chirurgien, placé en face de la malade, écarte les petites lèvres avec le pouce et l'index de la main gauche portée en pronation, tandis qu'avec la main droite, il introduit dans l'urèthre un spéculum d'oreille ou une pince à polype très-courbe. Quand il a suffisamment examiné l'état des parties, il confie les branches de la pince à un des aides. Ses deux mains sont redevenues libres : Avec la gauche, munie d'une pince à dents de souris, il saisit la végétation au-dessous de son renflement et la tire légèrement à lui ; avec la droite, armée de ciseaux courbes, il incise le pédicule d'un seul coup, prenant soin d'emporter, en même temps, une certaine épaisseur des tissus sur lesquels la végétation est implantée.

L'opération est terminée à la rigueur et, assez souvent, elle donne les résultats les plus complets, sans que des soins consécutifs soient nécessaires. Cependant il faut se mettre en garde contre deux accidents qui ont été observés plus d'une fois, une hémorrhagie et la récidive de la maladie. — M. Guersant a vu, chez les enfants, des écoulements de sang si fréquents et si abondants, qu'il a cru devoir abandonner l'excision pour la ligature. Il n'en est pas de même chez la femme où même chez la jeune fille : une hémorrhagie peut se manifester après une excision profonde, mais elle prend rarement des proportions dangereuses. M. Amédée Forget en a pourtant rapporté un exemple intéressant. C'est le seul de ce genre que je connaisse. « En 1837, dit-il, j'avais assisté Lisfranc dans une excision d'un très-petit polype qu'il fit à la femme d'un de nos confrères. Une heure environ après l'opération, cette femme fut prise d'une syncope. Appelés en toute hâte, nous la trouvons pâle, le pouls faible. Nous la découvrons dans la pensée qu'une hémorrhagie était seule capable d'avoir produit des accidents de cette nature; il n'y avait aucune trace de sang dans le lit; l'hémorrhagie avait eu lieu cependant, mais à l'intérieur de l'urèthre; versé à la surface de ce conduit, le sang avait reflué dans la vessie, qui avait pris un développement considérable. Dans ce cas, il suffit de comprimer le canal de l'urèthre avec un doigt porté sous la symphyse; c'est ce que je fis et les accidents cessèrent. (*Bullet. de thérap.*, 1843.)

Le moyen employé par M. Forget était indiqué; s'il avait été insuffisant, il eût été facile d'arrêter l'hémorrhagie en introduisant dans l'urèthre une grosse sonde qui aurait comprimé directement les orifices des vaisseaux ouverts.

Quoique l'écoulement de sang soit ordinairement peu considérable et s'arrête presque toujours de lui-même, il est bon de le prévenir en cautérisant la plaie du canal aussitôt après que l'excision est terminée. Cette précaution me semble si utile que je la regarde comme faisant partie de l'opération; je ne l'ai jamais négligée et je n'ai eu qu'à m'en féliciter. Le chirurgien, après avoir enlevé la végétation, ne retirera donc pas tout de suite le petit spéculum; il profitera, au contraire, de la présence de cet instrument dans l'urèthre pour éponger la plaie avec soin et pour en toucher le fond avec du nitrate d'argent. Il ne devra pas craindre de pratiquer une cautérisation énergique, parce qu'alors elle aura le double avantage de prévenir une hémorrhagie et de mortifier les parties de la végétation qui auraient échappé à l'action des ciseaux.

Puisque dans la plupart des cas il est nécessaire d'employer la cautérisation pour empêcher la maladie de récidiver, il vaut mieux la pratiquer immédiatement après l'ablation de la tumeur qu'au bout de quelques jours, quand l'inflammation de l'urèthre aura rendu son exploration très-difficile. — M. Barthez raconte que, chez une malade opérée depuis quelques jours, M. Velpeau voulut cautériser la plaie au moyen d'une sonde porte-caustique. L'instrument eut d'abord beaucoup de peine à entrer dans l'urèthre, qui semblait n'être qu'un cul-de-sac ; cependant, en inclinant assez fortement le porte-caustique du côté droit, on parvint à passer et l'on sentit que le pédicule du polype, implanté sur le côté gauche du canal, n'avait pas été enlevé entièrement et qu'il s'était boursouflé. On cautérisa vivement sur ce point ; quelques jours après, on renouvela la cautérisation et la sonde ne rencontra plus d'obstacles. (*Journ. hebd.*, 1836.) — Je ne vois pas au juste quelle part on doit faire au *boursouflement d'un reste de pédicule*, dans la difficulté qu'on éprouva à introduire le porte-caustique dans l'urèthre, mais je crois bien plutôt que cette difficulté dépendait de la tuméfaction qui accompagne toute plaie récente et du spasme de l'urèthre. Cependant, quelle qu'ait été la nature de l'obstacle, n'est-il pas évident qu'on n'aurait pas eu à le surmonter, si l'on avait pratiqué la cautérisation aussitôt après l'excision de la tumeur ? En outre, on aurait appliqué le caustique avec plus de sûreté qu'en agissant quelques jours après l'opération et en se trouvant obligé de se servir d'une sonde porte-caustique.

Une des complications les plus sérieuses contre laquelle je dois mettre en garde les praticiens, parce qu'elle peut compromettre les résultats de l'opération la mieux faite, c'est la coexistence d'une maladie syphilitique. Au nombre des malades que j'ai traitées, se trouvait une jeune dame de la Havane à qui j'avais enlevé deux végétations de la grosseur d'un petit pois, situées sur la paroi inférieure de l'urèthre, à 3 millimètres environ du méat urinaire. Au bout de dix jours, elle était complétement guérie. Mais, au bout de quarante jours, elle revint me voir, parce qu'elle éprouvait plus de difficultés pour uriner qu'avant d'avoir été opérée. Je crus d'abord à une récidive. Cependant, je ne trouvai qu'une très-petite végétation sur le bord même du méat urinaire. Mais celui-ci était induré ; la grande lèvre du côté droit présentait un œdème dur et avait doublé de volume ; les ganglions des aines étaient tuméfiés, ainsi que les ganglions cervicaux. Bien que la malade m'affirmât qu'elle n'avait jamais eu de chancres, le doute n'était point possible ; je la soumis à un traitement antisyphilitique énergique. Après quatre mois, les parties indurées avaient repris leur souplesse. Il ne restait que la petite végétation que j'enlevai d'un coup de ciseaux et, cette fois, la malade était guérie.

Je rapprocherai de ce fait une observation très-curieuse qui me semble avoir avec lui plus d'un point de ressemblance. Elle a été publiée par le docteur Alex. Hosack : « En 1835, une servante le consulta pour des accidents qu'elle éprouvait du côté des voies urinaires. Chaque fois qu'elle rendait ses urines, elle ressentait de vives douleurs, saignait fréquemment, surtout quand elle éprouvait quelques frottements de la part de ses vêtements. Souvent, après le plus léger effort, elle éprouvait de si vives douleurs qu'elle était obligée de se mettre au lit. Elle supporta cet état pénible pendant deux ou trois ans ; enfin, elle se décida à réclamer les secours de l'art. A l'examen des parties extérieures de la génération, on découvrit deux ou trois petites tumeurs immédiatement dans le méat urinaire sur lequel elles étaient implantées par un étroit pédicule. Leur couleur était d'un rouge vermeil ; elles paraissaient recouvertes par la membrane muqueuse uréthrale. Sensibles au plus léger contact, elles laissaient couler une certaine quantité de sang. Leur forme se rapprochait d'un pois, leur volume variait entre ce dernier et celui d'un haricot ; elles étaient placées de manière à briser le flot de l'urine. Le point d'attache de ces petites tumeurs ayant été bien reconnu, elles furent enlevées d'un coup de ciseau sans qu'il s'écoulât beaucoup de sang. Peu de jours après, les parties semblaient avoir repris leur état normal ; mais six semaines après, la douleur et les autres symptômes reparurent, et bientôt de nouvelles tumeurs, en tout semblables aux premières, s'étaient reformées. — La muqueuse uréthrale avait tout à fait l'aspect d'un fongus. Une nouvelle excision fut pratiquée, dans laquelle on comprit le méat urinaire. La plaie qui en résulta fut promptement guérie ; les parties paraissaient tout à fait saines, à l'exception de quelques points dans les replis des nymphes qui présentaient une altération de couleur ; la cautérisation répétée les fit disparaître.

Au bout de quelques mois, la malade était encore revenue. Il faut dire qu'auparavant l'orifice uréthral était resté dur, comme squirrheux. M. Rodgers se décida à enlever une certaine étendue de ce canal. — Pour cela, après avoir pris exactement la longueur de l'urèthre, il saisit l'excroissance fongueuse avec une pince de Museux et l'attira au dehors. Il circonscrivit l'urèthre avec le bistouri, le disséqua dans l'étendue de trois quarts de pouce et, le trouvant sain dans ce petit point, il en fit la section. A ce moment, il s'écoula une grande quantité de sang, mais à l'aide de la compression, maintenue constamment appliquée avec une éponge, on vint à bout de l'arrêter ou de la diminuer tellement qu'on n'eut rien à craindre de ce côté. — On ne laissa pas de cathéter dans la vessie, la malade ayant uriné peu de temps avant l'opération. Mais ce fut à tort, puisqu'il fallut l'introduire le lendemain matin, non sans difficulté. L'opérée, revue six mois après, était guérie. L'examen de la partie enlevée fit voir que l'urèthre était épaissi et induré à son extrémité; mais cette circonstance ne se trouvant pas signalée par d'autres auteurs qui ont parlé de cette maladie, M. Rodgers est porté à croire que, dans ce cas, elle était le résultat de l'irritation. (*Gaz. médic.*, 1840, page 140.)

M. le docteur Hosack ajoute que le docteur Mott, consulté pour une jeune fille de dix-huit ans, portant deux ou trois tumeurs implantées sur la partie externe du méat urinaire, crut devoir enlever les lèvres mêmes de cet orifice. Et il ajoute que le moyen le plus sûr pour prévenir le retour de la maladie est d'enlever, avec les petites tumeurs, l'orifice externe de l'urèthre.

On ne trouve, dans l'observation de M. Hosack, aucuns renseignements ni sur les antécédents de la malade, ni sur son état en général, mais la récidive rapide des petites tumeurs et l'induration consécutive d'une portion de l'urèthre permettent de croire qu'il s'agissait ici d'une affection syphilitique, comme chez la femme de la Havane dont j'ai parlé plus haut. Il est probable que l'emploi d'un traitement général convenable aurait suffi pour prévenir la seconde opération qui n'était pas sans importance, puisqu'on enleva une partie de la longueur du canal. — Quant au conseil donné par Hosack et à la conduite suivie par Mott, je pense qu'ils ne sont à suivre dans aucun cas. Outre les dangers immédiats de l'opération, on risquerait d'avoir, plus tard, une cicatrice très-rétractile et un rétrécissement.

Ce que je viens de dire du traitement des végétations développées dans l'urèthre de la femme est également applicable à celles de l'homme. Je n'ai jamais rencontré ces tumeurs qu'à l'entrée du méat urinaire ou dans la fosse naviculaire, et il est assez facile d'en pratiquer l'excision. Dans le cas où elles seraient peu accessibles aux ciseaux, soit parce qu'elles occuperaient la partie la plus reculée de la fosse naviculaire, soit parce qu'elles rempliraient l'extrémité du canal de façon qu'on ne pût reconnaître le point de leur implantation, soit, enfin, à cause de l'étroitesse du méat urinaire, il faudrait se comporter comme il est d'habitude de le faire quand on veut introduire dans l'urèthre des instruments d'un certain volume; on débriderait le méat en pratiquant une petite incision sur un des côtés du frein.

CHAPITRE XIII

VICES DE CONFORMATION DE L'URÈTHRE.

La maladie affecte des types très-divers dont les variétés sont nombreuses, parce qu'elle emprunte à l'âge et à la constitution des sujets, aux circonstances extérieures, etc., des éléments infinis de complication. Il n'en est pas de même pour les vices de conformation : ceux-ci ne sont autre chose que des arrêts de développement ; aussi ne présentent-ils que quelques types dont les variétés ne font qu'indiquer l'époque où l'arrêt de développement s'est produit et le point sur lequel il a porté.

Dans une étude embryologique, il serait indispensable d'examiner toutes les variétés des vices de conformation de l'urèthre et d'insister sur leurs moindres détails. Mais, au point de vue chirurgical, il suffit de décrire les types les plus arrêtés et d'indiquer leur traitement, laissant à chaque praticien le soin de modifier sa conduite suivant les cas particuliers qu'il rencontrera.

Les vices de conformation sont :

1° L'hypospadias;

2° Les poches urineuses congénitales ;

3° Les rétrécissements congénitaux;

4° L'occlusion du méat urinaire;

5° L'oblitération congénitale de l'urèthre ;

6° L'épispadias.

1° HYPOSPADIAS.

L'hypospadias (ὑπὸ, au-dessous, et σπάδιον, espace) est un vice de conformation qui consiste dans une ouverture anormale et congénitale occupant la paroi inférieure de l'urèthre. La plupart des auteurs en admettent trois espèces : dans la première, l'urèthre, au lieu d'arriver jusqu'à l'extrémité du gland, s'arrête et s'ouvre à la racine du frein, au niveau de la fosse naviculaire. Dans la seconde, l'urèthre est ouvert un peu en avant du scrotum ou sur un point du pénis intermédiaire entre le scrotum et le gland. Dans la troisième, l'ouverture de l'urèthre existe au niveau du scrotum qui est divisé longitudinalement en manière de vulve.

Cette division peut être bonne au point de vue anatomo-physiologique, mais elle n'a plus la même valeur sous le rapport chirurgical.

N'envisageant l'hypospadias qu'au point de vue pratique, j'en admettrai seulement deux espèces : 1° dans l'une, le canal est conservé en avant de l'ouverture anormale et tantôt il est libre, tantôt il est oblitéré dans une étendue plus ou moins grande ; 2° dans l'autre, le canal n'existe plus ou plutôt il n'en reste que la paroi supérieure qui s'étend sous la forme d'une rigole jusqu'à l'extrémité du gland. — A ces deux formes principales se rattachent quelques anomalies qui, tout en donnant à l'hypospadias un caractère particulier, ne suffisent point pour constituer des espèces distinctes.

1° *Hypospadias avec persistance de l'urèthre en avant.* — Ces cas sont assez rares. Quelques chirurgiens ne les considèrent pas comme de véritables hypospadias et prétendent qu'ils ne sont autre chose que des fistules péniennes survenues pendant la vie intra-utérine, à la suite d'une oblitération du canal. Rien ne justifie cette manière de voir. Il peut sembler étrange que la nature fournisse une sortie anormale aux urines, bien que l'urèthre existe. Mais si l'étude du développement du fœtus nous a fait apercevoir le mécanisme des vices de conformation, elle ne nous a rien appris sur leurs causes, et nous rencontrons chaque jour des anomalies qu'il est impossible d'expliquer. Tantôt il existe une occlusion du méat urinaire et du col de la vessie, tandis que le canal reste perméable entre ces deux points, tantôt on trouve deux ouvertures anormales à peu de distance l'une de l'autre, et la portion de canal qui les sépare est entièrement libre. Et comment prétendre que ces ouvertures sont nécessairement consécutives à une oblitération de l'urèthre, quand on a vu des cas où l'urèthre non-seulement existait, mais encore n'était pas oblitéré ?

Quand l'urèthre persiste en avant de l'hypospadias il est, en général, oblitéré dans une étendue plus ou moins grande et quelquefois dans toute sa longueur.

Sabatier dit que Dupuytren opéra un jeune enfant qui avait à la racine de la verge une ouverture fort petite par laquelle l'urine s'écoulait avec une lenteur extrême et un peu de difficulté. Les deux pouces d'étendue que l'organe présentait depuis ce point jusqu'à son extrémité, étaient imperforés et *sans aucune trace de canal*. (Sabatier, *Médec. opérat.*, 1824, t. IV, p. 435.)

Marestin raconte qu'il a vu un homme de trente-quatre ans qui portait, depuis sa naissance, une perforation de l'urèthre située au périnée et par laquelle sortaient l'urine et le sperme. Le gland était imperforé. Pour reconnaître la disposition de ce vice de conformation, il introduisit par l'ouverture anormale un stylet boutonné qu'il dirigea en arrière et fit pénétrer sans peine dans la vessie. Dirigeant ensuite l'instrument en avant, il le poussa jusqu'à l'extrémité du gland dont le méat était fermé par une membrane épaisse comme une pièce de *vingt-quatre sous*. (*Recueil périod. de la Soc. médic.*, t. VIII, p. 116.)

Ici l'ouverture anormale peut, à la rigueur, être rattachée à l'état de l'urèthre, puisque dans l'un de ces cas il y avait occlusion du méat urinaire, et dans l'autre oblitération complète du canal.

Le fait suivant, que j'emprunte à Blandin, est beaucoup plus intéressant, car non-seulement l'urèthre existait, mais encore il était libre. — Le malade est un jeune homme de trente ans environ, bien portant; ses organes sont bien conformés, excepté le pénis qui offre à sa face inférieure, au delà de la base du gland, une fente de la largeur d'un centime environ. Cette fente est de naissance et donne issue complétement à l'urine et à la liqueur spermatique. Le pénis et le gland ont d'ailleurs les dimensions et la forme normales. Le méat urinaire existe au bout du gland et laisse passer librement une sonde jusque dans la vessie. La lésion congénitale, par conséquent, s'offre dans les conditions d'une fistule pénienne accidentelle. (*Annales de thérap. méd. et chir. et de toxicol.*, mai 1846, p. 69.)

Les oblitérations de l'urèthre et les occlusions du méat urinaire apportent des obstacles sérieux à l'acte de la fécondation. Quand l'hypospadias siége à la base de la verge ou dans son milieu, le sperme pourra sortir du canal, mais il baignera l'entrée du vagin sans être projeté jusqu'à l'utérus; quand l'ouverture est très-étroite, le sperme ne pourra même pas s'échapper de l'urèthre. La miction peut-être également très-difficile. Dans le rapport fait par Allan, à la Société de médecine, en 1800, sur un travail de Leiblin, on trouve l'observation d'un jeune homme de quinze ans dont le gland était imperforé, et qui n'urinait qu'avec la plus grande peine et goutte à goutte par une petite ouverture située au niveau de la fosse naviculaire.

Le traitement de cette infirmité consiste: 1° à rétablir la continuité du calibre de l'urèthre; 2° à fermer ensuite l'hypospadias.

Lorsqu'il s'agit d'une imperforation du gland, il faut, à l'exemple de Marestin, se servir de l'hypospadias pour introduire dans le canal un stylet qu'on dirige d'arrière en avant, de manière à soulever la membrane qui ferme le méat urinaire, et l'on divise celle-ci avec un bistouri ou une lancette. Si l'occlusion s'étend à la fosse naviculaire, l'opération n'est plus aussi simple, car il est nécessaire de creuser une voie nouvelle plus ou moins longue dans l'épaisseur même du gland. On a conseillé de perforer cet organe d'avant en arrière avec un trocart. C'est en effet ce qu'on peut faire, quand l'hypospadias est situé assez près du point oblitéré; mais s'il occupe la partie moyenne ou la racine du pénis, on risquerait, en agissant sans aucun guide, de se fourvoyer et de ne pas retrouver l'urèthre. Il serait plus sûr de traverser le gland d'arrière en avant. Voici comment j'ai pratiqué cette opération sur un jeune homme de dix-neuf ans, qui portait un hypospadias situé à 4 centimètres de l'extrémité de la verge. Le canal était oblitéré dans l'étendue de 5 millimètres environ. Je commençai par introduire dans l'urèthre un petit stylet que je poussai en avant aussi loin que possible, et sur ce conducteur je glissai une canule de trocart jusque sur le point oblitéré du canal. Le stylet fut alors retiré et remplacé par le mandrin du trocart. L'instrument étant ainsi armé, il me fut très-facile de traverser le gland. La voie était faite, mais elle était étroite, bien que je me fusse servi d'un trocart à hydrocèle. Au bout d'une vingtaine de jours, les urines, qui s'écoulaient en grande partie par le canal artificiel, commencèrent à reprendre leur route par l'hypospadias. Je fus obligé de pratiquer une uréthrotomie interne qui me permit d'introduire jusque dans la vessie une sonde de 7 millimètres de diamètre. Alors seulement je traitai par la cautérisation l'hypospadias qui fut complétement fermé au bout de deux mois. J'ai revu le malade treize mois après sa guérison. Il urinait bien, mais à dater de ce moment je l'ai perdu de vue.

Quand l'urèthre est oblitéré dans une grande étendue et transformé en un cordon fibreux, ou quand il n'existe point, c'est une grave question que de savoir si une opération doit être pratiquée.

Sabatier n'hésite pas à répondre que *c'est un malheur auquel il n'y a pas de remède*. Et cependant, il rapporte l'observation fort curieuse d'une opération pratiquée avec succès par Dupuytren sur un enfant dont il a déjà été question. J'ai dit qu'à la racine de la verge il y avait une ouverture fort petite par laquelle l'urine s'écoulait avec une grande difficulté; que les deux pouces d'étendue que l'organe présentait depuis ce point jusqu'à son extrémité étaient imperforés et sans aucune trace de canal. « ..... Sur les vives instances des parents, Dupuytren tenta de remédier à cette difformité. Un trocart de petite dimension fut introduit depuis la partie antérieure et inférieure du gland, le long du trajet que devait affecter l'urèthre, jusqu'à l'endroit de la fistule. Toute cette étendue fut ensuite cautérisée avec un cautère en roseau très-mince. Les accidents inflammatoires furent violents, la gangrène même menaça de détruire la verge. Mais enfin, combattus avec énergie, ces accidents se dissipèrent, les eschares se détachèrent et une suppuration de bonne nature s'établit. On put alors introduire dans le canal nouveau une sonde de gomme élastique qui, pénétrant jusque dans la vessie, donna une libre issue à l'urine. Après trois mois de traitement, la fistule cautérisée avec le nitrate d'argent se cicatrisa. L'urine sortait en totalité et facilement par le conduit nouveau; celui-ci fournissait cependant encore un peu de suppuration. Il avait de la tendance à se rétrécir; mais l'usage continué des sondes et des bougies l'auront sans doute maintenu dilaté jusqu'à cicatrisation complète de ses parois; du moins l'enfant qui fut alors retiré des mains de Dupuytren ne vint-il jamais depuis ce temps réclamer ses soins..... » (*Médec. opér.*, vol. IV, p. 435.)

Sabatier fait bien observer qu'il survint une inflammation si intense que la verge faillit se gangrener; mais il aurait dû ajouter que ces accidents ne peuvent être attribués à la plaie produite par le trocart. Évidemment ils sont résultés de la cautérisation par le fer rouge. Malgré la grande autorité de Dupuytren, je ne puis approuver un pareil moyen. Il est d'une application difficile; il détermine nécessairement une inflammation violente et, enfin, il produit une cicatrice dont la puissance de rétraction doit favoriser singulièrement le rétrécissement du nouveau canal. Tel qu'il est, cependant, le succès de Dupuytren prouve que la maladie n'est pas au-dessus des ressources de l'art. Je ne dis pas que l'opération doit être faite dans tous les cas. L'état général du malade, l'atrophie des corps caverneux, l'ouverture plus ou moins grande de l'hypospadias, l'incurvation de la verge ou d'autres complications dont je parlerai plus loin, peuvent être autant de contre-indications dont le patricien doit tenir compte.

Quant aux opérations nécessaires pour fermer l'ouverture anormale de l'urèthre, je renvoie au chapitre dans lequel j'ai traité des fistules urinaires.

2° *Hypospadias avec absence de la paroi inférieure de l'urèthre en avant de l'ouverture anormale.* — Ce vice de conformation est le véritable type de l'hypospadias. Il est caractérisé par l'absence de la paroi inférieure de l'urèthre dans une étendue plus ou moins grande.

On en rencontre plusieurs variétés : Dans la plus commune, le canal s'arrête et s'ouvre à la base du gland. Il est continué jusqu'au bout de la verge par une rigole ou demi-canal formé par la fosse naviculaire dont la paroi inférieure manque entièrement. Dans un cas de ce genre, Morgagni dit que la paroi supérieure était lisse et rougeâtre; qu'elle laissait voir dans son milieu et dans le sens de sa longueur trois orifices appartenant aux grands sinus elliptiques qu'il a décrits. (Lettre 46e, § 9.)

Tantôt cette partie du canal est large et presque plane, parce que le gland est aplati d'avant en arrière et comme étalé, tantôt elle présente une rigole assez profonde; c'est quand le gland a conservé sa forme normale. Quelquefois les deux lèvres du méat urinaire sont assez bien conservées, mais souvent elles sont effacées et réunies par des brides laissant entre elles de petites ouvertures qu'on pourrait prendre au premier abord pour l'entrée de l'urèthre. Celle-ci est située plus en arrière et se trouve masquée par une valvule cutanée, mince, formée par la fin de la paroi inférieure du canal. Quand cette valvule n'a pas été enflammée, elle est très-dilatable et laisse passer facilement dans l'urèthre une sonde de moyen calibre. — Il n'existe pas de frein. — Le prépuce s'arrête sur les côtés du gland et ne recouvre que sa face dorsale à la manière du prépuce du clitoris. Il est épais, comme ramassé en arrière, et quelquefois il manque complétement. Ordinairement la verge a ses dimensions habituelles et le gland participe à ses érections. Tantôt le jet de l'urine est à peine dévié, tantôt il se porte directement en bas. Dans ce cas, les malades, saisissant avec les doigts le bourrelet de peau que forme le prépuce sur la face dorsale du gland, relèvent leur verge afin de diriger l'ouverture de l'urèthre en avant. — La fécondation, niée par quelques auteurs, est certainement plus difficile qu'avec un pénis normal, mais elle est possible. Morgagni explique très-bien comment, dans le coït, le demi-canal que forme l'urèthre se trouvant complété par la paroi inférieure du vagin, le sperme peut encore être projeté jusqu'à l'utérus. (Lettre 46e, § 8.)

Dans une seconde variété, l'absence de la paroi inférieure de l'urèthre s'étend jusqu'au milieu ou jusqu'à la racine de la verge. On comprend très-bien que l'altération des fonctions doit se ressentir de l'étendue de la difformité. La miction est assez incommode. Si le malade tient sa verge horizontalement, le jet de l'urine se porte en bas; s'il la relève un peu trop, il tiraille l'espèce de valvule cutanée dont j'ai parlé, rétrécit l'ouverture du canal et l'urine s'échappe en s'éparpillant. Morgagni parle d'un jeune homme dont l'urine chassée avec force suivait la paroi supérieure de l'urèthre, et dépassait en jaillissant l'extrémité de la verge, comme si elle avait parcouru un canal complet; mais ces faits doivent être considérés comme des exceptions.

La fécondation sera encore plus entravée. La verge est souvent moins longue que d'habitude; le gland a des érections incomplètes; quelquefois même il reste flétri, ce qui s'explique assez bien par la suppression d'une partie du corps spongieux de l'urèthre et la difficulté qu'éprouve le sang à parvenir jusqu'à l'extrémité de la verge. C'est ce que Morgagni avait parfaitement observé sur un jeune homme dont la verge se gonflait, tandis que le gland restait mou. En effet, dit-il, comme la paroi inférieure du canal manquait là où elle est ordinairement augmentée par l'épaisseur du corps spongieux, il est croyable que le sang qui, du bulbe de l'urèthre, est poussé en haut à propos pour distendre le gland, avait un passage moins facile pour arriver jusqu'à lui. (Lettre 46e, § 9.) Si, en outre, l'ouverture de l'urèthre est très-rapprochée du scrotum, il est évident que la liqueur spermatique s'écoulera en dehors du vagin, et la fécondation sera impossible.

Traitement. — Dans la première de ces variétés d'hypospadias, les malades éprouvent si peu de gêne, qu'ils préfèrent garder leur difformité plutôt que de subir une opération.

L'uréthrorrhaphie a été quelquefois employée. Elle consiste à aviver avec des ciseaux très-fins ou un bistouri les bords de la gouttière uréthrale et à les réunir avec des épingles à insecte. C'est ce que fit Dieffenbach sur un jeune étudiant en droit; mais, le quatrième jour, les aiguilles avaient déchiré les tissus, et la difformité était la même qu'avant l'opération. Il fut plus heureux dans une autre occasion: l'aiguille antérieure déchira les parties; les deux autres amenèrent une réunion parfaite, et le canal fut en partie rétabli. (*Gaz. méd.*, 1837, p. 156.) Je n'ai fait cette opération qu'une seule fois, et je n'ai pas réussi. Pourtant, j'avais pris soin d'approfondir la gouttière au moyen d'une incision longitudinale pratiquée dans le gland, afin d'empêcher que les points de suture ne fussent tiraillés au moment du passage de la sonde; le cathétérisme avait été pratiqué avec beaucoup de soin chaque fois que le malade avait eu besoin d'uriner; malgré toutes ces précautions, les aiguilles coupèrent les tissus et la réunion n'eut pas lieu.

L'uréthroplastie offrirait plus de chances de succès. On pourrait prendre un lambeau postérieur aux dépens du fourreau de la verge, ou encore inciser le prépuce sur sa face dorsale pour ramener et réunir ses deux moitiés au-dessous du gland. Ces divers moyens ont été employés sans succès. C'est que dans quelque point qu'on choisisse le lambeau, il faut toujours le greffer sur le gland dont le tissu érectile, facile à déchirer, se prête mal à ce mode d'opération.

Dans la seconde variété, les troubles fonctionnels sont assez grands pour justifier les opérations qui ont été tentées par plusieurs chirurgiens distingués dans ces dernières années. Mais il faut bien avouer que leurs essais ne sont guère encourageants. Il n'y aurait pas à songer à l'uréthrorrhaphie; pratiquée dans une étendue aussi considérable, elle échouerait nécessairement. L'autoplastie seule pourrait combler une perte de substance qui existe depuis le gland jusqu'au scrotum. M. Bouisson, professeur de l'École de Montpellier, a fait cette tentative, et l'observation qu'il a publiée est assez curieuse pour que j'en donne ici un résumé :

Le malade était âgé de vingt-cinq ans. L'hypospadias occupait la base de la verge. Deux incisions antéro-postérieures furent pratiquées sur le scrotum parallèlement au raphé, à partir de l'ouverture de l'hypospadias jusqu'au périnée. Réunies en arrière par une incision transversale, ces incisions circonscrivaient une sorte de rectangle cutané long de 6 centimètres et large de 2 centimètres et demi, qui fut disséqué d'arrière en avant, de façon à pouvoir être renversé, en adhérant par son extrémité au voisinage de l'ouverture de l'hypospadias, point par lequel ce lambeau devait recevoir ses moyens de nutrition. Il résultait de ce renversement que la languette cutanée du scrotum s'appliquait par sa face épidermique contre la face inférieure de la verge, où elle était destinée à former le plancher d'un nouvel urèthre. L'application du lambeau dans ce sens dispensait de clore en particulier l'orifice de l'hypospadias, puisque celui-ci aboutissait précisément au-dessus du plancher de l'urèthre artificiel, qui se trouvait en réalité être la continuation de l'urèthre primitif. Mais le lambeau appliqué par sa face épidermique contre la face inférieure du pénis dépassait la longueur de celui-ci, et sa coupe avait été calculée de manière qu'en repliant la languette cutanée en retour vers le scrotum on affrontât deux surfaces saignantes, en même temps qu'on obtiendrait un lambeau redoublé ayant deux faces épidermiques libres, un bord antérieur naturellement formé par le repli du lambeau, et, en somme, un tissu assez épais pour former une paroi uréthrale résistante..... Un nombre suffisant de points de suture servit à assurer le contact régulier des parties. Tout se passa bien d'abord, mais, le troisième jour, le lambeau devint violacé et flétri ; le quatrième jour, il était mortifié et l'opération, quoique parfaitement faite, avait complétement échoué.

Du reste, il était difficile qu'un lambeau long de 6 centimètres et large de 2 seulement à sa base, fût assez pourvu de vaisseaux pour vivre. Je crois qu'on se placerait dans de meilleures conditions en pratiquant l'opération en plusieurs fois. On commencerait par tailler sur le scrotum un large lambeau qu'on porterait, par glissement, jusqu'au milieu de la verge. Dans ce premier temps, on n'aurait fait que reporter en avant l'hypospadias. La difformité ne serait qu'amoindrie, mais, plus tard, on pourrait compléter le canal dans sa portion antérieure au moyen du procédé de M. Alliot ou de tout autre qu'on jugerait plus convenable suivant la disposition des parties.

Courbure de la verge. — L'hypospadias est assez souvent compliqué d'autres vices de conformation portant sur les organes génitaux ou sur l'appareil urinaire. Tels sont l'atrophie de tout l'appareil génital, l'absence des corps caverneux, la monorchidie, la bifidité du gland, la séparation du scrotum et toutes les anomalies qui ont fait croire, pendant un temps, à l'hermaphrodisme. Ces difformités ne sont point du ressort de la chirurgie et ne doivent pas nous occuper ici. Je ferai pourtant une exception pour l'une d'elles : c'est la courbure de la verge. Cette complication est fréquente, et suivant que la courbure est plus forte et qu'elle comprend une plus grande longueur du pénis, elle gêne l'émission des urines dont elle dévie le jet et devient un obstacle à l'acte de la génération. J'en décrirai deux variétés : l'une appartient à l'hypospadias du gland et l'autre à l'hypospadias de la base de la verge.

Première variété. — Celle-ci est la plus commune. Quand la courbure ne porte que sur le gland, elle est rarement assez prononcée pour constituer une difformité de quelque importance. Mais quelquefois la peau du scrotum s'étend jusqu'à l'hypospadias sous la forme d'un éperon aplati latéralement, ayant sa base en arrière et sa pointe en avant. Ce repli cutané, toujours moins long que la verge, la courbe nécessairement en bas, surtout au moment de l'érection. J. L. Petit rapporte qu'il fut consulté par un étranger qui avait la verge si courbée, que la peau du scrotum lui servait d'enveloppe dans toute sa partie inférieure. Le gland était la seule partie saillante lors de l'érection ou plutôt lors du gonflement des corps caverneux et du gland. L'ouverture de l'urèthre était placée à l'endroit de la fosse naviculaire, de manière que quand il rendait son urine, elle sortait en nappe et mouillait tout le scrotum. (*Œuvr. posth.*, vol. II, p. 429.)

M. Bouisson a publié un fait semblable dont je signalerai seulement les principales circonstances. Le malade était âgé de vingt-quatre ans. Il avait un hypospadias balanique. Le pénis dirigé et maintenu en bas était comme confondu avec le scrotum ; il lui était moins uni sur la partie moyenne. Son fourreau était complet, mais réuni inférieurement à la peau du scrotum, dont les deux feuillets adossés formaient une sorte de cloison triangulaire qui s'étendait des bourses jusqu'à l'hypospadias. La miction et l'érection étaient gênées. Cette dernière était surtout entravée par le poids du scrotum et des testicules qui se trouvaient entraînés en avant. Cependant, le pénis se développait *avec plénitude et régularité* et n'offrait aucune incurvation comparable à celle qu'on observe dans quelques cas d'hypospadias. — M. Bouisson fit ici l'application heureuse d'un procédé assez simple employé pour séparer les doigts palmés. Avec des ciseaux droits il divisa en travers la membrane cutanée; puis, relevant la verge du côté du ventre, il changea la direction de la plaie qui, de transversale qu'elle était, devint longitudinale. Les bords en furent réunis par des points de suture entrecoupés et, le douzième jour, la guérison était complète (*Tribut à la chirurg.*, t. II, p. 537).

Le premier malade dont j'ai parlé, avait été également opéré, malgré l'avis de J. L. Petit, qui, attribuant la courbure de la verge à d'autres causes qu'à la bride scrotale, regardait la section de cette dernière comme inutile. Ce fut en effet ce qui arriva. Le pénis ne put être redressé.

Ces résultats opposés s'expliquent facilement par la disposition différente des parties chez les deux malades. Sur celui de M. Bouisson, les corps caverneux n'étaient point déformés. Ils pouvaient se développer avec *plénitude et régularité.* En un mot, l'érection avait lieu, mais elle était gênée par la présence d'une bride cutanée. Celle-ci divisée, la verge devait reprendre sa direction normale. Sur celui de J. L. Petit, les altérations étaient plus profondes. Elles intéressaient le corps même de la verge, dont le gland seul était saillant au moment de l'érection; la section de la bride scrotale n'était plus qu'accessoire et ne pouvait, en rien, corriger la difformité. Là est tout le secret du traitement. Si la courbure de la verge est due uniquement à la traction opérée par une bride cutanée, il suffit de faire disparaître cet obstacle mécanique pour rétablir l'état régulier des parties; si, au contraire, elle est produite par un vice de structure de la verge, la section de la bride scrotale est inutile.

Mais il peut arriver ici ce qu'on observe chaque jour sur d'autres points du corps dans les rétractions des tissus blancs. Dans quelques cas, la bride cutanée sera la cause primitive et unique de la difformité; mais les tissus fibreux qui forment la charpente des corps caverneux, s'accommodant à cette courbure vicieuse, deviendront plus tard l'obstacle le plus sérieux au redressement de la verge. Si le fait que j'énonce est vrai, sa conséquence naturelle c'est qu'il faut pratiquer l'opération aussitôt que possible. Car dans les premiers temps de la vie, elle présentera des chances de succès qu'on ne retrouverait plus chez les malades arrivés à l'âge adulte.

Deuxième variété. — Ici, l'hypospadias occupe un point assez rapproché du scrotum, et la verge est courbée par en bas dans toute sa longueur. Tantôt la courbure est peu prononcée, tantôt elle est portée à un tel degré que les parties génitales sont entièrement défigurées.

Faudacq, chirurgien de Namur, a vu un enfant qui rendait ses urines par un hypospadias si dilaté, qu'il ressemblait à une espèce de vulve. Toute la partie qui répondait à l'endroit où est naturellement le canal de l'urèthre paraissait ligamenteuse; elle était si courte et bridait si bien la verge, que le gland venait toucher sa racine. Enfin, la verge était si défigurée et monstrueuse, qu'elle ressemblait à un *petit escargot.* (Arnaud, *Mém. de chirurg.*, 1768, t. I, p. 288.)

Au premier abord, il semble que la courbure du pénis dépend uniquement du cordon ligamenteux qui remplace l'urèthre ou qui est formé de ses débris. Mais une observation très-détaillée rapportée par J. L. Petit montre, à n'en pas douter, que la rétraction des tissus fibreux qui entrent dans la composition des corps caverneux ont également part à la difformité.

J'ai eu occasion, dit-il, de me convaincre de la réalisation de ce fait sur le cadavre d'un enfant qu'on m'avait fait voir le jour même de sa naissance, et auquel je ne voulus faire aucune opération : on me l'avait amené plusieurs fois pendant le cours de sa vie, espérant que je pourrais trouver quelque moyen de le guérir de l'hypospadias accompagné d'une courbure pareille à celle dont il s'agit. Je le renvoyais toujours sans lui rien faire, disant aux père et mère que cette difformité était irréparable. Cet enfant mourut d'une fluxion de poitrine à l'âge de dix ou douze ans ; je demandai d'en faire l'ouverture, ne voulant pas échapper cette occasion de satisfaire ma curiosité.

Je découvris d'abord l'un des corps caverneux : j'y fis ouverture ; j'y passai un tuyau dans lequel je soufflai, la verge se gonfla, se courba en dessous ; et pour la conserver dans cette figure, je fis une ligature, au moyen de laquelle je retins l'air, puis je disséquai la verge, et je trouvai que tout l'urèthre était fort court; qu'il était, pour ainsi dire, ligamenteux, et incapable de s'étendre, n'ayant aucun tissu cellulaire. Je le séparai des deux corps caverneux fort exactement, mais avec beaucoup de peine : malgré cette séparation, les corps caverneux ne s'allongèrent que fort peu, la verge resta courbe, ce qui me fit juger que la mauvaise conformation de l'urèthre n'était pas la seule cause de la courbure, et que le dessous des corps caverneux y avait quelque part. Pour examiner la chose à loisir j'emportai les pièces chez moi. Ayant séparé les corps caverneux de toute autre partie, j'observai que, en les tirant par les deux bouts, je ne pouvais les allonger, et, les soufflant de nouveau par la première ouverture que j'avais faite, ils reprenaient la figure courbe, ce que j'attribuai d'abord à une bande ligamenteuse qui régnait à l'endroit où j'avais séparé l'urèthre. Je séparai de cette bande tout ce que je pus sans ouvrir les corps caverneux ; je coupai même transversalement les fibres que je n'avais pu enlever ; malgré tout cela, et malgré l'air que je soufflai avec force, les corps caverneux conservèrent toujours leur courbure. Les ayant soufflés pour la dernière fois, j'y retins l'air par une ligature, et les fis sécher : quelque temps après, je les coupai l'un longitudinalement, l'autre par tronçons ; je reconnus que la figure courbe qu'ils avaient toujours conservée dépendait de ce que leurs cellules étaient presque bouchées dans la partie cave de la courbure, et que, par degrés, elle s'élargissait jusqu'à la partie convexe où étaient les plus grandes, soit que ces cellules aient été ainsi dès la première conformation, ou que, ayant toujours été gênées par l'urèthre et par la bande ligamenteuse, elles soient restées petites, n'ayant pas eu la facilité de s'étendre comme les autres. — De tout ceci, je conclus que la courbure de la verge qui vient de naissance est une maladie incurable. (*Œuvr. posth.*, t. II, p. 433 et suiv.)

On ne saurait contester les altérations anatomiques constatées par J. L. Petit. Son observation eût été complète s'il eût ajouté, comme cela existait probablement, que l'enveloppe des corps caverneux, et leur cloison, participaient à la rétraction de la verge. Du reste, son opinion sur l'inutilité d'une opération, loin d'en être modifiée, n'en eût été que plus absolue. Elle a été adoptée par Sabatier, Boyer, Dupuytren, et est devenue générale. Cependant, M. Bouisson, dans ces dernières années, tout en reconnaissant combien étaient profondes les altérations auxquelles étaient dues la courbure du pénis, a pensé qu'une opération pourrait encore être tentée avec succès.

En 1856, un jeune homme de vingt-deux ans, ayant un hypospadias à la base de la verge avec courbure de cet organe, vint lui demander de le débarrasser de cette dernière difformité. Le chirurgien de Montpellier coupa, à deux reprises, la bande fibreuse qui bridait le pénis. A chaque fois, il n'obtint qu'un peu d'allongement du membre, et la courbure se reproduisit avec la cicatrisation de l'incision. C'est alors qu'il eut recours au procédé qu'il décrit ainsi : — « Un pli à la peau de la face inférieure de la verge fut piqué d'un seul côté avec la pointe d'une lancette, et un ténotome convexe fut engagé par cette ouverture de manière à pouvoir attaquer par pression toute la face inférieure de la verge, préalablement relevée sur les pubis. La pression de l'instrument, aidée d'un léger mouvement transversal, divisa l'enveloppe fibreuse des corps caverneux, à peu près vers le milieu de l'espace compris entre le gland et l'ouverture anormale de l'urèthre. Un petit bruit comparable à celui des tissus que l'on divise dans la ténotomie se fit entendre, et la verge s'allongea visiblement. On sentait néanmoins encore un obstacle profond. J'inclinai, alors, en haut la pointe du ténotome, de manière à l'engager entre les deux corps caverneux; puis, retournant l'instrument pour attaquer verticalement la cloison, j'incisai celle-ci dans l'épaisseur même de la verge, et le redressement devint aussitôt complet. » — Aucun accident ne suivit l'opération. La verge fut redressée ; les érections cessèrent d'être douloureuses et la copulation fut possible. (*Trib. à la chirurg.*, t. II, p. 544.)

Je rends pleine justice à l'ingénieuse idée qu'a eue M. Bouisson de se servir de la méthode sous-cutanée à laquelle il a dû de n'avoir aucun accident. Son opération doit être considérée comme un véritable progrès. Il ne faudrait pourtant pas croire qu'elle serait applicable avec succès à tous les cas de courbure de la verge. Chez le malade qu'il a traité, la difformité n'était pas très-étendue. Le dessin qu'il en a donné montre que la verge était droite dans les deux tiers de sa longueur, et que la courbure n'occupait qu'un espace assez limité. Mais dans les cas où la difformité est très-grande et porte sur toute la longueur du membre comme dans celui de Faudacq, on peut se demander si des incisions sous-cutanées, pratiquées dans un seul point, seraient suffisantes ; si des incisions multiples, nécessairement profondes et suivies de cicatrices, permettraient encore des érections faciles; si l'on n'exposerait pas le malade à des dangers sérieux, et cela pour permettre un coït sans fécondation possible.

2° POCHES URINEUSES CONGÉNITALES.

Le vice de conformation décrit sous la dénomination de *dilatation de l'urèthre* est extrêmement rare. M. le docteur Guyon, dans son excellente thèse d'agrégation, n'a pu en réunir que deux cas : un lui a été communiqué par M. le docteur Angers, et l'autre appartient à M. Hendriksz (d'Amsterdam). Ils ne sont point suffisants pour permettre d'établir l'histoire de cette difformité. Je devrai donc me borner à rapporter ces faits curieux, en m'efforçant d'en tirer quelques notions sur leur nature et des indications thérapeutiques.

Dans la première observation il s'agit d'un enfant de trois ans, très-peu développé, portant au-dessous de la verge un appendice cutané, épais, irrégulier, ayant environ 4 centimètres et demi. Il est formé par une poche qui, dans son état de vacuité, est aplatie latéralement et présente plusieurs plis verticaux. Au toucher, ses parois semblent plus

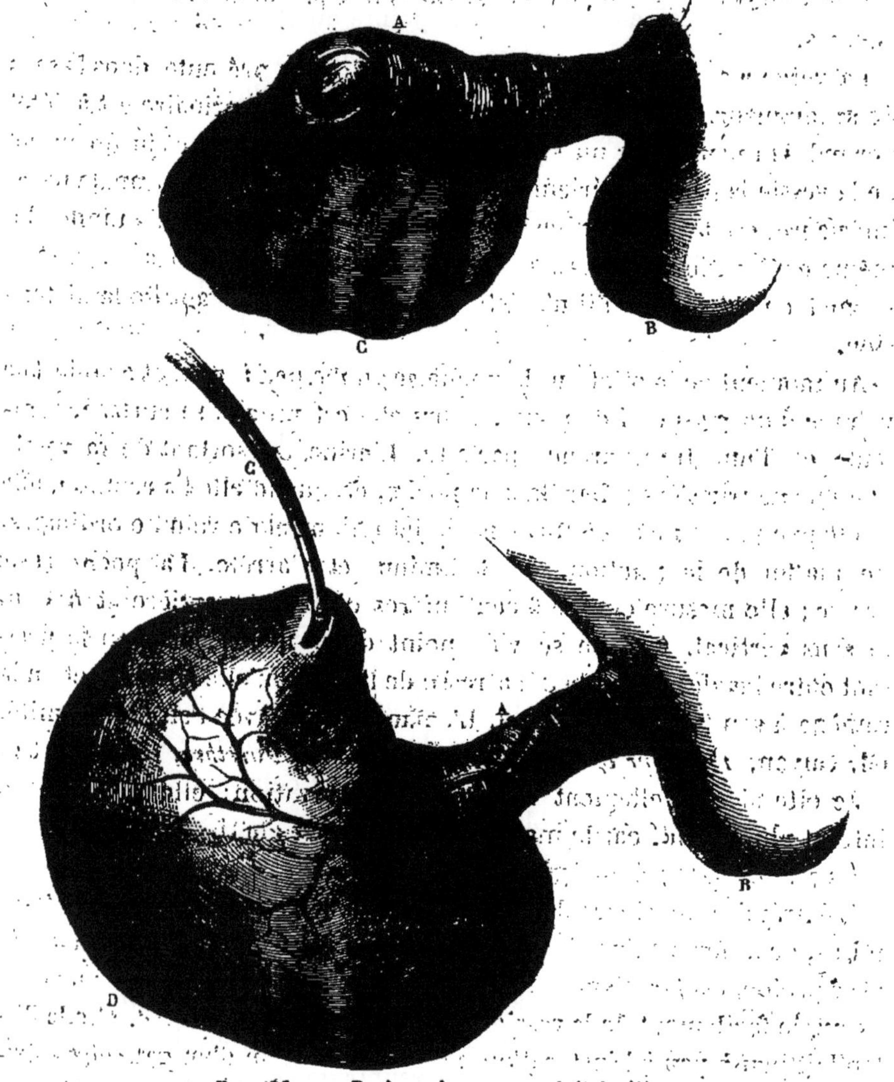

FIG. 85. — Poche urineuse congénitale (1).

A. Pénis légèrement courbé sur sa face dorsale.

B. Scrotum.

C. Poche urineuse à l'état de vacuité. Plis verticaux formés par le froncement de la poche.

FIG. 86. — Vue de la même poche dilatée par l'urine.

A. Pénis.

B. Scrotum.

C. Jet de l'urine.

D. Poche dilatée. On distingue à sa surface des ramifications vasculaires nombreuses.

(1) Ces deux figures sont empruntées à la thèse de mon collègue, M. Guyon, qui a bien voulu me permettre de les reproduire.

épaisses que si elles n'étaient constituées que par deux feuillets de peau adossés.

La verge a son volume normal; sa face dorsale présente, dans le sens de sa longueur, une concavité très-marquée. Le méat urinaire est à l'état normal. On peut, avec un stylet, suivre très-facilement et jusqu'au col de la vessie la paroi supérieure de l'urèthre, tandis qu'en suivant la paroi inférieure, on arrive manifestement dans une cavité assez grande. La même exploration répétée avec un stylet dont l'extrémité est recourbée permet de s'assurer qu'il n'existe pas de valvule en avant de la distension.

Au moment de la miction, la poche se gonfle peu à peu, et acquiert le volume d'un gros œuf de poule. Alors elle est unie à sa surface, rénitente et d'une transparence parfaite. L'urine en sortant de la vessie commence par s'épancher dans la poche, et, quand elle l'a remplie, elle s'échappe par le méat en formant un jet unique et de volume ordinaire. Vers la fin de la miction, le jet diminue et s'arrête. La poche reste grosse; elle mesure encore 6 centimètres d'avant en arrière et 4 dans le sens vertical. Elle ne se vide point d'elle-même, mais, en la pressant entre les doigts, on la débarrasse de l'urine qu'elle contient et on la ramène à son volume habituel. L'enfant est né avec cette difformité. (M. Guyon, *Thèse sur les vices de conformation de l'urèthre*, 1863, p. 104.)

Je citerai textuellement la seconde observation; elle présente un intérêt plus grand, car le malade a été opéré et guéri.

Le jeune garçon était âgé de huit ans.

L'extrémité inférieure du pénis présente un appendice flasque, très-plissé, de la forme d'une bourse, partant de derrière la fosse naviculaire et se prolongeant en ligne courbe jusqu'à l'arcade du pubis. L'urine était expulsée facilement de la vessie, mais arrivée dans la bourse, elle la distendait peu à peu à l'instar d'un ballon par l'action d'un gaz, et en formait une véritable tumeur externe, laquelle avait assez de capacité pour contenir toute l'urine. Ainsi distendue, cette bourse uréthrale ne se vidait point spontanément et conservait toute l'urine; le méat urinaire cependant existait et était libre, ainsi qu'on s'en est assuré à l'aide d'une bougie. Cette impossibilité d'émettre les urines a fait penser à M. Hendriksz qu'il devait y avoir, vers le méat, un repli valvulaire de la muqueuse dirigé contre cette ouverture, derrière la fosse naviculaire, lequel repli s'opposait à la sortie du liquide.

Pour vider cette bourse, l'enfant était obligé d'y porter les deux mains, de la comprimer et de la serrer assez fortement. Si l'on injectait de l'eau par le méat, la bourse était distendue également et formait une tumeur très-transparente. L'exploration à l'aide d'une sonde a fait constater la présence de la paroi supérieure de l'urèthre qui paraissait à l'état normal, *mais à la partie inférieure, il manquait une partie remarquable de substance depuis l'arcade du pubis jusqu'à la fosse naviculaire, et c'était la source de l'appendice en question.* M. Hendriksz a pensé pouvoir guérir cette infirmité à l'aide de l'opération suivante :

Ayant placé le malade comme pour l'opération de la pierre, il a commencé par injecter de l'eau tiède dans le sac, afin de le distendre autant que possible ; il a ensuite introduit un cathéter dans l'urèthre, relevé le pénis vers l'abdomen, et compris la tumeur entre deux incisions semi-elliptiques, depuis le gland jusqu'à l'autre bout de la saillie et en suivant la ligne médiane. Après que la peau a été divisée, il a mis à découvert la membrane propre de la bourse, laquelle était très-mince et paraissait formée par la paroi correspondante de l'urèthre allongée, évasée, et dont les fibres étaient séparées. Il a divisé également cette dernière membrane, ce qui a donné issue à l'eau qu'elle contenait, et laissé à découvert le cathéter qui longeait la paroi supérieure. Le chirurgien a pu connaître alors que la muqueuse uréthrale formait deux plis valvulaires vers l'orifice antérieur et vers l'orifice postérieur du sac ; aussi a-t-il prolongé les incisions vers les deux valvules qu'il a détruites. L'opérateur a disséqué ensuite et détaché de quelques lignes la membrane uréthrale des téguments externes afin de réunir ces parties séparément, en conservant seulement de chacune de ces membranes ce qui était nécessaire pour obtenir, par leur réunion respective, un canal artificiel cylindrique. Les deux côtés de la membrane uréthrale ont été réunis moyennant quinze points de suture à points séparés. Des deux chefs de chacun de ces points on en a coupé un près du nœud, l'autre a été laissé assez long pour pendre en dehors. La plaie cutanée a été réunie à son tour moyennant sept points de suture entortillée ; entre ces points pendaient les fils de la suture de la muqueuse. L'exécution de cette opération a été assez difficile à cause de l'indocilité du malade. On a enveloppé le pénis de compresses et d'un léger bandage, on a laissé une sonde en permanence autant que le malade a pu la supporter ; par la suite on l'a sondé à mesure qu'il en avait besoin, en faisant glisser la sonde toujours le long de la paroi supérieure ; quelquefois on la laissait en permanence pendant quelques heures. Le résultat a été très-heureux, seulement, huit semaines après, il existait une petite fistule par laquelle il sortait quelques gouttes d'urine au moment où le patient vidait sa vessie. Le quatrième jour on a enlevé six des points noués du fond et quatre des points entortillés. Le seizième jour le malade urinait tout seul et librement déjà. La petite fistule a guéri consécutivement à l'aide de la cautérisation. (Rognetta, *Ann. de thérap.*, etc., t. I, p. 346.)

Dans ces deux observations, on trouve un fait très-important et sur lequel je ne saurais trop appeler l'attention : c'est qu'aucun des enfants n'avait de phimosis, d'atrésie du méat urinaire ou de rétrécissement. Rien, en un mot, ne s'opposait à la sortie des urines de manière à expliquer la dilatation du canal. M. Hendriksz a dit, il est vrai, qu'il avait rencontré une *valvule en avant et arrière de la poche*. Mais ce qu'il appelle une valvule n'était autre chose qu'une sorte d'éperon formé par les parois de l'urèthre que la poche débordait en dessous ; et la preuve, c'est que cet éperon existait en arrière comme en avant : la poche, qui était considérable, se remplissait avant que l'urine s'échappât en dehors et cela devait être, mais il suffisait de la presser sur les côtés pour la vider ; enfin, ce qui montre qu'un obstacle matériel ne s'opposait pas directement à la miction, c'est que l'enfant n'avait pas de rétention et qu'il était arrivé à l'âge de huit ans sans avoir été obligé de réclamer les secours d'un chirurgien. — Chez le petit malade de M. Laugier, l'urine sortait en jet dès que la poche était remplie. L'examen de l'urèthre, pratiqué très-soigneusement avec un stylet dont le bout avait été légèrement recourbé, n'a permis de reconnaître aucune valvule.

A quelle cause faut-il donc attribuer la formation de la poche urineuse? — Dans mon opinion, il s'agit, ici, d'un vice de conformation, d'un arrêt de développement, d'une affection primitive et non secondaire ; et, pour dire ma pensée tout entière, il n'y a pas une dilatation de l'urèthre, car l'urèthre n'existe pas au niveau de la poche urineuse. Ainsi les parois de la tumeur sont si minces qu'elles offrent une transparence parfaite. M. Hendriksz, au moment où il opéra son malade, trouva une peau très-fine doublée uniquement d'une muqueuse. Il ne dit pas un mot du tissu spongieux qui, en effet, n'existe pas dans ces cas. Ces prétendues dilatations du canal ne sont donc qu'un vice de conformation très-rapproché de l'hypospadias. L'arrêt de développement a porté sur la paroi inférieure de l'urèthre, mais les téguments ont été épargnés, autrement on aurait eu un hypospadias complet.

J'avais besoin d'établir ce fait dont l'importance est très-grande au point de vue thérapeutique, car c'est de lui que ressort le traitement des poches urineuses congénitales.

Nous avons déjà vu que chez les jeunes enfants, ayant une de ces poches développée accidentellement à la suite d'une difficulté d'uriner produite par un calcul, il suffisait, après avoir extrait le corps étranger, de placer dans la vessie une sonde à demeure, pour voir le canal reprendre ses dimensions normales. Ici, les parois de la poche réduites à une peau très-fine, doublées seulement d'une muqueuse et dépourvues des fibres musculaires propres à l'urèthre, ne jouissent que d'une rétractilité trop faible pour revenir sur elles-mêmes au point d'effacer la cavité du canal. L'emploi des sondes à demeure ne donnerait donc aucun bon résultat.

On pourrait songer encore à oblitérer la poche, en enflammant sa surface muqueuse et en tenant ses parois appliquées latéralement l'une contre l'autre, à l'aide de quelque moyen mécanique, de façon qu'elles se soudent. En effet, on effacerait la cavité de la poche, mais il resterait un appendice cutané assez considérable pour gêner, plus tard, la copulation.

La conduite suivie par M. Hendriksz me semble la meilleure : après avoir introduit un cathéter dans l'urèthre, il fit sur la poche et, dans le sens de sa longueur, deux incisions courbes se regardant par leur concavité, excisa la portion de peau comprise entre ces lignes et réunit les bords de la plaie par des points de suture. — Cependant, je dois noter quelques détails de l'opération que je ne puis approuver. La poche une fois ouverte, M. Hendriksz dédoubla les lèvres de la plaie dans l'étendue de quelques millimètres, réunit les bords de la muqueuse par quinze points de suture à points séparés, et les bords de la peau par sept points de suture entortillée. Les fils de la première suture passaient par les intervalles que laissaient entre eux les points de la seconde. — On ne voit pas la raison de cette double suture. Quand on songe à la finesse de la membrane muqueuse, il est impossible de croire qu'on ait pu en réunir exactemant les bords; et les fils, qui passaient entre chaque point de la suture pratiquée sur la peau, ne pouvaient servir qu'à empêcher la réunion de ses bords. Évidemment, il vaudrait mieux, dans un cas semblable, ne pas dédoubler les lèvres des lambeaux, et les réunir dans toute leur épaisseur.

On pourrait encore employer un des procédés que j'ai exposés en parlant des fistules urinaires, aviver les lambeaux, soit par leur face muqueuse, soit par leur face cutanée, et chercher à les réunir par un large *adossement de surfaces.*

3° Rétrécissements congénitaux.

Le méat urinaire a des dimensions très-variables. A l'état normal, il laisse passer facilement une sonde de 6 à 7 millimètres. Chez quelques individus, il présente une longue fente, dont il suffit d'écarter les bords pour découvrir la plus grande partie de la fosse naviculaire; chez d'autres, il est beaucoup moins ouvert, sans toutefois apporter la moindre gêne dans la miction. Mais lorsque son étroitesse est portée au point d'empêcher la libre sortie des urines, elle constitue une véritable maladie.

Ce vice de conformation est assez commun; il est peu de chirurgiens des hôpitaux qui n'aient l'occasion d'en observer quelques cas, chaque année. Chez les enfants nouveau-nés, le méat est quelquefois réduit à un orifice si étroit qu'il ne permet pas l'introduction d'un stylet très-petit. Le jet de l'urine est, alors, si fin, qu'on l'aperçoit à peine et qu'il se perd en une sorte de rosée. Chez les adultes, on ne rencontre jamais cette difformité aussi prononcée, parce que les sujets qui en étaient atteints ont été opérés dans les premiers temps de leur existence.

J'ai trouvé fréquemment le méat très-étroit sur des individus ayant un phimosis, sans que je puisse m'expliquer l'existence simultanée de ces deux difformités.

Il arrive assez souvent qu'un méat urinaire, naturellement petit, mais suffisant pour ne point gêner la sortie des urines, s'enflamme sous l'influence d'une cause quelconque et se rétrécisse à un très-haut degré. Mais il ne faudrait pas confondre ces rétrécissements accidentels avec les étroitesses congénitales.

Quant aux rétrécissements congénitaux siégeant sur d'autres points de l'urèthre, si l'analogie permet de les admettre comme un degré des oblitérations complètes, si quelques faits d'anatomie pathologique viennent encore à l'appui de cette opinion, il faut convenir que leur existence n'a pas été parfaitement démontrée. On a vu des enfants qui, sans avoir jamais eu de maladie du canal, urinaient avec une grande difficulté; mais la dysurie pouvait tenir à une autre cause qu'à un rétrécissement. Quant aux faits observés chez des adultes, ils ont encore moins de valeur. On peut en juger par les observations suivantes, qui ont été rapportées comme étant les plus probantes.

« M. Philips raconte qu'un homme, de trente-quatre ans, était atteint d'un rétrécissement congénital siégeant à la terminaison du bulbe. A l'âge de huit ans, il commença à se plaindre d'envies fréquentes d'uriner, et il laissait couler de l'urine dans ses vêtements. A l'école, on lui avait donné une permission permanente d'aller uriner. — Il fut inutilement soumis à différents traitements. — A quinze ans, le cathétérisme pratiqué avec une sonde d'argent fit reconnaître un rétrécissement du canal. Ayant agi avec violence, le médecin brisa la sonde dans l'urèthre. Quelques jours après, de petites bougies flexibles furent introduites et le malade en éprouva une amélioration temporaire. Les accidents revinrent et durèrent jusqu'en 1852, époque où M. Nélaton fut consulté. Un rétrécissement très-étroit, placé à l'extrémité du bulbe, fut de nouveau reconnu. L'urine, sans projection, coulait par regorgement. Le rétrécissement fut dilaté par quelques bougies élastiques, bientôt remplacées par des cathéters d'étain, jusqu'à 9 millimètres de diamètre. Cette grosseur des instruments fut difficilement supportée, et l'on dut avoir recours au chloroforme pour en continuer l'usage. Il en résulta des accidents généraux et du délire. Le traitement fut interrompu. — Le malade sortit de l'hôpital, et, pendant cinq ans, fut peu gêné par son rétrécissement. — En 1857, les symptômes du rétrécissement forcèrent de nouveau le malade à demander des soins à M. Nélaton qui, ayant une première fois amélioré l'état du malade par la dilatation, ne crut pas devoir employer une autre méthode. — Cependant, après un grand nombre d'introductions de cathéters de métal, le canal se rétrécissait rapidement et, en peu d'heures, le résultat acquis était perdu. M. Nélaton conseilla de faire l'uréthrotomie qui fut exécutée par M. Richard avec l'instrument de M. Charrière. — Ce malade fut tenu en observation pendant quelques semaines, et enfin il sortit de l'hôpital pouvant introduire avec facilité des sondes de 8 millimètres. » (*Traitem. des malad. des voies urin.*, p. 274).

Je n'aurais point parlé de cette observation si elle n'avait été reproduite par quelques auteurs comme un cas de rétrécissement congénital. Or, le malade ne s'est plaint pour la première fois d'une difficulté d'uriner qu'à l'âge de huit ans...... Jusqu'à cette époque, il aurait donc eu un rétrécissement sans s'en apercevoir! — A trente-quatre ans, il est examiné par M. Nélaton qui trouve, en effet, un rétrécissement; mais n'est-il pas plus naturel d'attribuer cette maladie aux singulières manœuvres du chirurgien qui, en le sondant dix-neuf ans auparavant, avait été jusqu'à briser la sonde dans l'urèthre?

M. Syme (d'Édimbourg) parle d'un homme de vingt-deux ans, atteint d'un rétrécissement considérable, ne permettant pas l'introduction de la plus petite bougie, et n'admettant qu'un mince stylet dont la pointe était plus petite que ceux en usage, et cela avec difficulté. Le rétrécissement se trouvait à 2 pouces et demi de l'orifice de l'urèthre; au même point existait un épaississement du canal. Trois ans auparavant, une fistule s'était produite au périnée, à la suite d'un abcès qui s'était montré après un traitement par la dilatation. — Le malade a *toujours* eu une grande difficulté dans la miction. — A l'âge de sept ans, rétention complète, se compliquant plus tard d'incontinence. — A dix-neuf ans, seconde rétention complète, à la suite de laquelle se forma l'abcès. Quand le malade fut observé par M. Syme (6 août 1861), presque toute l'urine passait par la fistule. — La dilatation fut infructueusement essayée, et il fallut revenir par trois fois à l'uréthrotomie avant d'obtenir la guérison. (M. Guyon, *Thèse sur les vices de conform. de l'urèthre*, 1863.)

Dans ce cas, quelle autre preuve a-t-on d'un rétrécissement congénital qu'une assurance du malade disant qu'il a *toujours* mal uriné? Il est examiné pour la première fois, à vingt-deux ans, par M. Syme, et cela quand il porte, depuis trois ans, une fistule urinaire.

J'ai eu également dans mon service un nommé Minel, employé de la douane, âgé de trente ans; il était entré à l'hôpital pour être traité d'une uréthrite chronique. Il racontait qu'avant cette maladie il n'avait jamais eu d'accidents vénériens, mais que, toute sa vie, il avait eu un jet d'urine si petit, qu'il mettait un temps considérable à uriner toutes les fois qu'il voulait vider sa vessie. Son uréthrite guérie, comme il se plaignait toujours d'uriner difficilement, je pratiquai le cathétérisme, et la première sonde que j'introduisis avait 7 millimètres. — Si ce malade avait eu un rétrécissement, ce qui n'eût pas été surprenant avec son uréthrite chronique, on aurait pu, d'après son dire, regarder cette altération comme étant congénitale.

Les faits d'anatomie pathologique eux-mêmes ne sont que d'un médiocre secours pour élucider cette question. M. Guyon a emprunté à M. Budd un cas où l'urèthre présentait sur sa paroi supérieure, immédiatement en arrière du bulbe, une sorte de repli membraneux ou de valvule analogue aux valvules des veines ou aux valvules semi-lunaires du cœur. Ce repli devait, pendant la vie, empêcher l'urine de sortir de la vessie sans mettre obstacle à l'introduction d'un cathéter. Au-devant de la valvule, l'urèthre était tout à fait sain (*loc. cit.*, p. 34). — Cependant le malade avait seize ans et, pendant tout ce temps, il avait pu uriner. Dire, par l'examen de la disposition de la valvule, que celle-ci *devait* empêcher l'urine de sortir de la vessie, ce n'est pas apporter une preuve bien concluante. M. Guyon, après avoir cité plusieurs auteurs qui, en faisant des autopsies, ont rencontré des valvules de l'urèthre, a soin d'ajouter que ces observateurs n'ont noté aucun trouble dans les fonctions ou dans la forme du canal. Le même fait s'est présenté pour un malade sur lequel M. Jarjavay a trouvé une valvule circulaire, tout à fait semblable à un iris, quoique sa petite circonférence n'eut que 3 millimètres.

Cette particularité s'explique assez bien par la disposition des valvules. Presque toujours elles siégent sur le pourtour postérieur de l'orifice des glandes muqueuses, et M. Jarjavay a noté avec raison que leur bord libre concave était dirigé en avant. Alors même qu'elles affectent une disposition inverse, elles sont si mobiles et si extensibles qu'elles doivent céder devant le flot des urines. De plus, elles n'occupent qu'une portion de la circonférence de l'urèthre, et il ne faut pas oublier combien les parois du canal sont dilatables quand son tissu spongieux n'est pas enflammé. Je possède plusieurs urèthres sur lesquels on voit des replis muqueux très-développés; j'ai trouvé ces pièces en faisant l'autopsie de malades qui n'avaient jamais accusé la moindre difficulté dans l'émission des urines.

Quand on songe aux causes si diverses des rétrécissements, telles qu'une contusion, un violent tiraillement de la verge, des excès de masturbation, etc., toutes causes que les malades peuvent avoir ignorées ou cachées, on ne saurait se tenir sur une trop grande réserve.

Les anciens cherchaient à corriger l'étroitesse du méat urinaire en introduisant entre ses lèvres, soit un clou de plomb, soit un morceau de moelle de sureau comprimée qui, en absorbant les humidités de l'urèthre, se gonflait et écartait les parois du canal. Mais la dilatation est impuissante contre ces sortes de rétrécissements, dont l'élasticité est si grande qu'ils cèdent et reviennent sur eux-mêmes très-promptement. Quand elle est conduite trop rapidement ou portée trop loin, elle détermine une inflammation assez vive pour qu'on soit obligé de l'interrompre; l'étroitesse du méat se reproduit, et souvent elle est plus marquée qu'avant d'avoir été traitée. En outre, ce moyen est long, douloureux et très-difficilement supporté par les malades.

Il vaut mieux employer tout de suite l'instrument tranchant et débrider l'ouverture du méat. Cette petite opération est d'une exécution facile et prompte; de plus, elle est exempte de dangers : — Le malade étant couché sur le dos, le chirurgien, placé à sa droite, saisit la verge par sa face dorsale, avec les trois derniers doigts de la main gauche, et, avec le pouce et l'index, il entr'ouvre les lèvres du méat urinaire. Avec la main droite, il introduit dans le canal, à la profondeur de 2 centimètres, un bistouri boutonné, très-étroit, dont le tranchant est dirigé en bas. Alors, abaissant le talon de l'instrument, en même temps qu'il le retire, il pratique sur le frein ou sur un de ses côtés, une incision de 4 5 millimètres.

Quand le méat est trop étroit pour laisser passer un bistouri boutonné, il faut d'abord introduire dans son ouverture un stylet très-fin, conique et cannelé. On ne doit pas craindre de le pousser avec un peu de force, parce que cette violence ne dure qu'un instant. Puis, on glisse dans la cannelure de l'instrument un bistouri pointu : dans ce mouvement en avant, on incise déjà le méat et l'on complète l'incision en retirant le bistouri.

On a imaginé différents instruments pour pratiquer cette petite opération. M. Guersant a proposé un bistouri à lame étroite terminée par un stylet très-fin qui sert de conducteur; M. Philips emploie un bistouri courbe; M. Civiale se sert d'un petit lithotome qui n'est autre que le bistouri de Biénaise. Tous ces instruments sont incommodes et peu faciles à manier. Je préfère le bistouri boutonné qui est dans la trousse de tout chirurgien. Avec sa lame droite, on a mieux conscience de l'incision que l'on pratique.

Cette opération est suivie d'un petit écoulement de sang qui ne prend jamais les proportions d'une véritable hémorrhagie. Il s'arrête ordinairement de lui-même; dans le cas contraire, on le ferait cesser facilement en enveloppant la verge de linges imbibés d'eau fraîche.

Généralement, le passage de l'urine suffit pour empêcher les bords de la plaie de se réunir. C'est ce que Albucasis avait parfaitement observé. Mais il est plus prudent d'introduire, pendant quelques jours et à une petite profondeur, dans l'urèthre, une grosse bougie pour forcer les lèvres de la plaie à se cicatriser isolément.

Dans quelques cas rares, où le méat est dirigé en bas, il ne faudrait pas l'inciser du côté du frein, parce qu'on produirait une sorte d'hypospadias. On le débriderait du côté du gland; mais on aurait grand soin de ne pas négliger l'introduction d'une bougie, car l'incision ayant intéressé le tissu spongieux du gland, il se forme une cicatrice qui jouit d'une grande force de rétraction.

Quant aux rétrécissements situés sur un point plus éloigné du méat urinaire et qu'on aurait lieu de supposer de nature congénitale, leur traitement ne diffère en rien de celui des rétrécissements ordinaires.

Je désigne, sous le nom d'*occlusion*, l'interruption de la cavité du canal par adhérences de la muqueuse, et, sous celui d'*oblitération*, la fusion des parois de l'urèthre et leur transformation en un cordon fibreux.

4° OCCLUSION DU MÉAT URINAIRE.

Les occlusions peuvent siéger sur tous les points de l'urèthre, depuis son extrémité antérieure jusqu'au col de la vessie, et occuper une portion plus ou moins grande de sa longueur. Cependant elles ont pour siége de prédilection le méat urinaire. Quelquefois la muqueuse qui recouvre le gland se continue au-devant du méat sans présenter ni cicatrice, ni dépression, rien, en un mot, qui indique l'orifice de l'urèthre. Chez un enfant nouveau-né qui me fut apporté à la consultation de l'hôpital Lariboisière, cette membrane était si mince et si peu tendue que chaque effort de l'enfant pour uriner la faisait bomber et semblait prêt à la rompre. Je n'ai pas vu d'autre cas pareil. Ordinairement, l'orifice du méat étant très-étroit, la muqueuse qui le ferme présente un diaphragme trop petit pour être soulevé par l'urine.

Plus fréquemment le méat urinaire est parfaitement formé ; on peut y introduire un stylet, mais celui-ci est brusquement arrêté à la distance de quelques millimètres et tombe dans un cul-de-sac.

Nous ne possédons que très-peu d'exemples d'occlusion occupant les parties profondes du canal, ou le col de la vessie. M. Duparque en a cité un cas dans les *Annales d'obstétrique* (vol. II, p. 174). — M. le docteur Gourdon a rapporté une observation beaucoup plus curieuse et peut-être unique que je crois devoir donner telle qu'il l'a publiée.

« Madame L..., que j'ai accouchée le 1er décembre 1834, a donné le jour à un enfant du sexe masculin, présentant un phénomène qui, en raison de sa complication, m'a paru digne de remarque.

» L'enfant dont il s'agit, venu un peu avant terme, est toutefois bien proportionné ; mais il offre un vice de conformation très-curieux des parties génitales, la couronne du gland est adhérente à la portion correspondante et moyenne du prépuce ; celui-ci, entièrement relevé, laisse le gland à découvert, ce qui donne à la verge l'apparence d'un membre circoncis.

» Le dessous du pénis, depuis son extrémité jusqu'au scrotum, est rétracté, comme s'il était le siége de la cicatrice d'une brûlure au troisième degré ; par cette disposition, la verge se trouve contournée sur elle-même, d'arrière en avant et de haut en bas, de telle sorte que son extrémité regarde le scrotum.

» Après avoir examiné avec soin les parties de l'enfant, je reconnus qu'une membrane légèrement résistante oblitérait le méat urinaire. N'ayant pas sur moi ma trousse, je pris une épingle moyenne à tête ronde et polie, et avec cette partie mousse, je rompis par une simple compression, la membrane obstruée. Je pénétrai ensuite dans le canal de toute la longueur de mon instrument ; mais je remarquai avec surprise, que dans un espace de plusieurs lignes et dans la portion qui répond à la fosse naviculaire, l'urèthre était tellement mince, qu'il paraissait formé par la seule membrane muqueuse du canal, et qu'à travers ses parois je distinguais l'épingle, comme si elle eût été placée derrière une pelure d'oignon. Il s'en fallait donc de peu de chose, que l'enfant ne fût hypospade de la première espèce.

» Rentré chez moi, je réfléchis à ce fait, et, considérant que, non-seulement la petite membrane que je venais de détruire, n'était pas auparavant, comme dans les cas ordinaires, distendue par l'urine, mais que pas une goutte de ce liquide ne s'était écoulée après sa rupture ; je pensai qu'il y avait peut-être un autre obstacle plus considérable vers le col de la vessie, ce qui pouvait rendre le cas très-grave. Je fis tout de suite un petit cathéter, avec un fil métallique d'un diamètre convenable, et le lendemain, à mon lever, je me rendis auprès de l'enfant. Les parents, très-inquiets, m'apprirent qu'il s'était beaucoup tourmenté pendant toute la nuit ; je lui trouvai, en effet, le pouls fréquent et serré, la peau brûlante, et depuis quatorze heures qu'il était né, il n'avait pas encore uriné.

» Je le fis immédiatement coucher sur les genoux de la garde ; je lui fis écarter et maintenir les cuisses ; puis, saisissant la verge entre l'annulaire et le médius, je la tendis fortement afin d'effacer, autant que possible, son vice de conformation ; j'introduisis alors le cathéter préalablement huilé, en observant rigoureusement les préceptes de l'art.

» Cet instrument, dont j'avais eu soin de constater la longueur, pénétra jusque sur le col de la vessie, et là il s'arrêta net. Je le tournai vainement dans tous les sens ; il me fut impossible de le faire cheminer une ligne de plus. L'ayant retiré et huilé de nouveau, je le réintroduisis en redoublant de précautions. N'ayant pu obtenir un meilleur résultat, mais persuadé que la résistance que j'éprouvais était bien réellement due à un obstacle anormal, je n'hésitai pas à pousser avec force le cathéter. Et après une opposition très-sensible, j'arrivai brusquement dans la vessie.

» Je retirai vivement le cathéter, l'urine alors sortit en abondance et avec une telle vigueur, qu'elle jaillissait par regorgement à plusieurs pieds de distance. La vessie acheva immédiatement de se vider d'elle-même en totalité. Il n'y eut ensuite aucune nécessité de recourir à un nouveau cathétérisme ou à l'emploi des bougies, car l'enfant depuis ce moment n'a cessé d'uriner à plein canal.» (*Journal des connaissances médico-chirurgicales*, 1834).

Les occlusions de l'urèthre sont faciles à reconnaître. Quand il ne s'agit que d'une occlusion du méat urinaire, le chirurgien s'en aperçoit aussitôt après la naissance de l'enfant en examinant, comme c'est son devoir, s'il est bien conformé. Lorsqu'elle occupe la fosse naviculaire ou le col de la vessie, elle échappera à son premier examen; mais son attention sera bientôt éveillée par les souffrances de l'enfant qui fait des efforts pour uriner sans en venir à bout. Alors il pratiquera le cathétérisme avec un stylet d'argent ou une sonde de très-petit calibre, et il s'assurera que l'urèthre n'est pas libre.

Dans quelques cas, on peut apprécier approximativement l'étendue des adhérences de la muqueuse en mesurant l'intervalle qui sépare le point où le stylet est arrêté de celui où l'urèthre, dilaté par les urines, forme un relief.

Le diagnostic est moins facile si l'occlusion occupe le col de la vessie, car, à la rigueur, on ne saurait assurer que la rétention ne dépend pas d'une autre cause, et que l'impossibilité d'introduire une sonde dans la vessie ne tient pas au peu d'adresse du chirurgien.

L'occlusion du méat urinaire ne réclame qu'une opération très-simple. Avec une lancette ou un bistouri étroit, on divise la muqueuse dans le sens de l'ouverture normale et le cours des urines se trouve rétabli.

Quand les adhérences de la muqueuses existent dans toute l'étendue du gland, la manœuvre est très-délicate. M. le docteur Guyon en rapporte deux cas intéressants qu'il a empruntés, le premier à Honerkopff et le second à Textor. Voici ces faits qui ont entre eux une très-grande ressemblance, surtout par leur terminaison. — Le 21 septembre 1826, naquit un enfant sur lequel la sage-femme remarqua que l'urèthre n'offrait aucune ouverture. Le pénis était plus long que d'ordinaire et de la grosseur du petit doigt. On voyait, à la place qu'occupe l'orifice uréthral, un léger sillon dont l'aspect semblait annoncer l'existence d'un canal situé immédiatement derrière lui. Cependant, une incision pratiquée sur ce sillon donna lieu à une perte de sang considérable, mais ne mit pas le canal à découvert. A tout hasard Honerkopff enfonça un étroit bistouri, à la profondeur d'un doigt environ, sans cesser d'éprouver de la résistance. Les parents se refusèrent à ce qu'on recommençât de nouvelles tentatives, malgré les observations du médecin qui déclara que la mort de l'enfant était infaillible, si l'on ne parvenait pas à rétablir le cours de l'urine.

Le lendemain, le chirurgien revint accompagné d'un collègue; mais leurs sollicitations restèrent sans succès. Cependant l'enfant ne semblait pas souffrir de sa position; il prenait le sein et dormait tranquillement; on ne sentait aucune fluctuation au-dessus de la symphyse pubienne. Honerkopff, qui s'attendait à ce qu'on vînt d'un jour à l'autre lui annoncer la mort de cet enfant, fut étonné quand on lui apprit que dans la matinée du 26, on avait trouvé ses langes mouillés

La nature avait achevé l'opération; l'urine coulait sans difficulté.

On apporta au docteur Textor un enfant de deux jours présentant une imperforation de l'urèthre. On n'y voyait pas d'ouverture, mais une petite dépression en indiquait la place; il n'y avait point de distension produite par l'urine placée en arrière. — Espérant avoir affaire à une obstruction de la partie antérieure du canal, le chirurgien fit une incision à la place du méat, mais sans rencontrer l'urèthre, sans donner issue à l'urine. Le bistouri fut changé pour un trocart explorateur, qui traversa sans succès toute la longueur du gland. On enfonça alors le trocart comme un cathéter selon la direction normale du conduit, en passant sous la symphyse, probablement jusqu'au col vésical. Le stylet fut retiré, on passa à travers la canule une fine sonde sans rencontrer de cavité normale, sans donner issue à l'urine. Le cas fut regardé comme désespéré et l'enfant abandonné à son sort. Cependant, après quarante-huit heures, une miction abondante se fit par ce trajet et montra que les tentatives avaient été heureuses.

Chez ces deux enfants, l'occlusion n'occupait pas une grande étendue, et cependant ni Honerkopff ni Textor ne purent trouver la partie postérieure de l'urèthre. Dans mon opinion, leur insuccès tient à ce qu'ils se servirent d'un bistouri dont la pointe fine s'égare très-facilement dans l'épaisseur des parties. Ils avaient incisé dans la direction du canal et s'en étaient approchés de si près que les efforts des malades rompirent la faible barrière qui restait. Mais à moins de tomber juste dans le canal, ce qui est très-difficile avec un bistouri, les urines ne sortent pas.

J'ai été frappé de ce fait chez deux nouveau-nés, les seuls du sexe masculin que j'aie opérés : Dans le premier cas, je fis, avec un bistouri à lame étroite, une ponction d'un centimètre environ, sans pénétrer le canal. C'était la nuit et je remis au lendemain pour continuer mes recherches. Quand je revins de bon matin, je trouvai le petit malade en proie à de vives souffrances. La vessie était pleine; de temps en temps, on sentait l'urèthre se gonfler; il formait un cordon qui s'arrêtait à peu près au niveau du point où j'avais porté mon incision la veille. Muni de tout ce qui pouvait m'être nécessaire, je pris une petite sonde d'argent et profitant du moment où l'urèthre était dilaté par l'urine, j'y enfonçai de force mon instrument. J'étais arrivé dans le canal.

Dans le second cas, je ne me servis pas d'un instrument tranchant. Un enfant né depuis quinze heures fut apporté à ma consultation. Comme chez le premier, la vessie formait une tumeur au-dessus du pubis et, par instants, l'urèthre était fortement distendu par l'urine. Je fis crier l'enfant, et dans un moment où la dilatation du canal était bien marquée, je pratiquai le cathétérisme forcé avec une petite sonde, sans rencontrer trop de résistance.

Chez une jeune fille pour laquelle m'avait appelé mon collègue et ami M. le docteur Constantin Paul, je n'agis pas autrement. Ici, je n'étais pas guidé par le gonflement du canal; mais le trajet à parcourir ne pouvait être bien long et, en une seconde, j'arrivai dans la vessie. Il s'écoula à peine une goutte de sang.

Dans un cas semblable à ceux dont j'ai parlé plus haut, Witehead, ayant fait inutilement une ponction, prit le parti d'établir une fistule en arrière du gland (*Med. Times*, sept. 1847). — Si l'on se trouvait dans cette nécessité, il faudrait profiter de l'ouverture qu'on viendrait de faire pour y introduire un trocart et perforer le gland d'arrière en avant. Le cours de l'urine une fois assuré, on réunirait tout de suite la première plaie.

Lorsque l'occlusion occupe le col de la vessie, il faut imiter la conduite suivie par M. le docteur Gourdon. Seulement, au lieu d'un stylet dont l'extrémité peut s'égarer facilement dans les tissus, je conseillerai de se servir d'une petite sonde d'enfant ordinaire. C'est le cathétérisme forcé avec ses inconvénients, mais cette opération est parfaitement justifiée par les dangers qui menacent la vie des malades.

5° OBLITÉRATION CONGÉNITALE DE L'URÈTHRE.

Je ne dirai qu'un mot des oblitérations. Ce vice de conformation occupe ordinairement une portion plus ou moins étendue du canal et quelquefois le canal tout entier. Heureusement il est assez rare, car il est, le plus souvent, compliqué d'autres anomalies qui sont au-dessus des ressources de l'art. Dans un cas observé par M. Pigné (XXVIIIe volume des *Bulletins de la Société anatomique*), l'urèthre était complétement oblitéré; l'anus était imperforé et la vessie communiquait avec le rectum. M. Depaul, dans un curieux mémoire (*Gaz. hebd.*, p. 327), rapporte plusieurs faits du même genre. Aucun des enfants ayant ce vice de conformation ne vécut. Si cependant l'occlusion siégeait sur la partie antérieure de la verge, si surtout il existait en même temps un hypospadias, non-seulement elle ne compromettrait pas la vie, mais on pourrait essayer de rétablir le cours des urines en pratiquant, comme pour certaines occlusions profondes, le cathétérisme forcé. Mais on ne devrait pas oublier que cette opération présente bien peu de chances de succès.

6° ÉPISPADIAS.

Après avoir donné le nom d'*hypospadias* à toute ouverture congénitale siégeant sur la paroi inférieure de l'urèthre, il faudrait, pour être conséquent, désigner sous celui d'*épispadias* (de ἐπὶ, sur, et σπαδίον, espace) la même difformité occupant la paroi supérieure du canal. Mais les variétés d'hypospadias sont si différentes les unes des autres, qu'on avait été forcé d'adopter une définition assez large pour les comprendre toutes. L'épispadias, au contraire, affectant une forme qui est presque toujours la même, on a cru pouvoir en donner une définition plus restreinte et qui rappelât son origine. De là une confusion qui devait nécessairement résulter de la diversité des opinions sur la nature de ce vice de conformation.

M. Richet, adoptant les idées de M. Coste, regarde l'épispadias et l'exstrophie de vessie comme des degrés différents du même vice de conformation. «..... Dans l'épispadias, dit-il, on trouve, comme dans l'exstrophie complète de la vessie dont il est le degré le moins avancé, les corps caverneux et les branches ischio-pubiennes non réunis, l'urèthre, ouvert par sa partie supérieure, dans le fond de la gouttière caverneuse; mais la paroi antérieure de l'abdomen et celle de la vessie existent, seulement cette dernière fait, entre l'écartement des deux pubis, une hernie plus ou moins prononcée. Entre ces deux degrés, on rencontre tous les intermédiaires..... »

M. A. Richard partage l'opinion de M. Richet, et l'exagérant dans ses conséquences, fait consister l'épispadias dans une *fissure des corps caverneux*.

M. Dolbeau se refuse à voir, dans l'exstrophie de la vessie, la division des pubis, etc....., autre chose que des complications de l'épispadias, et regarde ce dernier vice de conformation comme une fissure de la paroi supérieure de l'urèthre dans sa portion spongieuse.

Laissant de côté la question étiologique et me plaçant à un point de vue exclusivement chirurgical, je crois devoir donner une définition plus large de l'épispadias, en disant que ce vice de conformation consiste dans une division longitudinale plus ou moins étendue de la paroi supérieure de l'urèthre.

Il est de notion vulgaire qu'on rencontre assez fréquemment ensemble plusieurs vices de conformation. Mais, dans beaucoup de cas, il est impossible de dire s'ils dépendent de la même cause, si l'un est la conséquence de l'autre, et enfin quels sont les liens qui les rattachent entre eux. Nous retrouvons toutes ces difficultés dans le sujet qui nous occupe.

En consultant le petit nombre d'observations d'épispadias qui ont été publiées, on voit que, dans la plupart, il existait un déplacement du canal. Celui-ci, au moment où il se dégage de dessous le pubis, se porte sur la face supérieure des corps caverneux qu'il longe dans toute leur longueur. Cependant ces deux difformités ne sont pas absolument inséparables.

Ruysch a vu, une seule fois il est vrai, l'urèthre déplacé de cette façon sans complication d'épispadias. (*Thesaur. anat.* 31, Aessr. 2, nº 22, p. 16.)

D'autre part, l'urèthre peut présenter un épispadias, tout en occupant sa place ordinaire. Mais alors les corps caverneux sont nécessairement séparés l'un de l'autre. M. Barth a noté cette disposition sur un jeune homme de dix-huit ans. «... Les corps caverneux, dit-il, sont d'ailleurs peu intimement unis l'un à l'autre, et presque seulement attachés sur les parties latérales de la gouttière uréthrale, de sorte que l'épaisseur des tissus compris entre la muqueuse de ce demi-canal et la face inférieure de la verge, ne semble formée que par la peau et la paroi de ce canal séparées par du tissu cellulaire..... » (*Bullet. de l'Acad. de méd.*, t. IX, p. 81.) — Ici la séparation complète des corps caverneux peut être contestée à la rigueur, puisqu'elle n'a pas été démontrée anatomiquement; mais elle est décrite d'une manière si précise, qu'il est difficile de la révoquer en doute. En tout cas, les corps caverneux étaient comme étalés de chaque côté de l'urèthre; les tissus placés au-dessous du canal avaient très-peu d'épaisseur, et j'insiste sur ce fait dont je montrerai plus loin l'importance pratique.

Dans l'épispadias, l'ouverture anormale n'occupe pas un point variable de la longueur de l'urèthre. La paroi supérieure du canal est toujours divisée à partir de l'extrémité du gland, et la fissure se prolonge plus ou moins loin en arrière. Presque constamment elle s'étend jusqu'au-devant du pubis. Cependant M. Marchal (de Calvi) a rapporté un cas où la division du canal n'allait pas au delà du gland. Ce fait est si exceptionnel que je crois devoir en citer les principaux détails. — Le malade est âgé de vingt ans et très-robuste. Dans l'état de flaccidité son pénis est court; dans l'état d'érection, il prend une longueur de 5 centimètres. La face supérieure ou dorsale du gland, qui est en même temps antérieure, est divisée dans la plus grande partie de sa longueur. Au milieu existe une gouttière large et profonde, représentant la partie inférieure de la portion balanique de l'urèthre et se continuant en arrière avec la portion spongieuse de ce canal qui, à partir de là, est complète. Sur les côtés de cette gouttière principale, on voit deux autres gouttières beaucoup plus petites que la première dans laquelle elles s'abouchent en arrière. — Entre la gouttière principale et les deux gouttières latérales se trouvent deux éminences longitudinales simulant assez bien les petites lèvres ou nymphes. — En dehors des gouttières latérales, le gland forme deux autres saillies donnant l'idée des grandes lèvres. Toutes ces saillies ne paraissent qu'en étalant le gland; quand celui-ci est abandonné à lui-même, elles se rapprochent, et des lignes longitudinales indiquent seules leur séparation. — Le malade retient ses urines et les projette à un mètre environ de distance.

Chez les enfants, l'épispadias se présente sous un aspect tout particulier. La verge étant dans un état, pour ainsi dire, rudimentaire, on n'en voit que le gland qui est appliqué contre le pubis et relevé de manière que sa face inférieure regarde presque directement en avant. Il forme une tumeur rose, transversale, coupée en deux verticalement par le frein; supérieurement, il n'est pas recouvert par le prépuce qui se trouve ramassé au-dessous de lui.

Si l'on abaisse la verge vers le scrotum, l'aspect des parties change complétement. Il n'y a pas, à proprement parler, de méat urinaire. Sur la face dorsale du pénis il existe un large sillon, qui n'est autre chose que l'urèthre dont la paroi supérieure est divisée. Cette gouttière est légèrement concave; elle se prolonge jusqu'au-dessous des pubis où elle va se terminer par une ouverture ronde surmontée d'un repli cutané falciforme à concavité antérieure. Elle est tapissée d'une muqueuse ayant tous les caractères de la muqueuse uréthrale. Sur les côtés, elle est longée par deux bourrelets qui, partant de l'extrémité du gland, se prolongent sur la partie inférieure de l'abdomen où ils présentent encore un certain relief. Ceux-ci rappellent assez bien la disposition des grandes lèvres; cela joint à l'ouverture uréthrale placée sous le pubis et dans laquelle on peut engager l'extrémité du petit doigt, on comprend très-bien comment on a pu, autrefois, se tromper sur le sexe des individus affectés d'épispadias.

Chez les adultes, la verge s'allonge par suite du développement des corps caverneux et s'élargit; elle est encore un peu relevée vers le pubis sans être appliquée contre lui. La gouttière uréthrale est moins profonde et les bourrelets qui l'accompagnent sont moins saillants; la muqueuse qui la tapisse est plus pâle, moins sensible au toucher; le repli cutané falciforme s'est également allongé, et enveloppe la racine du pénis d'un commencement de fourreau.

Tous les enfants ont une incontinence d'urine. Cette infirmité tient évidemment à ce que les parties postérieures de l'urèthre ont participé, dans une certaine proportion, au vice de conformation de la portion spongieuse et sont altérées dans leur structure. Ce qui le prouve, c'est que l'incontinence ne se retrouve chez les adultes qu'autant que les pubis sont écartés, comme on l'a observé plusieurs fois, et notamment sur un jeune Suédois opéré par M. Nélaton.

Les hommes affectés d'un épispadias de la portion pénienne, mais dont la portion profonde de l'urèthre est bien conformée, non-seulement retiennent leurs urines, mais encore peuvent les lancer assez loin. Quand le jet est divisé ou éparpillé, cela tient ordinairement aux inégalités de l'ouverture qui termine la gouttière uréthrale en arrière. Le sperme, au contraire, s'écoule en bavant, et il ne pouvait en être autrement. C'est un liquide plus épais que l'urine; il n'est point projeté en avant par un organe musculeux comme la vessie, et les contractions du canal nécessaires à l'éjaculation, n'existent plus. Aussi les individus affectés d'épispadias sont-ils généralement impropres à la fécondation.

Jusque vers le milieu de ce siècle, l'épispadias avait été regardé comme une infirmité incurable. On se bornait à employer quelques bandages pour remédier à l'incontinence d'urine, et encore on n'en retirait qu'un médiocre profit.

1° *Suture*. — Dieffenbach fut le premier qui essaya de guérir cette infirmité par une opération. Son malade était âgé de vingt ans. Il commença par aviver les bords de la gouttière en les incisant obliquement de dehors en dedans, afin d'avoir une surface saignante de la largeur d'un tuyau de paille; puis il les réunit avec une suture entortillée, dont cinq points furent placés sur le gland et cinq autres sur le reste du pénis. Mais il avait eu soin de ne point aviver les bords de l'ouverture sous-pubienne afin de placer dans la vessie une sonde qui détournât le cours des urines. Dès le second jour, la verge se tuméfia au point que les tissus enflammés couvraient les épingles et les fils. On enleva quelques points de suture le deuxième jour, quelques autres le troisième et les trois derniers le quatrième. L'urine s'était écoulée en dehors de la sonde, et celle-ci avait été enlevée. La réunion n'avait été obtenue qu'au niveau du gland. (*Gaz. médic.*, 1837, p. 150.)

En 1848, Blandin tenta une opération à peu près semblable. Il aviva les bords de la gouttière au niveau du gland, et les réunit par trois points de suture entrecoupée. Il se proposait, quand la réunion aurait été obtenue dans cette portion du pénis, de fermer le reste de la gouttière au moyen d'une autoplastie par glissement. Mais, à la suite de la première opération, des accidents locaux et généraux se développèrent et le malade succomba.

Il ressort de ces faits que la suture, précédée d'un simple avivement, est une méthode de traitement insuffisante. Il suffit de tirer en travers la gouttière uréthrale pour voir qu'elle est presque complétement dépourvue de souplesse et qu'il serait impossible d'en affronter les bords sans produire un tiraillement qui ne manquerait pas de déchirer les tissus.

C'est là ce que M. Nélaton a parfaitement jugé, et il imagina deux procédés d'autoplastie entièrement nouveaux. Quoique le premier ait donné un bon réultat, il ne le considère que comme un essai; le second est plus complet, et c'est celui auquel il s'est arrêté. Cependant je les donnerai l'un et l'autre, parce qu'ils se tiennent par plus d'un point et que, dans une question encore si neuve, on ne doit négliger aucun moyen thérapeutique.

2° *Autoplastie.*—Le premier malade opéré est un Suédois âgé de vingt ans, entré à l'hôpital les premiers jours de 1852. Il avait un épispadias compliqué d'une polyurie avec incontinence. Les deux corps caverneux étaient étalés en une large surface; la gouttière uréthrale, tapissée d'une muqueuse rouge, très-sensible au toucher, se terminait en arrière en un infundibulum arrondi au niveau du bord inférieur du ligament interpubien. Chez cet homme, en effet, les pubis étaient écartés l'un de l'autre d'environ 5 centimètres. Au fond de l'infundibulum, mais assez profondément, s'ouvrait l'orifice uréthro-vésical. Pour recevoir les urines, le malade était garni, pendant le jour, d'un appareil spécial. Pendant la nuit, il était obligé de plonger tout le siége dans un véritable urinal. Cette infirmité est portée au point de rendre la vie insupportable.

M. Nélaton pratiqua l'opération suivante. Il commence par tailler, au-devant du pubis et sur la ligne médiane, un lambeau de peau ayant la forme d'un quadrilatère, large comme la verge, un peu plus long qu'elle et dont le côté adhérent correspond au bord supérieur de l'ouverture uréthrale. Ensuite, après avoir pratiqué deux incisions longitudinales, à l'union de la peau de la verge avec la muqueuse de l'urèthre, et les avoir réunies en avant et en arrière par deux autres incisions transversales plus courtes, il dissèque deux lambeaux latéraux larges de 15 millimètres. Cela fait, il renverse le lambeau abdominal en avant, et sur sa face sanglante, il ramène les deux lambeaux latéraux. Le canal se trouve ainsi complété par trois lambeaux qui, se touchant par de larges surfaces, sont dans les conditions les plus favorables pour se réunir.

Comme on pouvait craindre que les lambeaux latéraux ne fussent trop étroits pour se joindre facilement par-dessus le lambeau sus-pubien, on pratiqua deux incisions longitudinales en dessous de la verge afin de faciliter leur glissement. Il ne restait plus qu'à les affronter, ce qui se fit très-facilement au moyen de trois points d'une suture entortillée.

Les épingles furent enlevées le troisième jour. Les bords des lambeaux latéraux se désunirent un peu, mais la cicatrisation n'en continua pas moins à marcher et, au bout d'un mois, elle était complète.

Il fallut encore combattre le retrait du lambeau abdominal par quelques incisions pratiquées sur sa base, diminuer, par des cautérisations avec le fer rouge, le calibre du canal qui était trop large. Mais, en fin de compte, le malade pouvait conserver ses urines quand il était couché, assis et même debout, à la condition de ne point faire d'efforts.

Le véritable écueil de ce procédé est dans la difficulté d'affronter exactement les lambeaux latéraux. M. Nélaton l'a très-bien compris, et il chercha, ailleurs que sur les côtés de la verge, un point où il pût tailler une pièce de peau assez large pour recouvrir aisément le lambeau abdominal.

A la fin de la même année où il avait pratiqué sa première opération, il reçut dans son service un enfant de onze ans affecté d'épispadias, avec incontinence d'urine. Il le guérit en employant le procédé suivant, que je reproduis tel qu'il l'a lui-même décrit. — « Ce procédé, dit-il, se distingue essentiellement du précédent par l'usage d'un lambeau scrotal en forme de pont, sous lequel fut introduite la verge, préalablement recouverte d'un lambeau abdominal, comme dans le cas précédent.

» Même lambeau abdominal rabattu. Pour le fixer, nous fîmes de chaque côté de la verge une incision longitudinale, dont les lèvres furent écartées de quelques millimètres par une petite dissection. A la lèvre supérieure, trois points de suture rattachèrent de chaque côté chaque bord correspondant du lambeau prépubien. Pour doubler la surface cruentée de ce lambeau, l'épaissir, le consolider, le retenir, empêcher son retrait de s'interposer entre sa cicatrisation et celle de sa plaie prépubienne, nous prîmes une portion du scrotum; une bande de la peau du scrotum circonscrite par deux incisions, une supérieure, concave en haut et passant dans le sillon péno-scrotal jusqu'au niveau du plan dorsal de la verge; une autre inférieure, concentrique à la première et naturellement plus grande. Le bistouri détacha facilement cette bande de peau qui, par ses deux extrémités, tenait au reste du scrotum. Quand ce lambeau scrotal fut bien libre, nous le portâmes au-dessus de la verge, ou, si l'on aime mieux, nous fîmes passer la verge dans l'anneau que formait ce lambeau par son détachement du plan scrotal. Ainsi la face cruentée du lambeau scrotal vint s'appliquer sur la face cruentée du lambeau abdominal, lequel couvrait déjà la gouttière de l'urèthre.

» Nous avions donc, comme dans la première observation, la nouvelle paroi uréthrale formée de deux couches de téguments ; mais ici pas de suture médiane, nul tiraillement à combattre. Le lambeau scrotal est assis sur la verge sans la pouvoir quitter, à moins qu'il ne meure, et un lambeau autoplastique ne saurait être mieux nourri. La grande circonférence du lambeau scrotal fut fixée de chaque côté, par trois épingles, à la lèvre inférieure du sillon cruenté longitudinal de la verge. Le milieu de cette grande circonférence restait libre et correspondait au méat urinaire futur.

» Dans la première opération, nous avons poursuivi l'application des principes suivants : adosser de larges surfaces, doubler les lambeaux pour empêcher la cicatrisation à l'air libre de leurs surfaces sanglantes ; interposer des téguments entre ces lambeaux et la plaie d'où celui-ci est détaché. Ici, dans cette zone scrotale, nous voyons paraître un nouvel élément d'autoplastie, larges ponts mobiles qu'on déplace sans les forcer, les tirailler, les plier, les tordre ; vastes sutures vivantes qui ne peuvent se rompre et font de la greffe anaplastique une chose obligée et forcée, à moins d'un sphacèle la plupart du temps impossible.

» Les suites de cette opération furent aussi simples que celles de la première, malgré une rougeole qui survint. Une petite fistule se vit pendant quelque temps à l'un des angles supérieurs du nouveau tube uréthral ; quelques cautérisations parvinrent à la fermer. D'autres cautérisations furent destinées à rétrécir le calibre intérieur du nouvel urèthre.

» L'enfant resta cinq mois à la Clinique ; non-seulement il conservait l'urine étant couché ou assis, mais, dans les derniers temps, même en se promenant dans les salles, il ne salissait plus ses vêtements. Il partit sans appareil. »

Chez le premier malade, l'incontinence fut corrigée en partie ; chez le second, elle cessa complétement. Il en a été de même pour plusieurs enfants opérés par MM. Dolbeau et Follin, sans qu'on put se rendre compte au juste de ce changement dans la miction. Il est acquis aujourd'hui que l'épispadias ne doit plus être considéré comme une maladie incurable, que dans les cas graves l'autoplastie peut encore modifier l'état des parties de manière à permettre l'application d'un appareil. L'opération de M. Nélaton constitue donc une véritable conquête.

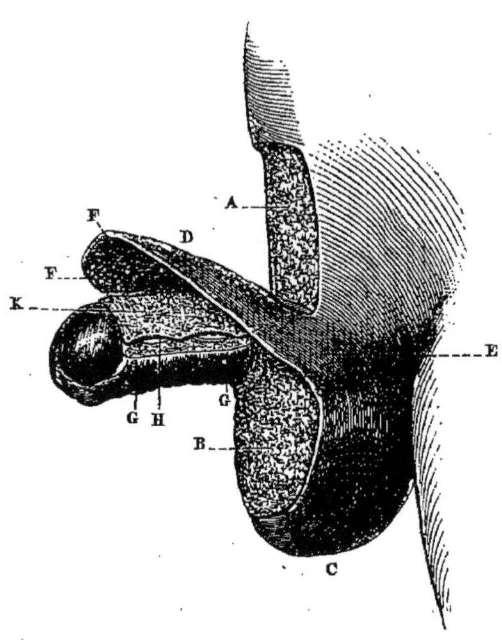

Fig. 87.

Autoplastie. — Procédé de M. Nélaton.

A. Point sur lequel on a taillé le lambeau abdominal.
B. Point sur lequel on a taillé le lambeau scrotal.
C. Partie inférieure du scrotum.
D. Lambeau scrotal incisé dans le milieu de sa base pour laisser passer la verge.
E. Parties latérales adhérentes du lambeau scrotal.
F F. Bord antérieur et surface saignante du lambeau scrotal
G. Bords avivés de la peau de la verge.
H. Bords saignants du lambeau abdominal.
K. Surface saignante du lambeau abdominal sur laquelle doit être appliquée la surface saignante du lambeau scrotal.

3° *Formation d'un canal nouveau.* — Avant d'examiner cette opération en elle-même, je commencerai par exposer les circonstances dans lesquelles je l'ai pratiquée.

Le 21 juin 1861, je reçus dans mon service un nommé Grenny, affecté d'un épispadias dont il avait été opéré, un an avant, par M. Foucher. Son observation a été rapportée par MM. Dolbeau et Guyon. Je la cite textuellement à cause de l'intérêt qu'elle présente et je la compléterai.

« ..... Ce malade entra à l'hôpital Necker le 30 mai 1860. Il est d'une bonne constitution : la verge est courte (7 centimètres) mais volumineuse. Le gland, très-développé et assez souple pour permettre d'apprécier l'extrémité antérieure des corps caverneux qui viennent s'engager dans son épaisseur. Cet organe est fendu sur sa face supérieure.

Les corps caverneux sont complétement réunis à la partie intérieure de la verge ; ils ne laissent entre eux qu'une rainure très-superficielle : on ne sent d'ailleurs dans ce point aucun vestige du canal de l'urèthre, comme cela s'observe sur un pénis normalement conformé. Le frein et le prépuce sont courts, mais bien formés ; ils occupent leur situation habituelle.

Sur le dos de la verge, on observe le canal de l'urèthre ouvert dans toute sa longueur. Cependant, à la racine de la verge, et dans l'étendue d'un centimètre et demi, l'urèthre offre sa paroi supérieure intacte, et se présente, par conséquent, avec tous les caractères d'un canal complet. Cette paroi supérieure est appliquée sur l'inférieure ; elle est molle et semble constituée seulement par la peau doublée de la muqueuse.

L'urèthre, dans la partie où il est divisé, a la forme d'une gouttière rougeâtre, rétrécie au niveau du méat, évasée vers la fosse naviculaire. Cette gouttière, longue de 5 centimètres, est sur le dos de la verge ; sa muqueuse, qui s'étale au-dessus des corps caverneux, se continue insensiblement sur les parties latérales avec la peau de la verge. Il y a donc manque de réunion sur la ligne médiane de la portion glandaire et d'une partie de la portion spongieuse de l'urèthre. Au fond de la gouttière, on observe l'orifice de plusieurs lacunes uréthrales.

Le scrotum est normal et renferme deux testicules bien conformés. Enfin toute la région est couverte de poils abondants.

L'urine est conservée dans la vessie ; son émission est volontaire. Lorsque le liquide est projeté, il suit toute la longueur de l'urèthre, y compris sa portion divisée. Suivant le malade, l'érection et la copulation se feraient très-bien ; seulement le sperme n'arriverait pas dans le vagin, ce qui doit tenir à une introduction imparfaite du pénis, qui présente une notable brièveté.

Le 25 juin, M. Foucher pratique l'opération suivante; mais, avant de la décrire, disons en deux mots quelles étaient les intentions de notre collègue. En présence d'une malformation qui n'avait d'autre inconvénient que de constituer une difformité, il a pensé qu'on pouvait essayer de reconstituer la paroi supérieure de l'urèthre dans l'étendue où elle manquait; mais à la condition d'employer un procédé qui, en cas d'insuccès, ne produisît pas un état des parties plus mauvais que celui qui existait avant l'opération.

L'opération comprend cinq temps principaux :

1° Dissection de deux lambeaux latéraux pris aux dépens des téguments de la verge. Pour cela, un peu en dehors de l'union de la peau avec les muqueuses, on pratique deux incisions longitudinales de 6 centimètres environ.

2° Les deux lèvres de chaque incision sont disséquées dans une étendue suffisante, et l'on obtient ainsi, de chaque côté, un lambeau muqueux et un lambeau cutané.

3° Suture sur la ligne médiane de deux lambeaux muqueux, renversés de dehors en dedans.

4° Les mêmes fils qui ont réuni les lambeaux muqueux sont engagés dans les bords des lambeaux cutanés, et ces derniers sont suturés sur la ligne médiane en même temps qu'ils viennent doubler les lambeaux muqueux avec lesquels ils se correspondent par des surfaces saignantes.

5° Toute la suture faite avec des fils d'argent est fixée sur une plaque de plomb au moyen des tubes de Galli.

Pour éviter les tiraillements, M. Foucher pratique deux incisions latérales. Sonde à demeure, compresses froides.

26 juin. — La sonde cause de vives douleurs. Le malade se charge de l'introduire au moment de la miction; l'urine passe entre l'instrument et les parois du canal; tuméfaction de la verge.

27 juin. — Le gonflement et les douleurs augmentent, les lambeaux sont baignés par l'urine.

28 juin. — Les sutures ont manqué, on enlève les fils.

7 juillet. — La plaie est recouverte de bourgeons charnus et se cicatrise régulièrement.

15 juillet. — Les parties sont revenues à leur état primitif. Le malade n'a rien gagné, mais il n'a rien perdu. Il quitte l'hôpital subitement... »

Quand Grenny fut dans mon service, je l'observai pendant quelque temps sans lui faire subir aucun traitement. J'hésitais à l'opérer, puisqu'il n'avait pas d'incontinence et que la copulation était possible dans une certaine mesure. Cependant, sur sa demande réitérée, je me décidai à pratiquer sur la face dorsale de la verge une incision longitudinale de 4 millimètres de profondeur; puis, ayant placé une sonde dans cette incision, je réunis par-dessus elle, au moyen d'une suture entortillée, les bords de la gouttière uréthrale que j'avais préalablement avivés. Dès le lendemain, le malade avait retiré sa sonde; il ne pouvait, assurait-il, la garder à demeure parce qu'il lui était resté une très-grande sensibilité de la vessie, depuis la première opération. Les bords de la plaie baignés par l'urine se tuméfièrent, et j'enlevai tout de suite les points de suture, car il ne restait aucune chance de succès. Les parties revinrent à leur premier état.

Deux mois après, le 15 octobre, Grenny me pria de nouveau de l'opérer, ce que je fis de la manière suivante. Le malade étant couché sur le dos, un petit gorgeret fut introduit dans l'ouverture de l'urèthre, à une profondeur de 6 centimètres environ. Sa gouttière était dirigée en arrière. Un aide devait le maintenir solidement dans cette position. Avec la main gauche portée en pronation, je saisis le pénis sur ses côtés et je le tendis modérément. Ensuite, avec la main droite, je pris un long trocart à hydrocèle et je l'enfonçai sur l'extrémité du gland, entre les deux corps caverneux, de manière à traverser la verge dans toute sa longueur. Quand la pointe du trocart fut arrivée dans la gouttière du gorgeret, je retirai le mandrin en laissant la canule en place. Dans la journée et la nuit suivante, les urines sortirent en petite quantité par l'ancienne ouverture et en grande partie par la canule. Celle-ci est retirée dès le lendemain et remplacée par une sonde de 6 millimètres un tiers. Cette fois encore, le malade a enlevé la sonde dans la journée, à cause des douleurs vives qu'il éprouvait dans la vessie. Il urine entièrement par le nouveau canal, quand il saisit avec les doigts la verge à sa base et tient acculés latéralement les bords de l'ancienne ouverture uréthrale. Autrement, l'urine sort moitié par cette ouverture, moitié par le nouveau conduit.

Grenny sort le 1er février 1862 et revient le 19 mars. Le conduit ne laisse plus passer qu'une bougie de 5 millimètres. J'agrandis sa cavité en l'incisant sur sa paroi inférieure et dans toute son étendue avec un uréthrotome de M. Ricord. Après cette opération, je place à demeure une sonde de 7 millimètres un tiers. Sans désemparer, j'avive le pourtour de l'ouverture uréthrale placée au-devant et au-dessous du pubis, et j'applique trois points de suture entortillée. Cette fois, le malade a gardé la sonde quarante-huit heures et ne l'a retirée qu'un peu avant la visite. — Les urines sortaient facilement par le nouveau conduit. —

Le quatrième jour, un des points de suture commence à suppurer. Les épingles sont enlevées; la réunion est parfaite dans deux points; il reste intérieurement un pertuis très-fin par lequel s'échappe un petit filet d'urine au moment de la miction.

Mon intention était d'oblitérer cette fistule étroite en la touchant avec le fer rouge; mais le malade s'y refuse. Il donne pour raisons qu'il lui suffit de prendre sa verge par la peau, entre les doigts, pour que toute l'urine sorte par le conduit, que pendant la copulation, le sperme coule lentement, mais ne s'échappe plus par la fistule. — Grenny quitta l'hôpital, promettant de se servir fréquemment de bougies. Il n'est pas revenu, et toutes mes recherches pour le retrouver ont été inutiles.

On ne peut considérer le cas précédent comme un succès complet, car il restait une petite fistule ; de plus, le malade n'a pas été revu, et rien n'assure que le nouveau canal ne se soit pas rétréci, surtout si l'on n'a pas pris soin de faire usage des bougies. Cependant l'opération a été des plus simples; il n'est arrivé aucun accident et l'état du malade a été singulièrement amélioré. Il est même très-probable que la guérison eût été entière, si le malade avait voulu se soumettre à deux ou trois cautérisations.

Le procédé de M. Nélaton est sans contredit le meilleur et pour ainsi dire le seul qu'on doive employer chez les enfants. Le pénis, étant toujours à l'état rudimentaire, ne présente à combler qu'un vide peu considérable. Chez les adultes, au contraire, il est nécessaire de tailler de vastes lambeaux, et l'étendue de la perte de substance que l'on fait subir aux téguments n'est pas exempte de dangers. Pourtant on n'a pas d'autres ressources quand il y a une incontinence d'urine, infirmité dégoûtante qu'il faut chercher à guérir ou à pallier.

Mais si le malade peut retenir ses urines, je pense qu'il vaudrait mieux établir un canal artificiel. Il est évident que cette opération ne conviendrait qu'aux cas où, comme chez Grenny, les corps caverneux ne sont pas disjoints.

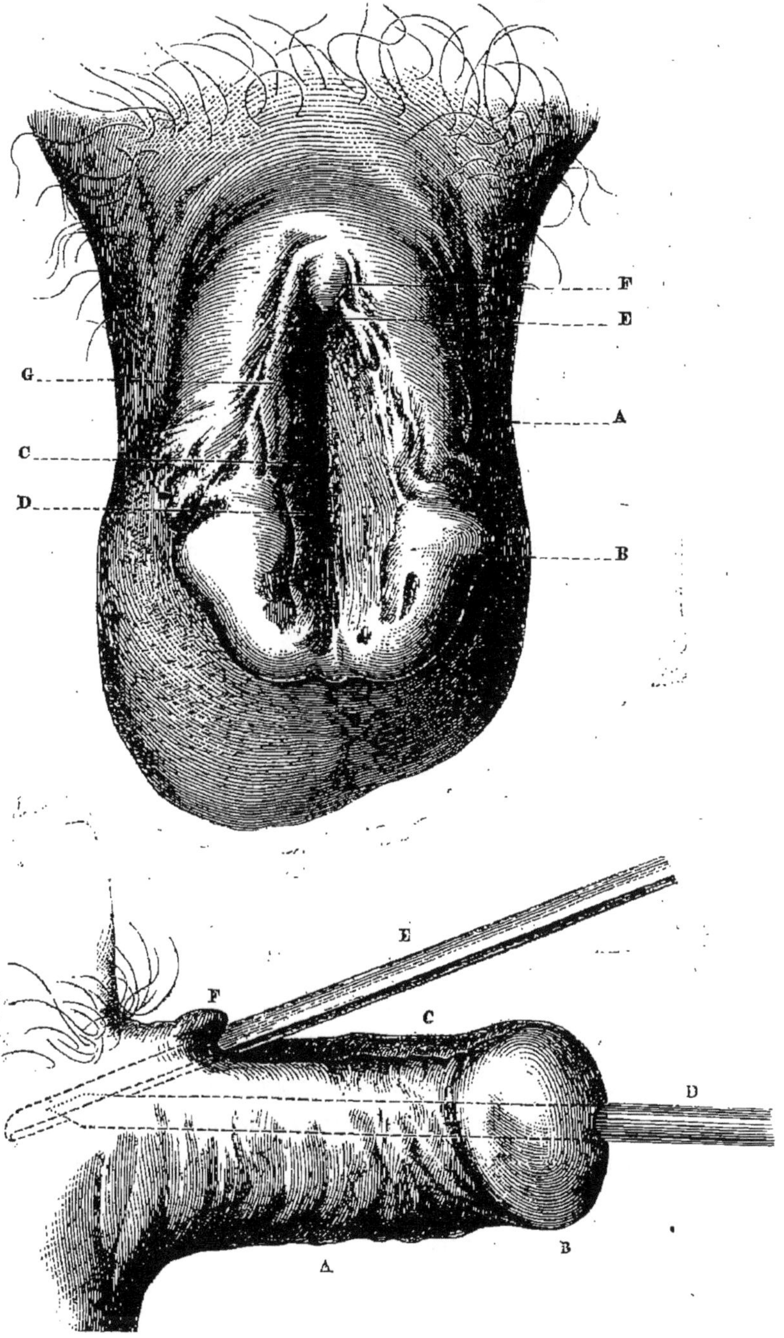

FIG. 88. — Épispadias représenté de grandeur naturelle, tel qu'il était après avoir été opéré par M. Foucher.

FIG. 89. — Même pièce. — Formation d'un canal nouveau.

EXPLICATION DES FIGURES.

Fig. 88.

Épispadias représenté de grandeur naturelle, tel qu'il était après avoir été opéré par M. Foucher.

[library stamp]

A. Corps caverneux gauche. — Cicatrices résultant de l'opération.

B. Gland.

C. Lacunes de Morgagni.

D. Corps caverneux droit. — Anciennes cicatrices semblables à celles du côté gauche.

E. Ouverture de l'urèthre.

Fig. 89.

Même pièce. — Formation d'un canal nouveau.

A. Corps de la verge.

B. Gland.

C. Gouttière longeant la face supérieure des corps caverneux.

D. Trocart traversant la verge dans sa longueur sur la ligne médiane au-dessous de l'urèthre. — Lignes ponctuées qui marquent la marche de l'instrument allant retrouver la partie postérieure du canal.

E. Sonde cannelée ou petit gorgeret introduit dans la partie postérieure de l'urèthre, pour servir de point de repère à la pointe du trocart.

F. Ouverture anormale de l'urèthre.

FIN DU TOME PREMIER.

TABLE DES MATIÈRES

CHAPITRE PREMIER.

DE L'URÉTHRITE.

CHAPITRE II.

DES SONDES.

CHAPITRE III.

DU CATHÉTÉRISME.

CHAPITRE IV.

DES BOUGIES.

CHAPITRE V.

DES RÉTRÉCISSEMENTS.

CHAPITRE VI.

PONCTION DE LA VESSIE.

CHAPITRE VII.

SPASME DE L'URÈTHRE.

CHAPITRE VIII.

POCHES URINEUSES. — INFILTRATION D'URINE. — ABCÈS URINEUX. FISTULES URINAIRES.

CHAPITRE IX.

FAUSSES ROUTES.

CHAPITRE X.

LÉSIONS TRAUMATIQUES DE L'URÈTHRE.

CHAPITRE XI.

CORPS ÉTRANGER DANS L'URÈTHRE.

CHAPITRE XII.

VÉGÉTATIONS DANS L'URÈTHRE.

CHAPITRE XIII.

VICES DE CONFORMATION DE L'URÈTHRE.

BIBLIOTHÈQUE IMPÉRIALE

FIN DE LA TABLE DES MATIÈRES.

Paris. — Imprimerie de E. Martinet, rue Mignon, 2.

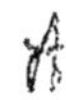

www.ingramcontent.com/pod-product-compliance
Ingram Content Group UK Ltd.
Pitfield, Milton Keynes, MK11 3LW, UK
UKHW022319190726
13856UKWH00001B/89